MILADY
COSMETOLOGIA

Ciências gerais, da pele e das unhas

Milady

Aviso aos leitores

A Editora não assegura nem garante nenhum dos produtos aqui descritos, assim como não realiza análises independentes associadas a informações sobre produtos contidas neste livro. A Editora não assume, assim como renuncia expressamente, qualquer obrigação de obter e incluir informações que não sejam aquelas fornecidas à Editora pelo fabricante.

O leitor fica expressamente advertido de que deve considerar e adotar todas as precauções quanto à segurança que possam ser indicadas neste livro, assim como deve evitar todos os perigos em potencial. Ao seguir as instruções aqui contidas, o leitor assume, por sua vontade, todos os riscos associados a tais instruções.

A Editora não faz representações nem garantias de qualquer espécie, incluindo, mas não se limitando, as garantias de adequação a qualquer propósito específico ou à comercialização. Além disso, tais representações não estão implícitas com relação ao material aqui apresentado, e a Editora não assume nenhuma responsabilidade referente a tal material.

A Editora não se responsabiliza, também, por nenhum possível dano especial, exemplar ou que ocorrer como consequência parcial ou totalmente, do uso da dependência, por parte dos leitores, deste material.

Dados Internacionais de Catalogação na Publicação (CIP)
(Câmara Brasileira do Livro, SP, Brasil)

M637 Milady cosmetologia : ciências gerais, da pele e das unhas / Catherine M. Frangie ... [et al.] ; colaboradores; John Halal ... [et al.] ; tradução: EZ2 Translate ; revisão técnica: Celio Takashi Higuchi. - São Paulo, SP : Cengage, 2016.
616 p. : il. ; 28 cm. - (Milady Cosmetologia)

Inclui bibliografia, índice e apêndice.
Tradução de: Milady standard.
ISBN 978-85-221-2580-7

1. Cosmetologia. 2. Pele - Cuidado e higiene. 3. Unhas - Cuidado e higiene. 4. Cabelos - Cuidado e higiene. 5. Estética. I. Frangie, Catherine M. II. Halal. John. III. Higuchi, Celio Takashi. IV. Série

CDU 687.552
CDD 646.72

Índice para catálogo sistemático:

1. Cosmetologia 687.552

(Bibliotecária responsável: Sabrina Leal Araújo - CRB 10/1507)

MILADY
COSMETOLOGIA

Ciências gerais, da pele e das unhas

Milady

AUTORES:
Catherine M. Frangie
Alisha Rimando Botero
Colleen Hennessey
Dr. Mark Lees
Bonnie Sanford
Frank Shipman
Victoria Wurdinge
Celio Takashi Higuchi

COLABORADORES:
John Halal
Randy Ferman
Jim McConnell
Janet McCormick
Vicki Peters
Douglas Schoon

TRADUÇÃO:
EZ2 Translate

REVISÃO TÉCNICA:
Celio Takashi Higuchi
Farmacêutico e Mestre em Ciências Farmacêuticas
pela Universidade Estadual Júlio de Mesquita Filho (Unesp)

CENGAGE Learning

Austrália • Brasil • Japão • Coreia • México • Cingapura • Espanha • Reino Unido • Estados Unidos

CENGAGE Learning

Milady Cosmetologia • Ciências gerais, da pele e das unhas

Tradução da 1ª edição norte-americana

1ª edição brasileira

Milady

Gerente editorial: Noelma Brocanelli

Editora de desenvolvimento: Gisela Carnicelli

Supervisora de produção gráfica: Fabiana Alencar Albuquerque

Especialista em direitos autorais: Jenis Oh

Editora de aquisição: Guacira Simonelli

Título original: Milady Standard Cosmetology (ISBN 13: 978-1-111-64542-7)

Revisão técnica: Celio Takashi Higuchi

Copidesque, cotejo e revisão: Nelson Barbosa, Flávia Okumura, Monalisa Neves, Fábio Gonçalves e FZ Consultoria

Projeto gráfico: Megaart Design

Diagramação: PC Editorial Ltda.

Concepção da capa: Hub7

Arte final: Raquel Braik Pedreira

Imagem de capa: Syda Productions/Shutterstock

ISBN 13: 978-85-221-2580-7
ISBN 10: 85-221-2580-5

Cengage Learning
Condomínio E-Business Park
Rua Werner Siemens, 111 – Prédio 11 – Torre A – Conjunto 12
Lapa de Baixo – CEP 05069-900 – São Paulo – SP
Tel.: (11) 3665-9900 – Fax: (11) 3665-9901
SAC: 0800 11 19 39

Para suas soluções de curso e aprendizado, visite **www.cengage.com.br**

Impresso no Brasil.
Printed in Brazil.
1 2 3 4 5 6 7 8 20 19 18 17

SUMÁRIO

Prefácio / ix
Prólogo / x
A coleção Milady Cosmetologia / xv
Recursos da edição / xvii
Estrutura dos capítulos / xix
Autores colaboradores / xxi
Colaboradores editoriais desta edição / xxvi
Agradecimentos / xxix

Parte 1 – Ciências gerais / 3

1 Controle de infecções: princípios e práticas / 4

Por que estudar controle de infecções / 7
Regulamentação / 7
Princípios de infecção / 11
Princípios de prevenção / 21
Precauções universais / 33
Imagem do salão de beleza profissional / 34
Procedimentos / 37

2 Anatomia e fisiologia geral / 50

Por que estudar anatomia e fisiologia? / 54
Anatomia, fisiologia e você / 54
Células / 55
Tecidos / 56
Órgãos e sistemas do corpo / 57
O sistema esquelético / 57
O sistema muscular / 62
O sistema nervoso / 68
O sistema circulatório / 72
O sistema linfático/imunológico / 79
O sistema endócrino / 79
O sistema digestório / 80
O sistema excretor / 81
O sistema respiratório / 81
O sistema tegumentar / 82
O sistema reprodutor / 83

3 Estrutura, crescimento e nutrição da pele / 100

Por que estudar a estrutura, o crescimento e a nutrição da pele? / 102
Anatomia da pele / 102
Nutrição e manutenção da saúde da pele / 111

4 Problemas da pele / 122

Por que estudar os problemas e doenças da pele? / 124
Problemas e doenças da pele / 124
Distúrbios das glândulas sebáceas / 127
Distúrbios das glândulas sudoríparas / 128
Inflamações e infecções comuns da pele / 129
Distúrbios pigmentários da pele / 130
Hipertrofias da pele / 131
Câncer de pele / 131
Acne e fisiopatologia cutânea / 133
Problemas de envelhecimento da pele / 134
O sol e seus efeitos / 136
Dermatite de contato / 137

5 Estrutura e crescimento das unhas / 144

Por que estudar a estrutura e o crescimento das unhas? 146
A unha natural / 146
Anatomia das unhas / 147
Crescimento das unhas / 149
Conheça suas unhas / 151

6 Desordens e doenças das unhas / 154

Por que estudar as desordens e doenças das unhas? / 156
Desordens das unhas / 156
Doenças das unhas / 163

7 Propriedades do cabelo e do couro cabeludo / 170

Por que estudar as propriedades do cabelo e do couro cabeludo? / 172
Estrutura do cabelo / 172
Composição química do cabelo / 174
Crescimento capilar / 179
Queda de cabelo / 182
Distúrbios capilares / 185
Distúrbios do couro cabeludo / 186
Análise dos cabelos e do couro cabeludo / 189

8 Química básica / 198

Por que estudar química básica? / 200
Química / 200
Matéria / 201
Potencial de hidrogênio (pH) / 210

9 Noções básicas de eletricidade / 216

Por que estudar as noções básicas de eletricidade? / 218
Eletricidade / 218
Segurança dos equipamentos elétricos / 220
Eletroterapia / 223
Outros equipamentos elétricos / 226
Energia luminosa e terapia com luz (fototerapia) / 227

Parte 2 – Cuidados com a pele / 237

10 Remoção de pelos / 238

Consulta do cliente / 240
Por que estudar remoção de pelos? / 241
Contraindicações para remoção de pelos / 242
Remoção permanente de pelos / 244
Remoção temporária de pelos / 245
Procedimentos / 249

11 Cuidados faciais / 262

Por que estudar os cuidados faciais? / 264
Análise e consulta da pele / 264
Classificando o tipo de pele / 270
Produtos para o cuidado da pele / 273
Consulta do cliente / 278
Massagem facial / 280
Equipamentos para cuidados faciais / 287
Eletroterapia e fototerapia / 289
Tratamentos faciais / 291
Aromaterapia / 295
Procedimentos / 296

12 Maquiagem facial / 312

Por que estudar maquiagem facial? / 314
Cosméticos para maquiagem facial / 314
Teoria das cores na maquiagem / 323
Aplicação de maquiagem profissional básica / 328
Maquiagem para ocasiões especiais / 329
Maquiagem corretiva / 331
Cílios artificiais / 340
Procedimentos / 342

Parte 3 – Cuidados com as unhas / 349

13 Serviços de manicure / 350

Por que estudar os serviços de manicure? / 353
Ferramentas tecnológicas para as unhas / 353
Produtos cosméticos profissionais / 364
Serviço básico de manicure / 368
Serviço de manicure para homens / 371
Massagem / 373
Serviços de manicure no spa / 374
Aromaterapia / 376
Tratamentos com parafina / 376
Unhas artísticas / 378
Somente o começo / 378
Procedimentos / 379

14 Serviços de pedicure / 404

Por que estudar os serviços de pedicure? / 407
Ferramentas para o serviço de pedicure / 407
Sobre os serviços de pedicure / 414
Desinfecção / 422
Procedimentos / 427

15 Unhas postiças e proteções para as unhas / 436

Por que estudar unhas postiças e proteções para as unhas? / 438
Unha postiças / 438
Proteções para as unhas / 440
Manutenção de proteções para unhas, reparo e remoção de proteção de tecido / 442
Procedimentos / 444

16 Aprimoramento das unhas com monômero líquido e polímero em pó / 458

Por que estudar o aprimoramento das unhas com monômero líquido e polímero em pó? / 461
Aprimoramento das unhas com monômero líquido e polímero em pó / 461
Materiais para aprimoramento das unhas com monômero líquido e polímero em pó / 464
Aprimoramento das unhas com monômero líquido e polímero em pó, manutenção, conserto de trincas e remoção / 468
Produtos de monômero líquido e polímeros em pó inodoros / 470
Produtos coloridos de polímeros em pó / 471
Procedimentos / 472

17 Géis UV / 488

Por que estudar os géis UV? / 490
Géis UV / 490
Suprimentos de Gel UV / 494
Quando usar os géis UV / 496
Escolhendo o gel UV apropriado / 497
Unidades de luz e lâmpadas UV / 497
Esmalte em gel UV / 499
Manutenção e remoção do gel UV / 499
Procedimentos / 501

PARTE 4 – Fragrâncias, cosméticos orgânicos e química cosmética / 519

18 Cosméticos naturais e orgânicos / 520

Por que estudar cosméticos naturais e orgânicos? / 522
Regulamentação / 522
Ingredientes de origem natural / 523
Outros tipos de cosméticos de origem natural / 526
Vantagens e desvantagens / 527
Uso e descarte consciente de cosméticos / 528
Considerações finais / 529
Referências / 530

19 Química cosmética e suas aplicações / 534

Por que estudar química e suas aplicações? / 536
Interpretando rótulo cosmético / 536
Composição cosmética / 537
Cuidados e reações adversas de produtos cosméticos / 544
Considerações finais / 545
Referências / 546

20 Uso da fragrância para diferentes fins / 548

Por que estudar fragrância para diferentes fins? / 550
Percepção dos odores / 550
Óleos essenciais e essências / 553
Produtos perfumados / 555
Princípios gerais sobre perfumes / 556
Performance de perfumes / 558
Considerações finais / 559
Referências / 559

Apêndice A
Associações / 561

Apêndice B
Tabelas e conversão métrica / 563

Glossário / 565

Índice remissivo / 579

Prefácio

Milady Cosmetologia

Parabéns! Você está prestes a começar uma jornada que pode levá-lo a muitas direções e que tem o potencial de fazer de você um profissional confiante e bem-sucedido na área de estética e beleza. Como um profissional desta área, você se tornará um alguém confiável, a pessoa em que os clientes confiam e fornece serviços contínuos que permitem que eles se sintam da melhor forma. Você se tornará tão envolvido pessoalmente na vida de seus clientes quanto seus médicos ou dentistas, e, com estudo e prática, terá a oportunidade de demonstrar suas ideias artísticas e criativas para o mundo inteiro!

Você e a instituição que adotou este livro, se este for o caso, escolheram o suporte perfeito para conseguir isso e muito mais. A coleção Milady Cosmetologia foi criação de Nicholas F. Cimaglia, fundador da Milady Publishing Company, em 1927. A primeiríssima edição do *Milady Standard Cosmetology* foi publicada em 1938 e, a partir daí, tem sido, de forma consistente, o livro de cosmetologia mais usado no mundo. Muitos dos profissionais mais famosos, requisitados, bem-sucedidos e artísticos estudaram muito este livro!

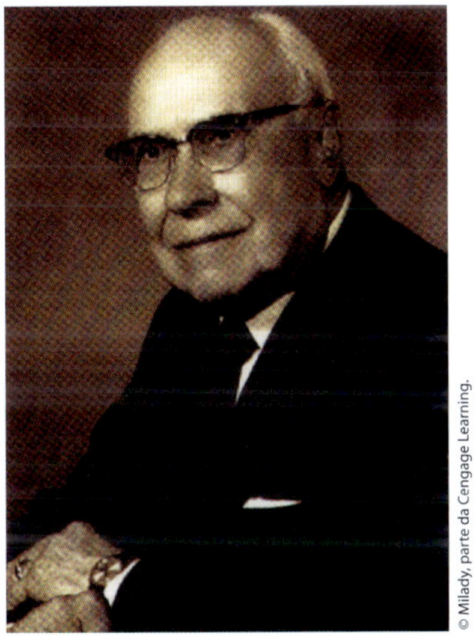

Mr. Nicholas F. Cimaglia, fundador da Milady Publishing Company.

A Milady contou com especialistas de todos os aspectos da profissão de beleza – cuidados com os cabelos, cuidados com a pele, cuidados com as unhas, massagem, maquiagem, controle de infecções e desenvolvimento de negócios – para escreverem esta coleção.

Pelo fato de a área estar sempre mudando, progredindo e descobrindo novas tecnologias, serviços e estilos, a Milady mantém um olhar atento em seus livros e está comprometida a investir tempo, energia, recursos e esforços para revisar suas ofertas educacionais com o objetivo de fornecer ao setor de beleza as ferramentas mais atualizadas e abrangentes disponíveis.

Você percebe, ao estudar a coleção, que não abriu simplesmente um livro, mas que foi adotado por uma família dos mais renomados e altamente respeitados educadores de cosmetologia profissional do mundo!

Conheça mais sobre os outros livros da Milady no site da Cengage: www.cengage.com.br.

Prólogo

Um pequeno conselho de profissionais de sucesso

Você tem uma decisão a tomar hoje: você será o melhor que pode ser ou apenas mais um? É isso. No fim das contas, 90% do sucesso aparecerá mental *e* fisicamente. Você está comprometido a ter foco absoluto no aprendizado?

A educação faz que a sua vida seja melhor, mais feliz e mais próspera. A aprendizagem especializada constrói confiança, conduz a uma carreira específica e abre dezenas de portas inesperadas. E, se você ouvir aquelas pessoas que já ultrapassaram o caminho anteriormente, o treinamento de cosmetologia fornecerá a você a base para uma carreira motivante, artística e sem limites que pode preencher o que o estilista de celebridades Ted Gibson chama de "Seu Grande, GRANDE Sonho".

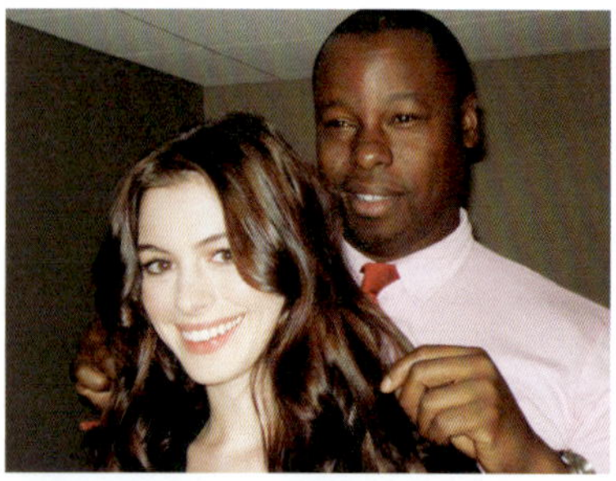

Ted Gibson fazendo penteados na atriz Anne Hathaway. Cortesia de Ted Gibson, hairstylist de celebridades e proprietário do Ted Gibson Salon, NYC.

"Todo meu treinamento foi o melhor, pois agora posso dizer que me formei em uma escola de beleza e tenho muito orgulho disso. Sinto que tenho sorte por ter descoberto o que faz meu coração vibrar." – Ted Gibson

Anfitrião 2010 do *What Not to Wear* do canal TLC e proprietário de salões homônimos na cidade de Nova York e Washington, D.C., Gibson diz que uma educação sólida e básica é vital porque o que se aprende na escola de beleza o conduz durante a carreira:

"Sua educação em cosmetologia dá a você a oportunidade de fazer tantas coisas, desde trabalhar atrás da cadeira para fazer a estilização de celebridades até fazer trabalhos de plataforma, TV e filmes", diz Gibson. "Amo esse negócio!"

O caminho do sucesso

Antes de compor sua música de sucesso, faça um balanço do que isso exigirá: trabalho duro, dedicação e muita prática. Se vem fazendo a estilização dos cabelos de amigos desde que tinha dez anos de idade, pode ser que você pense que já sabe bastante, mas isso é uma armadilha.

Beth Minardi não se tornou referência em coloração de cabelos de sucesso ou proprietária do principal salão de beleza de Manhattan por acaso. Quando ela reconheceu que a coloração de cabelos era excepcionalmente desafiadora, fez o que todos os cabeleireiros de extremo sucesso fazem – aproveitou a chance para aprender tudo o que podia. Armada com bacharelado em Educação e Teatro e com uma licença de cosmetologia, candidatou-se a um emprego na Clairol. Das suas quatro semanas em treinamento, a primeira foi gasta em coloração temporária, a segunda em *lift hair* e sombreamento, a terceira, em clareamento e tonificação, e a quarta, em efeitos especiais.

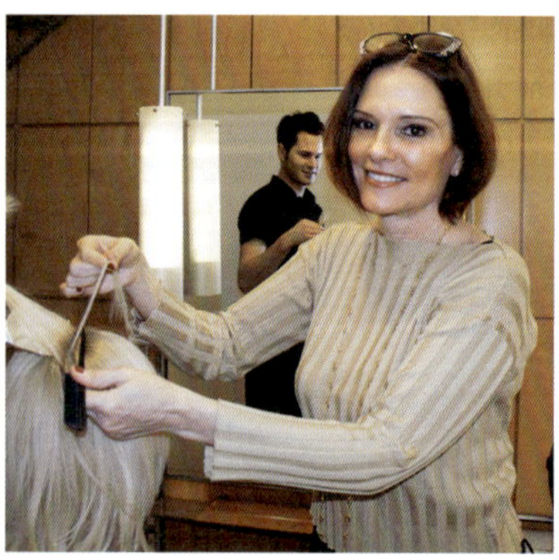

Cortesia de Beth Minardi, Presidente da Minardi Salon.

"Ser um cabeleireiro é como ser um atleta. Trabalhe duro, tenha foco e peça mais responsabilidade. Se o fizer, terá a honra de trabalhar com pessoas de sucesso." – Beth Minardi

"Após cada semana, você era testado e, se não passasse no teste, era demitido", lembra Minardi. "Isso me fez perceber que não há moda sem base; não há criatividade sem os princípios básicos."

Apesar de Minardi creditar aos seus mentores o entendimento de que ser um ótimo colorista significa ter o domínio da teoria e de todos os produtos de coloração, ela enfatiza que o sucesso também requer comprometimento, um corpo e uma mente saudáveis: "Quando você vai para o trabalho, é hora do show; não há espaço para fofoca, problemas pessoais ou festas".

Quanto às ideias, o velho provérbio é verdadeiro: originam-se mais do suor do que da inspiração. Robert Cromeans, diretor artístico global da Paul Mitchell e proprietário de uma escola Paul Mitchell, é conhecido por cortar cabelos com um garfo, usando maquininhas elétricas para criar um pêndulo e até mesmo uma pistola de grampo. Aqui está o que ele diz sobre o gênio de criatividade:

> *"A verdade dos fatos é que sem a base do corte de cabelos sob domínio eu nunca poderia ter sido capaz de criar essas técnicas. É essencial conhecer e entender as regras antes que você possa quebrá-las."*

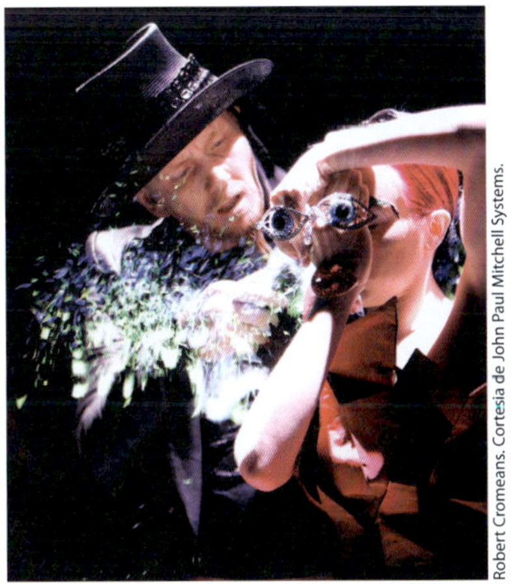

Robert Cromeans. Cortesia de John Paul Mitchell Systems.

"Desenvolver o ótimo hábito de ir à escola todos os dias beneficiará sua carreira como um profissional de salão de beleza. Motivação não muda as coisas; bons hábitos, sim." – Robert Cromeans

Onde a Milady entra

Como você percebe a cada dia, pronto para estar em seu melhor estado mental e físico, você terá o apoio de centenas de profissionais que contribuíram para a criação desta edição. A Milady foi parte do currículo de cursos de estética de Cromeans, bem como de Minardi e Gibson. Gibson diz que consulta os livros da Milady regularmente. Em outras palavras, estilistas de sucesso nunca param de aprender.

Na Eric Fisher Academy em Wichita, Kansas, Estados Unidos, o proprietário de salão de beleza e escola Eric Fisher, que ganhou inúmeros prêmios artísticos e de negócios, escolheu este livro para seus alunos porque o considera o mais abrangente disponível.

Fundamentos técnicos e artísticos

Na coleção *Milady Cosmetologia* você verá tudo, desde corte, coloração, permanente e relaxamento até estruturas do corpo, controle de infecções, aplicação de maquiagem e realização de tranças. Dentro de cada capítulo, objetivos de aprendizagem são estabelecidos com clareza, termos são definidos com simplicidade e perguntas de revisão ajudam a lembrar tudo o que você aprendeu.

> *"Às vezes, você nem sabe que se deparou com um aspecto da profissão que você amará pelo resto de sua carreira", comenta Colleen Hennessey, colorista, proprietária de salão de beleza e consultora de gestão da P&G School. "É por isso que é importante aprender tudo o que puder. Sem ser exposto a tudo o que a cosmetologia tem a oferecer, você não faz escolhas perfeitas sobre a direção que quer tomar."*

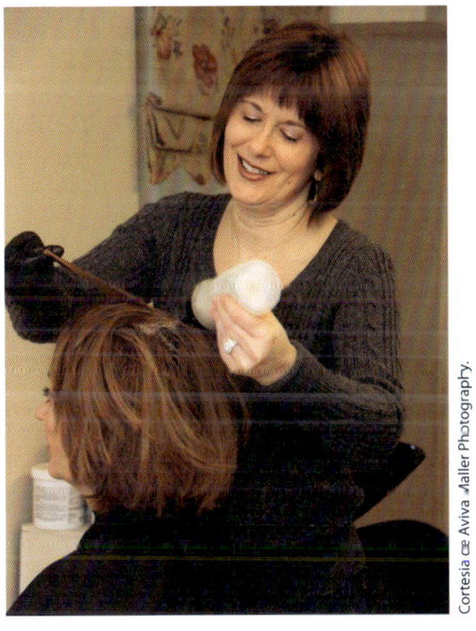

Cortesia de Aviva Haller Photography.

"Não tenha medo de admitir que tem de aprender mais. Lembre-se de que conhecimento é poder." – Colleen Hennessey

Mesmo se achar que já sabe qual área mais lhe interessa, desenvolver habilidades em muitas disciplinas é importante, porque, combinadas, podem fornecer a base sólida que pode levá-lo a qualquer lugar.

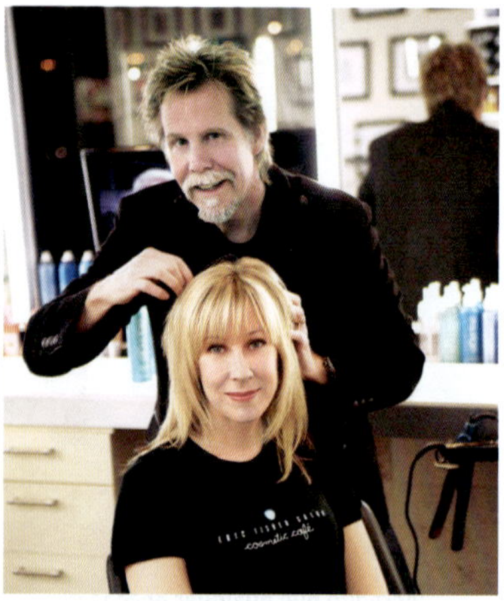

Cortesia de Eric Fisher Academy-Salons.

"Se você pratica algo por uma hora todos os dias por 365 dias, pode ser um especialista nacional. Você precisa da atitude que acompanha isso, o que quer dizer adotar o positivo. Sorria com frequência. Faça que as outras pessoas se sintam bem-vindas e importantes." – Eric Fisher

"Quando fui para escola, aprendi substituição de rolos, como acomodar o movimento dos cabelos e como trabalhar com estrutura óssea", lembra Fisher. "Sou grato por aqueles princípios básicos, pois eles praticamente permitiram que eu viajasse pelo mundo, fosse proprietário de um negócio bem-sucedido, preparasse cabelos para filmagens e muito mais. É como basquetebol: você pode correr, passar e enterrar, mas o jogo é ganho da linha de arremesso livre. Fundamentos – bases fortes – constroem casas que podem sobreviver a qualquer ameaça interna ou externa."

Na Academia de Fisher, o lema é *aluno para a vida,* e isso funciona bem. Os alunos dele conseguiram emprego nos melhores salões de beleza da cidade de Nova York, viajam o mundo e até vencem a categoria de aluno nos Prêmios de Cabeleireiros Norte-Americanos (algo que o próprio Fisher venceu em outras categorias).

"Todos os dias na escola, pense sobre o tipo de pessoa que você quer ser", aconselha Fisher. "Você não tem de ser um superstar para conseguir grandeza – repetição e prática levam ao sucesso. Ofereça ajuda às outras pessoas simplesmente pela oportunidade de aprender. Você tem de fazer mais do que você é pago para fazer, antes que você seja pago por mais do que você faz."

Habilidades interpessoais fortes

Com foco, base, repetição e prática, qualquer pessoa pode dominar os aspectos técnicos desta profissão maravilhosa. Mas a área de cabeleireiros é também um campo emocional, o qual requer que você seja uma *pessoa que trabalha com pessoas.* O que isso realmente significa é que você tem de ter atitude positiva e estar apto a ouvir, fazer a leitura das pessoas e falar a língua delas.

É por isso que este livro inclui detalhes sobre a condução de uma ótima consulta, trabalho com clientes e colegas de trabalho difíceis e outras habilidades vivenciais que você começará a aprimorar durante a fase clínica de seu treinamento. No decorrer dos capítulos, atividades e exemplos da vida real ajudam a desenvolver os bons hábitos de trabalho e habilidades interpessoais que profissionais realizados dizem que são uma obrigação.

"Sucesso como um cabeleireiro é mais do que habilidades de corte e coloração", observa Nick Arrojo, que ensina na plataforma educacional da Wella, supervisiona seu Arrojo Studio e a Arrojo Education na cidade de Nova York e antecedeu Gibson como guru dos cabelos do What Not to Wear *do canal TLC. "Você tem de ser um ótimo comunicador. Você precisa conhecer os desafios dos diferentes tipos de cabelos, a importância da limpeza, tanto sua como do ambiente, e tem de ser capaz de fazer vendas de varejo."*

"As partes chamadas de não artísticas da profissão são, na realidade, artes em si, pois você está aprendendo como se comunicar com

uma pessoa que tem diferentes gostos e desejos dos seus", diz Minardi. "Sua linguagem corporal, expressão facial e comportamento são todos parte do sucesso. Depois de algum tempo, a aplicação de coloração é a parte mais fácil; leva mais tempo para fazer o restante bem."

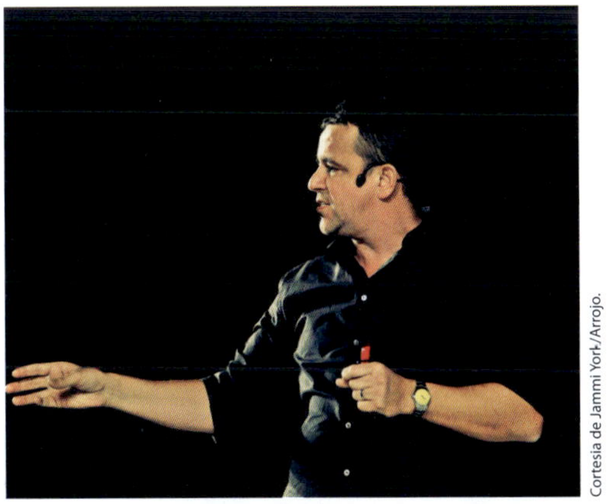

Cortesia de Jammi York/Arrojo.

"Acredito que qualquer pessoa que mostre profissionalismo, disciplina e comprometimento por muitos anos de trabalho duro pode fazer o que faço." – Nick Arrojo

Cromeans acrescenta que desenvolver ótimos hábitos ajudará tanto com os aspectos artísticos como interpessoais do trabalho como cabeleireiro.

"Foque igualmente em suas habilidades técnicas e em seu diálogo, comportamento ao lado da cadeira e capacidade de celebrar cada cliente," ele diz.

Princípios básicos e avançados de negócios

No que se refere a isso, a cosmetologia abrange três níveis. Primeiro, é uma área *artisticamente* expressiva. Segundo, apoia-se *em dinâmicas humanas e interação pessoal,* de forma que um indivíduo possa fazer outro *look* e se sentir fabuloso. Terceiro, cosmetologia é um *negócio.*

Os capítulos referentes a orientações e negócios detalham a procura por emprego, a entrevista de emprego e os princípios básicos de negócio, desde o projeto do salão de beleza até a gestão de pessoal. Você vai querer consultar esses capítulos com frequência quando entrar no mercado de trabalho e progredir para atingir seu *grande* sonho.

"Sua paixão pela arte pode conduzir sua motivação, mas, para ser bem-sucedido, você também precisa de disciplina de negócios", diz Fisher. "Cada estilista deve conhecer seu serviço médio e valor de vendas de varejo, índices de retenção e reagendamento e metas futuras para a próxima semana e para o próximo mês."

"Ser um empresário forte é a melhor forma de dar à sua criatividade a liberdade de se desenvolver", enfatiza Arrojo. "Você tem de ter dinheiro suficiente para pagar as contas. Não pare de aprender, permaneça focado e continue a fazer as coisas certas todos os dias. Não há uma corrida para a linha de chegada. Técnica, criatividade, confiança e comunicação podem todas ser ensinadas, mas somente com o tempo você pode ganhar experiência. Com experiência, as oportunidades aparecem."

Oportunidades para a vida

Muitos profissionais dizem que, à medida em que cresciam em suas carreiras, eles se viram desejando que tivessem prestado mais atenção na escola. Também dizem que são gratos por tudo o que aprenderam, mesmo as coisas que eles não tinham pensado ser úteis naquele momento. Cabeleireiros não são diferentes.

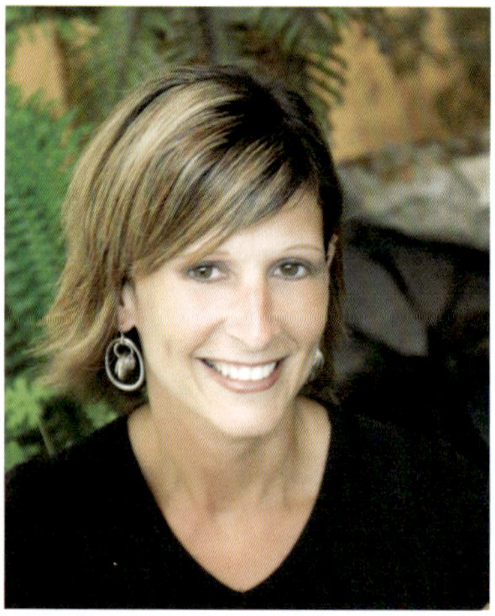

Dawn Gerrain, presidente da Milady

Se você quer ser um cabeleireiro de Hollywood, um educador corporativo, o proprietário de um spa, o maior trançador do mundo, e aprender tudo o que puder agora, encontrar um ótimo mentor ajudará você a atingir essa meta.

"Não se precipite e pense que é um superstar", alerta Hennessey. "Tenha uma boa ética no trabalho. Trabalhe em equipe. Continue seus estudos. E esteja disposto a dedicar bastante tempo para atingir o que quer."

Arrojo enfatiza que vencedores são sempre pontuais, respeitam seus colegas e aceitam críticas como uma experiência positiva de aprendizagem. Cromeans aconselha a formar bons hábitos e estar preparado todos os dias para segui-los: "Você tem de estar presente para vencer".

"Não há atalhos para a fama", diz Minardi. "Sua cabeça, seu coração e suas mãos são o que farão de você um sucesso."

Se você estiver pronto para aplicar os três, dê um passo em direção ao seu futuro e vire a página!

O padrão do setor

A coleção *Milady Cosmetologia* foi desenvolvida com informações novas e compiladas, além de apresentar fotografias que permitirão que você tenha sucesso no trabalho.

Antes de começar a edição do livro, a Milady pesquisou centenas de educadores e profissionais, manteve grupos de discussão e recebeu comentários abrangentes de dezenas de revisores para se informar sobre o que precisava ser mudado, acrescentado ou excluído da edição anterior. Nós então consultamos especialistas educacionais para nos informar sobre a melhor forma de apresentar o material, de forma que todos os tipos de aprendizes pudessem entender e se lembrar dele. Em seguida, procuramos diversos especialistas, em várias áreas relacionadas à cosmetologia, para escrever ou revisar os capítulos. A Milady teve, então, uma sessão de fotos que durou dezessete dias para atualizar a arte técnica para as etapas de capítulo e de procedimentos. Por fim, enviamos os manuscritos acabados para que especialistas no assunto garantissem a precisão e perfeição do material. O que você tem em suas mãos é o resultado. Aproveite e boa sorte quando começar sua carreira no setor de beleza.

A coleção *Milady Cosmetologia*

A coleção é composta pelos volumes:

- Orientações e negócios
- Ciências gerais, da pele e das unhas
- Cuidados com os cabelos

Em resposta às sugestões dos educadores e profissionais da área de estética e beleza que participaram desta coleção e àquelas enviadas por alunos, a coleção inclui muitos recursos e ferramentas de aprendizagem.

Fotografia e arte

Você também perceberá que há muitas fotos e ilustrações em quatro cores divididas pela coleção, aparecendo tanto no conteúdo dos capítulos como nos procedimentos passo a passo. Além disso, as fotos de procedimentos foram tiradas usando modelos em pessoa, em vez de manequins.

Procedimentos pré e pós-serviços

Para demonstrar o quanto limpeza, desinfecção e preparação pré-serviço são importantes, você verá que um procedimento pré-serviço *exclusivo* foi criado para abordar de forma específica as necessidades individuais de cada parte – cuidados com os cabelos, cuidados com a pele e cuidados com as unhas. Além disso, um procedimento *pós-serviço* foi criado para abordar limpeza, desinfecção e organização após atender a um cliente. Tanto o *procedimento pré-serviço* como o *pós-serviço* aparecem em todas as partes do livro para que você os consulte e siga com rapidez e facilidade.

Por que estudar?

A Milady conhece, entende e aprecia quão empolgados os alunos estão em se aprofundar nas mais novas e motivantes tendências de corte de cabelos, estilização e coloração, e reconhece que os alunos podem, às vezes, sentirem-se inquietos levando muito tempo para aprender os princípios básicos da profissão. Para ajudar a entender por que você está aprendendo o material de cada capítulo e para que você entenda o papel que isso desempenhará em sua carreira, a Milady acrescentou esta nova pequena seção para cada capítulo. A seção inclui três ou quatro marcadores que dizem por que o material é importante e como você o usará na sua carreira profissional.

Instrução para canhotos

O volume *Cuidados com os cabelos* inclui procedimentos para canhotos nos capítulos sobre corte de cabelos, estilização de cabelos e coloração de cabelos com fotos totalmente coloridas. Pela primeira vez em um livro, os leitores verão profissionais usando a mão esquerda para segurar e manipular os cabelos e ferramentas.

Tudo sobre tesouras

Umas das ferramentas mais importantes e caras que um cabeleireiro comprará é um par – ou diversos pares – de tesouras para corte de cabelos; por isso a Milady dedicou uma seção inteira do capítulo sobre corte de cabelos para informações nunca antes disponíveis sobre como adquirir, usar e manter tesouras. A seção é completa com fotos dos tipos de tesouras disponíveis e a forma apropriada de cuidar delas. Confira no volume *Cuidados com os cabelos.*

Neste livro:

Ciências gerais, cuidados com a pele e com as unhas

Ciências gerais incluem informações importantes que você precisa saber para manter você e os clientes seguros e saudáveis. O Capítulo 1, "Controle de infecções: Princípios e práticas," oferece os fatos mais atuais e vitais sobre hepatite, HIV e outros vírus e bactérias infecciosos, e diz como prevenir a propagação deles no salão de beleza. Os outros capítulos restantes da Parte 1 – "Anatomia e fisiologia geral," "Estrutura, crescimento e nutrição da pele," "Problemas da pele," "Estrutura e crescimento das unhas," "Desordens e doenças das unhas," "Propriedades dos cabelos e couro cabeludo," "Química básica" e "Noções básicas de eletricidade" – fornecem informações essenciais que afetarão a maneira com a qual você interage com clientes e como você usa os produtos e ferramentas de serviço.

A Parte 2, Cuidados com a pele, começa com um capítulo sobre "Remoção de pelos," que fala sobre depilação, desenho de sobrancelhas e outros métodos populares de remoção de pelos indesejados do rosto e corpo. Em seguida, os princípios básicos de cuidados com a pele são abordados em "Cuidados faciais"; sobre aplicação de maquiagem consulte "Maquiagem facial." Esses dois capítulos oferecem as informações críticas que você precisará para esses serviços cada vez mais solicitados na área em expansão de estética.

A Parte 3, Cuidados com as unhas, contêm capítulos perfeitamente alinhados com o livro Milady Standard Nail Technology, 6e. Esses capítulos incluem "Serviços de manicure," "Serviços de pedicure," "Unhas postiças e proteções para as unhas," "Aprimoramento das unhas com monômero líquido e polímero em pó," e um capítulo sobre "Géis UV".

Celio Takashi Higuchi escreveu três capítulos novos para este livro: "Cosméticos naturais e orgânicos", "Química cosmética e suas aplicações" e "Uso de fragrâncias para diferentes fins". O primeiro discute produtos naturais e orgânicos, vantagens e desvantagens, legislação, tipos de cosméticos de origem natural e descarte consciente. O segundo tem como objetivo olhar como ciência as informações que estão contidas nos rótulos cosméticos, uso indiscriminado de produtos e as formas de armazenamento e reações adversas que podem ocorrer com o usuário e profissionais da área. Por fim, no terceiro capítulo o leitor vai aprender sobre a percepção de odores, diferenciar óleos essenciais e essência, compreender e conhecer princípios gerais sobre perfumes e produtos perfumados.

Recursos da edição

Como parte desta coleção, muitos recursos estão disponíveis para ajudá-lo a dominar os conceitos e técnicas principais.

Em foco

No decorrer do livro, parágrafos curtos na coluna externa chamam a atenção para várias habilidades e conceitos que o ajudarão a atingir a meta. As seções **Em foco** têm como objetivo aprimorar habilidades técnicas e pessoais, melhoria das contas com serviços, consulta de clientes e construção de sua base de clientes. Esses tópicos são importantes para seu sucesso como aluno e como profissional.

Você sabia?

Esse recurso fornece informações interessantes que melhorarão seu entendimento do material no livro e chama a atenção para um ponto especial.

Para sua informação

Oferece informações importantes e interessantes relacionadas ao conteúdo. Com frequência, as seções **Para sua informação** direcionam a um *site* ou outro recurso para informações adicionais.

Atividade

As seções **Atividade** descrevem exercícios práticos de sala de aula que o ajudarão a entender os conceitos explicados no livro.

Dica

Estas dicas úteis chamam a atenção para situações que podem surgir e fornecem formas rápidas de fazer as coisas. Procure por essas dicas no decorrer do livro.

Dica de serviço

Dicas de serviço chamam a atenção para situações que podem surgir enquanto se executa um serviço. Procure por essas dicas nos procedimentos.

Cuidado

Algumas informações são tão críticas para sua segurança e para a segurança de seus clientes que merecem atenção especial.

Recursos da Web

Os **Recursos da Web** fornecem endereços da Web nos quais você pode encontrar mais informações sobre um tópico e referências para *sites* adicionais para mais informações.

Estrutura dos capítulos

Cada capítulo da coleção inclui formatação e estratégias especializadas para a apresentação do material para melhorar sua experiência enquanto trabalha com o capítulo e para facilitar o processo de aprendizagem.

Objetivos de aprendizagem

No começo de cada capítulo há uma lista de objetivos de aprendizagem que dizem quais informações importantes espera-se que você saiba após estudar o capítulo. No decorrer de cada um, você verá um ícone especial que indica que terminou de ler o material que corresponde a um desses objetivos de aprendizagem. ☑ **OA1**

Palavras-chave

Os termos que você precisará saber são dados no começo do capítulo, em uma lista de palavras-chave. Quando o termo é discutido pela primeira vez no capítulo, aparece em destaque.

Procedimentos

Todos os procedimentos passo a passo oferecem orientações de fácil entendimento e várias fotos para aprender as técnicas. No começo de cada procedimento, você encontrará uma lista de objetos e materiais necessários, juntamente com toda a preparação que tem de ser feita antes que o procedimento comece. No final de cada um, você encontrará fotos mostrando o resultado.

Para aqueles alunos que podem querer revisar um procedimento no momento em que for mencionado no conteúdo principal, a Milady acrescentou ícones de procedimentos, os quais aparecem onde cada procedimento é mencionado dentro do conteúdo principal do capítulo e o direcionam para o número da página na qual o procedimento inteiro aparece.

Questões de revisão

Cada capítulo termina com perguntas desenvolvidas para testar seu entendimento sobre as informações do capítulo. Seu professor pode pedir que você escreva as respostas para essas perguntas como lição de casa ou as responda oralmente na sala de aula. Se você tiver problemas para responder uma questão de revisão do capítulo, volte para o capítulo para revisar o material e então tentar novamente.

Glossário do capítulo

Todos as palavras-chave e suas definições são incluídas no Glossário do capítulo no final de cada capítulo.

Autores colaboradores

Catherine M. Frangie

Catherine M. Frangie começou sua carreira em 1982 como cosmetologista licenciada, proprietária de salão de beleza e professora de escola de beleza. A partir daí, Catherine assumiu cargos de importância no setor de beleza profissional, incluindo como vice-presidente de marketing, comunicações e educação, diretora de comunicações, redatora/editora de revista comercial e redatora e autora de livros.

Catherine tem sido palestrante convidada em conferências e feiras, incluindo a Feira de Beleza Internacional (International Beauty Show) na cidade de Nova York. Ela é autora de mais de 125 longos artigos de revistas e diversos livros sobre tendências de beleza, moda e o negócio de salão de beleza profissional. Catherine possui diplomas em comunicações e marketing.

Em 2001, Catherine fundou a Frangie Consulting, LLC, uma empresa de marketing, comunicações e publicações que oferece estratégias para gestão de objetivos de negócios, criação de equipes de alto desempenho e realização bem-sucedida de metas. As experiências e sucessos deram a ela uma reputação benemérita como especialista do setor em marketing e reconhecimento de marca, comunicações e educação. A Frangie Consulting ganhou sete prêmios ABBIE – incluindo dois Gold ABBIEs – por campanhas de marketing, lançamentos de novos produtos e programas profissionais e educacionais de destaque.

Catherine está envolvida com a Milady há mais de vinte anos e, desde 2004, atua como autora e revisora para seus três principais livros – *Milady Standard Cosmetology, Milady Standard Nail Technology* e *Milady Standard Esthetics Fundamentals*.

Colleen Hennessey

Reconhecida nacionalmente como mestre em coloração de cabelos, ícone e educadora técnica, Colleen Hennessey traz para o setor muitos anos de experiência prática em coloração. Passou oito anos no renomado salão de beleza e spa Adam Broderick como colorista-mestre e diretora de educação do salão.

As habilidades raras de Colleen como educadora fazem que ela seja muito requisitada na área. Por oito anos, trabalhou como redatora técnica sênior da revista *Haircolor and Design,* onde escreveu um artigo editorial intitulado *The Haircolor Department*.

Os alunos das escolas de beleza também se beneficiam do conhecimento especializado e da capacidade de ensino de Colleen. Ela é a especialista no assunto escolhida para escrever o capítulo de coloração do volume *Cuidados com os cabelos.* Além de seus projetos escritos, ela trabalha como gerente de escola, representando o programa de parceria da Procter & Gamble para ajudar as escolas a se manterem a par de todas as introduções de novos produtos e educação.

Detentora de muitos talentos, Colleen é ícone na área, trabalhando por toda parte dos Estados Unidos e atraindo multidões para megafeiras, incluindo a Hair Color USA em Long Beach, International Beauty Show na cidade de Nova York, Haircolor USA, Matrix Logics Tour e Midwest Show. Suas técnicas fáceis de coloração são populares entre estilistas, assim como são suas aulas em habilidades eficazes de comunicação com o cliente; ambas permitiram que ela e os estilistas com quem trabalha fizessem vendas de coloração de cabelos em salões de beleza.

Formalmente trabalhando como designer exclusiva de coloração e gerente sênior do departamento de educação da Clairol Professional, Colleen estabeleceu técnicas e conselhos de correção de coloração enviados para as caixas-postais por meio da Conexão Criativa da Clairol Professional, um programa de filiação profissional gratuito para todos os cosmetologistas licenciados. Seu trabalho de coloração também foi mostrado nas revistas *Color & Style, Matrix News, Modern Salon* e *Passion*, bem como nas publicações educacionais da Milady.

Seja lá onde for que Colleen lecione – em salões de beleza, em livros ou em revistas – ela passa seu amor pela coloração de cabelos ao ensinar a outras pessoas as habilidades precisas, técnicas, artísticas e comunicativas que lhe deram o título de prestígio de mestre em coloração.

Dr. Mark Lees

Dr. Mark Lees é um dos mais notáveis especialistas de cuidados com a pele do país, orador ganhador de prêmios e desenvolvedor de produtos. De forma ativa, ele vem praticando os cuidados clínicos com a pele por mais de vinte anos no seu salão da Flórida credenciado pela CIDESCO (Comité International d'Esthétique et de Cosmétologie) e ganhador de múltiplos prêmios, que recebeu muitas homenagens dos leitores do periódico *Pensacola News,* incluindo melhor tratamento facial, melhor massagem e melhor local com conforto.

Seus prêmios profissionais são inúmeros e incluem Esteticista do Ano da revista *American Salon,* o prêmio Les Nouvelles Esthétiques Crystal, o prêmio Dermascope Legends, o prêmio Rocco Bellino por educação de destaque da Associação de Cosmetologia de Chicago e a Melhor Sala de Aula para Cuidados com a Pele da Exposição de Beleza Internacional de Long Beach. Dr. Lees também foi colocado no Hall da Fama da Associação Nacional de Cosmetologia.

Dr. Lees foi entrevistado e citado pela NBC News, The Associated Press, The Discovery Channel, *Glamour, Self, Teen, Shape* e muitas outras publicações.

É cofundador do Centro de Estudo dos Cuidados com a Pele em Los Angeles e dos Instituto de Estética Clínica Avançada em Seattle, programas de treinamento avançado com base em ciências especiais para esteticistas clínicos.

Dr. Lees é ex-presidente da Esthetics America, a divisão de educação em estética da National Cosmetology Association (NCA) nos Estados Unidos, e tem trabalhado como examinador internacional da CIDESCO. Também tem trabalhado na diretoria nacional da NCA.

É ex-presidente do Comitê de Fabricantes de Produtos Estéticos e Aliança de Distribuidores, membro da Sociedade de Químicos de Cosméticos e autor do popular livro *Skin Care: Beyond the Basics,* agora na sua terceira edição, e recentemente lançou *The Skin Care Answer Book*.

Possui um Ph.D. em Ciências da Saúde, um mestrado em Ciências na Saúde e um diploma internacional da CIDESCO. É licenciado para exercer a função tanto na Flórida como no estado de Washington. Sua linha de produtos para pele com problemas, sensíveis e danificadas pelos raios solares está disponível nos melhores salões de beleza e clínicas por toda parte dos Estados Unidos.

Frank Shipman

Frank Shipman tem feito que cabelos tenham ótima aparência por mais de duas décadas. Como proprietário do nacionalmente reconhecido Technicolor/TC Salon Spas, Frank se orgulha por ter o privilégio de trabalhar atrás da cadeira. Também continua a ser educador de beleza, escritor e orador, trazendo sua perspectiva única para o setor.

Em 2005, Frank recebeu o prestigioso prêmio Diamond Award da revista *Day Spa* para adicionar aos seus muitos prêmios e homenagens profissionais.

Frank é graduado em arte pela Universidade de Boston e teve seu trabalho exibido nacional e internacionalmente. Atualmente, ele não cria mais objetos preciosos, mas, em vez disso, cria experiências. Frank está feliz por estar em uma profissão que permite que ele diga "O que faço é fazer que as pessoas se sintam bem".

Alisha Rimando Botero

Alisha é reconhecida como uma das especialistas líderes em treinamento e educação do setor de cuidados com as unhas. Em seus primeiros dois anos como educadora, Alisha lecionou em mais de cem escolas de beleza e técnicas vocacionais por toda parte dos Estados Unidos. À medida que ela se expandia em âmbito internacional, seu foco se voltou para a Ásia, onde dedicou oito anos para implementar programas de treinamento artístico e estratégias de marketing que resultaram na abertura de mais de cem salões de cuidados com as unhas e sete escolas no Japão, aumentando aquele mercado para se tornar o líder do setor em técnicas da arte com as unhas.

Em seus quatorze anos de experiência, seu trabalho foi descrito como "inovador". Ela tem sido uma ícone e oradora motivacional para mais de 1.500 eventos promocionais e educacionais, e participou de mais de cem competições de cuidados com as unhas em todo o planeta, vencendo um campeonato mundial em 2005. Foi apresentada em múltiplos vídeos de treinamento e mais de 150 publicações de beleza e de comércio, bem como em blogs em todo o mundo, tais como *Teen Vogue, Bridal Guide, Self, Fitness* e *Seventeen Magazine,* além de inúmeras revistas comerciais do setor, como *Nails, Nailpro, Scratch* (Reino Unido) e *Stylish Nail* (Japão).

No decorrer dos anos, Alisha chamou a atenção de grandes fabricantes do setor, pequenos empreendedores comerciais, franquias de salão de beleza e associações de cuidados com as unhas e beleza. Trabalhou com químicos de pesquisa e desenvolvimento para desenvolver produtos de melhoria de unhas artificiais, cuidados com as unhas por meio de nanotecnologia e técnicas de cutícula, coleções de esmaltes e tratamentos naturais para as unhas. Uma das linhas inovadoras de produtos foi premiada pelo conjunto, e diversas outras foram reconhecidas com prêmios de escolha dos leitores pelos melhores produtos. Recentemente, Alisha acrescentou a reflexologia a sua lista de competências, sempre se esforçando para promover uma abordagem mais holística para produtos e serviços para unhas naturais.

O amor e a paixão de Alisha por seu setor e família a levaram ao estado de Nova York, onde ela atualmente reside com seu marido e filho.

Bonnie Sanford

Bonnie Sanford é consultora, redatora e escritora do setor de beleza especializada em marketing, comunicações e relações públicas. Trabalhou no setor de beleza profissional por mais de quatorze anos, começando como gerente editorial de uma publicação nacional de negócios. Bonnie foi da área de publicações para o setor de produtos profissionais, primeiro como diretora de comunicações e serviços criativos para uma empresa líder internacional com cuidados com os cabelos, depois como consultora para várias empresas de cuidados com os cabelos e cuidados com a pele.

Foi homenageada por continuar seu trabalho com a Milady como autora colaboradora da *Milady Standard Cosmetology.*

Victoria Wurdinger

Victoria Wurdinger é escritora e pesquisadora ganhadora de prêmios, especialista em beleza, negócios e bem-estar. Seu relatório *State of the Professional Haircare Market* (Condição do Mercado de Cuidados Profissionais com Cabelos), que apareceu originalmente na revista *DCI* e, depois, na *Modern Salon*, tornou-se o relatório anual essencial sobre o setor de salão de beleza tanto para capitalistas de risco como detentores de informações privilegiadas do setor. Como colunista, ela escreveu sobre novas tecnologias, e seus artigos sobre preocupações de pequenos negócios quanto aos cuidados com a saúde trouxeram notoriedade para além da Alemanha.

O trabalho de Victoria apareceu em dezenas de publicações, entre elas a *Art Business News, Beauty Digest, Beauty Store Business, British Hairdressers Journal, Celebrity Hairstyles, Color and Style, Drug Store News, Day Spa, DCI, Longevity, Modern Salon, Top Hair* da Alemanha, *Launch-*

pad e *Salon Today.* Suas viagens a salões de beleza a levam de Miami até Moscou, de Nova York até Paris.

Além disso, Victoria desenvolveu programas educacionais e materiais promocionais para diversos fabricantes importantes de produtos para cuidados com beleza, incluindo ARTec, Clairol, Mizani, Redken, Rusk e Tocco Magico. Como escritora comercial, foi selecionada para escrever as embalagens e a cópia promocional para a linha de produtos para cuidado com a pele da Joan Rivers, vendidos na TV, *Fundamentals.*

Victoria é autora de diversos livros, incluindo *Competition Hairdesign, The Photo Session Handbook, 101 Quick Fixes for Bad Hair Days, The Eric Fisher Salon Training Notebook* e *Multicultural Markets.* Para o último, ela conduziu pesquisa histórica extensiva, às vezes trabalhando com tradutores de espanhol para explorar métodos iniciais de estilização de cabelos na comunidade latina. *Multicultural Markets* contém histórico nunca antes publicado da cultura de beleza étnica nos Estados Unidos.

Venceu diversos prêmios da Sociedade Norte-Americana de Editores de Imprensa de Negócios, bem como um prêmio internacional por sua cobertura do setor de moda de cabelos no Reino Unido. Mais recentemente, forneceu conteúdos para vários *sites*. Seu *site* é http://www.victoriawurdinger.com.

Celio Takashi Higuchi

É mestre em Botânica e Farmacêutico-Bioquímico pela Universidade Estadual Paulista (Unesp). Especialista em Gestão Empreendedora pelo Senac. Possui, desde 2007, carreira acadêmica na área cosmética. Na Fatec Diadema leciona Anatomia e Fisiologia Cutânea e Tecnologia em Perfumaria no curso superior de tecnologia em cosméticos. Pela Cengage Learning, foi revisor técnico do Dicionário de Ingredientes para Cosmética e Cuidados da Pele (tradução da 4ª edição norte-americana) e coautor do livro Milady Cosmetologia – Orientações e negócios.

Autores colaboradores para edições anteriores da *Milady Standard Cosmetology*

Arlene Alpert
Mary Beth Janssen
Margrit Altenburg
Nancy King
Diane Carol Bailey
Dr. Mark Lees
Letha Barnes
Toni Love
Lisha Barnes
Vivienne Mackinder
Deborah Beatty
Carey Nash
Mary Brunetti
Ruth Roche
Jane Crawford
Teresa Sammarco
Robert Cromeans
Sue Sansom
Alyssa Evirs
Douglas Schoon
Catherine M. Frangie
Sue Ellen Schultes
John Halal
Frank Shipman
Colleen Hennessey
Jeryl Spear

Colaboradores editoriais desta edição

Randy Ferman

Randy Ferman, CEO e fundador da Shark Fin Shear Co., possui um histórico de introdução de novos produtos que revolucionam a forma de os estilistas fazerem negócio. A missão dele tem sido melhorar a qualidade de vida dos profissionais por meio da inovação e melhoria dos produtos. A preocupação genuína e a capacidade instintiva de Randy Ferman resultaram em produtos inovadores e tecnologicamente avançados para o setor de beleza profissional.

Após lecionar em escolas de cosmetologia no nordeste do país, Randy Ferman aprendeu que os alunos e professores eram rápidos para citar a necessidade de tesouras mais avançadas. Com tesouras tradicionais, as aberturas dos puxadores eram largas demais, fazendo que os dedos dos usuários deslizassem. Isso resultava na perda do controle e no desalinhamento dos dedos. Randy Ferman dedicou mais de cinco anos para a criação de tesouras mais ergonomicamente corretas que melhoram tanto o conforto como a precisão. Esse design patenteado exclusivo pode ajudar a evitar e pode até mesmo eliminar condições como a síndrome do túnel do carpo, danos aos nervos, tendinite, dor nos punhos e braços e dor nos ombros e pescoço.

Em 2001, Randy Ferman criou um produto notável para o segmento de tesouras do setor de beleza, agora chamada de tesouras Shark Fin®. Essa linha de tesouras revolucionárias para estilistas possui um design de puxador patenteado que vem com o sistema de encaixe das tesouras SHEAR-FIT® para um encaixe mais correto ergonomicamente para a mão. O sistema patenteado de encaixe das tesouras oferece proteções intercambiáveis em forma de anel que fornecem um encaixe personalizado para o dedo anelar e diâmetro do dedão exatos do usuário, fornecendo mais controle e conforto. As tesouras Shark Fin® são patenteadas por toda a parte dos Estados Unidos, Canadá e Europa. Randy Ferman continua a apresentar produtos inovadores e empolgantes para o setor de cuidados com os cabelos e possui muitas patentes em todo o mundo.

John Halal

John Halal começou sua carreira no setor de beleza como estilista de cabelos mais de quarenta anos atrás. Halal é ex-proprietário de salão de beleza, instrutor licenciado de cosmetologia e, desde 1992, fundador e presidente da Honors Beauty College, Inc.

Halal é membro afiliado da Society of Cosmetic Chemists (SCC). Ele é ex-presidente tanto da American Association of Cosmetology Schools (AACS) como da Indiana Cosmetology Educators Association (ICEA).

Halal é autor dos livros *Tricologia e a química cosmética capilar* e *Dicionário de ingredientes de produtos para cuidados com o cabelo*, ambos publicados pela Cengage Learning. É também autor-colaborador desta coleção e diversas outras publicações da Milady.

Ele obteve seu diploma de associado, com a maior distinção, da Universidade de Indiana e é membro do The Golden Key National Honor Society e Alpha Sigma Lambda.

É autor de inúmeros artigos em uma ampla variedade de tópicos, publicados em diversas revistas comerciais profissionais. Frequentemente viaja como orador-convidado, tendo como meta tanto grupos profissionais como de consumidores.

"Eu amo o setor de beleza mais do que tudo", diz com orgulho. O segredo, de acordo com Halal, é "nunca parar de aprender".

Jim McConnell

Jim McConnell bacharelou-se em química pela Universidade de Oregon em 1986. Trabalha como químico na área de polímeros desde 1988. Após se formar na Universidade de Oregon, Jim trabalhou como químico de processos catalíticos no setor de petróleo e como químico com uretano e epóxi nos setores de produtos de madeira, revestimentos de concreto e revestimentos de aço por doze anos. Durante esse tempo, esteve na diretoria de vários comitês para o Steel Structures Painting Council (SSPC) e para o National Association of Corrosion Engineers (NACE).

Ele e sua esposa, Lezlie, começaram a McConnell Labs, Inc., em 1998, para fazerem a linha Light Elegance Nail Products para seu salão de beleza em Eugene, Oregon. Após fazerem a linha Light Elegance Nail Products para uso no próprio salão, começaram a vender os produtos de gel UV internacionalmente. Jim contribuiu com inúmeras revistas de tecnologia de unhas em todo o mundo para responder a perguntas, fornecer informações sobre química e explicar a tecnologia de luz UV antes de iniciar o McConnell Labs com sua esposa.

Janet McCormick

Janet McCormick é esteticista e manicure licenciada, instrutora muito procurada, ex-diretora de spa e proprietária de salão de beleza. Vem escrevendo por mais de vinte anos, produzindo centenas de artigos altamente respeitados nas revistas comerciais do setor de beleza, três livros e capítulos cobrindo duas especialidades para os livros líderes do setor.

McCormick é coproprietária do Just For Toenails Nail System, um sistema de gel vendido somente para podólogos. Ela é também coproprietária do centro de aprendizagem Medinail, que educa profissionais de unhas e os prepara para trabalhar em unidades médicas. O centro oferece dois programas de certificação: o programa de certificação Advanced Nail Technician para técnicos de unhas em salões de beleza e a certificação Medical Nail Technician para técnicos que trabalham em clínicas de podologia. Ela é também proprietária da Spa Techniques, uma empresa de consultoria e treinamento, e escreve em nome dessa empresa.

Vicki Peters

Como técnica de unhas, Vicki Peters tem surpreendido o setor com seus trabalhos com unhas premiadas em campeonatos. Como autora, seu trabalho foi publicado mundialmente, mais do que qualquer outro técnico na história dos negócios de cuidados com as unhas. Como educadora, treinou técnicos da Rússia, Alemanha, Japão, Irlanda, Reino Unido, Canadá, México, África, Austrália e Estados Unidos. Como líder do setor, foi mentora de milhares de profissionais de unhas. Como técnica de unhas com domínio mundial, Peters, com sua própria linha de produtos, promete levar o setor para novos patamares.

Vicki Peters é técnica de unhas veterana com anos de experiência, ex-campeã de competições, jurada e juíza de competições, educadora técnica e oradora de negócios de destaque. Ela é também autora de *Nails Q&A Book, Drilltalk, The Competitive Edge* e *Novartis' Nail Healthy Guide.* Sua arte com as unhas tem estado nas capas de revistas como *TV Guide, Day Spa, Nails, Nailpro, Nailpro Europe* e inúmeras revistas de moda. Sua especialização no negócio de unhas abrange desde trabalho em salão de beleza e experiência prática até pesquisa e desenvolvimento, educação e realização de palestras em todo o mundo.

Douglas Schoon

Doug Schoon é o assessor-chefe científico da Creative Nail Design (CND). Com mais de trinta anos de experiência como cientista de pesquisa, palestrante internacional, autor e educador, ele se tornou uma autoridade reconhecida no setor de beleza profissional. Schoon conduziu o programa de pesquisa e desenvolvimento da CND por dezenove anos. Agora, como presidente de sua própria empresa de consultoria, a Schoon Scientific, ele continua a focar na assistência da CND com assuntos científicos, técnicos e regulatórios que ajudam a dar forma ao setor. Trabalha como um forte defensor da segurança em salões de beleza e representa o setor de cuidados profissionais com unhas em assuntos científicos e técnicos nos Estados Unidos, Canadá, Austrália e Japão.

É o autor de diversos livros, programas de treinamento com vídeo e áudio, e dezenas de artigos de revista sobre produtos químicos nos salões de beleza, segurança nos salões de beleza e desinfecção. Como escritor e orador, Schoon é aplaudido por sua capacidade de fazer que teorias e conceitos químicos complexos pareçam simples e fáceis de entender. Seu último livro, *Nail Structure & Product Chemistry,* segunda edição, da Milady, é também considerado um recurso excelente para profissionais de unhas. Atualmente, Schoon é copresidente do Nail Manufacturers Council (NMC), da Professional Beauty Association (PBA).

Agradecimentos

A Milady reconhece, com gratidão e respeito, os muitos profissionais que dedicaram seu tempo para contribuírem com a edição desta coleção e deseja agradecer muito às seguintes pessoas que desempenharam papel de grande valor na criação desta edição:

- ***A Milady gostaria de agradecer especialmente a Continental School of Beauty Culture de Rochester, Batavia, Buffalo, West Seneca, Olean e Syracuse, Nova York, que, com os proprietários, diretores, instrutores e alunos da escola, deram as boas-vindas à equipe da Milady de modo a conduzir a enorme sessão de fotos desta edição e que foram sinceramente simpáticas, amáveis e acolhedoras com todos de nossa equipe!***
- Maria Moffre-Lynch, cosmetologista, instrutora de cosmetologia e consultora, por sua assistência de grande valor durante o processo de revisão e pelo compartilhamento de suas habilidades de cabeleireira e extrema atenção durante a sessão de fotos desta coleção.
- Yanik Chauvin, fotógrafo profissional, cuja visão artística e especialização fotográfica ajudaram a dar vida a muitas destas páginas.
- Krissy Ferro, maquiadora profissional e fundadora da Ferro Cosmetics, por suas aplicações artisticamente inspiradoras de maquiagem e por fornecer, com generosidade, muitos dos produtos, ferramentas e suprimentos de maquiagem usados e mostrados durante esta edição.
- Colleen Hennessey, por seu trabalho de coloração de cabelos para as câmeras, suas habilidades de escrita e de autoria e sua paixão pelo ensino de coloração de cabelos.
- Frank Shipman, por seu trabalho de corte de cabelos e estilização para as câmeras, sua abordagem inovadora e seu amor pelo setor de beleza.
- Tom Carson, fotógrafo profissional, por suas maravilhosas fotos de cortes de cabelo e estilizações, que verdadeiramente melhoram estas páginas e, com certeza, inspirarão os leitores.
- Dino Petrocelli, fotógrafo profissional, por sua especialização fotográfica para muitas das fotos nos capítulos de tecnologia das unhas.
- Latoyia Anderson, proprietária do The Hair Extension Room, de Rochester, Nova York, por seus estilos de realização de tranças entusiásticas e criativas que são apresentados nesta edição.
- Debbie Harris, estilista profissional, de Rochester, Nova York, por sua bela estilização com ondulações de cabelos modeladas com os dedos.
- Jesse Hajduk, cosmetologista, de Averill Park, Nova York, por sua assistência por trás das câmeras e modelagem em frente às câmeras.
- Escola Internacional Shear Ego de Design de Cabelos, de Rochester, Nova York, por permitir que a Milady fizesse seleções de elenco na escola.

Fornecedores de produtos

- **The Andis Company** por fornecer, de forma generosa, cortadores e máquinas de corte usadas e mostradas ao longo desta edição.
- **The Burmax Company** por fornecer muitas das ferramentas, objetos e suprimentos usados e mostrados ao longo desta edição.
- **Hairlines Inc. Distributors** por fornecerem, de forma generosa, produtos líquidos, chapinhas para alisamento, tesouras, pentes e escovas usados e mostrados ao longo desta edição.
- **The Procter & Gamble Co.,** matriz da Clairol Professional, por fornecer, de forma generosa, os produtos para coloração de cabelos, livros de amostras e outros materiais profissionais usados e mostrados ao longo desta edição.
- **The Shark Fin Shear Company** e Randy Ferman por fornecerem, de forma generosa, as tesouras e objetos de corte usados e mostrados ao longo desta edição.
- **Zotos International, Inc.,** por fornecer, de forma generosa, os produtos para cuidados e texturização dos cabelos, bem como o material educacional usados e mostrados nesta edição.

Modelos da sessão interna de fotos

Latoyia Anderson, Nicole Bleier, John Bradley, Charla Buckner, Monique Campbell, Cheryl Carapezza, Sandy Charette, Melissa Christensen, Jennifer East, Latrice Ellis, Emma Eskander, Tracy Eskander, Cassidy Ewing, Krissy Ferro, Maureen Fink, Roberta Alessandra Finn, Yesenia Fonseca, Victoria Gerstner, Jessie Hajduk, Laura Hand, Debbie Harris, Michael Harvey, Maria K. Hebert, Colleen Hennessey, Shadia Jaber, Shantelle Luety, Tracy Lupinetti, Philip Mandl, Orlando Martinez, Kari Maytum, Katie Meynis, Alexandra Mitchell, Bonnie M. Mitchell, Kristin Mitchell, Maria Moffre-Lynch, Jamie Mookel, Renee Moonan, Carrie Morris, Thanh-Van Nguyen, Jaionna Overton, Trina Palmo, Kristie Peraza, Alanna Perna, Courtney Perrotta, Samantha Perry, Matthew Poissant, Joseph Rojo, Dezmarie Ruiz, Yvette Seils, Frank Shipman, Caitlin Siebert, Amanda Spenziero, Crystal Stephan, Ashley Stewart, Lynn A. Strzelecki, Rosemary Suong, Natalie Tchurekow, Nina Vieira, Betty Vieira, Tiffany Vogt, Tiffany Wade, Lisa Wallace

Revisores desta edição

Francis Archer, da The Nail Clinic School of Manicuring, Carolina do Sul
Brenda Baker, Euphoria/Lincoln College of Technology, Flórida
RaNae Barker, Southern Oklahoma Technology Center, Oklahoma
Jane Barrett, Chisholm Institute, Victoria, Austrália
Yota Batsaras, Sephora USA, Califórnia
Laurie Biagi, Skyline Community College, Califórnia
Melinda Borrego, Mindyfingers, Connecticut
Gina Boyce, Gegi Designs, Missouri
Peggy Braswell, Swainsboro Technical College, Geórgia

Toni Campbell, Sullivan South High School, Tennessee
Phyllis Causey, Hair By Phyllis, Texas
Robin Cochran, Gadsden State Community College, Alabama
Kimberly Cutter, Savannah Technical College, Geórgia
Corrinne Edwards, CTN Systems, Maryland
Ami Enzweiler, Salon 4 U, Ohio
Cortney Forster, The Beauty Bar, Michigan
Laureen Gillis, Kent Career Technical Center, Michigan
Shari Golightly, Entanglements Inc. Training Center, Colorado
Keri Gray, State College of Beauty Culture, Wisconsin
Kristy Henderson, East Central Technical College, Geórgia
Mary Jean Hernandez, Southeastern Trade Schools, Inc., Geórgia
Jean Hoffer, Capital Region Career and Technical School, Nova York
Florence Hogan, Bella Vita Spa, Michigan
MaryAnn Hough, State of Connecticut Unified Vocational School District #1, Connecticut
Patricia Jones, Southern Union State Community College, Alabama
Dr. Carolyn Kraskey, Central Beauty School, Minnesota
Susan Kolar, David Pressley Professional School of Cosmetology and Transitions-Mott Community College, Michigan
Fredrick Laurino, House of Heavilin of Kansas Inc., Kansas
Danielle Lawson, Kenneth Shuler School of Cosmetology, Carolina do Sul
Helen LeDonne, Santa Monica College, Califórnia
Dawn Mango, John Paulos Extreme Beauty School, Nova York
Laura Manicho, OPI National School Division, Ohio
Maria Moffre, Orlo School of Hair Design and Cosmetology, Nova York
Kirby Morris, Wyoming Board of Cosmetology, Wyoming Alan Murphy, King Research, Wisconsin
Ernestine Peete, Tennessee Technology Center at Memphis, Tennessee
Sandra Peoples, Pickens Technical College, Colorado Beth Phillips, Heritage College, Missouri
Robert Powers, Pinellas Technical Education Center, Flórida
Debbie Eckstine-Weidner, DeRielle Cosmetology Academy, Pensilvânia
LuAnne Rickey, The Lab - A Paul Mitchell Partner School, Nova Jersey
Conrad Sanchez, Central New Mexico Community College, Novo México
Denise Sauls, Lurleen B. Wallace Community College, Alabama
Penny Sawyer, Rapid Response Monitoring, Nova York Jennifer Schrodt, University of Nebraska, Nebrasca
Kimberly Schroeder, Avalon School of Cosmetology, Minnesota
Vickie Servais, New Horizons Regional Education Center, Virgínia
Donna Simmons, Tulsa Tech, Oklahoma
Foy Smith, Beech High School and Looks By Foy, Tennessee
Lisa Sparhawk, Self-Employed Private Educator, Nova York Kay Stannard, Four County Career Center, Ohio
Madeline Udod, Brookhaven Technical Center (Eastern Suffolk BOCES), Nova York

Rebecca Udwary, San Francisco Institute of Esthetics and Cosmetology, Califórnia

Michael Vanacore, Learning Institute for Beauty Sciences, Nova York

Therese Vogel, Tiffin Academy of Hair Design, Ohio Kenneth Young, Hotheads Hair Design, Oklahoma

Tamara Yusupoff, Bellus Academy, The Academy of Beauty and Spa, Califórnia

Ida Scarpelli-Zanon, Northern Gateway Division Onoway High School, Alberta, Canadá

Agradecimento especial ao Conselho Consultivo de Controles de Infecções da Milady pela revisão e contribuição para o capítulo sobre Controle de infecções: princípios e práticas (volume de ciências gerais, da pele, e cuidados com as unhas)

- Barbara Acello, M.S., R.N., Denton, Texas
- Gerri Cevetillo-Tuccillo, Gerente Geral, Dentronix Inc./Ultronics Inc., Ohio
- Mike Kennamer, Ed.D., Diretor de Treinamento de Desenvolvimento e Habilidades de Mão de Obra, Northeast Alabama Community College
- Janet McCormick, M.S., Cidesco, Flórida
- Leslie Roste, R.N., Diretor Nacional de Desenvolvimento de Educação e Mercado, King Research/Barbicide, Wisconsin
- Robert T. Spalding, Jr., DPM, Tennessee
- David Vidra, CLPN, WCC, Massachusetts, Presidente da Health Educators, Inc., Ohio

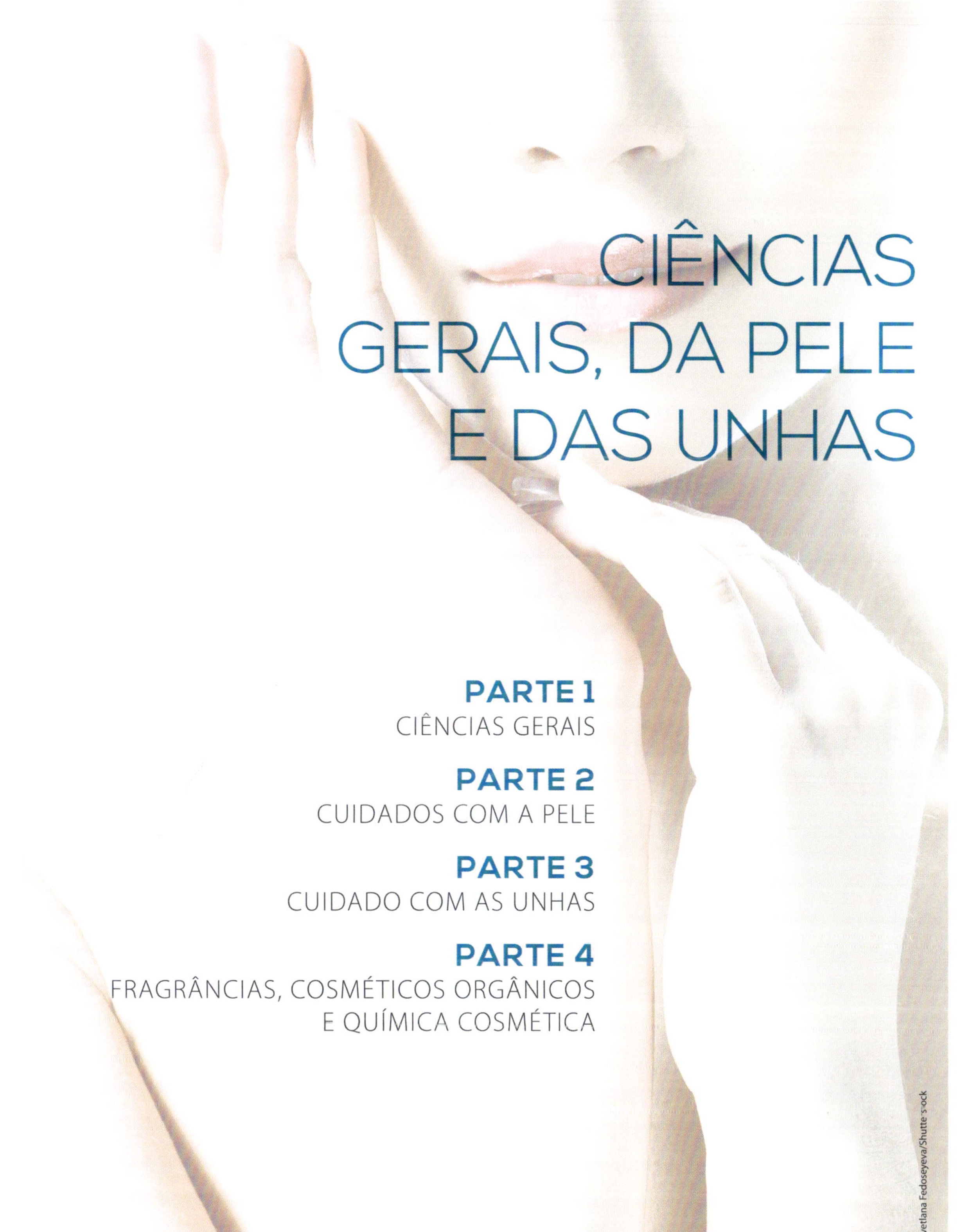

Svetlana Fedoseyeva/Shutterstock

CIÊNCIAS GERAIS, DA PELE E DAS UNHAS

PARTE 1
CIÊNCIAS GERAIS

PARTE 2
CUIDADOS COM A PELE

PARTE 3
CUIDADO COM AS UNHAS

PARTE 4
FRAGRÂNCIAS, COSMÉTICOS ORGÂNICOS E QUÍMICA COSMÉTICA

PARTE

1

CIÊNCIAS GERAIS

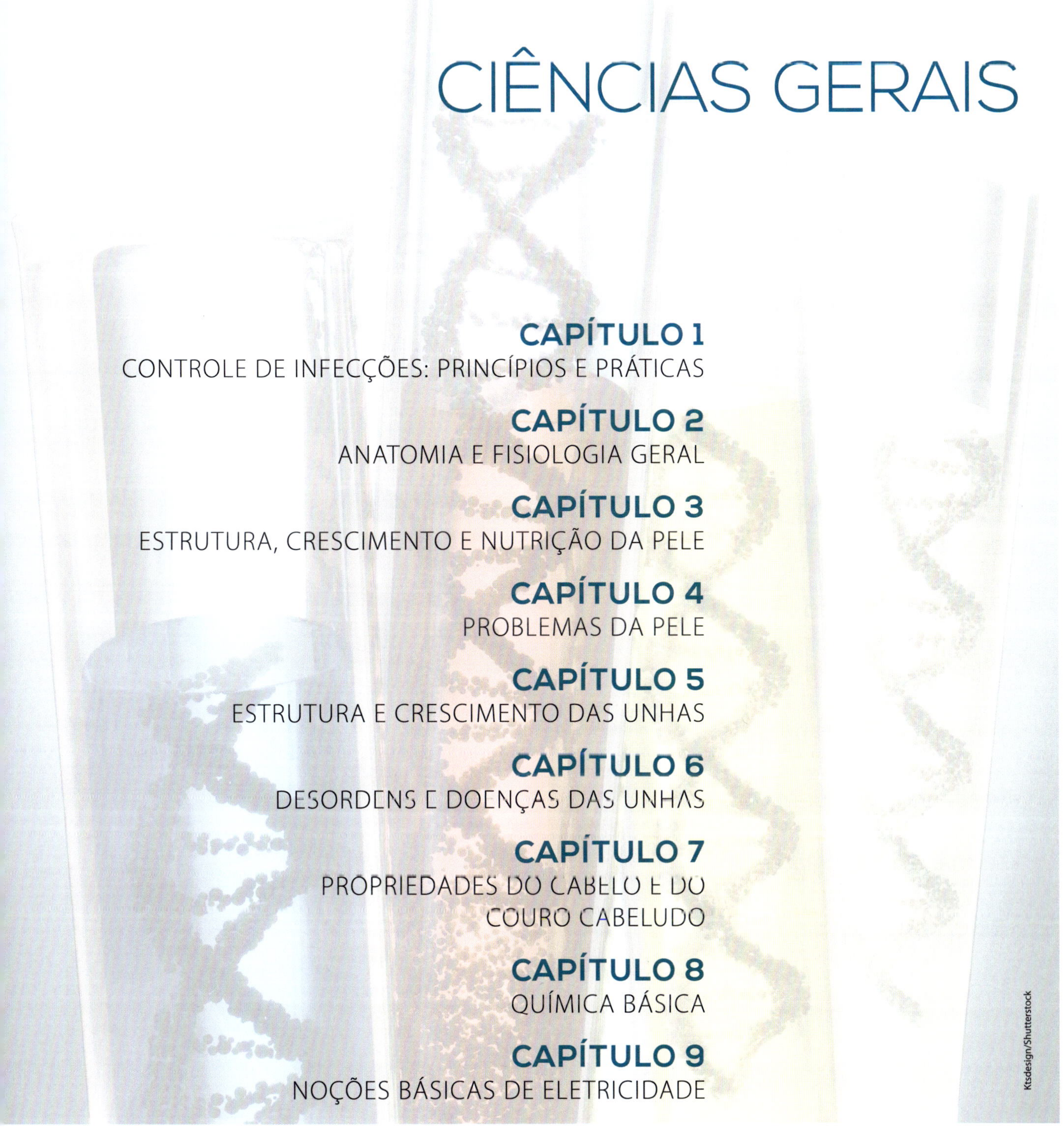

CAPÍTULO 1
CONTROLE DE INFECÇÕES: PRINCÍPIOS E PRÁTICAS

CAPÍTULO 2
ANATOMIA E FISIOLOGIA GERAL

CAPÍTULO 3
ESTRUTURA, CRESCIMENTO E NUTRIÇÃO DA PELE

CAPÍTULO 4
PROBLEMAS DA PELE

CAPÍTULO 5
ESTRUTURA E CRESCIMENTO DAS UNHAS

CAPÍTULO 6
DESORDENS E DOENÇAS DAS UNHAS

CAPÍTULO 7
PROPRIEDADES DO CABELO E DO COURO CABELUDO

CAPÍTULO 8
QUÍMICA BÁSICA

CAPÍTULO 9
NOÇÕES BÁSICAS DE ELETRICIDADE

Ktsdesign/Shutterstock

Capítulo 1

Controle de infecções: princípios e práticas

Enfoques do capítulo

- Por que estudar o controle de infecções?
- Regulamentação
- Princípios de infecção
- Princípios de prevenção
- Precauções universais
- A imagem do salão de beleza profissional
- Procedimentos

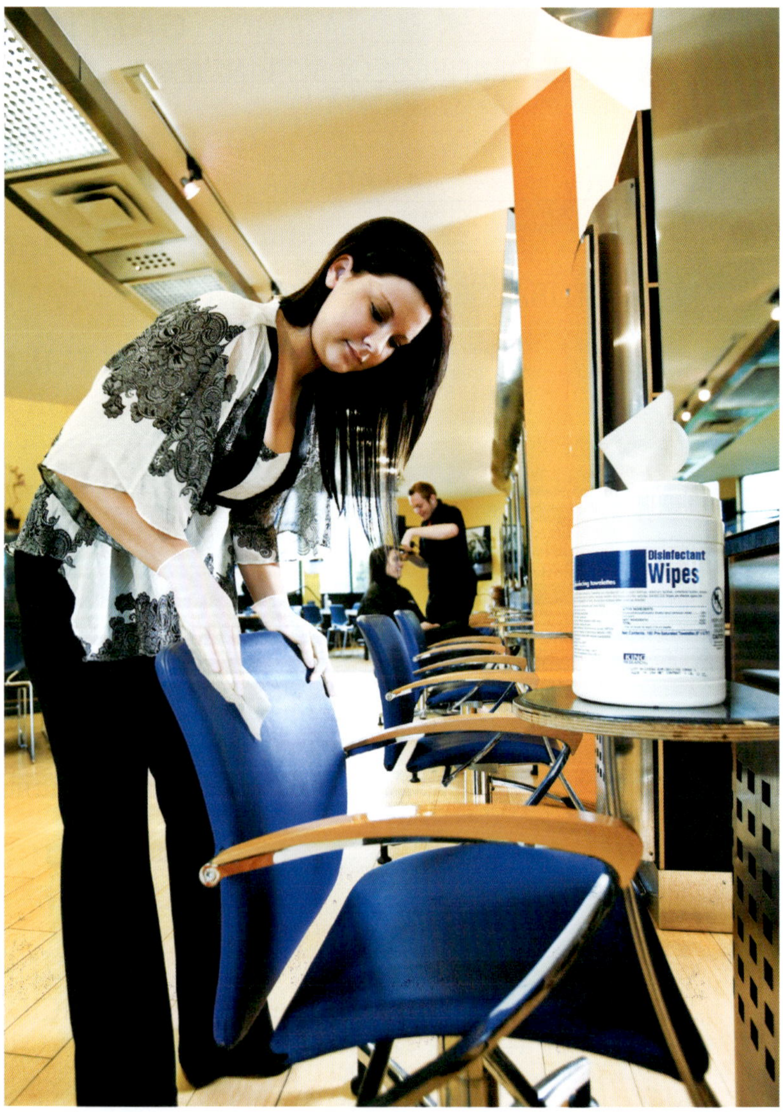

© Cortesia de King Research, Inc.

Objetivos de aprendizagem

Ao concluir este capítulo, você será capaz de:

- ☑ **OA1** Entender leis e regras estaduais e as diferenças entre elas.
- ☑ **OA2** Listar os tipos e classificações de bactérias.
- ☑ **OA3** Definir hepatite e vírus da imunodeficiência humana (HIV) e explicar como são transmitidos.
- ☑ **OA4** Explicar as diferenças entre limpeza, desinfecção e esterilização.
- ☑ **OA5** Listar os tipos de desinfetantes e como eles são usados.
- ☑ **OA6** Discutir precauções universais.
- ☑ **OA7** Listar suas responsabilidades como um profissional de salão de beleza.
- ☑ **OA8** Descrever como limpar e desinfetar utensílios e objetos do salão.

Palavras-chave

Os números de páginas indicam onde cada termo pode ser encontrado no capítulo:

alergia, 22
antissépticos, 32
assintomático, 33
bacilos, 14
bactérias, 13
bactericida, 12
biocarga, 24
bolor, 19
cocos, 13
compostos quaternários de amônio (quats), 26
contaminação, 17
controle de infecções, 11
descontaminação, 21
desinfecção, 12
desinfetantes, 8
desinfetantes fenólicos, 26
desinfetantes hospitalares, 9
desinfetantes tuberculicidas, 9
diagnóstico, 17
diplococos, 13
doença, 9
doença contagiosa (doença transmissível), 16
doença infecciosa, 11
doença ocupacional, 17
doença parasitaria, 17
doença patogênica, 17
doença sistêmica, 17
eficácia, 24
espiras, 14
estafilococos, 13
esterilização, 23
estreptococos, 13
Ficha de Informações de Segurança de Produtos Químicos (FISPQ), 8
fissão binária, 15
flagelos, 14
fungicidas, 12
fungos, 19
hepatite, 18
higienização (saneamento), 6
hipoclorito de sódio, 26
imunidade, 21
imunidade adquirida, 21
imunidade natural, 21
incidente de exposição, 17
infecção, 11
infecção local, 16
infeccioso, 10
inflamação, 15
limpar (limpeza), 12
micro-organismo, 13
motilidade, 14
multiuso (reutilizável), 28
Mycobacterium fortuitum, 10
não patogênico, 13
não poroso, 9
parasita, 20
patogênico, 13
patógenos transmitidos pelo sangue, 18
pé de atleta, 20
poroso, 28
precauções universais, 33

pus, 16
sabões com ação quelante (detergentes quelantes), 30
sarna, 20
Síndrome da imunodeficiência adquirida (Aids), 19
Staphylococcus aureus resistente à meticilina (MRSA), 16
tínea da barba (prurido do barbeiro), 19
tínea do couro cabeludo, 20
toxinas, 14
transmissão direta, 14
transmissão indireta, 14
tuberculose, 9
uso único (descartável), 28
virucida, 12
vírus, 18
vírus da imunodeficiência adquirida (HIV), 19
vírus do papiloma humano (HPV), 18

Nota do editor: Em ocasiões anteriores, o termo higienização, também conhecido como saneamento, foi usado alternadamente para se referir a *limpar* ou *limpeza*. Você também perceberá que muitos produtos comercialmente disponíveis usados no processo de limpeza e desinfecção continuam a usar as palavras sanear e saneamento. No entanto, a meta do editor é definir com clareza esses termos abaixo e dentro do glossário, pois:

- há muita confusão e má utilização dos termos limpeza, saneamento, desinfecção e esterilização dentro do setor de beleza. Em um esforço para fazer o que podemos para esclarecer esses termos críticos, a Milady optou por usar limpeza consistentemente, em vez de usar limpeza em uma sentença e saneamento na outra.
- profissionais de cuidados com a saúde e comunidades científicas (de prevenção de doenças e epidemiologia) e associações, tais como a Associação de Profissionais no Controle de Infecções e Epidemiologia, geralmente não usam termos alternados. Em vez disso, é mais comum para profissionais de controle de infecções o termo limpeza. Os profissionais de controle de infecções consideram saneamento um termo próprio de leigos ou um termo de marketing de produto (como em desinfetantes para as mãos).

  O termo limpar é definido: Um processo mecânico (esfregando) usando sabão e água, ou detergente e água, para remover toda a sujeira visível, detritos e germes causadores de muitas doenças. A limpeza também remove detritos invisíveis que interferem na desinfecção. Limpeza é o que profissionais da área da saúde e de beleza devem fazer antes da desinfecção.

  O termo sanear é definido: Um processo químico para redução da quantidade de germes causadores de doenças nas superfícies limpas até um nível seguro.

  O termo desinfecção é definido: Um processo químico que usa produtos específicos para destruir organismos nocivos (exceto esporos bacterianos) nas superfícies do ambiente.

Considere este cenário: Você é um novo funcionário de um salão de beleza que oferece serviços para cabelo e unhas. No fim do dia, o gerente do salão de beleza pede que você ajude a limpar e desinfetar os balcões, utensílios, objetos e equipamentos de pedicure. Seu gerente também manda você colocar as informações de limpeza e desinfecção no diário do salão. Você sabe quão importante é seguir os procedimentos apropriados de limpeza e desinfecção no salão do beleza. Este capítulo fornecerá os princípios e práticas necessários para você completar essas tarefas.

POR QUE ESTUDAR CONTROLE DE INFECÇÕES

Profissionais da área da beleza devem estudar e ter um entendimento perfeito de princípios e práticas de controle de infecções, pois:

- para ser um profissional bem informado, bem-sucedido e responsável na área da beleza, você tem de entender os tipos de infecção que pode encontrar no salão de beleza.
- entender o básico de limpeza e desinfecção e respeitar as normas federais e estaduais protegerá você e seus clientes e garantirá que você tenha uma carreira longa e bem-sucedida.
- entender a química dos produtos de limpeza e desinfecção que você usa e como os usa ajudará a manter você, seus clientes e o ambiente de seu salão seguros.

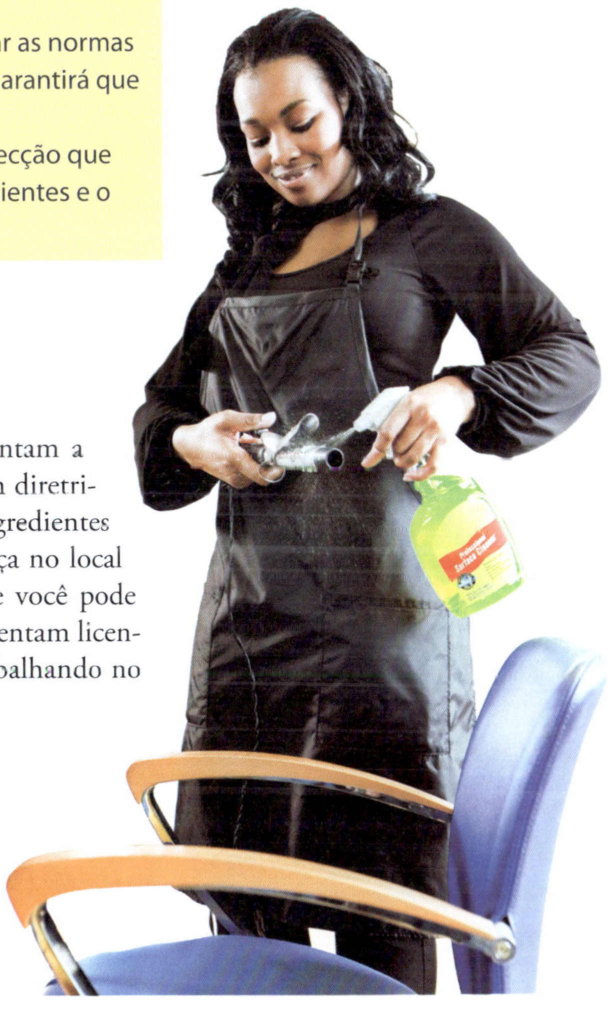

© Cortesia de King Research, Inc.

Regulamentação

Muitas agências federais e estaduais diferentes regulamentam a prática da área de beleza. As agências federais estabelecem diretrizes para a fabricação, venda e uso de equipamentos e ingredientes químicos. Essas diretrizes também monitoram a segurança no local de trabalho e colocam limites nos tipos de serviços que você pode executar no salão de beleza. As agências estaduais regulamentam licenciamento, cumprimento e conduta quando você está trabalhando no salão de beleza.

Agências federais

Departamento de segurança e Saúde no Trabalho (DSST)

No Brasil, o objetivo geral do Departamento de Segurança e Saúde no Trabalho (DSST) é planejar e coor-

Recursos da Web

Você pode encontrar uma lista de desinfe--tantes hospitalares e tuberculicidas apro--vados pela Anvisa no *site*: http://www.anvisa.gov.br e fazer uma busca na página inicial sobre desinfetantes registrados pela Anvisa.

denar as ações de fiscalização dos ambientes e condições de trabalho, prevenindo acidentes e doenças do trabalho, protegendo a vida e a saúde dos trabalhadores. O DSST coordena nacionalmente a inspeção dos ambientes, condições e processos de trabalho, competência exclusiva dos auditores fiscais do trabalho. A Ficha de Informações de Segurança de Produtos Químicos (FISPQ) é normalizada pela Associação Brasileira de Normas Técnicas (ABNT).

As normas estabelecidas pela ABNT são importantes para o setor da beleza por causa dos produtos usados nos salões de beleza. Elas abordam assuntos relacionados a manuseio, mistura, armazenamento e disposição de produtos, segurança geral no local de trabalho e seu direito de saber sobre todos os ingredientes potencialmente perigosos contidos nos produtos que você usa e como evitar os riscos que eles trazem.

Ficha de Informação de Segurança de Produtos Químicos (FISPQ)

Tanto as leis federais como as estaduais exigem que os fabricantes forneçam uma **Ficha de Informações de Segurança de Produtos Químicos (FISPQ)** para todos os produtos vendidos. A FISPQ contém informações compiladas pelo fabricante sobre a segurança do produto, incluindo os nomes de ingredientes perigosos, procedimentos seguros de manuseio e uso, precauções para reduzir o risco de ferimento ou exposição excessiva acidental e alertas de inflamabilidade. A FISPQ também fornece orientações úteis sobre descarte e informações médicas e de primeiros socorros. Quando necessário, a FISPQ pode ser enviada para uma unidade médica para que o médico possa melhor avaliar e tratar o paciente. O DSST e as agências reguladoras estaduais exigem que as FISPQ sejam mantidas no salão de beleza para todos os produtos. Tanto o DSST como os fiscais da Vigilância Sanitária podem emitir multas para salões que não tiverem as FISPQ disponíveis durante as horas de trabalhos regulares.

As leis federais e estaduais exigem que os salões obtenham FISPQ dos fabricantes e/ou distribuidores de produtos para cada produto profissional usado. As FISPQ podem frequentemente ser baixadas no *site* do fabricante ou do distribuidor do produto. Não ter as FISPQ disponíveis coloca em risco a saúde de todos os expostos aos materiais perigosos e viola as regulamentações federais e estaduais. Todos os funcionários têm de ler as informações incluídas em cada FISPQ e confirmar que já a leram através da assinatura em uma folha de visto do produto. Essas folhas de visto têm de estar disponíveis para inspetores estaduais e federais mediante solicitação.

Agência Nacional de Vigilância Sanitária (Anvisa)

No Brasil, todos os tipos de desinfetantes vendidos e usados são registrados pela Anvisa. **Desinfetantes** são produtos químicos que destroem

Você sabia?

As normas da Anvisa que dispõem sobre registro de produtos saneantes são a RDC nº 59/2010 e a RDC nº 32/2013. A primeira dispõe sobre os procedimentos e requisitos técnicos para a notificação e o registro de produtos saneantes e dá outras providências; a segunda dispõe sobre os procedimentos e requisitos técnicos para o registro de produtos saneantes corrosivos à pele ou que causem lesão ocular grave e dá outras providências.

as bactérias, fungos e vírus (mas não esporos) nas superfícies. Os dois tipos que são usados nos salões de beleza são desinfetantes hospitalares e desinfetantes tuberculicidas.

- **Desinfetantes hospitalares** são eficazes para limpeza de sangue e fluidos corporais. Podem ser usados em qualquer superfície não porosa no salão. **Não poroso** significa que um item é feito ou construído de um material que não tem poros ou aberturas, e não pode absorver líquidos. Desinfetantes hospitalares controlam a propagação de **doença**, uma condição anormal de todo ou parte do corpo, ou seus sistemas e órgãos, que incapacita o corpo a executar suas funções normais.
- É comprovado que os **desinfetantes tuberculicidas** matam as bactérias que causam **tuberculose**, uma doença causada por bactérias que são transmitidas através da tosse ou do espirro. Essas bactérias são capazes de formar esporos; por isso são difíceis de eliminar. Desinfetantes tuberculicidas são um tipo de desinfetante hospitalar. O fato de os desinfetantes tuberculicidas serem mais potentes não quer dizer que você deva automaticamente apelar para eles. Alguns desses produtos podem ser nocivos para utensílios e equipamentos, e exigem métodos especiais de descarte.

É contra a lei federal usar qualquer produto desinfetante contrário à sua rotulagem. Antes de um fabricante poder vender um produto para desinfetar superfícies, utensílios, objetos ou equipamentos, tem de obter um número de registro junto à Anvisa, o qual certifica que o desinfetante pode ser usado na maneira prescrita pelo rótulo do fabricante. Por exemplo, desinfetantes da bacia para os pés têm de ser aprovados para aquele uso específico ou o fabricante estará violando lei federal ao comercializá-los para desinfecção de bacias para os pés. Isso também significa que se você não seguir as instruções do rótulo para mistura, tempo de contato e tipo de superfície na qual o produto desinfetante pode ser usado, não estará em conformidade com a lei federal. Se houver uma ação judicial, você pode ser responsabilizado.

Agências reguladoras estaduais e municipais

Nos Estados Unidos, agências reguladoras estaduais existem para proteger os profissionais de salões de beleza e garantir a saúde, segurança e bem-estar dos consumidores enquanto recebem serviços em salões. Agências reguladoras estaduais incluem agências licenciadoras, comitês estaduais, comissões e departamentos de saúde. Agências reguladoras exigem que todo mundo que trabalhe em um salão de beleza ou spa siga procedimentos específicos. O cumprimento das regras por meio de inspeções e investigações de reclamações do consumidor é também parte da responsabilidade de uma agência. Uma agência pode emitir penalizações tanto para o proprietário do salão como para o profissional responsável.

Você sabia?

O termo *classificação hospitalar* não é um termo usado pela Anvisa. A Anvisa não classifica desinfetantes; ou um produto é aprovado pela Anvisa como um desinfetante hospitalar ou nao.

Você sabia?

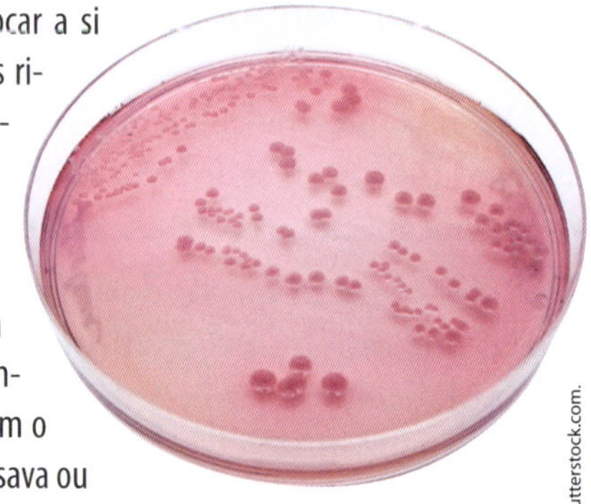

Profissionais da área de beleza podem colocar a si mesmos e os clientes em risco, a menos que as rigorosas orientações de controle de infecção sejam executadas todos os dias. Um exemplo é a propagação de uma bactéria chamada ***Mycobacterium fortuitum***, um germe microscópico que normalmente existe na água da torneira em pequenas quantidades. Até que um incidente ocorresse, funcionários da saúde consideravam o germe inofensivo e não **infeccioso**, que não causava ou transmitia infecção.

Em 2000, mais de 100 clientes de um salão da Califórnia desenvolveram graves infecções de pele nas pernas após passarem por serviços de pedicure. A infecção causou feridas horríveis que duraram meses, exigiram o uso de antibióticos fortes e deixaram cicatrizes permanentes nas pernas de alguns clientes. A fonte da infecção foi atribuída às hidromassagens para os pés que o salão possuía. Os funcionários do salão não limpavam e desinfetavam o equipamento para hidromassagem dos pés de forma apropriada, resultando em um acúmulo de pelos e detritos no equipamento, o que criou terreno fértil e perfeito para bactérias.

O surto foi um catalisador para mudança no setor da beleza. Como resultado, o estado da Califórnia emitiu requisitos específicos para equipamentos de pedicure na esperança de prevenir surtos futuros. Apesar dos esforços, houve outros surtos afetando centenas de clientes na Califórnia e em outros estados. No Texas, familiares de uma paraplégica que faleceu após passar por serviços de pedicure processaram um salão. Alegaram que a mulher, que não tinha sensibilidade nos pés, morreu por causa de um objeto desinfetado inadequadamente, o que causou uma infecção no pé que se espalhou por todo o corpo e resultou em ataque cardíaco fatal.

Embora muitas das histórias nos noticiários tenham sido sobre doenças causadas por manicures e pedicures, nem todos os incidentes são relacionados ao setor de unhas. Tome como exemplo o caso de um barbeiro que transmitiu, sem intenção, uma doença infecciosa por meio de uma navalha. O barbeiro usava um desinfetante na navalha, mas não era o desinfetante apropriado. Vários clientes dele contraíram hepatite B, pois o desinfetante errado foi usado. Esse incidente demonstra quão importante é para profissionais da belza usar os desinfetantes apropriados em utensílios como navalhas, tesouras e maquininhas de raspar. Quando estiver em dúvida sobre o desinfetante que você deve usar, consulte as regulamentações federais e estaduais.

Pesquisas minuciosas da mídia têm conscientizado mais os clientes sobre as práticas de controle de infecções de salões de beleza, e o setor da beleza se tornou mais esclarecido sobre a importância das práticas de limpeza e desinfecção.

As penalizações variam e incluem advertências, multas, provação, suspensão ou cancelamento da licença. No Brasil, a Secretaria de Estado da Saúde de São Paulo coordena o Controle de Doenças pelo Centro de Vigilância Sanitária (CVS). A Coordenação de Vigilância em Saúde (Covisa) coordenada pela Secretaria Municipal de Saúde da Prefeitura de São Paulo é responsável por fiscalizar estabelecimentos da área da beleza.

Para sua informação

Lembre-se: Profissionais de salões de beleza são proibidos de tratar e recomendar tratamentos para infecções, doenças ou condições anormais. Clientes com esses problemas devem ser direcionados aos médicos.

Leis e regras – Qual é a diferença?

Leis são escritas tanto pelas legislaturas federais como estaduais que determinam o escopo da prática (o que cada licença permite que o titular faça) e que estabelecem diretrizes para agências reguladoras, as quais fazem as regras. Leis são também chamadas estatutos.

Regras e regulamentações são mais específicas do que leis. Regras são escritas pela agência reguladora, ou comitê estadual, e determinam como a lei deve ser aplicada. Regras estabelecem normas específicas de conduta e podem ser mudadas ou atualizadas com frequência. Profissionais da área da beleza têm de estar cientes de todas as mudanças ou atualizações nas regras e regulamentações, e têm de cumpri-las. ☑ **OA1**

Princípios de infecção

Ser um profissional de salão de beleza é prazeroso e recompensador, mas é também uma grande responsabilidade. Uma ação descuidada poderá causar ferimento ou **infecção**, a invasão dos tecidos do corpo por patógenos causadores de doença. Se suas ações resultam em um ferimento ou infecção, você poderá perder sua licença ou arruinar a reputação do salão. Felizmente, evitar a propagação de infecções é fácil quando você conhece os procedimentos apropriados e os segue sempre. Prevenção começa e termina com *você* (**Figura 1.1**).

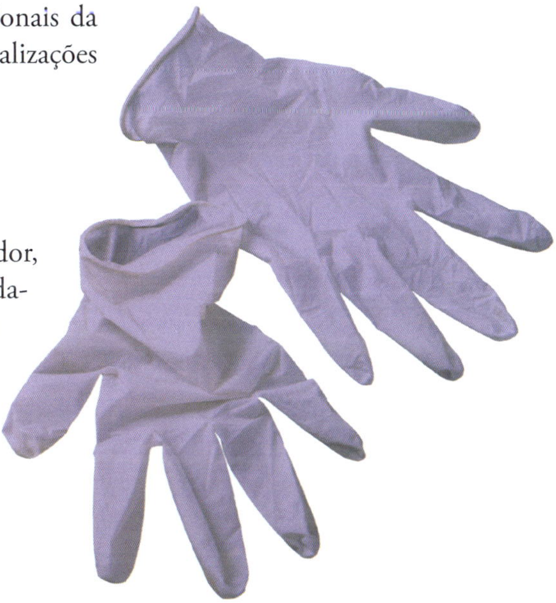

Controle de infecções

Controle de infecções são os métodos usados para eliminar ou reduzir a transmissão de organismos infecciosos. Profissionais da área da beleza têm de entender e se lembrar dos seguintes quatro tipos de organismos potencialmente nocivos:

- Bactérias
- Vírus
- Fungos
- Parasitas

Sob certas condições, muitos desses organismos podem causar doenças infecciosas. Uma **doença infecciosa** é causada por organismos patogênicos (nocivos) que entram no corpo. Uma doença infecciosa pode ou não ser transmitida de uma pessoa para outra.

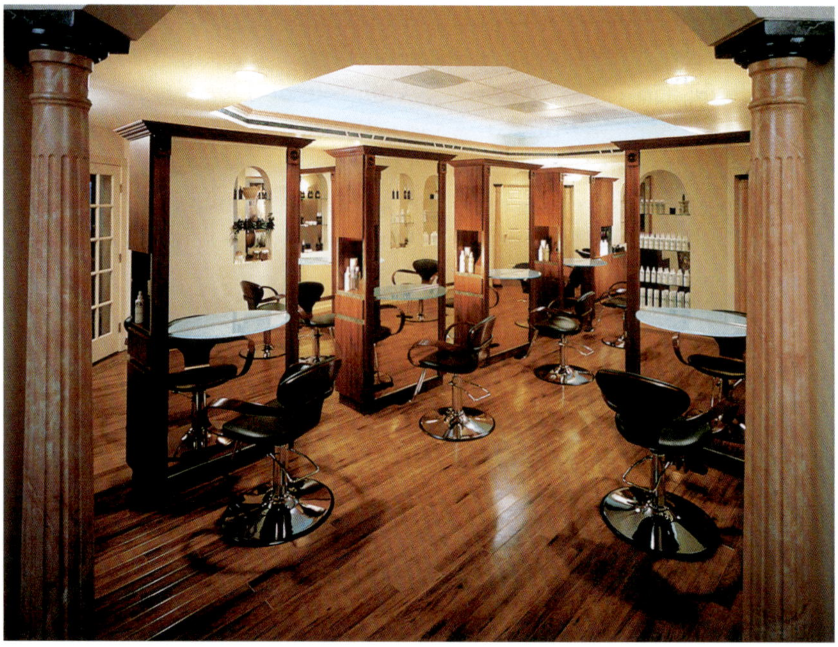

Figura 1.1 ▶
Um salão de beleza extremamente limpo ganha a confiança de seus clientes.

Neste capítulo, você aprenderá como limpar e desinfetar de forma apropriada as utensílios e equipamentos que você usa no salão de beleza de forma que ele seja seguro para você e clientes. **Limpar** (limpeza) é um processo mecânico (esfregar) que usa sabão e água, ou detergente e água, para remover de utensílios, objetos e equipamentos toda a sujeira visível, detritos e germes causadores de muitas doenças. O processo de **desinfecção** destrói muitos, mas não necessariamente todos, os organismos nocivos nas superfícies ambientais. A desinfecção não é eficaz contra esporos bacterianos.

Os procedimentos de limpeza e desinfecção são concebidos para prevenir a propagação de infecções e doenças. Desinfetantes usados em salões de beleza têm de ser **bactericidas**, capazes de destruir bactérias; **virucidas**, capazes de destruir vírus; e **fungicidas**, capazes de destruir fungos. Certifique-se de fazer a mistura e usar esses desinfetantes de acordo com as instruções nos rótulos, de forma que eles sejam seguros e eficazes.

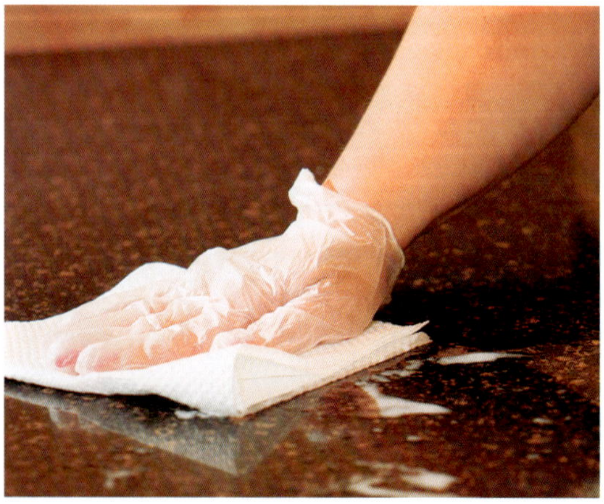

Utensílios e equipamentos contaminados podem transmitir infecções de cliente para cliente se as etapas de desinfecção apropriadas não forem seguidas após todos os serviços. Você tem uma obrigação profissional e legal de proteger os clientes de ferimentos ao usar procedimentos apropriados de controle de infecções. Se os clientes são infectados ou feridos porque você executou procedimentos de controle de infecções de forma incorreta, você pode ser considerado legalmente responsável pelos ferimentos e infecções.

Bactérias

Bactérias são micro-organismos unicelulares que possuem tanto características de plantas como de animais. Um **micro-organismo** é qualquer organismo de dimensão microscópica ou submicroscópica. Algumas bactérias são nocivas e algumas são inofensivas. Bactérias podem existir em quase todos os lugares: na pele, na água, na matéria deteriorada, nas superfícies ambientais, nas secreções corporais, nas roupas ou embaixo dos cantos livres das unhas. Bactérias são tão pequenas que só podem ser vistas com um microscópio.

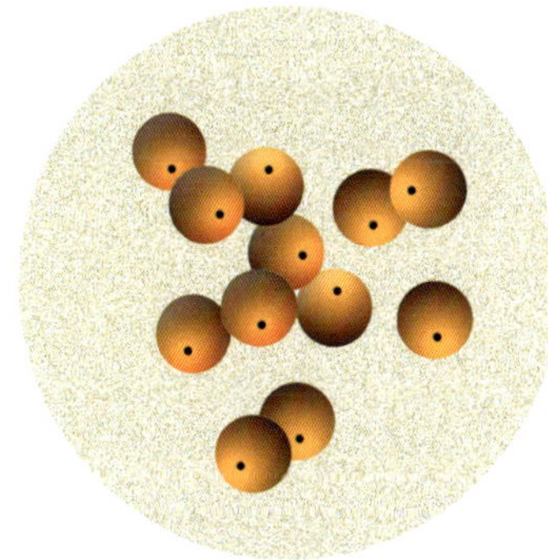

▲ Figura 1.2 Cocos.

Tipos de bactérias

Há milhares de tipos diferentes de bactérias que se enquadram em dois tipos principais: patogênicos e não patogênicos. A maioria das bactérias é **não patogênica**; podem executar funções úteis. São seguras para se entrar em contato, já que não causam doenças ou ferimentos. Por exemplo, bactérias não patogênicas são usadas para fazer iogurte, queijo e alguns medicamentos. No corpo humano, bactérias não patogênicas ajudam o corpo a digerir a comida e protegem contra infecções. Também estimulam o sistema imunológico.

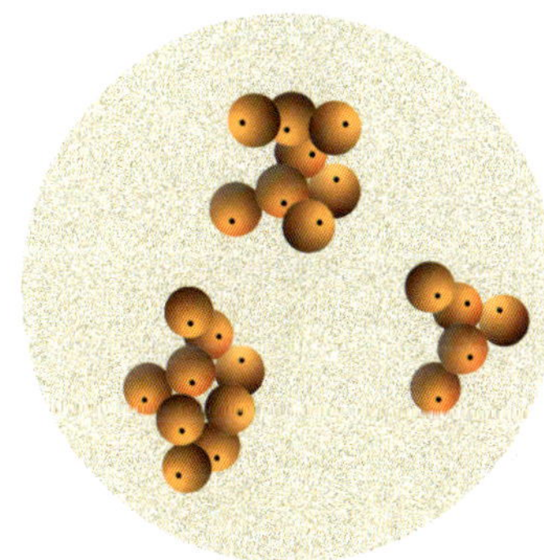

▲ Figura 1.3 Estafilococos.

Bactérias **patogênicas** são micro-organismos nocivos que podem causar doenças ou infecções em seres humanos quando invadem o corpo. Salões de beleza e instituição de ensino têm sempre de manter normas rigorosas para limpeza e desinfecção para evitar a propagação de micro-organismos patogênicos. É crucial que os profissionais da área de beleza aprendam as práticas apropriadas de controle de infecções enquanto estão na instituição de ensino, para assegurar que entendem a importância de segui-las no decorrer da carreira. A **Tabela 1.1**, Causas de doenças, apresenta termos e definições relacionados aos patógenos.

Classificações de bactérias patogênicas

Bactérias possuem três formatos distintos que ajudam a identificá-las. Bactérias patogênicas são classificadas conforme a descrição abaixo:

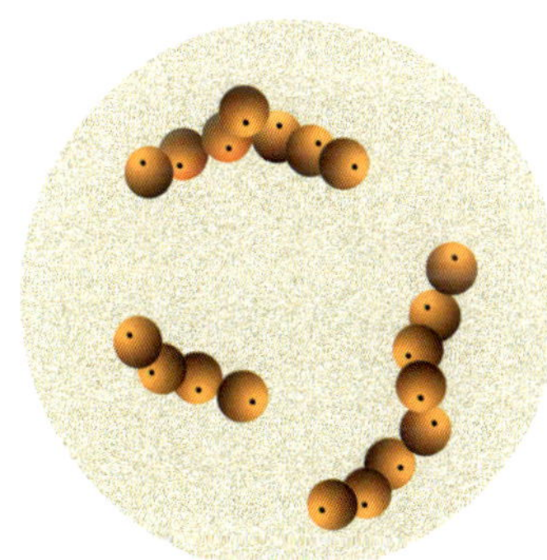

▲ Figura 1.4 Estreptococos.

- **Cocos** são bactérias arredondadas que aparecem isoladamente ou em grupos (**Figura 1.2**).
    - **Estafilococos** são bactérias formadoras de pus que crescem em ramos, como cachos de uvas. Causam abcessos, pústulas e furúnculos (**Figura 1.3**). Alguns tipos de estafilococos podem não causar infecções em seres humanos sadios.
    - **Estreptococos** são bactérias formadoras de pus organizadas em linhas curvas lembrando um colar de contas. Causam infecções como infecção estreptocócica e intoxicação sistêmica (**Figura 1.4**).
    - **Diplococos** são bactérias esféricas que crescem em pares e causam doenças como pneumonia (**Figura 1.5**).

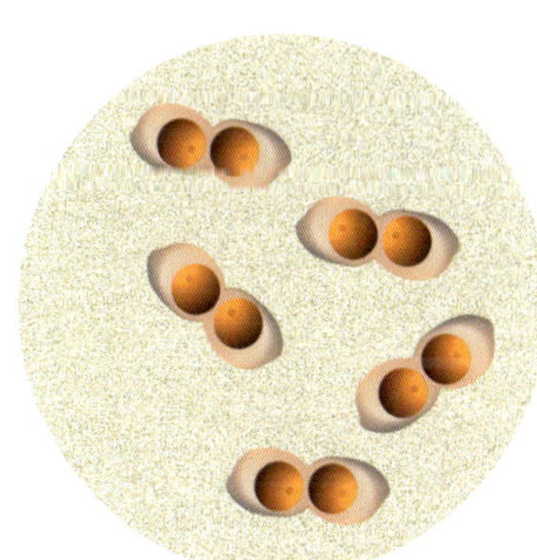

▲ Figura 1.5 Diplococos.

Tabela 1.1 – Causas de doenças

CAUSAS DA DOENÇA	
Termo	Definição
BACTÉRIAS	Micro-organismos que possuem tanto características de plantas como de animais. Algumas bactérias são nocivas e algumas são inofensivas.
TRANSMISSÃO DIRETA	Transmissão de fluidos sanguíneos ou corporais por meio do toque (incluindo aperto de mãos), beijo, tosse, espirro e conversa.
TRANSMISSÃO INDIRETA	Transmissão de fluidos sanguíneos e corporais por meio do contato com um objeto contaminado intermediário, como uma navalha, extrator, alicate ou uma superfície ambiental.
INFECÇÃO	Invasão dos tecidos do corpo por patógenos.
GERMES	Sinônimo não científico para organismos patógenos.
MICRO-ORGANISMO	Qualquer organismo de dimensão microscópica a submicroscópica.
PARASITAS	Organismos que crescem, alimentam-se e abrigam-se no corpo ou dentro do corpo de um outro organismo (chamado de hospedeiro), apesar de não contribuírem para a sobrevivência desse organismo. Parasitas têm de ter um hospedeiro para sobreviver.
TOXINAS	Várias substâncias venenosas produzidas por alguns micro-organismos (bactérias e vírus).
VÍRUS	Uma partícula submicroscópica parasitaria que infecta e reside em células de organismos biológicos. Um vírus é capaz de se multiplicar somente por meio do controle da função reprodutiva da célula hospedeira.

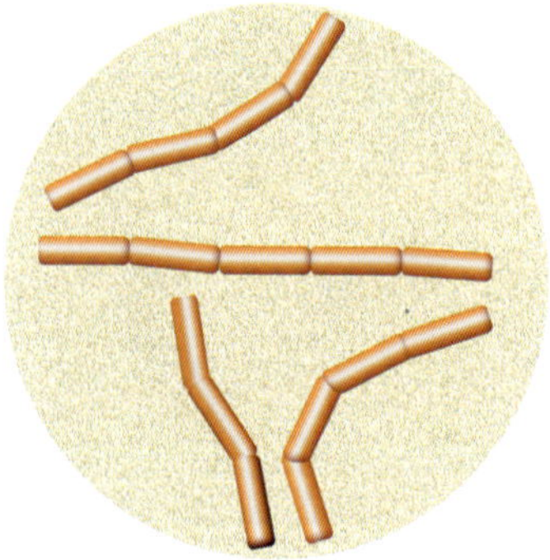

▲ Figura 1.6 **Bacilos.**

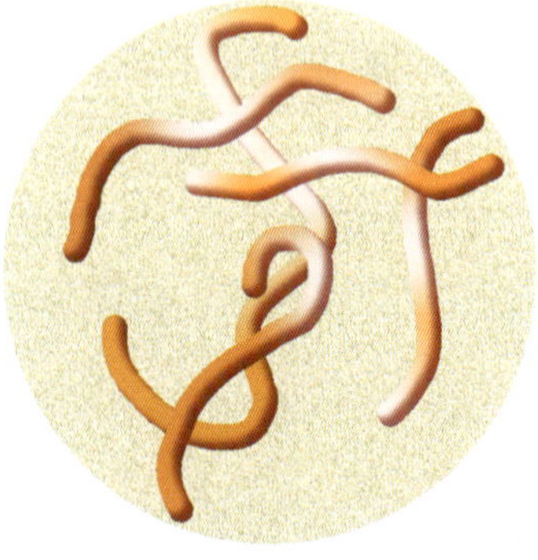

▲ Figura 1.7 **Espiras.**

- **Bacilos** são bactérias curtas em forma de bastonete. São as bactérias mais comuns e produzem febre tifoide, tuberculose e difteria (**Figura 1.6**).
- **Espiras** são bactérias espirais ou em forma de saca-rolhas. São subdivididas em subgrupos, como *Treponema papillida*, que causa sífilis, uma doença sexualmente transmissível (DST), e *Borrelia burgdorferi*, que causa doença de Lyme (**Figura 1.7**).

Locomoção de bactérias

Bactérias diferentes se locomovem de maneiras diferentes. Cocos raramente mostram **motilidade** ativa, o que significa autolocomoção. Cocos são transmitidos no ar, na poeira ou dentro de substâncias nas quais eles se estabelecem. Tanto bacilos como espiras são capazes de se movimentar e usar extensões finas como cabelo chamadas **flagelos** para locomoção (movimento). Você também pode escutar pessoas se referirem aos cílios como extensões iguais a cabelos nas células. Porém, cílios são mais curtos do que flagelos. Tanto flagelos como cílios movimentam células, mas a movimentação é diferente. Flagelos se movem como uma cobra, ao passo que os cílios se movem como se estivessem remando.

Crescimento e reprodução bacteriana

Quando vistas por meio de microscópio, as bactérias parecem sacos minúsculos. Geralmente consistem em uma parede celular externa que contém líquido chamado protoplasma. Células bacterianas fabricam seu próprio alimento por meio do que elas absorvem do ambiente ao redor. Elas desprendem resíduos, crescem e se reproduzem. O ciclo de vida das bactérias consiste em duas fases distintas: o estágio ativo e o estágio inativo, formador de esporos.

Estágio ativo. Durante o estágio ativo, as bactérias crescem e se reproduzem. Bactérias se multiplicam melhor em locais quentes, escuros, úmidos ou sujos. Quando as condições são favoráveis, as bactérias crescem e se reproduzem. Quando atingem o maior tamanho, dividem-se em duas novas células. Essa divisão é chamada de **fissão binária**. As células que são formadas são chamadas de células-filhas e são produzidas a cada vinte a sessenta minutos, dependendo das bactérias. O patógeno infeccioso *Staphylococcus aureus* se submete a divisão celular a cada vinte e sete a trinta minutos. Quando as condições se tornam desfavoráveis e difíceis para elas se desenvolverem, as bactérias morrem ou tornam-se inativas.

Estágio inativo ou de formação de esporos. Certas bactérias, tais como o antrax e os bacilos do tétano, cobrem-se com cascas externas parecidas com cera. Essas bactérias podem resistir a longos períodos de fome, secura e temperaturas inadequadas. Nesse estágio, esporos podem ser espalhados e não são afetados por desinfetantes, calor ou frio. Quando condições favoráveis são restauradas, os esporos mudam para a forma ativa e começam a crescer e se reproduzir.

Infecções bacterianas

Pode não haver infecção bacteriana sem a presença de bactérias patogênicas. Portanto, se as bactérias patogênicas são eliminadas, os clientes não podem ser infectados. Você pode ter um cliente que tenha **inflamação** dos tecidos, uma condição em que o corpo reage ao ferimento, irritação ou infecção. Uma inflamação é caracterizada por

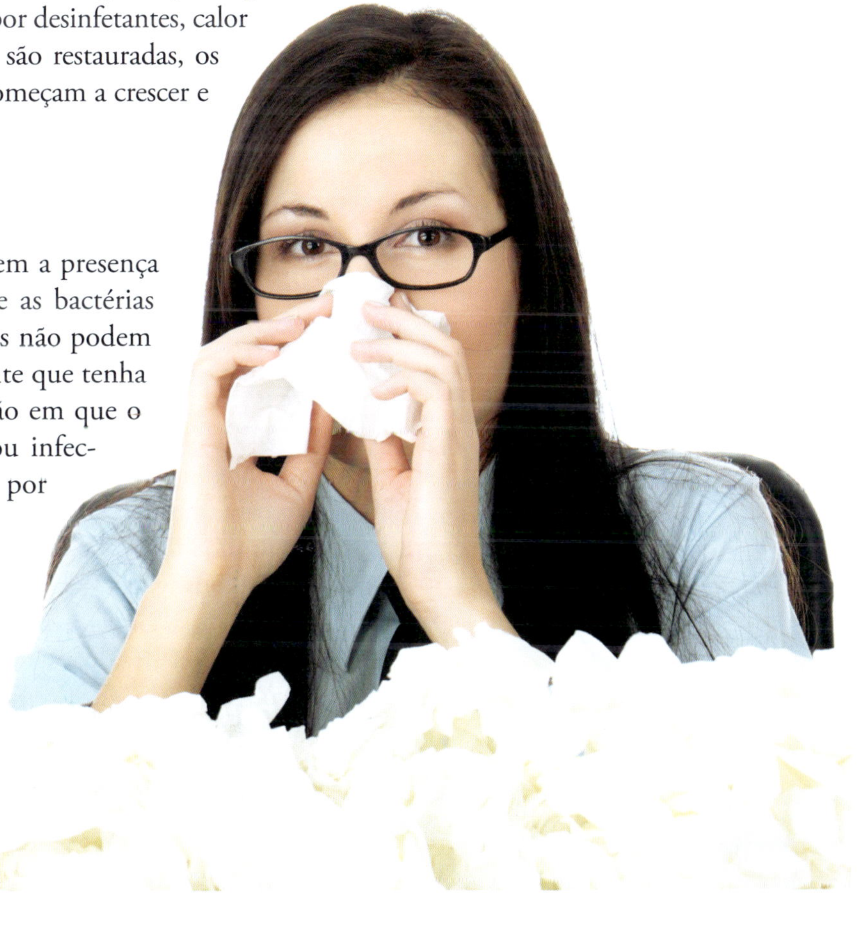

vermelhidão, calor, dor e inchaço. **Pus** é um fluido criado por infecção. Contém glóbulos brancos, bactérias e células mortas. A presença de pus é um sinal de uma infecção bacteriana. Uma **infecção local**, como uma espinha ou abcesso, é confinada a uma parte específica do corpo e aparece como uma lesão contendo pus. Estafilococos estão entre as bactérias mais comuns que afetam seres humanos e são normalmente carregados por um terço da população. As bactérias estafilococos podem ser pegas em maçanetas, bancadas e outras superfícies, mas no salão de beleza, elas são frequentemente espalhadas por meio do contato com a pele (como aperto de mão) ou por meio do uso de utensílios ou objetos sujos. Se essas bactérias entrarem no local errado, podem ser perigosas. Embora ações judiciais sejam raras, considerando-se a quantidade de serviços executados em um salão de beleza, todos os anos muitos salões são processados por infecções alegadamente causadas por estafilococos.

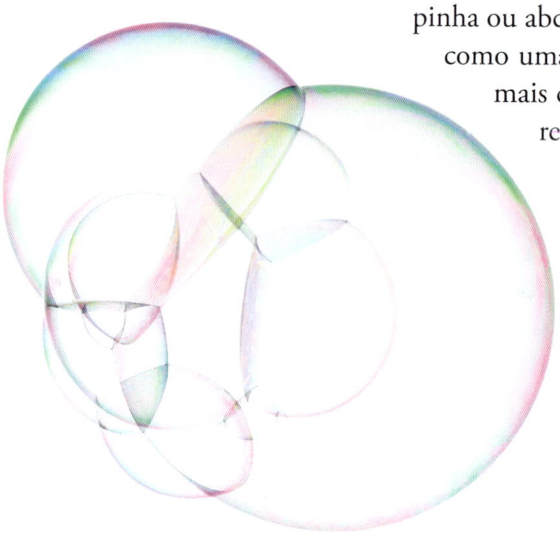

© Viorika Prikhodko, 2010; usada sob licença da Shutterstock.com.

Estafilococos é responsável pela intoxicação alimentar e uma ampla gama de doenças, incluindo a síndrome do choque tóxico. Alguns tipos de bactérias estafilococos são altamente resistentes a tratamentos convencionais, como antibióticos. Um exemplo é a infecção por estafilococos chamada ***Staphylococcus aureus*** **resistentes a meticilina (MRSA)**. Historicamente, a MRSA ocorria mais frequentemente entre pessoas com sistemas imunológicos enfraquecidos ou aquelas que tinham se submetido a procedimentos médicos. Hoje, se tornou mais comum em pessoas saudáveis. Clientes que parecem completamente saudáveis podem trazer esse organismo para o salão, onde ele pode infectar outras pessoas. Algumas pessoas carregam bactérias e não estão nem mesmo cientes da infecção delas, mas as pessoas que elas infectam podem mostrar sintomas óbvios. A MRSA inicialmente parece uma infecção de pele, como espinhas, erupções cutâneas e furúnculos, que podem ser difíceis de curar. Sem tratamento apropriado, a infecção se torna sistêmica e pode ter consequências devastadoras que podem resultar em morte. Por causa dessas estirpes de bactérias altamente resistentes, é importante limpar e desinfetar todos os utensílios e objetos usados no salão de beleza. Você deve isso a você e a seus clientes! Além disso, não execute serviços se pele, couro cabeludo, pescoço, mãos ou pés do cliente mostrarem sinais visíveis de abrasão ou infecção. Profissionais da área da beleza só têm a permissão para trabalhar em cabelos, pele e unhas saudáveis.

Quando uma doença passa de uma pessoa para outra, fala-se que é uma **doença contagiosa**, também chamada **doença transmissível**. Algumas das doenças contagiosas mais comuns que fazem que um profissional de salão de beleza não atenda um cliente são resfriados comuns, micoses, conjuntivite (olhos vermelhos), infecções virais e infecções naturais das unhas, dedos dos pés ou pés. A forma mais comum com a qual essas infecções se espalham é por meio de mãos sujas, especialmente embaixo das unhas e nas dobras dos dedos. Certifique-se de sempre lavar

Tabela 1.2 – Termos relacionados a doenças

TERMOS RELACIONADOS A DOENÇAS	
Termo	Definição
ALERGIA	Reação em decorrência de sensibilidade extrema a certos alimentos, produtos químicos ou outras substâncias normalmente inofensivas.
DOENÇA CONTAGIOSA	Também conhecida como *doença transmissível;* doença que é transmitida de pessoa para pessoa. Algumas das doenças contagiosas mais comuns que fazem que um profissional de salão de beleza não atenda um cliente são resfriados comuns, micoses, conjuntivite (olhos vermelhos), infecções virais e infecções naturais das unhas, dedos dos pés e pés.
CONTAMINAÇÃO	A presença, ou a presença razoavelmente antecipada, de sangue ou outros materiais potencialmente infecciosos na superfície de um item, ou detritos ou resíduos visíveis, como poeira, cabelos e pele.
DESCONTAMINAÇÃO	A remoção de sangue ou outros materiais potencialmente infecciosos na superfície de um item e a remoção de detritos ou resíduos visíveis, como poeira, cabelos e pele.
DIAGNÓSTICO	Determinação da natureza de uma doença a partir de seus sintomas e/ou testes diagnósticos.
DOENÇA	Uma condiçao anormal de todas as partes ou parte do corpo, ou seus sistemas e órgãos, que incapacita o corpo de executar função normal.
INCIDENTE DE EXPOSIÇÃO	Contato com pele não intacta (doente), sangue, fluido corporal ou outros materiais potencialmente infecciosos, que é o resultado do desempenho dos deveres de um funcionário.
DOENÇA INFECCIOSA	Doença causada por micro-organismos patogênicos (nocivos) que penetram no corpo. Uma doença infecciosa pode ou não ser transmitida de uma pessoa para outra.
INFLAMAÇÃO	Condição na qual o corpo reage ao ferimento, irritação ou infecção. Uma inflamação é caracterizada por vermelhidão, calor, dor e inchaço.
DOENÇA OCUPACIONAL	Enfermidades resultantes de condições associadas ao emprego, tais como superexposição prolongada e repetida a certos produtos e ingredientes.
DOENÇA PARASITÁRIA	Doença causada por parasitas, tais como piolhos e ácaros.
DOENÇA PATOGÊNICA	Doença produzida por organismos, incluindo bactérias, vírus e fungos
DOENÇA SISTÊMICA	Doença que afeta o corpo como um todo, frequentemente em decorrência de glândulas ou órgãos com funcionamento abaixo do esperado ou muito acima do esperado. Essa doença é transportada pela corrente sanguínea ou sistema linfático.

as mãos após usar o banheiro e antes de comer. Doenças contagiosas também podem ser propagadas por objetos contaminados, cortes, unhas infectadas, feridas abertas, pus, secreções da boca e nariz, copos compartilhados, ganchos de telefone e toalhas. Tossir ou espirrar sem tampar a boca e cuspir em público também espalham germes. ☑ **OA2**

A **Tabela 1.2**, Termos relacionados a doenças, lista termos e definições que são importantes para um entendimento geral da doença.

Você sabia?

Um exemplo de uma infecção viral comum frequentemente vista em salões de beleza é o **vírus do papiloma humano (HPV)**, também conhecido como verrugas plantares. Esse vírus pode infectar a parte de baixo do pé e se parece com pequenos pontos pretos, normalmente em grupos aglomerados. O HPV é altamente contagioso, difícil de se matar e pode ser passado de cliente para cliente por meio de objetos sujos e bacias para os pés. Se o cliente mostrar sinais de infecção com HPV, não execute um serviço de pedicure. Em vez disso, indique um médico para o cliente.

Vírus

Um **vírus** é uma partícula submicroscópica parasitária que infecta e reside em células de um organismo biológico. Os vírus são tão pequenos que só podem ser vistos por meio dos mais sofisticados e poderosos microscópios. Causam resfriados comuns e outras infecções respiratórias e gastrointestinais (trato digestório). Outros vírus que afligem seres humanos são sarampo, caxumba, catapora, varíola, raiva, febre amarela, hepatite, pólio, influenza e o vírus da Aids (HIV).

Uma diferença entre vírus e bactérias é que um vírus depende estritamente de uma célula hospedeira para ter a capacidade de se multiplicar, ao passo que as bactérias podem viver e se reproduzir sozinhas. Além disso, infecções bacterianas normalmente podem ser tratadas com antibióticos específicos, mas os vírus não são afetados por antibióticos. Na verdade, é difícil matar vírus sem prejudicar as próprias células do corpo no processo. Vacinações evitam que os vírus cresçam no corpo. Há muitas vacinas disponíveis para vírus, mas nem todos os vírus têm vacinas. No entanto, há uma vacina disponível para hepatite B, e você deve considerar seriamente a possibilidade de tomá-la. Autoridades da saúde recomendam que prestadores de serviços em setores com contato direto com o público – incluindo profissionais na área da beleza, professores, floristas e caixas de banco – peçam que o médico receite vacina para hepatite B.

Patógenos transmitidos pelo sangue

Micro-organismos causadores de doenças que são transportados no corpo pelo sangue ou fluidos sanguíneos, como hepatite e HIV, são chamados de **patógenos transmissíveis pelo sangue**. No salão de beleza, a propagação de patógenos transmissíveis pelo sangue é possível por meio do corte de cabelos, queimaduras com produtos químicos, raspagem de pelos e cabelos, uso de tesoura, uso de pinça, tratamentos faciais, depilação, uso de tesouras ou sempre que a pele for lesionada. Tome muito cuidado para evitar cortar ou ferir a pele dos clientes durante qualquer tipo de serviço.

Cortar pele viva é considerado fora do escopo das práticas licenciadas e aprovadas dos profissionais da área da beleza. Profissionais desta área não têm permissão para aparar ou cortar a pele em torno da placa ungueal. Aos da área da beleza, cortar tecido endurecido e remover um calo são ambos considerados procedimentos médicos. Mesmo se o cliente insistir, profissionais da área de beleza não podem cortar intencionalmente qualquer pele viva por qualquer razão.

Hepatite

Hepatite é um vírus transmissível pelo sangue que causa doença e pode prejudicar o fígado. Em geral, é difícil contrair hepatite. Contudo, é mais fácil contrair hepatite do que HIV, pois a hepatite pode estar presente em todos os fluidos corporais daqueles que estão infectados. Além disso, diferentemente do HIV, a hepatite pode viver em uma superfície fora do corpo por longos períodos de tempo. Por essa razão, é vital que todas as superfícies que entram em contato com um cliente sejam limpas e desinfetadas de forma correta.

Há três tipos de hepatite que são preocupantes em um salão de beleza: hepatite A, hepatite B e hepatite C. A hepatite B é a mais difícil de se matar em uma superfície; por isso, verifique o rótulo do desinfetante que você usa para se certificar de que o produto é eficaz contra hepatite B. As hepatites B e C são transmitidas de pessoa para pessoa por meio do sangue e, menos frequentemente, por meio de outros fluidos corporais, tais como sêmen e secreções vaginais.

HIV/AIDS

Vírus da imunodeficiência adquirida (HIV) é o vírus que causa a **síndrome da imunodeficiência adquirida (Aids)**. A Aids é uma doença que destrói o sistema imunológico do corpo. O HIV é transmitido de pessoa para pessoa por meio do sangue e, menos frequentemente, por meio de outros fluidos corporais como sêmen e secreção vaginais. Uma pessoa pode estar infectada com HIV por muitos anos sem ter sintomas, mas testes podem determinar se uma pessoa está infectada dentro de seis meses após exposição ao vírus. Às vezes, as pessoas que são soropositivas nunca fizeram o teste e não sabem que possuem o potencial de infectar outras pessoas.

O vírus HIV é transmitido principalmente por meio do compartilhamento de agulhas por usuários de drogas administradas por via intravenosa (IV) e por contato sexual desprotegido. De forma menos comum, o HIV é transmitido por meio de acidentes com agulhas em ambientes de cuidados com a saúde. O vírus é menos propenso a entrar na corrente sanguínea por meio de cortes e feridas. Não é transmitido pelo aperto de mãos, abraço, beijo, compartilhamento de alimentos ou uso de itens domésticos como telefone ou vasos sanitários. Não há casos documentados que indicam que o vírus pode ser transmitido por manipuladores de alimentos, insetos ou contato casual durante serviços de cabelo, pele e pedicure do salão de beleza.

Se você, por acidente, cortou um cliente soropositivo, a ferramenta estará contaminada. Você não pode usar o objeto sem limpá-lo e desinfetá-lo. Continuar a usar um objeto contaminado sem limpá-lo e desinfetá-lo coloca você e outras pessoas em risco de infecção no salão. ☑ **OA3**

Fungos

Fungos são parasitas microscópicos de plantas que incluem mofos, bolores e leveduras. Podem gerar doenças contagiosas como a micose. Os **bolores** afetam plantas ou crescem em objetos inanimados, mas não causa infecções humanas no salão de beleza.

A infecção fúngica mais frequentemente encontrada resultante dos serviços de cabelos é a **tínea da barba**, também conhecida como

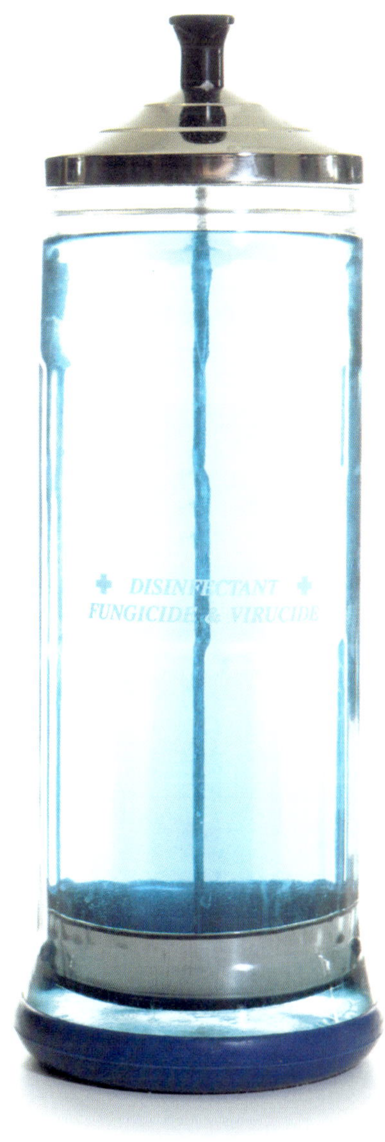

Para sua informação

Bactérias patogênicas, vírus ou fungos podem entrar no corpo por meio de(a):

- pele ferida ou inflamada, como um corte ou uma coceira. Podem também entrar por meio de um machucado ou uma erupção cutânea. Pele intacta é uma barreira eficaz contra infecção;
- boca (água contaminada, alimentos ou dedos das mãos);
- nariz (inalando diferentes tipos de poeira ou gotículas oriundas de uma tosse ou espirro);
- olhos ou ouvidos (menos provável, mas possível);
- sexo sem proteção.

O corpo evita e controla infecções com:

- pele saudável e intacta – primeira linha de defesa do corpo;
- secreções corporais, tais como suor e sucos digestórios;
- glóbulos brancos que destroem bactérias;
- antitoxinas que contra-atacam as toxinas.

Cortesia de Godfrey F. Mix, DPM Sacramento, CA.

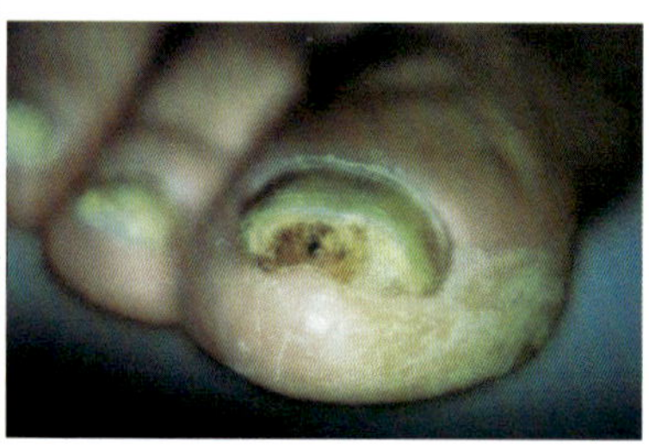

▲ Figura 1.8 **Fungos das unhas.**

Cortesia de The National Pediculosis Association®, Inc.

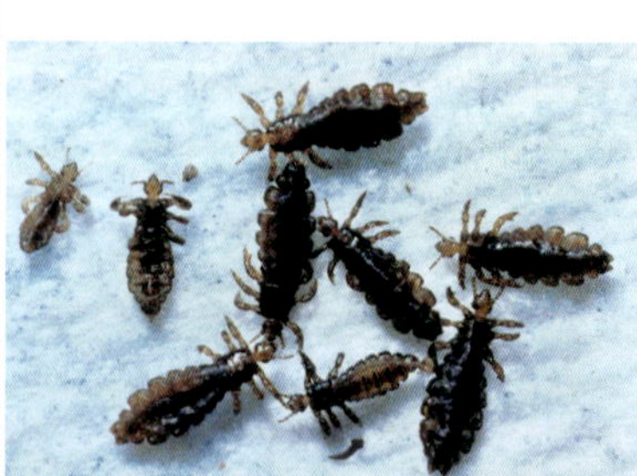

▲ Figura 1.9 **Piolhos.**

prurido do barbeiro. A tínea da barba é uma infecção fúngica superficial que comumente afeta a pele. É essencialmente limitada às áreas barbeadas da face e pescoço ou em torno do couro cabeludo. Essa infecção ocorre quase que exclusivamente em adolescentes e homens. Uma pessoa com tínea da barba pode ter manchas profundas, inflamadas e não inflamadas na pele do rosto ou na nuca. A tínea da barba é similar à **tínea do couro cabeludo**, uma infecção fúngica do couro cabeludo caracterizada por pápulas vermelhas, ou manchas, na abertura dos folículos pilosos.

Estilistas de cabelos têm de limpar e desinfetar lâminas de maquininhas para evitar a propagação de infecções do couro cabeludo e pele. O risco de propagação de infecções de pele e couro cabeludo pode ser reduzido primeiramente com a remoção de todos os pelos e detritos visíveis das maquininhas. Isso pode ser feito com eficácia e rapidez usando ar comprimido. Em seguida, as partes não elétricas podem ser limpas e desinfetadas de forma apropriada. Consulte sempre as instruções do fabricante quanto aos métodos e recomendações apropriados de limpeza e desinfecção.

Infecções de unhas podem ser transmitidas por meio de implementos sujos ou pela preparação inapropriada da superfície da unha natural antes da aplicação de produtos de melhoria. Infecções de unhas podem ocorrer tanto nas mãos como nos pés. Infecções fúngicas são muito mais comuns nos pés do que nas mãos, mas infecções bacterianas comumente ocorrem tanto nas mãos como nos pés. A infecção mais frequentemente encontrada no pé resultante de serviços com as unhas é o **pé de atleta**, um fungo de micose do pé. Tanto as infecções bacterianas como as fúngicas podem ser transmitidas para outras unhas do cliente infectado ou para outros clientes do salão de beleza, a menos que tudo o que toque clientes seja limpo ou desinfetado apropriadamente antes do reúso, ou jogado fora após o uso (**Figura 1.8**).

Parasitas

Parasitas são organismos que crescem, alimentam-se e abrigam-se dentro do corpo de origem humana ou animal de um outro organismo (chamado de hospedeiro), apesar de não contribuírem para a sobrevivência desse organismo. Podem também ser encontrados em alimentos, em plantas e árvores, e na água. Têm de ter um hospedeiro para sobreviverem. Humanos podem adquirir parasitas internos ao comerem peixe ou carne que não tenham sido cozidos de forma adequada. Parasitas externos que afetam humanos na pele ou dentro da pele incluem carrapatos, pulgas e ácaros.

Piolhos são um tipo de parasita responsável por doenças e condições contagiosas (**Figura 1.9**). Uma condição causada por uma infestação de piolhos é chamada de pediculose capilar. **Sarna** é também uma doença contagiosa de pele e é causada pelo ácaro da coceira, que se entoca embaixo da pele. Doenças e condições contagiosas causadas por parasitas só devem ser tratadas por um médico. Bancadas, utensílios e equipamentos contaminados devem ser limpos e desinfetados adequadamente com desinfetante com registro da Anvisa pelo tempo recomendado pelo fabricante ou com uma solução alvejante por dez minutos.

Imunidade

Imunidade é a capacidade do corpo para destruir e resistir à infecção. Imunidade contra doença pode ser natural ou adquirida, e é sinal de boa saúde. **Imunidade natural** é parcialmente herdada e parcialmente desenvolvida por meio de vida saudável. **Imunidade adquirida** é a imunidade que o corpo desenvolve após superar uma doença, por meio de inoculação (como vacinações contra gripe), ou por meio de exposição aos alérgenos naturais, tais como pólen, pelo de gatos e ervas daninhas do campo.

Princípios de prevenção

A descontaminação adequada pode evitar a propagação de doença causada pela exposição aos materiais potencialmente infecciosos na superfície de um item. A descontaminação também evitará a exposição ao sangue e detritos visíveis ou resíduos como poeira, cabelos e pele.

Descontaminação é a remoção de sangue ou outros materiais potencialmente infecciosos na superfície de um item e a remoção de detritos ou resíduos visíveis como poeira, cabelos e pele. Há dois métodos de descontaminação.

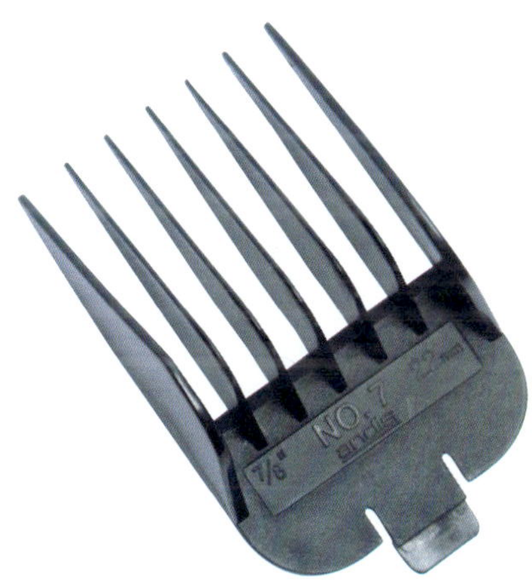

- **Método de descontaminação 1:** Limpeza e depois desinfecção com um desinfetante apropriado registrado pela Anvisa.
- **Método de descontaminação 2:** Limpeza e depois esterilização.

Nos Estados Unidos, muitas agências reguladoras estaduais acreditam que há um risco menor de infecção em salões de beleza do que em instalações médicas, nas quais a esterilização é uma preocupação importante. Portanto, a maioria dos salões de beleza está somente preocupada com o método de descontaminação 1: limpeza e desinfecção. Alguns estados aprimoraram suas normas de controle de infecções em salões de beleza que executam serviços de unhas ao método de descontaminação 2: limpeza e esterilização. Quando feito de forma adequada, o método de descontaminação 2 resulta na destruição de todos os micróbios por meio do calor e pressão em uma autoclave. No Brasil, de acordo com a Anvisa, é obrigatória a presença da autoclave para realizar a descontaminação – de acordo com a Instrução Normativa nº 004/DISV/2013 pelo estado de Santa Catarina.

Método de descontaminação 1

O método de descontaminação 1 possui duas etapas: limpeza e desinfecção. Lembre-se de que, quando limpar, você tem de remover toda a

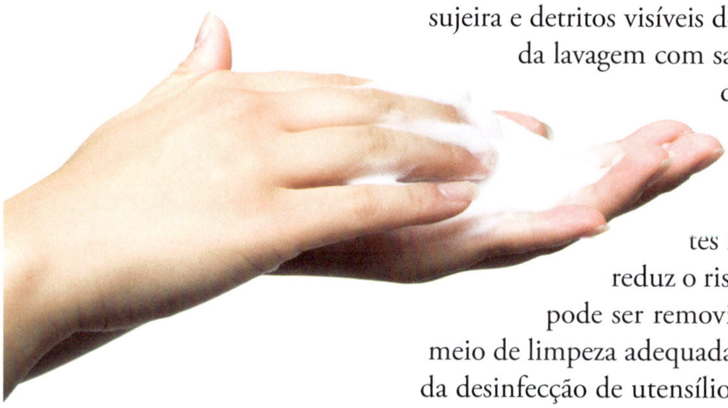

sujeira e detritos visíveis de utensílios, objetos e equipamentos por meio da lavagem com sabão líquido e água quente e por meio do uso de uma escova de unhas limpa e desinfetada para esfregar partes sulcadas ou articuladas. Uma superfície está adequadamente limpa quando a quantidade de contaminantes nela está altamente reduzida. Por sua vez, isso reduz o risco de infecção. A vasta maioria dos patógenos pode ser removida das superfícies de utensílios e objetos por meio de limpeza adequada. É por isso que a limpeza é parte importante da desinfecção de utensílios e equipamentos. Uma superfície tem de ser adequadamente limpa antes que possa ser adequadamente desinfetada.

Superfícies limpas podem ainda abrigar pequenas quantidades de patógenos, mas a presença de alguns patógenos significa que infecções são menos propensas a serem propagadas. Colocar antissépticos na sua pele ou lavar as mãos com sabão e água diminuirá drasticamente a quantidade de patógenos em suas mãos. Contudo, isso não as limpará adequadamente. A limpeza adequada das mãos exige esfregar as mãos umas nas outras e usar sabão líquido, água corrente quente, uma escova para as unhas e uma toalha para limpeza (consulte o Procedimento 1-3, Lavagem correta das mãos, mais adiante, neste capítulo). Não subestime a importância da limpeza adequada e lavagem das mãos. São as formas mais poderosas e importantes para evitar a propagação de infecção.

Há três formas de limpar seus utensílios e objetos:

- Lavar com sabão e água quente, depois esfregá-las com uma escova de unhas limpa e adequadamente desinfetada.
- Usar uma unidade ultrassônica.
- Usar um solvente de limpeza (por exemplo, nas partes metálicas para lixas elétricas).

A segunda etapa do método de descontaminação 1 é a desinfecção. Lembre-se de que desinfecção é o processo que elimina a maioria, mas não necessariamente a totalidade, dos micro-organismos nas superfícies inanimadas. Esse processo não é eficaz contra esporos bacterianos. No ambiente de salão de beleza, a desinfecção é extremamente eficaz no controle de micro-organismos em superfícies como tesouras, alicates e outros utensílios e equipamentos multiuso (utensílios multiuso e de uso único são discutidas mais adiante, neste capítulo). Todos os desinfetantes usados no salão devem ter um número de registro Anvisa, e o rótulo deve citar com clareza os organismos específicos que a solução é eficaz para matar quando usada de acordo com as instruções do rótulo.

Lembre-se de que desinfetantes são produtos que destroem todas as bactérias, fungos e vírus (mas não esporos) nas superfícies. Desinfetantes não são para uso na pele, cabelo ou unhas de seres humanos. Nunca use desinfetantes para limpar as mãos, pois isso pode causar irritação e **alergia** das mãos. Todos os desinfetantes citam claramente no rótulo que

Para sua informação

Os benefícios da esterilização

Os benefícios da esterilização são:

- Esterilização é o meio mais confiável de controle de infecções.
- Utensílios esterilizados em sacos vedados asseguram aos clientes que você está usando instrumentos limpos durante o serviço. O saco deve ser aberto antes do serviço para mostrar aos clientes que os utensílios e objetos foram esterilizados e que o salão se preocupa com a segurança dos clientes.

você deve evitar contato com a pele bem como com a do cliente. Não coloque seus dedos diretamente em uma solução desinfetante.

Desinfetantes são pesticidas e podem ser nocivos se absorvidos pela pele. Se você misturar um desinfetante em um recipiente que não está rotulado pelo fabricante, o recipiente tem de ser adequadamente rotulado com os conteúdos e a data em que foi misturado. Todos os desinfetantes concentrados têm de ser diluídos exatamente de acordo com as instruções do fabricante no rótulo do recipiente.

Método de descontaminação 2

O método de descontaminação 2 também possui duas etapas: limpeza e esterilização. A palavra *esterilizar* é com frequência usada incorretamente. **Esterilização** é o processo que destrói completamente toda vida microbiana, incluindo esporos.

Os métodos mais eficazes de esterilização usam equipamentos a vapor de alta pressão chamados autoclaves. Simplesmente expor os instrumentos ao vapor não é suficiente. Para ser eficaz contra patógenos causadores de doenças, o vapor tem de ser pressurizado em uma autoclave de forma que o vapor penetre os revestimentos dos esporos das bactérias formadoras de esporos. Formas de esterilização com secagem a quente são menos eficientes e exigem tempos mais longos em temperaturas mais altas. A esterilização com secagem a quente não é recomendada para uso em salões de beleza.

A maioria das pessoas com formação médica não entende como usar uma autoclave. Por exemplo, objetos sujos não podem ser adequadamente esterilizados sem serem primeiro limpos. Autoclaves precisam de manutenção e testes regulares para garantir que estão em bom funcionamento. As tiras indicadoras de cor nos sacos da autoclave podem fornecer leituras falsas; por isso, elas nunca devem ser usadas exclusivamente para determinar se instrumentos foram esterilizados. Essas tiras são somente para indicação, não verificação de que a autoclave está funcionando.

Os Centros para Controle e Prevenção de Doenças (CDC) exigem que autoclaves sejam testadas toda semana para garantir que estão esterilizando os objetos de forma correta. O método aceito é chamado de teste de esporos. Pacotes vedados contendo organismos de testes são sujeitos a um ciclo de esterilização típico e depois enviados a um laboratório contratado que se especializa em testes de desempenho de autoclaves. Você pode encontrar laboratórios para executar esse tipo de teste simplesmente fazendo uma busca na internet por testes de esporos de autoclaves. Outra manutenção regular é exigida para garantir que a autoclave atinge a temperatura e pressão corretas. Tenha em mente que uma autoclave que não atinge a temperatura exigida para matar micro-organismos pode criar um lugar quente e úmido, onde organismos patogênicos podem crescer e se desenvolver.

Os salões de beleza devem sempre seguir o cronograma recomendado pelo fabricante da autoclave para limpeza, mudança da água, visitas

Cuidado

Leia os rótulos com cuidado! Fabricantes tomam muito cuidado para desenvolver produtos seguros e altamente eficazes. Contudo, quando usados de forma inadequada, muitos produtos que eram seguros podem se tornar perigosos. Se você não seguir as orientações e instruções corretas, qualquer produto profissional de salão pode ser perigoso. Assim como o que ocorre com todos os produtos, desinfetantes têm de ser usados exatamente conforme a orientação do rótulo.

Cuidado

Desinfetantes têm de ser registrados pela Anvisa. Procure o número de registro da Anvisa no rótulo.

Cuidado

Mistura inapropriada de desinfetantes – para torná-lo mais fraco ou mais concentrado do que as instruções do fabricante – pode reduzir drasticamente a eficácia. Sempre adicione o desinfetante concentrado à água quando fizer a mistura e sempre siga as instruções do fabricante para diluição apropriada.

Óculos e luvas de segurança devem ser usados para evitar contato acidental com olhos e pele.

técnicas, substituição de peças e toda manutenção exigida. Certifique-se de manter um diário de todos os usos, testes e manutenções para o comitê estadual inspecionar. Mostrar seu diário aos clientes pode dar tranquilidade e confiança a eles quanto à capacidade que você tem para protegê-los de infecções. ☑ **OA4**

Escolha de um desinfetante

Você tem de ler e seguir as instruções do fabricante sempre que estiver usando um desinfetante. As proporções de mistura (diluição) e o tempo de contato são muito importantes. Nem todos os desinfetantes possuem a mesma concentração; por isso, certifique-se de misturar as proporções corretas de acordo com as instruções no rótulo. Se o rótulo não tiver a palavra *concentrado*, é porque o produto já está misturado, tem de ser usado diretamente do recipiente e não tem de ser diluído. Todos os desinfetantes registrados pela Anvisa, mesmo aqueles borrifados em grandes superfícies, terão um tempo de contato especificado nas instruções para uso. Tempo de contato é a quantidade de tempo que a superfície tem de ficar úmida com desinfetante para que ele seja eficaz.

Desinfetantes têm de ter comprovações de **eficácia** no rótulo. Eficácia é a capacidade de produzir um efeito. Aplicada às comprovações específicas do desinfetante, eficácia significa a eficiência com a qual uma solução desinfetante mata organismos quando usados de acordo com as instruções do rótulo.

Profissionais têm muitos desinfetantes à disposição e devem escolher o que melhor se enquadra à especialidade deles. O desinfetante ideal vai:

- manter a eficácia na presença de **biocarga**, a quantidade de organismos viáveis dentro ou no objeto ou superfície ou o material orgânico na superfície de um objeto antes da descontaminação ou esterilização.
- exigir que seja trocado após um período mais extenso de tempo (no mínimo uma semana ou mais, não diariamente).
- ser barato.
- ser não tóxico e não irritante.
- incluir tiras para verificação de eficácia.
- ser prontamente disponível por muitos fabricantes.
- ser aprovado pela Anvisa.
- ser ambientalmente correto (pode ser descartado na pia do salão de beleza).
- ser inodoro.
- ser não corrosivo.

Salões de beleza e profissionais têm de estar cientes dos tipos de desinfetantes que estão no mercado e os novos produtos que ficarem disponíveis.

Você sabia?

A Anvisa aprovou recentemente um novo desinfetante que pode ser usado no salão e está disponível em formas de borrifador e imersão, bem como toalhas umedecidas.

- **Peróxido de hidrogênio acelerado (AHP).** Esse desinfetante é baseado no peróxido de hidrogênio estabilizado. Desinfetante AHP precisa ser trocado somente a cada 14 dias e não é tóxico para a pele e o meio ambiente. Há uma fórmula AHP disponível para desinfetar bacias para os pés.

Leia com muita atenção os rótulos de todos os tipos de desinfetantes. Escolha o que é mais apropriado para o uso pretendido e mais seguro para você e seus clientes.

Cuidado

Alvejante não é uma poção mágica! Todos os desinfetantes, incluindo alvejantes, são inativos (tornados menos eficazes) na presença de muitas substâncias, incluindo óleos, loções, cremes, cabelos, pele, sujeira e raspas de unhas. Se o alvejante for usado para desinfetar equipamentos, é fundamental usar primeiramente um detergente para limpar os equipamentos e remover todos os detritos de forma apropriada. Nunca misture detergentes com alvejante.

Os salões de beleza têm um risco menor de infecção quando comparados a hospitais. Por essa razão, hospitais têm de atender a normas de controle de infecções mais rigorosas. Com frequência, usam desinfetantes que são perigosos demais para o ambiente do salão de beleza. Embora salões de beleza representem um risco menor de propagação de certos tipos de infecções, ainda é importante limpar e depois desinfetar todos os utensílios, objetos, superfícies e equipamentos corretamente. Quando objetos de salões de beleza entram em contato acidental com sangue, fluidos corporais ou condições insalubres, devem ser limpos apropriadamente e depois imersos completamente na solução desinfetante hospitalar registrada pela Anvisa que mostra eficácia contra HIV, hepatite e tuberculose. Podem também ser imersos em uma solução alvejante de 10%. Sempre vista luvas e siga o protocolo correto de precauções universais para limpeza após um incidente de exposição.

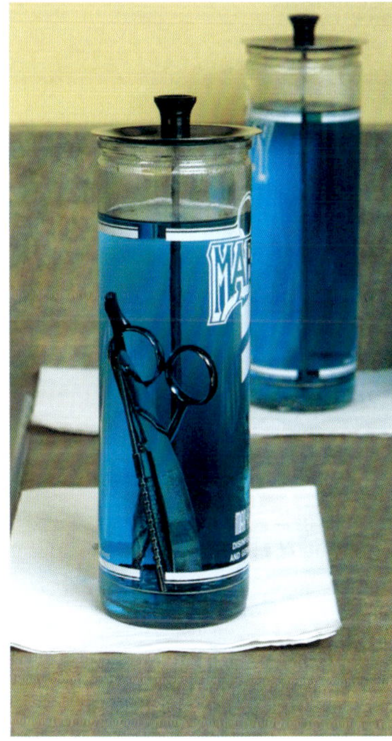

▲ **Figura 1.10 Faça a imersão completa dos utensílios no desinfetante.**

Uso apropriado de desinfetantes

Objetos têm de ser limpos completamente de toda matéria ou resíduo visível antes de serem colocados na solução desinfetante. Isso porque o resíduo interferirá no desinfetante e evitará a desinfecção adequada. Objetos e utensílios adequadamente limpos, livres de todos os detritos visíveis, têm de ser completamente imersos na solução desinfetante. Imersão completa significa haver líquido suficiente no recipiente para cobrir todas as superfícies do item sendo desinfetados, incluindo os puxadores, por dez minutos ou pelo tempo recomendado pelo fabricante (**Figura 1.10**).

Dicas de desinfetantes

- Use somente nas superfícies limpas previamente, duras e não porosas – não apenas em lixas abrasivas ou tampões.
- Sempre use luvas e óculos de segurança quando manusear soluções desinfetantes.
- Sempre dilua produtos de acordo com as instruções contidas no rótulo do produto.
- Um item tem de permanecer submerso no desinfetante por dez minutos, a menos que o rótulo do produto especifique de forma diferente.
- Para desinfetar grandes superfícies como mesas, aplique o desinfetante com cuidado na superfície limpa previamente e deixe que ela permaneça molhada por dez minutos, a menos que o rótulo do produto especifique de forma diferente.
- Se o rótulo do produto diz "Imersão completa", o objeto inteiro tem de ser imerso na solução.

Você sabia?

Nem todos os alvejantes domésticos são eficazes como desinfetantes. Para ser eficaz, o alvejante tem de ter um número de registro da Anvisa e conter no mínimo 5% de hipoclorito de sódio e ser diluído para 1 parte de alvejante.

Cuidado

Alguns desinfetantes não são apropriados para uso no salão de beleza. Os desinfetantes a seguir não devem ser usados:

- **Fumigantes**
  Anos atrás, comprimidos de formol, ou formaldeído, eram usados como fumigantes (uma substância gasosa capaz de destruir bactérias patogênicas) em sanitizantes para secagem de gabinetes. Isso foi antes que os desinfetantes registrados pela Anvisa chegassem ao mercado e antes que se soubesse que o formaldeído aos poucos liberava baixas concentrações na sua forma gasosa em função da temperatura e pressão. A liberação desse gás pode causar irritação nos olhos, nariz e pulmões, ou sensibilidade de inalação alérgica em indivíduos que repetidamente respiram esses gases. Embora o nível de gás produzido não cause problemas de saúde mais sérios, esses fumigantes não são mais usados no salão de beleza.
- **Glutaraldeído** é um produto químico poderoso usado para esterilizar instrumentos cirúrgicos em hospitais. Produz fumaças que são irritantes para os pulmões, olhos e pele. Embora outras profissões usem glutaraldeído, ele não é seguro para uso no salão de beleza.

- Troque o desinfetante de acordo com as instruções no rótulo. Se o líquido não for trocado conforme instrução, não será mais eficaz e pode começar a promover o crescimento de micróbios.
- A desinfecção adequada de uma hidromassagem para os pés exige que a solução desinfetante circule por dez minutos, a menos que o rótulo do produto especifique o contrário.

Tipos de desinfetantes

Desinfetantes não são todos iguais. Alguns são apropriados para o uso no salão de beleza e outros não. Alguns desinfetantes devem ser usados em utensílios e objetos que são imersos, e alguns devem ser usados em superfícies não porosas. Você deve estar ciente dos diferentes tipos de desinfetantes e aqueles que são recomendados para uso no salão.

Desinfetantes apropriados para uso no salão de beleza

Compostos quaternários de amônio, também conhecidos como **quats**, são desinfetantes eficazes quando usados adequadamente no salão de beleza. O tipo mais avançado dessas formulações é chamado quats múltiplos. Quats múltiplos contêm misturas sofisticadas que funcionam juntas para aumentar drasticamente a eficácia desses desinfetantes. Soluções quat normalmente desinfetam objetos em dez minutos. Essas fórmulas podem conter ingredientes antiferrugem, por isso, deixar utensílios na solução por períodos prolongados pode causar embotamento ou dano. Eles devem ser removidos da solução após o período especificado, enxaguados (se necessário), secos e armazenados em um recipiente limpo e coberto.

Desinfetantes fenólicos são desinfetantes tuberculicidas poderosos. São uma forma de formaldeído, têm um pH muito alto e podem ferir a pele e os olhos. Desinfetantes fenólicos podem ser nocivos para o meio ambiente se jogados no ralo ou na pia diretamente. Têm sido usados de forma confiável no decorrer dos anos para desinfetar utensílios de salões de beleza; no entanto, eles realmente têm desvantagens. Fenol pode danificar plástico e borracha, e pode fazer que certos metais enferrujem. Desinfetantes fenólicos nunca devem ser usados para desinfetar bacias para os pés ou equipamentos de pedicure. Cuidados extras devem ser tomados para que a pele não entre em contato com desinfetantes fenólicos. Fenólicos são conhecidos como cancerígenos.

Alvejante

Alvejante doméstico, 5,25% de **hipoclorito de sódio**, é um desinfetante eficaz e tem sido usado extensivamente como um desinfetante no salão de beleza. Usar alvejante demais pode danificar alguns metais e plásticos; por isso, certifique-se de ler o rótulo para uso seguro. Alvejantes podem ser corrosivos para metais e plásticos, e podem causar irritação da pele e ferimento nos olhos.

Para misturar uma solução de alvejante, sempre siga as orientações do fabricante. Armazene a solução alvejante longe do calor e da luz. Uma solução de alvejante pura deve ser misturada a cada vinte e quatro horas ou quando a solução tiver sido contaminada. Após misturar a solução alvejante, coloque a data no recipiente para garantir que a solução não é guardada de um dia para outro. Alvejante pode ser irritante para os pulmões; por isso, tome cuidado com a inalação de fumaças.

De acordo com a Anvisa, vale informar que o glutaraldeído, assim como o formol, é permitido como uso em produtos cosméticos capilares apenas na função de conservantes (com limite máximo de 0,1% e 0,2%, respectivamente), durante a fabricação do produto, somente de uso dessas substâncias. É importante esclarecer que é proibido o desvio de seu fim e a adição de formol, glutaraldeído ou qualquer outra substância a um produto acabado, pronto para uso, constitui infração sanitária, estando o estabelecimento que adota esta prática sujeito às sanções administrativas, cíveis e penais cabíveis, sendo que adulteração desses produtos configura crime hediondo.

Segurança de desinfetantes

Desinfetantes são pesticidas e podem causar ferimento grave na pele e olhos. Alguns desinfetantes parecem claros, ao passo que outros, especialmente desinfetantes fenólicos, são um pouco turvos. Tenha sempre cautela quando manusear desinfetantes, e siga as dicas de segurança abaixo.

Cuidado

Itens porosos ou absorventes têm de ser descartados adequadamente se a pele for cortada por acidente durante o serviço ou se eles entrarem em contato com pele ou unhas doentes. Lembre-se: Quando estiver em dúvida, jogue fora!

Dicas de segurança para desinfetantes

Sempre

- Mantenha uma FISPQ em mãos para os desinfetante(s) que você usa.
- Use luvas e óculos de segurança quando manusear desinfetantes.
- Evite contato com a pele e os olhos.
- Adicione desinfetante à água quando diluir (em vez de adicionar água a um desinfetante) para evitar formação de espuma, o que pode resultar em uma proporção incorreta de mistura.
- Use pinças, luvas ou um cesto de drenagem para remover objetos dos desinfetantes.
- Mantenha os desinfetantes fora do alcance de crianças.
- Meça e use com cuidado os produtos desinfetantes de acordo com as instruções do rótulo.
- Siga as instruções do fabricante para mistura, uso e descarte de desinfetantes.
- Siga com cuidado as orientações do fabricante para quando substituir a solução desinfetante, a fim de garantir as condições mais saudáveis

Para sua informação

Outra palavra que é usada (mais frequentemente em documento de marketing e vendas) para descrever itens multiuso é *desinfetável*, que quer dizer que esses itens podem ser desinfetados e usados de novo.

para você e seu cliente. Substitua a solução desinfetante todos os dias – mais frequentemente se a solução se tornar suja ou contaminada.

Nunca

- Deixe quats, fenóis, alvejantes ou outros desinfetantes entrarem em contato com a pele. Se você de fato tiver contato com desinfetantes na pele, lave a área imediatamente com sabão líquido e água quente. Em seguida, enxágue a área e seque-a completamente.
- Coloque desinfetantes ou outros produtos em um recipiente sem marca. Todos os recipientes devem ser rotulados.

Jarras ou recipientes usados para desinfetar objetos são frequentemente chamados erroneamente de sanitizantes molhados. A finalidade dos recipientes de desinfetantes é desinfetar, não limpar. Recipientes de desinfetantes têm de ser cobertos, mas não impermeáveis ao ar. Lembre-se de limpar o recipiente todos os dias e usar luvas quando o fizer. Siga sempre as instruções do rótulo do fabricante para desinfetar produtos. ☑ **OA5**

Cuidado

Sanitizantes ultravioleta (UV) são recipientes de armazenagem úteis, mas não desinfetam ou esterilizam.

Desinfetar ou descartar?

Como você pode dizer quais itens no salão de beleza podem ser desinfetados e reutilizados? Há dois tipos de itens usados em salões de beleza: itens multiuso (reutilizáveis) e itens de uso único (descartáveis).

Itens **multiuso**, também conhecidos como **reutilizáveis**, podem ser limpos, desinfetados e usados em mais de uma pessoa mesmo se forem acidentalmente expostos a sangue ou outro fluido corporal. Esses itens têm de ter uma superfície dura e não porosa. Exemplos de itens multiuso são alicates, tesouras, pentes, empurradores de metal, algumas lixas de unha, rolos e hastes para permanente.

Itens de **uso único**, também conhecidos como **descartáveis**, não podem ser usados mais de uma vez. Esses itens não podem ser limpos adequadamente de forma que todos resíduos visíveis sejam removidos – tais como pedras-pomes usadas para serviços de pedicure – ou são danificados ou contaminados pela limpeza e desinfecção. Exemplos de itens para uso único são palitos de madeira, bolinhas de algodão, esponjas, gaze, lenços, toalhas de papel e algumas lixas de unha e tampões. Itens de uso único têm de ser jogados fora após cada uso de forma adequada

Poroso significa que um item é feito ou construído de um material que tem poros ou aberturas. Esses itens são absorventes. Alguns itens porosos podem ser limpos, desinfetados e usados novamente de forma segura. Exemplos de itens porosos são toalhas, camurça, lençóis e algumas lixas e tampões.

Se um item poroso entra em contato com pele doente, sangue, fluido corporal, ou pele ou unhas não sadias, tem de ser descartado de imediato. Não tente desinfetá-lo. Se você não estiver certo de que um item pode ser limpo, desinfetado e usado novamente de forma segura, jogue-o fora.

Mantenha um diário

Salões de beleza devem sempre seguir os cronogramas recomendados dos fabricantes para limpeza e desinfecção de utensílios e objetos, desinfecção de hidromassagens e bacias para os pés, programação de visitas de serviços regulares para equipamentos e substituição de peças quando necessário. Embora não exista exigência de se manter um diário de todas as utilizações, limpezas, desinfecções, testes e manutenções dos equipamentos, pode ser aconselhável manter um. Mostrar seu diário aos clientes dá a eles tranquilidade e confiança sobre a sua capacidade de protegê-los contra infecções e doenças.

Desinfecção de utensílios e objetos não elétricos

Regras estaduais exigem que todos os utensílios e objetos multiuso sejam limpos e desinfetados antes e após todos os serviços – mesmo quando eles são usados na mesma pessoa. Misture todos os desinfetantes de acordo com as orientações do fabricante, sempre adicionando o desinfetante à água, não a água ao desinfetante (**Figura 1.11**).

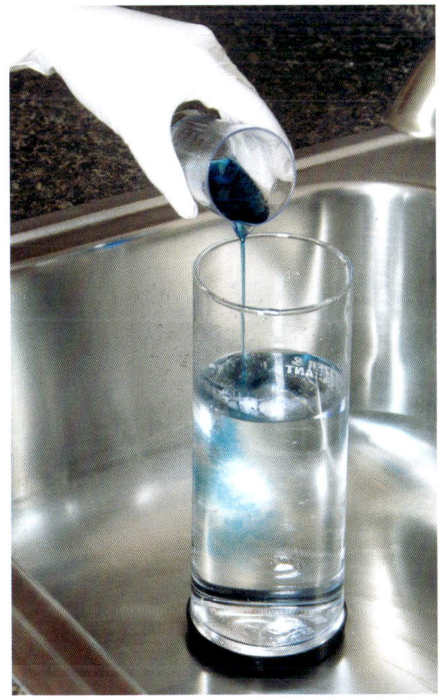

▲ **Figura 1.11 Coloque cuidadosamente o desinfetante na água quando preparar a solução desinfetante.**

Procedimento 1.1 Desinfecção de utensílios e objetos não elétricos

Consulte a página 37

Cuidado

Esterilizadores elétricos, esterilizadores com esferas de vidro e esterilizadores de mamadeiras não podem ser usados para desinfetar ou esterilizar objetos. Esses dispositivos podem espalhar doenças potencialmente contagiosas e nunca devem ser usados em salões de beleza. Além disso, unidades de luz UV não desinfetarão ou esterilizarão objetos. Regras estaduais exigem que você use soluções desinfetantes líquidas! Autoclaves são esterilizadoras eficazes. Se você decidir usar uma autoclave, certifique-se de que sabe como operá-la corretamente.

Desinfecção de utensílios e equipamentos elétricos

Prendedores de cabelo, utensílios eletroterápicos, maquininhas para unhas e outros tipos de equipamentos elétricos têm contato com pontos que não podem ser imersos em líquido. Esses itens devem ser limpos e desinfetados usando um desinfetante registrado pela Anvisa, desenvolvido para uso nesses dispositivos. Siga os procedimentos recomendados pelo fabricante do desinfetante para preparação da solução, e siga as orientações do fabricante do item para limpeza e desinfecção do dispositivo.

Desinfecção das superfícies de trabalho

Antes de começar todos os serviços para clientes, todas as superfícies de trabalho têm de ser limpas e desinfetadas. Certifique-se de limpar e

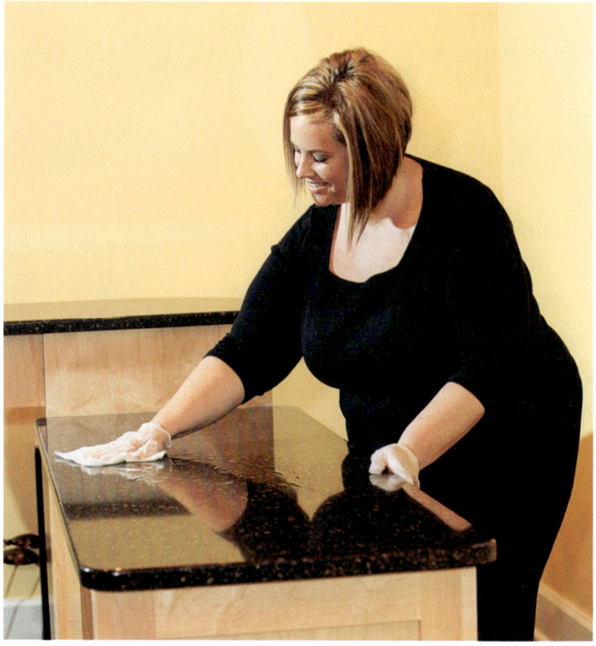

© Milady, parte da Cengage Learning. Fotografia de Dino Petrocelli.

▲ **Figura 1.12 Limpe e desinfete as mesas de manicure com regularidade.**

desinfetar mesas, estações de esterilização, pias para lavagem de cabelos, cadeiras, encostos dos braços e outras superfícies que a pele de um consumidor pode ter tocado (**Figura 1.12**). Limpe maçanetas e puxadores diariamente para reduzir a transferência de germes para as mãos.

Limpeza de toalhas, lençóis e capas

Toalhas, lençóis e capas limpos têm de ser usados para cada cliente. Após uma toalha, um lençol ou uma capa terem sido usados em um cliente, não devem ser usados novamente até que tenham sido adequadamente lavados. Para limpar toalhas, lençóis e capas, lave-os de acordo com as orientações no rótulo do item. Certifique-se de que toalhas, lençóis e capas estão secos por completo. Itens que não estão secos podem desenvolver bolor e bactérias. Guarde lençóis e toalhas sujas em recipientes cobertos ou fechados, longe de lençóis e toalhas limpas, mesmo se a agência reguladora estadual não exigir que você faça isso. Sempre que possível, use toalhas descartáveis, especialmente em banheiros. Não permita que capas usadas para corte de cabelo, lavagem com xampu e serviços químicos toquem a pele do cliente. Use tiras ou toalhas descartáveis para o pescoço. Se uma capa tocar a pele acidentalmente, não a use até que tenha sido lavada.

Cuidado

Produtos e equipamentos que possuem a palavra *sanitizante* no rótulo são meramente limpadores, não desinfetam. Os itens têm de ser adequadamente limpos e desinfetados após todos os usos antes de serem usados em outro cliente.

Desinfecção de hidromassagens para os pés e equipamentos de pedicure

Todos os equipamentos que contêm água para pedicures (incluindo hidromassagens para os pés, unidades sem tubos, banheiras para os pés, bacias, banheiras, pias e vasilhas) têm de ser limpos e desinfetados após todos os serviços de pedicure, e as informações têm de ser colocadas no diário.

Sabão e detergentes

Sabões com ação quelante, também conhecidos como **detergentes quelantes**, trabalham para quebrar membranas resistentes e remover o resíduo de produtos de pedicure, como abrasivos, sais e crostas. Os agentes quelantes nesses sabões funcionam em todos os tipos de água, produzem pouca espuma e são especialmente formulados para funcionarem em áreas com água dura de torneira. A água dura possui cátions cálcio (Ca^{2+}(aq)), magnésio (Mg^{2+}(aq)) e ferro II (Fe^{2+}(aq)). Estes cátions são provenientes da dissolução de rochas calcárias encontrados em muitas regiões do Brasil. Água dura de torneira reduz a eficácia de limpadores e desinfetantes. Se sua área possui água dura, pergunte ao distribuidor local sobre sabões de pedicure que são eficazes nela. Essas informações serão citadas no rótulo do produto.

Aditivos, pós e tabletes

Não há aditivo, pó ou comprimido que elimine a necessidade de você limpar e desinfetar. Produtos desse tipo não podem ser usados no lugar de soluções desinfetantes líquidas registradas pela Anvisa. Você não pode substituir limpeza e desinfecção adequadas por um atalho. Sanitizantes de água não limpam ou desinfetam equipamentos de forma correta. São projetados para banheiras de hidromassagem e banheiras de hidroterapia nas quais óleos, loções ou outras melhorias não são usados. Portanto, sanitizantes de água não funcionam bem em um ambiente de salão de beleza. Nunca confie somente em sanitizantes de água para proteger seus clientes de infecção. Produtos que contêm cloramina T, por exemplo, não são desinfetantes eficazes para equipamentos. Esses produtos apenas tratam a água e possuem valor limitado no salão de beleza. Não substituem a limpeza e desinfecção apropriadas. Lembre-se: Não há atalhos!

Procedimento 1.2 **Desinfecção de hidromassagens ou bacias para os pés**

Consulte a página 43

Dispensário

O dispensário tem de ser mantido limpo e bem organizado, com todos os conteúdos de todos os recipientes marcados de forma clara. Sempre armazene produtos de acordo com as orientações do fabricante, longe do calor, umidade e incidência direta da luz solar. Mantenha as FISPQ para todos os produtos usados no salão de beleza em um local conveniente e central para os funcionários.

Manuseio de suprimentos de uso único

Todos os suprimentos de uso único, tais como palitos de madeira, algodão, gaze, lenços, lixas de unha porosas e tampões, bem como toalhas de papel, devem ser jogados fora após seu uso. Tudo o que for exposto ao sangue, incluindo detritos de tratamento de cuidados com a pele, tem de ser colocado em sacola dupla e marcado com uma etiqueta de risco biológico, separado de outro resíduo, e descartado de acordo com as normas da DSST.

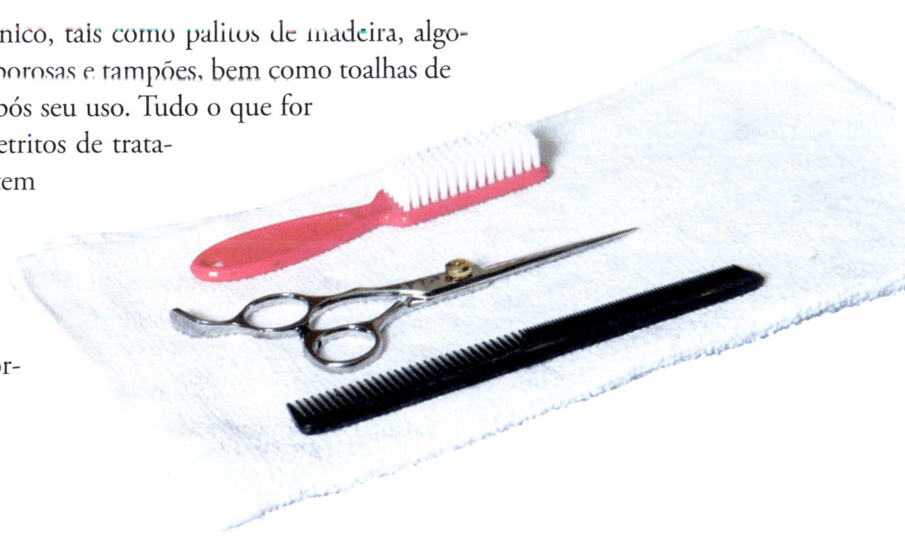

Cuidado

A maioria das hidromassagens de pedicure retém 20 litros; verifique com o fabricante e certifique-se de que você usa a quantidade correta de desinfetante. Além disso, certifique-se de que você está usando um desinfetante apropriado para a hidromassagem.

Lembre-se:

Se você está trabalhando com uma hidromassagem para os pés que comporta 20 L de água, terá de medir a quantidade correta necessária para cobrir os jatos, e depois adicionar a quantidade correta de desinfetante.

Cuidado

Nunca coloque os pés de um cliente na água que contém desinfetante.

Cuidado

Siga essa regra para todos os utensílios e suprimentos: Se não puder *desinfectar* seus utensílios ou suprimentos, você *tem de* descartá-los.

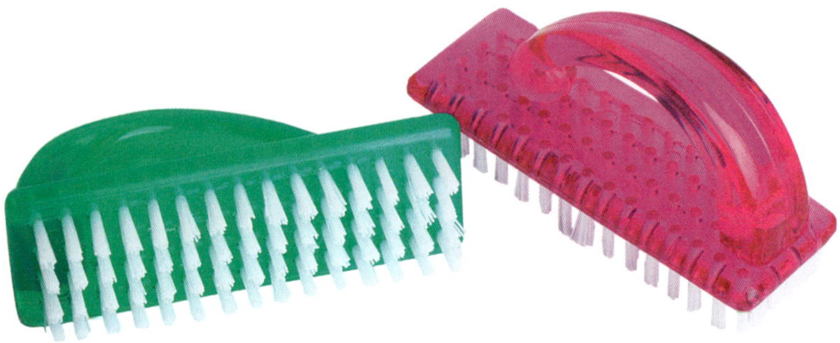

© Milady, parte da Cengage Learning.

Cuidado

Quando lavar as mãos, use sabões líquidos em borrifadores. Sabões em barra podem desenvolver bactérias.

Você sabia?

O Centro de Vigilância Sanitária do Estado de São Paulo lançou, em junho de 2012, o Manual de Orientação para Instalação e Funcionamento de Institutos de Beleza Sem Responsabilidade Médica com o objetivo de orientar os profissionais da área da estética e beleza quanto aos cuidados básicos de higienização pessoal como a lavagem das mãos.

Cuidado

Separar tempo para conduzir uma análise minuciosa dos cabelos e couro cabeludo permitirá que você determine se um cliente possui feridas abertas ou escoriações. Se tiver, não execute serviços de nenhum tipo.

Lavagem das mãos

A lavagem das mãos de forma adequada é uma das ações mais importantes que você toma para evitar a transmissão de germes de uma pessoa para outra. A lavagem apropriada das mãos remove germes das dobras e minimiza lesões da pele e sob a lâmina ungueal ao levantar e retirar germes e contaminantes da superfície.

Você deve lavar as mãos completamente antes e após cada serviço. Siga o procedimento de lavagem das mãos descrito neste capítulo. E, se executar serviços de unha, seu cliente deve primeiro lavar as mãos usando uma escova de unhas limpa e desinfetada antes que o serviço comece.

Sabões antibacterianos podem ressecar a pele, e estudos médicos sugerem que não há sabões ou detergentes mais eficazes do que os regulares. Portanto, recomenda-se que você minimize o uso de sabões antibacterianos. A lavagem repetida das mãos pode também ressecar a pele; por isso, usar uma loção hidratante para as mãos após a lavagem é uma boa prática. Certifique-se de que a loção para as mãos está em um borrifador, não em um frasco.

Evite o uso de água quente para lavar as mãos, pois essa é uma outra prática que pode danificar a pele. Lembre-se: Você tem de lavar suas mãos completamente antes e depois de cada serviço; por isso, faça tudo que puder para reduzir qualquer irritação que possa ocorrer.

Procedimento 1.3 **Lavagem correta das mãos** Consulte a página 43

Sanitizantes sem água das mãos

Antissépticos são germicidas químicos formulados para uso na pele e são registrados e regulamentados pela Agência Nacional de Vigilância Sanitária (Anvisa). Antissépticos podem conter álcool ou cloreto de benzalcônio, que é menos áspero para a pele do que o álcool. Nenhum tipo de antisséptico pode limpar as mãos de sujeiras e detritos; isso só pode ser conseguido com sabão líquido, uma escova de cerdas macias e água. Use sanitizantes das mãos somente após limpar adequadamente as mãos. Nunca use um antisséptico para desinfetar instrumentos ou outras superfícies. Eles são ineficazes para esse fim.

Precauções universais

Precauções universais são diretrizes publicadas pelo DSST que exigem que empregador e funcionário assumam que todo sangue humano e fluidos corporais são infecciosos para patógenos transmitidos pelo sangue. Pelo fato de não ser possível identificar clientes com doenças infecciosas, práticas rigorosas de controle de infecções devem ser usadas com todos os clientes. Na maioria dos casos, clientes que estão infectados com o vírus da hepatite B ou outros patógenos transmitidos pelo sangue são **assintomáticos**, o que significa que não mostram sintomas ou sinais de infecção. Patógenos transmitidos pelo sangue são mais difíceis de serem mortos do que germes que vivem fora do corpo.

O DSST estabelece normas de segurança e precauções que protegem funcionários em situações em que eles podem estar expostos aos patógenos transmitidos pelo sangue. Precauções incluem a lavagem apropriada das mãos, o uso de luvas e lavagem e descarte adequados de instrumentos cortantes e outros itens que podem ter sido contaminados pelo sangue ou outros fluidos corporais. É importante que procedimentos específicos sejam seguidos na presença de sangue ou fluido corporal.

Um incidente de exposição: contato com sangue ou fluido corporal

Você nunca deve executar um serviço em um cliente que chegue ao salão de beleza com uma ferida aberta ou esfoliação. Às vezes, porém, acidentes acontecem enquanto um serviço está sendo executado no salão de beleza.

Um **incidente de exposição** pode ser o contato com pele não intacta (doente), sangue, fluido corporal ou outros materiais potencialmente infecciosos como resultado do desempenho dos deveres de um funcionário. Se o cliente sofrer um corte ou esfoliação que sangre durante um serviço, siga estas etapas para segurança do cliente, bem como a sua própria:

1. Interrompa o serviço.
2. Coloque luvas[1] para se proteger do contato com o sangue do cliente.
3. Pare o sangramento aplicando pressão na área com uma bolinha de algodão ou pedaço de gaze.

[1] N.R.T.: Pela Lei Federal nº 12592/12, sancionada pela Presidente da República Dilma Rousseff, é reconhecido em todo território nacional o exercício das atividades profissionais de cabeleireiro, barbeiro, esteticista, manicure, pedicure, depilador e maquiador (artigo 10), e que exercem atividades de higiene e embelezamento capilar, estético, facial e corporal dos indivíduos. Além disso, a Câmara dos Deputados aprovou a regulamentação da profissão de esteticista por meio do Projeto de Lei nº 2332/12 e outros seis apensados. Pelo texto aprovado, o profissional esteticista poderá atuar como esteticista e cosmetólogo (nível superior) ou como técnico em estética (nível médio). Além disso, pela Lei nº 5599/13 determinou-se um conjunto de procedimentos gerais de segurança nos estabelecimentos de beleza a serem adotados por manicures e pedicures. Desta forma, o profissional deve, obrigatoriamente, utilizar utensílios esterilizados, equipamentos limpos e inclusive o uso e troca das luvas descartáveis de um cliente para outro após o serviço executado.

Você sabia?

Você nunca deve tentar limpar ou desinfetar utensílios ou implementos usados em sua estação de trabalho. Limpeza e desinfecção adequadas só devem ser realizadas em uma área específica do salão de beleza e exigem o uso de água corrente limpa e quente, uma escova para esfregar, sabão líquido para limpeza e solução desinfetante para desinfecção. Utensílios e objetos têm de ser completamente enxaguados após serem desinfetados e depois secos em um recipiente seco e coberto até o uso.

4. Quando o sangramento for interrompido, limpe a área ferida com um lenço antisséptico. Todos os salões têm de ter um kit de primeiros socorros.
5. Faça a bandagem do corte com um curativo adesivo.
6. Limpe e desinfete sua estação de trabalho ou estação de esterilização usando um desinfetante registrado pela Anvisa projetado para limpeza de sangue e fluidos corporais.
7. Descarte todos os objetos de uso único contaminados, tais como lenços ou bolinhas de algodão, colocando-os em dois sacos brancos, lacrados, identificados e armazenados em recipiente rígido até a coleta. Deposite produtos descartáveis cortantes em uma caixa para produtos cortantes, como a Descartex.
8. Antes de remover suas luvas, certifique-se de que todos os utensílios e objetos multiuso que entraram em contato com sangue ou outros fluidos estão adequadamente limpos e completamente imersos em uma solução desinfetante registrada pela Anvisa projetada para limpeza de sangue e fluidos corporais, ou 10% de solução alvejante por no mínimo dez minutos ou pelo tempo recomendado pelo fabricante do produto. Certifique-se de que você não toca outras superfícies no salão de beleza, tais como torneiras e balcões. Se o fizer, essas áreas também têm de ser limpas e desinfetadas de forma adequada. Lembre-se: Sangue pode carregar patógenos; por isso, você nunca deve tocar uma ferida aberta ou ferimento.
9. Remova suas luvas e vede-as na sacola dupla juntamente com outros itens contaminantes para descarte. Lave completamente as mãos e limpe embaixo do canto vivo de suas unhas com sabão e água antes de voltar ao serviço.
10. Recomende que o cliente vá ao médico se sinais de vermelhidão, inchaço, dor ou irritação se desenvolverem. ☑ **OA6**

Imagem do salão de beleza profissional

Práticas de controle de infecções devem ser parte da rotina normal para você e seus colegas de trabalho, de forma que o salão de beleza e os funcionários projetem uma imagem profissional firme. A seguir, algumas orientações simples para manter o salão com um bom padrão.

- Mantenha os pisos e estações de trabalho livres de poeira. Varra os cabelos do chão após cada cliente. Esfregue os pisos e passe o aspirador nos carpetes todos os dias.
- Controle a poeira, os cabelos e outros detritos.
- Mantenha o lixo em um cesto coberto para reduzir odores e evitar chamas.

- Limpe ventiladores, sistemas de ventilação e umidificadores no mínimo uma vez por semana.
- Mantenha todas as áreas de trabalho bem ventiladas.
- Limpe e desinfete superfícies do banheiro, incluindo os puxadores das portas.
- Forneça lenços de papel, toalhas de papel, sabão líquido, escovas de unhas com cerdas macias e adequadamente desinfetadas e um recipiente para escovas usadas no banheiro.
- Não permita que o salão de beleza seja usado para cozinhar ou como residência.
- Nunca coloque alimentos na mesma geladeira usada para armazenar produtos do salão.
- Proíba comer, beber e fumar em áreas nas quais serviços são executados ou onde a mistura de produtos ocorre (por exemplo, atrás do balcão). Considere ter um salão livre de fumaça. Mesmo quando você não fuma nas áreas de serviço, o odor pode fluir para essas áreas.
- Esvazie os cestos de lixo regularmente durante o dia. Um cesto de lixo de metal com tampa que fecha sozinha funciona melhor.
- Certifique-se de que todos os cestos estão adequadamente marcados e adequadamente armazenados.
- Nunca coloque utensílios ou objetos na boca ou bolsos.
- Limpe e desinfete adequadamente todos os utensílios multiuso antes de reusá-los.
- Armazene utensílios limpos e desinfetados em um recipiente limpo e coberto. Gavetas limpas podem ser usadas para armazenamento somente se itens limpos forem armazenados nelas. Sempre isole objetos usados dos objetos desinfetados.
- Evite tocar seu rosto, boca ou áreas dos olhos durante os serviços.
- Limpe e desinfete todas as superfícies de trabalho após todos os clientes.
- Tenha toalhas de papel limpas e descartáveis para cada cliente.
- Sempre lave as mãos de forma adequada antes de cada serviço.
- Use lençóis limpos e toalhas descartáveis nos clientes. Mantenha lençóis sujos separados dos limpos. Use tiras de uso único para o pescoço ou toalhas limpas para evitar que a pele entre em contato com as capas para lavagem e corte de cabelos, ou roupão de proteção

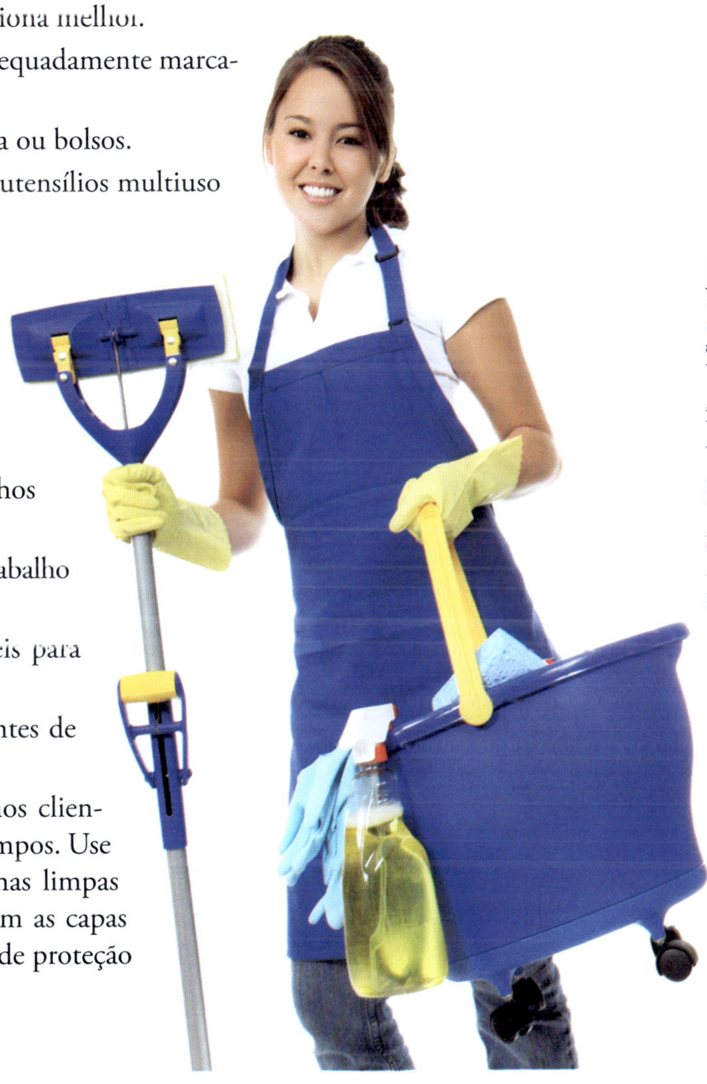

contra produtos químicos. Se uma capa tocou a pele do cliente, não a reutilize até que seja lavada de forma adequada.

- Nunca forneça um serviço de unhas para clientes que não tenham lavado adequadamente as mãos e esfregado cuidadosamente embaixo das unhas com uma escova para unhas desinfetada.
- Use sistemas de exaustão eficazes no salão de beleza. Isso ajudará a garantir qualidade de ar apropriada no salão.

Sua responsabilidade profissional

Você tem muitas responsabilidades como um profissional de salão de beleza, mas nada é mais importante do que a saúde e segurança dos clientes. Nunca pegue atalhos para limpeza e desinfecção. Você não pode se dar ao luxo de pular etapas ou economizar dinheiro no que se refere à segurança.

- É sua responsabilidade profissional e jurídica seguir as leis e regras estaduais e federais.
- Mantenha sua licença atualizada e notifique a agência licenciadora se você mudar de endereço ou alterar o nome.
- Busque atualizar-se quanto a mudanças ou atualizações em regras e regulamentações. ☑ **OA7**

Procedimento

1.1 Desinfecção de utensílios e de objetos não elétricos

Utensílios e objetos não elétricos incluem itens como grampos para cabelo, empurradores de metal, escovas de maquiagem, tesouras e cortador de unhas.

1 É importante usar óculos de segurança e luvas enquanto desinfeta utensílios e objetos não elétricos para proteger os olhos de respingos não intencionais de desinfetante e para evitar possível contaminação dos objetos por meio das mãos, e para proteger as mãos dos produtos químicos poderosos na solução desinfetante.

2 Enxágue todos os objetos com água corrente quente e, em seguida, limpe-os completamente com sabão, uma escova de unhas e água quente. Limpe itens ranhurados, se necessário, e abra os objetos articulados para esfregar a área revelada.

3 Enxágue todos os traços de sabão com água corrente quente. A presença de sabão na maioria dos desinfetantes fará que eles fiquem inativos. Sabão é mais facilmente enxaguado em água quente, não fervente. Água mais quente não é mais eficaz. Seque os objetos completamente com uma toalha limpa ou descartável, ou permita que eles sequem com o ar, deixando-os em uma toalha limpa. Seus objetos agora estão adequadamente limpos e prontos para serem desinfetados.

4 É extremamente importante que seus objetos sejam completamente limpos antes que você os coloque na solução de desinfecção. Se os objetos não estiverem limpos, seu desinfetante pode se tornar contaminado e ineficaz. Faça a imersão de objetos limpos em um recipiente de desinfecção apropriado, contendo um desinfetante registrado pela Anvisa pelo tempo exigido (no mínimo dez minutos ou conforme as instruções do fabricante). Lembre-se de abrir os objetos articulados antes de imergi-los no desinfetante. Se a solução de desinfecção estiver visivelmente suja, ou se a solução tiver sido contaminada, ela tem de ser substituída.

4

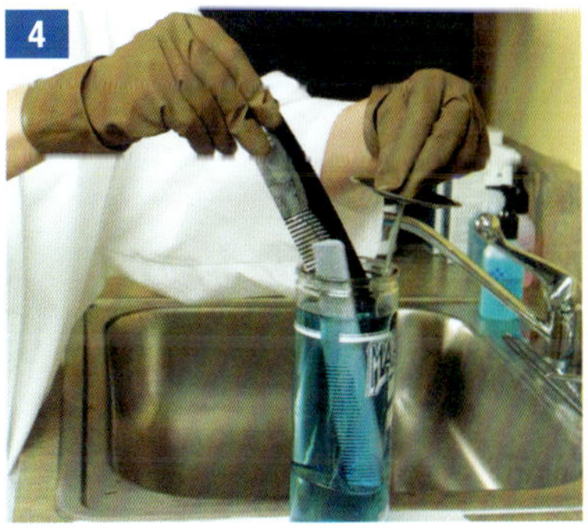

5

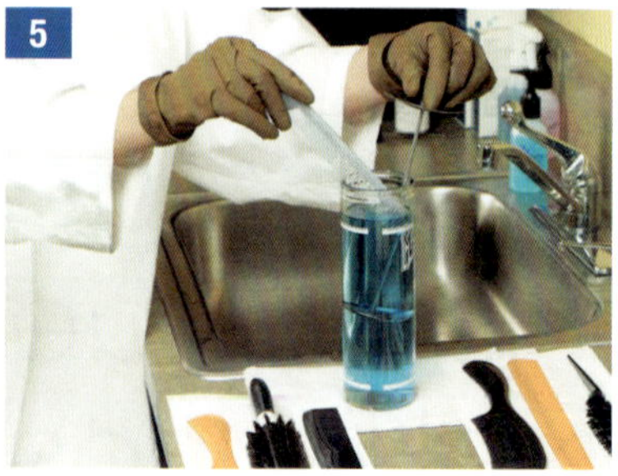

5 Passado o tempo de desinfecção exigido, remova as utensílios e objetos da solução de desinfecção com pinças ou mãos com luva, enxágue bem as utensílios e objetos em água corrente quente e seque-os.

6 Armazene utensílios e objetos desinfetados em um recipiente limpo e coberto enquanto houver necessidade.

7 Retire as luvas e lave completamente as mãos com água corrente quente e sabão líquido. Enxágue e seque as mãos com um pano limpo ou toalha descartável. ☑ **OA8**

Procedimento

1.2 Desinfecção de hidromassagens ou bacias para os pés

Hidromassagens para os pés e bacias com jato de ar

Após todos os clientes:

1. Coloque as luvas. Drene toda a água da bacia.
2. Esfregue todos os resíduos visíveis das paredes internas da bacia com uma escova limpa e desinfetada, e sabão líquido e água limpa e quente. Use escova limpa e desinfetada com um cabo. Escovas têm de ser limpas e desinfetadas após cada uso.
3. Enxágue a bacia com água limpa e quente, e drene.
4. Reabasteça a bacia com água limpa e quente o suficiente para cobrir os jatos e circular a quantidade correta (conforme indicado nas instruções de mistura no rótulo) do desinfetante registrado pela Anvisa especificado pelo fabricante na bacia por dez minutos ou pelo tempo recomendado pelo fabricante.
5. Drene, enxágue com água limpa e quente, e seque a bacia com uma toalha de papel limpa.

No final de cada dia:

1. Coloque luvas. Retire a tela e outras peças removíveis. (Pode ser que você precise de uma chave de fenda.)
2. Limpe a tela e outras peças removíveis, e as áreas atrás delas com uma escova limpa e desinfetada, e sabão líquido e água limpa e quente para remover todos os resíduos visíveis. Substitua a tela adequadamente limpa e outras partes removíveis.
3. Reabasteça a bacia com água limpa e quente e um detergente quelante (purificadores projetados para uso em água dura). Circule o detergente quelante por meio do sistema para dez minutos ou pelo tempo recomendado pelo fabricante. Se houver excessiva formação de espuma, interrompa a circulação e deixe que a bacia absorva pelo restante do tempo, conforme instruções.
4. Drene a solução ensaboada e enxágue a bacia com água limpa e quente.

5. Reabasteça a bacia com água limpa e quente e circule a quantidade correta (conforme indicado nas instruções de mistura no rótulo) do desinfetante registrado pela Anvisa na bacia por dez minutos ou pelo tempo recomendado pelo fabricante.
6. Drene, enxágue com água limpa e quente, e seque a bacia com uma toalha de papel limpa.
7. Deixe que a bacia seque completamente.

No mínimo uma vez por semana:

1. Coloque as luvas. Drene toda a água da bacia.
2. Retire a tela e outras peças removíveis. (Pode ser que você precise de uma chave de fenda.)
3. Limpe a tela e outras peças removíveis, e as áreas atrás delas com uma escova limpa e desinfetada, e sabão líquido e água limpa e quente para remover todos os resíduos visíveis. Substitua a tela adequadamente limpa e outras partes removíveis.
4. Esfregue todos os resíduos visíveis das paredes internas da bacia com uma escova, e sabão líquido e água limpa e quente. Use escova limpa e desinfetada com um cabo. Escovas têm de ser limpas e desinfetadas após cada uso.
5. Reabasteça a bacia com água limpa e quente e circule a quantidade correta (conforme indicado nas instruções de mistura no rótulo) do desinfetante registrado pela Anvisa na bacia por dez minutos ou pelo tempo recomendado pelo fabricante.
6. Não drene a solução desinfetante. Em vez disso, desligue a unidade e deixe a solução desinfetante na unidade de um dia para o outro.
7. De manhã, coloque as luvas, depois drene e enxágue a bacia com água limpa e quente.
8. Reabasteça a bacia com água limpa e quente e dê descarga no sistema.
9. Drene, enxágue com água limpa e quente, e seque a bacia com uma toalha de papel limpa.

Desinfecção de hidromassagens ou bacias para os pés

Para unidades com placas para os pés, impulsores, conjuntos de impulsores e propulsores.

Após todos os clientes:

1. Coloque luvas. Drene toda a água da bacia.
2. Remova o impulsor, a placa para os pés e outras peças removíveis de acordo com as instruções do fabricante.
3. Esfregue corretamente o impulsor, a placa para os pés e outras peças removíveis, e as áreas atrás de cada uma com uma escova limpa e

desinfetada, e sabão líquido e água limpa e quente para remover todos os resíduos visíveis. Reinsira o impulsor, a placa para os pés e outras peças.

4. Reabasteça a bacia com água limpa e quente e circule a quantidade correta (conforme indicado nas instruções de mistura no rótulo) do desinfetante registrado pela Anvisa na bacia por dez minutos ou pelo tempo recomendado pelo fabricante.
5. Drene, enxágue com água limpa e quente, e seque a bacia com uma toalha de papel limpa.

No final de cada dia:

1. Coloque luvas. Reabasteça a bacia com água limpa e quente e detergente quelante, e circule o detergente quelante por meio do sistema por dez minutos ou pelo tempo recomendado pelo fabricante. Se houver excessiva formação de espuma, interrompa a circulação e deixe absorver pelo restante do tempo recomendado pelo fabricante.
2. Drene a solução ensaboada e enxágue a bacia com água limpa e quente.
3. Reabasteça a bacia com água limpa e quente e circule a quantidade correta (conforme indicado nas instruções de mistura no rótulo) do desinfetante registrado pela Anvisa na bacia por dez minutos ou pelo tempo recomendado pelo fabricante.
4. Drene, enxágue com água limpa e quente, e seque a bacia com uma toalha de papel limpa.

No mínimo uma vez por semana:

1. Coloque luvas. Drene toda a água da bacia.
2. Remova o impulsor, a placa para os pés e outras peças removíveis de acordo com as instruções do fabricante.
3. Esfregue corretamente o impulsor, a placa para os pés e outras peças removíveis, e as áreas atrás de cada uma com sabão líquido e água limpa e quente para remover todos os resíduos visíveis. Reinsira o impulsor, a placa para os pés e outras peças.
4. Reabasteça a bacia com água limpa e quente e circule a quantidade correta (conforme indicado nas instruções de mistura no rótulo) do desinfetante registrado pela Anvisa na bacia por dez minutos ou pelo tempo recomendado pelo fabricante.
5. Não drene a solução desinfetante. Em vez disso, desligue a unidade e deixe a solução desinfetante na unidade de um dia para o outro.
6. De manhã, coloque as luvas, depois drene e enxágue a bacia com água limpa e quente.

7 Reabasteça a bacia com água limpa e quente e dê descarga no sistema.

8 Drene, enxágue com água limpa e quente, e seque a bacia com uma toalha de papel limpa.

Desinfecção das bacias ou banheiras para os pés sem hidromassagem

Isso inclui bacias, banheiras, bacias para os pés, pias e vasilhas – todos os equipamentos não elétricos que retêm água para os pés de um cliente durante um serviço de pedicure.

Após todos os clientes:

1 Coloque luvas. Drene toda a água da bacia ou banheira para os pés.

2 Limpe todas as superfícies internas da bacia ou banheira para os pés para remover todos os resíduos visíveis com uma escova limpa e desinfetada, e sabão líquido e água limpa e quente.

3 Enxágue a bacia ou banheira com água limpa e quente, e drene.

4 Reabasteça a bacia com água limpa e quente e a quantidade correta (conforme indicado nas instruções de mistura no rótulo) do desinfetante registrado pela Anvisa. Deixe essa solução desinfetante na bacia por dez minutos ou pelo tempo recomendado pelo fabricante.

5 Drene, enxágue com água limpa e quente, e seque a bacia com uma toalha de papel limpa.

No final de cada dia:

1 Coloque luvas. Drene toda a água da bacia ou banheira para os pés.

2 Limpe todas as superfícies internas da bacia ou banheira para os pés para remover todos os resíduos visíveis com uma escova limpa e desinfetada, e sabão líquido e água limpa e quente.

3 Reabasteça a bacia ou banheira com água limpa e quente e a quantidade correta (conforme indicado nas instruções de mistura no rótulo) do desinfetante registrado pela Anvisa. Deixe essa solução desinfetante na bacia por dez minutos ou pelo tempo recomendado pelo fabricante.

4 Drene, enxágue com água limpa e quente, e seque a bacia com uma toalha de papel limpa.

Procedimento

1.3 Lavagem correta das mãos

A lavagem correta das mãos é um dos procedimentos mais importantes nos trabalhos de controle de infecções e é exigida antes de qualquer serviço.

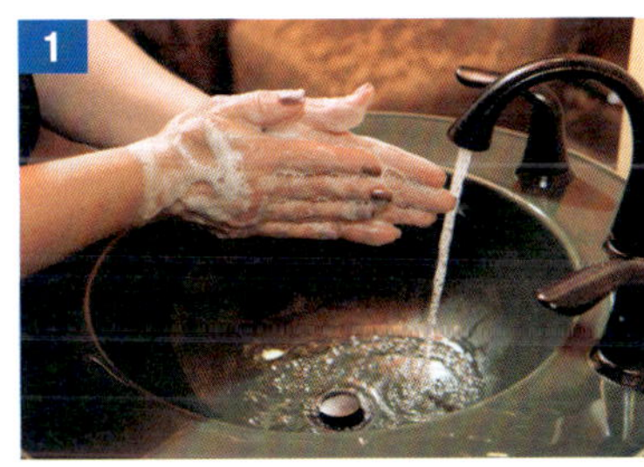

1 Abra a torneira de água quente, lave as mãos e depois borrife sabão de um borrifador na palma da mão. Esfregue as mãos umas nas outras, por toda a extensão e com vigor, até que forme uma espuma. Faça isso por vinte segundos no mínimo.

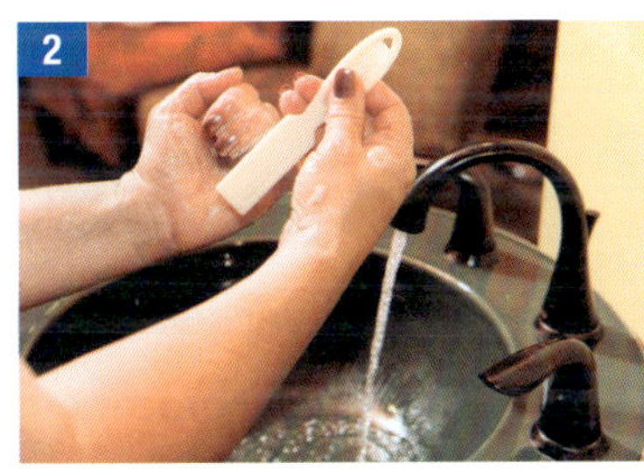

2 Escolha uma escova de unhas limpa e desinfetada. Molhe a escova de unhas, borrife sabão nela e escove as unhas horizontalmente de um lado para o outro embaixo dos cantos vivos. Mude a direção da escova para a vertical e movimente-a para cima e para baixo ao longo das dobras das unhas. O processo para escovação de ambas as mãos deve levar cerca de sessenta segundos para terminar. Enxágue as mãos em água corrente quente.

3 Use um pano limpo ou toalha de papel, de acordo com as políticas do salão de beleza, para secar as mãos.

4 Após secar as mãos, feche a torneira com a toalha e descarte a toalha.

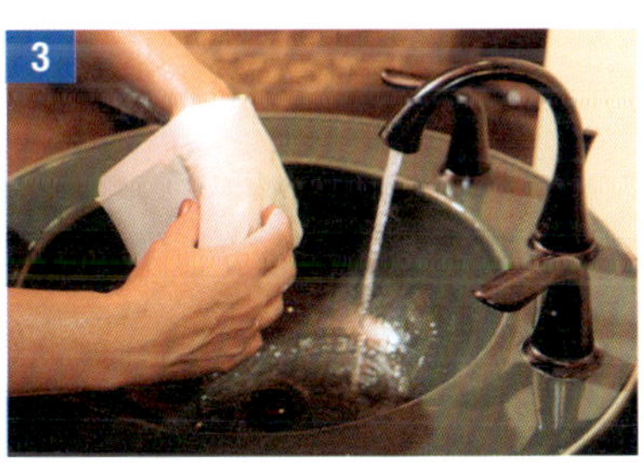

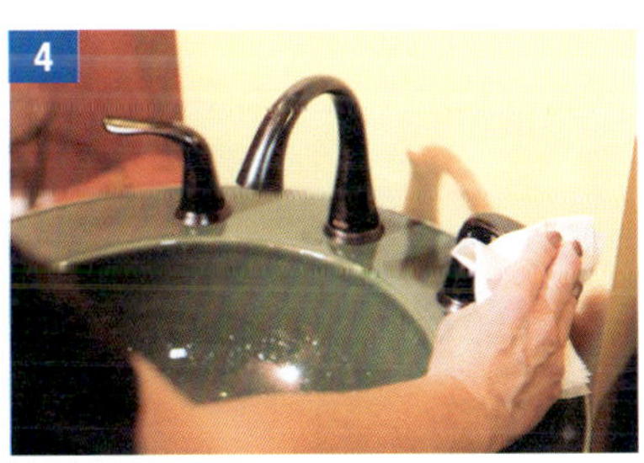

Para sua informação

Escovas de unha sujas devem ser armazenadas juntas em um recipiente fechado até que você esteja pronto para limpá-las e desinfetá-las.

Em seguida, as escovas devem ser adequadamente limpas, enxaguadas, secas e imergidas pelo tempo de desinfecção exigido em um desinfetante que não danifique plásticos. Após terem sido desinfetadas, enxágue as escovas em água limpa e quente, seque-as e coloque-as em um local de armazenamento limpo.

Questões de revisão

1. Qual é a finalidade principal das agências reguladoras?
2. O que é uma FISPQ? Onde você pode consegui-la?
3. Liste os quatro tipos de organismos que os profissionais da área da beleza têm de conhecer e se lembrar.
4. O que são bactérias?
5. Nomeie e descreva as duas classificações principais de bactérias.
6. Quais são algumas das funções benéficas executadas por bactérias não patogênicas?
7. Nomeie e descreva as três formas de bactérias patogênicas.
8. O que é doença contagiosa?
9. HIV é um risco no salão de beleza? Sim ou não? Por quê?
10. Qual é a diferença entre limpar, desinfetar e esterilizar?
11. O que é imersão completa?
12. Liste no mínimo seis precauções a seguir quanto ao uso de desinfetantes.
13. Como você sabe se um item pode ser desinfetado?
14. Itens porosos podem ser desinfetados?
11. Com qual frequência as soluções desinfetantes devem ser trocadas?
16. O que são precauções universais?
17. O que é incidente de exposição?
18. Descreva o procedimento para lidar com um incidente de exposição no salão de beleza.
19. Explique como limpar e desinfetar utensílios e objetos não elétricos, e utensílios e equipamentos elétricos.
20. Liste as etapas para limpeza e desinfecção de hidromassagens para os pés e bacias com jatos de ar após cada cliente.

Glossário do capítulo

Alergia	Reação em decorrência de sensibilidade extrema a certos alimentos, produtos químicos ou outras substâncias normalmente inofensivas.
Antissépticos	Germicidas químicos formulados para uso na pele; são registrados e regulamentados pela Agência Nacional de Vigilância Sanitária (Anvisa)
Assintomático	Que não mostra sintomas ou sinais de infecção.

Glossário do capítulo

Bacilos	Bactérias em forma de bastonete. São as bactérias mais comuns e produzem doenças como tétano (trismo), febre tifoide, tuberculose e difteria.
Bactérias	Micro-organismos unicelulares que possuem características tanto de plantas como de animais. Algumas bactérias são nocivas; algumas são inofensivas.
Bactericida	Capaz de destruir bactérias.
Biocarga	A quantidade de organismos viáveis dentro ou no objeto ou superfície, ou o material orgânico na superfície de um objeto antes da descontaminação ou esterilização.
Bolor	Um tipo de fungo que afeta plantas ou se desenvolve em objetos inanimados, mas não causa infecções humanas no salão de beleza.
Cocos	Bactérias arredondadas que aparecem isoladamente (sozinhas) ou em grupos. Os três tipos de cocos são estafilococos, estreptococos e diplococos.
Compostos quaternários de amônio (quats)	Também conhecidos como quats; desinfetantes que são muito eficazes quando usados de forma adequada no salão de beleza.
Contaminação	A presença, ou a presença razoavelmente antecipada, de sangue ou outros materiais potencialmente infecciosos na superfície de um item, ou detritos ou resíduos visíveis como poeira, cabelos e pele.
Controle de infecções	São os métodos usados para eliminar ou reduzir a transmissão de organismos infecciosos.
Descontaminação	A remoção de sangue ou outros materiais potencialmente infecciosos na superfície de um item e a remoção de detritos ou resíduos visíveis como poeira, cabelos e pele.
Desinfecção	O processo químico que usa produtos específicos para destruir organismos nocivos (exceto esporos bacterianos) nas superfícies do ambiente.
Desinfetantes	Produtos químicos que destroem todas as bactérias, fungos e vírus (mas não esporos) nas superfícies.
Desinfetantes fenólicos	Desinfetantes tuberculicidas poderosos. São um tipo de formaldeído, têm um pH muito alto e podem ferir a pele e os olhos.
Desinfetantes hospitalares	Desinfetantes que são eficazes para limpeza de sangue e fluidos corporais.
Desinfetantes tuberculicidas	Desinfetantes que matam as bactérias que causam tuberculose.

Glossário do capítulo

Diagnóstico	Determinação da natureza de uma doença a partir de seus sintomas e/ou testes diagnósticos. As regulamentações federais proíbem que profissionais de salões de beleza façam um diagnóstico.
Diplococos	Bactérias esféricas que crescem em pares e causam doenças como pneumonia.
Doença	Uma condição anormal de todas ou parte do corpo, ou seus sistemas e órgãos, que incapacita o corpo de executar função normal.
Doença contagiosa (doença transmissível)	Também conhecida como doença transmissível; doença que é transmitida de pessoa para pessoa. Algumas das doenças contagiosas mais comuns que fazem que um profissional de salão de beleza não atenda um cliente são resfriados comuns, micoses, conjuntivite (olhos vermelhos), infecções virais e infecções naturais das unhas, dedos dos pés e pés.
Doença infecciosa	Doença causada por micro-organismos patogênicos (nocivos) que penetram no corpo. Uma doença infecciosa pode ou não pode ser transmitida de uma pessoa para outra.
Doença ocupacional	Enfermidade resultante de condições associadas com emprego, tais como superexposição prolongada e repetida a certos produtos e ingredientes.
Doença parasitária	Doença causada por parasitas, tais como piolhos e ácaros.
Doença patogênica	Doença produzida por organismos, incluindo bactérias, vírus, fungos e parasitas.
Doença sistêmica	Doença que afeta o corpo como um todo, frequentemente em decorrência de funcionamento abaixo do esperado ou muito acima do esperado das glândulas ou órgãos internos. Essa doença é transportada pela corrente sanguínea ou sistema linfático.
Eficácia	A capacidade de produzir um efeito.
Espiras	Bactérias espirais ou em forma de saca-rolhas que causam doenças como sífilis e doença de Lyme.
Estafilococos	Bactérias formadoras de pus que crescem em ramos como cachos de uvas. Causam abcessos, pústulas e furúnculos.
Esterilização	O processo que destrói completamente toda vida microbiana, incluindo esporos.
Estreptococos	Bactérias formadoras de pus organizadas em linhas curvas lembrando um colar de contas. Causam infecções como a estreptocócica e envenenamento do sangue.

Glossário do capítulo

Ficha de Informações de Segurança de Produtos Químicos (FISPQ)	Informações compiladas pelo fabricante sobre a segurança do produto, incluindo os nomes de ingredientes perigosos, procedimentos seguros de manuseio e uso, precauções para reduzir o risco de ferimento ou exposição excessiva acidental e alertas de inflamabilidade.
Fissão binária	A divisão de células de bactérias em duas novas células chamadas de células-filhas.
Flagelos	Extensões finas e parecidas com cabelos usadas pelos bacilos e espiras para locomoção (para movimentação). Também podem ser chamados de cílios.
Fungicida	Capaz de destruir fungos.
Fungos	Parasitas microscópicos de plantas, que incluem mofos, bolores e leveduras; podem gerar doenças contagiosas como micose.
Hepatite	Um vírus transmissível pelo sangue que causa doença e pode prejudicar o fígado.
Higienização (saneamento)	Também conhecida como saneamento: um processo químico para redução da quantidade de germes causadores de doenças nas superfícies limpas até um nível seguro.
Hipoclorito de sódio	Alvejante doméstico comum; um desinfetante eficaz para o salão de beleza.
Imunidade	A capacidade do corpo para destruir e resistir à infecção. Imunidade contra doença pode ser natural ou adquirida, e é sinal de boa saúde.
Imunidade adquirida	Imunidade que o corpo desenvolve após superar uma doença, por meio de inoculação (como vacinações contra gripe), ou por meio de exposição aos alérgenos naturais, tais como pólen, pelos de gatos e ervas daninhas do campo.
Imunidade natural	Imunidade que é parcialmente herdada e parcialmente desenvolvida por meio de vida saudável.
Incidente de exposição	Contato com pele não intacta (doente), sangue, fluido corporal ou outros materiais potencialmente infecciosos que é resultante do desempenho dos deveres de um funcionário.
Infecção	A invasão dos tecidos do corpo por patógenos causadores de doenças.
Infecção local	Uma infecção, como uma espinha ou abcesso, que é confinada a uma parte específica do corpo e aparece como uma lesão contendo pus.
Infeccioso	Causado ou capaz de ser transmitido por infecção.
Inflamação	Uma condição em que o corpo reage a ferimento, irritação ou infecção; caracterizada por vermelhidão, calor, dor e inchaço.

Glossário do capítulo

Limpar (limpeza)	Um processo mecânico (esfregando) usando sabão e água, ou detergente e água, para remover toda a sujeira visível, detritos e germes causadores de muitas doenças. A limpeza também remove detritos invisíveis que interferem na desinfecção. Limpeza é o que cosmetologistas devem fazer antes da desinfecção.
Micro-organismo	Qualquer organismo de dimensão microscópica ou submicroscópica.
Motilidade	Movimento autônomo.
Multiuso (reutilizável)	Também conhecido como reutilizável; itens que podem ser limpos, desinfetados e usados em mais de uma pessoa, mesmo se o item for acidentalmente exposto a sangue ou outro fluido corporal.
Mycobacterium fortuitum	Um germe microscópico que normalmente existe na água de torneira em pequenas quantidades.
Não patogênicos	Micro-organismos inofensivos que podem desenvolver funções úteis e são seguros para se entrar em contato, pois não causam doença ou ferida.
Não poroso	Um item que é feito ou construído de um material que não tem poros ou aberturas, e não pode absorver líquidos.
Parasitas	Organismos que crescem, alimentam-se e abrigam-se no corpo ou dentro do corpo de um outro organismo (chamado de hospedeiro), apesar de não contribuírem para a sobrevivência desse organismo. Parasitas têm de ter um hospedeiro para sobreviver.
Patogênico	Micro-organismos nocivos que podem causar doenças ou infecções em seres humanos quando invadem o corpo.
Patógenos transmitidos pelo sangue	Micro-organismos causadores de doenças transportados no corpo pelo sangue ou fluidos sanguíneos, como hepatite e HIV.
Pé de atleta	Um fungo de micose do pé.
Poroso	Feito ou construído de um material que tem poros ou aberturas. Itens porosos são absorventes.
Precauções universais	Um conjunto de diretrizes publicadas pelo DSST que exigem que o empregador e o funcionário assumam que todo sangue humano e fluidos corporais são infecciosos para patógenos transmitidos pelo sangue.
Pus	Um fluido criado por infecção.
Sabões com ação quelante	Também conhecidos como detergentes quelantes; detergentes que quebram membranas resistentes e removem o resíduo de produtos de pedicure, como abrasivos, sais e crostas.
Sarna	Uma doença contagiosa de pele que é causada pelo ácaro da coceira, que se entoca embaixo da pele.

Glossário do capítulo

Síndrome da imunodeficiência adquirida (Aids)	Uma doença que destrói o sistema imunológico do corpo. A Aids é causada pelo vírus da imunodeficiência adquirida (HIV).
***Staphylococcus aureus* resistentes à meticilina (MRSA)**	Abreviado como MRSA; um tipo de bactéria infecciosa que é altamente resistente a tratamentos convencionais, como antibióticos.
Tínea da barba (prurido do banheiro)	Também conhecida como prurido do barbeiro; uma infecção fúngica superficial que comumente afeta a pele. É essencialmente limitada às áreas barbeadas da face e pescoço ou em torno do couro cabeludo.
Tínea do couro cabeludo	Uma infecção fúngica do couro cabeludo caracterizada por pápulas vermelhas, ou manchas, na abertura dos folículos pilosos.
Toxinas	Várias substâncias venenosas produzidas por alguns micro-organismos (bactérias e vírus).
Transmissão direta	Transmissão de sangue e fluidos corporais por meio do toque (incluindo aperto de mãos), beijo, tosse, espirro e conversa.
Transmissão indireta	Transmissão de fluidos sanguíneos e corporais por meio do contato com um objeto contaminado intermediário, como uma navalha, extrator, alicate ou uma superfície ambiental.
Tuberculose	Uma doença causada por bactérias que são transmitidas por meio da tosse ou espirro.
Uso único (descartável)	Também conhecido como descartável; itens que não podem ser usados mais de uma vez. Esses itens não podem ser limpos adequadamente de forma que todos os resíduos visíveis sejam removidos – tais como pedras-pomes usadas para serviços de pedicure –, ou são danificados ou contaminados pela limpeza e desinfecção.
Virucida	Capaz de destruir vírus.
Vírus	Uma partícula submicroscópica parasitaria que infecta e reside em células de organismos biológicos. Um vírus é capaz de se multiplicar somente por meio do controle da função reprodutiva da célula hospedeira.
Vírus da imunodeficiência adquirida (HIV)	Abreviado como HIV; vírus que causam a síndrome da imunodeficiência adquirida (Aids).
Vírus do papiloma humano (HPV)	Abreviado como HPV e também conhecido como verrugas plantares; um vírus que pode infectar a parte de baixo do pé e se parece com pequenos pontos pretos, normalmente em grupos aglomerados.

Capítulo

2 Anatomia e fisiologia geral

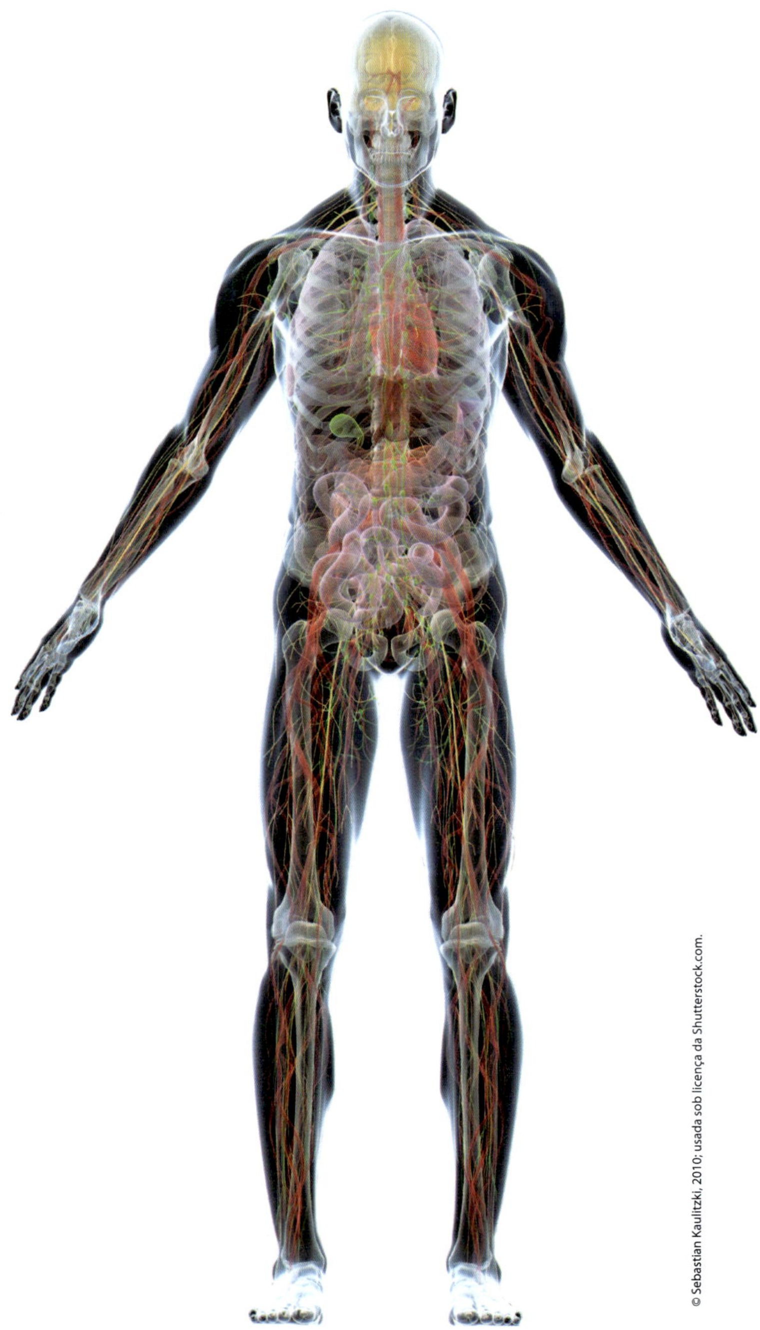

© Sebastian Kaulitzki, 2010; usada sob licença da Shutterstock.com.

Enfoques do capítulo

- Por que estudar anatomia e fisiologia?
- Anatomia, fisiologia e você
- Células
- Tecidos
- Órgãos e sistemas do corpo
- O sistema esquelético
- O sistema muscular
- O sistema nervoso
- O sistema circulatório
- O sistema linfático/imunológico
- O sistema endócrino
- O sistema digestório
- O sistema excretor
- O sistema respiratório
- O sistema tegumentar
- O sistema reprodutor

Objetivos de aprendizagem

Ao concluir este capítulo, você será capaz de:

- ☑ **OA1** Definir e explicar a importância da anatomia, da fisiologia e da histologia para os profissionais da área da estética e da beleza.
- ☑ **OA2** Descrever as células, sua estrutura e reprodução.
- ☑ **OA3** Definir tecido e identificar os tipos de tecidos encontrados no corpo.
- ☑ **OA4** Nomear os 9 órgãos principais e os 11 sistemas principais do corpo e explicar suas funções básicas.

Palavras-chave

Os números de páginas indicam onde cada termo pode ser encontrado no capítulo:

abdome, 63
abdutor do dedo mínimo, 68
abdutor do hálux, 68
abdutores, 67
adutores, 67
anabolismo, 56
anatomia, 54
aorta, 75
aponeurose epicraniana, 63
artéria angular, 77
artéria auricular anterior, 77
artéria auricular posterior, 78
artéria carótida externa, 76
artéria carótida interna, 76
artéria dorsal do pé, 78
artéria facial (artéria maxilar externa), 76
artéria facial transversa, 77
artéria frontal, 77
artéria infraorbital, 76
artéria labial inferior, 77
artéria labial superior, 77
artéria occipital, 77
artéria parietal, 77
artéria poplítea, 78
artéria radial, 78
artéria submentoniana, 76
artéria supraorbital, 76
artéria temporal média, 77
artéria temporal superficial, 77
artéria tibial anterior, 78
artéria tibial posterior, 78
artéria ulnar, 78
artérias, 75
artérias carótidas comuns, 76
arteríolas, 75
articulação, 59
átrio, 73
auricular anterior, 64
auricular posterior, 64
auricular superior, 63
axônio, 69
bíceps, 66
caixa craniana, 59
capilares, 75
capilares linfáticos, 79
carpo (punho), 61
catabolismo, 56
células, 55
centríolos, 56
cérebro, 69
circulação pulmonar, 73
circulação sistêmica (circulação geral), 73
citoplasma, 55
clavícula, 60
coração, 73
costelas, 60
crânio, 59
décimo primeiro nervo craniano (nervo acessório), 71
deltoide, 66
dendritos, 69

diafragma, 82
enzimas digestórias, 80
epicrânio (occipitofrontal), 63
escápula (omoplata), 60
esqueleto da face (maciço frontal), 59
esterno, 60
esternocleidomastoideo, 64
estômago, 57
expiração, 82
extensor longo do hálux, 67
extensor longo dos dedos, 67
extensores, 67
falanges (dígitos), 61
fêmur, 61
fíbula, 61
fibular curto, 67
fibular longo, 67
fígado, 57
fisiologia, 55
flexor, 67
flexor curto dos dedos, 68
flexor do dedo mínimo, 68
fluido intersticial, 79
gastrocnêmio, 67
glândulas, 79
glândula pineal, 80
glândula pituitária, 80
glândula tireoide, 80
glândulas adrenais (suprarrenais), 80
glândulas endócrinas (glândulas sem ductos), 79
glândulas exócrinas (glândulas com ductos), 80
glândulas paratireoides, 80
glóbulos brancos (leucócitos), 75
glóbulos vermelhos, 75
hemoglobina, 75
histologia (anatomia microscópica), 55
hormônios, 80
inserção, 63
inspiração, 82
intestinos, 57
latíssimo do dorso, 66
linfa, 79
linfonodos, 79
fluído intersticial, 79
mandíbula, 60
masseter, 64
maxilas, 60
medula espinal, 69
membrana celular, 55
metabolismo, 56
metacarpo, 61
metatarso, 61
miologia, 62
mitose, 55
músculo abaixador do lábio inferior (músculo quadrado do lábio inferior), 65
músculo bucinador, 65
músculo cardíaco, 62
músculo corrugador, 64
músculo frontal, 63
músculo levantador do ângulo da boca (músculo canino), 65
músculo levantador do lábio superior (músculo quadrado do lábio superior), 65
músculo mentual, 65
músculo occipital, 63
músculo orbicular da boca, 65
músculo orbicular do olho, 64
músculo platisma, 64
músculo prócero, 65
músculo risório, 65
músculo temporal, 64
músculo tibial anterior, 67
músculo triangular, 65
músculo zigomático maior, 65
músculo zigomático menor, 65
músculos estriados (músculos esqueléticos) , 62
músculos não estriados (músculos lisos), 62
nervo auricular magno, 71
nervo auricular posterior, 71
nervo auriculotemporal, 70
nervo bucal, 71
nervo ciático, 72
nervo cutâneo cervical, 71
nervo digital, 71
nervo dorsal (nervo cutâneo dorsal), 72
nervo fibular comum, 72
nervo fibular profundo (nervo tibial anterior), 72
nervo fibular superficial (nervo musculocutâneo), 72
nervo infraorbital, 70
nervo infratroclear, 70
nervo mandibular, 70
nervo mandibular marginal, 71
nervo maxilar, 70
nervo mediano, 71
nervo mentoniano, 70
nervo nasal, 70
nervo occipital maior, 71
nervo occipital menor, 71

nervo oftálmico, 70
nervo radial, 71
nervo safeno, 72
nervo supraorbital, 70
nervo supratroclear, 70
nervo sural, 72
nervo temporal, 71
nervo tibial, 72
nervo ulnar, 72
nervo zigomático, 70
nervos, 69
nervos cervicais, 71
nervos motores (nervos eferentes), 70
nervos sensoriais (nervos aferentes), 69
neurologia, 68
neurônio (célula nervosa), 69
núcleo, 55
olhos, 57
órgãos, 57
origem, 63
osso esfenoide, 59
osso etmoide, 59
osso frontal, 59
osso hioide, 60
osso occipital, 59
ossos lacrimais, 60
ossos nasais, 60
ossos parietais, 59
ossos temporais, 59
ossos zigomáticos (ossos malares, maçãs do rosto), 60
osteologia, 57
ovários, 80
pâncreas, 80
patela (osso acessório, rótula), 61
peitoral maior, 66
peitoral menor, 66
pele, 57
pericárdio, 73
plaquetas, 76
plasma, 76
pronador, 67
protoplasma, 55
pulmões, 82
quinto nervo craniano (nervo trifacial, nervo trigêmeo), 70
rádio, 61
reflexo, 70
respiração, 82
rins, 57
sangue, 75
serrátil anterior, 66
sétimo nervo craniano (nervo facial), 71
sistema circulatório (sistema cardiovascular, sistema vascular), 72
sistema digestório (sistema gastrointestinal), 80
sistema endócrino, 79
sistema esquelético, 57
sistema excretor, 81
sistema linfático/imunológico, 79
sistema muscular, 62
sistema nervoso, 68
sistema nervoso autônomo (SNA), 68
sistema nervoso central (SNC), 68
sistema nervoso periférico (SNP), 68
sistema reprodutor, 83
sistema respiratório, 81
sistema tegumentar, 82
sistemas do corpo (sistemas), 57
sóleo, 67
supinador, 67
tálus , 61
tarso, 61
tecido, 56
tecido adiposo, 56
tecido conjuntivo, 56
tecido epitelial, 56
tecido muscular, 56
tecido nervoso, 57
terminal do axônio, 69
testículos, 80
tíbia, 61
tibial anterior, 67
tórax (peito, tronco pulmonar), 60
trapézio, 66
tríceps, 66
ulna, 61
úmero, 61
válvula mitral (válvula bicúspide), 73
válvula tricúspide, 73
válvulas, 73
vasos sanguíneos, 74
veia jugular externa, 78
veia jugular interna, 78
veias, 75
ventrículo, 73
vênulas, 75
vértebras cervicais, 60

Profissionais da área de estética e da beleza têm licença para tocar e realizar tratamentos em clientes de maneiras que não são permitidas em muitas outras profissões. Essa é uma responsabilidade muito importante e, como cosmetólogo, você deve considerar uma honra ser capaz de ajudar os outros a alcançar um maior senso de bem-estar. Como você pode fazer isso? Você pode começar por ter uma sólida compreensão da anatomia e da fisiologia do corpo humano.

POR QUE ESTUDAR ANATOMIA E FISIOLOGIA?

Profissionais da área de estética e da beleza devem estudar e ter um entendimento perfeito de anatomia e fisiologia, pois:

- Entender de que maneira o corpo humano funciona como um todo integrado é um componente essencial para compreender como o cabelo, a pele e as unhas de um cliente podem reagir a vários tratamentos e serviços.
- Você precisará ser capaz de reconhecer a diferença entre o que é considerado normal e o que é considerado anormal para o corpo, a fim de determinar se os tratamentos e serviços específicos são adequados.
- Compreender a estrutura muscular e óssea do corpo humano ajudará você a usar a aplicação adequada de serviços e produtos para tratamentos faciais e do couro cabeludo.

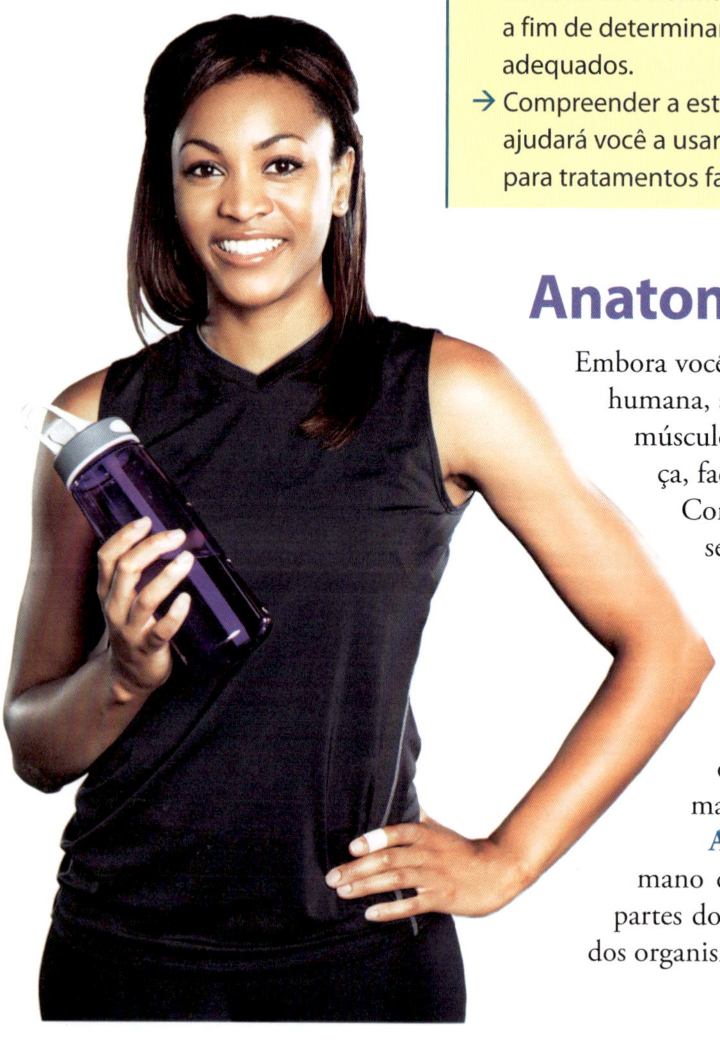

Anatomia, fisiologia e você

Embora você deva ter um conhecimento global da anatomia humana, a cosmetologia é essencialmente limitada a pele, músculos, nervos, sistema circulatório e ossos da cabeça, face, pescoço, ombros, braços, mãos, pernas e pés. Compreender a anatomia dessas áreas ajudará a desenvolver técnicas que podem ser usadas durante a massagem do couro cabeludo, tratamentos faciais, manicure, pedicure e como parte de um ritual no lavatório. Além disso, conhecer os ossos do crânio e da estrutura facial é importante para criar penteados graciosos que ornam a cabeça e para aplicar cosméticos de forma correta e específica.

Anatomia é o estudo das estruturas do corpo humano que podem ser vistas a olho nu e de como as partes do corpo são organizadas; é a ciência da estrutura dos organismos ou de suas partes.

Fisiologia é o estudo das funções e atividades desempenhadas pelas estruturas do corpo. A terminação -ologia significa *estudo de*.

Histologia, também conhecida como **anatomia microscópica**, é o estudo das estruturas minúsculas encontradas em tecidos vivos. ☑ OA1

Células

As **células** são as unidades de todos os seres vivos, de bactérias a plantas e animais, incluindo os seres humanos. Sem células, não existe vida. Como uma unidade funcional básica, a célula é responsável pela execução de todos os processos da vida. Existem trilhões de células no corpo humano e elas variam muito em tamanho, forma e finalidade.

▼ Figura 2.1 **Estrutura básica da célula.**

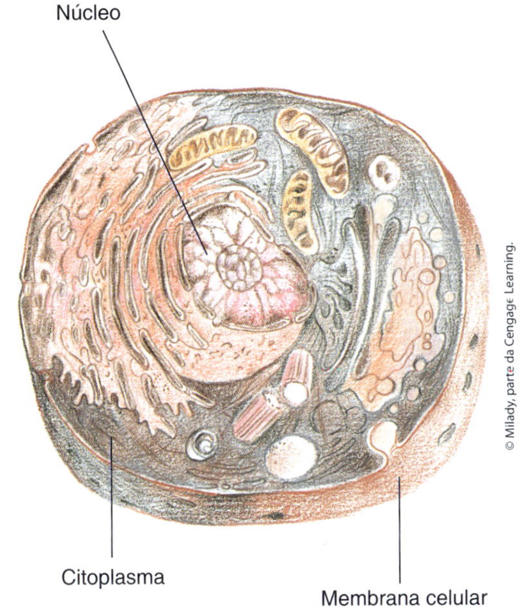

Estrutura básica da célula

As células de todos os seres vivos são compostas por uma substância chamada **protoplasma**, a qual é incolor e gelatinosa, encontrada no interior das células, onde elementos nutritivos, tais como proteínas, lipídeos, carboidratos, sais minerais e água estão presentes. Você pode visualizar o protoplasma de uma célula como similar à clara de ovo. Além do protoplasma, a maioria das células também inclui um núcleo, o citoplasma e a membrana celular (**Figura 2.1**).

Núcleo é o protoplasma ativo, denso, encontrado no centro da célula; ele desempenha um papel importante na reprodução e no metabolismo celular. Você pode visualizar o núcleo como a gema no meio de um ovo cru.

Citoplasma é todo o protoplasma de uma célula, exceto a parte do protoplasma do núcleo, que envolve o núcleo; ele é o líquido aquoso de que as células necessitam para crescimento, reprodução e autorreparação.

Membrana celular é a parte da célula que envolve o protoplasma e permite que substâncias solúveis entrem e saiam da célula de maneira seletiva.

Reprodução e divisão celular

As células têm a capacidade de se reproduzir, produzindo, assim, células jovens para o crescimento e substituição de outras velhas. **Mitose** é o processo usual de reprodução celular dos tecidos humanos que ocorre quando a célula se divide em duas células idênticas chamadas

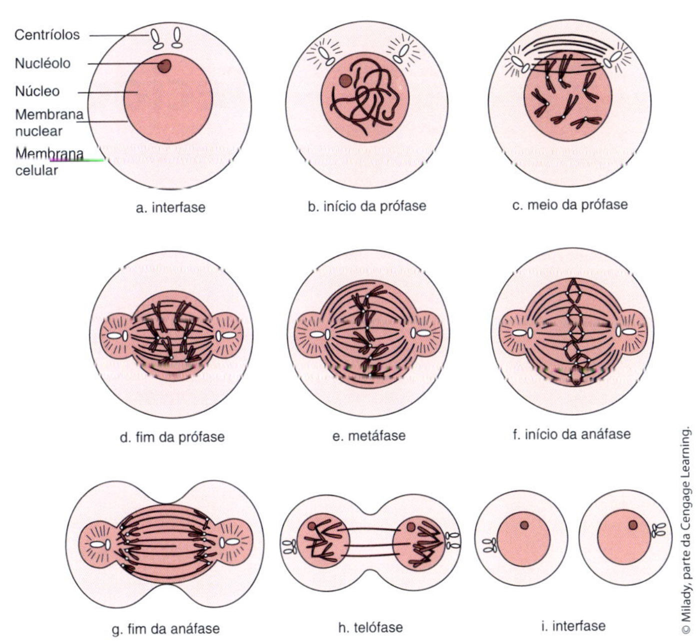

▲ Figura 2.2 **Fases da mitose.**

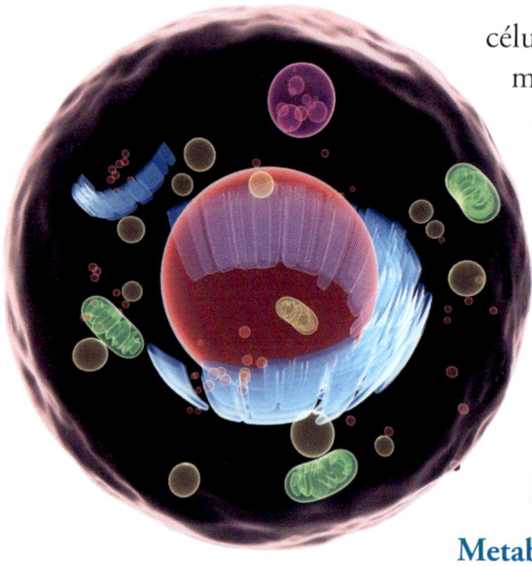

células-filhas. Duas pequenas estruturas próximas ao núcleo chamadas **centríolos** se movem para cada lado durante o processo de mitose para ajudar na divisão da célula. Desde que as condições sejam favoráveis, a célula crescerá e se reproduzirá. Entre as condições favoráveis estão um suprimento adequado de micronutriente, oxigênio e água, temperaturas adequadas e capacidade de eliminar resíduos. Se as condições se tornarem desfavoráveis, a célula ficará lesionada ou poderá morrer. As condições desfavoráveis incluem toxinas, doenças e lesões (**Figura 2.2**). ☑ **OA2**

Metabolismo celular

Metabolismo é um processo químico que ocorre em organismos vivos através dos quais as células se nutrem e executam suas atividades. O metabolismo tem duas fases:

- **Anabolismo** é o metabolismo construtivo, o processo de síntese (produção) de macromoléculas (maiores) a partir de outras micromoléculas (menores). Durante esse processo, o corpo armazena água, nutrientes e oxigênio para os momentos em que essas substâncias serão necessárias para o crescimento, reprodução ou reparo celular. Esse processo requer energia para ser sintetizado.
- **Catabolismo** é a fase do metabolismo que envolve a decomposição de macromoléculas em outras menores dentro das células. Esse processo libera energia que foi armazenada.

O anabolismo e o catabolismo acontecem simultaneamente e de forma contínua dentro das células como parte de seus processos funcionais (normais).

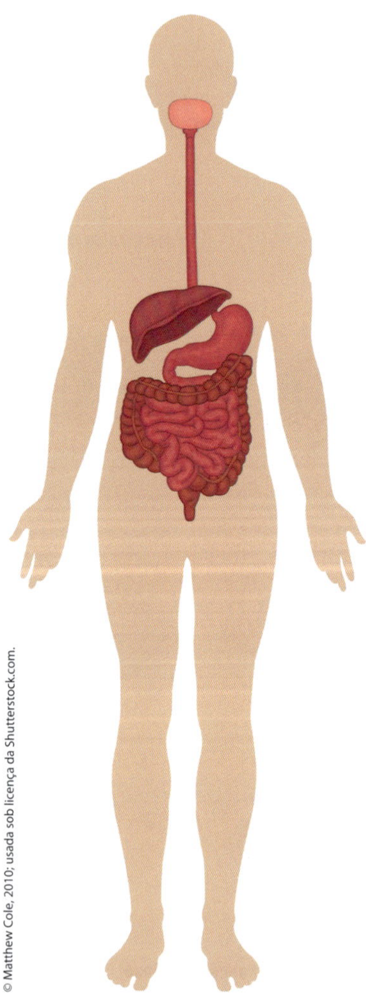

Tecidos

Tecido é um conjunto de células semelhantes que desempenham uma determinada função. Cada tipo de tecido tem uma função específica e pode ser reconhecido pela sua aparência característica. Os tecidos do corpo são compostos por grandes quantidades de água, juntamente com várias outras substâncias. Existem quatro tipos de tecido no corpo:

- O **tecido conjuntivo** é um tecido fibroso que une, protege e sustenta as várias partes do corpo. Exemplos de tecidos conjuntivos são ossos, cartilagens, ligamentos, tendões, sangue, linfa e **tecido adiposo**, termo técnico para gordura. O tecido adiposo dá suavidade e contorno ao corpo.
- O **tecido epitelial** é uma película protetora das superfícies do corpo, como pele, mucosas, o tecido interior da boca, o revestimento do coração, dos órgãos digestórios e respiratórios e as glândulas.
- O **tecido muscular** contrai e move várias partes do corpo.

Tabela 2.1 – Nove principais órgãos do corpo e suas funções

NOVE PRINCIPAIS ÓRGÃOS DO CORPO E SUAS FUNÇÕES	
Órgão	Função
CÉREBRO	Controla o corpo.
OLHOS	Controlam a visão.
CORAÇÃO	Circula o sangue.
RINS	Excretam água e resíduos.
PULMÕES	Fornecem oxigênio ao sangue.
FÍGADO	Remove os resíduos produzidos pela digestão.
PELE	Reveste o corpo e é o revestimento externo protetor.
ESTÔMAGO	Digere nutrientes junto com os intestinos.
INTESTINOS	Digerem nutrientes junto com o estômago.

- O **tecido nervoso** transporta as mensagens para e a partir do cérebro e controla e coordena as funções corporais. O tecido nervoso é composto por células especiais, conhecidas como neurônios, que compõem os nervos, o cérebro e a medula espinal. ☑ **OA3**

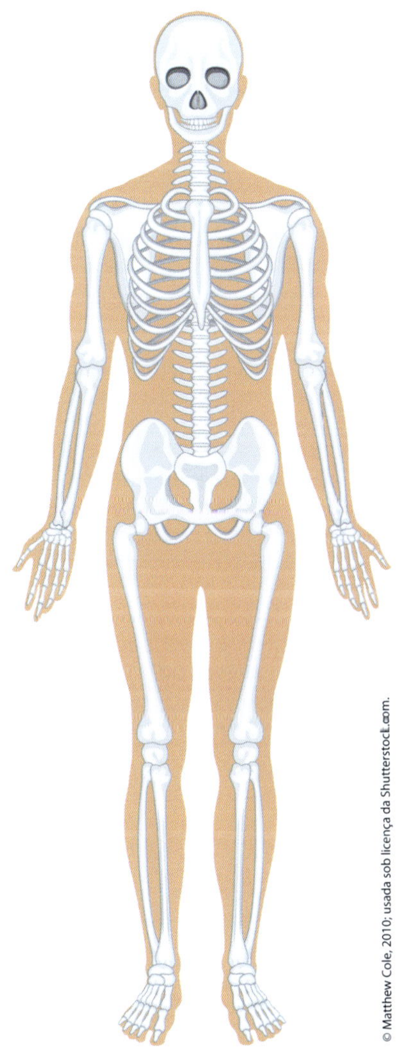

Órgãos e sistemas do corpo

Órgãos são estruturas compostas por tecidos especializados projetados para desempenhar funções específicas em plantas e animais. **Sistemas do corpo**, também conhecidos como **sistemas**, são grupos de órgãos do corpo que agem em conjunto para executar uma ou mais funções. A **Tabela 2.1**, Nove principais órgãos do corpo e suas funções, e a **Tabela 2.2**, Onze principais sistemas do corpo e suas funções, listam alguns dos órgãos e sistemas mais importantes do corpo e suas funções. ☑ **OA4**

O sistema esquelético

O **sistema esquelético** constitui a base estrutural corpórea e é composto por 206 ossos que variam de tamanho e forma e são conectados por articulações móveis e imóveis. **Osteologia** é a ciência que estuda a anatomia, estrutura e função dos ossos. *Osteo* significa *osso*. É utilizado como um prefixo em muitos termos médicos, como a osteoartrite, uma doença comum.

Exceto pelo tecido que forma a maior parte dos dentes, o osso é o tecido mais duro do corpo. Ele é composto por tecido conjuntivo cons-

Tabela 2.2 – Onze principais sistemas do corpo e suas funções

ONZE PRINCIPAIS SISTEMAS DO CORPO E SUAS FUNÇÕES	
Sistema	Função
CIRCULATÓRIO	Controla constantemente a circulação sanguínea através do corpo por meio do coração e dos vasos.
DIGESTÓRIO	Decompõe os alimentos em nutrientes e resíduos; consiste em boca, estômago, intestinos, glândulas salivares e gástricas e outros órgãos.
ENDÓCRINO	Afeta o crescimento, o desenvolvimento, as funções sexuais e a saúde do corpo inteiro; consiste em glândulas especializadas.
EXCRETOR	Purifica o corpo, eliminando a matéria residual; consiste em rins, fígado, pele, intestino grosso e pulmões.
TEGUMENTAR	Serve como uma película protetora e ajuda a regular a temperatura corporal; consiste em pele e seus órgãos anexos, tais como glândulas sebáceas e sudoríparas, receptores sensoriais, pelos e unhas.
LINFÁTICO/ IMUNOLÓGICO	Protege o organismo contra doenças, desenvolvendo imunidade e destruindo toxinas e bactérias.
MUSCULAR	Cobre, dá forma e mantém o sistema esquelético de maneira funcional; o sistema muscular contrai e move várias partes do corpo.
NERVOSO	Controla e coordena todos os outros sistemas do corpo e faz que eles funcionem de forma harmoniosa e eficiente; composto pelo cérebro, pela medula espinal e pelos nervos.
REPRODUTOR	Produz filhos e passa o código genético de uma geração para outra.
RESPIRATÓRIO	Permite a respiração, suprindo o corpo com oxigênio e eliminando dióxido de carbono como um produto residual; consiste em pulmões e vias aéreas.
ESQUELÉTICO	Constitui a base estrutural corpórea; composto por 206 ossos que variam de tamanho e forma e são conectados por articulações móveis e imóveis.

tituído por um terço de matéria orgânica, como células e sangue, e dois terços de minerais, principalmente cálcio e fosfato de cálcio.

As principais funções do sistema esquelético são:

- Dar forma e sustentação ao corpo;
- Proteger várias estruturas e órgãos internos;
- Servir como anexos para os músculos e agir como alavancas para produzir o movimento do corpo;
- Ajudar a produzir glóbulos brancos e vermelhos (uma das funções da medula óssea);

- Armazenar a maior parte do suprimento de cálcio do corpo, além de fósforo, magnésio e sódio.

Uma **articulação** é a conexão entre dois ou mais ossos do esqueleto. Existem dois tipos de articulações: móveis, tais como cotovelos, joelhos e quadris, e imóveis, tais como as articulações encontradas na pelve e no crânio, que permitem pouco ou nenhum movimento.

Ossos do crânio

O **crânio** é o esqueleto da cabeça e divide-se em duas partes:

- **Caixa craniana**. Uma caixa óssea, oval, que protege o cérebro.
- **Maciço frontal**. A **estrutura da face** é composta por 14 ossos (**Figura 2.3**).

Ossos da caixa craniana

Os ossos da caixa craniana são:

- **Osso occipital**. Osso posterior do crânio, abaixo dos ossos parietais; forma a parte traseira do crânio, acima da nuca.
- **Ossos parietais**. Ossos que formam as laterais e a parte superior do crânio. Há dois ossos parietais.
- **Osso frontal**. Osso que forma a testa.
- **Ossos temporais**. Ossos que formam as laterais da cabeça na região da orelha. Há dois ossos temporais.
- **Osso etmoide**. Osso curto, esponjoso e leve entre as órbitas; faz parte das cavidades nasais.
- **Osso esfenoide**. Osso que une todos os ossos do crânio.

Você sabia?

Nós, seres humanos, nascemos com mais de 300 ossos no corpo. Depois, à medida que crescemos, alguns desses ossos fundem-se, de maneira que, quando adultos, temos apenas 206 ossos.

Você sabia?

Muitas vezes as pessoas se queixam de dor nas articulações, entretanto, a dor geralmente é causada pela inflamação do tecido que circunda a articulação, e não pela própria articulação.

Temos mais de 230 articulações móveis e semimóveis no corpo.

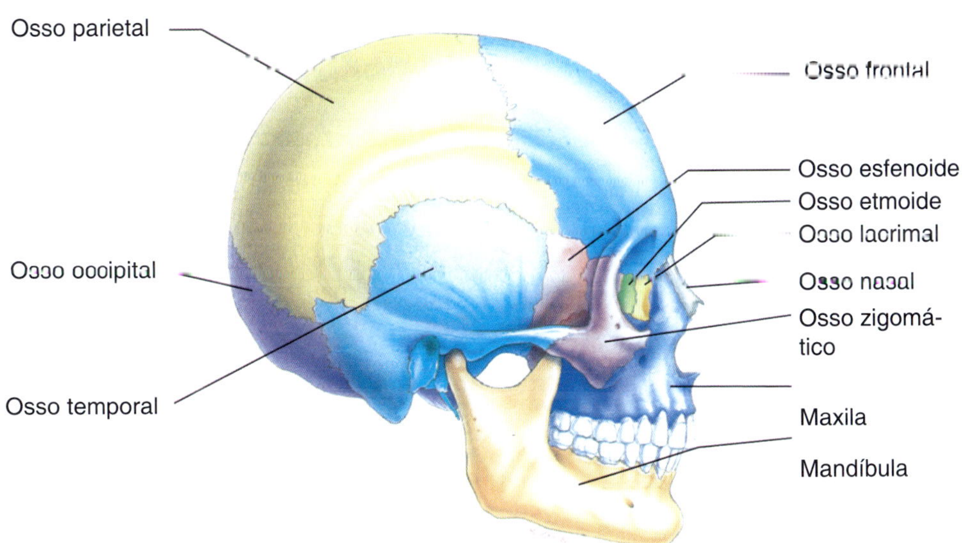

▲ Figura 2.3 **Ossos do crânio e da face.**

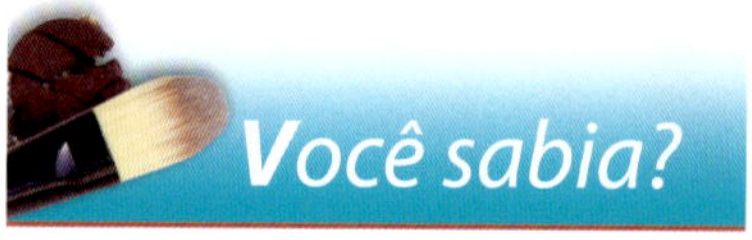

A inflamação dolorosa que envolve a área do carpo pode ser causada por movimentos repetitivos, tais como flexionar o punho excessivamente ou travá-lo dobrado. Manter o punho reto pode ajudar a prevenir essas lesões.

Os ossos etmoide e esfenoide não são afetados ao realizar tratamentos estéticos ou aplicação de massagem.

Ossos da face

Dos 14 ossos da face, os envolvidos na massagem facial são os seguintes:

- **Ossos nasais**. Ossos que formam a "ponte" do nariz. Há dois ossos nasais.
- **Ossos lacrimais**. Ossos finos e pequenos localizados na parede frontal interna das órbitas dos olhos. Há dois ossos lacrimais.
- **Ossos zigomáticos**, também conhecidos como ossos malares ou maçãs do rosto. Ossos que formam a proeminência das bochechas. Há dois ossos zigomáticos.
- **Maxilas** (singular: maxila). Ossos do maxilar superior. Há duas maxilas.
- **Mandíbula**. Maxilar inferior; osso maior e mais forte da face.

Ossos do pescoço

Os principais ossos do pescoço são os seguintes:

- **Osso hioide**. Osso em forma de U na base da língua, que sustenta a língua e seus músculos.
- **Vértebras cervicais**. Os sete ossos da parte superior da coluna vertebral localizados na região do pescoço (**Figura 2.4**).

Ossos do peito, dos ombros e das costas

Os ossos do tronco ou torso são os seguintes:

- **Tórax**, também conhecido como peito ou tronco pulmonar. Consiste em esterno, costelas e vértebras torácicas. É uma caixa óssea, elástica, que serve como estrutura protetora para coração, pulmão e outros órgãos internos.
- **Costelas**. Doze pares de ossos que formam a parede do tórax.
- **Escápula**, anteriormente conhecida como omoplata. Osso grande, chato, triangular do ombro. Há duas escápulas.
- **Esterno**. Osso chato que forma o suporte ventral (frente) das costelas.
- **Clavícula**. Osso que liga o esterno à escápula.

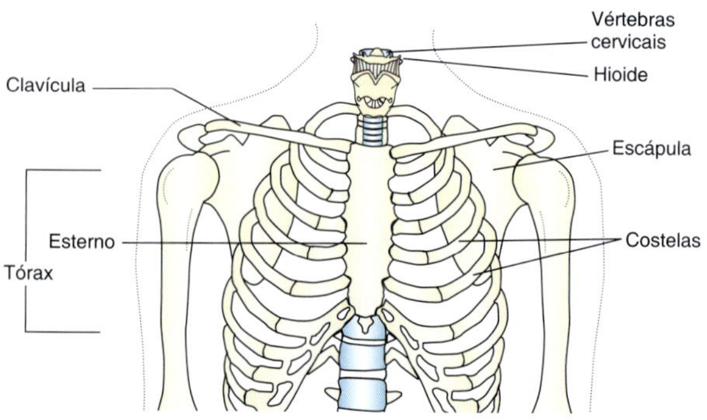

▲ Figura 2.4 **Ossos do pescoço, dos ombros e das costas.**

Ossos dos braços e das mãos

Os ossos importantes dos braços e das mãos que você deve conhecer são os seguintes:

- **Úmero**. Osso mais alto e maior do braço, que se estende do cotovelo ao ombro.
- **Ulna**. Osso mais interno e maior do antebraço (parte inferior do braço) ligado ao punho e localizado no lado do dedo mínimo.
- **Rádio**. Osso menor do antebraço, do mesmo lado que o polegar (**Figura 2.5**).
- **Carpo**, também conhecido como punho. Articulação flexível composta por um grupo de oito ossos pequenos, irregulares (carpais) mantidos juntos por ligamentos.
- **Metacarpo**. Ossos da palma da mão; partes da mão que contêm cinco ossos entre o carpo e as falanges.
- **Falanges** (singular: falange), também conhecidos como dígitos. Ossos dos dedos das mãos ou dos pés (**Figura 2.6**).

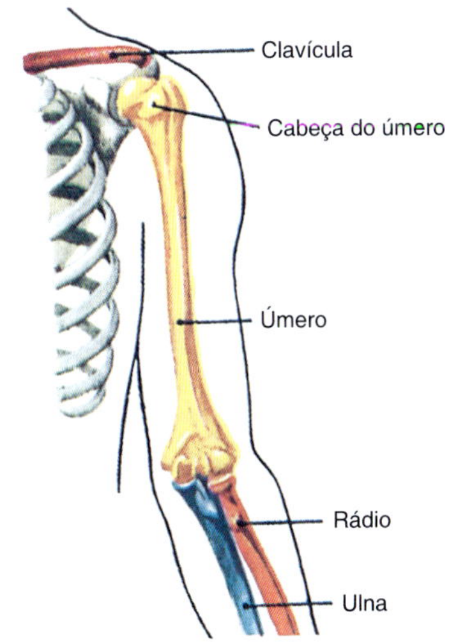

▲ **Figura 2.5 Ossos do braço.**

Ossos da perna, tornozelo e pé

Os quatro ossos da perna são os seguintes:

- **Fêmur**. Osso longo e pesado que forma a perna acima do joelho.
- **Tíbia**. Maior dos dois ossos que formam a perna abaixo do joelho. A tíbia pode ser visualizada como uma protuberância no tornozelo, do lado do dedão.
- **Fíbula**. Menor dos dois ossos que formam a perna abaixo do joelho. A fíbula pode ser visualizada como uma protuberância no tornozelo do lado do dedo mínimo.
- **Patela**, também conhecida como osso acessório ou rótula. Forma a articulação do joelho (**Figura 2.7**).

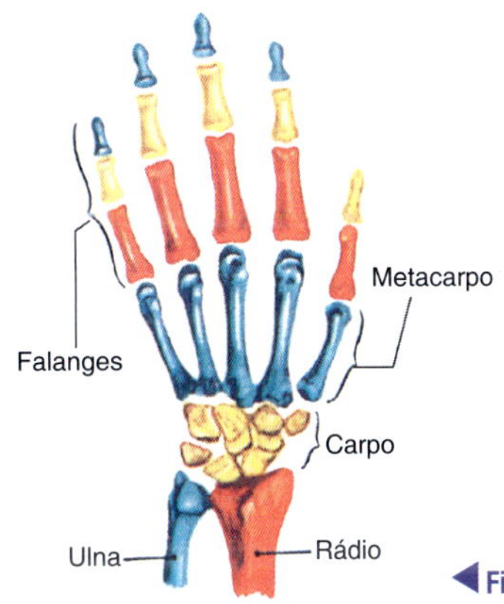

◀ **Figura 2.6 Ossos da mão.**

A articulação do tornozelo é composta por três ossos:

- Tíbia. Osso que vem da perna.
- Fíbula. Osso que vem da perna.
- **Tálus**, anteriormente conhecido como **astrágalo**. Terceiro osso da articulação do tornozelo.

O pé é composto por 26 ossos. Eles podem ser subdivididos em três categorias gerais:

- **Tarso**. Há sete ossos tarsais – tálus, calcâneo (calcanhar), navicular, três ossos cuneiformes e o cuboide.
- **Metatarso**. Ossos longos e delgados semelhantes aos metacarpais da mão. Há cinco metatarsais.

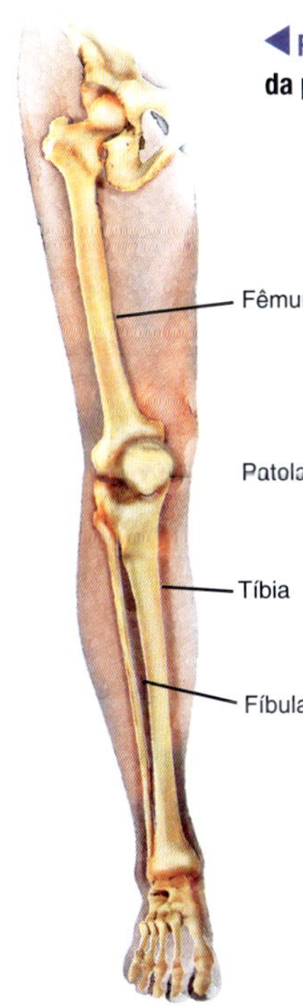

◀ **Figura 2.7 Ossos da perna.**

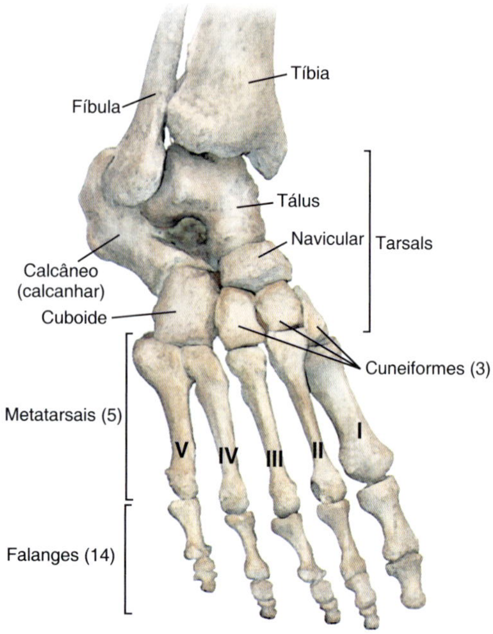

▲ Figura 2.8 **Ossos do tornozelo e do pé.**

- Falanges. Quatorze ossos que compõem os dedos dos pés. As falanges dos dedos dos pés são similares às falanges dos dedos das mãos. Há três falanges em cada dedo do pé, exceto o hálux (dedão), que tem apenas duas (**Figura 2.8**).

O sistema muscular

Sistema muscular é o sistema do corpo que cobre, dá forma e mantém o sistema esquelético de maneira plena; o sistema muscular contrai e move várias partes do corpo.

Os profissionais de estética e da beleza devem se preocupar com os músculos voluntários que controlam os movimentos dos braços, mãos, pernas e pés. É importante saber onde esses músculos estão localizados e o que eles controlam. Esses músculos podem se tornar cansados do trabalho excessivo, ou lesionados, e seus clientes poderão ser enormemente beneficiados com as técnicas de massagem que você incorpora em seus serviços.

Miologia é a ciência que estuda a natureza da estrutura, função e patologia de origem muscular. O corpo humano tem mais de 630 músculos, que são responsáveis por aproximadamente 40% do peso do corpo. Os músculos são tecidos fibrosos que têm a capacidade de estirar e contrair de acordo com as demandas dos movimentos do corpo. Existem três tipos de tecido muscular:

- **Músculos estriados**, também conhecidos como músculos esqueléticos. Músculos que são ligados diretamente aos ossos e são voluntários. Os músculos estriados ajudam a manter a postura corporal e proteger alguns órgãos internos (**Figura 2.9**).
- **Músculos não estriados**, também conhecidos como músculos lisos. Músculos que são involuntários. Esses músculos são encontrados nos órgãos internos do corpo, tais como os sistemas digestório e respiratório (**Figura 2.10**).
- **Músculo cardíaco**. Músculo involuntário, o coração. Esse tipo de músculo não é encontrado em nenhuma outra parte do corpo (**Figura 2.11**).

Você sabia?

As unhas fornecem proteção para as pontas delicadas das falanges das mãos. Se uma falange for acidentalmente quebrada, o dedo perde muito de sua destreza fina e fica mais difícil de pegar objetos muito pequenos, como agulhas de costura ou moedas.

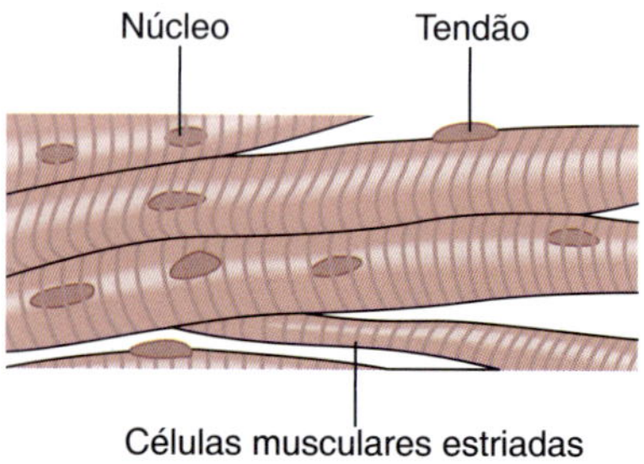

▲ Figura 2.9 **Células musculares estriadas.**

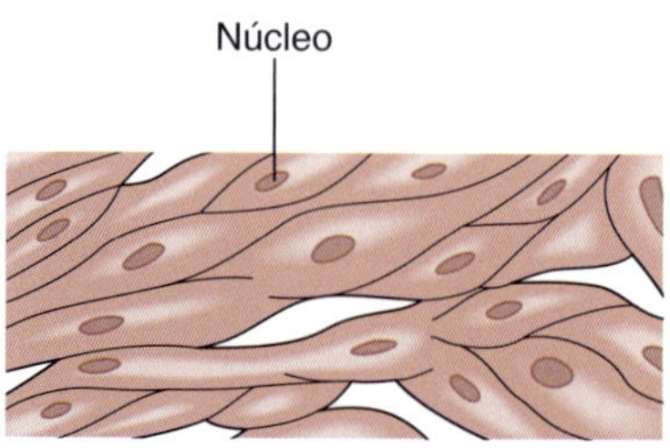

▲ Figura 2.10 **Células musculares não estriadas.**

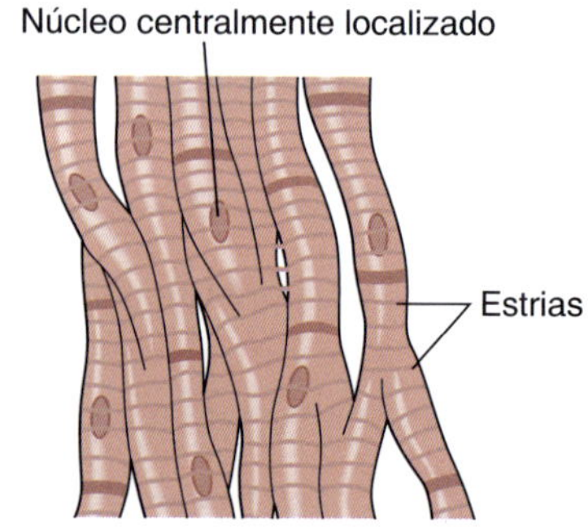

▲ Figura 2.11 **Células musculares cardíacas.**

Um músculo tem três partes:

- **Origem**. A parte do músculo que não se move e está mais perto do esqueleto.
- **Abdome**. A parte intermediária do músculo.
- **Inserção**. A parte do músculo que se move e está distante do esqueleto.

A pressão na massagem geralmente é dirigida da inserção à origem. O tecido muscular pode ser estimulado por:

- Massagem (mãos, vibrador elétrico ou jatos d'água).
- Eletroterapia.
- Luz infravermelha.
- Calor seco (lâmpadas de aquecimento ou toucas térmicas).
- Calor úmido (vapor ou toalhas moderadamente quentes).
- Impulsos nervosos (através do sistema nervoso).
- Químicos (determinados ácidos e sais).

Você sabia?

Aproximadamente 40% a 50% do peso corporal são dos músculos. E há mais de 630 músculos que fazem o corpo se mover.

Músculos do couro cabeludo

Os quatro músculos do couro cabeludo são os seguintes:

- **Epicrânio**, também conhecido como occipitofrontal. Músculo amplo que reveste a parte superior do crânio e consiste no occipital e frontal.
- **Músculo occipital**. Porção posterior do epicrânio; o músculo que puxa o couro cabeludo para trás.
- **Músculo frontal**. Porção frontal (anterior) do epicrânio; o músculo do couro cabeludo que levanta a sobrancelha, puxa o couro cabeludo para frente e causa rugas na testa.
- **Aponeurose epicraniana**. Tendão que conecta os músculos occipital e frontal (**Figura 2.12**).

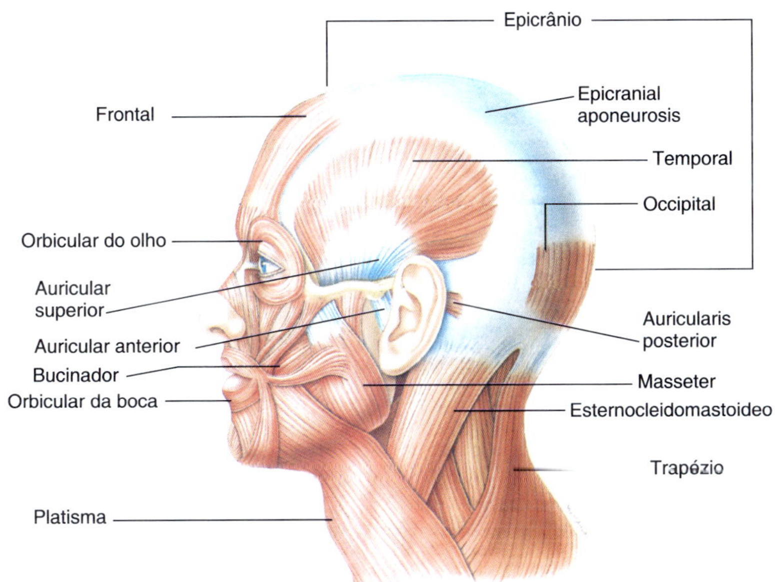

▲ **Figura 2.12 Músculos da cabeça, da face e do pescoço.**

Músculos da orelha

Os três músculos da orelha são os seguintes:

- **Auricular superior**. Músculo acima da orelha que a puxa para cima.

- **Auricular anterior**. Músculo na frente da orelha que a puxa para frente.
- **Auricular posterior**. Músculo atrás da orelha que a puxa para trás.

Embora esses músculos da orelha tenham movimentos mínimos na maioria dos humanos, algumas pessoas podem contraí-los e mexer as orelhas!

Músculos da mastigação

Os principais *músculos da mastigação* são os seguintes:

- **Masseter**.
- **Músculo temporal**.

Esses músculos coordenam a abertura e o fechamento da boca e levam a mandíbula para frente e para trás, auxiliados pelos músculos pterigoideos.

Músculos do pescoço

Entre os músculos do pescoço estão os seguintes:

- **Platisma**. Músculo amplo que se estende dos músculos do peito e ombro à lateral do queixo; responsável pelo abaixamento da mandíbula e do lábio.
- **Esternocleidomastoideo**. Músculo do pescoço que faz baixar e girar a cabeça.

Músculos da sobrancelha

Entre os músculos da sobrancelha estão os seguintes:

- **Orbicular do olho**. Músculo em anel da órbita ocular; permite o fechamento dos olhos.
- **Corrugador**. Músculo localizado abaixo do músculo frontal e orbicular do olho que puxa a sobrancelha para baixo e enruga a testa verticalmente (**Figura 2.13**).

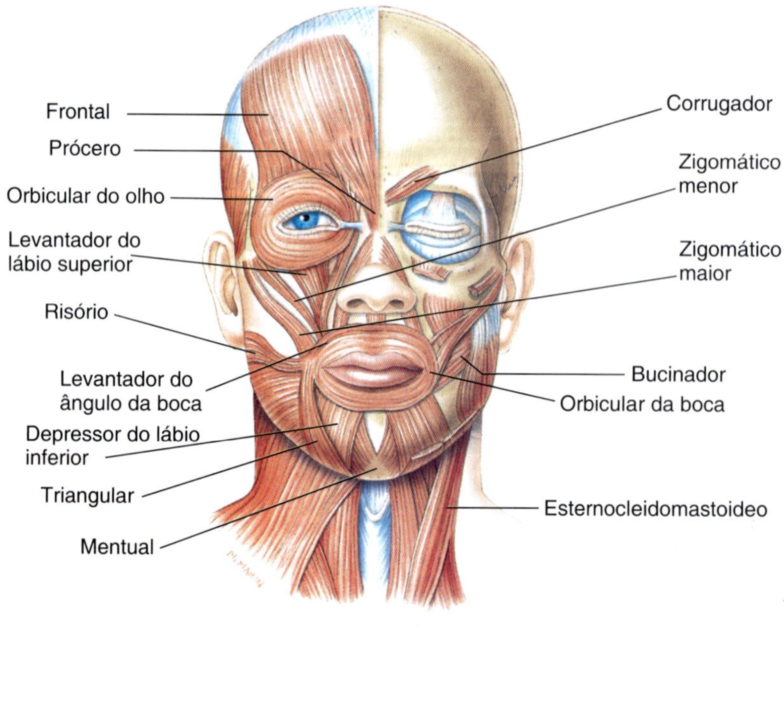

Figura 2.13 Músculos da face.

Músculo do nariz

O músculo do nariz do qual você deve se lembrar é o seguinte:

- **Prócero**. Reveste a ponte do nariz, abaixa a sobrancelha e provoca rugas na "ponte" do nariz.

Existem outros músculos nasais que contraem e expandem as aberturas das narinas, mas não são de grande preocupação para os profissionais da estética e da beleza.

Músculos da boca

Os músculos importantes da boca são os seguintes:

- **Bucinador**. Músculo chato, fino, entre o maxilar superior e o inferior, que comprime as bochechas e expele ar entre os lábios.
- **Abaixador do lábio inferior**, também conhecido como músculo quadrado do lábio inferior. Músculo ao redor do lábio inferior; abaixa o lábio inferior e puxa-o para um lado como quando se expressa sarcasmo.
- **Levantador do ângulo da boca**, também conhecido como músculo canino. Músculo que levanta o ângulo da boca e puxa-o para dentro.
- **Levantador do lábio superior**, também conhecido como músculo quadrado do lábio superior. Músculo ao redor do lábio superior; levanta o lábio superior e dilata as narinas, como quando se expressa desagrado.
- **Mentual**. Músculo que eleva o lábio inferior e levanta e enruga a pele do queixo.
- **Orbicular da boca**. Faixa plana de músculos ao redor dos lábios superior e inferior que comprime, contrai, dobra e enruga os lábios.
- **Risório**. Músculo da boca que puxa o canto da boca para fora e para trás, por exemplo no sorriso.
- **Abaixador triangular**. Músculo que se estende ao longo do queixo e puxa o canto da boca.
- **Zigomáticos maiores**. Músculos em ambos os lados da face que se estendem do osso zigomático ao ângulo da boca. Esses músculos puxam a boca para cima e para trás, como quando rimos ou sorrimos.
- **Zigomáticos menores**. Músculos em ambos os lados da face que se estendem do osso zigomático ao lábio superior. Esses músculos puxam o lábio superior para trás, para cima e para fora, como quando sorrimos. (Observe as figuras 2.12 e 2.13.)

Você sabia?

Temos mais de 30 músculos na face que controlam nossas expressões.

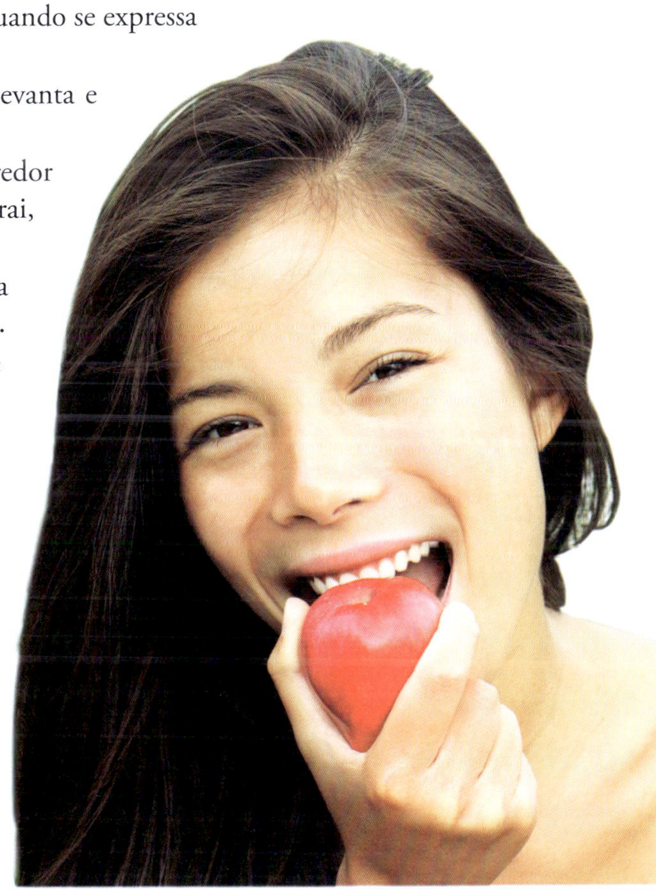

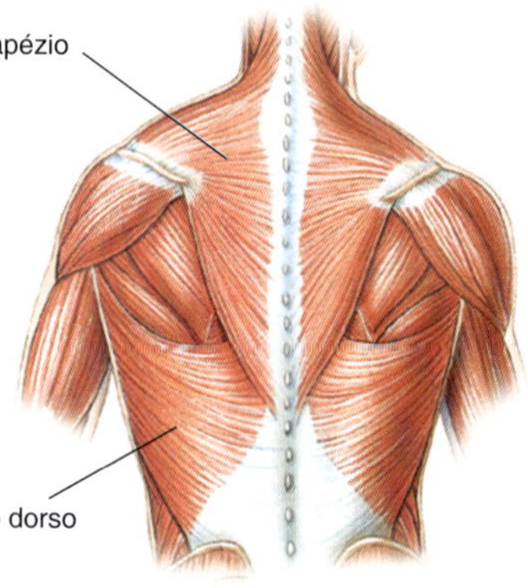

▲ **Figura 2.14 Músculos das costas que unem os braços ao corpo.**

Músculos que unem os braços ao corpo

Os músculos que unem os braços ao corpo são os seguintes:

- **Latíssimo do dorso** (grande dorsal). Músculo grande, chato, triangular, que reveste a parte inferior das costas. Ela ajuda a estender o braço distancialmente do corpo e girar o ombro.
- **Peitoral maior** e **peitoral menor**, localizados sob o peitoral maior (não mostrado na **Figura 2.15**). Músculos do peito que auxiliam os movimentos de balanço do braço.
- **Serrátil anterior**. Músculo do peito que auxilia na respiração e na elevação do braço.
- **Trapézio**. Músculo que reveste a parte posterior do pescoço e a região superior e intermediária das costas; gira e controla os movimentos do braço (**Figuras 2.14** e **2.15**).

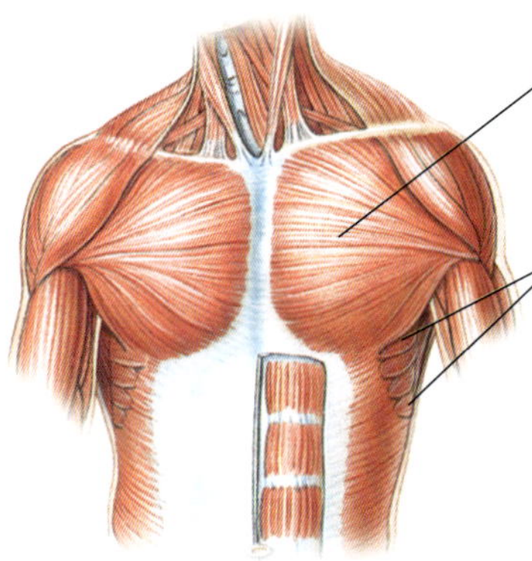

▲ **Figura 2.15 Músculos do peito que unem os braços ao corpo.**

Músculos do ombro e do braço

Há três músculos principais dos ombros e braços (**Figura 2.16**):

- **Bíceps**. Músculo que produz o contorno frontal e parte interna do braço; levanta o antebraço e flexiona o cotovelo.
- **Deltoide**. Músculo grande, triangular, que cobre a articulação do ombro e permite estender o braço para fora e para o lado do corpo.
- **Tríceps**. Músculo grande que reveste toda a parte posterior do braço e estende o antebraço.

O antebraço é composto por uma série de músculos e tendões fortes (**Figura 2.16**). Como profissionais da área da estética e beleza, você vai se preocupar com os seguintes músculos do antebraço:

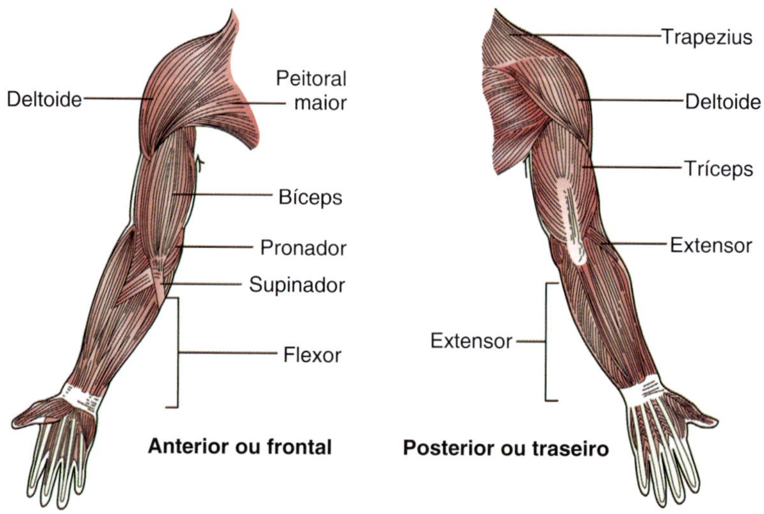

Figura 2.16 ▶ Músculos anteriores e posteriores do ombro e braço.

- **Extensores**. Músculos que endireitam o punho, a mão e os dedos para formar uma linha reta.
- **Flexor**. Músculo extensor do punho envolvido na flexão do punho.
- **Pronador**. Músculo que gira a mão para dentro, de modo que a palma fica voltada para baixo.
- **Supinador**. Músculo do antebraço que gira o rádio para fora e a palma para cima.

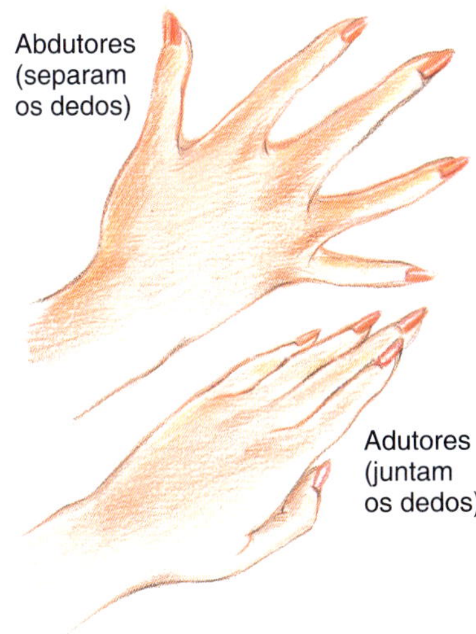

▲ Figura 2.17 **Músculos da mão.**

Músculos da mão

A mão é uma das partes mais complexas do corpo, com muitos músculos pequenos que se sobrepõem à articulação e proporcionam a flexibilidade e a força para abrir e fechar a mão e os dedos. Entre os músculos estão os seguintes:

- **Abdutores**. Músculos que puxam uma parte do corpo, por exemplo, um dedo, braço ou dedo do pé, para fora da linha média do corpo ou de uma extremidade. Na mão, os abdutores separam os dedos.
- **Adutores**. Músculos que puxam uma parte do corpo, por exemplo, um dedo, braço ou dedo do pé, para dentro, na direção do eixo mediano do corpo ou de uma extremidade. Na mão, os adutores juntam os dedos (**Figura 2.17**).

Músculos da perna e do pé

Como profissionais da área de estética e beleza, você usará seu conhecimento dos músculos da perna e do pé durante a realização de pedicure. Os músculos do pé são pequenos e fornecem suporte adequado e amortecimento para o pé e a perna.

Entre os músculos da perna estão os seguintes:

- **Extensor longo dos dedos**. Músculo que dobra o pé para cima e estende os dedos.
- **Extensor longo do hálux**. Músculo que estende o dedão e flexiona o pé.
- **Tibial anterior**. Músculo que reveste a frente da tíbia. Ele dobra o pé para cima e para dentro.
- **Fibular longo**. Músculo que reveste a parte externa da panturrilha. Ele inverte o pé e gira-o para fora.
- **Fibular curto**. Músculo que se origina na superfície inferior da fíbula. Ele dobra o pé para baixo e para fora.
- **Gastrocnêmio**. Músculo que está ligado à superfície inferior posterior do calcanhar e puxa o pé para baixo.
- **Sóleo**. Músculo que se origina na porção superior da fíbula e dobra o pé para baixo (**Figura 2.18**).

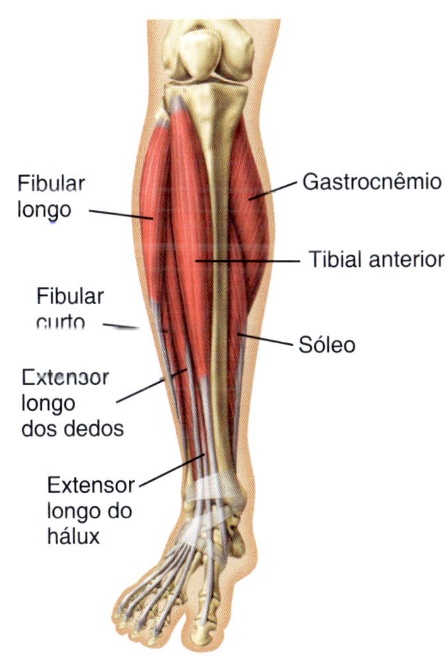

▲ Figura 2.18 **Músculos da perna.**

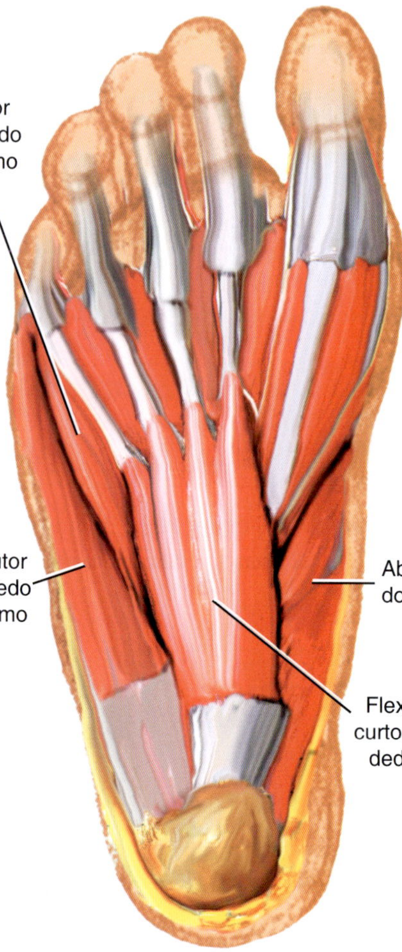

▲ Figura 2.19 **Músculos do pé (parte inferior).**

Entre os músculos dos pés estão os seguintes:

- **Flexor do dedo mínimo**. Músculo que move o dedo mínimo.
- **Flexor curto dos dedos**. Músculo que move os dedos e ajuda a manter o equilíbrio enquanto caminhamos ou ficamos de pé.
- **Abdutor do hálux**. Músculo que move os dedos e ajuda a manter o equilíbrio enquanto caminhamos ou ficamos de pé.
- **Abdutor do dedo mínimo**. Músculo que separa os dedos dos pés (**Figura 2.19**).

O sistema nervoso

O **sistema nervoso** é um sistema do corpo excepcionalmente bem organizado, composto pelo cérebro, pela medula espinal e pelos nervos, que é responsável pelo controle e coordenação de todos os outros sistemas do corpo e faz que eles funcionem eficiente e harmoniosamente. Cada centímetro quadrado do corpo humano tem fibras finas conhecidas como nervos. Há no corpo mais de 100 bilhões de células nervosas, conhecidas como neurônios. O estudo científico da estrutura, função e doença do sistema nervoso é conhecido como **neurologia**.

A compreensão de como funcionam os nervos ajudará na realização de seu serviço de maneira mais eficiente ao administrar as técnicas de higienização dos cabelos e aplicação de massagem. Também ajudará a entender os efeitos desses tratamentos no corpo como um todo.

Divisões do sistema nervoso

O sistema nervoso tem três subdivisões principais.

- O **sistema nervoso central (SNC)** consiste no cérebro, na medula espinal, nos nervos espinais e nos nervos cranianos. Ele controla a consciência e muitas atividades mentais, funções voluntárias dos cinco sentidos (visão, audição, tato, olfato e paladar) e as ações dos músculos voluntários, incluindo todos os movimentos do corpo e as expressões faciais.
- O **sistema nervoso periférico (SNP)** é um sistema de nervos que conecta as partes periféricas (externas) do corpo ao SNC; ele tem nervos tanto sensoriais como motores. Sua função é transportar impulsos ou mensagens do e para o SNC.
- O **sistema nervoso autônomo (SNA)** é a parte do sistema nervoso que controla os músculos involuntários; ele regula a ação dos mús-

culos lisos, das glândulas, dos vasos sanguíneos, do coração e da respiração (**Figura 2.20**).

O cérebro e a medula espinal

O **cérebro** é a parte do sistema nervoso central contida na caixa craniana. É o maior e mais complexo tecido nervoso e controla sensação, músculos, atividade das glândulas e o poder de pensar, perceber e sentir. Em média, o cérebro pesa um pouco menos de 1,5 quilo. Ele envia e recebe mensagens através de 12 pares de nervos cranianos que se originam no cérebro e atingem várias partes da cabeça, da face e do pescoço.

A **medula espinal** é a porção do sistema nervoso que se origina no cérebro e se estende até a extremidade inferior do tronco. Ela é protegida pela coluna vertebral. Trinta e um pares de nervos espinais que se estendem da medula espinal são distribuídos aos músculos e pele do tronco e dos membros.

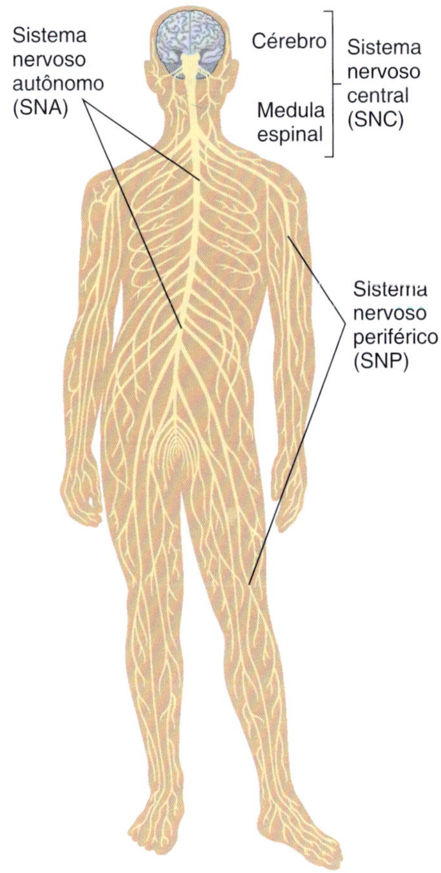

▲ Figura 2.20 **Divisões do sistema nervoso.**

Estrutura e funcionamento das células nervosas

Um **neurônio**, também conhecido como célula nervosa, é a unidade estrutural principal do sistema nervoso, que consiste em corpo celular, núcleo, dendritos e axônio.

Os **dendritos** são ramos de fibras nervosas que se estendem da célula nervosa, levam impulsos para a célula e recebem impulsos de outros neurônios. O **axônio** e o **terminal do axônio** (não mostrado na Figura 2.21) são extensões de um neurônio através das quais impulsos são enviados do corpo celular a outros neurônios, glândulas ou músculos (**Figura 2.21**).

Os **nervos** são cordões esbranquiçados compostos por feixes de fibras nervosas mantidas juntas por tecido conjuntivo, através dos quais os impulsos são transmitidos. Os nervos têm origem no cérebro e na medula espinal e enviam seus ramos a todas as partes do corpo.

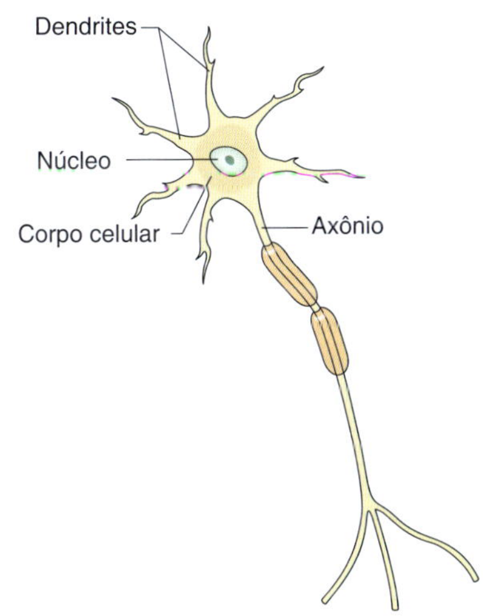

▲ Figura 2.21 **Um neurônio ou célula nervosa.**

Tipos de nervos

Há dois tipos de nervos:

- Os **nervos sensoriais**, também conhecidos como nervos aferentes, transportam impulsos ou mensagens dos órgãos dos sentidos ao cérebro, onde sensações como tato, frio, calor, visão, audição, paladar, olfato, dor e pressão são experimentadas. As terminações nervosas sensoriais, chamadas receptores, estão localizadas perto da superfície da pele. Os impulsos passam dos nervos sensoriais para o cérebro e de volta através dos nervos motores para os músculos; eles se movem como resultado do circuito concluído.

Atividade

Há terminações nervosas sensoriais em todo o corpo. Tente beliscar delicadamente um pequeno pedaço da pele de seu braço. Você sente uma leve pressão, certo? São as terminações nervosas sensoriais enviando uma mensagem de seu braço para seu cérebro, informando de que algo está acontecendo no braço.

- Os **nervos motores**, também conhecidos como nervos eferentes, transportam impulsos do cérebro aos músculos ou às glândulas. Esses impulsos transmitidos produzem movimento.

Um **reflexo** é uma reação automática a um estímulo que envolve o movimento de um impulso de um receptor sensorial ao longo do nervo sensorial à medula espinal. Um impulso de resposta é enviado ao longo de um neurônio a um músculo, provocando uma reação, por exemplo, a rápida remoção da mão de um objeto quente. Os reflexos não têm que ser aprendidos, pois eles são automáticos.

Nervos da cabeça, face e pescoço

O maior dos nervos cranianos é o **quinto nervo**, também conhecido como **nervo trifacial** ou **nervo trigêmeo**. Esse é o nervo sensorial principal da face e serve como nervo motor dos músculos que controlam a mastigação. Consiste em três ramos:

- **Nervo oftálmico**. Fornece impulsos à pele da testa, às pálpebras superiores e à porção interior do couro cabeludo, da órbita dos olhos, do globo ocular e da fossa nasal.
- **Nervo mandibular**. Atinge os músculos do queixo, lábio inferior e da orelha.
- **Nervo maxilar**. Fornece impulsos à parte superior da face (**Figura 2.22**).

Os seguintes são os ramos do quinto nervo craniano afetados pela massagem:

- **Nervo auriculotemporal**. Atinge a orelha e a pele acima da têmpora até a parte superior do crânio.
- **Nervo infraorbital**. Atinge a pele da pálpebra inferior, lateral do nariz, do lábio superior e da boca.
- **Nervo infratroclear**. Atinge a membrana e a pele do nariz.
- **Nervo mentoniano**. Atinge a pele do lábio inferior e do queixo.
- **Nervo nasal**. Atinge a ponta e a parte inferior do nariz.
- **Nervo supraorbital**. Atinge a pele da testa, do couro cabeludo, das sobrancelhas e das pálpebras superiores.
- **Nervo supratroclear**. Atinge a pele entre os olhos e parte superior do nariz.
- **Nervo zigomático**. Atinge os músculos da parte superior da bochecha.

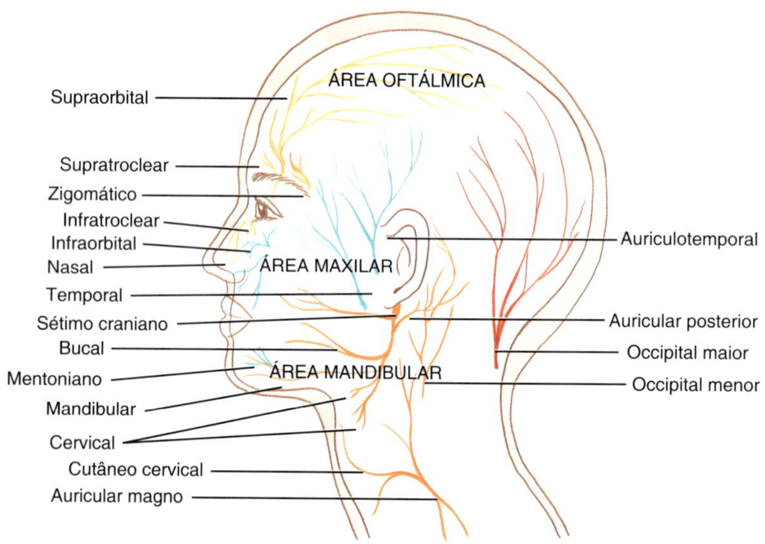

▲ **Figura 2.22 Nervos da cabeça, face e pescoço.**

O **sétimo nervo craniano**, também conhecido como **nervo facial**, é o nervo motor principal da face. Suas divisões e ramos controlam todos os músculos das expressões faciais. Ele emerge perto da parte inferior do ouvido e se estende até os músculos do pescoço. Os seguintes são os ramos mais importantes do nervo facial:

- **Nervo auricular posterior**. Atinge os músculos atrás da orelha, na base do crânio.
- **Nervo temporal**. Atinge os músculos das têmporas, da lateral da testa, das sobrancelhas e da parte superior da bochecha.
- Nervo zigomático (superior e inferior). Atinge os músculos da parte superior da bochecha.
- **Nervo bucal**. Atinge os músculos da boca.
- **Nervo mandibular marginal**. Atinge os músculos do queixo e do lábio inferior.
- **Nervos cervicais**. Atingem a lateral do pescoço e do músculo platisma. Os nervos cervicais se originam na medula espinal e seus ramos suprem os músculos e couro cabeludo na parte posterior da cabeça e do pescoço da seguinte maneira:
  - **Nervo occipital maior**. Localizado na parte posterior da cabeça; atinge o couro cabeludo até a parte superior da cabeça.
  - **Nervo occipital menor**. Localizado na base do crânio; atinge o couro cabeludo e os músculos posteriores da orelha.
  - **Nervo auricular magno**. Localizado na lateral do pescoço; atinge face, orelhas, pescoço e glândula parótida.
  - **Nervo cutâneo cervical**. Localizado na lateral do pescoço; atinge a região frontal e as laterais do pescoço até o esterno.

O **décimo primeiro nervo craniano**, também conhecido como **nervo acessório**, é um nervo motor que controla o movimento do pescoço e dos músculos do ombro. Esse nervo é importante para os cosmetólogos porque é afetado durante os tratamentos faciais, principalmente quando se faz uma massagem no cliente.

Nervos do braço e da mão

Os principais nervos que suprem as partes superficiais do braço e da mão são os seguintes:

- **Nervo digital**. Nervo sensoriomotor que, com seus ramos, fornece impulsos aos dedos.
- **Nervo radial**. Nervo sensoriomotor que, com seus ramos, supre o braço do lado do polegar e as costas da mão.
- **Nervo mediano**. Nervo sensoriomotor que é menor do que os nervos radial e ulnar e que, com seus ramos, supre o braço e a mão.

Você sabia?

Se você não tivesse um sistema nervoso central, você não poderia provar, cheirar, ver, ouvir, pensar, respirar, mover-se, correr, dormir, lembrar-se, cantar, rir ou escrever, para citar apenas algumas coisas.

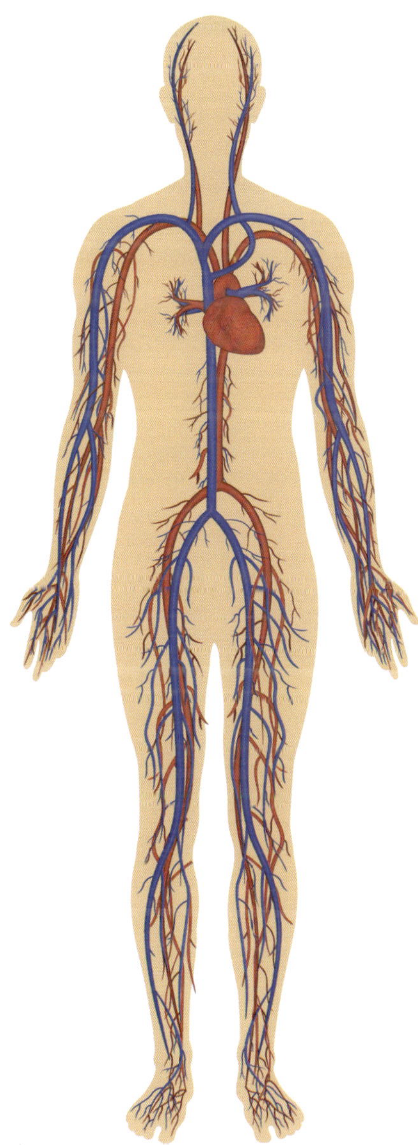

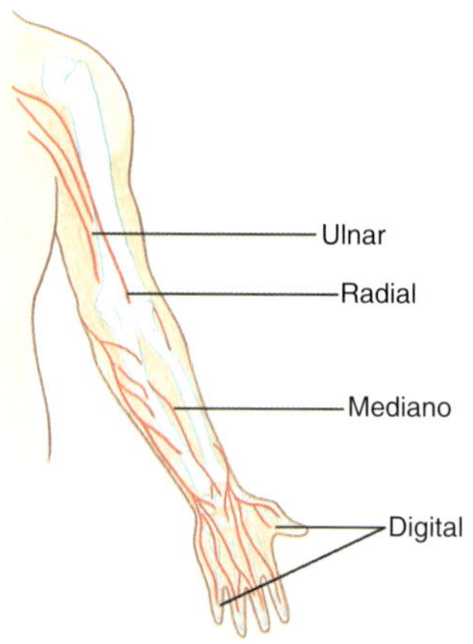

▲ Figura 2.23 **Nervos do braço e da mão.**

Você sabia?

O nervo ulnar corre ao longo da parte inferior do cotovelo. Isso explica por que inclinar-se sobre os cotovelos por longos períodos pode deixar os dedos mínimos adormecidos. Isso se deve a uma inflamação localizada (irritação e inchaço) ao redor do nervo.

- **Nervo ulnar**. Nervo sensoriomotor que, com seus ramos, atinge o braço do lado do dedo mínimo e a palma da mão (**Figura 2.23**).

Nervos da perna e do pé

Os nervos da perna e do pé são os seguintes:

- **Nervo tibial**. Divisão do nervo ciático que passa posteriormente ao joelho. Ele subdivide-se e envia impulsos ao joelho, aos músculos da panturrilha, à pele da perna, região plantar dos pés e à parte inferior dos dedos. O **nervo ciático** é o maior e mais longo nervo do corpo.
- **Nervo fibular comum**. Divisão do nervo ciático que se estende posteriormente ao joelho, contorna a cabeça da fíbula e vai até a região anterior da perna, onde se divide em dois ramos.
- **Nervo fibular profundo**, também conhecido como **nervo tibial anterior**. Estende-se para baixo a partir da região anterior da perna, posterior aos músculos. Fornece impulsos a esses músculos e também aos músculos e à pele na parte de cima do pé e lados adjacentes do primeiro e segundo dedos (não mostrado na Figura 2.24).
- **Nervo fibular superficial**, também conhecido como **nervo musculocutâneo**. Estende-se para baixo pela perna, logo abaixo da pele, fornecendo impulsos aos músculos e à pele da perna, como também à pele e aos dedos na parte de cima do pé, onde se torna o **nervo dorsal**, também conhecido como **nervo cutâneo dorsal**. O nervo dorsal estende-se para cima a partir do pé e dos dedos, logo abaixo da pele, fornecendo impulsos aos dedos e ao pé, como também aos músculos e à pele da perna.
  - **Nervo safeno**. Fornece impulsos à pele do lado interno da perna e pé. O nervo safeno começa na coxa.
  - **Nervo sural**. Fornece impulsos à pele do lado externo e posterior do pé e da perna (**Figura 2.24**).

O sistema circulatório

O **sistema circulatório**, também conhecido como **sistema cardiovascular** ou **sistema vascular**, controla a circulação constante do sangue através do corpo por meio do coração e dos vasos sanguíneos. O sistema circulatório consiste em coração, artérias, veias e capilares, que distribuem o sangue por todo o corpo.

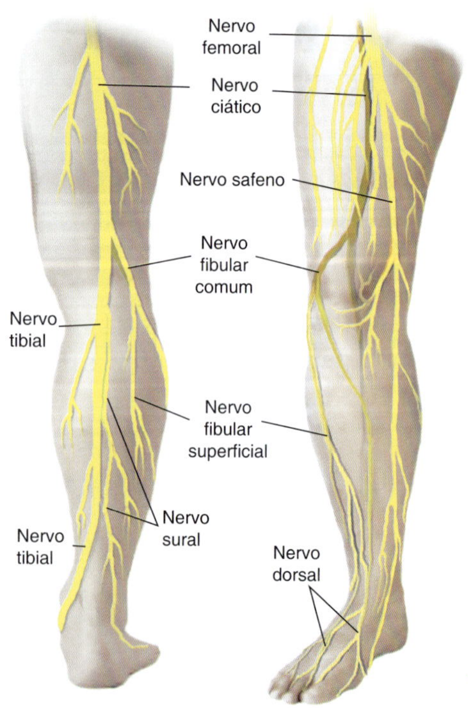

◀ Figura 2.24 **Nervos da perna e do pé.**

Coração

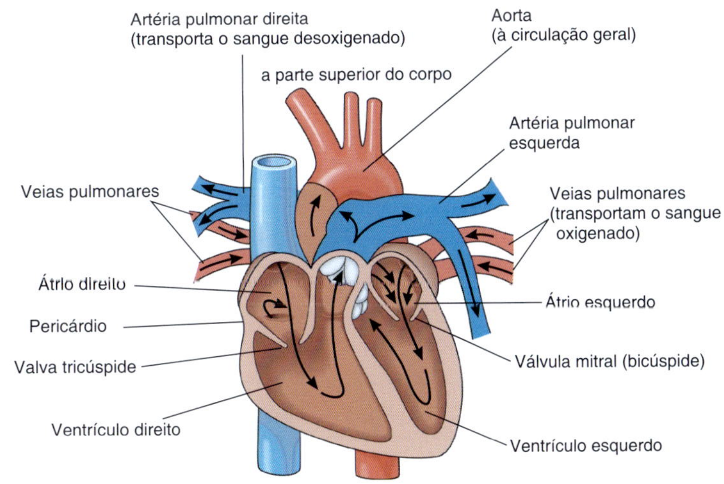

O **coração** é um órgão muscular em forma de cone, que mantém o sangue em movimento dentro do sistema circulatório constantemente. Muitas vezes referem-se a ele como bomba do corpo. O coração é envolvido por uma estrutura membranosa conhecida como **pericárdio**, que é feita de tecido epitelial.

O coração tem aproximadamente o tamanho de um punho fechado, pesa cerca de 280 g e está localizado na cavidade torácica. O batimento cardíaco é regulado pelo nervo vago (décimo craniano) e outros nervos do SNA. O coração de um adulto normal bate por volta de 60 a 80 vezes por minuto, mas pode bater até 100 vezes por minuto.

O interior do coração contém quatro câmaras e quatro válvulas.

O **átrio** é uma câmara superior, de parede fina, através da qual o sangue é bombeado para os ventrículos. Há o átrio direito e o esquerdo.

O **ventrículo** é uma câmara inferior, de parede espessa, que recebe o sangue do átrio. Há o ventrículo direito e o esquerdo.

As **válvulas** são estruturas que fecham temporariamente uma passagem ou permitem que o sangue flua em apenas uma direção.

O sangue permanece em circulação constante e contínua desde o momento em que sai do coração, é distribuído pelo corpo e depois retorna ao coração. Dois sistemas participam dessa circulação:

- **Circulação pulmonar**. Envia o sangue do coração aos pulmões para ser oxigenado e depois retorna ao coração.
- **Circulação sistêmica**, também conhecida como **circulação geral**. Leva o sangue do coração para todo o corpo e de volta ao coração.

A seguir encontra-se uma breve explicação de como funcionam a circulação pulmonar e a circulação sistêmica:

1. O sangue rico em gás carbônico circula do corpo para o átrio direito.
2. Do átrio direito, ele flui para o ventrículo direito através da **válvula tricúspide**, entre o átrio direito e o ventrículo direito do coração.
3. O ventrículo direito bombeia o sangue para as artérias pulmonares, que transportam o sangue rico em gás carbônico até os pulmões. Quando o sangue atinge os pulmões, ele libera o gás carbônico e recebe oxigênio. O sangue é então considerado rico em oxigênio.
4. O sangue rico em oxigênio retorna ao coração através das veias pulmonares e entra no átrio esquerdo.
5. Do átrio esquerdo, o sangue flui para o ventrículo esquerdo através da **válvula mitral**, também conhecida como **válvula bicúspide**, entre o átrio esquerdo e o ventrículo esquerdo do coração.

6. O sangue rico em oxigênio deixa o ventrículo esquerdo e circula por todo corpo (**Figura 2.25**).

Vasos sanguíneos

Os **vasos sanguíneos** são estruturas semelhantes a tubos, que incluem artérias, arteríolas, capilares, vênulas e veias. A função desses vasos é transportar sangue para o coração e para tecidos corporais. Os tipos de vasos sanguíneos encontrados no corpo são:

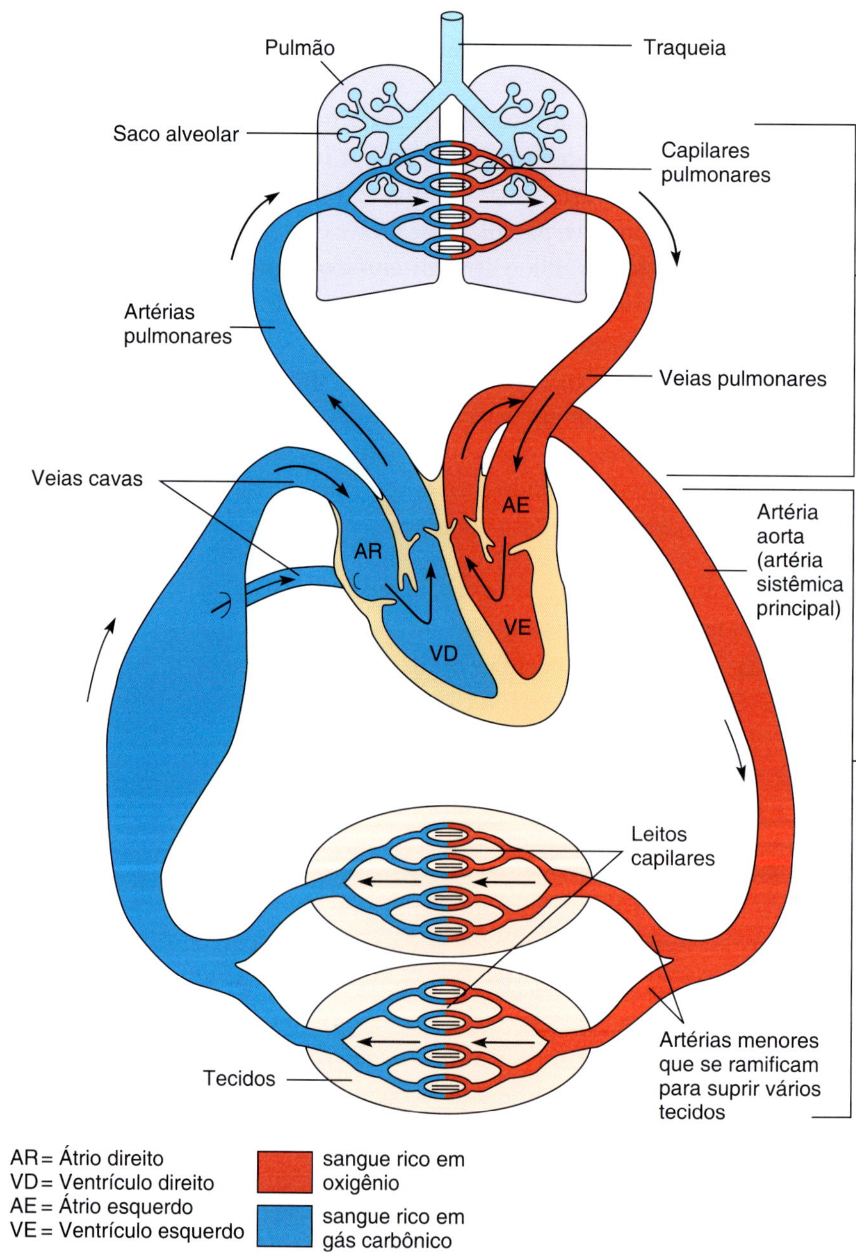

▲ **Figura 2.25 Desenho do fluxo sanguíneo através do coração.**

- **Artérias**. Tubos flexíveis, musculares, de parede espessa, que levam o sangue rico em oxigênio do coração às arteríolas. A maior artéria do corpo é a **aorta**.
- **Arteríolas**. Pequenas artérias que fornecem sangue rico em oxigênio aos capilares.
- **Capilares**. Pequenos vasos sanguíneos, de parede fina, que conectam as artérias menores às vênulas. Os capilares levam nutrientes às células e retiram os materiais residuais.
- **Vênulas**. Pequenos vasos que conectam os capilares às veias. Elas coletam o sangue rico em gás carbônico dos capilares e drenam-no para as veias.
- **Veias**. Vasos sanguíneos, de paredes finas, que são menos elásticos do que as artérias; as veias contêm válvulas semelhantes a cálices que mantêm o fluxo sanguíneo unicamente em direção ao coração e evitam o contrafluxo. As veias transportam o sangue contendo materiais residuais de volta para o coração e para os pulmões, para filtração e obtenção do oxigênio. As veias estão localizadas mais próximas da superfície externa da pele do que as artérias (**Figura 2.26**).

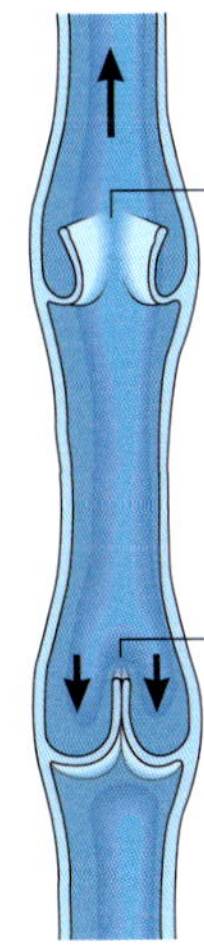

▲ Figura 2.26 **Válvulas nas veias.**

O sangue

O **sangue** é um fluido rico em nutrientes que circula através do sistema circulatório (coração e vasos sanguíneos) para fornecimento de oxigênio e nutrientes às células e tecidos e para remoção de gás carbônico e materiais residuais. Há aproximadamente 4 a 5 litros de sangue no corpo humano, que contribuem com cerca de 1/20 do peso corporal. O sangue é composto por aproximadamente 80% de água. É pegajoso e salgado, com uma temperatura normal de 37° C. É vermelho-vivo nas artérias (exceto pela artéria pulmonar) e vermelho-escuro nas veias. A mudança de cor ocorre com a troca de gás carbônico por oxigênio enquanto o sangue passa pelos pulmões e novamente com a troca de oxigênio por gás carbônico quando o sangue circula pelo corpo.

Composição do sangue

O sangue é composto por glóbulos vermelhos e brancos, plaquetas, plasma e hemoglobina.

- **Glóbulos vermelhos**. Transportam oxigênio dos pulmões para as células corporais e gás carbônico das células de volta para os pulmões. Os glóbulos vermelhos contêm **hemoglobina**, uma proteína complexa quelada ao ferro que se liga ao oxigênio. É a hemoglobina que dá cor ao sangue.
- **Glóbulos brancos**, também conhecidos como **leucócitos**. Exercem a função de destruir as toxinas (substâncias estranhas) e bactérias que causam doenças.

- **Plaquetas**. Contribuem com o processo de coagulação do sangue, que retém o sangramento. As plaquetas são muito menores do que os glóbulos vermelhos.
- **Plasma**. Parte líquida do sangue na qual os glóbulos vermelhos e brancos e as plaquetas fluem. O plasma contem cerca de 90% de água e restante de proteínas e açúcares. A função principal do plasma é transportar nutrientes para as células e retirar o gás carbônico delas.

> **Você sabia?**
>
> O coração de um adulto bate cerca de 30 milhões de vezes por ano e bombeia quase 15.000 litros de sangue a cada dia.

Principais funções do sangue

O sangue exerce as seguintes funções fundamentais:

- Transporta oxigênio, água e nutrientes para todas as células e tecidos corporais.
- Retira gás carbônico e resíduos (toxinas) através da passagem dos pulmões, pele, rins e intestino grosso.
- Ajuda a equilibrar a temperatura corporal, protegendo assim o corpo de calor e frio extremos.
- Trabalha com o sistema imunológico para proteger o corpo de toxinas e bactérias nocivas.
- Impede vazamentos em vasos sanguíneos lesionados, formando coágulos que evitam mais perda de sangue.

Artérias da cabeça, face e pescoço

As **artérias carótidas comuns** são as principais artérias que fornecem sangue à cabeça, à face e ao pescoço. Elas estão localizadas em ambos os lados do pescoço e cada artéria divide-se em um ramo interno e externo.

A **artéria carótida interna** fornece sangue ao cérebro, aos olhos, às pálpebras, à testa, ao nariz e ao ouvido interno. A **artéria carótida externa** fornece sangue às partes anteriores do couro cabeludo, ouvido, da face, do pescoço e laterais da cabeça (**Figura 2.27**).

> **Você sabia?**
>
> Os adultos têm mais de 97.500 km de vasos sanguíneos no corpo. Se amarrássemos todos os vasos sanguíneos juntos, eles dariam duas voltas e meia na Terra!

Dois ramos da artéria carótida interna são os seguintes:

- **Artéria supraorbital**. Fornece sangue rico em oxigênio à pálpebra superior e à testa.
- **Artéria infraorbital**. Fornece sangue rico em oxigênio aos músculos do olho.

Há quatro ramos da artéria carótida externa da artéria – a artéria facial, a artéria temporal superficial, a artéria occipital e a artéria auricular posterior.

A **artéria facial**, também conhecida como **artéria maxilar externa**, fornece sangue rico em oxigênio à região inferior da face, à boca e ao nariz. Entre alguns dos ramos importantes da artéria facial estão:

- **Artéria submentoniana**. Fornece sangue rico em oxigênio ao queixo e ao lábio inferior.

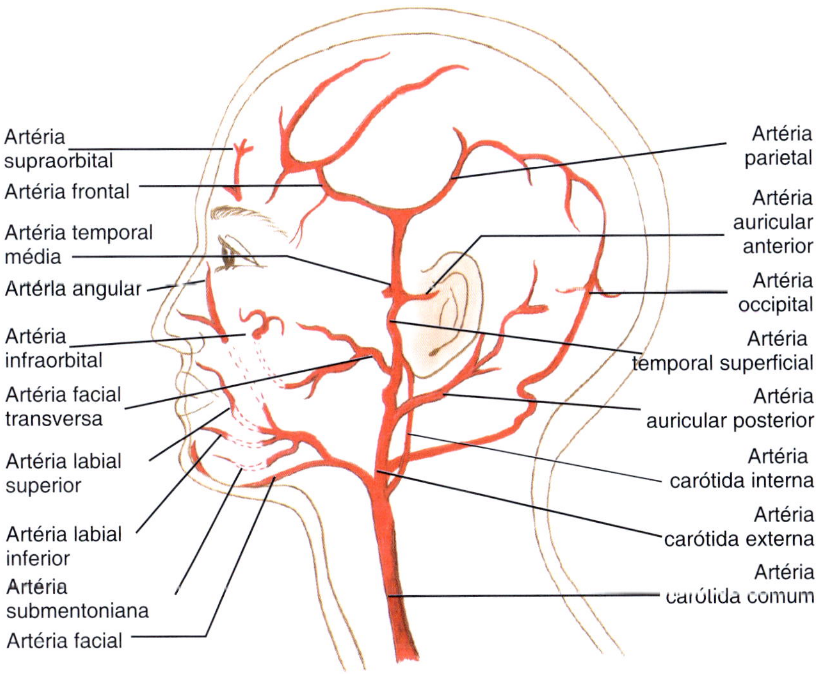

◀ Figura 2.27 **Artérias da cabeça, face e pescoço.**

- **Artéria labial inferior**. Fornece sangue rico em oxigênio ao lábio inferior.
- **Artéria angular**. Fornece sangue rico em oxigênio à lateral do nariz.
- **Artéria labial superior**. Fornece sangue rico em oxigênio ao lábio superior e à região do nariz.

A **artéria temporal superficial** é uma continuação da artéria carótida e fornece sangue rico em oxigênio aos músculos da parte frontal, lateral e superior da cabeça. Entre alguns dos ramos importantes da artéria temporal superficial estão:

- **Artéria frontal**. Fornece sangue rico em oxigênio à testa e às pálpebras superiores.
- **Artéria parietal**. Fornece sangue rico em oxigênio à lateral e à coroa da cabeça.
- **Artéria facial transversa**. Fornece sangue rico em oxigênio à pele e ao músculo masseter.
- **Artéria temporal média**. Fornece sangue rico em oxigênio às têmporas.
- **Artéria auricular anterior**. Fornece sangue rico em oxigênio à parte da frente da orelha.

A **artéria occipital** fornece sangue rico em oxigênio à pele e aos músculos do couro cabeludo e à parte de trás da cabeça até a coroa.

A **artéria auricular posterior** fornece sangue rico em oxigênio ao couro cabeludo, à área posterior e superior da orelha e à pele posterior da orelha.

Veias da cabeça, face e pescoço

O sangue que retorna ao coração da cabeça, face e pescoço circula em cada lado do pescoço em duas veias principais:

- A **veia jugular interna** está localizada na lateral do pescoço para coletar sangue rico de gás carbônico do cérebro e das partes da face e do pescoço.
- A **veia jugular externa** está localizada na lateral do pescoço e transporta o sangue rico de gás carbônico que retorna ao coração da cabeça, face e pescoço.

As veias mais importantes da face e do pescoço são paralelas às artérias e têm os mesmos nomes das artérias.

Fornecimento de sangue ao braço e à mão

As artérias ulnar e radial são o suprimento principal de sangue rico em oxigênio dos braços e mãos.

A **artéria ulnar** e seus numerosos ramos fornecem sangue rico em oxigênio ao braço do lado do dedo mínimo e à palma da mão.

A **artéria radial** e seus ramos fornecem sangue rico em oxigênio ao braço do lado do polegar e às costas da mão; a artéria radial também fornece sangue aos músculos da pele, das mãos, dos dedos, do punho, do cotovelo e do antebraço.

Enquanto as artérias se encontram profundamente nos tecidos, as veias ficam mais próximas da superfície dos braços e mãos (**Figura 2.28**).

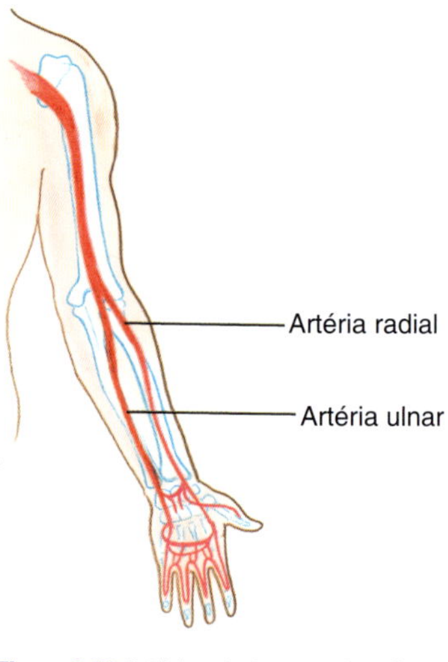

▲ Figura 2.28 **Artérias do braço e da mão.**

Fornecimento de sangue para pernas e pés

As principais artérias que fornecem sangue rico em oxigênio à perna e ao pé são a artéria poplítea e seus ramos e a artéria dorsal do pé.

A **artéria poplítea**, que fornece sangue ao pé, divide-se em duas artérias separadas conhecidas como artéria tibial anterior e artéria tibial posterior.

- **Artéria tibial anterior**. Fornece sangue rico em oxigênio aos músculos da perna e aos músculos e à pele na parte de cima do pé e nos lados adjacentes do primeiro e segundo dedos. Essa artéria continua até o pé, onde se torna a artéria dorsal do pé.
- **Artéria tibial posterior**. Fornece sangue rico em oxigênio ao tornozelo e à parte posterior da perna.

A **artéria dorsal do pé** fornece sangue ao pé.

Como nos braços e mãos, as veias importantes da perna e do pé são quase paralelas às artérias e levam o mesmo nome (**Figura 2.29**).

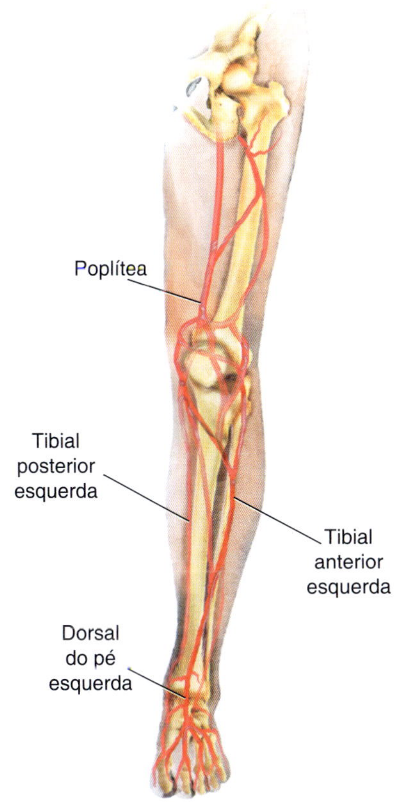

▲ Figura 2.29 **Artérias da perna e do pé (vista da perna esquerda).**

O sistema linfático/ imunológico

O **sistema linfático/imunológico** é constituído por linfa, linfonodos (gânglios linfáticos), timo, baço e vasos linfáticos. O sistema linfático/imunológico transporta resíduos e impurezas para fora das células e protege o organismo contra doenças, desenvolvendo imunidade e destruindo micro-organismos que causam doenças. A **linfa** é um líquido transparente que circula nos vasos linfáticos do corpo. Ela ajuda a transportar resíduos e impurezas das células antes de ser levada de volta ao sistema circulatório. O sistema linfático/imunológico drena o excesso de **fluido intersticial** dos interstícios, que é o plasma sanguíneo encontrado nos espaços entre as células de um tecido. O sistema linfático/imunológico está intimamente relacionado com o sistema cardiovascular. A diferença é que o sistema linfático/imunológico transporta linfa, que no final retorna ao sangue onde se originou.

Os vasos linfáticos começam como tubos que são fechados em uma extremidade. Eles podem ocorrer individualmente ou em conjuntos, chamados **capilares linfáticos**, tubos de terminação cega que são a origem dos vasos linfáticos. Os capilares linfáticos estão distribuídos por quase todo o corpo (exceto o sistema nervoso). Os **linfonodos** são estruturas semelhantes a glândulas que se encontram dentro dos vasos linfáticos. Os linfonodos filtram os vasos linfáticos, o que ajuda a combater as infecções.

As principais funções do sistema linfático/imunológico são:

- Transportar nutrientes do sangue às células do corpo.
- Agir como uma defesa contra toxinas e bactérias.
- Remover resíduos das células do corpo para o sangue.
- Proporcionar um ambiente líquido adequado para as células.

O sistema endócrino

O **sistema endócrino** é um grupo de glândulas especializadas que afetam o crescimento, o desenvolvimento, as funções sexuais e a saúde do corpo inteiro. **Glândulas** são órgãos secretores que removem e liberam certos elementos do sangue para convertê-los em novos compostos.

Existem dois tipos principais de glândulas:

- As **glândulas endócrinas**, também conhecidas como **glândulas sem ductos**, tais como as glândulas tireoide e pituitária, secretam hormônios na corrente sanguínea.

- As **glândulas exócrinas**, também conhecidas como **glândulas com ductos**, tais como as glândulas sudoríparas e sebáceas da pele, sintetizam uma substância que circula através de pequenos ductos semelhantes a tubos.
- **Hormônios** são secreções, tais como insulina, adrenalina e estrogênio, que estimulam a atividade funcional, ou outras secreções corporais. Os hormônios influenciam o bem-estar de todo o corpo.

As glândulas endócrinas e suas funções são as seguintes:

Você sabia?

Os hormônios são verdadeiramente químicos. Existem mais de 30 hormônios que dizem ao corpo o que ele deve fazer todos os dias.

- **Glândula pineal**. Desempenha um papel importante no desenvolvimento sexual, no sono e no metabolismo.
- **Glândula pituitária**. Órgão mais complexo do sistema endócrino. Essa glândula afeta quase todos os processos fisiológicos do corpo: o crescimento, a pressão arterial, as contrações durante o trabalho de parto, a produção de leite materno, as funções dos órgãos sexuais em homens e mulheres, a função da glândula tireoide e a conversão de alimentos em energia (metabolismo).
- **Glândula tireoide**. Controla a rapidez com que o corpo queima energia (metabolismo), faz proteínas, e quão sensível o corpo deve ser a outros hormônios.
- **Glândulas paratireoides**. Regulam os níveis séricos de cálcio e de fósforo para que os sistemas nervoso e muscular possam funcionar corretamente.

Você sabia?

As glândulas endócrinas e os hormônios que elas secretam têm enorme influência no corpo. Eles afetam o sono, a digestão, o crescimento, o desenvolvimento sexual e muitas outras funções importantes. Perceba que as glândulas endócrinas são tão importantes para nós quanto o nosso cérebro.

- **Pâncreas**. Secreta enzimas que são responsáveis pela digestão de carboidratos, proteínas e gorduras. As células ilhotas de Langerhans controlam a síntese de insulina e glucagon.
- **Glândulas adrenais (suprarrenais)**. Secretam cerca de 30 hormônios esteroides e controlam os processos metabólicos do corpo, incluindo a resposta de luta ou fuga.
- **Ovários**. Glândulas sexuais femininas; atuam na reprodução, além de determinar as características sexuais femininas (**Figura 2.30**).
- **Testículos**. Glândulas sexuais masculinas; atuam na reprodução, além de determinar as características sexuais masculinas (**Figura 2.30**).

O sistema digestório

O **sistema digestório**, também conhecido como **sistema gastrointestinal**, é responsável por decompor os alimentos em nutrientes e resíduos. O sistema digestório consiste em boca, estômago, intestinos, glândulas salivares e gástricas e outros órgãos.

Enzimas digestórias são proteínas com ação específica que convertem certos tipos de alimentos em uma forma solúvel (capaz de ser dissolvida), que pode ser utilizada no corpo. O alimento, na forma solúvel, é transportado pela corrente sanguínea e utilizado pelas células e tecidos do corpo.

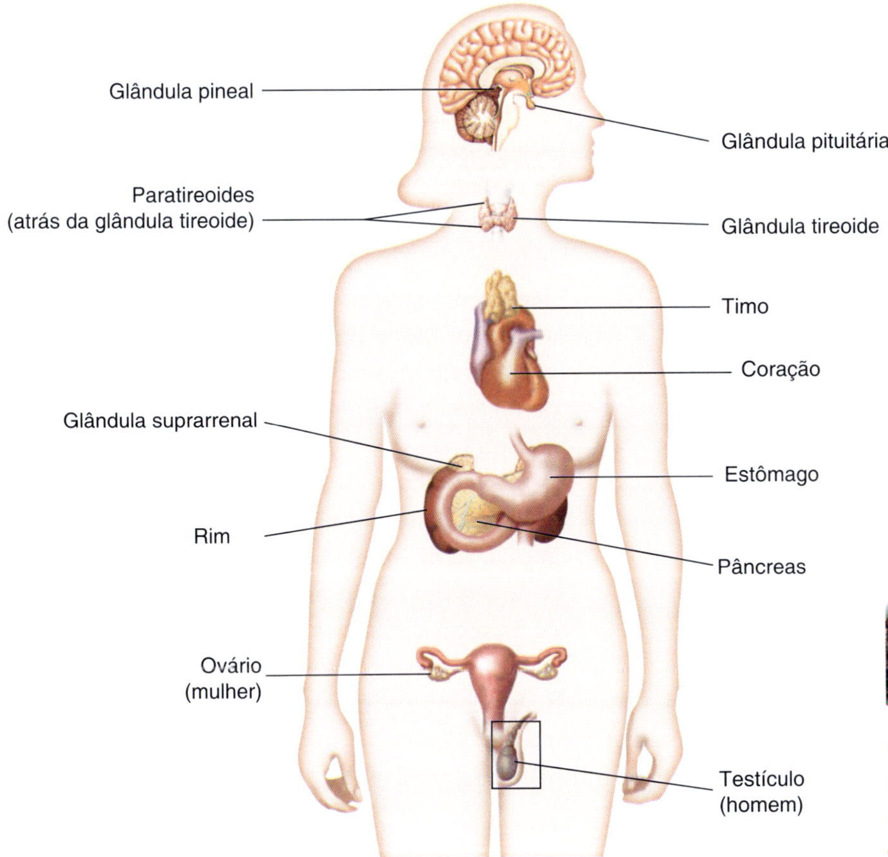

Figura 2.30 Glândulas endócrinas e órgãos do corpo.

Você sabia?

O adulto tem cerca de 8 metros de intestinos. Durante a vida, o sistema digestório controla cerca de 45.000 kg de alimentos.

O sistema excretor

O **sistema excretor** é um grupo de órgãos, incluindo rins, fígado, pele, intestino grosso e pulmões, que é responsável pela purificação do sangue, eliminando resíduos. O metabolismo das células do corpo forma substâncias tóxicas que, se mantidas, poderiam envenenar o corpo.

Cada um dos seguintes órgãos desempenha uma função crucial no sistema excretor:

- Os rins excretam urina (água e resíduos).
- O fígado libera toxinas produzidas durante a digestão.
- A pele elimina resíduos através da transpiração.
- O intestino grosso elimina alimentos decompostos e não digeridos.
- Os pulmões expelem gás carbônico.

Você sabia?

Os rins garantem que o sangue não seja nem tão fino nem tão grosso e não seja sobrecarregado com resíduos produzidos por outras partes do corpo. Cerca de 1.700 litros de sangue fluem através dos rins todos os dias.

O sistema respiratório

O **sistema respiratório** consiste em pulmões e vias aéreas; ele permite a respiração, fornecendo oxigênio ao corpo e eliminando gás carbônico.

Você sabia?

Os pulmões contêm quase 2.400 km de vias aéreas que permitem a respiração. A cada minuto inspiramos cerca de 11 litros de ar.

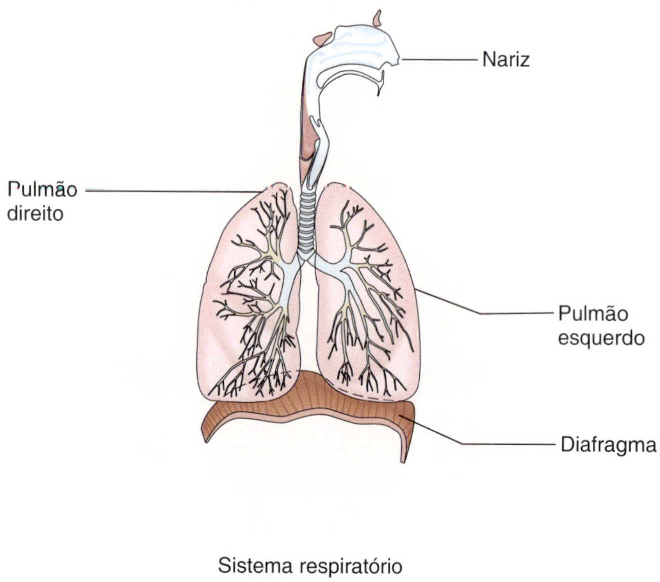

▲ Figura 2.31 **O sistema respiratório.**

Respiração, o ato de respirar, é a troca de gás carbônico para oxigênio nos pulmões e dentro de cada célula.

Os **pulmões** são tecidos esponjosos compostos por células microscópicas nas quais o ar inalado é trocado por gás carbônico durante um ciclo respiratório. Eles são os órgãos da respiração. O sistema respiratório está localizado dentro da cavidade torácica e é protegido em ambos os lados pelas costelas. O **diafragma** é uma parede muscular que separa o tórax (peito) da região abdominal e ajuda o nariz a controlar a respiração.

A cada ciclo respiratório, ocorre uma troca de gases. Durante a **inspiração**, ou entrada de ar pelo nariz ou pela boca, o oxigênio é passado para o sangue. Durante a **expiração**, ou saída de ar, o gás carbônico é expelido dos pulmões.

O oxigênio é mais essencial do que qualquer alimento ou água. As pessoas podem sobreviver por mais de 60 dias sem comida e vários dias sem água. Porém, se forem privadas de oxigênio, morrem em poucos minutos (**Figura 2.31**).

O sistema tegumentar

O **sistema tegumentar** consiste na pele e seus órgãos anexos, tais como as glândulas sudoríparas e sebáceas, os receptores sensoriais, cabelos e unhas. É um sistema muito complexo que serve como uma película protetora e ajuda a regular a temperatura corporal (**Figura 2.32**).

A palavra *tegumento* significa uma cobertura natural. Portanto, você pode pensar na pele como um casaco de proteção para o seu corpo contra os elementos externos que encontra todos os dias, como germes, produtos químicos e exposição ao sol. A pele também é resistente à água.

Você sabia?

A cada minuto eliminamos cerca de 30 a 40.000 células mortas da pele do corpo. Isso pode totalizar 18 kg de pele durante a vida!

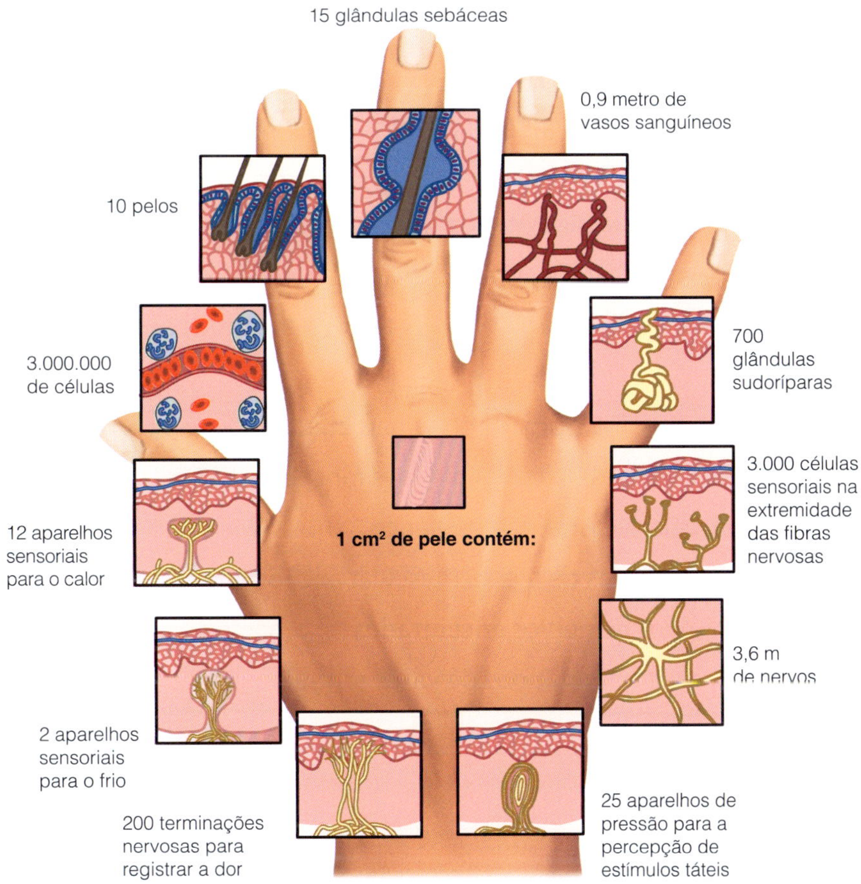

▲ Figura 2.32 **Estruturas da pele.**

O sistema reprodutor

O **sistema reprodutor** inclui os ovários, as trompas, o útero e a vagina, nas mulheres, e os testículos, a próstata, o pênis e a uretra nos homens. Esse sistema tem a função de produzir descendência e passar o código genético de uma geração para outra.

O sistema reprodutor produz hormônios, principalmente estrogênio nas mulheres e testosterona nos homens. Esses hormônios afetam e mudam a pele de várias maneiras. Acne, perda de cabelo, crescimento de pelo na face e corpo e pigmentações escuras na pele são alguns dos resultados de mudanças ou flutuações hormonais. Felizmente, os cosmetólogos têm acesso a muitos produtos e tratamentos que podem tratar de alterações indesejadas dessa natureza e ajudar os clientes a se sentirem mais confortáveis e confiantes em si mesmos. Esse é mais um exemplo de como é importante o seu papel na vida dos clientes.

Questões de revisão

1. Por que o estudo de anatomia, fisiologia e histologia é importante para os cosmetólogos?
2. Defina anatomia, fisiologia e histologia.
3. Nomeie e descreva as estruturas básicas de uma célula.
4. Explique o metabolismo celular e sua finalidade.
5. Liste e descreva as funções dos quatro tipos de tecidos encontrados no corpo humano.
6. O que são órgãos?
7. Liste e descreva as funções dos 9 órgãos principais encontrados no corpo.
8. Nomeie os 11 sistemas principais do corpo e suas funções.
9. Liste as funções principais do sistema esquelético.
10. Nomeie e descreva os três tipos de tecido muscular encontrados no corpo humano.
11. Nomeie e descreva os tipos de nervos encontrados no organismo e como eles reagem.
12. Nomeie e descreva brevemente os tipos de vasos sanguíneos encontrados no corpo.
13. Liste e descreva a composição do sangue.
14. Nomeie e discuta os dois tipos principais de glândulas encontradas no corpo humano.

11. Com qual frequência as soluções desinfetantes devem ser trocadas?

15. Liste os órgãos do sistema excretor e suas funções.

Glossário do capítulo

Abdome	Parte intermediária do músculo.
Abdutor do dedo mínimo	Músculo que separa os dedos das mãos e dos pés.
Abdutor do hálux	Músculo que move os dedos e ajuda a manter o equilíbrio enquanto caminhamos ou ficamos de pé.
Abdutores	Músculos que puxam uma parte do corpo, por exemplo, um dedo, braço ou dedo do pé, para fora da linha média do corpo ou de uma extremidade.
Adutores	Músculos que puxam uma parte do corpo, por exemplo, um dedo, braço ou dedo do pé, para dentro na direção do eixo mediano do corpo ou de uma extremidade.
Anabolismo	Metabolismo construtivo, o processo de construção de moléculas maiores a partir de outras menores.

Glossário do capítulo

Anatomia	Estudo das estruturas do corpo humano que podem ser vistas a olho nu e de como as partes do corpo são organizadas; a ciência da estrutura dos organismos ou de suas partes.
Aorta	A maior artéria do corpo.
Aponeurose epicraniana	Tendão que conecta os músculos occipital e frontal.
Artéria angular	Ramo da artéria facial que fornece sangue à lateral do nariz.
Artéria auricular anterior	Ramo da artéria temporal superficial que fornece sangue rico em oxigênio à parte frontal da orelha.
Artéria auricular posterior	Ramo da artéria carótida externa que fornece sangue rico em oxigênio ao couro cabeludo, à área atrás e acima da orelha e à pele atrás da orelha.
Artéria carótida externa	Artéria que fornece sangue rico em oxigênio às partes anteriores (frente) do couro cabeludo, ouvido, da face, do pescoço e das laterais da cabeça.
Artéria carótida interna	Artéria carótida que fornece sangue rico em oxigênio ao cérebro, aos olhos, às pálpebras, à testa, ao nariz e ao ouvido interno.
Artéria dorsal do pé	Artéria que fornece sangue rico em oxigênio ao pé.
Artéria facial	Também conhecida como *artéria maxilar externa;* ramo da artéria carótida externa que fornece sangue rico em oxigênio para a região inferior da face, boca e nariz.
Artéria facial transversa	Ramo da artéria temporal superficial que fornece sangue rico em oxigênio à pele e ao músculo masseter.
Artéria frontal	Ramo da artéria temporal superficial que fornece sangue rico em oxigênio à testa e às pálpebras superiores.
Artéria infraorbital	Ramo da artéria carótida interna que fornece sangue rico em oxigênio aos músculos do olho.
Artéria labial inferior	Ramo da artéria facial que fornece sangue rico em oxigênio ao lábio inferior.
Artéria labial superior	Ramo da artéria facial que fornece sangue rico em oxigênio ao lábio superior e à região do nariz.
Artéria occipital	Ramo da artéria carótida externa que fornece sangue rico em oxigênio à pele e aos músculos do couro cabeludo e parte de trás da cabeça até a coroa.
Artéria parietal	Ramo da artéria temporal superficial que fornece sangue rico em oxigênio às laterais e à coroa da cabeça.
Artéria poplítea	Artéria que fornece sangue rico em oxigênio ao pé, divide-se em duas artérias separadas conhecidas como artéria tibial anterior e artéria tibial posterior.

Glossário do capítulo

Artéria radial	Artéria, junto com numerosos ramos, que fornece sangue rico em oxigênio ao braço do lado do polegar e às costas da mão; fornece sangue aos músculos da pele, das mãos, dos dedos, do punho, cotovelo e antebraço.
Artéria submentoniana	Ramo da artéria facial que fornece sangue rico em oxigênio ao queixo e ao lábio inferior.
Artéria supraorbital	Ramo da artéria carótida interna que fornece sangue rico em oxigênio à pálpebra superior e à testa.
Artéria temporal média	Ramo da artéria temporal superficial que fornece sangue rico em oxigênio às têmporas.
Artéria temporal superficial	Uma continuação da artéria carótida; fornece sangue rico em oxigênio aos músculos da parte frontal, lateral e superior da cabeça.
Artéria tibial anterior	Uma das artérias poplíteas (a outra é a artéria tibial posterior) que fornece sangue rico em oxigênio aos músculos da perna e aos músculos e à pele na parte de cima do pé e lados adjacentes do primeiro e segundo dedos. Essa artéria continua até o pé, onde se torna a artéria dorsal do pé.
Artéria tibial posterior	Uma das artérias poplíteas (a outra é a artéria tibial anterior) que fornece sangue rico em oxigênio ao tornozelo e parte de trás da perna.
Artéria ulnar	Artéria que, junto com numerosos ramos, fornece sangue rico em oxigênio ao braço do lado do dedo mínimo e à palma da mão.
Artérias	Tubos flexíveis, musculares, de parede espessa, que levam o sangue rico em oxigênio do coração às arteríolas.
Artérias carótidas comuns	Artérias principais que fornecem sangue rico em oxigênio à cabeça, face e ao pescoço.
Arteríolas	Pequenas artérias que fornecem sangue rico em oxigênio aos capilares.
Articulações	Conexão entre um ou mais ossos do esqueleto.
Átrio	Câmara superior do coração, de parede fina, através da qual o sangue é bombeado para os ventrículos. Há o átrio direito e o esquerdo.
Auricular anterior	Músculo na frente da orelha que a puxa para frente.
Auricular posterior	Músculo atrás da orelha que a puxa para trás.
Auricular superior	Músculo acima da orelha que a puxa para cima.
Axônio	A extensão de um neurônio através do qual os impulsos são enviados para fora do corpo a outros neurônios, glândulas ou músculos.
Bíceps	Músculo que produz o contorno da frente e parte interna do braço; levanta o antebraço e flexiona o cotovelo.

Glossário do capítulo

Caixa craniana	Uma caixa óssea, oval, que protege o cérebro.
Capilares	Pequenos vasos sanguíneos, de parede fina, que conectam as artérias menores às vênulas. Os capilares levam nutrientes às células e retiram os materiais residuais.
Capilares linfáticos	Tubos de extremidades cegas que são a origem dos vasos linfáticos.
Carpo (punho)	Também conhecido como *punho;* articulação flexível composta por um grupo de oito ossos pequenos, irregulares (carpais) mantidos juntos por ligamentos.
Catabolismo	A fase do metabolismo que envolve a decomposição de compostos complexos em outros menores dentro das células. Esse processo libera a energia que foi armazenada.
Células	Unidades de todos os seres vivos, de bactérias a plantas e animais, incluindo os seres humanos.
Centríolos	Estruturas em uma célula próximas ao núcleo que se movem para cada lado durante o processo de mitose para ajudar na divisão da célula.
Cérebro	Parte do sistema nervoso central contido na caixa craniana; maior e mais complexo tecido nervoso, controla sensação, músculos, atividade das glândulas e o poder de pensar, perceber e sentir.
Circulação pulmonar	O sistema que envia o sangue do coração aos pulmões para ser purificado e depois de volta ao coração.
Circulação sistêmica (circulação geral)	Também conhecida como *circulação geral;* sistema que transporta o sangue do coração a todo o corpo e de volta ao coração.
Citoplasma	O protoplasma de uma célula, exceto pelo protoplasma no núcleo, que envolve o núcleo; o líquido aquoso de que as células necessitam para crescimento, reprodução e autorreparação.
Clavícula	Osso que liga o esterno à escápula.
Coração	Órgão muscular em forma de cone, que mantém o sangue em movimento dentro do sistema circulatório.
Costelas	Doze pares de ossos que formam a parede do tórax.
Crânio	Esqueleto da cabeça; dividido em duas partes; crânio e esqueleto facial.
Décimo primeiro nervo craniano (nervo acessório)	Também conhecido como *nervo acessório;* um nervo motor que controla o movimento do pescoço e dos músculos do ombro.
Deltoide	Músculo grande, triangular, que cobre a articulação do ombro e permite estender o braço para fora e para o lado do corpo.

Glossário do capítulo

Dendritos	Ramos como das árvores de fibras nervosas que se estendem da célula nervosa; levam impulsos para a célula e recebem impulsos de outros neurônios.
Diafragma	Parede muscular que separa o tórax da região abdominal e ajuda a controlar a respiração.
Enzimas digestórias	Proteínas com ação específica que convertem certos tipos de alimentos em uma forma solúvel (capaz de ser dissolvida) que pode ser utilizada no corpo.
Epicrânio (occipitofrontal)	Também conhecido como *occipitofrontal;* músculo amplo que cobre a parte superior do crânio e consiste no occipital e frontal.
Escápula (omoplata)	Osso grande, chato, triangular do ombro. Há duas escápulas.
Esqueleto da face (maciço frontal)	Estrutura da face composta por 14 ossos.
Esterno	Osso chato que forma o suporte ventral (frente) das costelas.
Esternocleidomastoideo	Músculo do pescoço que faz abaixar e girar a cabeça.
Estômago	Órgão do corpo que digere os alimentos junto com o intestino.
Expiração	Expiração; expelir dióxido de carbono (coletado do sangue) dos pulmões.
Extensor longo dos dedos	Músculo que dobra o pé para cima e estende os dedos.
Extensor longo do hálux	Músculo que estende o dedão e flexiona o pé.
Extensores	Músculos que endireitam o punho, a mão e os dedos para formar uma linha reta.
Falanges	Também conhecidos como *dígitos;* ossos dos dedos das mãos ou pés; uma das três subdivisões do pé. As outras duas subdivisões são o tarso e o metatarso.
Fêmur	Osso longo e pesado que forma a perna acima do joelho.
Fíbula	Menor dos dois ossos que formam a perna abaixo do joelho. A fíbula pode ser visualizada como uma protuberância no tornozelo, do lado do dedo mínimo.
Fibular curto	Músculo que se origina na superfície inferior da fíbula; flexiona o pé para baixo e para fora.
Fibular longo	Músculo que cobre o lado exterior da panturrilha; inverte o pé e gira-o para fora.
Fígado	Órgão do corpo que remove os resíduos criados pela digestão.

Glossário do capítulo

Fisiologia	Estudo das funções e atividades desempenhadas pelas estruturas do corpo.
Flexor	Músculo extensor do punho envolvido na flexão do punho.
Flexor curto dos dedos	Músculo que move os dedos e ajuda a manter o equilíbrio enquanto caminhamos ou ficamos de pé.
Flexor do dedo mínimo	Músculo que move o dedo mínimo.
Fluido intersticial	Plasma sanguíneo encontrado nos espaços entre as células de um tecido.
Gastrocnêmio	Músculo que está ligado à superfície inferior posterior do calcanhar e puxa o pé para baixo.
Glândula pineal	Glândula do sistema endócrino que desempenha um papel importante no desenvolvimento sexual, no sono e no metabolismo.
Glândula pituitária	O órgão mais complexo do sistema endócrino. Ela afeta quase todos os processos fisiológicos do corpo: o crescimento, a pressão arterial, as contrações durante o trabalho de parto, a produção de leite materno, as funções dos órgãos sexuais em homens e mulheres, a função da glândula tireoide e a conversão de alimentos em energia (metabolismo).
Glândula tireoide	Glândula do sistema endócrino que controla a rapidez com que o corpo queima energia (metabolismo), faz proteínas, e quão sensível o corpo deve ser a outros hormônios.
Glândulas	Órgãos que removem e liberam certos elementos do sangue para convertê-los em novos compostos.
Glândulas adrenais (suprarrenais)	Glândulas do sistema endócrino que secretam cerca de 30 hormônios esteroides e controlam os processos metabólicos do corpo, incluindo a resposta de luta ou fuga.
Glândulas endócrinas (glândulas sem ductos)	Também conhecidas como *glândulas sem ductos;* glândulas tais como a tireoide e a pituitária, que liberam secreções hormonais na corrente sanguínea.
Glândulas exócrinas (glândulas com ductos)	Também conhecidas como *glândulas com ductos;* produzem uma substância que circula através de pequenos ductos semelhantes a tubos; as glândulas sudoríparas e as glândulas sebáceas da pele pertencem a esse grupo.
Glândulas paratireoides	Glândulas do sistema endócrino que regulam os níveis de cálcio e de fósforo no sangue para que os sistemas nervoso e muscular possam funcionar corretamente.
Glóbulos brancos (leocócitos)	Também conhecidos como *leucócitos;* células sanguíneas que exercem a função de destruir bactérias que causam doenças.

Glossário do capítulo

Glóbulos vermelhos	Células sanguíneas que transportam oxigênio dos pulmões para as células do corpo e dióxido de carbono das células de volta para os pulmões.
Hemoglobina	Proteína complexa contendo ferro nos glóbulos vermelhos que se liga ao oxigênio; dá cor ao sangue.
Histologia (anatomia microscópica)	Também conhecida como *anatomia microscópica;* o estudo das estruturas minúsculas encontradas em tecidos vivos.
Hormônios	Secreções, tais como insulina, adrenalina e estrogênio, que estimulam a atividade funcional ou outras secreções corporais. Os hormônios influenciam o bem-estar de todo o corpo.
Inserção	A parte do músculo que se move e está distante do esqueleto.
Inspiração	Entrada de ar pelo nariz ou pela boca.
Intestinos	Órgãos do corpo que digerem os alimentos junto com o estômago.
Latíssimo do dorso	Músculo grande, chato, triangular, que cobre a parte inferior das costas.
Linfa	Líquido claro que circula nos espaços linfáticos do corpo. A linfa ajuda a transportar resíduos e impurezas das células antes de ser encaminhada de volta ao sistema circulatório.
Linfonodos	Estruturas semelhantes a glândulas encontradas dentro dos vasos linfáticos; filtram os vasos linfáticos e ajudam a combater as infecções.
Mandíbula	Maxilar inferior; osso maior e mais forte da face.
Masseter	Músculo que coordena, com os músculos temporal e pterigoideo, os movimentos para abrir e fechar a boca e trazer a mandíbula para frente; às vezes referido como músculo da mastigação.
Maxilas	Ossos do maxilar superior.
Medula espinal	Ela é protegida pela coluna vertebral.
Membrana celular	Parte da célula que envolve o protoplasma e permite que substâncias solúveis entrem e saiam da célula.
Metabolismo	Processo químico que ocorre em organismos vivos através do qual as células se nutrem e executam suas atividades; o metabolismo tem duas fases: anabolismo e catabolismo.
Metacarpos	Ossos da palma da mão; partes da mão que contêm cinco ossos entre o carpo e as falanges.
Metatarso	Uma das três subdivisões do pé; ossos longos e delgados semelhantes aos metacarpais da mão. As outras duas subdivisões são os tarsais e as falanges.
Miologia	Estudo da natureza, estrutura, função e doenças dos músculos.

Glossário do capítulo

Mitose	Processo usual de reprodução celular dos tecidos humanos que ocorre quando a célula se divide em duas células idênticas chamadas células-filhas.
Músculo abaixador do lábio inferior	Também conhecido como *músculo quadrado do lábio inferior;* músculo ao redor do lábio inferior; abaixa o lábio inferior e puxa-o para um lado, como quando expressamos sarcasmo.
Músculo bucinador	Músculo chato, fino, entre o maxilar superior e inferior que comprime as bochechas e expele ar entre os lábios.
Músculo cardíaco	Músculo involuntário, o coração. Esse tipo de músculo não é encontrado em nenhuma outra parte do corpo.
Músculo corrugador	Músculo localizado abaixo dos músculos frontal e orbicular do olho que puxa a sobrancelha para baixo e enruga a testa verticalmente.
Músculo frontal	Porção frontal (anterior) do epicrânio; o músculo do couro cabeludo que levanta a sobrancelha, puxa o couro cabeludo para frente e causa rugas na testa.
Músculo levantador do ângulo da boca	Também conhecido como *músculo canino;* músculo que levanta o ângulo da boca e puxa-o para dentro.
Músculo levantador do lábio superior	Também conhecido como *músculo quadrado do lábio superior;* músculo ao redor do lábio superior; levanta o lábio superior e dilata as narinas, como quando se expressa desagrado.
Músculo mentual	Músculo que eleva o lábio inferior e levanta e enruga a pele do queixo.
Músculo occipital	Porção posterior do epicrânio; o músculo que puxa o couro cabeludo posteriormente.
Músculo orbicular da boca	Faixa plana de músculos ao redor dos lábios superior e inferior que comprime, contrai, dobra e enruga os lábios.
Músculo orbicular do olho	Músculo em anel da órbita ocular; permite o fechamento dos olhos.
Músculo platisma	Músculo amplo que se estende dos músculos do peito e ombro à lateral do queixo; responsável pelo abaixamento da mandíbula e do lábio.
Músculo prócero	Músculo que reveste a ponte do nariz, abaixa a sobrancelha e provoca rugas na ponte do nariz.
Músculo risório	Músculo da boca que puxa o canto da boca externa e posteriormente, como no sorriso.
Músculo temporal	Músculo que coordena, com os músculos masseter e pterigoideo, os movimentos de abrir e fechar a boca e trazer a mandíbula para frente; às vezes referido como músculo da mastigação.

Glossário do capítulo

Músculo tibial anterior	Músculo que reveste a parte frontal da tíbia; flexiona o pé superior e para dentro.
Músculo triangular	Músculo que se estende ao longo do queixo e puxa o canto da boca.
Músculo zigomático maior	Músculo em ambos os lados da face que se estende do osso zigomático ao ângulo da boca. Esses músculos puxam a boca superior, posterior e para fora como quando rimos ou sorrimos.
Músculo zigomático menor	Músculo em ambos os lados da face que se estende do osso zigomático ao lábio superior. Esses músculos puxam o lábio superior para trás, para cima e para fora, como quando sorrimos.
Músculos estriados (músculos esqueléticos)	Também conhecidos como *músculos esqueléticos;* músculos que são ligados aos ossos e são voluntários ou conscientemente controlados.
Músculos não estriados (músculos lisos)	Também conhecidos como *músculos lisos;* esses músculos são involuntários e funcionam automaticamente, sem vontade consciente.
Nervo auricular magno	Nervo cervical localizado na lateral do pescoço; atinge face, orelhas, pescoço e glândula parótida.
Nervo auricular posterior	Ramo do sétimo nervo craniano que atinge os músculos posteriores da orelha, na base do crânio.
Nervo auriculotemporal	Ramo do quinto nervo craniano que atinge a orelha e a pele acima da têmpora até a parte superior do crânio.
Nervo bucal	Ramo do sétimo nervo craniano que atinge os músculos da boca.
Nervo ciático	Maior e mais longo nervo do corpo.
Nervo cutâneo cervical	Nervo cervical localizado na lateral do pescoço; atinge a frente e as laterais do pescoço até o esterno.
Nervo digital	Nervo sensoriomotor que, com seus ramos, fornece impulsos aos dedos.
Nervo dorsal (nervo cutâneo dorsal)	Também conhecido como *nervo cutâneo dorsal;* um nervo que se estende para cima a partir dos dedos e do pé, logo abaixo da pele, fornecendo impulsos aos dedos e pé, além dos músculos e da pele da perna, onde ele se torna o nervo fibular superficial.
Nervo fibular comum	Divisão do nervo ciático que se estende de trás do joelho, contorna a cabeça da fíbula e vai até a frente da perna, onde se divide em dois ramos.
Nervo fibular profundo (nervo tibial anterior)	Também conhecido como *nervo tibial anterior;* estende-se para baixo a partir da frente da perna, atrás dos músculos. Fornece impulsos a esses músculos e também aos músculos e à pele na parte de cima do pé e lados adjacentes do primeiro e do segundo dedos.

Glossário do capítulo

Nervo fibular superficial (nervo músculo-cutâneo)	Também conhecido como *nervo musculocutâneo;* estende-se para baixo pela perna, logo abaixo da pele, fornecendo impulsos aos músculos e à pele da perna, como também à pele e aos dedos na parte superior do pé, onde se torna o nervo dorsal.
Nervo infraorbital	Ramo do quinto nervo craniano que atinge a pele da pálpebra inferior, lateral do nariz, do lábio superior e da boca.
Nervo infratroclear	Ramo do quinto nervo craniano que atinge a membrana e a pele do nariz.
Nervo mandibular	Ramo do quinto nervo craniano que atinge os músculos do queixo, lábio inferior e da orelha.
Nervo mandibular marginal	Ramo do sétimo nervo craniano que atinge os músculos do queixo e do lábio inferior.
Nervo maxilar	Ramo do quinto nervo craniano que fornece impulsos à parte superior da face.
Nervo mediano	Nervo sensoriomotor que é menor do que os nervos radial e ulnar e que, com seus ramos, supre o braço e a mão.
Nervo mentoniano	Ramo do quinto nervo craniano que atinge a pele, o lábio inferior e o queixo.
Nervo nasal	Ramo do quinto nervo craniano que atinge a ponta e a parte inferior do nariz.
Nervo occipital maior	Nervo cervical localizado na parte de trás da cabeça; atinge o couro cabeludo até a parte de cima da cabeça.
Nervo occipital menor	Nervo cervical localizado na base do crânio, atinge o couro cabeludo e os músculos atrás da orelha.
Nervo oftálmico	Ramo do quinto nervo craniano que fornece impulsos à pele da testa, às pálpebras superiores e à porção interior do couro cabeludo, da órbita dos olhos, do globo ocular e da fossa nasal.
Nervo radial	Nervo sensoriomotor que, com seus ramos, supre o braço do lado do polegar e as costas da mão.
Nervo safeno	Nervo da perna que fornece impulsos à pele do lado interno da perna e do pé.
Nervo supraorbital	Ramo do quinto nervo craniano que atinge a pele da testa, couro cabeludo, sobrancelha e pálpebra superior.
Nervo supratroclear	Ramo do quinto nervo craniano que atinge a pele entre os olhos e a parte superior do nariz.
Nervo sural	Nervo da perna que fornece impulsos à pele do lado interno e posterior do pé e da perna.

Glossário do capítulo

Nervo temporal	Ramo do sétimo nervo craniano que atinge os músculos das têmporas, da lateral da testa, das sobrancelhas e da parte superior da bochecha.
Nervo tibial	Divisão do nervo ciático que passa atrás do joelho. Ele subdivide-se e supre impulsos ao joelho, aos músculos da panturrilha, à pele da perna, sola e à parte inferior dos dedos.
Nervo ulnar	Nervo sensoriomotor que, com seus ramos, atinge o braço do lado do dedo mínimo e a palma da mão.
Nervo zigomático	Ramo do quinto e do sétimo nervos cranianos que atinge os músculos da parte superior da bochecha.
Nervos	Cordões esbranquiçados compostos por feixes de fibras nervosas mantidas juntas por tecido conjuntivo, através dos quais os impulsos são transmitidos.
Nervos cervicais	Ramos do sétimo nervo craniano; originam-se na medula espinal e atingem a lateral do pescoço e o músculo platisma.
Nervos motores (nervos eferentes)	Também conhecidos como *nervos eferentes;* transportam impulsos do cérebro aos músculos ou glândulas.
Nervos sensoriais (nervos aferentes)	Também conhecidos como *nervos aferentes;* transportam impulsos ou mensagens dos órgãos dos sentidos ao cérebro, onde as sensações tais como tato, frio, calor, visão, audição, paladar, olfato, dor e pressão são experimentadas.
Neurologia	Ciência que estuda a estrutura, função e doenças do sistema nervoso.
Neurônio (célula nervosa)	Também conhecido como *célula nervosa;* unidade estrutural principal do sistema nervoso, que consiste em corpo celular, núcleo, dendritos e axônio.
Núcleo	Protoplasma ativo, denso, encontrado no centro da célula; ele desempenha um papel importante na reprodução e no metabolismo celular.
-ologia	Terminação de palavra que significa *estudo de.*
Olhos	Órgãos do corpo que controlam a visão.
Órgãos	Estruturas compostas por tecidos especializados projetados para desempenhar funções específicas em plantas e animais.
Origem	Parte do músculo que não se move e está mais perto do esqueleto.
Osso etmoide	Osso esponjoso leve entre as órbitas; faz parte das cavidades nasais.
Osso frontal	Osso que forma a testa.
Osso hioide	Osso em forma de U na base da língua que sustenta a língua e seus músculos.

Glossário do capítulo

Osso occipital	Osso posterior do crânio, inferiores dos ossos parietais; forma a parte traseira do crânio acima da nuca.
Ossos lacrimais	Ossos finos e pequenos localizados na parede frontal interna das órbitas dos olhos.
Ossos nasais	Ossos que formam a ponte do nariz.
Ossos parietais	Ossos que formam as laterais e a parte superior do crânio.
Ossos temporais	Ossos que formam as laterais da cabeça na região da orelha.
Ossos zigomáticos (ossos malares, maçãs do rosto)	Também conhecidos como *ossos malares* ou *maçãs do rosto;* ossos que formam a proeminência das bochechas.
Osteologia	Ciência que estuda a anatomia, estrutura e função dos ossos.
Ovários	Glândulas sexuais femininas do sistema endócrino que atuam na reprodução, além de determinar as características sexuais femininas.
Pâncreas	Glândula do sistema endócrino que secreta enzimas responsáveis pela digestão de carboidratos, proteínas e gorduras.
Patela (osso acessório, rótula)	Também conhecida como *osso acessório, rótula;* forma a articulação do joelho.
Peitoral maior	Músculos do peito que auxiliam os movimentos de balanço do braço.
Peitoral menor	Músculos do peito que auxiliam os movimentos de balanço do braço.
Pele	Órgão que reveste externamente o corpo de forma protetora.
Pericárdio	Saco membranoso de duas camadas que envolve o coração; feito de tecido epitelial.
Plaquetas	Contribui com o processo de coagulação sanguínea, que para as hemorragias; as plaquetas são menores do que os glóbulos vermelhos.
Plasma	Parte líquida do sangue na qual os glóbulos vermelhos e brancos e as plaquetas fluem.
Pronador	Músculo que gira a mão para dentro para que a palma fique voltada para baixo.
Protoplasma	Substância incolor gelatinosa encontrada no interior das células, onde elementos nutritivos, tais como proteínas, gorduras, carboidratos, sais minerais e água estão presentes.
Pulmões	Tecidos esponjosos compostos por células microscópicas nas quais o ar inalado é trocado por dióxido de carbono durante um ciclo respiratório; órgãos da respiração.

Glossário do capítulo

Quinto nervo craniano (nervo trifacial, nervo trigêmeo)	Também conhecido como *nervo trifacial* ou *nervo trigêmeo;* nervo sensorial principal da face, serve como nervo motor dos músculos que controlam a mastigação.
Rádio	Osso menor do antebraço do mesmo lado que o polegar.
Reflexo	Reação automática a um estímulo que envolve o movimento de um impulso de um receptor sensorial ao longo do nervo sensorial à medula espinal.
Respiração	Ato de respirar; troca de gás carbônico e oxigênio nos pulmões e dentro de cada célula.
Rins	Órgãos do corpo que excretam água e resíduos.
Sangue	Fluido nutritivo que circula através do sistema circulatório (coração e vasos sanguíneos) para fornecimento de oxigênio e nutrientes às células e tecidos e para remoção de gás carbônico e resíduos.
Serrátil anterior	Músculo do peito que auxilia na respiração e na elevação do braço.
Sétimo nervo craniano (nervo facial)	Também conhecido como *nervo facial;* nervo motor principal da face. Suas divisões e ramos controlam todos os músculos das expressões faciais.
Sistema circulatório (sistema cardiovascular, sistema vascular)	Também conhecido como *sistema cardiovascular* ou *sistema vascular;* sistema do corpo que controla a circulação constante do sangue através do corpo por meio do coração e dos vasos sanguíneos.
Sistema digestório (sistema gastrointestinal)	Também conhecido como *sistema gastrointestinal;* sistema do corpo responsável pela decomposição dos alimentos em nutrientes e resíduos; consiste em boca, estômago, intestinos, glândulas salivares e gástricas e outros órgãos.
Sistema endócrino	Sistema do corpo que consiste em um grupo de glândulas especializadas que afetam o crescimento, desenvolvimento, as funções sexuais e a saúde do corpo inteiro.
Sistema excretor	Sistema do corpo que consiste em um grupo de órgãos, incluindo rins, fígado, pele, intestino grosso e pulmões, que é responsável pela purificação do sangue, eliminando resíduos.
Sistema linfático/ imunológico	Sistema do corpo que consiste em gânglios linfáticos, linfa, timo, baço e vasos linfáticos. Ele transporta resíduos e impurezas para fora das células e protege o organismo contra doenças, desenvolvendo imunidade e destruindo micro-organismos que causam doenças.
Sistema muscular	Cobre, dá forma e mantém o sistema esquelético no lugar; o sistema muscular contrai e move várias partes do corpo.
Sistema nervoso	Sistema que consiste em cérebro, medula espinal e nervos; controla e coordena todos os outros sistemas do corpo e faz que eles trabalhem de forma harmoniosa e eficiente.

Glossário do capítulo

Sistema nervoso autônomo (SNA)	Abreviação, SNA; a parte do sistema nervoso que controla os músculos involuntários; ele regula a ação dos músculos lisos, das glândulas, dos vasos sanguíneos, do coração e da respiração.
Sistema nervoso central (SNC)	Abreviação, SNC; consiste no cérebro, na medula espinal, nos nervos espinais e nos nervos cranianos.
Sistema nervoso periférico (SNP)	Abreviação, SNP; sistema de nervos que conecta as partes periféricas (externas) do corpo ao sistema nervoso central; ele tem tanto nervos sensoriais como motores.
Sistema reprodutor	Sistema do corpo que inclui os ovários, as trompas, o útero e a vagina, nas mulheres, e os testículos, a próstata, o pênis e a uretra nos homens. Esse sistema tem a função de produzir descendência e passar o código genético de uma geração para outra.
Sistema respiratório	Sistema do corpo que consiste em pulmões e vias aéreas; permite a respiração, fornecendo oxigênio ao corpo e eliminando dióxido de carbono.
Sistema tegumentar	Sistema do corpo que consiste em pele e seus órgãos acessórios, tais como glândulas sebáceas e sudoríparas, receptores sensoriais, pelos e unhas; serve como uma cobertura protetora e ajuda a regular a temperatura corporal.
Sistemas do corpo (sistemas)	Também conhecidos como *sistemas;* grupos de órgãos do corpo que agem em conjunto para executar uma ou mais funções. O corpo humano é composto por 11 sistemas principais.
Sóleo	Músculo que se origina na porção superior da fíbula e dobra o pé para baixo. Osso que une todos os ossos do crânio.
Supinador	Músculo do antebraço que gira o rádio para fora e a palma para cima.
Tálus	Um dos três ossos que compreendem a articulação do tornozelo. Os outros dois ossos são a tíbia e a fíbula.
Tarso	Uma das três subdivisões do pé. Há sete ossos – tálus, calcâneo, navicular, três ossos cuneiformes e o cuboide. As outras três subdivisões são os metatarsais e as falanges.
Tecido	Conjunto de células semelhantes que desempenham uma determinada função.
Tecido adiposo	Termo técnico para a gordura; dá suavidade e contorno ao corpo.
Tecido conjuntivo	Tecido fibroso que une, protege e sustenta as várias partes do corpo. Exemplos de tecidos conjuntivos são ossos, cartilagens, ligamentos, tendões, sangue, linfa e gordura (consulte tecido adiposo).
Tecido epitelial	Cobertura protetora das superfícies do corpo, como a pele, as mucosas, o tecido interior da boca, o revestimento do coração, dos órgãos digestórios e respiratórios e as glândulas.

Glossário do capítulo

Tecido muscular	Tecido que contrai e move várias partes do corpo.
Tecido nervoso	Tecido que transporta as mensagens do e para o cérebro e controla e coordena as funções corporais.
Terminal do axônio	A extensão de um neurônio através do qual os impulsos são enviados para fora do corpo a outros neurônios, glândulas ou músculos.
Testículos	Glândulas sexuais masculinas do sistema endócrino que atuam na reprodução, além de determinar as características sexuais masculinas.
Tíbia	Maior dos dois ossos que formam a perna abaixo do joelho. A tíbia pode ser visualizada como uma protuberância no tornozelo do lado do dedão.
Tibial anterior	Músculo que reveste a frente da tíbia.
Tórax (peito, tronco pulmonar)	Também conhecido como *peito* ou *tronco pulmonar;* consiste em esterno, costelas e vértebras torácicas; caixa óssea, elástica, que serve como estrutura de proteção para coração, pulmões e outros órgãos internos.
Trapézio	Músculo que reveste a parte posterior do pescoço e a região superior e intermediária das costas; gira e controla os movimentos do braço.
Tríceps	Músculo grande que reveste toda a parte posterior do braço e estende o antebraço.
Ulna	Osso mais interno e maior do antebraço (parte inferior do braço) ligado ao punho e localizado no lado do dedo mínimo.
Úmero	Osso mais alto e maior do braço, que se estende do cotovelo ao ombro.
Válvula mitral (válvula bicúspide)	Também conhecida como *válvula bicúspide;* válvula entre o átrio esquerdo e o ventrículo esquerdo do coração.
Válvula tricúspide	Válvula entre o átrio direito e o ventrículo direito do coração.
Válvulas	Estruturas do coração que fecham temporariamente uma passagem ou permitem que o sangue flua em apenas uma direção.
Vasos sanguíneos	Estruturas semelhantes a tubos, que incluem artérias, arteríolas, capilares, vênulas e veias.
Veia jugular externa	Veia localizada na lateral do pescoço que transporta o sangue que retorna ao coração da cabeça, face e do pescoço.
Veia jugular interna	Veia localizada na lateral do pescoço para coletar sangue do cérebro e das partes da face e do pescoço.

Glossário do capítulo

Veias	Vasos sanguíneos, de paredes finas, que são menos elásticos do que as artérias; as veias contêm válvulas semelhantes a cálices que mantêm o fluxo sanguíneo unicamente em direção ao coração e evitam o contrafluxo.
Ventrículo	Câmera que recebe o sangue do átrio.
Vênulas	Pequenos vasos que conectam os capilares às veias. Elas coletam o sangue dos capilares e drenam-no para as veias.
Vértebras cervicais	Os sete ossos da parte superior da coluna vertebral localizados na região do pescoço.

Capítulo

3 Estrutura, crescimento e nutrição da pele

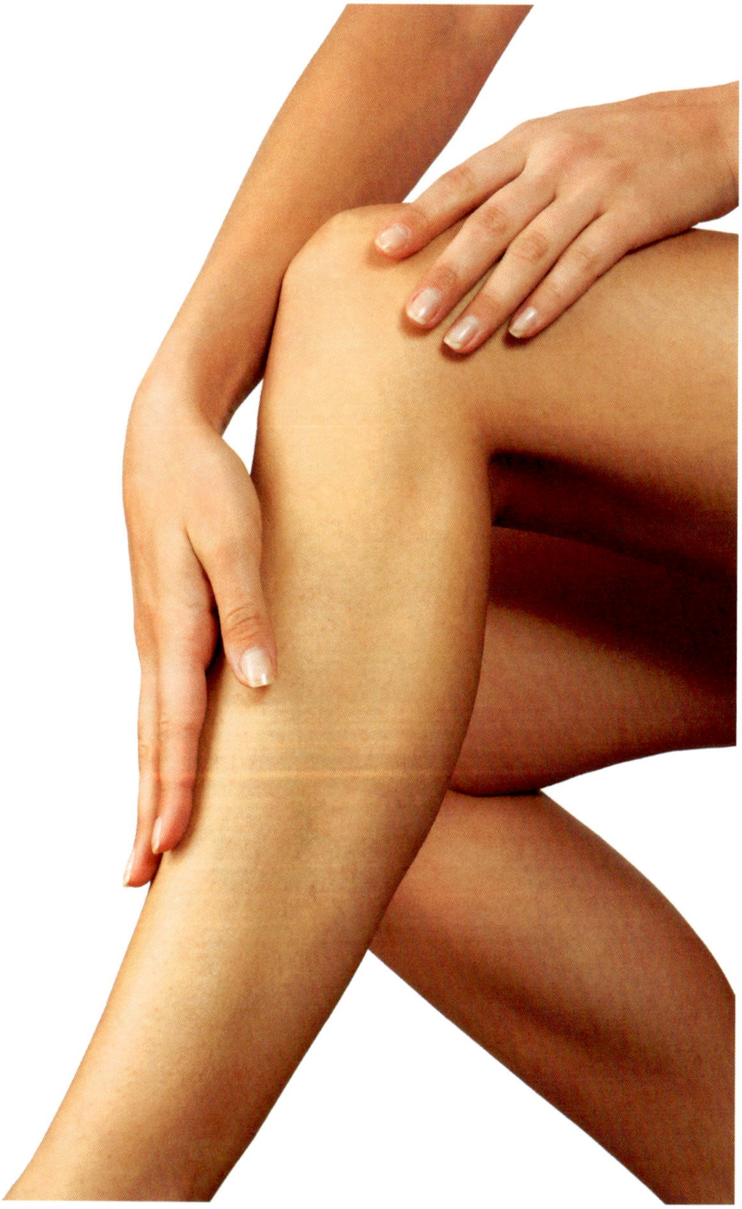

© Oleksii Abramov, 2010; usada sob licença da Shutterstock.com.

Enfoques do capítulo

- Por que estudar a estrutura, o crescimento e a nutrição da pele?
- Anatomia da pele
- Nutrição e manutenção da saúde da pele

Objetivos de aprendizagem

Ao concluir este capítulo, você será capaz de:

- ☑ **OA1** Descrever a estrutura e a composição da pele.
- ☑ **OA2** Listar as funções da pele.
- ☑ **OA3** Listar as classes de nutrientes essenciais para uma boa saúde.
- ☑ **OA4** Listar os grupos de alimentos e orientações dietéticas recomendadas pela Agência Nacional de Vigilância Sanitária (Anvisa) e a Organização Mundial da Saúde (OMS).
- ☑ **OA5** Listar e descrever as vitaminas que podem ajudar a pele.

Palavras-chave

Os números de páginas indicam onde cada termo pode ser encontrado no capítulo:

acne (*Acne vulgaris*), 109
bobina secretora, 109
calo, 103
camada dérmica (derma, cório, cútis, pele verdadeira), 105
camada epidérmica, 103
camada papilar, 105
camada reticular, 105
colágeno, 108
comedão (cravo), 109
corpúsculos táteis, 105
dermatologia, 102
dermatologista, 102
dérmicas, papilas, 105
dermoepidérmica, junção, 105
elastina, 108
epiderme, 103
esteticista, 103
estrato córneo (camada córnea), 103
estrato espinhoso, 104
estrato germinativo (camada de células basais), 104
estrato granuloso (camada granulosa), 104
estrato lúcido, 104
eumelanina, 107
feomelanina, 107
fibras nervosas motoras, 106
fibras nervosas secretoras, 107
fibras nervosas sensoriais, 106
glândulas sebáceas, 109
glândulas sudoríparas, 109
glândulas sudoríparas, 109
melanina, 107
melanócitos, 104
músculos eretores do pelo, (piloereção), 105
pápula (espinha), 109
Propionibacterium acnes, 109
pústula, 109
queratina, 103
sebo, 109
tecido subcutâneo, (tecido adiposo, tecido hipodérmico), 105
vitamina A, 113
vitamina C, 113
vitamina D, 113
vitamina E, 113

Uma pele com viço, textura firme e hidratada é uma das mais importantes indicações de beleza. Não importa quão avançada a tecnologia mais recente de cuidados com a pele possa ser, você ainda tem que aprender a cuidar da pele do seu cliente e saber o que você deve fazer para mantê-la saudável. Isso significa que você deve estudar a estrutura da pele, como ela cresce e por que é importante manter uma dieta saudável.

POR QUE ESTUDAR A ESTRUTURA, O CRESCIMENTO E A NUTRIÇÃO DA PELE?

Os profissionais da área da estética e beleza devem estudar e ter um conhecimento pleno da estrutura, do crescimento e da nutrição da pele, pois:

→ Conhecer a estrutura subjacente e as necessidades básicas da pele é fundamental para proporcionar excelentes cuidados com a pele para os clientes;

→ Você precisará reconhecer condições adversas, incluindo doenças, inflamação da pele e distúrbios infecciosos da pele para que possa encaminhar os clientes para tratamento com profissionais médicos quando necessário;

→ Os cuidados com a pele no século XXI entraram na era da tecnologia de alta *performance*; portanto, você deve conhecer e compreender os últimos lançamentos em ingredientes cosméticos e as últimas propostas em tratamentos a fim de auxiliar na proteção, nutrição e manutenção da saúde e beleza da pele dos seus clientes.

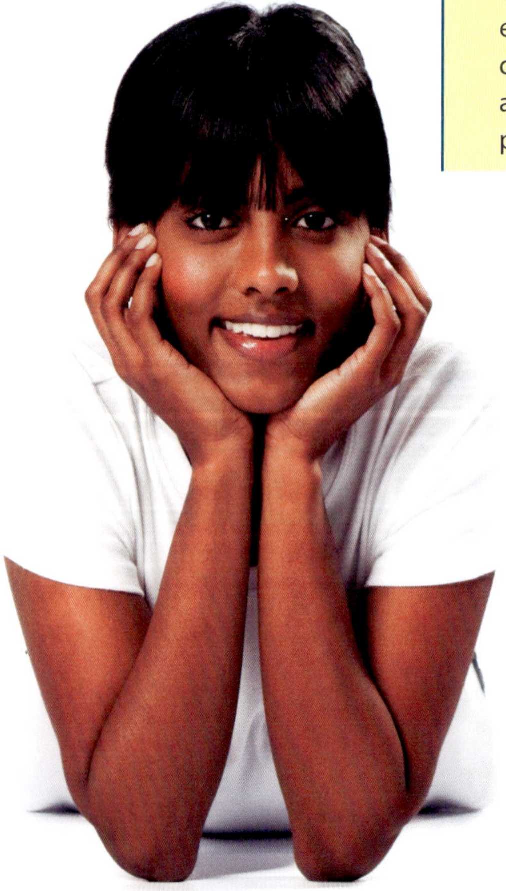

Anatomia da pele

O ramo da ciência médica que lida com o estudo da pele – sua natureza, estrutura, suas funções, doenças e tratamentos – é chamado de **dermatologia**. Um **dermatologista** é um médico especialista em várias doenças relacionadas a apêndices cutâneos, tais como boca, cabelos, pelos, unhas e genitais, cuidando também de questões como queda de cabelos e diagnóstico de doenças sexualmente transmissíveis (DST). No Brasil, de acordo com o Conselho Regional de Medicina (CRM), o aluno do curso do medicina estuda durante seis anos para concluí-lo. A especialização em dermatologia pode se iniciar logo após o término do curso de medicina, substituindo a residência médica. Após um período mínimo de especialização e treinamento de dois anos em uma instituição reconhecida, o médico pode então prestar uma prova aplicada pela Sociedade Brasileira de Dermatologia (SBD) e obter o título de dermatologista. A normativa 01/2012 que dispõe sobre rol de atividades para fins de inscrição e fiscalização dos profissionais biomédicos, técnicos, tecnólogos nas áreas de acupuntura, estética, citologia e anatomia patológica e imaginologia, junto aos Conselhos Regionais de Biomedicina, esclarece o rol de atividades dos profissionais em estética. Uma **esteticista** atua em diversos tratamentos incluindo, por exemplo, diminuição de manchas, embelezamento e preservação da saúde da pele do corpo todo, incluindo o rosto, couro cabeludo e cabelo.

Os profissionais da área da estética e beleza não estão autorizados a diagnosticar, prescrever, nem fornecer qualquer tipo de tratamento para condições anormais, enfermidades ou doenças. Tais profissionais encaminham clientes com problemas médicos aos dermatologistas mais do que a qualquer outro tipo de médico.

A pele é o maior órgão do corpo. Se a pele de um adulto médio fosse esticada, ela cobriria quase 2 m^2 e pesaria cerca de 3-4 kg. Nossa pele protege a rede de músculos, ossos, nervos, vasos sanguíneos e tudo mais dentro dos nossos corpos. É a única barreira natural entre o nosso corpo e o meio ambiente.

Uma pele saudável deve estar livre de quaisquer sinais visíveis da doença, infecção ou lesão. É levemente úmida, macia e flexível. Idealmente, uma pele saudável tem uma superfície lisa, textura de grão fino (sensação e aparência). A superfície da pele saudável é ligeiramente ácida e suas respostas imunológicas aos organismos que tocam ou tentam entrar nela são rápidas. Entre os apêndices da pele estão o cabelo, as unhas e as glândulas sudoríparas e sebáceas.

Uma pressão contínua e repetitiva em qualquer parte da pele, especialmente nas mãos e nos pés, pode fazê-la espessar e formar um **calo**, que é uma camada protetora necessária, que evita danos à pele subjacente.

A pele do couro cabeludo é constituída de forma semelhante à pele em outras partes do corpo humano, mas o couro cabeludo tem folículos pilosos maiores e mais profundos para acomodar o cabelo mais longo da cabeça.

A pele é composta por duas principais camadas: a epidérmica e a dérmica (**Figura 3.1**). Há autores que incluem a camada hipodérmica (tela subcutânea) como terceira camada.

A **camada epidérmica** é a mais externa e fina da pele. Ela não contém nenhum vaso sanguíneo, mas tem muitas pequenas terminações nervosas. A **epiderme** é composta por cinco camadas:

- O **estrato córneo**, também conhecido como **camada córnea**, é a mais externa da epiderme. O estrato córneo é a camada visível da pele, a camada a ser cuidada por produtos e tratamentos do salão de beleza. Suas células, semelhantes a escamas, são continuamente desprendidas e substituídas pelas células que vêm das camadas internas a partir da camada basal para a superfície da pele por processo chamado descamação. Essas células são compostas por **queratina**, uma proteína fibrosa que também é o componente principal do cabelo e das unhas. As células

Você sabia?

Um calo é a maneira de a natureza proteger a pele dos danos e infecções. A remoção completa de um calo é um procedimento médico que não deve ser realizado no salão.

Você sabia?

A pele localizada sob os nossos olhos e ao redor das pálpebras é a mais fina do corpo; já a pele da região palmar das mãos e da região plantar dos pés é mais espessa.

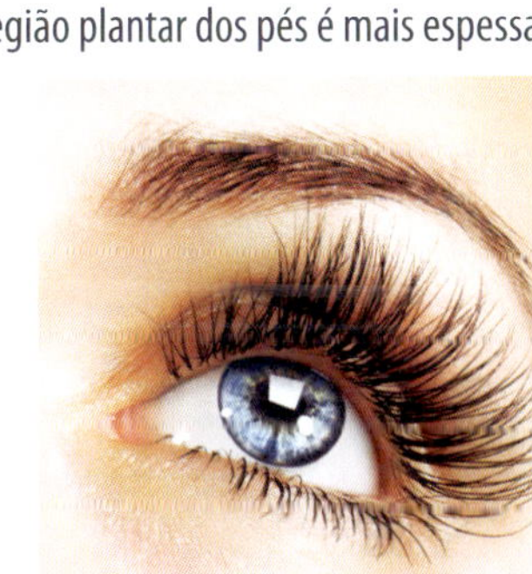

Figura 3.1 ▶
Camadas da pele.

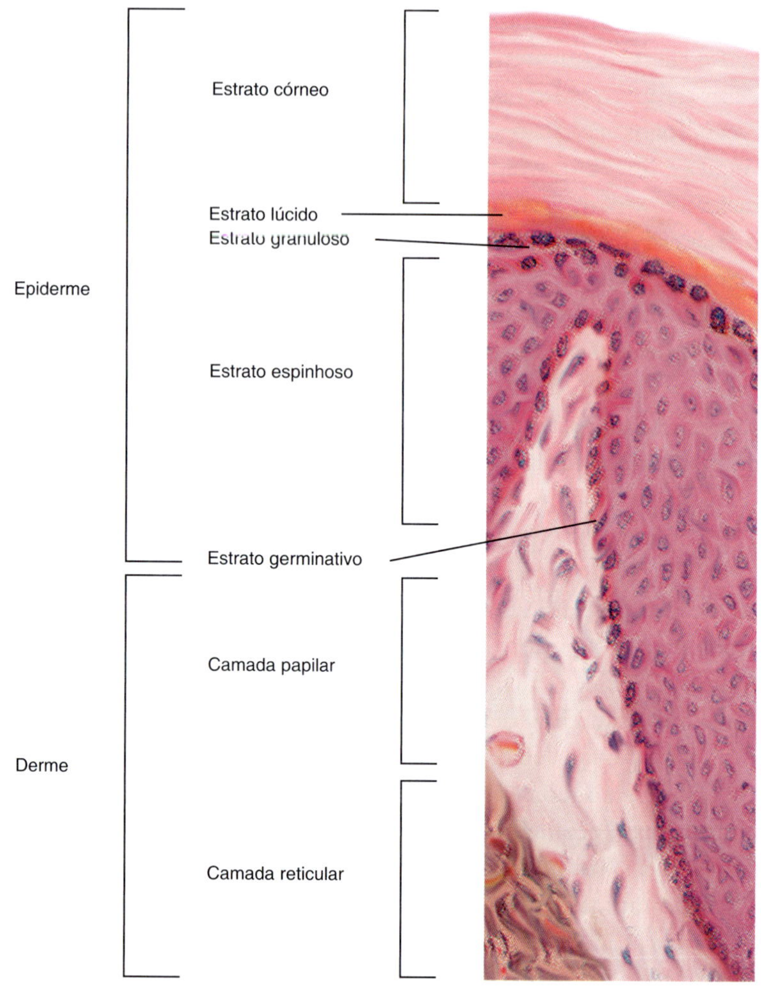

Você sabia?

A epiderme tem apenas 0,04 a 1,5 mm de espessura. Um milímetro é 0,039 de uma polegada.

combinam-se com lipídeos (gorduras) produzidos pela pele para ajudar a tornar o estrato córneo uma camada protetora, resistente à água.

- O **estrato lúcido** é a camada transparente sob o estrato córneo; ele consiste em pequenas células através das quais a luz pode passar.
- O **estrato granuloso**, também conhecido como **camada granulosa**, é a camada da epiderme composta por células que parecem grânulos e são cheias de queratina. As células morrem quando são empurradas à superfície para substituir as que são desprendidas do estrato córneo.
- O **estrato espinhoso** é a camada espinhosa logo acima do estrato germinativo. A camada espinhosa é onde inicia o processo de descamação de células epiteliais.
- O **estrato germinativo**, também conhecido como **camada de células basais**, é a camada mais profunda da epiderme. Essa é a camada viva da epiderme, que produz novas células da pele da epiderme e é responsável pelo seu crescimento. Ela é composta por várias camadas de células de diferentes formatos. O estrato germinativo também contém células chamadas **melanócitos**, que sintetizam o pigmento escuro da pele chamado melanina. A melanina protege as células sensíveis

na derme (que está localizada abaixo da epiderme) dos efeitos nocivos do excesso de radiação ultravioleta (UV) do sol ou de lâmpadas ultravioleta. A importância e função da melanina é discutida em detalhes mais adiante neste capítulo.

A **camada dérmica**, também conhecida como **derme**, **cório**, **cútis**, ou **pele verdadeira**, é a camada subjacente ou interna da pele. A derme se estende para formar o tecido subcutâneo. A camada dérmica altamente sensível do tecido conjuntivo é cerca de 25 vezes mais espessa que a epiderme. Dentro de sua estrutura existem numerosos vasos sanguíneos, vasos linfáticos, nervos, glândulas sudoríparas, glândulas sebáceas e folículos pilosos, além dos músculos eretores dos pelos. **Músculos eretores dos pelos (piloereção)** são os pequenos músculos involuntários na base do pelo que causam o arrepiado, que muitas pessoas chamam de *pele de galinha,* e papilas. A derme é composta de duas camadas: a papilar (camada superficial) e a reticular (camada mais profunda).

- A **camada papilar** é a camada mais externa da derme, diretamente abaixo da epiderme. Aqui você encontrará as **papilas dérmicas** que são pequenas elevações em forma de cone na base dos folículos pilosos. Algumas papilas contêm capilares em laço e outras contêm pequenas estruturas epidérmicas chamadas **corpúsculos táteis**, com terminações nervosas que são sensíveis ao tato e à pressão. Essa camada também contém melanócitos, as células sintetizadoras de pigmentos. A parte superior da camada papilar, onde ela se une à epiderme, é chamada de **junção dermoepidérmica**.
- A **camada reticular** é a camada mais profunda da derme, que fornece à pele seu oxigênio e nutrientes. Ela contém as seguintes estruturas dentro de sua rede:
  - Células adiposas
  - Vasos sanguíneos
  - Vasos linfáticos
  - Glândulas sebáceas
  - Glândulas sudoríparas
  - Folículos pilosos
  - Músculo eretor do pelo (piloereção)
  - Terminações nervosas

Você sabia?

A "pele de galinha" (pelos arrepiados) frequentemente aparece na pele quando estamos com frio ou com medo. Muito provavelmente você vai vê-la nas áreas de sua pele que têm pouco pelo.

Tecido subcutâneo, também conhecido como **tecido adiposo** ou **tecido hipodérmico**, é o tecido com presença de gorduras encontrado abaixo da camada dérmica. Dá suavidade e contorno ao corpo, contém gorduras para uso como energia e também atua como uma almofada de proteção para a pele. O tecido subcutâneo varia de espessura de acordo com idade, gênero, região do corpo, qualidade de vida e saúde geral do indivíduo (**Figura 3.2**).

Como a pele é nutrida

O sangue fornece nutrientes e oxigênio à pele. Nutrientes são moléculas dos alimentos, como proteínas, carboidratos e gorduras. Esses nutrientes são necessários para a vida, reparação e crescimento da célula. A pele não pode ser nutrida adequadamente de fora para dentro

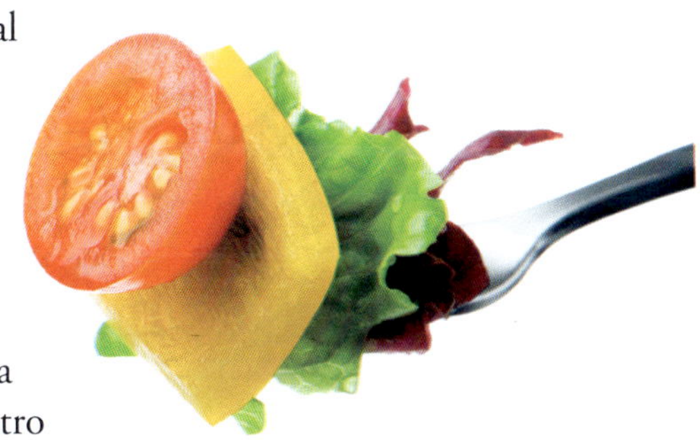

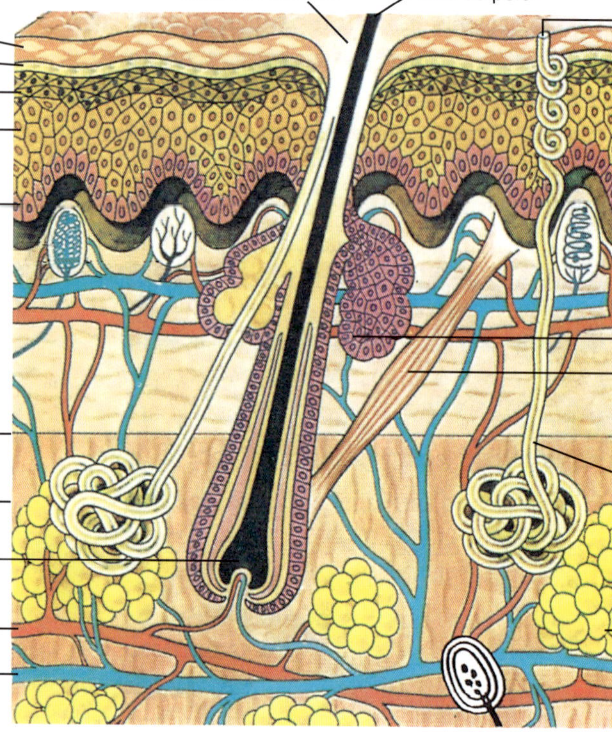

▲ **Figura 3.2 Estruturas da pele.**

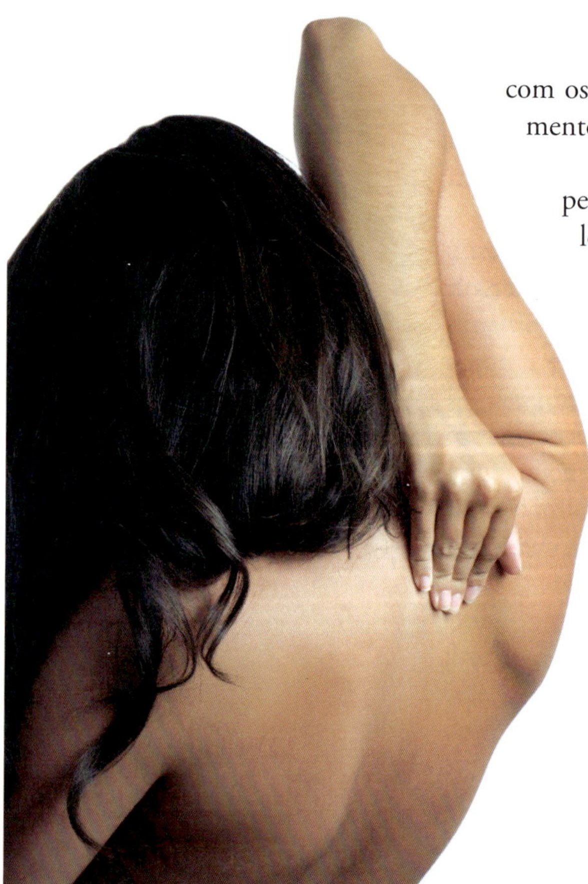

com os produtos cosméticos; ela deve ser nutrida a partir dos alimentos que comemos.

A linfa, o líquido claro do sangue que banha as células da pele, remove toxinas e resíduos celulares e tem funções imunológicas que ajudam a proteger a pele e o corpo contra doenças. Redes de artérias e vasos linfáticos no tecido subcutâneo enviam seus ramos menores para papilas, folículos pilosos e glândulas da pele.

Nervos da pele

A pele contém as terminações de superfície das seguintes fibras nervosas:

- As **fibras nervosas motoras** são distribuídas aos músculos eretores dos pelos ligados aos folículos pilosos. Nervos motores levam impulsos do cérebro para os músculos.
- As **fibras nervosas sensoriais** reagem a calor, frio, tato, pressão e dor. Esses receptores sensoriais enviam mensagens na forma de impulsos nervosos ao cérebro.

- As **fibras nervosas secretoras** são distribuídas às glândulas sudoríparas e sebáceas da pele. Os nervos secretores, que são parte do sistema nervoso autônomo, regulam a excreção de transpiração das glândulas sudoríparas e controlam o fluxo de sebo (uma secreção oleosa das glândulas sebáceas) à superfície da pele.

Sentido do tato

A camada papilar da derme abriga as terminações nervosas responsáveis no corpo pelas sensações de tato, dor, calor, frio e pressão. As terminações nervosas são mais abundantes nas pontas dos dedos. Sensações complexas, tais como vibrações, parecem depender da sensibilidade de uma combinação dessas terminações nervosas.

Cor da pele

A cor da pele – seja alva, média ou escura – depende principalmente da **melanina**, microgrânulos de pigmento (corante) sintetizados pelos melanócitos e depositados nas células, no estrato germinativo da epiderme e nas camadas papilares da derme. A cor da pele é um fator hereditário e varia entre as etnias e origens. Os genes determinam a quantidade e o tipo de pigmento sintetizado em um indivíduo.

O corpo sintetiza dois tipos de melanina: a **feomelanina**, que tem cor vermelha a amarela, e a **eumelanina**, que vai de marrom-escuro a preta. Os indivíduos com pele clara sintetizam principalmente feomelanina, e aquelas com pele escura produzem principalmente eumelanina. O tamanho dos grânulos de melanina varia de um indivíduo para outro. É importante ressaltar que dependendo do fototipo há maior quantidade de melanina na pele.

A melanina ajuda a proteger as células sensitivas da radiação UV do sol, mas não oferece proteção suficiente para evitar danos à pele. O uso diário de um filtro com fator de proteção solar (FPS) 15 ou mais pode ajudar a melanina a proteger a pele de queimadura, câncer de pele e envelhecimento prematuro (Figura 3.3).

▼ Figura 3.3 Os melanócitos na epiderme produzem melanina.

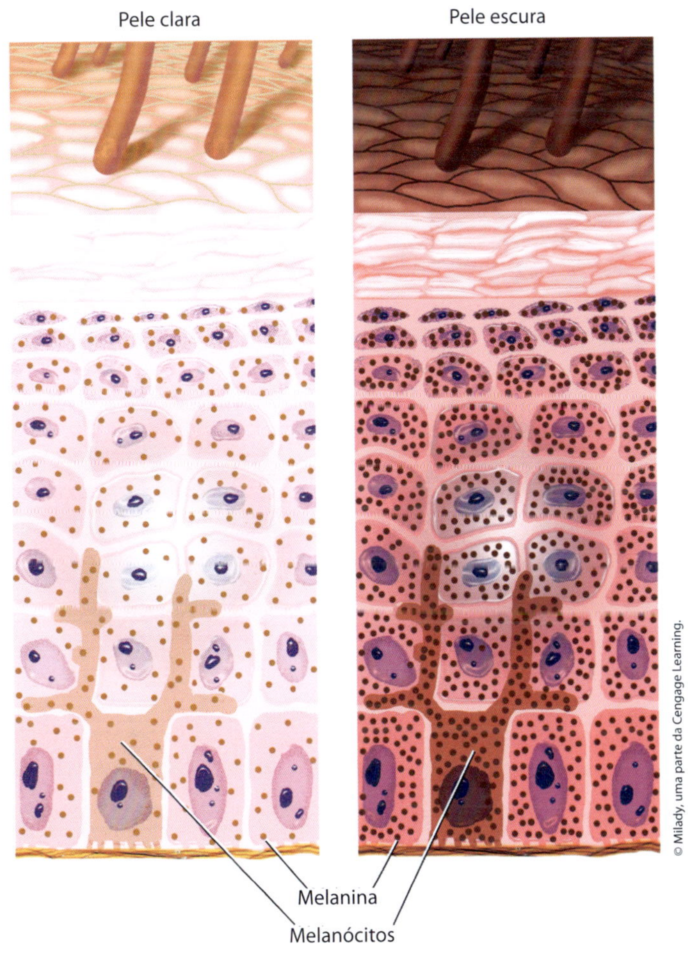

Resistência e flexibilidade da pele

A pele obtém sua resistência, forma e flexibilidade de duas estruturas específicas encontradas na derme: colágeno e elastina. Essas duas estruturas são compostas por fibras de proteína flexíveis e representam 70% da derme.

O **colágeno** é uma proteína fibrosa que dá forma e resistência à pele. Essa fibra compõe uma grande porcentagem da camada dérmica e fornece suporte estrutural ao manter juntas todas as estruturas encontradas nessa camada. Quando as fibras de colágeno são saudáveis, elas permitem que a pele estique e contraia quando necessário. Se as fibras de colágeno ficam enfraquecidas por causa da idade, da falta de umidade, de dano ambiental como luz UV, ou de mudanças frequentes de peso, a pele começará a perder seu tônus e elasticidade. Rugas e flacidez são muitas vezes o resultado das fibras de colágeno perdendo sua força.

A **elastina** é uma base proteica similar ao colágeno que forma tecido elástico. A elastina está entrelaçada com as fibras de colágeno. As fibras de elastina dão flexibilidade e elasticidade à pele. Ela ajuda a pele a recuperar a forma mesmo depois de ser repetidamente esticada ou expandida. A elastina pode ser enfraquecida pelos mesmos fatores que enfraquecem o colágeno.

Ambos os tipos de fibras são importantes para a saúde e a aparência geral da pele. À medida que envelhecemos, a gravidade enfraquece as fibras. No final, uma perda de elasticidade resulta em flacidez da pele.

A maioria dos cientistas agora acredita que a maior parte dos sinais de envelhecimento da pele é causada pela exposição ao sol durante toda a vida. Utilizar um filtro com FPS alto, manter um regime de cuidados de hidratação da pele e mantê-la livre de doenças diminuirá o enfraquecimento das fibras de colágeno e elastina da pele e ajudará a conservar a aparência jovem por mais tempo.

Você sabia?

A palavra *colágeno* vem das palavras gregas *kolla*, que significa cola, e *gennan*, que significa produzir.

Glândulas da pele

A pele contém dois tipos de glândulas exócrinas que secretam substâncias do sangue para formar outras novas. São as glândulas sudoríparas e as glândulas sebáceas (**Figura 3.4**).

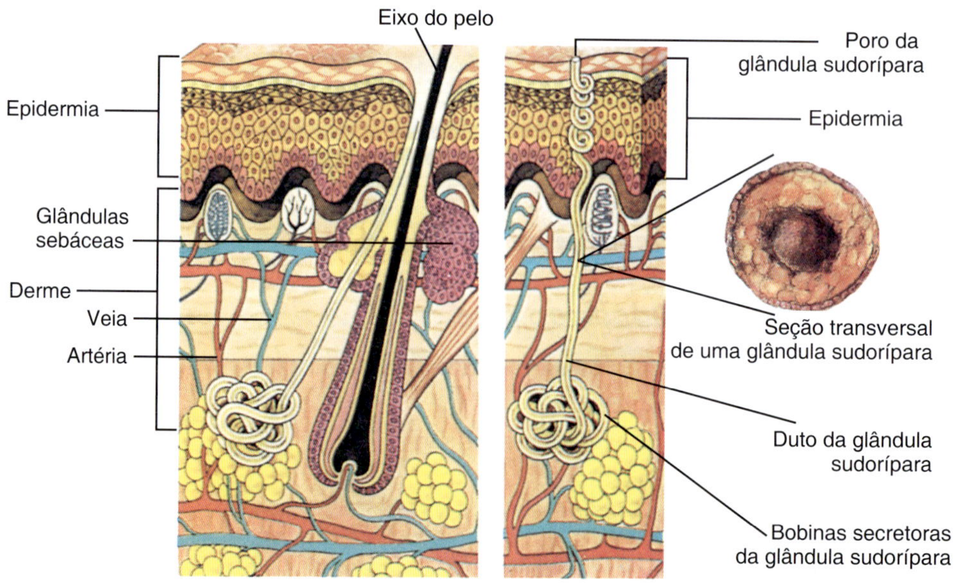

Figura 3.4 ▶ **Glândulas sudoríparas e glândulas sebáceas.**

Glândulas sudoríparas

As **glândulas sudoríparas** secretam o suor e desintoxicam o corpo, eliminando o excesso de sal e resíduos indesejados. Elas consistem em uma **bobina secretora**, a base enrolada da glândula sudorípara, e um duto de suor, que termina na superfície da pele para formar o poro. Praticamente todas as partes do corpo são providas com glândulas sudoríparas, que são mais numerosas na região palmar das mãos e na região plantar dos pés, na testa e nas axilas.

As glândulas sudoríparas regulam a temperatura corporal e ajudam a eliminar os resíduos do corpo. A transpiração esfria a superfície da pele. A atividade das glândulas sudoríparas aumenta muito em razão de exercício, calor, emoções e alguns medicamentos e alimentos.

A secreção do suor é controlada pelo sistema nervoso. Normalmente, 0,5 a 1 L de líquido contendo sal é eliminado diariamente através de poros a pele.

Você sabia?

Nossos corpos param de produzir elastina em torno dos 12 ou 13 anos. Então, o que acontece quando o organismo para de produzir elastina? A pele começa a envelhecer.

Glândulas sebáceas

As **glândulas sebáceas** estão conectadas aos folículos pilosos. Elas consistem em pequenos sacos com dutos que se abrem para os folículos. Essas glândulas secretam **sebo**, uma substância oleosa que hidrata naturalmente a pele e preserva a maciez do cabelo. Com exceção da região palmar das mãos e da região plantar dos pés, essas glândulas são encontradas em todas as partes do corpo, particularmente na face e no couro cabeludo, onde são maiores.

Normalmente, o sebo flui através dos dutos que levam à superfície dos folículos pilosos. Entretanto, quando o sebo endurece e o duto fica obstruído, causa um impacto no poro chamado **comedão** também conhecido como **cravo**, um folículo piloso carregado de queratina, e o sebo é formado. Isso pode levar a uma acne, uma pápula ou uma pústula.

A **acne**, também conhecida como ***Acne vulgaris***, é um distúrbio da pele caracterizado por inflamação crônica das glândulas sebáceas pela retenção de secreções e bactérias conhecidas como ***Propionibacterium acnes***, o termo técnico para a bactéria da acne. Uma **pápula**, também conhecida como **espinha**, é uma pequena elevação da pele que não contém nenhum líquido, mas pode desenvolver pus. Uma **pústula** é uma pápula elevada e inflamada com um centro branco ou amarelo contendo pus na parte de cima da lesão conhecida como cabeça da espinha. ☑ **OA1**

Você sabia?

O tato é um dos primeiros sentidos a se desenvolver no corpo humano.

Funções da pele

As seis principais funções da pele são proteção, sensação, regulação térmica, excreção, secreção e absorção.

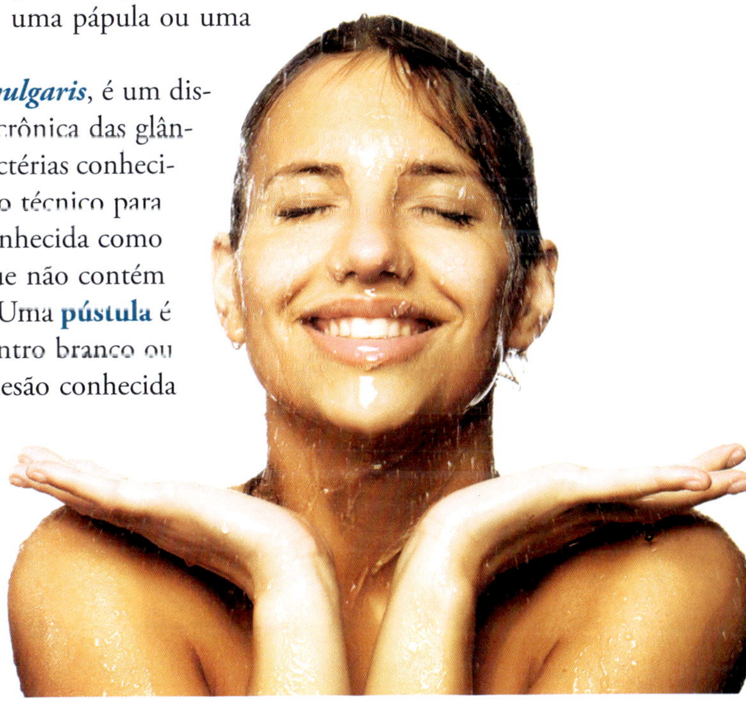

- **Proteção** A pele protege o corpo de lesões e da invasão de bactérias. A camada mais externa da epiderme torna-se resistente à água por uma fina camada hidrolipídica.

  Os lipídeos existem entre as células e são sintetizados através do processo de renovação celular. Essa camada mais externa é resistente a grandes variações de temperatura, pequenas lesões, substâncias quimicamente ativas e muitas formas de bactérias.

- **Sensação** Ao estimular diferentes terminações nervosas sensoriais, a pele responde a calor, frio, tato, pressão e dor. Quando as terminações nervosas são estimuladas, uma mensagem na forma de impulso nervoso é enviada ao cérebro. Você responde dizendo "ai" se sentir dor, coçando, se tiver uma coceira, ou se afastando, se tocar em algo quente. Algumas terminações nervosas sensoriais estão localizadas perto dos folículos pilosos (**Figura 3.5**).
- **Regulação de calor** A pele protege o corpo contra o ambiente. Um corpo saudável mantém uma temperatura interna constante de cerca de 37 graus Celsius. Quando ocorrem alterações na temperatura externa, o sangue e as glândulas sudoríparas da pele fazem os ajustes necessários para permitir que o corpo seja resfriado por meio da transpiração.
- **Excreção** O suor das glândulas sudoríparas é secretado através da pele (transpiração). A água perdida contém principalmente sais e outras substâncias.
- **Secreção** O sebo é secretado pelas glândulas sebáceas. Esse óleo hidrata naturalmente a pele, mantendo-a macia e flexível. O óleo também mantém os cabelos macios. O estresse emocional e o desequilíbrio hormonal podem aumentar o fluxo de sebo. O uso indevido de produtos cosméticos ou químicos pode aumentar a atividade secretora do sebo.

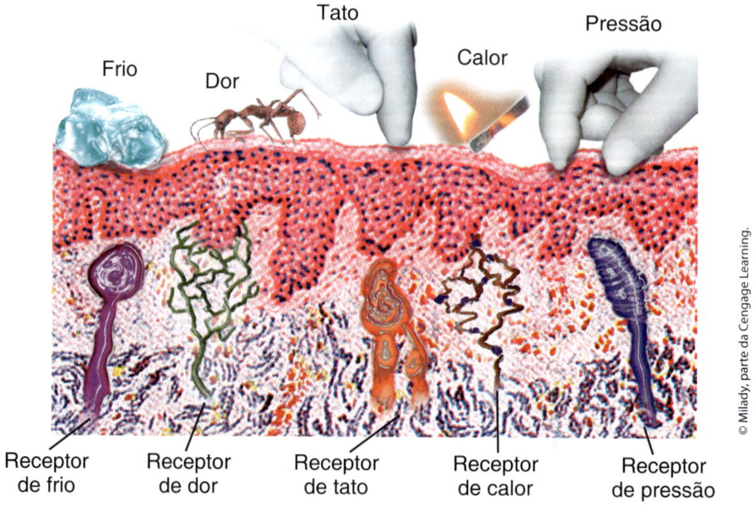

▲ **Figura 3.5 Terminações nervosas sensoriais na pele.**

- **Absorção** Alguns ingredientes cosméticos podem ser absorvidos pelas camadas mais externas da pele, mas poucos podem penetrar ou permear a epiderme. Pequenas quantidades de materiais graxos, como aqueles usados em muitas formulações para cuidados avançados com a pele, podem ser absorvidas entre as células e através dos folículos pilosos e das aberturas das glândulas sebáceas. Entretanto, os produtos cosméticos não são formulados para penetrar na epiderme. ☑ **OA2**

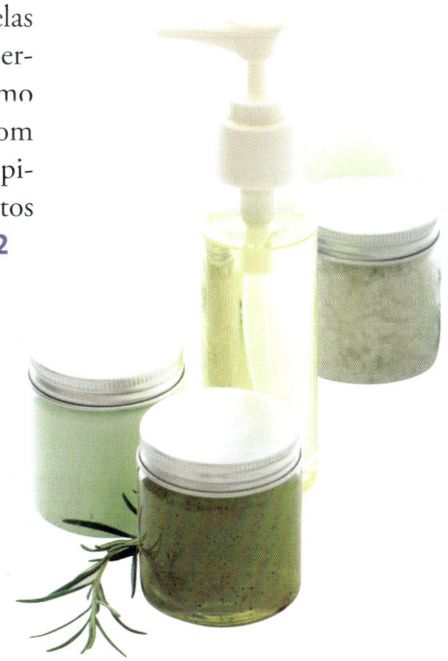

Nutrição e manutenção da saúde da pele

Para seu próprio bem, além do benefício para seus clientes, você deve ter uma compreensão básica de como manter a pele saudável, fazendo as escolhas nutricionais corretas. Você já deve ter ouvido as pessoas dizerem: "você é o que você come". Isso é muito verdadeiro. Para manter o corpo saudável, as pessoas devem se assegurar de que o que elas comem ajuda a regular a hidratação (manter um nível saudável de água no corpo), a produção de óleo e o funcionamento global das células. Doenças de pele, fadiga, estresse, depressão e outras podem ser causadas por uma dieta insalubre ou hidratação inadequada.

Nutrientes essenciais

Há seis classes de nutrientes de que o organismo necessita:

- Carboidratos
- Gorduras
- Proteínas
- Vitaminas
- Minerais
- Água

Esses nutrientes essenciais são obtidos através da comida e da bebida. O corpo não pode produzir nutrientes em quantidades suficientes para se sustentar adequadamente. ☑ **OA3**

A Organização Mundial da Saúde (OMS) recomenda cinco porções de uma combinação de frutas e hortaliças. Para resgatar a importância da boa alimentação e na tentativa de aproximar a informação, a pirâmide alimentar adaptada à população brasileira publicada em 1999 foi redesenhada para o modelo atual com 2.000 quilocalorias (kcal), atendendo a recomendação energética média diária para o brasileiro estabelecida pela Agência Nacional de Vigilância Sanitária (Anvisa). Há cinco grupos alimentares básicos. Esses grupos de alimentos são:

- Grãos
- Vegetais
- Frutas
- Leite
- Carnes, aves, peixe e feijão

Comer as quantidades recomendadas de alimentos dos cinco grupos básicos é a melhor maneira de sustentar e manter a saúde da pele. Veja a quantidade diária recomendada de alimentos na **Figura 3.6**.

Para sua informação

Se quiser obter mais informações sobre nutrição, você pode visitar os sites da Agência Nacional de Vigilância Sanitária (Anvisa), da Organização Mundial da Saúde (OMS) e também do Conselho Regional de Nutricionistas (CRN) de sua região.

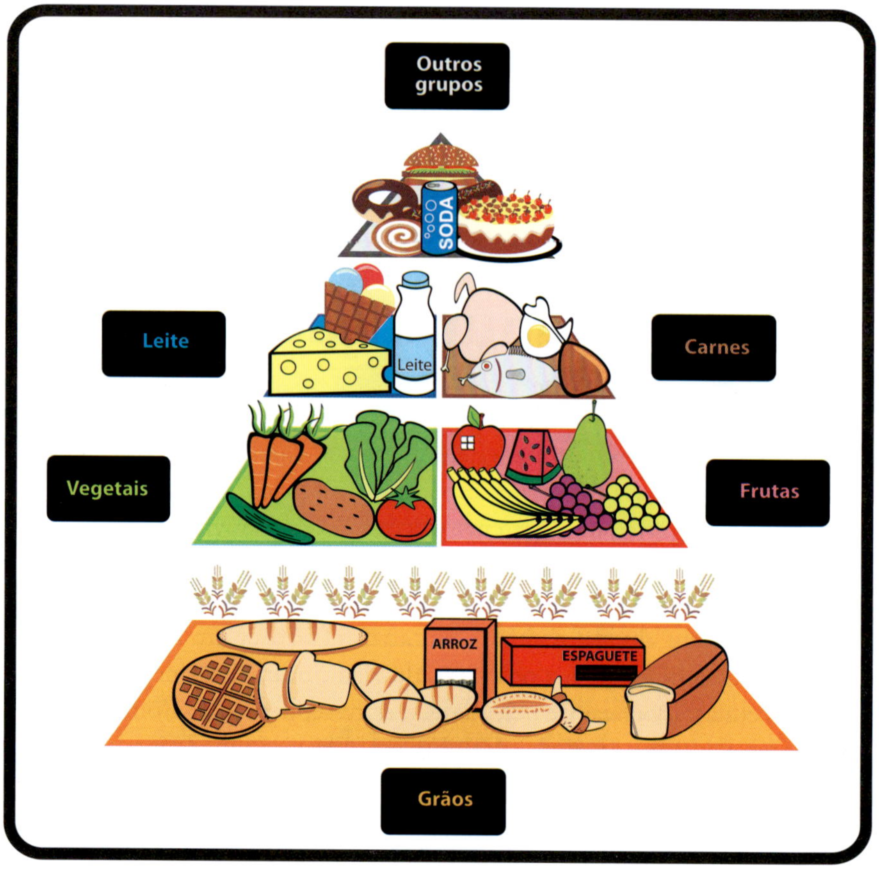

▲ **Figura 3.6 Pirâmide de alimentação diária recomendada pela Anvisa.**

- Coma uma variedade de alimentos.
- Escolha uma dieta que seja rica em frutas frescas, vegetais e grãos e pobre em gorduras, gorduras saturadas e colesterol.
- Coma quantidades moderadas de sal e açúcar, incluindo o sódio e os açúcares modificados presentes em alimentos prontos.
- Beba uma quantidade adequada de água. (Veja a fórmula em "Para sua informação" para determinar a quantidade apropriada de água com base em seu peso corporal.)
- Mantenha o consumo de bebida alcoólica ao mínimo.
- Equilibre a sua dieta com a quantidade certa de atividade física.
- Mantenha ou melhore seu peso. ☑ **OA4**

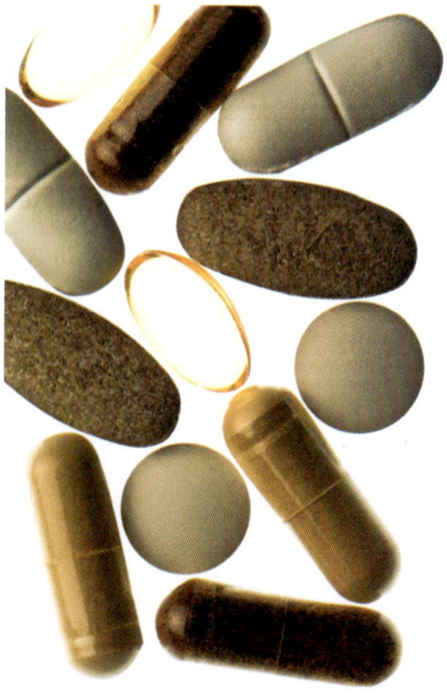

Uma das melhores maneiras de seguir uma dieta saudável é ler os rótulos dos alimentos, que podem ajudar a escolher alimentos saudáveis. Eles também contêm informações nutricionais sobre o tamanho das porções, o número de porções por embalagem, a informação de calorias e as quantidades de nutrientes por porção. Se você tiver dúvidas ou preocupações sobre os ingredientes ou o valor nutricional de um produto alimentar, contate o fabricante por telefone ou através de um *site* para obter informações suplementares.

Vitaminas e suplementos dietéticos

As vitaminas desempenham um papel importante na saúde da pele, muitas vezes ajudando na cicatrização, na maciez da pele e no combate a doenças. Já se demonstrou que as vitaminas, por exemplo, A, C, D e E, têm efeitos benéficos na saúde da pele quando tomadas por via oral. Se o consumo diário de alimentos de uma pessoa for pobre em nutrientes, suplementos vitamínicos e minerais adquiridos em uma loja de alimentos saudáveis, loja de vitaminas ou em farmácias podem ajudar a fornecer alguns dos nutrientes necessários. Não deixe de ler a ingestão diária recomendada (IDR) para cada suplemento vitamínico e mineral. Essas recomendações estão relacionadas nos rótulos do suplemento. Novamente, se tiver dúvidas ou preocupações sobre os suplementos, especialmente se o nível de qualquer nutriente for superior a 100% da IDR, contate o fabricante por telefone ou através de um *site*. Lembre-se de que as vitaminas são suplementos nutricionais e não ingredientes cosméticos. De fato, a lei proíbe os fabricantes de alegar que qualquer produto de cuidados da pele ou cosmético tem um valor nutricional. O Conselho Regional de Nutricionistas – 3ª região – informa através de parecer sobre a prescrição dos produtos chamados "Nutricosméticos" por nutricionistas.[1]

As seguintes vitaminas podem ajudar a pele de maneira significativa:

- A **vitamina A** sustenta a saúde geral da pele e ajuda na saúde, no funcionamento e na reparação das células da pele. Tem demonstrado melhorar a elasticidade e a espessura da pele.
- A **vitamina C** é uma substância importante necessária para a reparação adequada da pele e dos tecidos. Essa vitamina ajuda e acelera os processos de cicatrização da pele. A vitamina C também é de vital importância na luta contra o processo de envelhecimento e promove a produção de colágeno nos tecidos dérmicos da pele, mantendo-a saudável e firme.
- A **vitamina D** ajuda o corpo a absorver e utilizar adequadamente o cálcio, o elemento necessário para desenvolvimento e manutenção adequados dos ossos. A vitamina D também promove a rápida cicatrização da pele.
- A **vitamina E** ajuda a proteger a pele dos efeitos nocivos dos raios UV do sol. Algumas pessoas afirmam que a vitamina E ajuda a curar os danos aos tecidos da pele quando tomada por via oral.

Como os nutrientes de que o corpo necessita para o bom funcionamento e a sobrevivência vêm principalmente do que comemos e bebemos, não devemos depender de suplementos para compensar a má nutrição. Se o seu consumo diário de alimentos for pobre em nutrientes,

[1] NRT.: Parecer CRN-3 – Prescrição de suplementos nutricionais. Disponível em: <crn3.org.br/areas/admin/content/upload/atuacao-proficional/parecer_suplementos_nutricionais_final.pdf>. Acesso em: 13 out. 2016.

Para sua informação

Você quer saber quanta água você deve beber todos os dias? Eis aqui uma fórmula simples que indicará o número de mililitros de água que você deve consumir diariamente:

Multiplique o seu peso corporal por 30.

O resultado é o número de mililitros de água que você deve beber todos os dias. Exemplo: 72 kg × 30 = 2.160 mL.

Lembre-se de que a garrafa de água média que a maioria das pessoas carrega tem pouco mais de 400 mL. Portanto, uma pessoa que pesa 70 kg deve beber pelo menos 5 garrafas de água.

Pessoas que são muito ativas devem beber ainda mais água.

Você sabia?

Pesquisas sugerem que muitos problemas podem ser causados pela ingestão insuficiente de água. Eis aqui alguns:

- metabolismo lento em até 3%.
- os lábios são muitas vezes sinais de advertência de desidratação.
- causa de fadiga durante o dia.
- água insuficiente pode provocar confusão na memória de curto prazo, problemas com cálculos básicos e dificuldade em focalizar uma tela de computador ou uma página impressa.

você deve se esforçar para melhorar sua dieta em vez de depender de suplementos vitamínicos e minerais para fornecer nutrição.

Os clientes podem, ocasionalmente, perguntar sobre nutrição e a pele. A **Tabela 3.1** é uma boa referência para a escolha de alimentos que promovem corpo e pele saudáveis. Se os clientes fizerem perguntas detalhadas sobre nutrição, você deve lhes dizer para procurar o conselho de um médico ou um nutricionista. ✓ **OA5**

A água e a pele

Há um item sem o qual nenhuma pessoa pode viver: a água. Para funcionar adequadamente, o organismo depende em grande medida dos benefícios da água. Isso é especialmente verdadeiro quando se trata da pele. A água compõe 50% a 70% do peso corporal. A quantidade de água necessária a um indivíduo varia, dependendo do peso corporal e do nível de atividade física diária (**Figura 3.7**).

Beber água pura é essencial para a saúde da pele e do corpo, porque sustenta a saúde das células, auxilia na eliminação de toxinas e resíduos, ajuda a regular a temperatura do corpo e ajuda na digestão adequada. Todas essas funções, quando funcionando adequadamente, ajudam a manter a pele saudável, com vitalidade e atraente.

▼ **Figura 3.7 A água é essencial para uma pele saudável.**

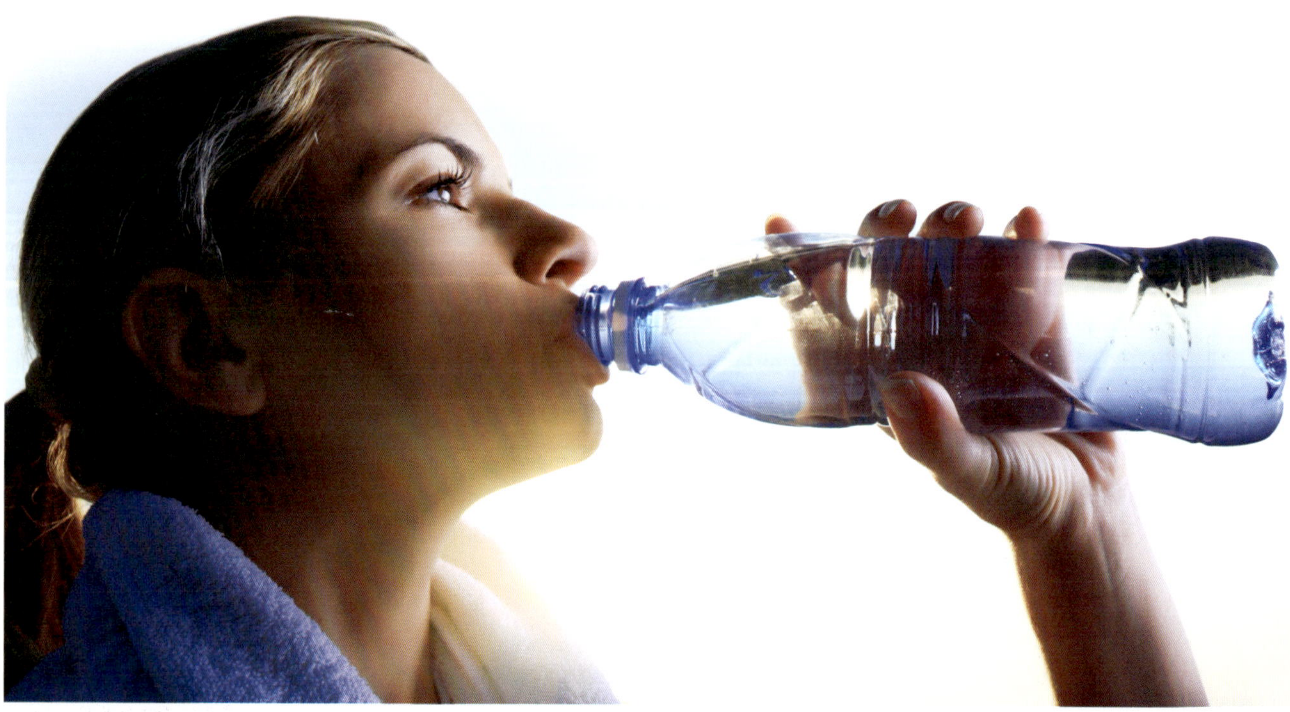

Tabela 3.1 – Gráfico IDR de Vitaminas e Minerais: Fontes Naturais, Funções e Sintomas de Deficiência

GRÁFICO IDR PARA VITAMINAS E MINERAIS: FONTES NATURAIS, FUNÇÕES E SINTOMAS DE DEFICIÊNCIA			
VITAMINA/MINERAL IDR	FONTES NATURAIS	FUNÇÕES	SINTOMAS E DEFICIÊNCIA
A 5.000 UI	Frutas e vegetais amarelos e verdes, cenouras, derivados de leite, óleo de fígado de peixe, frutas amarelas	Crescimento e reparação dos tecidos do corpo, formação óssea, visão	Cegueira noturna, pele espessa seca, perda do olfato e do apetite, fadiga, deterioração óssea
B-1 Tiamina 1,5 mg	Grãos, nozes, germe de trigo, peixes, aves, legumes, carnes	Metabolismo, manutenção do apetite, funcionamento dos nervos, estado mental saudável, tônus muscular	Perturbações nervosas, cólicas, fadiga, perda de apetite, perda de memória, arritmia cardíaca
B-2 Riboflavina 1,7 mg	Cereais integrais, vegetais de folhas verdes, fígado, peixe, ovos	Metabolismo; cabelo, pele e unhas saudáveis; respiração celular, formação de anticorpos e glóbulos vermelhos	Rachaduras e lesões nos cantos da boca, distúrbios digestórios
B-6 Piridoxina 2 mg	Cereais integrais, vegetais de folhas verdes, levedura, bananas, vísceras	Metabolismo; formação de anticorpos; equilíbrio de sódio e potássio	Dermatite, doenças do sangue, nervosismo, fraqueza, rachaduras da pele, perda de memória
B-7 Biotina 300 mcg	Legumes, ovos, grãos, metabolismo, formação de ácidos graxos, levedura	Metabolismo, formação de ácidos graxos	Pele seca e sem viço, depressão, dor muscular, fadiga, falta de apetite
B-12 Cobalamina 6 mcg	Ovos, leite/produtos lácteos, peixes, carnes de órgãos	Metabolismo, sistema nervoso saudável, formação das células sanguíneas	Irritação, neurite, fadiga
Colina (sem IDR)	Lecitina, peixe, germe de trigo, gema de ovo, soja	Metabolismo e transmissão dos nervos; regulação do fígado, rins, vesícula biliar	Hipertensão, úlceras estomacais, condições do fígado e dos rins
Ácido fólico 400 mcg	Vegetais de folhas verdes, vísceras, fermento, produtos lácteos	Formação e crescimento dos glóbulos vermelhos e divisão celular (RNA e DNA)	Distúrbios gastrointestinais, crescimento deficiente, perda de memória, anemia
Inositol (sem IDR)	Cereais integrais, frutas cítricas, levedura, melaço, leite	Crescimento do cabelo, metabolismo, formação de lecitina	Colesterol elevado, perda de cabelo, desordens da pele, constipação, anomalias oculares
Complexo B Niacina	Carne, peixe, aves, leite	Metabolismo, pele saudável, língua e sistema digestivo; circulação sanguínea; síntese de hormônios sexuais	Fadiga, indigestão, irritabilidade, perda de apetite, doenças da pele
Complexo B PABA (sem IDR)	Levedura, germe de trigo, melaço	Metabolismo, formação de glóbulos vermelhos, intestinos, cor do cabelo, proteção solar,	Distúrbios digestórios, fadiga, depressão, constipação

(continua)

Tabela 3.1 – *(continuação)*

GRÁFICO IDR PARA VITAMINAS E MINERAIS: FONTES NATURAIS, FUNÇÕES E SINTOMAS DE DEFICIÊNCIA			
VITAMINA/MINERAL IDR	FONTES NATURAIS	FUNÇÕES	SINTOMAS E DEFICIÊNCIA
B-15 Ácido pantotênico 10 mg	Cereais integrais, sementes de abóbora, sementes de gergelim	Metabolismo, estimulação do sistema nervoso e glandular, respiração celular	Doenças cardíacas, distúrbios glandulares, perturbações nervosas, má circulação
C Ácido ascórbico 60 mg	Frutas cítricas, verduras, tomate, batata	Cura, manutenção do colágeno, resistência à doença	Sangramento gengival, contusão, cura lenta de ferimentos, hemorragias nasais, má digestão
D 400 UI	Gema de ovo, vísceras, peixes, leite fortificado	Formação óssea saudável, funcionamento circulatório, funcionamento do sistema nervoso	Raquitismo, osteoporose, crescimento ósseo deficiente, irritabilidade do sistema nervoso
E 30 UI	Vegetais verdes, germe de trigo, vísceras, ovos, óleos vegetais	Formação dos glóbulos vermelhos, inibição da coagulação sanguínea, respiração celular	Atrofia muscular, depósitos anormais de gordura nos músculos, problemas gastrointestinais, doenças cardíacas, impotência
F (sem IDR)	Gérmen de trigo, sementes, óleos vegetais	Respiração dos órgãos do corpo, lubrificação das células, coagulação do sangue, atividade glandular	Unhas e cabelos quebradiços, caspa, diarreia, varizes, baixo peso, acne, cálculos biliares
K (sem IDR)	Vegetais de folhas verdes, leite, algas marinhas, óleo de cártamo	Coagulação sanguínea; funcionamento adequado do fígado, longevidade	Hemorragia
P Bioflavonoides (sem IDR)	Frutas	Construção de tecido conjuntivo saudável; utilização da vitamina C	Tendência para sangrar facilmente, sangramento gengival, equimoses
Cálcio 1.000-1.400 mg	Produtos lácteos, farinha de ossos	Ossos, dentes e tecido muscular resistentes, regulação dos batimentos cardíacos; coagulação do sangue	Ossos moles e quebradiços; osteoporose; palpitações cardíacas
Cromo (sem IDR)	Óleo de milho, levedura, moluscos, cereais integrais	Utilização da glicose, energia, uso eficiente da insulina	Aterosclerose, intolerância a glicose
Cobre 2 mg	Cereais integrais, vegetais de folhas verdes, frutos do mar, amêndoas	Glóbulos vermelhos saudáveis, crescimento e formação óssea, formação de elastina (quando junto com a vitamina C)	Lesões na pele, fraqueza geral, respiração difícil
Iodo 150 mcg	Sal de cozinha iodado, marisco Controle do metabolismo	Controle do metabolismo	Pele e cabelos secos, obesidade, nervosismo, bócio

(continua)

Tabela 3.1 – *(continuação)*

GRÁFICO IDR PARA VITAMINAS E MINERAIS: FONTES NATURAIS, FUNÇÕES E SINTOMAS DE DEFICIÊNCIA			
VITAMINA/MINERAL IDR	FONTES NATURAIS	FUNÇÕES	SINTOMAS E DEFICIÊNCIA
Ferro 18 mg	Carnes, peixes, vegetais de folhas verdes	Formação de hemoglobina, qualidade do sangue, resistência ao estresse e doenças	Anemia, constipação, dificuldade de respirar
Magnésio 400 mg	Nozes, vegetais verdes, cereais integrais	Metabolismo	Nervosismo, agitação, desorientação, coágulos de sangue
Manganês 2 mg	Gema de ovo, legumes, cereais integrais	Produção de carboidratos e gorduras, produção de hormônios sexuais, desenvolvimento ósseo	Tonturas, perda da coordenação muscular
Fósforo 800 mg	Proteínas, cereais	Desenvolvimento ósseo; utilização de proteínas, gorduras e carboidratos	Ossos moles, raquitismo, perda de apetite, respiração irregular
Potássio 2.000 mg	Cereais, legumes, bananas, frutas, legumes	Equilíbrio de fluidos; controle do músculo cardíaco, do sistema nervoso e dos rins	Batimentos cardíacos irregulares, cãibras musculares (pernas), pele seca, fraqueza geral
Sódio 500 mg	Sal de cozinha, mariscos, carnes, aves	Manutenção dos sistemas circulatório, linfático e nervoso, regulação dos fluidos corporais	Fraqueza muscular, atrofia muscular, desidratação, náuseas
Enxofre (sem IDR)	Peixe, ovos, nozes, repolho, carne	Formação de colágeno, tecidos corporais e queratina	ND
Zinco 15 mg	Cereais integrais, farelo de trigo	Digestão e metabolismo saudáveis, sistema reprodutor, cura	Crescimento atrofiado, maturidade sexual tardia, cicatrização prolongada
Selênio 70 mcg	Cereais integrais, fígado, carne, peixe	Resistência do sistema imunológico	Danos ao coração, doenças crônicas
Flúor	Água fluoretada, pasta de dente	Formação óssea, formação dos dentes	Aumento das cáries

Questões de revisão

1. Defina dermatologia.
2. Descreva brevemente a pele saudável.
3. Nomeie as duas principais camadas da pele e as camadas dentro de cada divisão.
4. Liste os três tipos de fibras nervosas encontradas na pele.
5. A pele pode ser nutrida com produtos cosméticos?
6. O que são colágeno e elastina?
7. Explique como o colágeno e a elastina podem ser enfraquecidos.
8. Nomeie os dois tipos de glândulas contidas dentro da pele e descreva suas funções.
9. Quais são as seis funções importantes da pele?
10. Quais são as seis classes de nutrientes de que o corpo necessita e como são obtidos?
11. Quais são os cinco grupos alimentares básicos?
12. Nomeie quatro vitaminas que podem ajudar a pele e descreva como elas ajudam.
13. Qual é o item essencial sem o qual uma pessoa não pode viver? Por que é essencial para a pele e o corpo?

Glossário do capítulo

Acne (acne vulgaris)	Também conhecida como *Acne vulgaris;* doença da pele caracterizada por inflamação crônica das glândulas sebáceas pela retenção das secreções e bactérias *Propionibacterium acnes* (*P. acnes*).
Bobina secretora	Base enrolada da glândula sudorípara.
Calo	Espessamento da pele causado por pressão contínua e repetitiva em qualquer parte da pele, especialmente nas mãos e nos pés.
Camada dérmica (derma, cório, cutis, pele verdadeira)	Também conhecida como *derme, cório, cútis,* ou *pele verdadeira;* camada subjacente ou interna da pele.
Camada epidérmica	Camada mais externa e mais fina da pele; é composta por cinco camadas: estrato córneo, estrato lúcida, estrato granuloso, estrato espinhoso e estrato germinativo.
Camada papilar	Camada exterior da derme, diretamente abaixo da epiderme.

Glossário do capítulo

Camada reticular	Camada mais profunda da derme que abastece a pele com oxigênio e nutrientes; contém células de gordura, vasos sanguíneos, glândulas sudoríparas (suor), folículos pilosos, vasos linfáticos, músculo eretor do pelo, glândulas sebáceas (óleo) e terminações nervosas.
Colágeno	Proteína fibrosa que dá forma e resistência à pele.
Comedão (cravo)	Também conhecido como *cravo;* folículo piloso cheio de queratina e sebo.
Corpúsculos táteis	Pequenas estruturas epidérmicas com terminações nervosas que são sensíveis ao tato e à pressão.
Dermatologia	O ramo da ciência médica que lida com o estudo da pele e sua natureza, estrutura, suas funções, doenças e seu tratamento.
Dermatologista	Médico especialista em doenças e distúrbios da pele, do cabelo e das unhas.
Elastina	Base proteica similar ao colágeno que forma tecido elástico.
Epiderme	Camada epidérmica.
Esteticista	É o profissional de estética e responsável por cuidar da saúde do corpo e da pele, voltando-se para o bem-estar físico, estético e mental das pessoas.
Estrato córneo	Também conhecida como *camada córnea*; camada externa da epiderme.
Estrato espinhoso	A camada espinhosa logo acima do estrato germinativo.
Estrato germinativo (camada de células basais)	Também conhecida como *camada celular basal*; camada mais profunda, viva da epiderme, que produz novas células epidérmicas e é responsável pelo crescimento.
Estrato granuloso (camada granulosa)	Também conhecida como *camada granular*; camada da epiderme composta por células que se parecem com grânulos e são preenchidas com queratina; substitui células desprendidas do estrato córneo.
Estrato lúcido	Camada clara e transparente da epiderme sob o estrato córneo.
Eumelanina	Um tipo de melanina de cor marrom-escuro a preta. Pessoas com cor escura da pele produzem principalmente eumelanina. Existem dois tipos de melanina; o outro tipo é a feomelanina.
Feomelanina	Um tipo de melanina de cor vermelha a amarela.
Fibras nervosas motoras	Fibras dos nervos motores que são distribuídas aos músculos eretores dos pelos ligados aos folículos pilosos. Nervos motores levam impulsos do cérebro para os músculos.

Glossário do capítulo

Fibras nervosas secretoras	Fibras do nervo secretor que são distribuídas para as glândulas sudoríparas e glândulas sebáceas. Os nervos secretores, que são parte do sistema nervoso autônomo (SNA), regulam a excreção de transpiração das glândulas sudoríparas e controlam o fluxo de sebo à superfície da pele.
Fibras nervosas sensoriais	Fibras nervosas sensoriais que reagem ao calor, frio, tato, pressão e à dor. Receptores sensoriais que enviam mensagens ao cérebro.
Glândulas sebáceas	Glândulas conectadas aos folículos pilosos. Sebo é a secreção gordurosa ou oleosa das glândulas sebáceas.
Glândulas sudoríparas	Base enrolada da glândula sudorípara (suor). Secretam o suor e desintoxicam o corpo, eliminando o excesso de sal e substâncias indesejáveis.
Junção dermoepidérmica	A parte superior da camada papilar, onde se junta com a camada epidérmica.
Melanina	Micrograntulos de pigmento (corante) que são produzidos pelos melanócitos e depositados nas células, no estrato germinativo da epiderme e nas camadas papilares da derme. Há dois tipos de melanina: a feomelanina, que tem cor vermelha a amarela, e a eumelanina, que é marrom-escuro a preta.
Melanócitos	Células que sintetizam o pigmento escuro da pele chamado melanina.
Músculos eretores dos pelos (piloereção)	Pequeno músculo involuntário na base do folículo piloso que causa os arrepios, às vezes chamados de *pele de galinha*, e papilas.
Papilas dérmicas	Pequenas elevações em forma de cone na base dos folículos pilosos que se encaixam no bulbo capilar.
Pápula	Também conhecida como *espinha;* pequena elevação na pele que não contém líquidos, mas pode desenvolver pus.
Propionibacterium acnes	Termo técnico para as bactérias da acne.
Pústula	Pápula elevada e inflamada com um centro branco ou amarelo contendo pus na parte de cima da lesão, conhecida como cabeça da espinha.
Queratina	Proteína fibrosa de células que também é o componente principal do cabelo e das unhas.
Sebo	Uma secreção oleosa que hidrata a pele e preserva a maciez do cabelo.
Tecido subcutâneo (tecido adiposo, tecido hipodérmico)	Também conhecido como *adiposo* ou *tecido hipodérmico;* tecido oleoso encontrado abaixo da derme, que dá suavidade e contorno ao corpo, contém gorduras para uso como energia e também atua como uma almofada de proteção para a pele externa.

Glossário do capítulo

Vitamina A	Sustenta a saúde geral da pele; ajuda na saúde, funcionamento e reparação de células da pele; foi demonstrado que melhora a elasticidade e a espessura da pele.
Vitamina C	Uma substância importante necessária para a reparação adequada da pele e tecidos; promove a produção de colágeno nos tecidos dérmicos da pele; ajuda e promove o processo de cicatrização da pele.
Vitamina D	Ajuda o corpo a absorver e utilizar adequadamente o cálcio, o elemento necessário para desenvolvimento e manutenção adequados dos ossos. A vitamina D também promove a rápida cicatrização da pele.
Vitamina E	Ajuda a proteger a pele dos efeitos nocivos dos raios UV do sol.

Capítulo 4

Problemas da pele

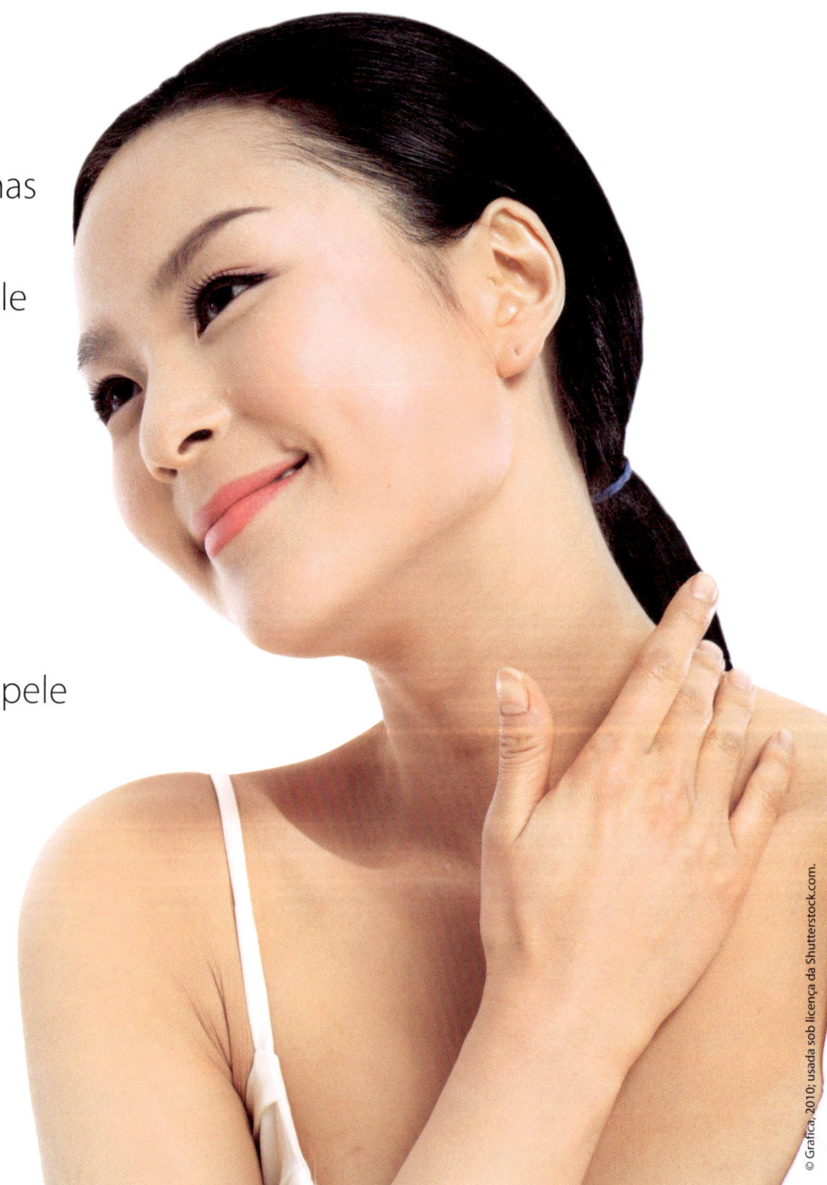

Enfoques do capítulo

- Por que estudar os problemas e doenças da pele?
- Problemas e doenças da pele
- Distúrbios das glândulas sebáceas
- Distúrbios das glândulas sudoríparas
- Inflamações e infecções comuns da pele
- Distúrbios pigmentários da pele
- Hipertrofias da pele
- Câncer de pele
- Acne e fisiopatologia cutânea
- Problemas de envelhecimento da pele
- O sol e seus efeitos
- Dermatite de contato

Objetivos de aprendizagem

Ao concluir este capítulo, você será capaz de:

☑ **OA1** Reconhecer lesões cutâneas comuns.

☑ **OA2** Descrever os distúrbios das glândulas sebáceas.

☑ **OA3** Nomear e descrever as mudanças pigmentárias da pele.

☑ **OA4** Identificar as formas de câncer de pele.

☑ **OA5** Entender as duas causas principais de acne e como tratá-las.

☑ **OA6** Listar os fatores que contribuem para o envelhecimento cutâneo.

☑ **OA7** Explicar os efeitos da superexposição da pele ao sol.

☑ **OA8** Entender o que é dermatite de contato e como ela pode ser evitada.

Palavras-chave

Os números de páginas indicam onde cada termo pode ser encontrado no capítulo:

acrocórdon, 131
albinismo, 130
anaeróbico, 133
anidrose, 128
bromidrose, 128
bronzeado, 130
carcinoma basocelular, 131
carcinoma espinocelular, 131
cicatriz, 127
cisto, 126
cisto sebáceo, 128
cloasma, 130
comedão fechado (cravo branco), 127
conjuntivite, 129
crosta, 126
dermatite, 129
dermatite de contato, 137
dermatite de contato alérgica, 137
dermatite de contato por irritantes, 138
dermatite seborreica, 128
discromias, 130
eczema, 129
escama, 126
escoriação, 126
fatores extrínsecos, 135
fatores intrínsecos, 134
fissura, 126
flictena, 126
herpes simples, 129
hiperidrose, 128
hiperpigmentação, 130
hiperqueratose de retenção, 133
hipertrofia, 131
hipopigmentação, 130
impetigo, 129
lentigo (ou lentigem), 130
lesão, 125
lesões primárias, 125
lesões cutâneas secundárias, 126
leucodermia, 130
mácula, 126
mancha, 130
melanoma maligno, 131
miliaria rubra (brotoeja), 129
milium, 127
não comedogênico, 134
nevo (marca de nascença), 130
nódulo, 126
pápula, 126
psoríase, 129
pústula, 126
queloide, 126
queratoma, 131
radicais livres, 135
rosácea, 128
saliência epitelial com pelos, 131
sensibilização, 138
telangiectasia, 128
tubérculo, 126
tumor, 126
úlcera, 127
vergão, 126
verruga, 131
vesícula, 126
vitiligo, 130

Você está interessado em cuidados com a pele? Sempre pensou que seria interessante entender a maneira como a pele funciona e como pode ser melhorada e embelezada? Se sim, então cuidados com a pele é uma possível área de especialidade para você!

Especialistas em cuidados com a pele estão em alta demanda em muitos salões de beleza e spas e ganham excelentes salários. Alguns profissionais acham cuidar da pele menos árduo e fisicamente menos exigente do que *hair styling* e optam por equilibrar seu dia agendando serviços em ambas as áreas. Seja qual for o motivo, cuidados com a pele é uma área de rápida mudança e crescimento e um tópico na mente da maioria dos clientes. Conhecer os fundamentos dos cuidados com a pele e como a pele funciona permitirá que você aconselhe os clientes quando eles procurarem sua opinião profissional.

POR QUE ESTUDAR OS PROBLEMAS E DOENÇAS DA PELE?

Os profissionais da área da estética e beleza devem estudar e ter uma compreensão completa dos problemas e doenças da pele, pelas seguintes razões:

→ Para oferecer até mesmo o mais básico dos serviços de cuidados com a pele, você deve entender a estrutura subjacente da pele e os problemas de pele comuns.

→ Deve ser capaz de reconhecer condições adversas, incluindo as condições de inflamação, doenças de pele e saber quais dessas condições são tratáveis pelos profissionais da área da estética e beleza e o que precisa ser encaminhado para um médico.

→ Conhecer e ser capaz de oferecer tratamentos de pele acrescenta uma outra dimensão de serviço a seus clientes.

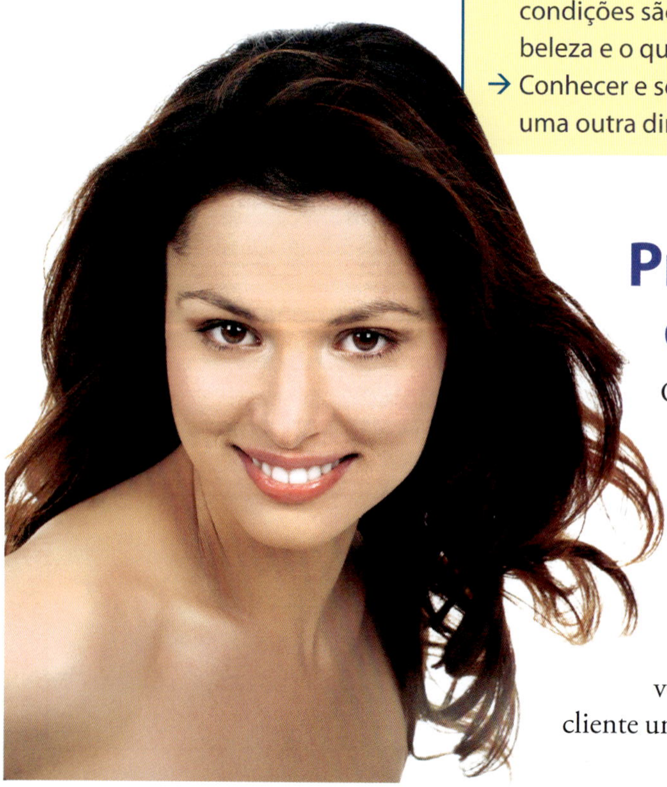

Problemas e doenças da pele

Como qualquer outro órgão do corpo, a pele está sujeita a uma variedade de doenças, distúrbios e problemas. Em seu trabalho como profissional de beleza, você vai deparar muitas vezes com problemas de pele e de couro cabeludo, portanto deve estar preparado para reconhecer certas doenças de pele comuns e saber quais você pode ajudar a tratar e quais deve encaminhar para um médico. Ocasionalmente, você pode ser solicitado a aplicar ou utilizar em um cliente um tratamento do couro cabeludo prescrito por um médico. Esses tratamentos devem ser aplicados de acordo com as recomendações médicas.

Um dermatologista é um médico especialista em doenças e distúrbios da pele, do cabelo e das unhas. Muitos têm formação complementar em clínica médica, pois alguns sintomas de pele podem ser reflexo de doenças internas. Os profissionais da área da estética e beleza encaminham clientes com problemas médicos aos dermatologistas mais do que a qualquer outro tipo de médico.

É muito importante que um salão não atenda um cliente que esteja sofrendo de um problema de pele inflamada, infeccionada ou não, sem a notificação de um médico permitindo que o cliente receba os serviços.

Os profissionais da área da estética e beleza devem ser capazes de reconhecer essas condições e sugerir que medidas apropriadas sejam tomadas para evitar consequências mais sérias.

Numerosos termos importantes relacionados aos problemas da pele, do couro cabeludo e dos cabelos com os quais você deve estar familiarizado são descritos nas seções subsequentes.

Lesões cutâneas

Uma **lesão** é uma marca na pele que pode indicar um ferimento ou dano que muda a estrutura de tecidos ou órgãos. Uma lesão pode ser tão simples quanto uma sarda ou tão perigosa quanto um câncer de pele. Lesões podem indicar problemas ou doenças de pele e às vezes podem indicar outras doenças internas. Estar familiarizado com as principais lesões de pele irá ajudar a distinguir entre condições que podem e não podem ser tratadas em um salão ou spa (**Figura 4.1**).

Lesões cutâneas primárias

Os termos para diferentes lesões listadas a seguir frequentemente indicam diferenças na área das camadas da pele afetadas e o tamanho da lesão.

Lesões primárias são lesões que têm uma cor diferente da cor da pele e/ou aquelas que se elevam acima da superfície cutânea. Requerem encaminhamento médico.

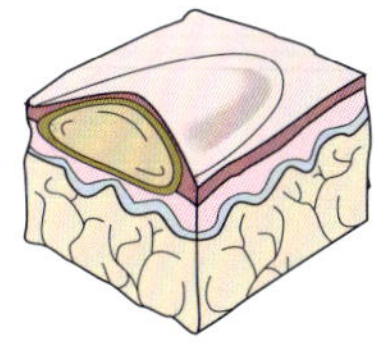

Flictena:
Mesmo que uma vesícula, porém maior do que 0,5 cm
Exemplos:
Dermatite de contato, grandes queimaduras de segundo grau, impetigo bolhoso, pênfigo

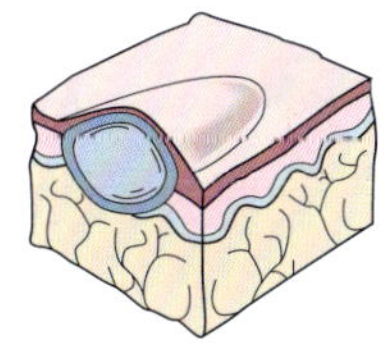

Tubérculo:
Sólido e elevado; entretanto, estende-se mais profundamente do que as pápulas na derme 0,52 cm
Exemplos:
Lipoma, eritema nodoso, cisto

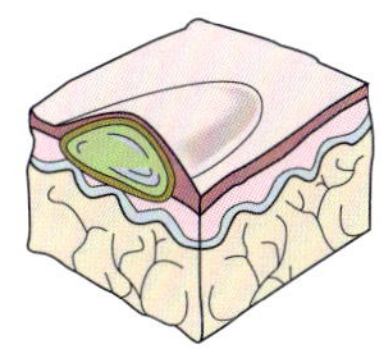

Pústula:
Vesículas ou bolhas que ficam cheias de pus, geralmente descritas como menos de 0,5 cm de diâmetro
Exemplos:
Acne, impetigo, furúnculos, carbúnculos, foliculite

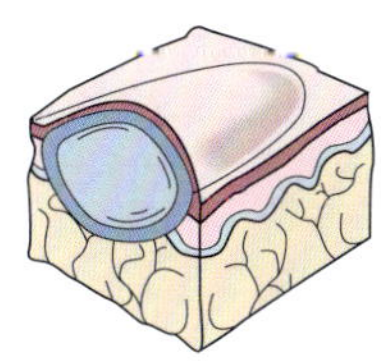

Tumor:
O mesmo que um nódulo, porém maior do que 2 cm
Exemplo:
Carcinoma (tal como carcinoma de mama avançado); não basocelular ou espinocelular

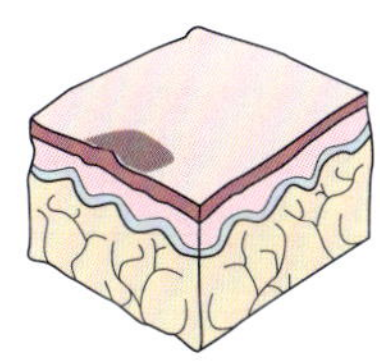

Mácula:
Mudanças localizadas na cor da pele de menos de 1 cm de diâmetro
Exemplo:
Sarda

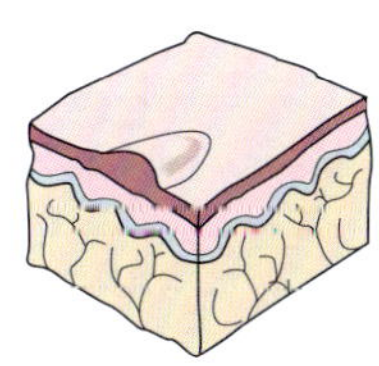

Pápula:
Sólida; lesão elevada menor do que 0,5 cm de diâmetro
Exemplos:
Verrugas, nevos elevados

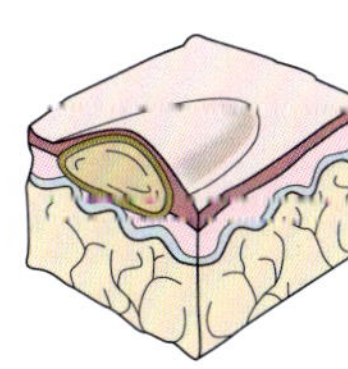

Vesícula:
Acúmulo de fluido entre as camadas superiores da pele; massa elevada contendo fluido seroso; menos de 0,5 cm
Exemplos:
herpes simples, herpes zoster, varicela

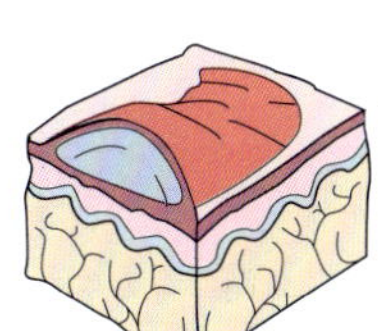

Vergão:
Edema localizado na epiderme causando elevações irregulares que podem ser vermelhas ou pálidas
Exemplo:

Figura 4.1 ▶
Lesões cutâneas primárias. Essas ilustrações mostram tamanho, elevação ou depressão e camadas da pele que são afetadas em cada tipo de lesão.

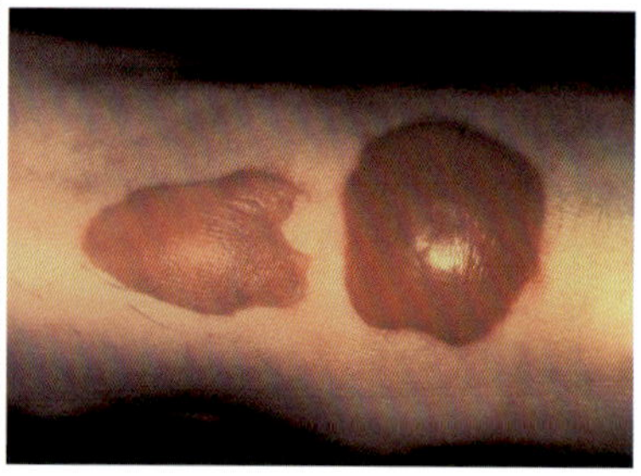

▲ **Figura 4.2 Flictenas.**

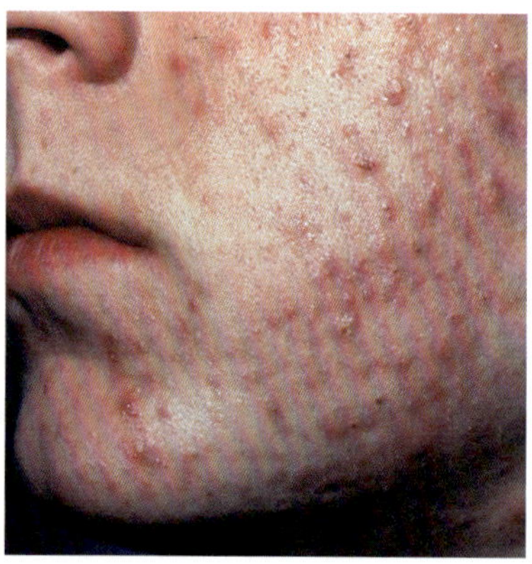

▲ **Figura 4.3 Pápulas e pústulas.**

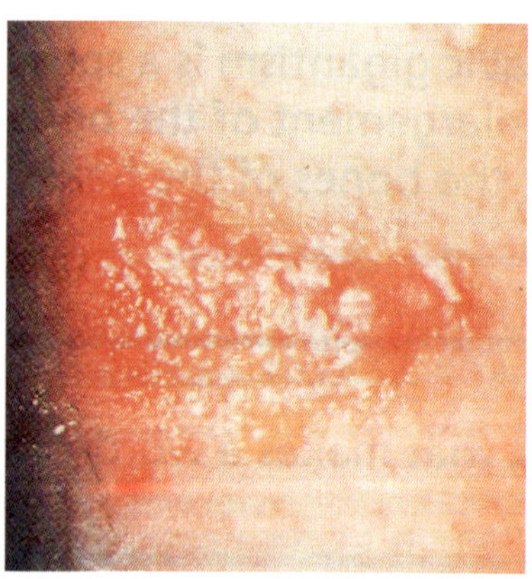

▲ **Figura 4.4 Vesículas por carvalho venenoso.**

Cisto (SIST) é uma bolsa fechada desenvolvida anormalmente que contém fluido, pus, semifluido ou matéria mórbida, acima ou abaixo da pele. Cistos são vistos com frequência em casos graves de acne. Requerem encaminhamento médico.

Flictena é uma bolha grande contendo um líquido aquoso; similar a uma vesícula, porém maior (**Figura 4.2**). Requer encaminhamento médico.

Mácula é qualquer mancha ou descoloração plana na pele, tal como uma sarda ou mancha vermelha, deixada depois que uma espinha sarou.

Nódulo é um caroço sólido maior do que 1 cm que pode ser facilmente sentido. Requer encaminhamento médico.

Pápula é uma pequena elevação na pele que não contém líquido, mas pode desenvolver pus. As pápulas são frequentemente observadas na acne.

Pústula é uma pápula elevada e inflamada com um centro esbranquiçado ou amarelado contendo pus na parte de cima da lesão, conhecida como cabeça da espinha (**Figura 4.3**).

Tubérculo é um caroço sólido, anormal, arredondado acima, dentro da ou sob a pele; maior que uma pápula. Requer encaminhamento médico.

Tumor é uma massa anormal de tamanho, forma e cor variáveis. Tumores são às vezes associados a câncer, mas o termo *tumor* pode significar qualquer tipo de massa anormal. Requerem encaminhamento médico.

Vesícula é uma pequena bolha ou bolsa contendo líquido claro encontrada na epiderme ou logo abaixo dela. Hera venenosa ou carvalho venenoso, por exemplo, produzem vesículas (**Figura 4.4**). Requer encaminhamento médico.

Vergão é uma lesão inchada que coça e dura apenas poucas horas; causada por um golpe ou arranhão, picada de inseto, urticária (alergia) ou urtiga. Entre os exemplos estão urticária e picadas de pernilongo.

Lesões secundárias

As **lesões cutâneas secundárias** são caracterizadas por camadas de material na superfície da pele, como uma crosta ou casca, ou por depressões na superfície cutânea, como uma úlcera (**Figura 4.5**).

Crosta é a formação de células mortas sobre uma ferida ou mancha enquanto está cicatrizando; um acúmulo de sebo ou pus, às vezes misturado com material epidérmico. Um exemplo é a casca de uma ferida.

Escoriação é uma ferida ou abrasão na pele produzida por coceira ou arranhões.

Fissura é uma rachadura na pele que penetra na derme. Entre os exemplos estão as mãos ou lábios rachados e/ou cortados.

Queloide é uma cicatriz espessa resultante de crescimento excessivo de tecido fibroso (**Figura 4.6**).

Escama é uma placa fina, seca ou oleosa, de descamação epidérmica. Um exemplo é a caspa anormal ou excessiva.

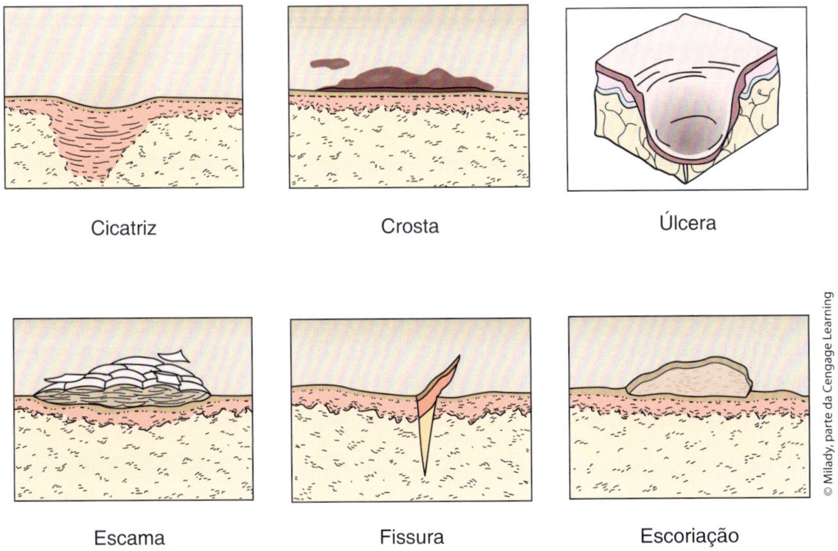

▲ **Figura 4.5** **Lesões cutâneas secundárias.**

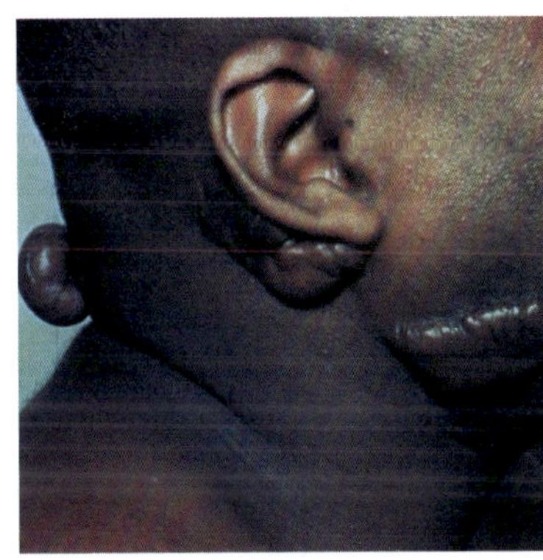

▲ **Figura 4.6** **Queloides.**

Cicatriz é uma marca ligeiramente elevada na pele formada depois que um ferimento ou lesão sarou.

Úlcera é uma lesão aberta na pele ou membrana mucosa do corpo, acompanhada por perda da profundidade da pele e possível vazamento de fluidos ou pus. Requer encaminhamento médico. ☑ **OA1**

Distúrbios das glândulas sebáceas

Há vários distúrbios comuns das glândulas sebáceas que os profissionais da área da estética e beleza devem ser capazes de entender e identificar.

Um comedão aberto, também conhecido como cravo preto, é um folículo piloso preenchido com queratina e sebo. Comedões aparecem com maior frequência no rosto, especialmente na zona T, no centro da face (**Figura 4.7**). Quando o sebo do comedão é exposto ao ambiente, ele oxida e fica preto. Quando o folículo está fechado e não exposto ao ambiente e o sebo permanece branco trata-se de um **comedão fechado**, também conhecido como **cravo branco**, e parece um pequeno caroço sob a superfície da pele.

Os comedões podem ser removidos por profissionais da área da estética e da beleza treinados desde que os procedimentos apropriados sejam empregados em ambiente com higiene e se utilizem implementos de extração adequadamente limpos e desinfetados.

Milium são cistos benignos, cheios de queratina, que aparecem logo abaixo da epiderme e não têm abertura visível. Assemelham-se a pequenas sementes de gergelim e são quase sempre perfeitamente redondos. Costumam aparecer em bebês recém-nascidos, mas podem surgir na pele de pessoas de todas as idades. São geralmente encontrados em torno dos

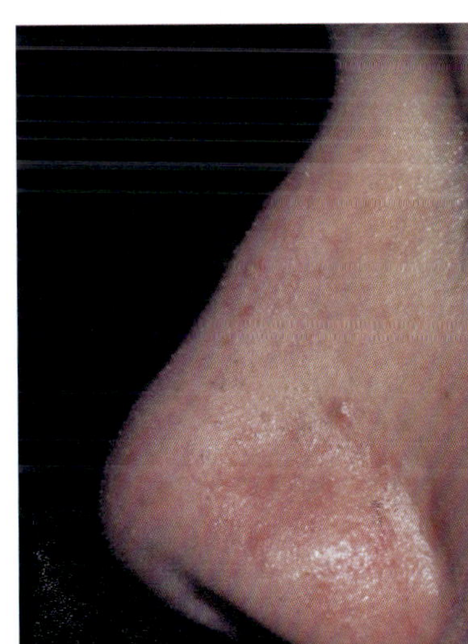

▲ **Figura 4.7** **Comedões.**

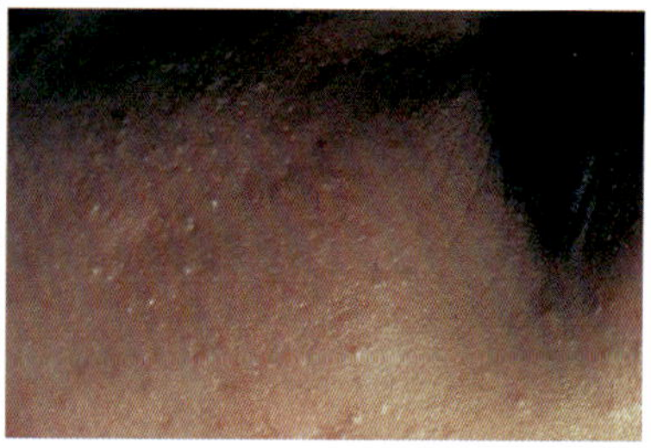

▲ **Figura 4.8 Milium.**

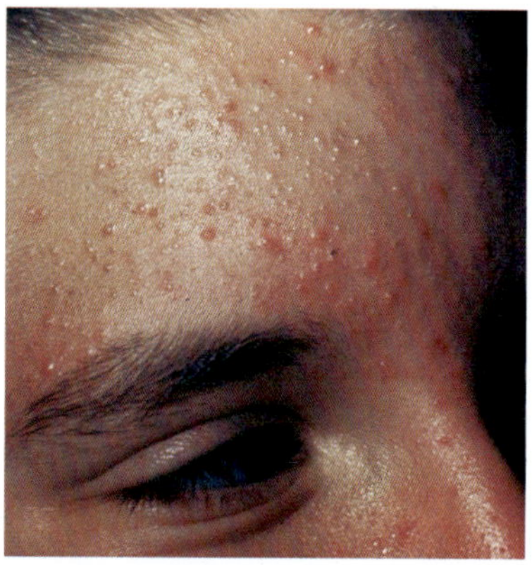

▲ **Figura 4.9 Acne.**

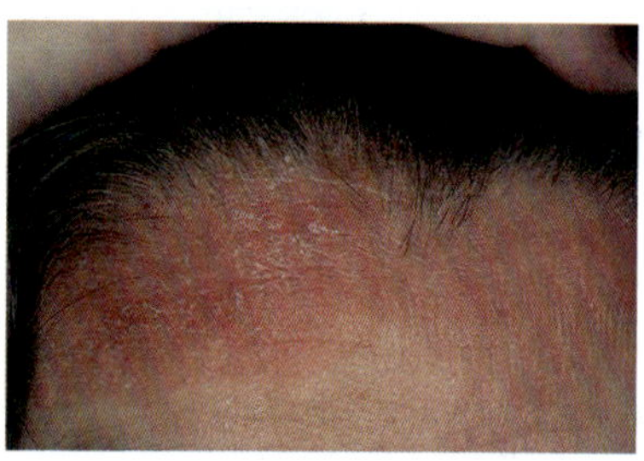

▲ **Figura 4.10 Dermatite seborreica.**

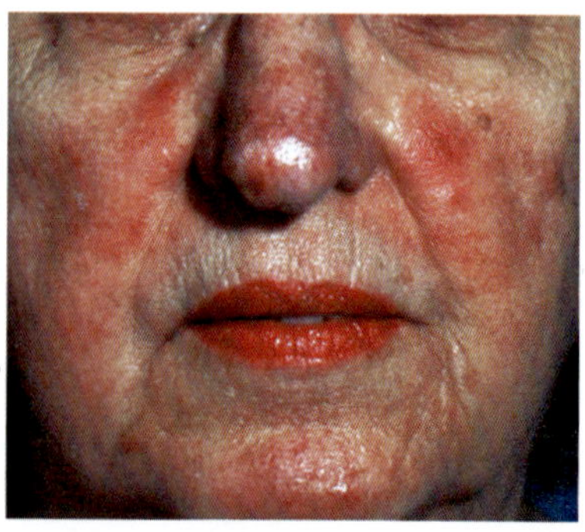

▲ **Figura 4.11 Rosácea.**

olhos, das bochechas e na testa e parecem pequenas massas esbranquiçadas (**Figura 4.8**). Dependendo do estado, o milium pode ser tratado no salão ou no spa.

Também conhecida como *Acne vulgaris* é um distúrbio da pele caracterizado por inflamação crônica das glândulas sebáceas pela retenção das secreções e bactérias conhecidas como *Propionibacterium acnes* (*P. acnes*), nome científico da bactéria da acne. (**Figura 4.9**).

Cisto sebáceo é uma grande lesão saliente, como uma bolsa cheia de sebo. Os cistos sebáceos são frequentemente encontrados no couro cabeludo e nas costas. Eles devem ser removidos cirurgicamente por um dermatologista.

Dermatite seborreica é uma condição causada por uma inflamação das glândulas sebáceas. Caracteriza-se muitas vezes por vermelhidão, descamação, crosta e/ou prurido (coceira) (**Figura 4.10**). A pele vermelha com descamação aparece frequentemente nas sobrancelhas e na barba, no couro cabeludo e na linha do cabelo, no meio da testa e nas laterais do nariz. A vermelhidão leve de dermatite seborreica às vezes é tratada com cremes a base de cortisona. A dermatite seborreica é uma condição médica, mas o cliente pode ser ajudado no salão com a aplicação de produtos de cuidados para a pele não oleosos elaborados para peles sensíveis. Os casos graves devem ser encaminhados a um dermatologista, que, muitas vezes, prescreve medicação tópica antifúngica.

Rosácea, anteriormente chamada de *acne rosácea,* é uma condição crônica que aparece principalmente nas bochechas e no nariz. Caracteriza-se por rubor (vermelhidão), **telangiectasia** (superfície dos vasos sanguíneos distendida ou dilatada) e, em alguns casos, a formação de pápulas e pústulas. A causa da rosácea é desconhecida, mas acredita-se que a condição seja genética. Sabe-se que alguns fatores agravam a condição em alguns indivíduos. Entre esses fatores estão exposição ao calor, sol, muito frio, ingestão de alimentos picantes, cafeína, álcool e estresse. A rosácea pode ser tratada e mantida sob controle pelo uso de medicamentos prescritos por um dermatologista, utilização de produtos de cuidados com a pele adequados, elaborados para a pele especialmente sensível, e evitar os fatores agravantes listados acima (**Figura 4.11**). ☑ **OA2**

Distúrbios das glândulas sudoríparas

Anidrose é uma deficiência de transpiração, muitas vezes resultado de febre ou certas doenças da pele. Requer encaminhamento médico.

Bromidrose é uma transpiração com mau cheiro, em geral notada nas axilas ou nos pés, que é causada por bactérias. Os casos graves requerem encaminhamento médico.

Hiperidrose é transpiração excessiva, causada pelo calor ou fraqueza geral do corpo. Requer encaminhamento médico.

Miliária rubra, também conhecida como **brotoeja**, é um distúrbio agudo, inflamatório das glândulas sudoríparas, caracterizado pela erupção de pequenas vesículas vermelhas e acompanhado por ardor e coceira. Ela é causada pela exposição ao calor excessivo e geralmente desaparece em pouco tempo sem tratamento.

Inflamações e infecções comuns da pele

Conjuntivite é uma infecção bacteriana comum dos olhos. É extremamente contagiosa e os clientes que têm conjuntivite ou olhos obviamente irritados devem ser educadamente remarcados e encaminhados a um médico imediatamente. Qualquer produto ou utensílio que tocar os olhos infectados deve ser jogado fora.

Dermatite é um termo amplamente utilizado para descrever qualquer condição inflamatória da pele.

Eczema é uma doença da pele inflamatória, desconfortável e frequentemente crônica, caracterizada por inflamação moderada a severa, escamação e às vezes prurido severo. Existem vários tipos diferentes de eczema. O tipo mais comum é o eczema atópico, que é um distúrbio genético herdado. Todos os casos de eczema devem ser encaminhados a um médico para o tratamento, que muitas vezes é à base de cortisona tópica. O eczema não é contagioso (**Figura 4.12**).

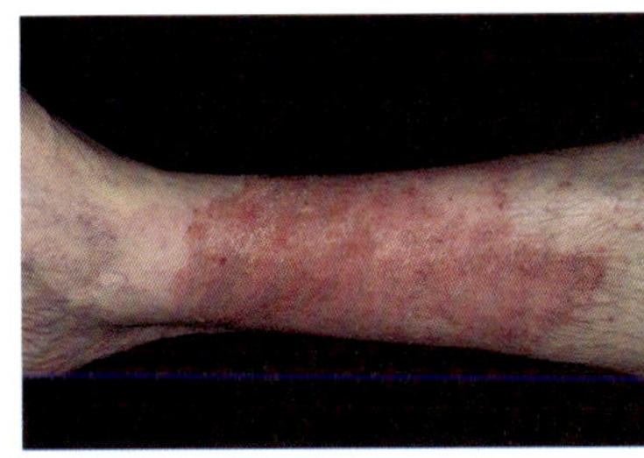

▲ **Figura 4.12 Eczema.**

Herpes simples é uma infecção viral recorrente que frequentemente se apresenta como uma bolha por febre ou ferida de resfriado. Caracteriza-se pela erupção de uma vesícula ou um grupo de vesículas sobre uma base vermelha, inchada. As bolhas costumam aparecer nos lábios, narinas, ou outra parte do rosto e as feridas podem durar até três semanas. O herpes simples é contagioso (**Figura 4.13**) e requer encaminhamento médico. Há medicamentos disponíveis para controlar os sintomas, mas o vírus sempre permanece no corpo de pessoas infectadas.

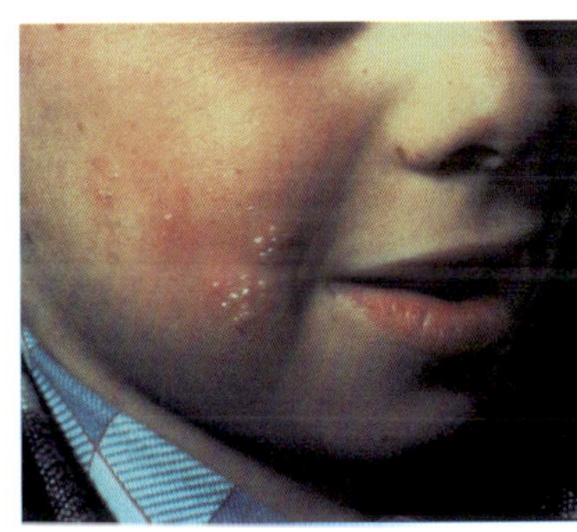

▲ **Figura 4.13 Herpes simples.**

Impetigo é uma infecção bacteriana da pele caracterizada por lesões que extravasam. O impetigo normalmente ocorre na face (especialmente na área do queixo) e é mais frequente em crianças. Clientes com qualquer tipo de lesões faciais abertas que vazam devem ser educadamente remarcados e encaminhados a um médico imediatamente.

Psoríase é uma doença da pele caracterizada por placas vermelhas cobertas por escamas prata-brancas e se encontra geralmente no couro cabeludo, nos cotovelos, joelhos, no peito e na parte inferior das costas. A psoríase é causada por células cutâneas sendo produzidas mais rápido do que o normal. Raramente ocorre na face. Quando a condição está irritada, pontos de sangramento podem ocorrer. A psoríase não é contagiosa (**Figura 4.14**), mas requer encaminhamento a um médico. É tratável, mas não é curável.

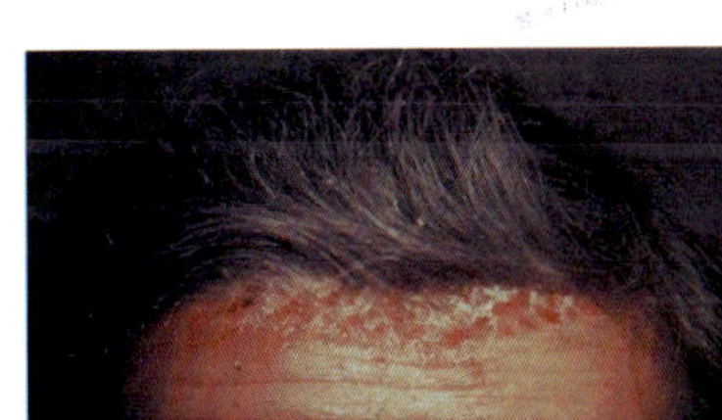

▲ **Figura 4.14 Psoríase.**

Distúrbios pigmentários da pele

O pigmento pode ser afetado por fatores internos, tais como hereditariedade ou flutuações hormonais, ou por fatores externos, como exposição prolongada ao sol. Colorações anormais, conhecidas como **discromias**, acompanham distúrbios da pele e muitas outras doenças sistêmicas. Uma mudança de pigmentação também pode ser observada quando certos medicamentos são tomados. Os termos a seguir relacionam-se com as mudanças de pigmentação da pele:

Hiperpigmentação significa pigmentação mais escura que a normal, aparecendo como manchas escuras. **Hipopigmentação** é a ausência de pigmento, resultando em manchas claras ou brancas.

Albinismo é uma hipopigmentação congênita ou ausência do pigmento melanina no corpo, incluindo a pele, o cabelo e os olhos. O cabelo é branco sedoso. A pele é branca rosada e não fica bronzeada. Os olhos são cor-de-rosa e a pele é sensível à luz e envelhece precocemente.

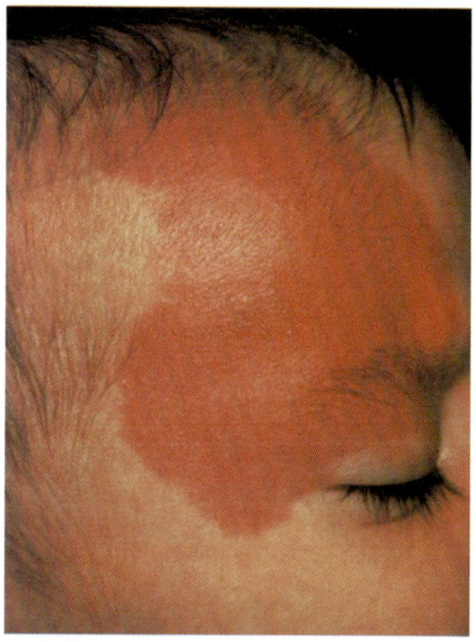

▲ Figura 4.15 **Mancha vinho do porto.**

Cloasma, também conhecido como manchas solares, é uma condição caracterizada por hiperpigmentação da pele em pontos que não são elevados. Esse é apenas um termo comumente usado, as manchas não têm nada a ver com o fígado. Elas são causadas por exposição cumulativa ao sol. Elas podem ser atenuadas por esfoliantes ou podem ser tratadas por um dermatologista.

Lentigo ou lentigem é o termo técnico para sardas, pequenas manchas de cor amarela a marrom na pele exposta à luz solar e ar.

Leucodermia é um distúrbio da pele caracterizado por placas claras anormais (hipopigmentação); é causada por queimadura ou doença congênita que destrói as células produtoras de pigmento. Os exemplos são o vitiligo e o albinismo.

Nevo, também conhecido como **marca de nascença**, é uma pequena ou grande malformação da pele devida a pigmentação anormal ou capilares dilatados.

Mancha é uma descoloração anormal marrom ou vinho com formato circular ou irregular (**Figura 4.15**). Sua cor permanente é devida à presença de pigmentos escuros. As manchas podem estar presentes ao nascimento, ou elas podem aparecer durante o envelhecimento, depois de certas doenças, ou após o desaparecimento de molas, sardas e manchas solares. A causa geralmente é desconhecida.

Bronzeado é a mudança de pigmentação da pele causada por exposição ao sol ou luz ultravioleta.

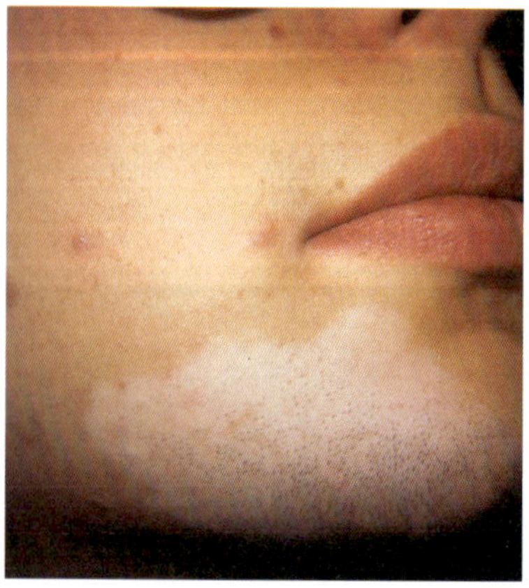

Cortesia de www.dermnet.com.

▲ Figura 4.16 **Vitiligo.**

Vitiligo é uma condição hereditária que causa manchas hipopigmentadas que podem estar relacionadas a condições da tireoide (**Figura 4.16**). A pele com vitiligo deve ser protegida da exposição excessiva ao sol. ☑ **OA3**

Hipertrofias da pele

Uma **hipertrofia** da pele é um crescimento anormal dela. Muitas hipertrofias são benignas, o que significa que são inofensivas.

Um **queratoma** é uma placa de epiderme espessa, superficial, adquirida. Um calo é um queratoma causado por pressão contínua e repetitiva ou fricção em qualquer parte da pele, especialmente as mãos e os pés. Se o espessamento crescer para dentro, ele é chamado de olho de peixe.

Uma pequena **saliência epitelial com pelos** é uma pequena mancha marrom na pele, variando em cor do castanho-claro ao marrom ou preto azulado. Algumas são pequenas e planas, lembrando sardas; outras são elevadas e de cor mais escura. Grandes pelos escuros muitas vezes ocorrem na região. Qualquer mudança em uma mola requer atenção médica.

Um **acrocórdon** é um pequeno broto de cor marrom ou cor de carne (**Figura 4.17**). Os acrocórdons ocorrem com mais frequência no pescoço de uma pessoa mais velha. Eles podem ser facilmente removidos por um dermatologista.

Uma **verruga** é uma hipertrofia das papilas e epiderme. É causada por um vírus e é infecciosa. As verrugas podem se espalhar de um local para outro, articularmente junto a um arranhão na pele. Requer encaminhamento médico.

Câncer de pele

O câncer de pele, causado principalmente por superexposição ao sol, ocorre em três formas distintas que variam em gravidade. Cada um é nomeado conforme o tipo de células que afeta.

Carcinoma basocelular é o tipo mais comum e menos grave de câncer de pele; é frequentemente caracterizado por nódulos claros ou perolados (**Figura 4.18**). **Carcinoma espinocelular** é mais grave que o carcinoma **basocelular** e é frequentemente caracterizado por pápulas ou nódulos escamosos (**Figura 4.19**). A terceira e mais grave forma de câncer de pele é o **melanoma maligno**, que é frequentemente caracterizado por manchas pretas ou marrons na pele, que podem aparecer com textura irregular, pontudas ou levantadas (**Figura 4.20**). O melanoma maligno é o menos comum, mas também o mais perigoso tipo de câncer.

Os clientes devem ser aconselhados a consultar um dermatologista regularmente para exames da pele, especialmente se as alterações na coloração, tamanho ou forma de uma saliência cutânea forem detectadas, se a pele sangrar de forma inesperada, ou se uma lesão ou arranhão não cicatrizar rapidamente.

O autoexame também pode ser uma forma eficaz de verificar se há sinais de câncer de pele potencial entre consultas médicas agendadas. Ao realizar um autoexame, os clientes devem ser avisados para verificar se há alterações nas saliências cutâneas já existentes e prestar atenção a quaisquer novos crescimentos visíveis na pele.

Cuidado

Não trate ou remova pequenas saliências na pele com pelos. A remoção de pelo desta saliência pode irritar ou provocar uma mudança estrutural nela. Apenas um médico deve removê-los.

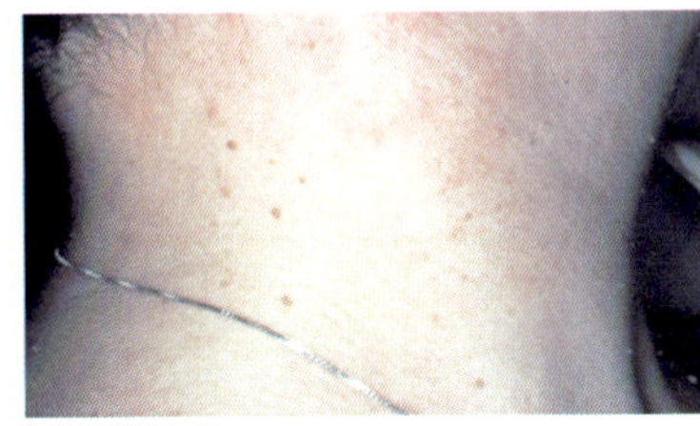

▲ Figura 4.17 **Acrocórdons.**

▲ Figura 4.18 **Carcinoma basocelular.**

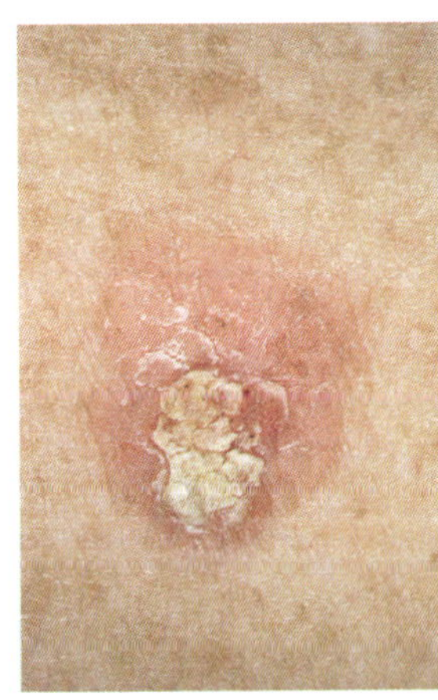

▲ Figura 4.19 **Carcinoma espinocelular.**

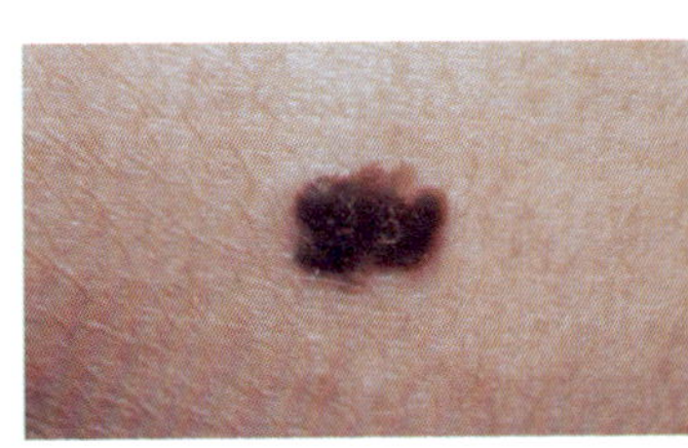

▲ Figura 4.20 **Melanoma maligno.**

Se detectado precocemente, qualquer pessoa com essas três formas de câncer de pele tem uma boa chance de sobrevivência. Profissionais da área da estética e beleza desempenham um papel singular ao serem capazes de reconhecer o aparecimento de doenças de pele graves e encaminhar o cliente a um dermatologista para diagnóstico e tratamento.

Para sua informação

Segundo a Sociedade Brasileira de Dermatologia (SBD), os profissionais devem usar o Sistema ABCDE para detectar sinais de mudança nas lesões cutâneas pigmentárias (**Figura 4-21 a-f**):

- **A** é para **ASSIMETRIA:** os dois lados da lesão não são idênticos.
- **B** é para **BORDA:** a borda é irregular nessa lesões.
- **C** é para **COR:** os melanomas são geralmente escuros e têm mais de uma cor ou cores que se desvanecem umas nas outras.
- **D** é para **DIÂMETRO:** a lesão em um melanoma é geralmente de pelo menos o tamanho de uma borracha de apagar lápis.
- **E** é para **EVOLUÇÃO:** o melanoma como uma lesão muitas vezes muda de aparência.

Para mais informações, contate a Sociedade Brasileira de Dermatologia. Acesse o site: www.sbd.org.br. **OA4**

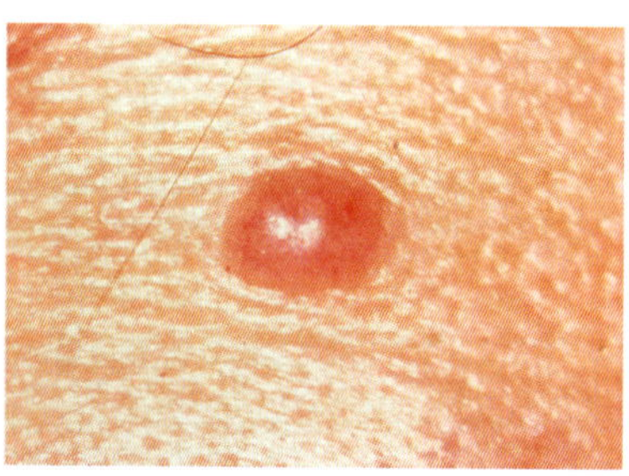

▲ Figura 4.21a Saliência cutânea normal com simetria normal. Ambos os lados da saliência são iguais.

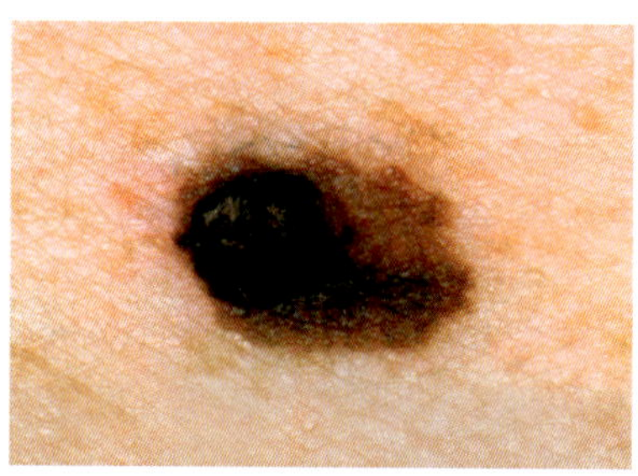

▲ Figura 4.21b A é para assimetria. A saliência cutânea anormal tem simetria irregular. Os dois lados da saliência não são iguais.

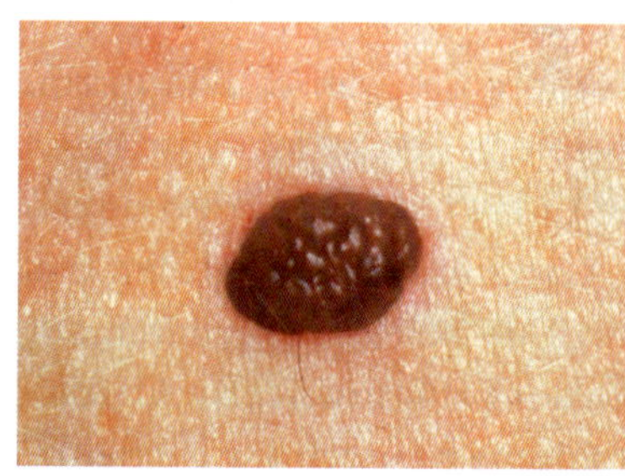

▲ Figura 4.21c Saliência cutânea normal com bordas regulares.

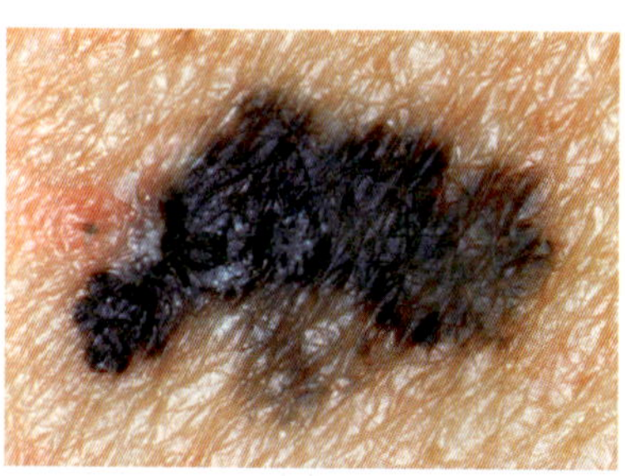

▲ Figura 4.21d B é para borda. A saliência cutânea anormal tem bordas irregulares ou pontudas..

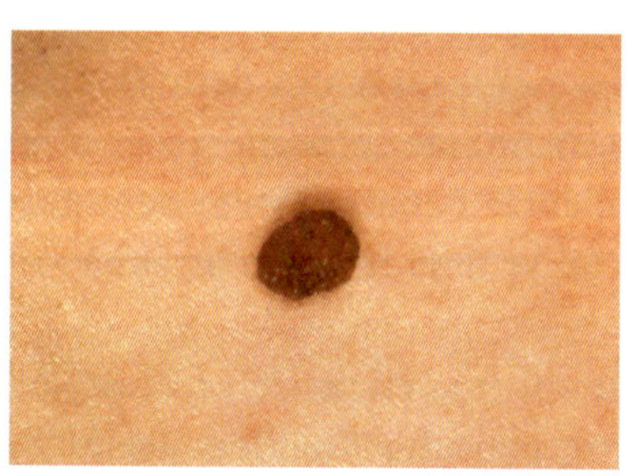

▲ Figura 4.21e Saliência cutânea normal com cor regular.

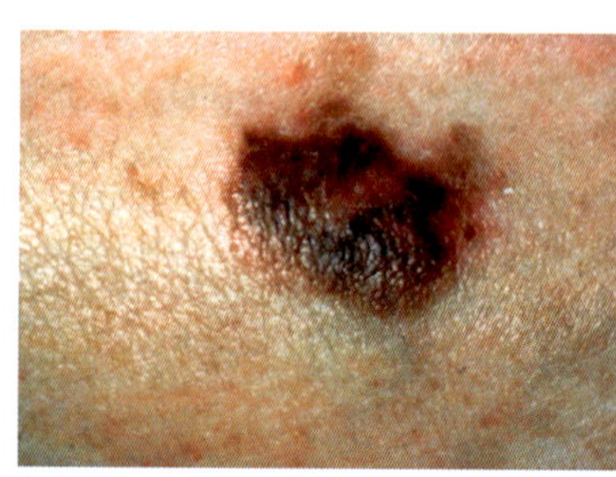

▲ Figura 4.21f C é para cor. Saliência cutânea anormal, com mais de uma cor escura.

Cortesia de The Skin Cancer Foundation, http://www.skincancer.org

Acne e fisiopatologia cutânea

Problemas de pele comuns que afetam a aparência dos clientes, tais como acne, podem se tornar uma fonte de grande preocupação. A maioria das pessoas tem acne ou outro problema de pele em algum momento de suas vidas. A acne é tanto um distúrbio da pele como um problema estético, e é uma grande preocupação para quem sofre com isso. Frequentemente mal interpretada como sendo uma doença de pele da adolescência, pode afetar pessoas de qualquer idade. Muitas vezes as mulheres não têm problemas de acne até chegarem aos 20, 30 anos ou mais. Como afeta a aparência, é de interesse para os profissionais da área de estética e beleza, que estão em posição de ajudar os clientes com o tratamento para casos menos graves ou para fornecer referência dermatológica para acne mais grave.

A acne é uma doença afetada por dois fatores principais: hereditariedade e hormônios. Pessoas com acne herdam a tendência a reter as células que se acumulam nas paredes do folículo, aglutinando-o e obstruindo-o. **Hiperqueratose de retenção** é a tendência hereditária para pele propensa a acne de reter células mortas no folículo, formando uma obstrução dos folículos e exacerba as lesões de acne inflamatórias, tais como pápulas e pústulas.

A oleosidade da pele também é hereditária. A superprodução de sebo pelas glândulas sebáceas contribui para o desenvolvimento da acne, cobrindo o acúmulo de células mortas no folículo com sebo, o qual endurece devido à oxidação. Esse conglomerado de células mortas e sebo solidificado obstrui o folículo.

Propionibacterium acnes (*P. acnes*) são **anaeróbicas**, o que significa que essas bactérias não podem sobreviver na presença de oxigênio. Quando os folículos são obstruídos, o oxigênio é obstruído do fundo dos folículos, permitindo que as bactérias da acne se multipliquem.

A principal fonte de alimento para as bactérias da acne são os ácidos graxos, que são facilmente obtidos da abundância de sebo no folículo. Essas bactérias florescem nesse ambiente ideal, que é destituído de oxigênio e com abundância de alimento (sebo). As bactérias se multiplicam causando inflamação e inchaço no folículo e, finalmente, a ruptura da parede folicular. Quando a parede do folículo se rompe, o sistema imunológico é alertado, o que faz que o sangue corra para o folículo rompido, levando os glóbulos brancos para combater as bactérias. O sangue cercará e invadirá o folículo, o que causa a vermelhidão nas espinhas.

Uma pápula é uma lesão de acne inflamatória resultante dessa ruptura da parede e infusão de sangue. Uma pústula se forma a partir da pápula, quando glóbulos brancos suficientes se acumulam formando pus, que é composto principalmente por glóbulos brancos mortos.

Tratamento da acne

Formas menores de acne podem ser tratadas sem encaminhamento médico. Os princípios básicos do tratamento da acne envolvem:

Você sabia?

O câncer de pele pode ser evitado e a detecção precoce é possível se você souber o que procurar. Esteja ciente do seguinte ao atender os clientes:

- Qualquer lesão incomum na pele ou no couro cabeludo ou mudança de uma lesão já existente ou presença de saliência cutânea.
- Melanomas. Esses são encontrados às vezes no couro cabeludo e são frequentemente detectados pela primeira vez por profissionais da área da estética e beleza!
- Uma nova lesão ou descoloração na pele ou no couro cabeludo.
- O cliente reclama de feridas que não cicatrizam ou sangramento inesperado da pele.
- Áreas de escamação recorrente que podem ser ásperas ao toque, especialmente em áreas expostas ao sol, tais como a face, os braços e as mãos.

Se você notar qualquer uma dessas condições, recomende que seu cliente consulte um médico.

- O uso de produtos cosméticos de higiene desenvolvidos para pele oleosa. Esses produtos espumosos, sem enxague, removem o excesso de óleo da pele oleosa e propensa à acne. Loções adstringentes elaboradas para pele oleosa ajudam a retirar o excesso de sebo.
- Esfoliantes são produtos sem enxágue que ajudam a remover o acúmulo de células dos folículos, permitindo que o oxigênio penetre e mate as bactérias. Os ingredientes cosméticos comumente utilizados são alfa-hidroxiácidos (AHA), ácido salicílico e peróxido de benzoíla. O peróxido de benzoíla pode ser especialmente eficaz, uma vez que ajuda a desprender detritos celulares e também mata as bactérias da acne.
- Evitar produtos cosméticos gordurosos e ter cuidados com a pele oleosa é importante porque os produtos que contêm grandes quantidades de materiais graxos e óleos podem causar o entupimento dos folículos de fora para dentro. Certifique-se de que toda maquiagem e produtos de cuidados utilizados na pele propensa a acne sejam **não comedogênicos**, o que significa que o produto foi elaborado e testado para não obstruir os folículos.
- Não utilize produtos cosméticos abrasivos ou limpe demais a pele propensa à acne, pois isso pode causar inflamação e piorar a situação.
- Atentar em utilizar hidratantes para pele oleosa após o uso de produtos cosméticos de higiene para evitar efeito rebote.
- Casos leves e moderados de acne são muitas vezes tratados por profissionais do spa que receberam formação especializada no tratamento da acne. ☑ OA5

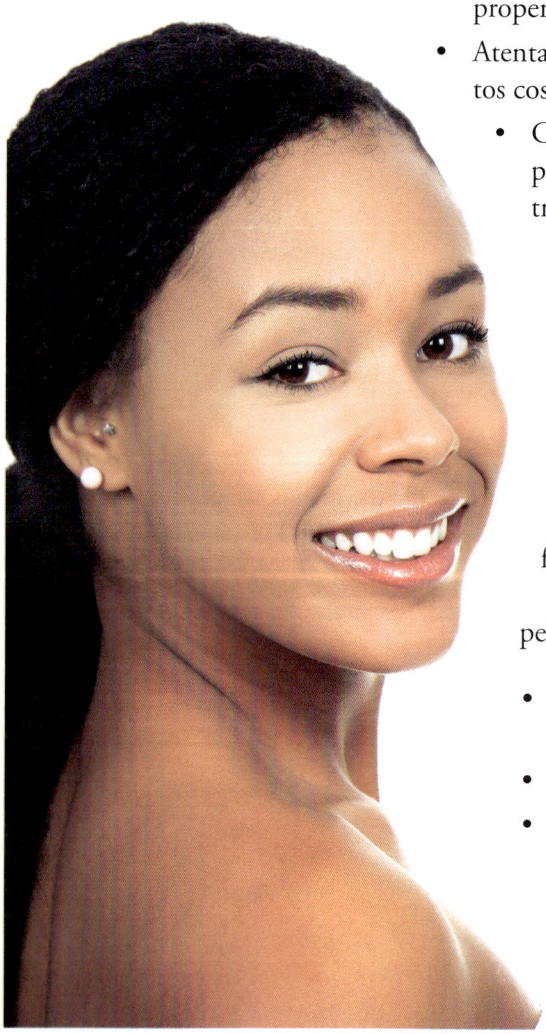

Problemas de envelhecimento da pele

O envelhecimento da pele é uma preocupação de quase todos os clientes com mais de trinta anos de idade. Existem dois tipos de fatores que influenciam o envelhecimento da pele: fatores intrínsecos e extrínsecos.

Os **fatores intrínsecos** são aqueles de envelhecimento da pele sobre os quais temos pouco controle:

- Envelhecimento genético é como a pele de nossos pais que envelheceu, coloração e resistência aos danos do sol.
- Gravidade é a constante que puxa nossos corpos para baixo.
- Expressões faciais são os movimentos repetidos que resultam na formação de linhas de expressão, como pés de galinha que se formam ao redor dos olhos, sulcos nasolabiais que se formam dos cantos do nariz aos cantos da boca e linhas de carranca que se formam entre os olhos.

Fatores extrínsecos são principalmente os ambientais que contribuem com o envelhecimento ou com a aparência de envelhecimento. Muitos cientistas e dermatologistas acreditam que esses fatores extrínsecos são responsáveis por até 85% do envelhecimento da pele. Entre os fatores extrínsecos estão:

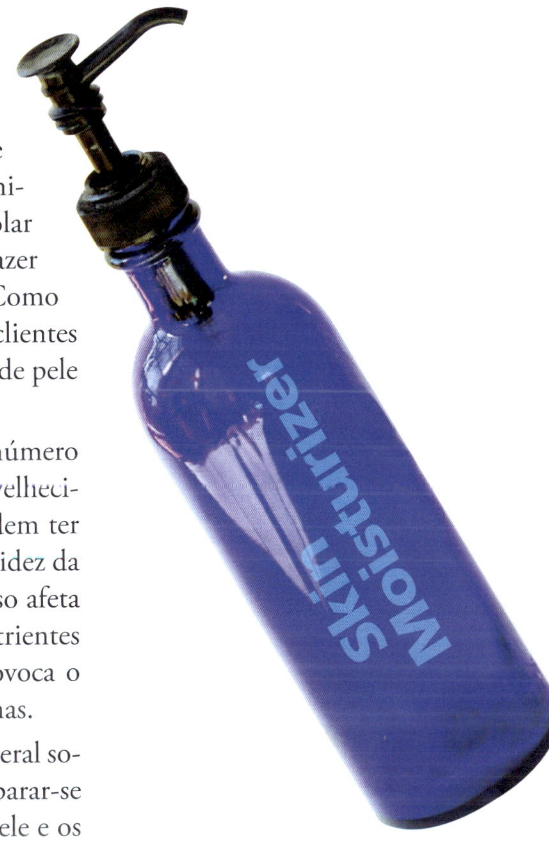

- Exposição ao sol. Bronzeamento e banhos de sol são inaceitáveis, mas o sol cumulativo que tomamos em poucas doses todos os dias é o sol que causa dano real para a maioria das pessoas. O sol é de longe a causa número 1 da aparência de envelhecimento prematuro. O segredo para evitar esse proeminente fator de envelhecimento da pele é usar um protetor solar de amplo espectro todos os dias, e a maneira mais fácil de fazer isso é encontrar um hidratante de uso diário com filtro solar. Como profissional da área da estética e beleza, você pode ajudar seus clientes a encontrar o melhor protetor solar e hidratante para seu tipo de pele para usar todos os dias.
- Fumar faz mal para o corpo e a pele. O fumo produz um número enorme de radicais livres, moléculas instáveis que causam envelhecimento bioquímico. Essas moléculas, ao longo do tempo, podem ter um efeito devastador sobre o corpo, especialmente rugas e flacidez da pele. Fumar provoca falta de oxigênio na pele e no corpo e isso afeta o fluxo de sangue de maneira que a pele não obtenha os nutrientes adequados do sangue. Falta de fluxo sanguíneo também provoca o acúmulo de resíduos celulares, muitas vezes chamado de toxinas.
- O uso excessivo de bebidas alcoólicas também tem um efeito geral sobre o corpo e a pele. O abuso de álcool leva o organismo a reparar-se mal e interfere na distribuição de nutrição adequada para a pele e os tecidos do corpo. O álcool também pode desidratar a pele, extraindo a água essencial dos tecidos, o que faz a pele parecer pálida e seca.

  Tanto o fumo como o consumo excessivo de bebidas alcoólicas contribuem para o processo de envelhecimento por conta própria, mas a combinação dos dois pode ser devastadora para os tecidos. A dilatação e contração constante que ocorrem nos minúsculos vasos sanguíneos e capilares, bem como a privação constante de oxigênio e água para os tecidos rapidamente fazem a pele parecer sem vida e sem viço. É muito difícil para a pele se ajustar e se reparar. O dano causado por esse estilo de vida é difícil de reverter ou diminuir.
- O uso de drogas ilícitas afeta a pele tanto quanto fumar. Alguns medicamentos têm mostrado interferir na entrada de oxigênio no corpo, afetando, assim, o crescimento das células saudáveis. Certos medicamentos podem até piorar doenças de pele graves, como a acne. Outros podem causar ressecamento e reações alérgicas na superfície da pele.
- Estresse acumulado pode contribuir significativamente para o envelhecimento. Os cientistas estão agora aprendendo que o estresse cau-

sa mudanças bioquímicas que podem levar a danos nos tecidos que chamamos de envelhecimento. Exercício, técnicas de relaxamento e um estado saudável da mente pode reduzir os níveis de estresse, assim como os tratamentos relaxantes, faciais, aromaterapia e massagens.

- Má nutrição priva a pele de proteínas, gorduras, carboidratos, vitaminas e minerais que são necessários para manter, proteger e reparar a pele, mantendo a aparência jovem e bonita.
- Exposição à poluição produz radicais livres e interfere no consumo adequado de oxigênio. Isso afeta os pulmões e outros órgãos internos, além da pele. A melhor defesa contra poluentes é o mais simples: seguir uma rotina de cuidados diários da pele. Higienização e esfoliação suave de rotina (removendo as células mortas da superfície da pele) ajudam a remover o acúmulo de poluentes que se instalaram na superfície da pele ao longo do dia. A aplicação de hidratantes diários, loções de proteção e até mesmo produtos de base ajuda a proteger a pele de poluentes atmosféricos.

A aparência de envelhecimento da pele pode ser muito melhorada com a prática de um bom programa de cuidados da pele, especialmente em casa. Um programa profissionalmente projetado para o envelhecimento da pele com base nas necessidades do cliente, tipo de pele, e gravidade envolve um bom filtro solar hidratante, um cosmético com ação esfoliante químico com alfa ou beta hidroxiácido e produtos que utilizam ingredientes de última geração para o tratamento do envelhecimento da pele, tais como peptídeos e antioxidantes tópicos. ☑ **OA6**

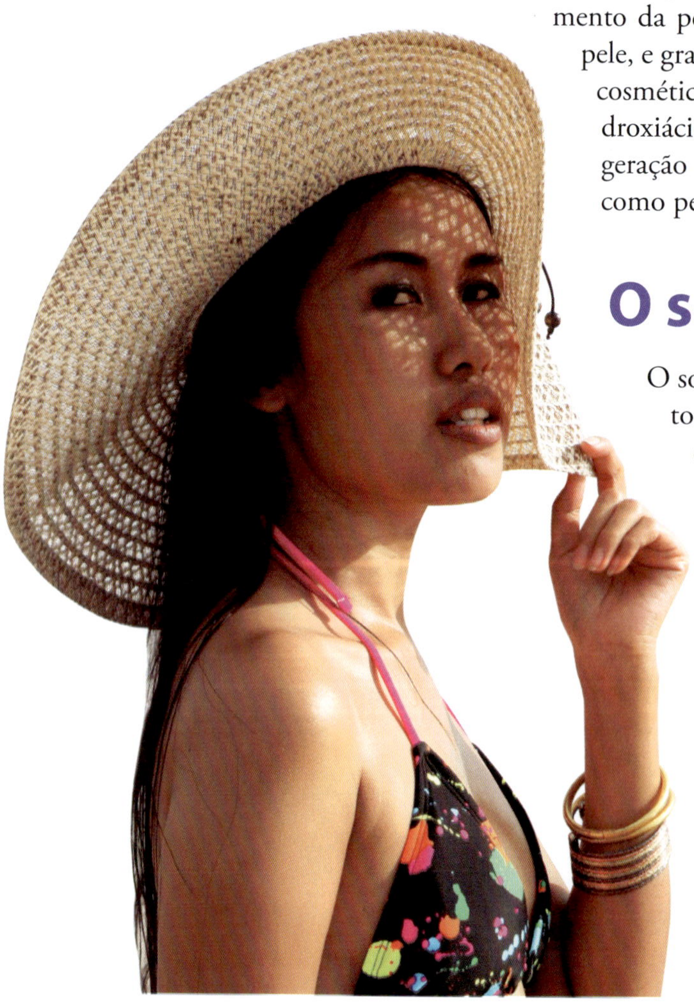

O sol e seus efeitos

O sol e a sua luz ultravioleta (UV) têm o maior impacto de todos os fatores extrínsecos sobre como a pele envelhece. Aproximadamente 80% a 85% dos sintomas de envelhecimento da pele são causados pelos raios solares. À medida que envelhecemos, as fibras de colágeno e elastina da pele enfraquecem naturalmente. Esse enfraquecimento acontece em uma taxa muito mais rápida quando a pele é frequentemente exposta à luz ultravioleta sem proteção adequada.

Raios UVA, também conhecidos como *raios de envelhecimento*, são profundamente penetrantes e podem até passar por uma janela de vidro. Esses raios enfraquecem o colágeno e as fibras de elastina, causando rugas e flacidez dos tecidos.

Os raios UVB, também conhecidos como *raios de queimadura*, causam queimaduras solares, bronzeamento da pele e a maioria dos cânceres de pele. São os raios mais curtos que param a penetração na base da epiderme.

Aqui estão alguns fatos para transmitir aos seus clientes para ensiná-los sobre a segurança do sol e prevenção de danos do envelhecimento pelo sol:

- A maneira número 1 para prevenir o envelhecimento prematuro da pele é evitar a exposição deliberada ao sol e utilizar diariamente um protetor solar de amplo espectro, que filtre os raios UVA e UVB e tenha um FPS (Fator de Proteção Solar) de, pelo menos, 15.
- Evitar a exposição prolongada ao sol durante as horas de pico, quando a exposição UV é maior. Isso acontece normalmente entre 10h e 15h.
- O protetor solar deve ser aplicado pelo menos trinta minutos antes da exposição ao sol para dar tempo para a absorção. Muitas pessoas cometem o erro de aplicar protetor solar depois de estarem expostas ao calor e ao sol por 30 minutos ou mais. A pele já inflamada está mais propensa a reagir aos produtos químicos de proteção solar quando ele é aplicado após a exposição ao sol.
- Aplicar protetor solar generosamente depois de nadar e após atividades físicas que resultam em transpiração excessiva. Se a pele for exposta a horas de sol, por exemplo durante uma viagem de barco ou um dia na praia, o protetor solar deve ser aplicado periodicamente ao longo do dia como precaução.
- Evitar expor as crianças menores de seis meses de idade ao sol.
- Pessoas que são propensas a queimaduras frequentes simplesmente devem usar chapéus e roupas protetoras ao participar de atividades ao ar livre, além de usar protetor solar. Ruivos e louros de olhos azuis são particularmente suscetíveis aos danos causados pelo sol. ☑ OA7

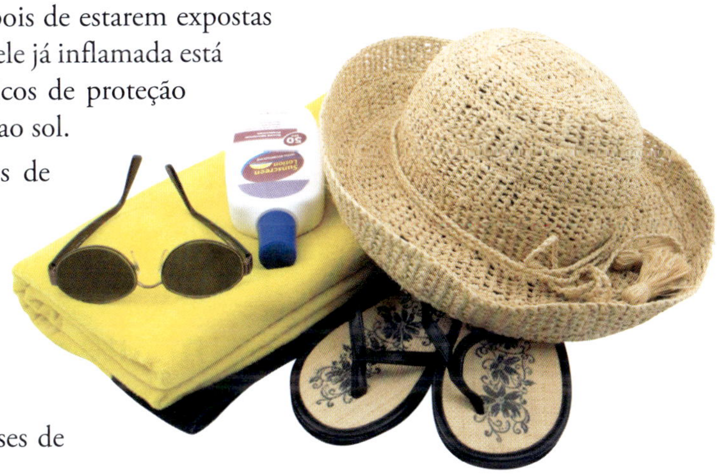

Dermatite de contato

Dermatite de contato é o distúrbio de pele mais comum relacionado ao trabalho para todos os profissionais da área de estética e beleza. **Dermatite de contato** é uma inflamação da pele causada pelo contato com determinados produtos ou substâncias químicas. Muitas dessas substâncias são comumente utilizadas em cosmetologia. Existem dois tipos de dermatite de contato: dermatite de contato alérgica e dermatite de contato por irritante.

Dermatite de contato alérgica

Dermatite de contato alérgica, abreviada ACD, ocorre quando a pessoa (profissional ou cliente) desenvolve uma alergia a um ingrediente ou um químico, geralmente causada pelo contato repetitivo da pele com o produto. **Sensibilização** é uma reação alérgica criada por exposição repetida a uma substância ou produto químico. Monômeros líquidos, coloração de cabelo e soluções de textura química são capazes de causar reações alérgicas com exposições repetidas.

Se uma alergia tiver sido estabelecida, todos os serviços devem ser interrompidos até que os sintomas alérgicos cessem. A pessoa afetada pela alergia (profissional ou cliente) deve parar de usar esse produto. Em casos graves ou crônicos, as pessoas afetadas devem consultar um dermatologista para testes de alergia.

Lugares comuns de dermatite de contato alérgica são listados a seguir e incluem:

- Dedos, palmas das mãos, ou costas da mão.
- Face, especialmente nas bochechas.
- Couro cabeludo, linha do cabelo, testa ou decote.

Se você examinar a área onde o problema ocorre, normalmente pode determinar a causa. Por exemplo, os profissionais de tintura dos cabelos frequentemente fazem teste em mechas com os dedos e mãos desprotegidos, portanto não é surpresa que tenham dermatite de contato nos dedos e nas mãos.

Dermatite de contato por irritante

Dermatite de contato por irritante, abreviada DCI, ocorre quando substâncias irritantes danificam temporariamente a epiderme. Diferentemente da dermatite de contato alérgica, a dermatite de contato por irritante em geral não é crônica se forem tomadas precauções.

Substâncias corrosivas ou agentes esfoliantes são exemplos de produtos potencialmente irritantes. O contato com produtos químicos irritantes pode causar danos à epiderme porque a irritação pode entrar na superfície da pele e causar inflamação, vermelhidão, inchaço, coceira e ardor. A exposição repetitiva pode piorar a condição.

A maneira de prevenir os dois tipos de dermatite de contato ocupacional é o uso de luvas ou utensílios quando se trabalha com produtos químicos irritantes. Os profissionais da área de estética e beleza devem utilizar luvas ou utensílios ao aplicar produtos químicos como tinturas, alisantes, ou soluções de permanente. Os técnicos em unhas devem usar luvas ou utensílios ao aplicar produtos para unhas, tais como monômeros líquidos e polímeros em pó. Os esteticistas devem utilizar luvas ou utensílios ao aplicar esfoliantes, como produtos de *peeling* e agentes de secagem. Todos esses produtos químicos podem irritar a pele das mãos e dos braços se não forem tomadas precauções para evitar o contato.

Lavar as mãos com frequência pode resultar em mãos secas, com fissuras na pele, que podem causar mais irritação e permitir a penetração de produtos químicos irritantes. Lavar as mãos é importante para evitar a propagação da doença, mas essa prática deve ser seguida pelo uso frequente de cremes de proteção para as mãos para mantê-las em boas condições. ☑ OA8

Proteja-se

Reservar um tempo para manter seus instrumentos, ferramentas, equipamentos e superfícies limpas e desinfetadas é um passo importante para se proteger e evitar um problema de pele. Pratique essas sugestões com grande diligência:

- Tenha muito cuidado para manter cabos de escovas, recipientes e tampos de mesa limpos e livres de produtos, poeira e resíduos. A manipulação repetitiva desses itens causará superexposição se eles não forem mantidos limpos
- Use luvas de proteção sempre que utilizar produtos que causam irritação ou dermatite de contato alérgica.
- Mantenha as mãos limpas e hidratadas. Manter a pele das mãos em excelente estado ajudará a evitar reações irritantes.

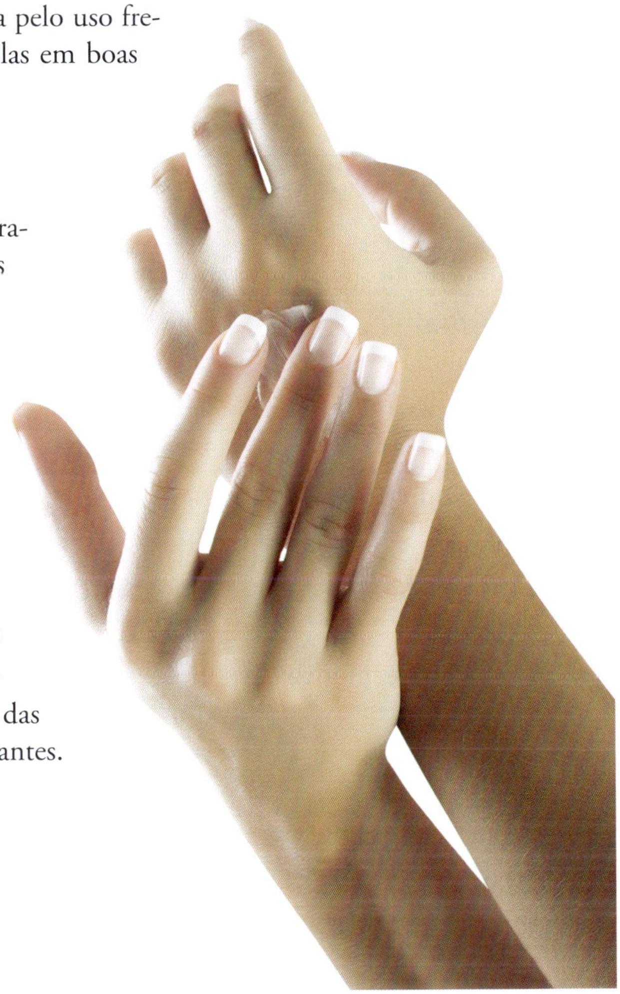

Questões de revisão

1. O que é uma lesão de pele?
2. Nomeie e descreva pelo menos cinco problemas das glândulas sebáceas.
3. Nomeie e descreva pelo menos cinco mudanças na pigmentaçao da pele.
4. Quais são as três formas de câncer de pele?
5. Quais são as duas principais causas da acne e como deve ser eficazmente tratada?
6. Liste os fatores que contribuem para o envelhecimento da pele.
7. Explique os efeitos da superexposição da pele ao sol.
8. O que é dermatite de contato e como ela pode ser evitada?

Glossário do capítulo

Acrocórdon	Um pequeno broto na pele de cor marrom ou cor de carne.
Albinismo	Hipopigmentação congênita ou ausência do pigmento melanina no corpo, incluindo a pele, o cabelo e olhos.
Anaeróbicas	Não pode sobreviver na presença de oxigênio.
Anidrose	Deficiência de transpiração, muitas vezes resultado de febre ou certas doenças da pele.
Bromidrose	Transpiração com mau cheiro, em geral notada nas axilas ou nos pés, que é causada por bactérias.
Bronzeado	Mudança de pigmentação da pele causada por exposição ao sol ou luz ultravioleta.
Carcinoma basocelular	Tipo mais comum e menos grave de câncer de pele, muitas vezes caracterizado por nódulos claros ou perolados.
Carcinoma espinocelular	Tipo de câncer de pele mais grave do que o carcinoma basocelular, muitas vezes caracterizado por pápulas vermelhas escamosa ou nódulos.
Cicatriz	Uma marca ligeiramente elevada na pele formada depois que um ferimento ou lesão da pele curou.
Cisto	Cisto (SIST) é uma bolsa fechada desenvolvida anormalmente que contém fluido, pus, semifluido ou matéria mórbida, acima ou abaixo da pele.
Cisto sebáceo	Uma grande lesão saliente como uma bolsa cheia de sebo. Os cistos sebáceos são frequentemente encontrados no couro cabeludo e nas costas. Eles devem ser removidos cirurgicamente por um dermatologista.
Cloasma	Também conhecidas como *manchas solares;* condição caracterizada por hiperpigmentação na pele em pontos que não são elevados.
Comedão fechado (cravo branco)	Também conhecido como *cravo branco;* o folículo piloso é fechado e não exposto ao ambiente; o sebo permanece de cor branca ou creme e comedão aparece como um pequeno caroço logo abaixo da superfície da pele.
Conjuntivite	Infecção bacteriana comum dos olhos; extremamente contagiosa.
Crosta	Células mortas que se formam sobre uma ferida ou mancha enquanto está cicatrizando; um acúmulo de sebo ou pus às vezes misturado com material epidérmico.
Dermatite	Condição inflamatória da pele.
Dermatite de contato	Uma inflamação da pele causada pelo contato com determinados produtos químicos ou substâncias, muitas dessas substâncias são usadas em cosmetologia.

Glossário do capítulo

Dermatite de contato alérgica	Abreviada DCA; uma alergia a um ingrediente ou químico geralmente causado por contato repetitivo da pele com químicos.
Dermatite de contato por irritante	Abreviado DCI; ocorre quando substâncias irritantes danificam temporariamente a epiderme.
Dermatite seborreica	Condição da pele causada por uma inflamação das glândulas sebáceas. Caracteriza-se muitas vezes por vermelhidão, descamação, crosta e/ou prurido (coceira).
Discromias	Colorações anormais da pele que acompanham muitas doenças de pele e doenças sistêmicas.
Eczema	Doença da pela inflamatória, desconfortável e frequentemente crônica, caracterizada por inflamação moderada a severa, escamação e às vezes prurido severo.
Escama	Qualquer placa fina seca ou oleosa de descamação epidérmica. Um exemplo é a caspa anormal ou excessiva.
Escoriação	Ferida ou abrasão da pele produzida por coceira ou arranhões.
Fatores extrínsecos	Principalmente fatores ambientais que contribuem com o envelhecimento ou com a aparência de envelhecimento.
Fatores intrínsecos	Fatores de envelhecimento da pele sobre os quais temos pouco controle.
Fissura	Fissura é uma rachadura na pele que penetra na derme. Entre os exemplos estão as mãos ou lábios rachados e/ou cortados.
Flictena	Bolha grande contendo um líquido aquoso; similar a uma vesícula.
Herpes simples	Herpes simples é uma infecção viral recorrente que frequentemente se apresenta como uma bolha por febre ou ferida de resfriado.
Hiperidrose	Transpiração excessiva causada pelo calor ou fraqueza geral do corpo.
Hiperpigmentação	Pigmentação mais escura do que o normal, aparecendo como manchas escuras.
Hiperqueratose de retenção	A tendência hereditária para pele propensa a acne de reter células mortas no folículo, formando uma obstrução que entope os folículos e exacerba as lesões de acne inflamatórias, tais como pápulas e pústulas.
Hipertrofia	Crescimento anormal da pele.
Hipopigmentação	Ausência de pigmento resultando em manchas claras ou brancas.
Impetigo	Infecção bacteriana da pele caracterizada por lesões que vazam.
Lentigo (ou lentigem)	Lentigo ou lentigem é o termo técnico para sardas; pequenas manchas de cor amarela a marrom na pele exposta a luz solar e ar.

Glossário do capítulo

Lesão	Uma lesão é uma marca na pele que pode indicar um ferimento ou dano que muda a estrutura de tecidos ou órgãos.
Lesões primárias	Lesões primárias são lesões que têm uma cor diferente da cor da pele e/ou aquelas que se elevam acima da superfície cutânea.
Lesões cutâneas secundárias	Caracterizadas por pilhas de material na superfície da pele, como uma crosta ou casca, ou por depressões na superfície cutânea, como uma úlcera.
Leucodermia	Distúrbio da pele caracterizado por placas claras anormais (hipopigmentação); elas são causadas por queimadura ou doença congênita que destrói as células produtoras de pigmento.
Mácula	Mancha ou descoloração plana na pele, tal como um sarda ou mancha vermelha, deixada depois que uma espinha sarou.
Mancha	Descoloração anormal da pele marrom ou vinho com formato circular ou irregular.
Melanoma maligno	Forma mais séria de câncer; frequentemente caracterizada por placas pretas ou marrons na pele que podem aparecer com textura irregular, pontuda ou elevada.
Miliaria rubra	Também conhecida como *brotoeja;* um distúrbio agudo, inflamatório das glândulas sudoríparas, caracterizada pela erupção de pequenas vesículas e acompanhadas por ardor e coceira da pele.
Milium	Cistos benignos, cheios de queratina, que aparecem logo abaixo da epiderme e não têm abertura visível.
Não comedogênico	Produto que tenha sido projetado e testado para não entupir os folículos.
Nevos	Também conhecido como *marca de nascença;* pequena ou grande malformação da pele devida a pigmentação anormal ou capilares dilatados.
Nódulo	Um caroço sólido maior do que 1 cm que pode ser facilmente encontrado.
Pápula	Pequena elevação na pele que não contém líquido, mas pode desenvolver pus.
Psoríase	Doença da pele caracterizada por placas vermelhas cobertas por escamas prata-brancas e se encontra geralmente no couro cabeludo, nos cotovelos, joelhos, no peito e na parte inferior das costas.
Pústula	Pápula elevada e inflamada.
Queloide	Cicatriz espessa resultante de crescimento excessivo de tecido fibroso.

Glossário do capítulo

Queratona	Placa da epiderme adquirida, superficial, espessa. Um calo é um queratoma causado por pressão contínua e repetitiva ou fricção em qualquer parte da pele, especialmente as mãos e os pés.
Radicais livres	Moléculas instáveis que causam o envelhecimento bioquímico, especialmente rugas e flacidez da pele.
Rosácea	Condição crônica que aparece principalmente na bochecha e no nariz e caracteriza-se por rubor (vermelhidão), telangiectasia (superfície os vasos sanguíneos distendida ou dilatada) e, em alguns casos, a formação de pápulas e pústulas.
Saliência epitelial com pelos	É uma pequena mancha marrom na pele, variando em cor do castanho-claro ao marrom ou preto azulado.
Sensibilização	Reação alérgica criada por exposição repetida a uma substância ou produto químico.
Telangiectasias	Vasos sanguíneos superficiais distendidos ou dilatados.
Tubérculo	Caroço anormal, sólido, arredondado acima, dentro ou sob a pele; maior do que uma pápula.
Tumor	Massa anormal de tamanho, forma e cor variáveis.
Úlcera	Lesão aberta na pele ou membrana mucosa do corpo, acompanhada por perda da profundidade da pele e possível vazamento de fluidos ou pus.
Vergão	Lesão inchada, com prurido que dura apenas algumas horas; causada por um golpe ou arranhão, picada de inseto, urticária (alergia) ou urtiga. Entre os exemplos estão a urticária e picadas de pernilongo.
Verruga	Hipertrofia das papilas e da epiderme.
Vesícula	Pequena bolha ou bolsa contendo líquido claro encontrada na epiderme ou logo abaixo dela.
Vitiligo	Condição hereditária que causa manchas hipopigmentadas na pele; podem estar relacionadas a condições da tireoide.

Capítulo

5 Estrutura e crescimento das unhas

Enfoques do capítulo

- Por que estudar a estrutura e o crescimento das unhas?
- A unha natural
- Anatomia das unhas
- Crescimento das unhas
- Conheça suas unhas

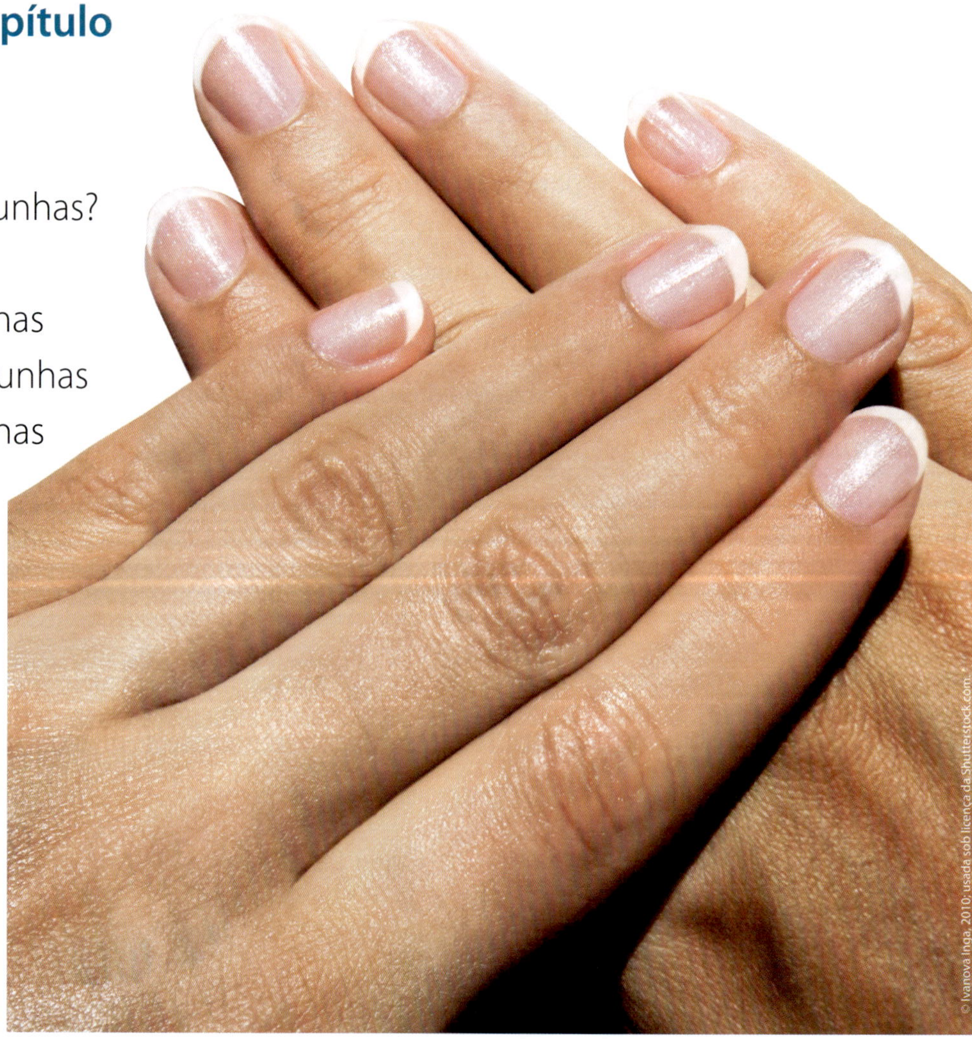

Objetivos de aprendizagem

Ao concluir este capítulo, você será capaz de:

☑ **OA1** Descrever a estrutura e a composição das unhas.

☑ **OA2** Discutir como as unhas crescem

Palavras-chave

Os números de páginas indicam onde cada termo pode ser encontrado no capítulo:

borda livre, 147
cutícula ungueal, 148
epitélio do leito ungueal, 148
eponíquio, 149
hiponíquio, 149
lâmina ungueal, 147
leito ungueal, 147
ligamento, 149
lúnula, 148
matriz, 148
pregas ungueais (paredes laterais), 149
pregas ungueais, 149
sulcos ungueais, 149
unha natural, 146
unidade de unha natural, 147

Você provavelmente sabe que a unha natural tem uma cutícula. Você sabe se a cutícula é pele viva ou morta? E sabe onde a lâmina e o leito ungueais estão localizados na unha natural? Este capítulo fornece as respostas a essas perguntas e muito mais. Portanto, continue lendo, pois você não pode prestar serviços profissionais de cuidados das unhas sem entender a estrutura e o crescimento da unha natural.

POR QUE ESTUDAR A ESTRUTURA E O CRESCIMENTO DAS UNHAS?

Os profissionais da área da estética e beleza devem estudar e ter um conhecimento perfeito da estrutura e do crescimento das unhas, pois:

→ Compreender a estrutura e o crescimento das unhas naturais permite que você cuide, fortaleça e embeleze-as.

→ É importante saber a diferença entre a cutícula das unhas e o eponíquio antes de executar serviços nas unhas.

→ Entender a estrutura e os ciclos de crescimento da unha natural será uma preparação para executar serviços de cuidados mais avançados.

Você sabia?

As lâminas ungueais são feitas de células mortas, de maneira que elas não necessitam de oxigênio. Em contraste, os leitos ungueais são células vivas, portanto elas necessitam de oxigênio, vitaminas e minerais.

A unha natural

A **unha natural** é a camada protetora dura composta principalmente por queratina, a mesma proteína fibrosa encontrada na pele e no cabelo. A queratina nas unhas naturais é mais dura do que a queratina na pele ou no cabelo. A unha natural está localizada na extremidade do dedo da mão ou do pé. Ela é um anexo da pele e faz parte do sistema tegumentar, que é composto pela pele e seus vários órgãos. As lâminas ungueais protegem as pontas dos dedos das mãos e dos pés e a aparência delas reflete a saúde geral do corpo.

Uma unha normal, saudável, é firme, mas flexível. A superfície é brilhante, lisa e sem mancha, sem sulcos ondulados, depressões, ou rachaduras. Uma unha saudável também tem aparência esbranquiçada e translúcida, com a cor rosada do leito ungueal à mostra. Em algumas raças, o leito ungueal pode ter tons mais amarelos. O conteúdo de água das unhas varia de acordo com a umidade relativa do ambiente ao redor; em um ambiente úmido, as unhas contêm mais água. Uma unha saudável pode parecer seca e dura, mas seu conteúdo de água está na verdade entre 15% a 25%. O conteúdo de água afeta diretamente a flexibilidade da unha. Quanto menor o teor de água, mais rígida fica a unha. Cobrir a lâmina ungueal com hidratante para unhas a base de óleo ou esmalte

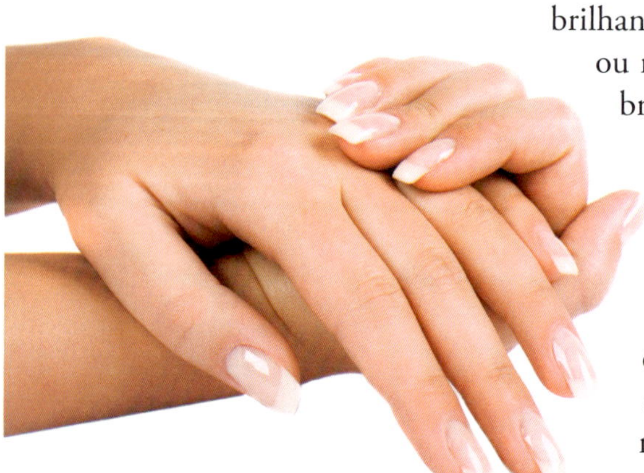

Para sua informação

Às vezes, os nomes utilizados nos produtos profissionais para unhas podem criar confusão. Para evitar esse problema, preste bastante atenção em para que o produto realmente foi desenvolvido.

Por exemplo, olhe para produtos comercializados como hidratantes, ou amolecedores de cutículas. A cutícula é pele morta sobre a lâmina ungueal, então por que esses produtos são desenvolvidos para hidratar, amolecer e condicionar a cutícula? Isso não faz sentido! Os hidratantes, amolecedores e condicionadores de cutículas são na verdade desenvolvidos para tratar o eponíquio, as pregas laterais e o hiponíquio – não a cutícula!

Os removedores de cutículas têm um nome adequado; eles removem a cutícula morta. Esses produtos profissionais podem dissolver rapidamente o tecido mole e, quando cuidadosamente aplicados na lâmina ungueal, removem rapidamente o tecido sobre a cutícula.

Você sabia?

O leito ungueal não tem glândulas sudoríparas, portanto, a unha não pode transpirar. É a pele em torno da unha que transpira.

melhora a flexibilidade, uma vez que reduz a perda de água. Esses produtos também evitam a absorção excessiva de água.

Anatomia das unhas

A **unidade de unha natural** é composta por várias partes principais, incluindo a lâmina ungueal, o leito ungueal, a matriz ungueal, a cutícula, o eponíquio, o hiponíquio, ligamentos especializados e as pregas ungueais.

Lâmina ungueal

A **lâmina ungueal** é uma camada de queratina endurecida que fica assentada e cobre o leito ungueal. É a parte mais visível e funcional da unha. A lâmina ungueal é relativamente porosa e permitirá que a água passe através dela muito mais facilmente do que através da pele normal de uma mesma espessura. À medida que cresce, a lâmina ungueal lentamente desliza por todo o leito ungueal. A lâmina ungueal é formada pelas células da matriz. A única função das células da matriz é criar células da lâmina ungueal. A lâmina ungueal pode parecer ser uma peça sólida, mas, na verdade, é construída de cerca de 100 camadas de células ungueais. A **borda livre** é a parte da lâmina que se estende sobre a ponta do dedo da mão ou do pé.

Leito ungueal

O **leito ungueal** é a porção de pele viva que sustenta a lâmina ungueal conforme ela cresce em direção à borda livre. Como é ricamente suprido por vasos sanguíneos, o leito ungueal tem uma aparência rosada da lúnula até a área um pouco antes da borda da unha. O leito ungueal contém

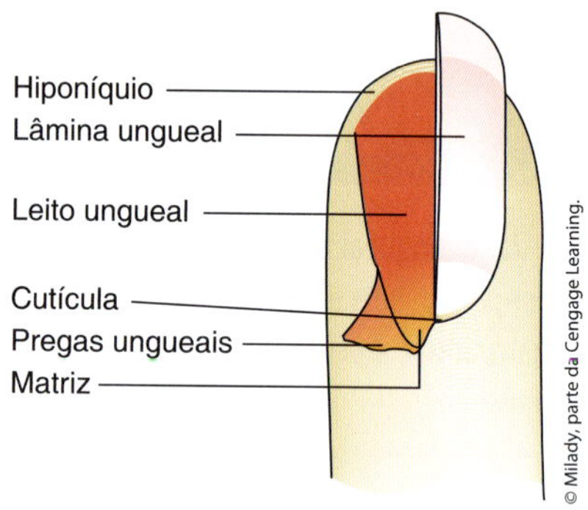

▲ Figura 5.1 **Estrutura natural da unha.**

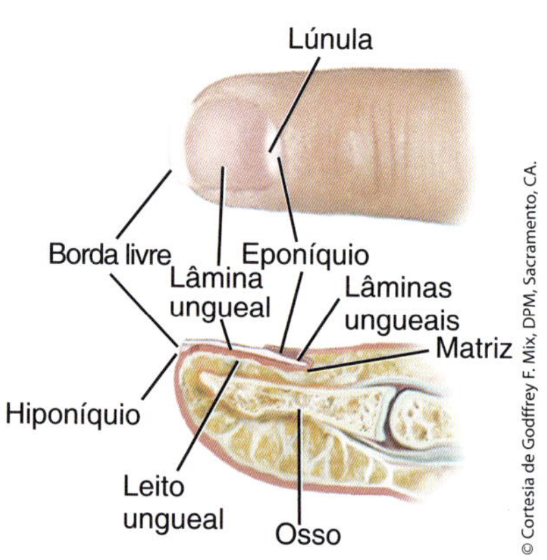

▲ Figura 5.2 **Corte transversal da unha.**

muitos nervos e liga-se à lâmina ungueal por uma camada fina de tecido chamado **epitélio do leito ungueal**. O epitélio do leito ungueal ajuda a guiar a lâmina ungueal ao longo do leito conforme ela cresce (**Figura 5.1** e **Figura 5.2**).

Matriz

A **matriz** é a área que as células da lâmina ungueal são formadas; essa área é composta por células da matriz que produzem as células da lâmina ungueal. A matriz contém nervos, linfa e vasos sanguíneos para nutrir as células da matriz. Desde que seja nutrida e saudável, a matriz continuará a criar novas células da lâmina ungueal.

A matriz se estende da prega ungueal à base da lâmina ungueal. A parte visível da matriz que se estende sob a pele viva é chamada de **lúnula**. É a forma em meia-lua esbranquiçada na base da unha. A cor esbranquiçada é causada pela reflexão da luz na superfície da matriz. A cor mais clara da lúnula mostra a cor verdadeira da matriz. Cada unha tem uma lúnula, mas algumas são curtas e permanecem escondidas sob o eponíquio.

O crescimento e a aparência das unhas podem ser afetados se um indivíduo estiver com a saúde debilitada, se houver um distúrbio ou doença ungueal ou caso tenha ocorrido uma lesão na matriz.

Cutícula

A **cutícula ungueal** é o tecido morto, sem cor, ligado à lâmina ungueal. A cutícula vem da parte de baixo da pele que fica acima da

Para sua informação

Muitas pessoas não podem dizer a diferença entre a cutícula e o eponíquio, mas é fácil quando você usa esta lista de verificação simples.

- O tecido está diretamente aderido à lâmina ungueal, mas facilmente removido com raspagem suave?
- O tecido é muito fino e incolor, mas facilmente visível sob inspeção?
- O tecido é morto e não está diretamente ligado à pele viva?

Se você respondeu "Sim" a qualquer das perguntas acima, então esse tecido é chamado cutícula.

- É a parte do tecido da pele que cresce até a base da placa ungueal natural?
- É a parte do tecido da pele que cobre a matriz da unha e a lúnula?
- Se você cortar profundamente esse tecido, vai sangrar?

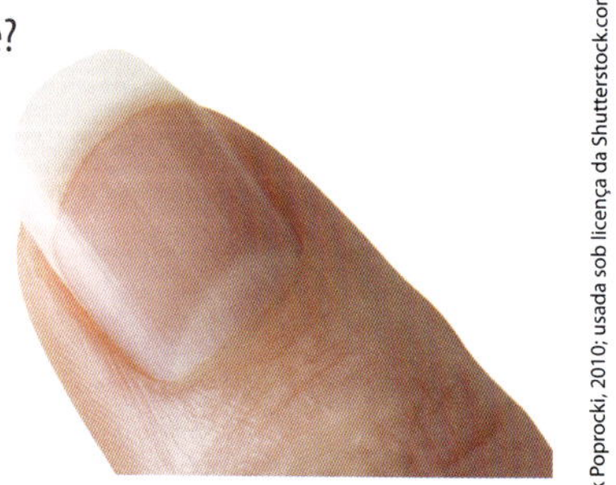

Se você respondeu "Sim" a qualquer das perguntas acima, então esse tecido é chamado eponíquio.

Os profissionais da área da estética e beleza podem empurrar suavemente o eponíquio, mas são proibidos de cortar ou aparar qualquer parte do mesmo, pois é pele viva. Cortar pele viva está fora do escopo destes profissionais e não é permitido sob nenhuma condição ou circunstância.

lâmina ungueal natural. Esse tecido é incrivelmente pegajoso e difícil de remover da placa ungueal. Seu trabalho é o de selar o espaço entre a placa ungueal e a pele viva. Isso impede a entrada de material estranho e micro-organismos e ajuda a evitar lesões e infecções.

Eponíquio

O **eponíquio** é a pele viva na base da lâmina ungueal que cobre a área da matriz. O eponíquio é muitas vezes confundido com a cutícula. Eles *não são* a mesma coisa. A cutícula é o *tecido morto* aderido à lâmina ungueal; o eponíquio é *tecido vivo* que cresce até a lâmina ungueal. A cutícula vem da parte de baixo dessa área, onde se destaca completamente do eponíquio e se liga fortemente ao novo crescimento da lâmina ungueal. Ela cresce livre para formar uma vedação entre a lâmina ungueal e o eponíquio. Os profissionais da área da estética e beleza são proibidos de cortar o eponíquio mesmo que um cliente solicite que o façam durante um serviço.

Hiponíquio

O **hiponíquio** é a camada de pele levemente espessa que fica entre a ponta do dedo e a borda livre da lâmina ungueal. Ele forma uma camada protetora que impede que os micro-organismos invadam e infectem o leito ungueal.

Atividade

Use uma pequena lupa para examinar as mãos de pelo menos 10 amigos ou colegas. Olhe para a cutícula das unhas e o eponíquio de cada dedo. Observe como o tecido fino da cutícula prende-se sobre a lâmina ungueal quando emerge sob o eponíquio, na base da lâmina ungueal. Em seguida, examine o eponíquio para ver como a aparência dele é diferente da que tem a cutícula. Identifique qual tecido pode ser removido e qual tecido nunca deve ser cortado.

Ligamentos especializados

Um **ligamento** é uma faixa resistente de tecido fibroso que conecta ossos ou mantém um órgão no lugar. Ligamentos especializados prendem o leito ungueal e a matriz ao osso subjacente. Esses ligamentos estão localizados na base da matriz e em torno das fendas do leito ungueal.

Pregas ungueais

As **pregas ungueais** são dobras da pele normal que circundam a lâmina ungueal. Essas dobras formam **sulcos ungueais**, que são os sulcos na parede lateral. A **parede lateral**, também conhecida como **prega ungueal lateral**, é a dobra da pele que se sobrepõe à lateral da unha. ☑ **OA1**

Crescimento das unhas

Uma unha normal cresce para frente da matriz e se estende sobre a ponta do dedo. Unhas normais e saudáveis podem crescer em uma variedade de formatos, dependendo da forma da matriz. O comprimento, a

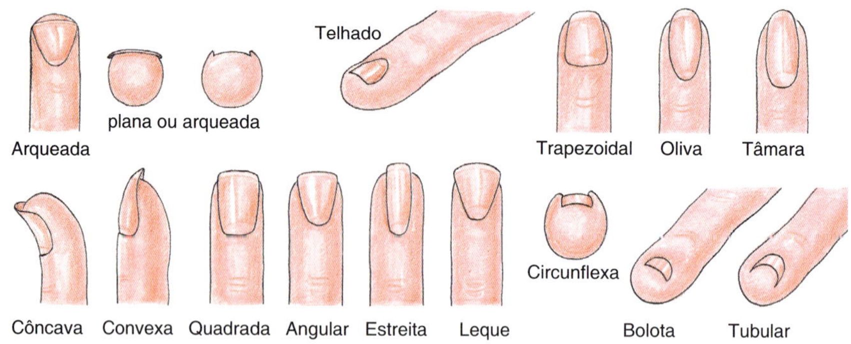

▲ Figura 5.3 **Vários formatos de unhas.**

Você sabia?

Digitar em um teclado ou tocar as unhas naturais nas teclas de um piano estimula-as e as faz crescer.

largura e a curvatura da matriz determinam a espessura, a largura e a curvatura da lâmina ungueal. Por exemplo, uma matriz mais comprida produz uma lâmina ungueal mais espessa; uma matriz altamente curva cria uma borda livre muito curva. Nenhum produto ou procedimento pode fazer a unha crescer mais grossa, pois uma lâmina ungueal mais espessa exigiria uma matriz maior. As unhas dos pés também são mais espessas e mais duras que as das mãos porque a matriz ungueal dos dedos dos pés é mais longa do que a dos dedos das mãos (**Figura 5.3**).

A taxa média de crescimento da unha em um adulto normal é de 3,7 mm por mês, mas muitos fatores afetam essa taxa de crescimento. A idade, por exemplo, afeta o crescimento das unhas. Em comparação com as unhas de um adulto em uma idade média, as unhas das crianças crescem mais rapidamente e as unhas de adultos mais velhos crescem mais lentamente. As estações também afetam a taxa de crescimento das unhas; elas crescem mais rapidamente no verão do que no inverno. A gravidez afeta drasticamente o crescimento das unhas por causa das mudanças hormonais do corpo. As taxas de crescimento da unha aumentam dramaticamente durante o último trimestre da gravidez e diminuem rapidamente após o parto, retornando ao normal quando os níveis hormonais se normalizam. (Embora seja um mito popular, as taxas de crescimento das unhas aceleram durante a gravidez se a mulher tomar ou não vitaminas durante o pré-natal.) A posição da unha afeta sua taxa de crescimento. A taxa de crescimento é mais rápida para a unha do dedo do meio e mais lenta para o polegar; além disso, as unhas dos dedos dos pés crescem mais devagar do que as das mãos.

Malformação das unhas

Se uma doença, lesão ou infecção ocorrer na matriz, a forma ou a espessura da lâmina ungueal poderá mudar. Na verdade, essas condições são em geral as únicas razões para uma pessoa trocar uma unha. Unhas saudáveis não são eliminadas automática ou periodicamente da maneira como o cabelo saudável é trocado. Muitas vezes, depois de uma doença, lesão ou infecção que afetou o crescimento da unha, a unha natural vai retornar ao seu crescimento saudável desde que a matriz esteja saudável e sem danos. Normalmente, a substituição de uma unha natural leva cerca de quatro a seis meses. As unhas do pé levam cerca de nove meses a um ano para serem totalmente substituídas. ☑ **OA2**

Conheça suas unhas

Muitos profissionais da área da estética e beleza se interessam pelas unhas por causa das oportunidades criativas que elas apresentam. Como com qualquer outra área da cosmetologia, essa criatividade deve ser embasada na total ciência da estrutura e fisiologia das unhas e do tecido circundante.

Trabalhar em unhas fortes e saudáveis pode ser um prazer. Lembre-se de que, como um profissional licenciado, você está autorizado a trabalhar apenas com unhas e pele saudáveis, sem sinais visíveis de doença ou infecção.

Questões de revisão

1. Qual é o termo técnico para a unha natural?
2. Qual é a principal proteína encontrada na unha natural?
3. Descreva a aparência de uma unha normal, saudável.
4. Nomeie as principais partes da unidade de unha natural.
5. Explique a diferença entre a lâmina e o leito ungueal.
6. Qual parte da unidade de unha natural contém nervos, linfa e vasos sanguíneos?
7. Qual é a diferença entre a cutícula e o eponíquio?
8. Por que os profissionais da área de estética e beleza são proibidos de cortar a pele em torno da base da lâmina ungueal mesmo quando um cliente solicitar que o façam durante um serviço?
9. Quais são os três fatores que podem afetar o crescimento da unha natural?

Glossário do capítulo

Borda livre	Parte da lâmina ungueal que se estende sobre a ponta dos dedos da mão ou do pé.
Cutícula ungueal	Tecido morto, incolor, ligado à lâmina ungueal. Dobras da pele normal que circundam a lâmina ungueal.
Epitélio do leito ungueal	Camada fina de tecido que prende a lâmina ungueal no leito ungueal.
Eponíquio	A pele viva na base da lâmina ungueal que cobre a área da matriz.
Hiponíquio	Camada de pele levemente espessa que fica entre a ponta do dedo e a borda livre da lâmina ungueal.
Lâmina ungueal	É a parte mais visível e funcional da unha natural.
Leito ungueal	Porção de pele viva que sustenta a lâmina ungueal conforme ela cresce em direção à borda livre.
Ligamento	Faixa resistente de tecido fibroso que conecta ossos ou mantém um órgão no lugar.
Lúnula	Parte visível da matriz que se estende debaixo da pele viva; é a parte esbranquiçada em forma de meia-lua na base da unha.
Matriz	Área onde as células da lâmina ungueal são formadas; essa área é composta por células da matriz que produzem a lâmina ungueal.
Parede lateral	Também conhecida como prega ungueal lateral; a dobra de pele que sobrepõe a lateral da unha.

Glossário do capítulo

Pregas ungueais	Fendas ou sulcos nos lados da prega ungueal lateral.
Sulcos ungueais	Placa de queratina endurecida que fica assentada e cobre o leito ungueal.
Unha natural	A camada protetora dura composta principalmente por queratina, a mesma proteína fibrosa encontrada na pele e no cabelo. A queratina nas unhas naturais é mais dura do que a queratina na pele ou no cabelo.
Unidade de unha natural	Composta por várias partes principais da unha da mão, incluindo lâmina ungueal, leito ungueal, matriz, cutícula, eponíquio, hiponíquio, ligamentos especializados e prega ungueal. Juntas, todas essas partes formam a unidade da unha.

Capítulo

6 Desordens e doenças das unhas

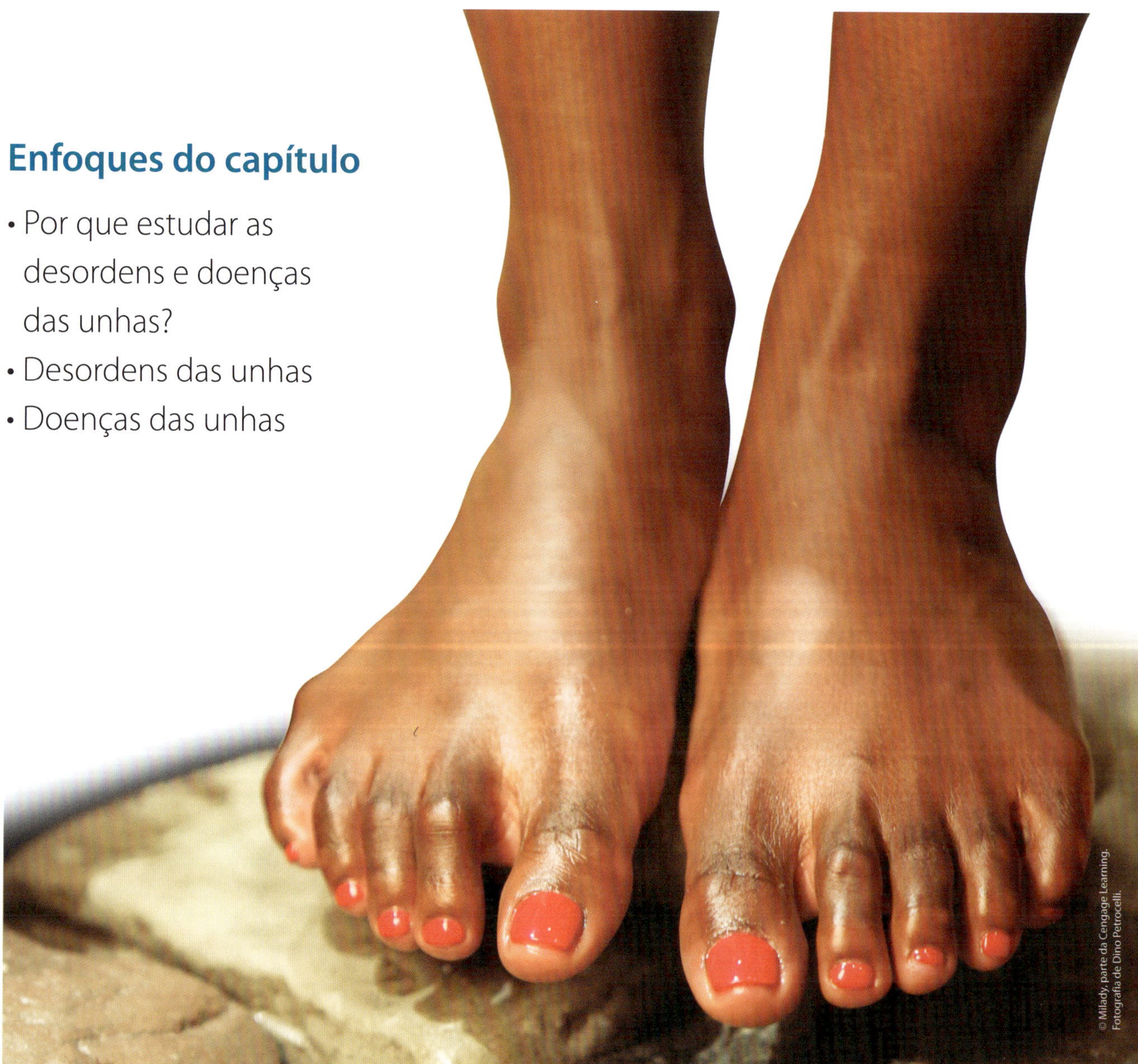

Enfoques do capítulo

- Por que estudar as desordens e doenças das unhas?
- Desordens das unhas
- Doenças das unhas

Objetivos de aprendizagem

Ao concluir este capítulo, você será capaz de:

☑ **OA1** Listar e descrever as várias desordens e irregularidades das unhas.

☑ **OA2** Reconhecer as doenças das unhas que não devem ser tratadas no salão.

Palavras-chave

Os números de páginas indicam onde cada termo pode ser encontrado no capítulo:

desordem das unhas, 156
espigão, 158
granuloma piogênico, 165
hemorragias subungueais, 160
leuconíquia, 158
linhas de Beau, 157
melanoníquia, 158
onicocriptose (unhas encravadas), 164
onicofagia, 158
onicólise, 164
onicomadese, 164
onicomicose, 166
onicorrexe, 159
onicose, 164
oníquia, 164
paroníquia, 165
Pseudômonas aeruginosa, 162
psoríase ungueal, 165
pterígio ungueal, 159
sulcos, 159
Tinea pedis (pé de atleta), 165
unha dobrada, 159
unha em pinça, 160
unhas com aspecto de casca de ovo, 157
unhas descoloridas, 158
unhas lesionadas, 157

Para prestar aos clientes um serviço profissional e responsável, você aprendeu sobre a estrutura e o crescimento da unha. Agora, deve aprender sobre os problemas e doenças das unhas para saber quando é seguro atender um cliente. As unhas são uma parte interessante e surpreendente do corpo humano. São pequenos espelhos da saúde geral do corpo. Certas condições de saúde podem ser reveladas primeiramente por uma mudança nas unhas, um problema visível, ou crescimento fraco. Algumas condições são facilmente tratadas na clínica de estética, por exemplo, o espigão ou leito ungueal machucado, que precisam de camuflagem, mas alguns problemas são infecciosos e não podem ser tratados por profissionais de salão de beleza. Estudar cuidadosamente este capítulo irá melhorar muito o seu conhecimento e experiência em cuidar de unhas.

POR QUE ESTUDAR AS DESORDENS E DOENÇAS DAS UNHAS?

Um profissional da área da estética e beleza deve estudar e ter um conhecimento perfeito das desordens e doenças das unhas, pois:

→ Você deve ser capaz de identificar uma condição nas unhas de um cliente que não pode ser tratada no salão e aquelas que podem ser tratadas.

→ Deve conseguir identificar doenças infecciosas que podem estar presentes para tomar as medidas apropriadas a fim de se proteger e proteger seus clientes da disseminação de doenças.

→ Você pode estar em uma posição de reconhecer as condições que podem indicar problemas de saúde leves a graves, que merecem a atenção de um médico.

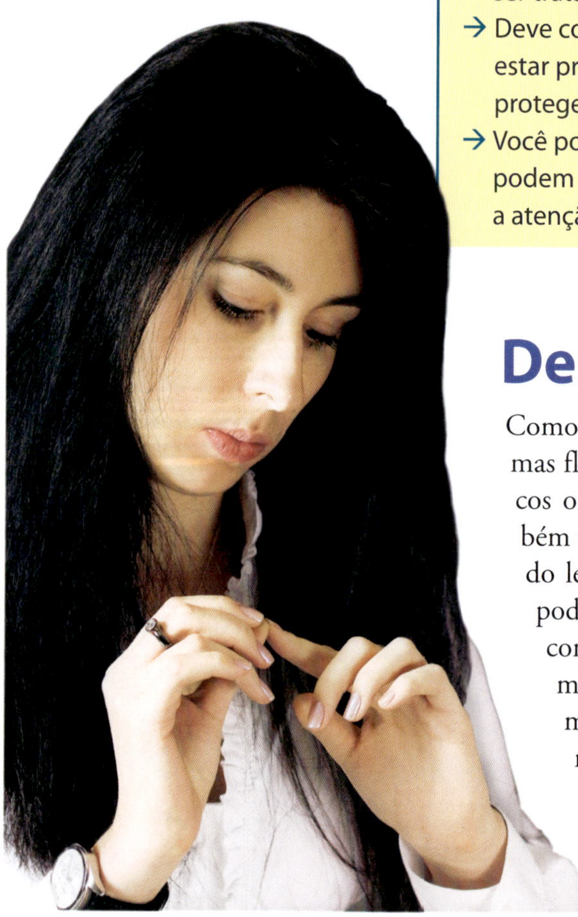

Desordens das unhas

Como você já sabe, uma unha normal e saudável deve ser firme, mas flexível. A superfície é brilhante, lisa e sem mancha, sem sulcos ondulados, poços ou rachaduras. Uma unha saudável também tem aparência esbranquiçada e translúcida, com a cor rosada do leito ungueal à mostra. Em algumas etnias, o leito ungueal pode ter tons mais amarelos. Uma **desordem das unhas** é uma condição causada por lesão ou doença da unidade ungueal. A maioria, se não todos os seus clientes, teve um problema comum nas unhas em algum momento da vida. Um profissional da área de estética e beleza deve reconhecer as condições normais e anormais das unhas, saber o que fazer e ser capaz de ajudar um cliente com uma desordem ungueal de uma das duas maneiras:

- Você pode dizer aos clientes que eles podem ter um problema e encaminhá-los a um médico, se necessário.
- Você pode cosmeticamente melhorar certas condições da lâmina ungueal se o problema for cosmético e não uma condição para intervenção médica.

É de sua responsabilidade profissional e uma exigência de sua licença saber qual opção escolher. Um cliente cuja unha ou pele estiver infectada, inflamada, partida ou inchada não deve receber serviços. Em vez disso, ele deve ser encaminhado a um médico para que se determine o tipo de tratamento necessário.

Unhas lesionadas (hematomas subungueais) são uma condição na qual um coágulo de sangue forma-se sob a lâmina ungueal, causando uma mancha arroxeada escura. Essas descolorações geralmente se devem a pequenas lesões no leito ungueal. O sangue seco é absorvido pelo tecido epitelial do leito ungueal sob a lâmina ungueal e cresce com ele. Trate dessa unha lesionada suavemente e aconselhe seus clientes a tomarem mais cuidado com as unhas para evitar esse problema no futuro. Aconselhe-os a tratar as unhas como joias e não ferramentas! Essa condição geralmente pode ser coberta com esmalte ou camuflada com unhas postiças opacas.

Unhas com aspecto de casca de ovo são lâminas ungueais brancas, visivelmente finas e mais flexíveis que o normal. As unhas com aspecto de casca de ovo são normalmente mais fracas e podem se curvar sobre a borda livre (**Figuras 6.1a** e **6.1b**). A condição é geralmente causada por dieta inadequada, fatores hereditários, doença interna ou efeito colateral ou adverso de alguma medicação. Tenha muito cuidado ao fazer a manicure dessas unhas, pois são frágeis e podem quebrar facilmente. Use o lado fino da lixa (grana 240 ou superior) para poli-las suavemente, mas somente se necessário. É melhor não lixar uma lâmina ungueal desse tipo. Uma sobrecamada protetora de produto embelezador pode ser útil, mas não estenda essas unhas além da borda livre.

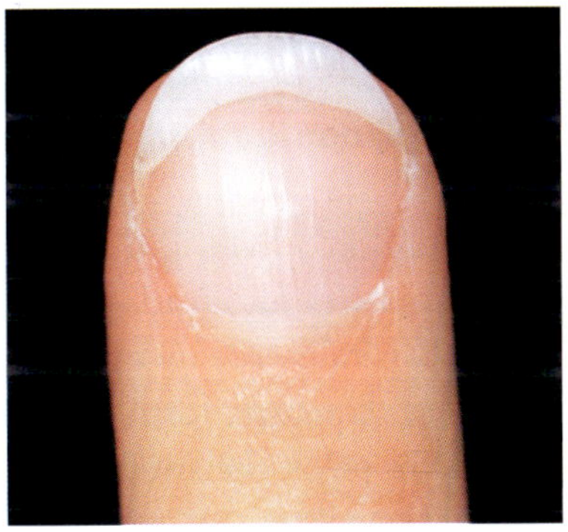

▲ Figura 6.1a Unha com aspecto de casca de ovo, vista de frente.

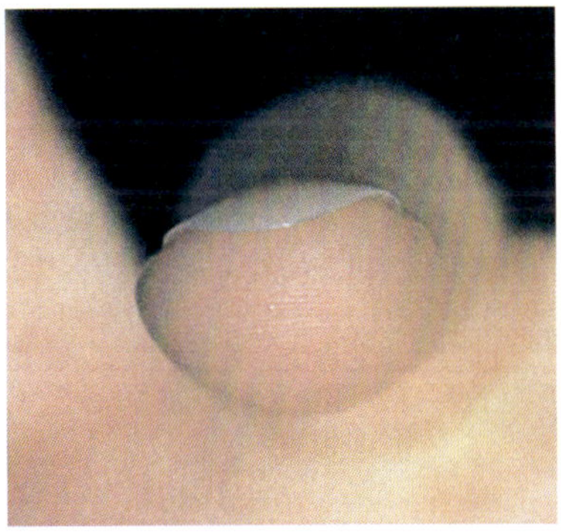

▲ Figura 6.1b Unha com aspecto de casca de ovo, vista da extremidade.

Linhas de Beau são depressões visíveis em toda a largura da lâmina ungueal (**Figura 6.2**). Elas resultam normalmente de doença grave ou lesão que tenha traumatizado o corpo, como pneumonia, reação adversa de medicamento, cirurgia, insuficiência cardíaca, lesão muito grande ou febre alta de longa duração. As linhas de Beau ocorrem porque a matriz diminui a produção de células por um período prolongado, digamos uma semana ou um mês. Isso faz que a lâmina ungueal cresça mais fina por um período de tempo. A espessura da lâmina ungueal geralmente retorna ao normal depois que a doença ou condição é resolvida.

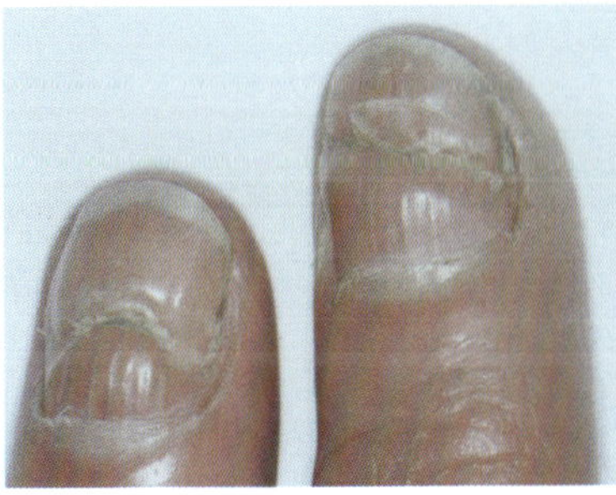

▲ Figura 6.2 Linhas de Beau.

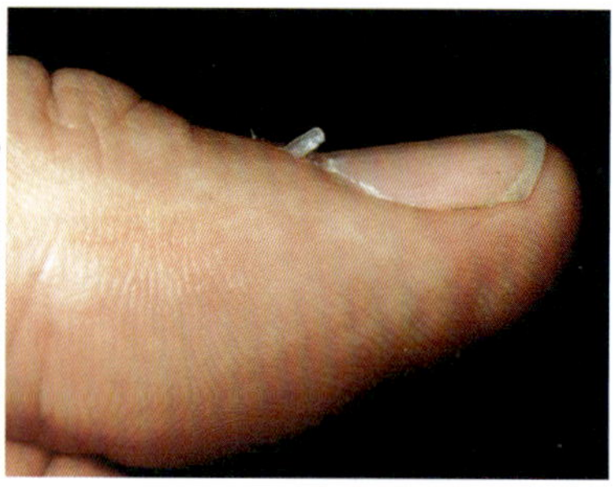

▲ Figura 6.3 **Espigão.**

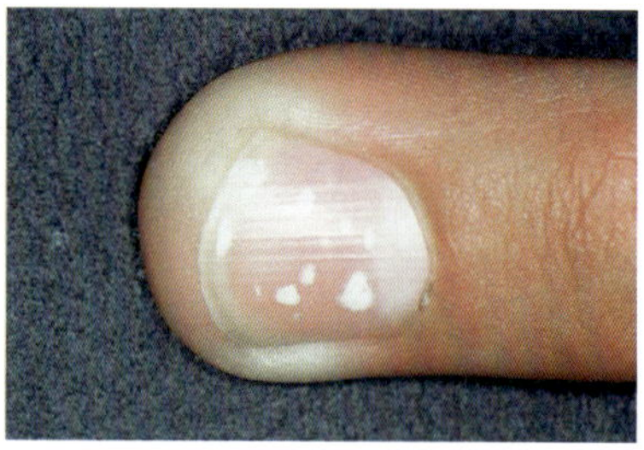

▲ Figura 6.4 **Leuconíquia.**

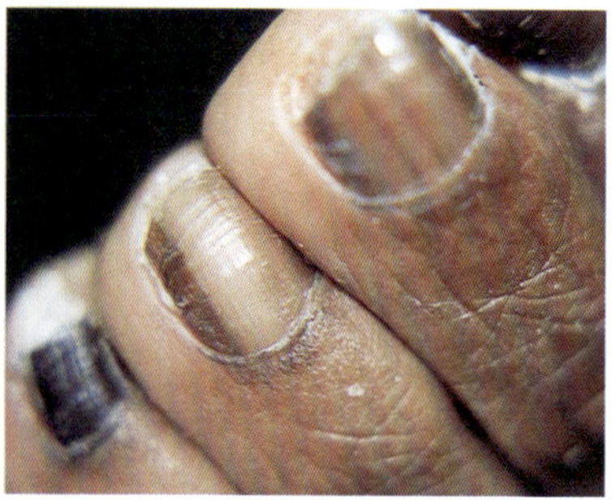

▲ Figura 6.5 **Melanoníquia.**

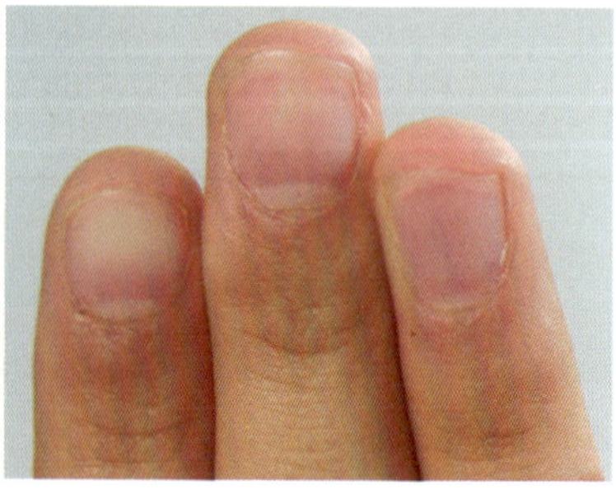

▲ Figura 6.6 **Unhas roídas.**

Espigão é uma condição em que a pele viva em torno da lâmina ungueal divide-se e rasga (**Figura 6.3**). Pele seca ou pequenos cortes podem resultar em espigões. Se não houver nenhum sinal de infecção ou de uma ferida aberta, alerte o cliente de que o cuidado adequado com as unhas, como manicures com óleo quente, ajudará a corrigi-la. Além disso, nunca corte a pele viva em torno da lâmina ungueal, mesmo se estiver seca e com aparência grosseira. Com exceção de remover cuidadosamente a fina camada de tecido morto de cutícula da lâmina ungueal, você não deve cortar a pele em nenhum lugar nas mãos ou nos pés. Espigões podem ser cuidadosamente aparados desde que a pele viva não seja cortada ou rasgada no processo. É contra os regulamentos do conselho cortar ou rasgar intencionalmente a pele do cliente, e pode levar a infecções graves, pelas quais você e o salão podem ser legalmente responsabilizados. Se não for devidamente cuidada, uma unha encravada pode ser infectada. Clientes com sintomas de infecções em seus dedos devem ser encaminhados a um médico. Sinais de infecção são vermelhidão, dor, inchaço ou pus.

A **leuconíquia**, também conhecida como pontos brancos, é uma descoloração esbranquiçada das unhas, geralmente causada por pequenas lesões na matriz ungueal. Não é sintoma de deficiência vitamínica ou mineral. É um mito que as manchas resultam de deficiência de cálcio ou zinco. Elas aparecem com frequência nas unhas, mas não indicam doenças. À medida que a unha continua a crescer, os pontos brancos acabam desaparecendo (**Figura 6.4**).

A **melanoníquia** é o escurecimento das unhas das mãos e dos pés. Pode ser vista como uma faixa preta na lâmina ungueal, estendendo-se da base à borda livre. Em alguns casos, pode afetar a lâmina ungueal inteira. Uma área localizada de aumento das células de pigmentação (melanócitos), geralmente na matriz, é responsável por essa condição. Quando as células da matriz formam a lâmina ungueal, a melanina é depositada na matriz pelos melanócitos. Essa é uma ocorrência bastante comum e considerada normal em pessoas morenas, mas pode ser indicativo de doença em caucasianos (**Figura 6.5**).

Unhas descoloridas são unhas que apresentam uma variedade de cores, que podem indicar manchas na superfície, doença sistêmica ou má circulação sanguínea. Embora bastante comum, uma unha descolorida pode ser causada por vários fatores, tais como: manchas superficiais de esmaltes, alimentos, corantes ou fumo. Uma unha descolorida também pode ser causada por uma descoloração interna da lâmina ungueal devida a razões biológicas, médicas ou mesmo farmacêuticas.

A **onicofagia**, também conhecida como unha roída, é o resultado de um hábito de mastigar a unha ou a pele endurecida danificada em volta da lâmina ungueal (**Figura 6.6**). Aconselhe os clientes que frequentar manicures e cuidar do eponíquio endurecido várias vezes podem ajudar a superar esse hábito e ao mesmo tempo melhorar a saúde e a aparência das mãos. Às vezes, a aplicação de unhas postiças pode embelezar as unhas deformadas e desestimular o cliente de roê-las. Entretanto, a pele danificada, mordida, não deve ser tratada por um profissional da área de estética e beleza. Se a pele estiver partida ou infectada, nenhum serviço pode ser realizado até que a área esteja curada.

A **onicorrexe** refere-se a lascar ou quebrar unhas que têm uma série de sulcos longitudinais, o que dá uma aparência grosseira à superfície da lâmina ungueal. Essa condição é geralmente causada por uma lesão da matriz, uso excessivo de removedores de cutículas, agentes de limpeza ásperos, técnicas de lixamento agressivas ou hereditariedade. Os serviços de cuidados das unhas só podem ser realizados se a unha não estiver lascada e com o leito ungueal exposto. Unhas postiças nunca devem ser aplicadas se o leito ungueal estiver exposto. Essa condição pode ser corrigida suavizando-se as unhas com um agente de hidratação e interrompendo o uso de detergentes, produtos de limpeza agressivos ou o lixamento inadequado (**Figura 6.7**). Essas lâminas ungueais muitas vezes têm falta de umidade, portanto, tratar duas vezes por dia com um óleo para unhas penetrante, de alta qualidade, podem ser muito benéficos. Endurecedores de unhas devem ser sempre evitados em unhas quebradiças, uma vez que esses produtos aumentarão a fragilidade.

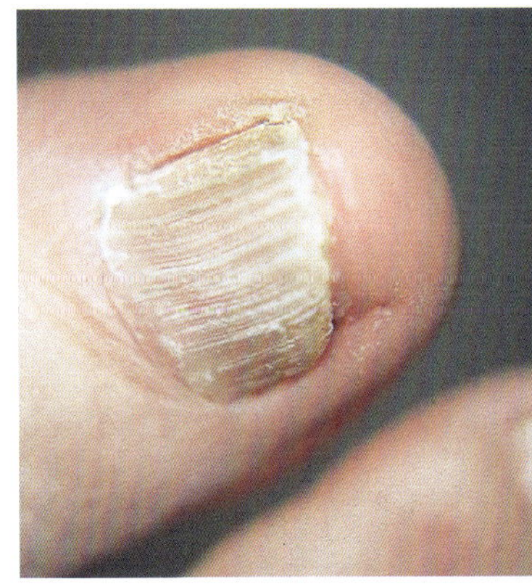

▲ Figura 6.7 **Onicorrexe.**

Unhas dobradas são um tipo de lâmina ungueal muito curvada, geralmente causada por lesão na matriz, mas podem ser herdadas. Essa condição frequentemente leva a unhas encravadas (**Figura 6.8**).

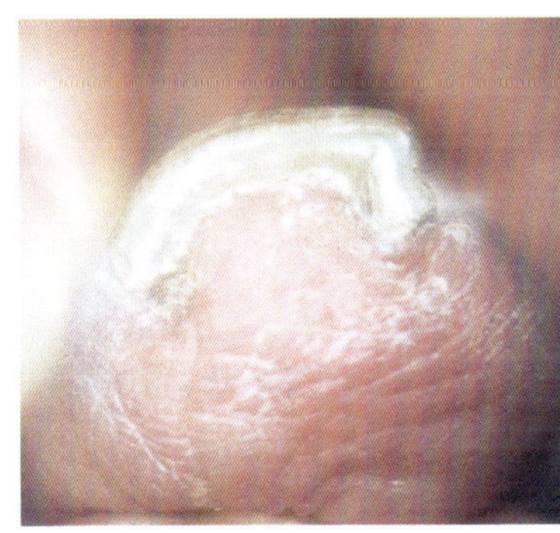

▲ Figura 6.8 **Unhas dobradas.**

O **pterígio ungueal** é uma condição anormal que ocorre quando a pele é esticada pela lâmina ungueal. O distúrbio é geralmente causado por lesões graves, como queimaduras ou uma reação adversa da pele a produtos químicos de unhas postiças (**Figura 6.9**). Os termos *cutícula* e *pterígio* não designam a mesma coisa e eles nunca devem ser utilizados um pelo outro. O pterígio ungueal é anormal e é causado por danos no eponíquio ou hiponíquio.

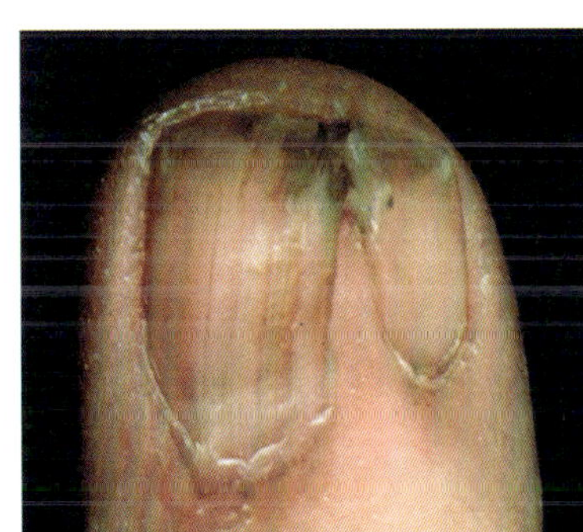

▲ Figura 6.9 **Pterígio ungueal.**

Não trate o pterígio ungueal e nunca empurre de volta a extensão da pele com um instrumento. Se o fizer, causará mais danos aos tecidos e a condição ficará pior. A massagem suave com óleos ou cremes hidratantes na área afetada pode ser benéfica. Se essa condição torna-se irritada, dolorosa, ou apresenta sinais de infecção, recomende que o cliente consulte um médico para exame e tratamento adequado.

Sulcos são linhas verticais ao longo do comprimento da lâmina ungueal, causadas por crescimento desigual das unhas, geralmente resultado do envelhecimento normal. Clientes mais velhos são mais propensos a ter esses sulcos e, a menos que os sulcos se tornem muito profundos e enfraqueçam a lâmina ungueal, são perfeitamente normais. Ao fazer a manicure de um cliente com essa condição, realize o polimento cuidadoso para minimizar a aparência desses sulcos. Isso ajuda a eliminar ou minimizar os sulcos, mas muito cuidado deve ser tomado para não deixar a lâmina ungueal excessivamente fina, o que pode levar a fraqueza e outros danos. O preenchimento dos sulcos é menos prejudicial à lâmina ungueal e pode ser utilizado com esmalte colorido para dar uma aparência lisa e manter a lâmina ungueal forte e saudável.

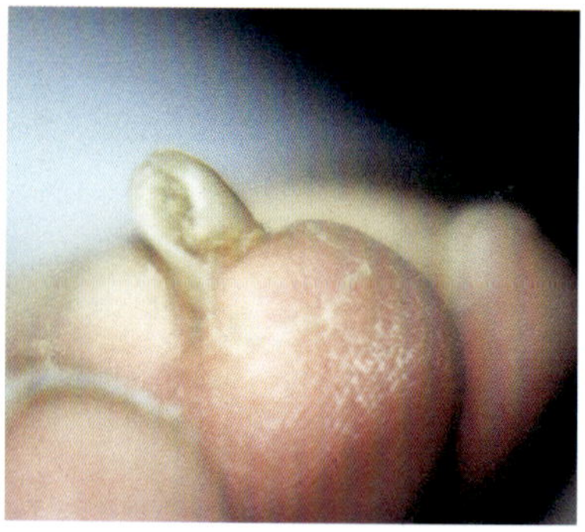

▲ **Figura 6.10 Unhas em pinça.**

Hemorragias subungueais (*splinter*) são causadas por traumas físicos ou lesões no leito ungueal que danificam os capilares e permitem pequenas quantidades de fluxo sanguíneo. Consequentemente, o sangue mancha o tecido epitelial do leito ungueal, que forma trilhos para guiar a lâmina ao longo do leito ungueal durante o crescimento. Esse sangue oxida e fica marrom ou preto, dando a aparência de uma pequena farpa debaixo da lâmina ungueal. As hemorragias subungueais serão sempre posicionadas longitudinalmente na direção de crescimento (apontando para frente e para trás da lâmina ungueal), porque é assim que os trilhos do epitélio do leito crescem. Essas hemorragias são normais e geralmente associadas a algum tipo de impacto duro ou outro trauma físico nas unhas da mão ou do pé.

Aumento da curvatura das unhas

Lâminas ungueais com uma curvatura profunda ou afiada na borda livre têm esse formato por causa da matriz; quanto maior a curvatura da matriz, maior a curvatura da borda livre. O aumento de curvatura pode variar de um aperto leve a severo do tecido mole na borda livre. Em alguns casos, a borda livre aperta as paredes laterais em uma curva profunda. Isso é chamado de **unha em pinça**. A unha também pode enrolar sobre si mesma (**Figura 6.10**), uma parede lateral ou as bordas da lâmina ungueal podem enrolar para formar um trompete ou um cone pontudo na borda livre. Em cada um desses casos, a lâmina ungueal deve ser cuidadosamente aparada e lixada. Casos extremos ou incomuns devem ser encaminhados a um médico qualificado ou podólogo. Um breve resumo dos problemas das unhas encontra-se na **Tabela 6.1**.

Infecções das unhas

Como você aprendeu no Capítulo 1, Controle de infecções: princípios e práticas, os fungos são parasitas que podem causar infecções nos pés e nas mãos. Fungos nas unhas são motivo de preocupação para o salão e clínicas, pois eles são contagiosos e podem ser transmitidos por meio de instrumentos contaminados. Os fungos podem se espalhar de unha para unha nos pés do cliente, mas é muito menos provável que esses patógenos causem infecções nas unhas das mãos. Infecções por fungos preferem crescer em condições em que a pele é quente, úmida e escura, ou seja, nos pés, que ficam dentro dos sapatos. É extremamente improvável que um profissional da área de estética e beleza seja infectado por um cliente, mas é possível transmitir infecções fúngicas dos pés ou dedos dos pés de um cliente para outro cliente.

Com práticas adequadas de limpeza e desinfecção a transmissão de infecções fúngicas pode ser facilmente evitada. Clientes com suspeita de infecção fúngica das unhas devem ser encaminhados a um médico.

Tabela 6.1 – Visão geral das desordens das unhas

VISÃO GERAL DAS DESORDENS DAS UNHAS	
DESORDEM	SINAIS OU SINTOMAS
LINHAS DE BEAU	Depressões visíveis correndo em toda a largura da lâmina ungueal; geralmente em virtude de doença grave ou lesão que tenha traumatizado o corpo.
UNHAS MACHUCADAS	Manchas arroxeadas escuras, geralmente em razão de lesões físicas.
UNHAS DESCOLORIDAS	Unhas ficam de uma variedade de cores; podem indicar manchas na superfície, doença sistêmica ou má circulação sanguínea.
UNHAS COM ASPECTO CASCA DE OVO	Lâmina branca, fina, mais flexível do que o normal pode curvar-se sobre a borda livre; geralmente causada por dieta inadequada, fatores hereditários, doença interna ou medicação.
ESPIGÃO	Pele viva em torno da lâmina ungueal (frequentemente o eponíquio) fica dividida ou rasgada.
LEUCONÍQUIA	Também conhecida como *pontos brancos;* descolorações esbranquiçadas da unha; geralmente causadas por lesão menor da matriz ungueal; não relacionada à saúde corporal ou a uma deficiência vitamínica.
MELANONÍQUIA	Escurecimento das unhas das mãos e dos pés; pode ser vista como uma faixa preta na lâmina ungueal, estendendo-se da base à borda livre.
PSORÍASE UNGUEAL	Pinçamento da superfície da unha, aspereza, onicólise e descolorações do leito ungueal.
PTERÍGIO UNGUEAL	Esticamento normal da pele em torno da lâmina ungueal; geralmente causada por danos sérios, tais como queimaduras ou uma reação adversa da pele a produtos químicos das unhas postiças, ou ainda uma reação alérgica na pele.
ONICOFAGIA	Também conhecida como *unha roída;* mastigação das unhas ou da pele endurecida em torno da lâmina ungueal.
ONICORREXE	Lascar ou quebrar unhas que têm uma série de sulcos longitudinais, o que dá uma aparência grosseira à superfície da lâmina ungueal.
UNHA EM PINÇA	Aumento da curvatura transversal por toda a lâmina ungueal causado pelo aumento da curvatura da matriz; as bordas na lâmina ungueal podem se enrolar formando um trompete ou cone pontudo na borda livre.
UNHA DOBRADA	Um tipo de lâmina ungueal muito curvada, geralmente causada por lesão na matriz, mas pode ser herdada.
SULCOS	Linhas verticais ao longo do comprimento da lâmina ungueal, causadas por crescimento desigual das unhas, geralmente resultado do envelhecimento normal.
HEMORRAGIAS SUBUNGUEAIS (*SPLINTER*)	Traumas físicos ou lesões no leito ungueal que danificam os capilares e permitem pequena quantidade de fluxo sanguíneo.

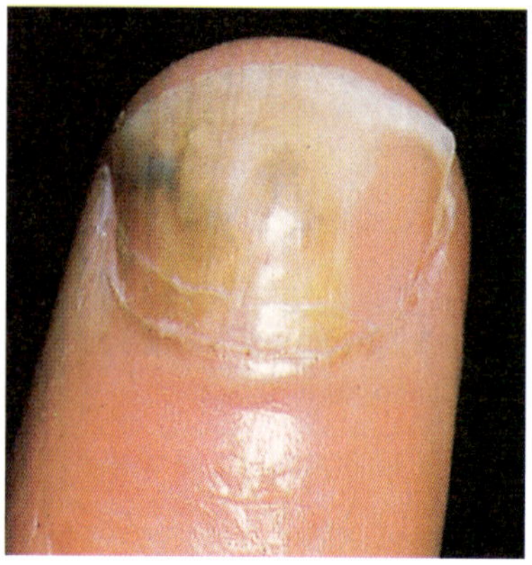

▲ Figura 6.11 *Pseudomonas aeruginosa.*

Não é um mofo!

No passado, descolorações da lâmina ungueal (especialmente aquelas entre a lâmina e as unhas postiças) eram incorretamente chamadas de *mofo*. Esse termo não deve ser utilizado quando se refere às infecções das unhas das mãos ou dos pés. A descoloração é geralmente uma infecção bacteriana, tal como ***Pseudomonas aeruginosa***, uma das bactérias mais comuns a causar infecção das unhas, ou *Staphylococcus aureus*. Essas bactérias da pele que ocorrem naturalmente podem crescer rapidamente e causar infecção se as condições forem adequadas ao crescimento (**Figura 6.11**). As infecções bacterianas são a causa mais provável de infecções nas mãos, mas também podem ser encontradas nos pés. As bactérias não necessitam das mesmas condições de crescimento que os fungos e podem florescer nos dedos das mãos tão facilmente como nos pés. As infecções podem ser causadas pela utilização de instrumentos contaminados com grande quantidade dessas bactérias. Essas infecções não são um resultado da umidade retida entre a unha natural e a unha postiça. Isso é um mito! Água não causa infecções. As infecções são causadas por um grande número de bactérias ou fungos em uma superfície. É por isso que a devida higiene e preparação da lâmina ungueal natural, bem como a limpeza e desinfecção de instrumentos são tão importantes. Se esses patógenos não estiverem presentes, as infecções não vão ocorrer. Uma infecção bacteriana típica na lâmina ungueal pode ser identificada nas fases iniciais como uma mancha verde-amarela que fica mais escura em seus estágios avançados. A cor geralmente muda de amarelo a verde, marrom ou preto. Clientes com esses sintomas devem ser imediatamente encaminhados a um médico para tratamento. É ilegal que um profissional da área da estética e beleza diagnostique ou trate uma infecção das unhas. Não remova a unha postiça a menos que seja orientado a fazê-lo pelo médico que trata do cliente.

Você nunca deve executar nenhum serviço nas unhas de clientes com infecções bacterianas ou fúngicas. **OA1**

Cuidado

A infecção da unha causada por bactérias e fungos pode ser evitada seguindo-se as orientações da vigilância local para limpeza e desinfecção adequadas. Não omita nenhum procedimento de limpeza e desinfecção ao realizar um serviço de cuidado e embelezamento das unhas. Não realize serviços em clientes com suspeita de infecção de qualquer tipo nas unhas. Se você repetidamente encontrar infecções nas unhas de seus clientes, deve reexaminar a limpeza, desinfecção, preparação e técnicas de aplicação. Desinfecte totalmente todos os instrumentos de metal e reutilizáveis, jogue fora as lixas de unha de utilização única, lave as toalhas ou substitua-as por descartáveis e limpe e desinfete completamente a superfície da mesa antes e após o procedimento (**Figura 6.12**).

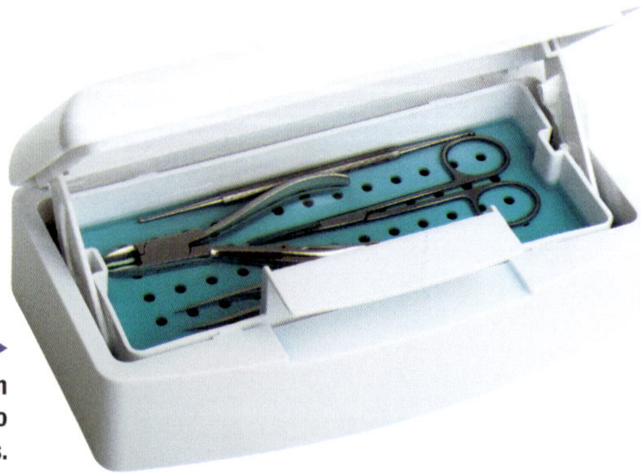

Figura 6.12 ▶
Sempre observe regras rigorosas em matéria de limpeza e desinfecção quando se trabalha com unhas.

Doenças das unhas

Existem várias doenças das unhas com as quais você pode deparar. Uma breve visão geral das doenças das unhas encontra-se na **Tabela 6.2**. Qualquer doença das unhas que mostre sinais de infecção ou inflamação (dor, vermelhidão, inchaço ou pus) não deve ser diagnosticada nem tratada no salão. É necessário um exame médico para todas as doenças de unha e qualquer tratamento será determinado pelo médico.

O tipo de trabalho de uma pessoa pode causar uma variedade de infecções das unhas. Por exemplo, as infecções se desenvolvem mais facilmente em pessoas que regularmente utilizam soluções de limpeza fortes. Os óleos naturais são removidos da pele pela exposição frequente a sabões, solventes e muitos outros tipos de substâncias. As mãos dos profissionais da área de estética e beleza estão expostas diariamente a produtos profissionais. Devem-se seguir as instruções do fabricante para garantir que esses produtos sejam utilizados corretamente e com segurança. Se essas instruções ou avisos recomendarem que se evite contato com a pele, você deve tomar cuidado e seguir esses conselhos. Se o fabricante recomenda a utilização de luvas, certifique-se de fazer isso para proteger a sua pele. Contate o fabricante do produto se não tiver certeza de como utilizá-lo com segurança e obtenha a Ficha de Informação de Segurança de Produtos Químicos (FISPQ).

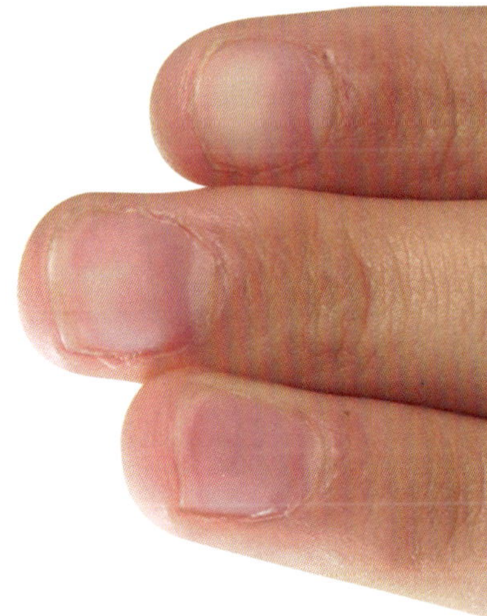

Os fabricantes dos produtos sempre podem fornecer informações e orientações adicionais. Contate-os sempre que tiver perguntas relacionadas ao manuseio seguro e utilização correta.

Tabela 6.2 – Visão geral das doenças das unhas

VISÃO GERAL DAS DOENÇAS DAS UNHAS	
DOENÇAS	SINAIS OU SINTOMAS
ONÍQUIA	Inflamação da matriz ungueal, seguida por perda da unha.
ONICÓLISE	Levantamento da lâmina ungueal do leito sem queda, geralmente começando na borda livre e continuando em direção à área da lúnula.
ONICOMADESE	Separação e queda de uma lâmina ungueal do leito; pode afetar as unhas das mãos e dos pés.
PSORÍASE UNGUEAL	Buracos minúsculos ou aspereza severa na superfície da lâmina ungueal.
ONICOMICOSE	Infecção fúngica da lâmina ungueal.
PARONÍQUIA	Inflamação bacteriana dos tecidos ao redor da lâmina ungueal, causando pus, inchaço e vermelhidão, geralmente na dobra da pele adjacente à lâmina ungueal.
GRANULOMA PIOGÊNICO	Inflamação severa da unha na qual uma massa de tecido avermelhado cresce do leito à lâmina ungueal.
TINEA PEDIS	Erupção cutânea pruriginosa na pele da parte inferior dos pés e/ou entre os dedos, geralmente entre o quarto e o quinto dedos do pé.

Atividade

Vá a uma biblioteca ou use a internet para pesquisar o termo *escopo de prática* para médicos, dermatologistas e podólogos. Você deve estar familiarizado com o que esses profissionais fazem, bem como as limitações rígidas do *escopo de prática* dos profissionais da área da estética e beleza para entender melhor o que não pode fazer.

A **onicose** é qualquer deformidade ou doença da unha natural.

A **oníquia** é uma inflamação da matriz ungueal seguida pela perda da lâmina ungueal. Qualquer rachadura na pele ao redor da lâmina ungueal pode permitir que agentes patogênicos infectem a matriz. Tenha o cuidado de ferir o tecido sensível e certifique-se de que todos os instrumentos estejam devidamente limpos e desinfectados. Instrumentos de cuidados com as unhas limpos e desinfectados de maneira inadequada podem causar essa e outras doenças se houver ferimentos acidentais.

A **onicocriptose**, também conhecida como unha encravada, pode afetar tanto as unhas das mãos como as dos pés (**Figura 6.13**). Nessa condição, a unha cresce para os lados do tecido vivo em torno da unha. Os movimentos de caminhada podem pressionar os tecidos moles contra a lâmina ungueal, contribuindo para o problema. Se o tecido ao redor da unha não estiver infectado, ou se a unha não estiver embutida na carne, você pode aparar com cuidado o canto da unha de forma curva, para aliviar a pressão sobre o sulco ungueal. Entretanto, se houver qualquer vermelhidão, dor, inchaço ou irritação, você não pode realizar nenhum serviço. Os profissionais da área de estética e beleza não têm permissão para tratar de unhas encravadas. Encaminhe o cliente a um médico.

A **onicólise** é o levantamento da lâmina ungueal do leito sem queda, geralmente começando na borda livre e continuando em direção à área da lúnula (**Figura 6.14**). É geralmente o resultado de lesões físicas, traumas, ou reação alérgica do leito ungueal, e menos frequentemente relacionada a um distúrbio de saúde. Ocorre frequentemente em unhas naturais, quando são lixadas de forma demasiadamente agressiva, quando unhas postiças são removidas de maneira indevida ou quando os clientes usam sapatos sem espaço suficiente para os dedos dos pés. Se não houver indicação de uma infecção ou feridas abertas, um serviço de manicure ou pedicure básico pode ser realizado. A lâmina ungueal deve ser curta para evitar uma lesão maior e a área abaixo da lâmina ungueal deve ser mantida limpa e seca. Se o trauma que causou a onicólise for removido, a área vai começar a curar-se lentamente. Por fim, a lâmina ungueal vai crescer para fora da borda livre e o hiponíquio vai reformar a vedação, que fornece uma barreira natural contra infecções (**Figura 6.15**).

A **onicomadese** é a separação e queda da uma lâmina ungueal de seu leito. Ela pode afetar as unhas das mãos e dos pés (**Figura 6.16**).

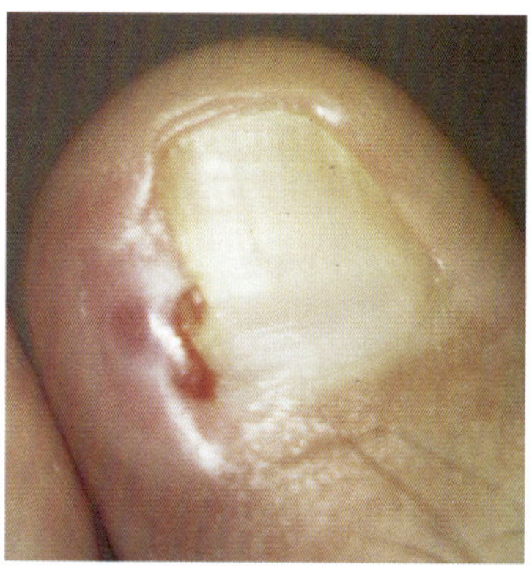

▲ **Figura 6.13** **Onicocriptose.**

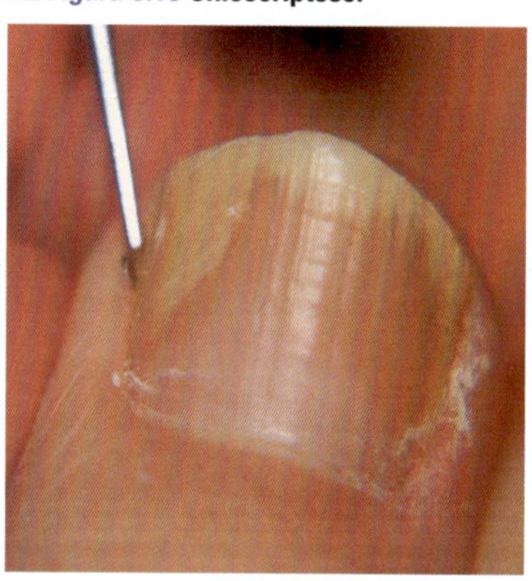

▲ **Figura 6.14** **Onicólise.**

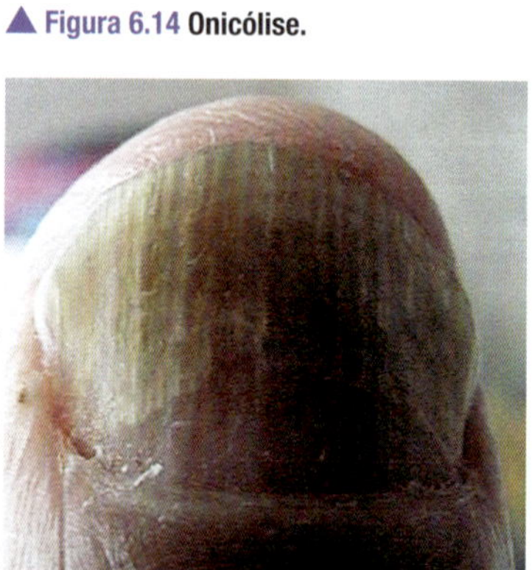

◀ **Figura 6.15** **Onicólise causada por trauma.**

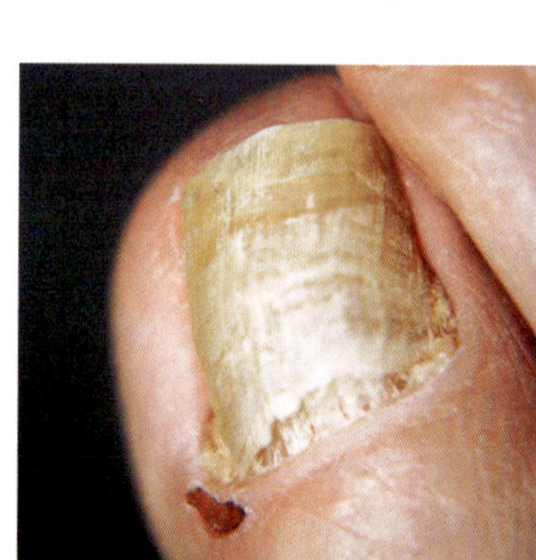

Figura 6.16 ▶ **Onicomadese.**

Na maioria dos casos, a causa pode ser atribuída a uma infecção localizada, lesões na matriz ou uma doença sistêmica grave. Procedimentos médicos drásticos, como a quimioterapia, também podem ser a causa.

Seja qual for a razão, uma vez resolvido o problema, uma nova lâmina ungueal crescerá novamente. Se a onicomadese estiver presente, não se aplicam unhas postiças na lâmina ungueal. Se não houver indicação de uma infecção ou feridas abertas, um serviço de manicure ou pedicure básico pode ser realizado.

Psoríase ungueal é uma condição não infecciosa que afeta a superfície da lâmina ungueal, causando minúsculos buracos ou aspereza severa na superfície dela. Às vezes esses buracos ocorrem aleatoriamente, e às vezes eles aparecem em linhas igualmente espaçadas. A psoríase ungueal também faz que a superfície da lâmina pareça ter sido lixada com um abrasivo grosseiro, pode causar uma borda livre irregular, ou as duas coisas (**Figura 6.17**). Pessoas com psoríase cutânea muitas vezes apresentam esse distúrbio nas unhas. Nem a psoríase cutânea nem a ungueal são doenças infecciosas. A psoríase ungueal também pode afetar o leito ungueal, fazendo-o desenvolver pontos amarelados a avermelhados sob a lâmina ungueal, chamados *placas salmão*. A onicólise também é muito mais prevalente em pessoas com psoríase ungueal. Quando todos esses sintomas estão presentes na unidade ungueal ao mesmo tempo, a psoríase torna-se uma causa provável de problema nas unhas do cliente, que deve ser encaminhado a um médico para diagnóstico e tratamento, se necessário.

A **paroníquia** é uma inflamação bacteriana dos tecidos em torno da unha (**Figura 6.18**). Vermelhidão, pus e inchaço são geralmente vistos na dobra da pele adjacente à lâmina ungueal.

Indivíduos que trabalham com as mãos na água, tais como os que lavam louças ou atendem em bares, ou que devem lavar as mãos continuamente, como profissionais de saúde e processadores de alimentos, são mais suscetíveis porque suas mãos estão frequentemente muito secas ou rachadas em razão da exposição excessiva a água, detergentes e sabões fortes. Isso os torna muito mais suscetíveis de desenvolver infecções.

As unhas dos pés, por estarem grande parte do tempo em ambiente quente e úmido, também são frequentemente mais suscetíveis à infecção paroníquia (**Figura 6.19**). Use loções hidratantes para manter a pele das mãos saudável e mantenha os pés limpos e secos.

O **granuloma piogênico** é uma inflamação severa da unha na qual uma massa de tecido vermelho cresce do leito à lâmina ungueal (**Figura 6.20**).

***Tinea pedis* (pé de atleta)** é um termo médico para infecções fúngicas dos pés. Essas infecções podem ocorrer nas partes inferiores dos pés e muitas vezes aparecem como uma erupção vermelha pruriginosa nos espaços entre os dedos, na maioria das vezes, entre o quarto e o quinto dedo do pé. Há, por vezes, um pequeno grau de descamação da pele. Clientes com essa condição devem ser aconselhados a lavar os pés diariamente e secá-los completamente. Isso dificultará o crescimento da

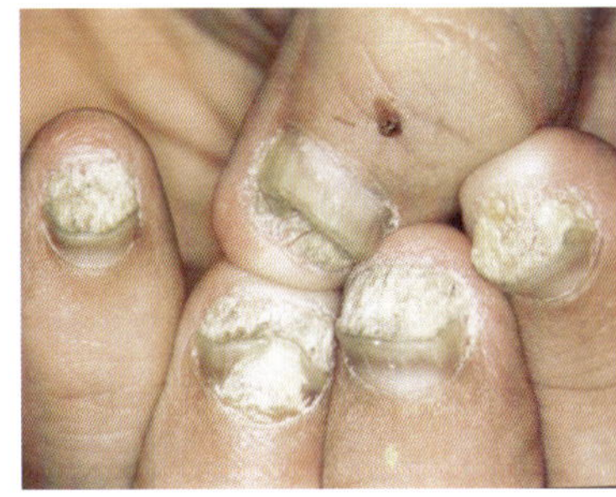

▲ Figura 6.17 Psoríase ungueal.

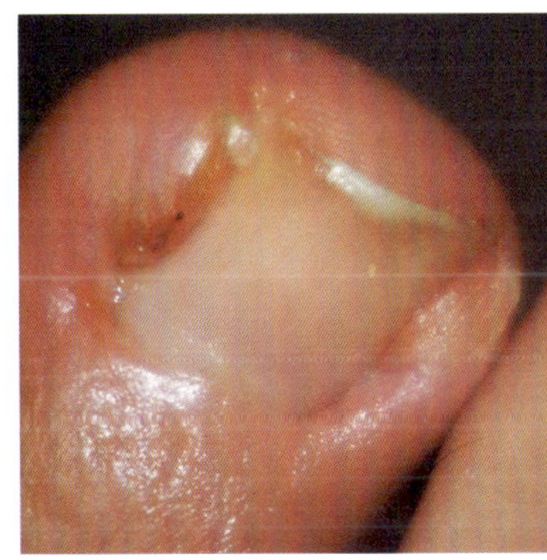

▲ Figura 6.18 Paroníquia crônica.

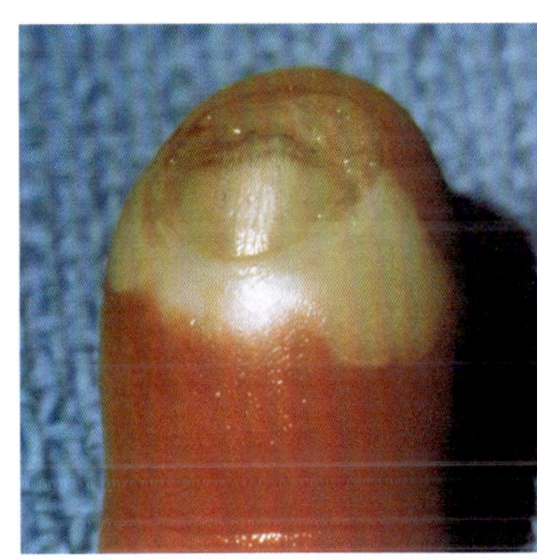

▲ Figura 6.19 Paroníquia.

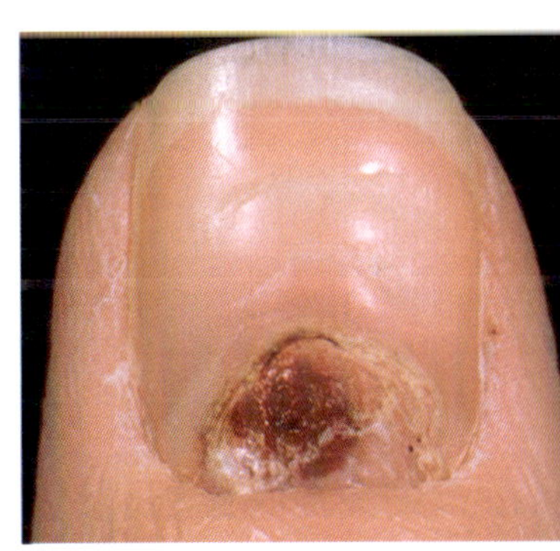

▲ Figura 6.20 Granuloma piogênico.

infecção. Aconselhe os clientes a usar meias de algodão e trocá-las pelo menos duas vezes por dia. Eles também devem evitar o uso do mesmo par de calçados a cada dia uma vez que os sapatos podem levar até 24 horas para secar totalmente. Pós antifúngicos naturais podem ajudar a manter os pés secos e acelerar o processo de cura (**Figura 6.21**).

A **onicomicose** é uma infecção fúngica da lâmina ungueal (**Figura 6.22**). Uma forma comum é de manchas esbranquiçadas que podem ser raspadas da superfície da unha. Outra forma comum dessa infecção mostra manchas longas esbranquiçadas ou amareladas pálidas na lâmina ungueal. Uma terceira forma comum faz a borda livre da unha quebrar e até mesmo afetar a lâmina inteira. Esses tipos de infecção muitas vezes invadem a borda livre da unha e se espalham em direção à matriz. **OA2**

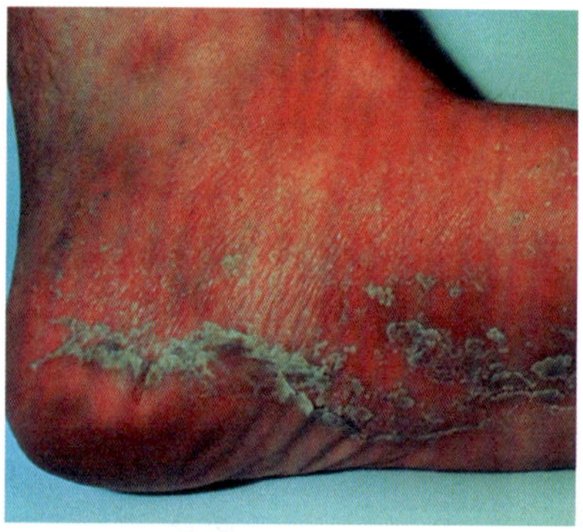

▲ Figura 6.21 *Tinea pedis.*

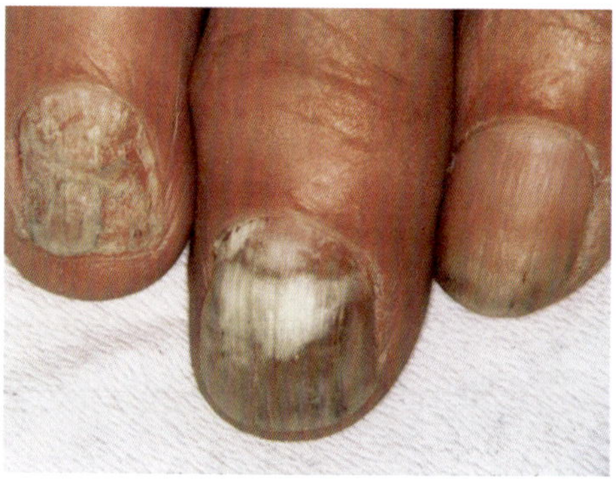

▲ Figura 6.22 Onicomicose.

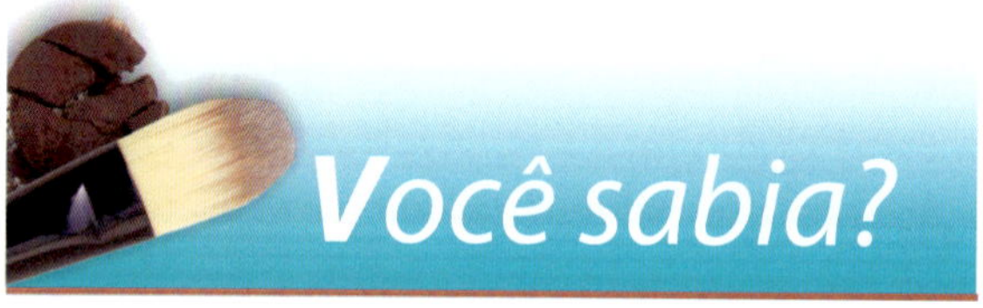

Para aprender mais sobre a unha natural e entender mais sobre infecções, doenças e distúrbios, não deixe de ler *Nail Structure and Product Chemistry*, 2ª edição, de Douglas Shoon, publicado pela Milady, Cengage Learning.

Questões de revisão

1. Em que situação um serviço de cuidado com as unhas não deve ser realizado?
2. Nomeie pelo menos oito distúrbios das unhas e descreva suas aparências.
3. Que condições favorecem o crescimento de fungos?
4. Se um cliente desenvolver infecção da pele, um profissional da área da estética e beleza pode oferecer conselho de tratamento para essas condições? Por quê?
5. Qual é a maneira mais eficaz de evitar a transferência de infecções entre seus clientes?
6. O que é *Pseudomonas aeruginosa*? Por que é importante aprender sobre isso?
7. Cite duas causas comuns de onicólise.
8. Um profissional da área da estética e beleza deve tratar de unha do pé encravada se não houver sinal de pus ou corrimento? Por quê?

Glossário do capítulo

Desordens das unhas	Condição causada por lesão ou doença da unidade ungueal.
Espigão	Uma condição na qual o tecido vivo em torno da lâmina ungueal divide-se ou rasga.
Granuloma piogênico	Inflamação severa da unha na qual uma massa de tecido vermelho cresce do leito à lâmina ungueal.
Hemorragias subungueais	Hemorragias causadas por trauma ou lesão do leito ungueal que danificam os vasos capilares e permitem pequenas quantidades de fluxo sanguíneo.
Leuconíquia	Também conhecida como *pontos brancos*; descolorações esbranquiçadas da unha, geralmente causadas por lesão menor da área da matriz; não relacionada à saúde corporal ou a uma deficiência vitamínica.
Linhas de Beau	Depressões visíveis correndo em toda a largura da lâmina ungueal; geralmente em virtude de doença grave ou lesão que tenha traumatizado o corpo.
Melanoníquia	Escurecimento das unhas das mãos e dos pés; pode ser vista como uma faixa preta na lâmina ungueal, estendendo-se da base à borda livre.
Onicocriptose	Também conhecida como *unha encravada;* a unha cresce para os lados do tecido ao redor da unha.

Glossário do capítulo

Onicofagia	Também conhecida como *unha roída*; resultado do hábito de mastigação das unhas ou da pele endurecida em torno da lâmina ungueal.
Onicólise	Levantamento da lâmina ungueal do leito sem queda, geralmente começando na borda livre e continuando em direção à área da lúnula.
Onicomadese	Separação e queda de uma lâmina ungueal do leito; afeta as unhas das mãos e dos pés.
Onicomicose	Infecção fúngica da lâmina ungueal.
Onicorrexe	Lascar ou quebrar unhas que têm uma série de sulcos longitudinais, o que dá uma aparência grosseira à superfície da lâmina ungueal.
Onicose	Qualquer deformidade ou doença das unhas naturais.
Oníquia	Inflamação da matriz ungueal, seguida por perda da unha natural.
Paroníquia	Inflamação bacteriana dos tecidos ao redor da lâmina ungueal causando pus, inchaço e vermelhidão, geralmente na dobra da pele adjacente à lâmina ungueal.
Pseudomonas aeruginosa	Uma das várias bactérias comuns que podem causar infecção das unhas.
Psoríase ungueal	Uma condição não infecciosa que afeta a superfície da lâmina ungueal, causando minúsculos buracos ou aspereza severa na superfície dela.
Pterígio ungueal	Condição anormal que ocorre quando a pele é esticada pela lâmina ungueal; geralmente causada por danos sérios, tais como queimaduras ou uma reação adversa da pele a produtos químicos das unhas postiças.
Sulcos	Linhas verticais ao longo do comprimento da lâmina ungueal que são causadas por crescimento desigual das unhas, geralmente resultado do envelhecimento normal.
***Tinea pedis* (pé de atleta)**	Termo médico para infecções fúngicas dos pés; erupção vermelha pruriginosa da pele na parte inferior dos pés e/ou entre os dedos, geralmente encontrada entre o quarto e o quinto dedos do pé.
Unha dobrada	Um tipo de unha altamente curvada, geralmente causada por lesão na matriz, mas pode ser herdada.
Unha em pinça	Aumento da curvatura transversal por toda a lâmina ungueal causado por um aumento da curvatura da matriz. As bordas da lâmina ungueal podem enrolar para tomar a forma de um trompete ou um cone pontudo na borda livre.
Unhas com aspecto de casca de ovo	Lâminas ungueais brancas, visivelmente finas, mais flexíveis que o normal e podem se curvar sobre a borda livre.

Glossário do capítulo

Unhas descoloridas	Unhas ficam de uma variedade de cores; podem indicar manchas na superfície, doença sistêmica ou má circulação sanguínea.
Unhas lesionadas	Condição na qual um coágulo de sangue forma-se sob a lâmina ungueal, causando uma mancha arroxeada escura. Essas descolorações geralmente se devem a pequenas lesões no leito ungueal.

Capítulo 7

Propriedades do cabelo e do couro cabeludo

Enfoques do capítulo

- Por que estudar as propriedades do cabelo e do couro cabeludo?
- Estrutura do cabelo
- Composição química do cabelo
- Crescimento capilar
- Queda de cabelo
- Distúrbios capilares
- Distúrbios do couro cabeludo
- Análise dos cabelos e do couro cabeludo

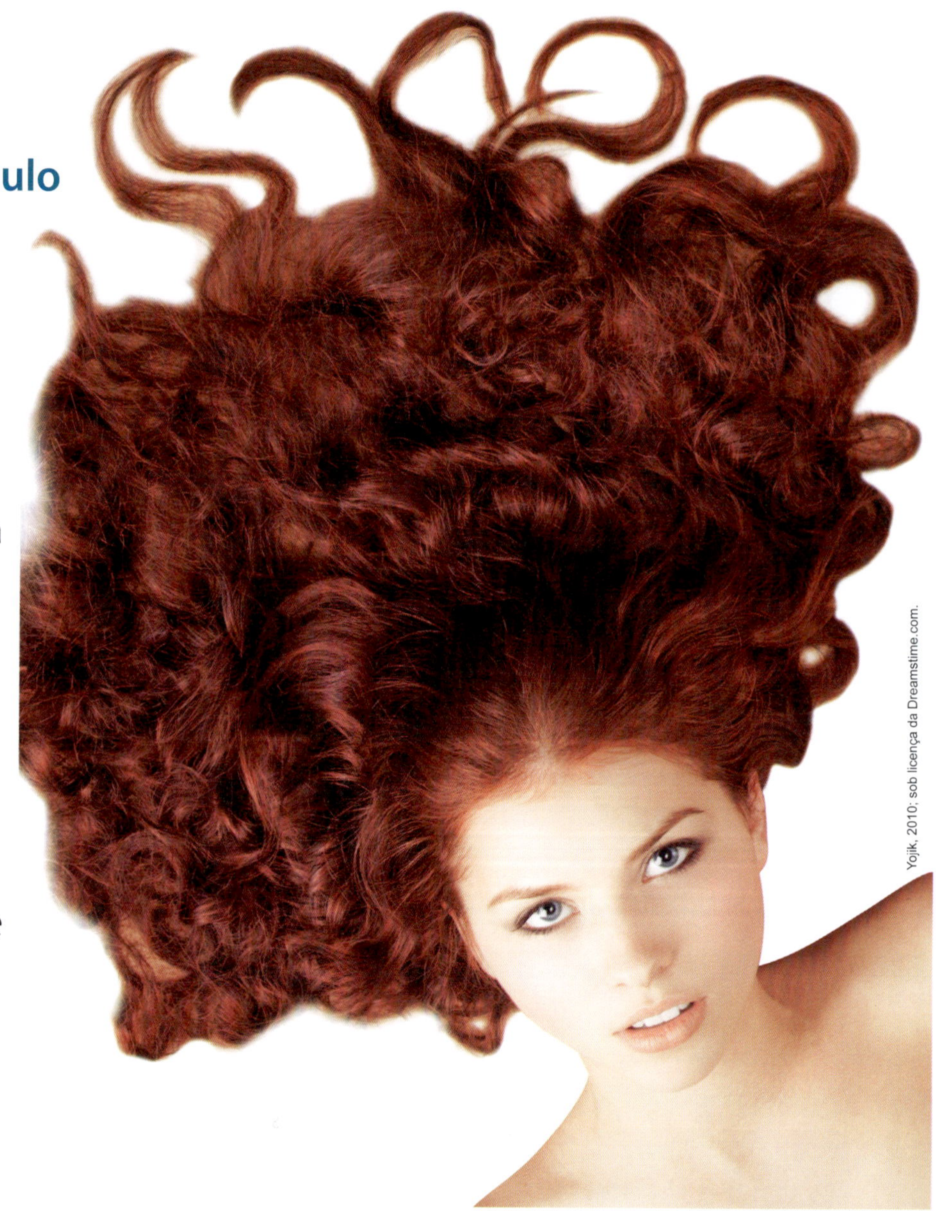

Yojik, 2010; sob licença da Dreamstime.com.

Objetivos de aprendizagem

Ao concluir este capítulo, você será capaz de:

- ☑ **OA1** Nomear e descrever as estruturas da raiz do cabelo.
- ☑ **OA2** Listar e descrever as três camadas principais do eixo do cabelo.
- ☑ **OA3** Descrever os três tipos de ligações laterais no córtex.
- ☑ **OA4** Descrever os ciclos de crescimento do cabelo.
- ☑ **OA5** Discutir os tipos de queda de cabelo e suas causas.
- ☑ **OA6** Descrever as opções de tratamento para a queda de cabelo.
- ☑ **OA7** Reconhecer os distúrbios capilares e do couro cabeludo geralmente vistos no salão de beleza e no curso e saber quais desses distúrbios podem ser tratados por profissionais da área da estética e beleza.
- ☑ **OA8** Listar e descrever os fatores que devem ser considerados em uma análise do cabelo e do couro cabeludo.

Palavras-chave

Os números de páginas indicam onde cada termo pode ser encontrado no capítulo:

alopecia, 183
alopecia androgenética (alopecia androgênica), 183
alopecia areata, 183
alopecia pós-parto, 184
alopecia *totallis*, 183
alopecia *universallis*, 183
aminoácidos, 175
bulbo capilar, 173
cabelo anelado, 185
cadeia polipeptídica, 175
canities, 185
carbúnculos, 189
cisteína, 177
cistina, 177
córtex, 174
crescimento em espiral, 193
crescimento em redemoinhos, 193
cutícula do cabelo, 173
densidade do cabelo, 190
eixo do cabelo, 172
elasticidade do cabelo, 191
elementos COHNS, 175
escutula, 188
fase anágena (fase de crescimento), 179
fase catágena, 180
fase telógena, 180
fluxo de cabelo, 192
folículo piloso, 173
fragilitas crinium, 186
furunculo, 189
hélice, 175
hidrofílico, 191
hidrofóbico, 191
hipertricose (hirsutismo), 185
ligação de dissulfeto, 177
ligação iônica, 176
ligação peptídica (ligação terminal), 175
ligações de hidrogênio, 176
ligações de lantionina, 177
ligações laterais, 175
malassezia, 186
medula, 174
moniletrix, 186
padrão da onda, 178
Pediculosis capitis, 188
pelo terminal, 179
pelo *vellus*, 179
pitiríase, 186
Pityriasis steatoides, 187
Pityriasis capitis simplex, 187
porosidade capilar, 191
proteínas, 175
queratinização, 174
raiz do cabelo, 172
textura do cabelo, 189
tinea, 187
tinea favosa (*Tinea favus*), 188
tricologia, 172
tricoptilose, 185
tricorrexe nodosa, 186

Desde o desonroso passeio a cavalo de Lady Godiva aos estilos mais procurados das celebridades, que são manchete todos os dias, os cabelos vêm sendo umas das obsessões da humanidade que mais perduram. O termo *glória suprema* é o que melhor descreve a importância atribuída aos cabelos, e quão confiantes nos sentimos quando nosso cabelo está bem arrumado e quão deprimente pode ser "um dia daqueles", a começar pelos cabelos. Esse é o motivo pelo qual os *hairstylists* desempenham um importante papel na vida de muita gente. Todos os serviços profissionais do cabelo devem ter como base o pleno conhecimento sobre o crescimento, a estrutura e a composição do cabelo.

POR QUE ESTUDAR AS PROPRIEDADES DO CABELO E DO COURO CABELUDO?

Os profissionais da área de estética e beleza devem estudar e ter pleno conhecimento das propriedades do cabelo e do couro cabeludo porque:

→ Devem saber como e por que o cabelo cresce e como e por que ele cai, estando aptos a diferenciar uma queda normal de cabelo de uma queda anormal.

→ Saber o que produz a cor e a textura natural dos cabelos é requisito fundamental para poder oferecer uma variedade de serviços químicos aos clientes.

→ Identificar uma condição patológica no couro cabeludo, que pode abrigar uma doença transmissível ou mesmo causar uma queda permanente do cabelo, é uma maneira de auxiliar seu cliente a buscar um tratamento específico para o couro cabeludo e um cuidado especial para os cabelos.

▼ **Figura 7.1 Estruturas do cabelo.**

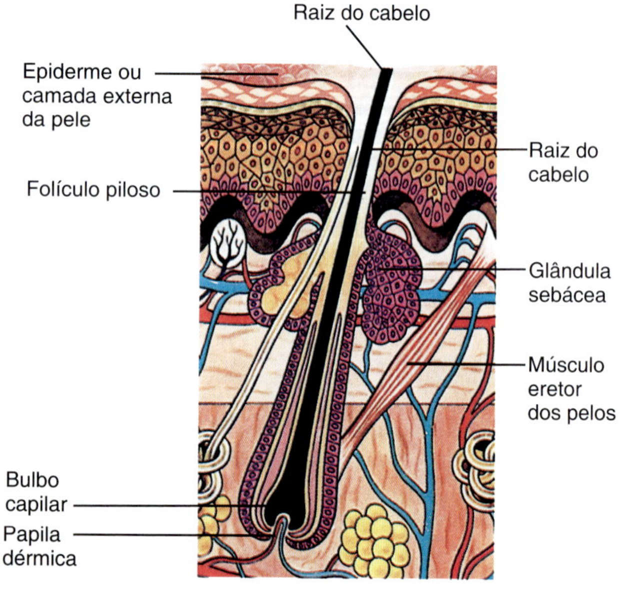

Estrutura do cabelo

O estudo científico do cabelo e suas doenças e cuidados é denominado **tricologia** – *trichos* (cabelo) e *logia* (o estudo de). O cabelo, a pele, as unhas e as glândulas fazem parte do sistema tegumentar. Embora já não precisemos mais dos cabelos para nos aquecer e proteger, eles ainda causam um impacto importante em nosso psicológico.

Um fio de cabelo humano é dividido em duas partes: a raiz do cabelo e o eixo do cabelo. A **raiz do cabelo** é a parte do cabelo posicionada abaixo da superfície da epiderme (camada externa da pele). O **eixo do cabelo** é a parte do cabelo que se estende acima da epiderme (**Figura 7.1**).

Estruturas da raiz do cabelo

As cinco estruturas principais da raiz do cabelo incluem o folículo capilar, o bulbo capilar, a papila dérmica, o músculo eretor dos pelos e as glândulas sebáceas (secreção de óleo).

- O **folículo piloso** é uma depressão em forma de túbulo na pele ou no couro cabeludo que contém a raiz do cabelo. Os folículos pilosos são distribuídos por todo o corpo, exceto nas palmas das mãos (região palmar) e nas solas dos pés (região plantar). O folículo se estende para baixo desde a epiderme até a derme (a camada interna da pele), onde envolve a papila dérmica. Às vezes, mais de um cabelo pode crescer de um único folículo.
- O **bulbo capilar** é a parte mais interna de um fio de cabelo. É a estrutura mais espessa e em forma de bastonete, que forma a parte mais inferior da raiz do cabelo. A parte mais inferior do bulbo capilar se molda e recobre a papila dérmica.
- A papila dérmica é uma pequena elevação em forma de cone localizada na base do folículo capilar, que se molda ao bulbo capilar. A papila dérmica contém o suprimento de sangue e do nervo que fornecem os nutrientes necessários para o crescimento do cabelo. Por conta disso, algumas pessoas se referem à papila dérmica como a "mãe" do cabelo.
- O músculo eretor dos pelos é um músculo pequeno, involuntário, localizado na base do folículo capilar. Ao sentirmos fortes emoções ou frio, ele se contrai, fazendo que o pelo permaneça ereto (piloereção), resultando no que chamamos de arrepios. O princípio fisiológico do ato de arrepiar durante o frio e criar um bolsão de ar (isolante térmico) entre os pelos e, deste modo, evitando-se a perda do calor do corpo.
- As glândulas sebáceas são glândulas secretoras de óleo na pele que são ligadas aos folículos capilares. As glândulas sebáceas secretam uma substância oleosa denominada sebo. O sebo lubrifica a pele promovendo a hidratação. ☑ **OA1**

Você sabia?

Você já ouviu a expressão "Você é o que você come"? Embora uma dieta saudável não garanta sempre um cabelo e um couro cabeludo saudáveis, está comprovado que aquilo que você come afetará seus cabelos e o couro cabeludo. O corpo pode produzir 11 dos 20 aminoácidos existentes que compõem o cabelo; contudo, sua dieta diária deve incluir os 9 aminoácidos essenciais restantes que o cabelo e o couro cabeludo necessitam. Esse é o motivo pelo qual a anorexia e as dietas radicais podem causar perda de brilho e queda dos cabelos, além de condições enfermas do couro cabeludo. As proteínas encontradas em carnes, peixes, ovos e produtos lácteos são boas fontes desses aminoácidos, assim como as combinações de alimentos tais como manteiga de amendoim e pão, arroz e feijão, feijão e milho.

Estruturas do eixo do cabelo

As três camadas principais do eixo do cabelo são a cutícula, o córtex e a medula (**Figura 7.2**).

- A **cutícula do cabelo** é a sua camada ultraperiférica. Consiste em uma camada simples de células sobrepostas transparentes e escamiformes, que se assemelham a telhas sobre um telhado. A camada da cutícula fornece uma barreira que protege a estrutura interna do cabelo, à medida que se estende firmemente sobre o córtex. É responsável por proporcionar brilho, maciez e o toque sedoso do cabelo saudável.

▼ **Figura 7.2 Seção transversal da cutícula do cabelo.**

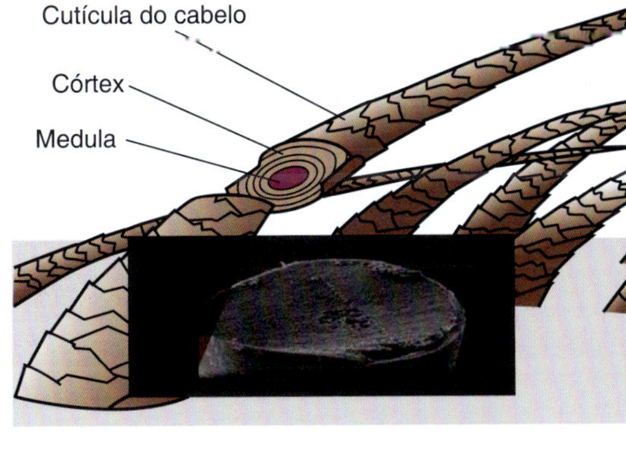

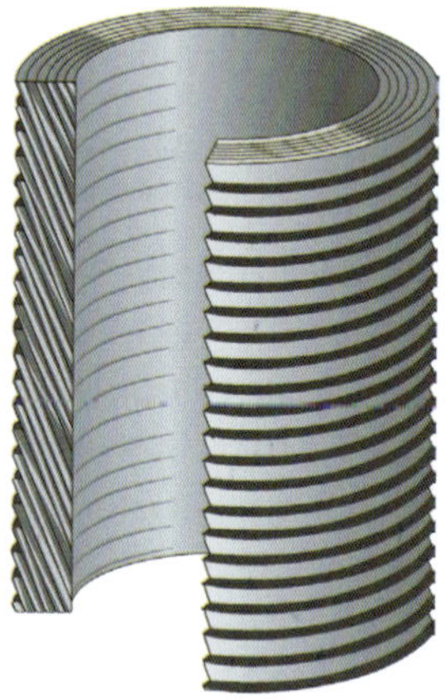

▲ **Figura 7.3 Camada da cutícula do cabelo.**

Para sentir a cutícula, comprima um único fio de cabelo saudável entre seu polegar e o dedo indicador. Comece próximo ao couro cabeludo e puxe para cima. Você deve senti-lo lustroso e liso. Em seguida, segure a ponta final do fio de cabelo com uma mão e, então, comprima-o com o polegar e os dedos indicadores da outra mão. Deslize seus dedos abaixo do eixo do cabelo. Nesse sentido, o fio parece mais áspero porque você está indo contra o crescimento natural da camada da cutícula. Uma camada saudável e compacta da cutícula é a defesa preliminar do cabelo contra danos. Uma seção transversal longitudinal do cabelo mostra que embora as escamas da cutícula do cabelo se sobreponham, cada escama individual da cutícula está unida ao córtex (**Figura 7.3**). Essas escamas sobrepostas compõem a camada da cutícula. Intumescer o cabelo aplicando substâncias tais como tintura para cabelo levanta a camada da cutícula e abre espaço entre as escamas, permitindo que os líquidos penetrem no córtex.

Uma camada saudável da cutícula do cabelo protege-o da penetração de agentes agressivos e evita danos às fibras do cabelo. Os agentes oxidantes com função de tingir o fio capilar, as soluções para tratamentos químicos permanentes e os relaxantes químicos devem ter um pH alcalino (natureza química básica) para penetrar na camada da cutícula, porque um pH alto abre a cutícula e faz que ela se levante e exponha o córtex.

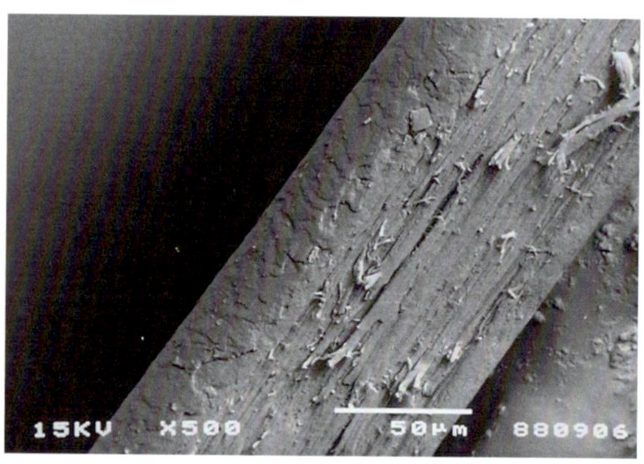

▲ **Figura 7.4 Eixo do cabelo com uma parte da cutícula descamada, expondo o córtex.**

- O **córtex** é a camada mediana do cabelo. É um núcleo de proteína fibrosa formado por células alongadas contendo pigmento de melanina. Aproximadamente 90% do peso total do cabelo vêm do córtex. A elasticidade do cabelo e sua cor natural são o resultado das estruturas originais da proteína situadas dentro do córtex. As mudanças da coloração envolvidas no processo de oxidação, os penteados molhados, estilização térmica, permanentes e relaxamento químico ocorrem dentro do córtex (**Figura 7.4**).
- A **medula** é a camada mais interna do cabelo e é composta por células arredondadas. É muito comum em cabelos muito finos e naturalmente loiros não haver medula. Geralmente, somente os cabelos ásperos e espesso a contêm. Nos homens, todos os pelos da barba também possuem medula. A medula não faz parte dos serviços do salão de beleza. ☑ **OA2**

Composição química do cabelo

O cabelo é composto de proteínas que crescem a partir das células que se originam dentro do folículo piloso, onde inicia o cabelo. Assim que essas células vivas se foram, elas iniciam seus deslocamento ascendendo através do folículo piloso. As células amadurecem em um processo denominado **queratinização**. À medida que essas células recém-formadas amadurecem, são preenchidas por uma proteína fibrosa denominada queratina. Após esse processo, as células ascendem, perdem seu núcleo e morrem. No momento em que o eixo do cabelo emerge do couro cabeludo as células do cabelo são completamente queratinizadas. O eixo do cabelo que emerge é uma fibra morta composta de proteína queratinizada.

O cabelo é composto aproximadamente de 90% de proteína. A proteína contém uma estrutura extensa de aminoácidos, que são, por sua vez, compostos de elementos químicos.

Os principais elementos que compõem o cabelo humano são carbono, oxigênio, hidrogênio, nitrogênio e enxofre, e muitas vezes são referidos como **elementos COHNS**. Esses cinco elementos também são encontrados na pele e nas unhas. A **Tabela 7.1** mostra as porcentagens de cada elemento em um fio de cabelo.

As proteínas são formadas por longas cadeias de **aminoácidos**, unidades que são unidas de ponta a ponta semelhantes a uma pulseira de contas. A forte ligação química que une os aminoácidos é chamada de **ligação peptídica**, também conhecida como ligação terminal. Uma longa cadeia de aminoácidos unida por ligações de peptídeo é chamada de **cadeia polipeptídica**. As **proteínas** são polipeptídeos (poli = vários) complexos, longos e espiralados, formados por aminoácidos. A forma espiral de uma proteína espiralada é denominada **hélice**, que é formada quando as cadeias polipeptídicas entrelaçam umas com as outras (**Figura 7.5**).

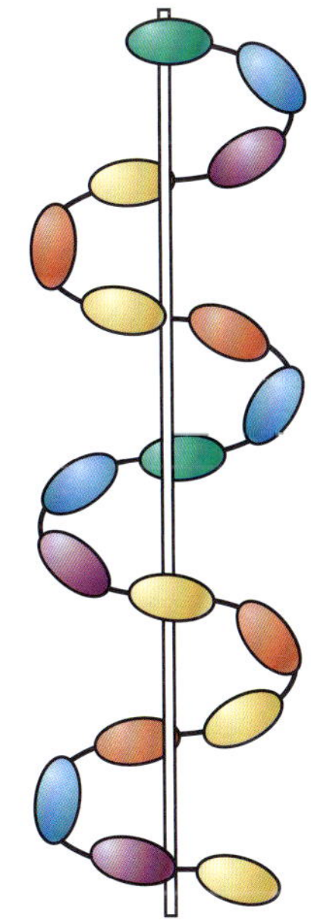

▲ Figura 7.5 As cadeias polipeptídicas se entrelaçam em forma de uma espiral chamada hélice.

As ligações laterais do córtex

O córtex é composto de milhões de cadeias polipeptídicas. As cadeias polipeptídicas são transversalmente ligadas – semelhantes aos degraus de uma escada – por três diferentes tipos de **ligações laterais** que unem as cadeias polipeptídicas e são responsáveis pela força e elasticidade. São essenciais para serviços tais como penteado molhado, estilização térmica, permanente e relaxamento. Os três tipos de ligações laterais são hidrogênio, iônica e de dissulfeto.

Tabela 7.1 – Elementos COHNS

OS ELEMENTOS COHNS	
ELEMENTO	PORCENTAGEM NO CABELO NORMAL
CARBONO	51%
OXIGÊNIO	21%
HIDROGÊNIO	6%
NITROGÊNIO	17%
ENXOFRE	5%

- Uma **ligação de hidrogênio** é uma ligação média, física e transversalmente lateral, que facilmente se quebra com a água ou o calor. Embora as ligações de hidrogênio individuais sejam muito fracas, há tantas que representam quase 1/3 da força total do cabelo. As ligações de hidrogênio se quebram ao umedecermos os cabelos com água (**Figura 7.6**). Isso permite que o cabelo permaneça esticado em torno dos rolos. As ligações de hidrogênio são refeitas quando o cabelo seca.
- Uma **ligação iônica** é uma ligação fraca, física e transversalmente lateral entre as cadeias polipeptídicas adjacentes. As ligações de sal dependem do pH, portanto, são facilmente quebradas por fortes soluções alcalinas ou ácidas (**Figura 7.7**). Embora sejam muito fracas, há tantas que representam quase 1/3 da força total do cabelo.

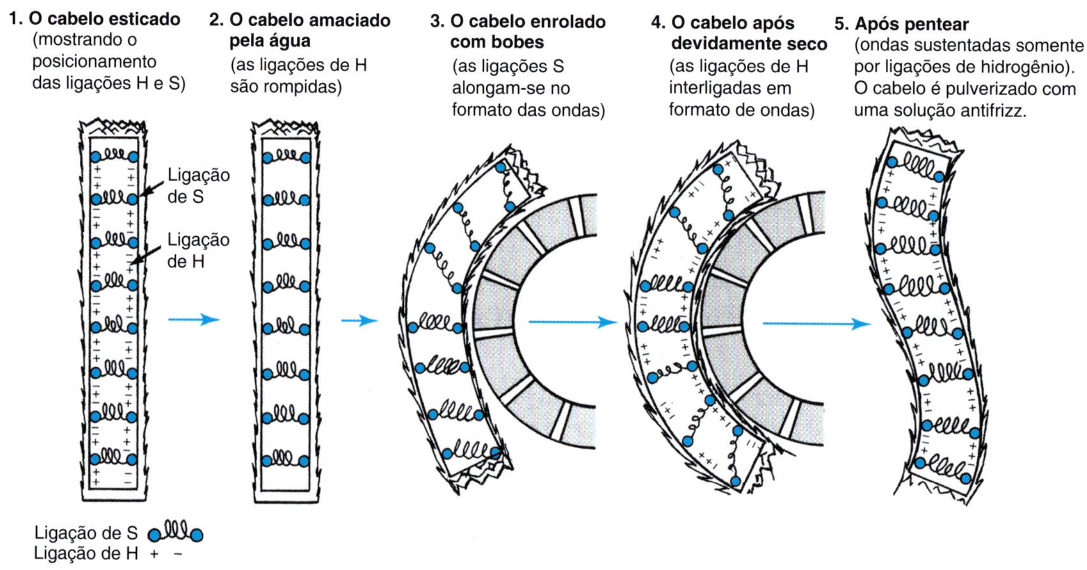

▲ **Figura 7.6 Alterações no córtex durante um penteado com os cabelos molhados.**

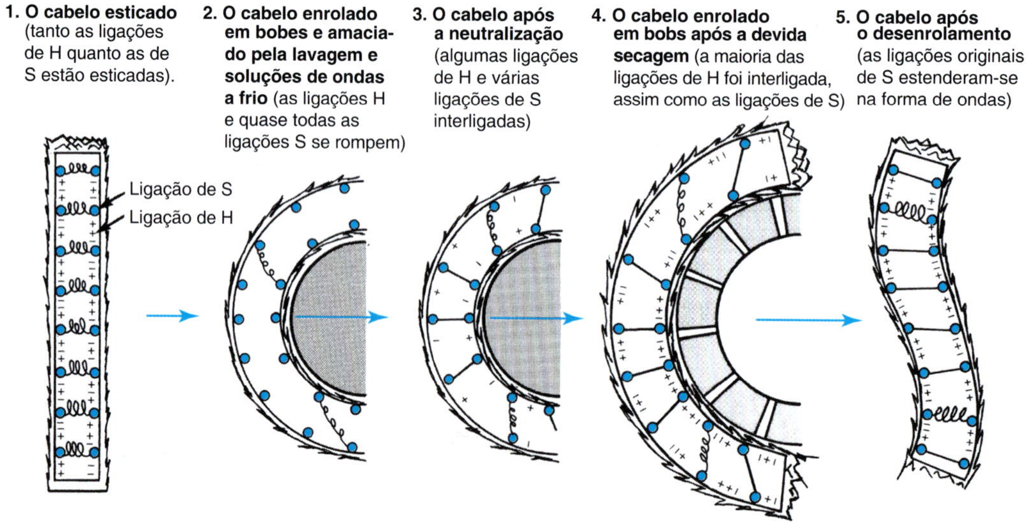

▲ **Figura 7.7 Alterações no córtex durante o permanente.**

- Uma **ligação de dissulfeto** é uma ligação forte, química, lateral, que é muito diferente da ligação lateral física iônica ou de hidrogênio. A ligação de dissulfeto junta-se aos átomos do enxofre de dois aminoácidos vizinhos da **cisteína** para criar uma cistina. A **cistina** junta-se ao filamento de polipeptídeo. Embora haja menos ligações de dissulfeto que as ligações de sal ou hidrogênio, as ligações de dissulfeto são tão fortes que igualmente representam quase 1/3 da força total do cabelo.

As ligações de dissulfeto não são rompidas pela água. São rompidas com permanentes e relaxamentos químicos que alteram a forma do cabelo (Tabela 7.2). Além disso, quantidades normais de calor, tais como o calor usado na estilização térmica convencional, não rompem as ligações de dissulfeto. As ligações podem ser rompidas por meio do calor extremo produzido pela água fervente e por alguns instrumentos de estilização térmica de alta temperatura, tais como alisamentos químicos ou chapinhas.

Os permanentes à base de tiol rompem as ligações de dissulfeto e interligam com neutralizantes à base de tiol. Os relaxantes químicos à base de hidróxido rompem as ligações de dissulfeto e as convertem em **ligações de lantionina** quando o relaxante é retirado do cabelo. As ligações de dissulfeto que são tratadas com relaxantes à base de hidróxido são rompidas permanentemente e podem nunca mais ser refeitas. ☑ **OA3**

Pigmento do cabelo

Toda cor natural do cabelo é resultado do pigmento localizado dentro do córtex. A melanina é formada por grânulos de pigmento no córtex que conferem a cor natural dos cabelos. Existem dois tipos de melanina: a eumelanina e a feomelanina.

- A eumelanina confere o marrom-escuro ao preto natural.
- A feomelanina confere as cores naturais que variam do vermelho e ruivo aos tons amarelados e louros.

Tabela 7.2 – Ligações do cabelo

LIGAÇÕES DO CABELO				
LIGAÇÃO	TIPO	FORÇA	QUEBRADO POR	REFORMADO POR
HIDROGENIO	ligação lateral	médio, físico	água ou calor	secagem ou resfriamento
SAL	ligação lateral	fraco, físico	mudanças no pH	normalizando o pH
DISSULFETO	ligação lateral	forte, produto químico	1. Permanentes e relaxantes de tióis 2. Relaxantes hidróxidos 3. Calor extremo	1. Oxidação com neutralizador 2. Convertido em ligações de lantionina
PEPTÍDEO	ligação terminal	forte, produto químico	depiladores químicos	não reformado, o cabelo se dissolve

Toda cor natural do cabelo é o resultado da relação da eumelanina com a feomelanina, junto com o número total e o tamanho dos grânulos de pigmento.

Padrão da onda

O **padrão da onda** dos cabelos diz respeito à forma do fio de cabelo. É classificado em liso, ondulado, enrolado ou crespo. (**Figura 7.8**).

O padrão das ondas naturais é resultante da genética. Embora haja diversas exceções, via de regra os asiáticos e nativo-americanos tendem a ter os cabelos extremamente lisos, caucasianos tender a ter os cabelos lisos, ondulados e enrolados, e afro-americanos tender a ter os cabelos extremamente crespos. Todavia, cabelos lisos, ondulados, enrolados e crespos podem ocorrer em todas as etnias – qualquer pessoa de qualquer etnia ou mistura pode ter graus diferentes de ondas, desde lisos a crespos. Da mesma forma, o padrão das ondas pode variar de ponta a ponta do fio de cabelo de uma mesma pessoa. Não é raro uma pessoa ter quantidades de ondas diferentes em diferentes áreas. As pessoas com cabelo enrolado geralmente possuem fios mais lisos na raiz e mais enrolados em outras áreas.

Diversas teorias tentam explicar a causa do cabelo enrolado natural, mas não há nenhuma resposta definida que explica por que alguns fios são lisos e outros, enrolados. A teoria mais conhecida afirma que o formato da seção transversal do fio determina o grau de ondulação. Essa teoria afirma que um fio com uma seção transversal redonda é liso, um fio com seção transversal ovalada ou achatada é ondulado ou enrolado e um fio com uma seção transversal achatada ou elíptica é crespo (**Tabela 7.3**).

Outra teoria que tenta explicar os vários graus de ondulação é que, em um cabelo enrolado, uma extremidade dos fios cresce mais rápido que a outra. Uma vez que a extremidade que cresce mais rápido é ligeiramente maior que a extremidade que cresce mais lentamente, a tensão entre os fios faz que a extremidade mais longa enrole a extremidade mais curta. Entretanto, essa teoria ainda não está comprovada.

De fato as seções transversais dos cabelos lisos tendem a ser redondas, enquanto as dos cabelos enrolados tendem a ser ovaladas, mas os microscópios modernos mostram que uma seção transversal de um fio de cabelo pode não apresentar forma nenhuma. Assim, o formato da seção transversal nem sempre está relacionado ao grau de ondulação.

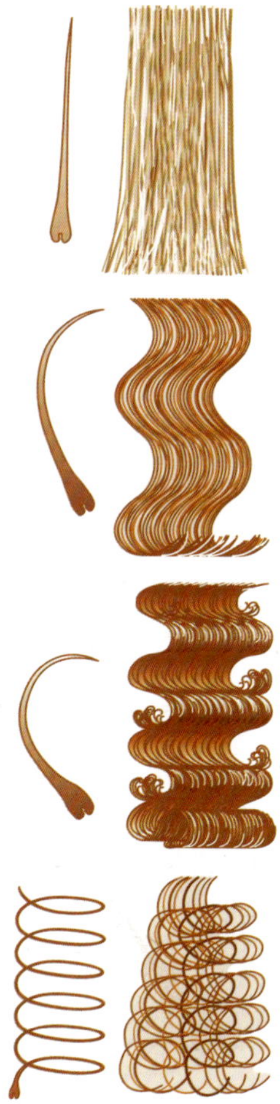

▲ **Figura 7.8 Fio de cabelo liso, ondulado, enrolado e crespo.**

Você sabia?

A expressão "cor dos cabelos" refere-se à cor natural dos cabelos. Já a expressão "coloração dos cabelos" é usada pela indústria da beleza para referir-se aos produtos de coloração artificial (tinta). O tom cinza dos cabelos é causado pela ausência de melanina. Os cabelos cinza crescem a partir do bulbo capilar exatamente da mesma forma que os cabelos pigmentados. Possuem a mesma estrutura, porém sem o pigmento melanina.

Tabela 7.3 – Padrão da onda e seções transversais

PADRÃO DA ONDA E SEÇÕES TRANSVERSAIS	
PADRÃO DA ONDA	FORMA DA SEÇÃO TRANSVERSAL
CABELO LISO	Seção transversal redonda
CABELO ONDULADO OU CACHEADO	Seção transversal ovalada à achatada
CABELO CRESPO	Seção transversal elíptca

Cabelo crespo

O cabelo crespo cresce em longas espirais retorcidas. Seções transversais se mostram achatadas e variam em sua forma e espessura ao longo de seu comprimento. Comparado a um cabelo liso ou ondulado, os quais tendem a possuir diâmetro bastante regular e uniforme ao longo de um único fio, o cabelo crespo é bastante irregular e apresenta diâmetros variados ao longo de um único fio. Alguns cabelos crespos têm uma tendência natural a formar uma espiral – parecida com um fio de telefone. Os cabelos crespos normalmente possuem uma textura fina, com diversos fios enrolados entre si formando uma espiral fechada. Geralmente possuem baixa elasticidade, rompem-se facilmente e tendem a formar nó, especialmente nas pontas. Manipular o couro cabeludo suavemente, usar xampus condicionantes e cremes desembaraçantes ajuda a minimizar os embaraços.

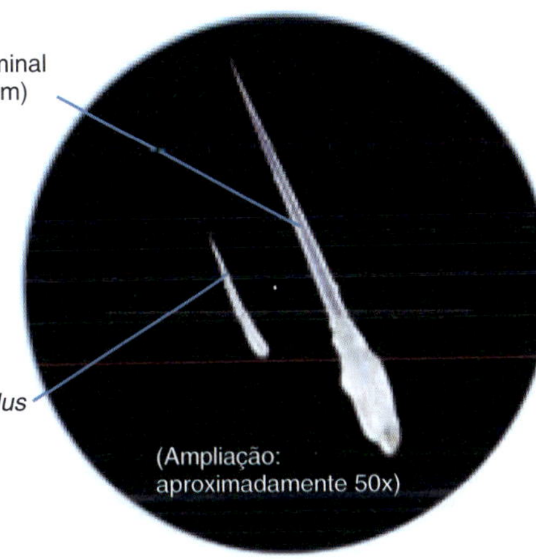

▲ **Figura 7.9 Pelo *velus* e pelo terminal.**

Crescimento capilar

Os dois principais tipos de cabelo encontrados no corpo são o pelo *velus* e o pelo terminal (**Figura 7.9**).

O **pelo *vellus*** é um pelo curto, fino, não pigmentado, e felpudo que aparece sobre o corpo. O pelo *velus* quase nunca tem medula. É comumente encontrado em crianças e pode estar presente até a puberdade. Em adultos, o pelo *velus* é geralmente encontrado em regiões onde normalmente não haveria pelos (testa, pálpebras e couro cabeludo calvo), bem como quase todas as outras áreas do corpo, exceto as regiões palmar e plantar. Normalmente, as mulheres mantêm cerca de 55% mais pelo *velus* do que os homens. O pelo *velus* auxilia no processo de transpiração.

O **pelo terminal** é um pelo longo, grosso e pigmentado encontrado no couro cabeludo, pernas, braços e corpos de machos e fêmeas. O pelo terminal é mais espesso que o pelo *velus* e, com exceção dos cabelos grisalhos, é pigmentado. Geralmente apresenta uma medula.

Alterações hormonais durante a puberdade fazem que algumas áreas de pelo *velus* sejam substituídas por um pelo terminal mais espesso. Todos os folículos pilosos são capazes de produzir tanto pelo *velus* quanto terminal, dependendo da genética, da idade e dos hormônios.

Ciclos de crescimento capilar

O crescimento capilar ocorre em ciclos. Cada ciclo completo tem três fases que se repetem ao longo da vida. As três fases são anágena, catágena e telógena (**Figura 7.10**).

1. Durante a **fase anágena**, também conhecida como **fase de crescimento**, o cabelo novo é produzido. Novas célu-

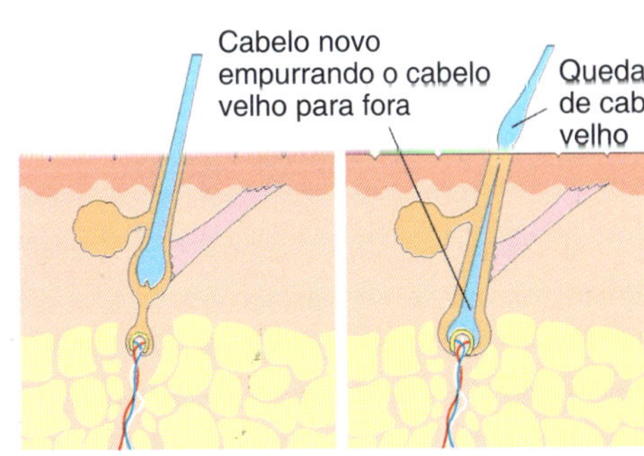

▲ **Figura 7.10 Ciclos de crescimento capilar.**

las são ativamente produzidas no folículo piloso. Durante essa fase, as células ciliadas são produzidas mais rapidamente do que qualquer outra célula normal no corpo humano. A média de crescimento de cabelo saudável é de cerca de 1,25 cm por mês. A taxa de crescimento varia nas diferentes partes do corpo, entre os sexos e com a idade. O cabelo cresce mais rápido nas mulheres do que nos homens, e rapidamente entre as idades de 15 a 30 anos, diminuindo drasticamente depois dos 50 anos.

Cerca de 90% dos cabelos está na fase anágena, a qualquer momento. A fase anágena dura geralmente de três a cinco anos, mas em alguns casos, pode durar até 10 anos. Quanto mais tempo o ciclo anágeno dura, mais o cabelo é capaz de crescer. É por isso que algumas pessoas só conseguem deixar o cabelo crescer até os ombros, enquanto outras podem deixar que atinja o chão!

2. A **fase catágena** é o breve período de transição entre as fases de crescimento e de repouso de um folículo piloso. Sinaliza o fim da fase anágena. Durante a fase catágena, o canal folicular encolhe e se destaca da papila dérmica. O bulbo capilar desaparece e a extremidade encolhida da raiz forma um bastão arredondado. Menos de 1% do cabelo está na fase catágena a qualquer momento. A fase catágena é muito curta, com duração de 1 a 2 semanas.
3. A **fase telógena**, também conhecida como fase de repouso, é a fase final do ciclo do cabelo e dura até que o cabelo totalmente crescido caia. O cabelo é derramado durante a fase telógena ou permanece no local até a fase anágena seguinte, quando o novo cabelo começa a crescer e empurra-o para fora. Cerca de 10% dos cabelos está na fase telógena, a qualquer momento.

   A fase telógena dura cerca de 3 a 6 meses. Assim que ela termina, o cabelo retorna à fase anágena e recomeça todo o ciclo. Em média, o ciclo de crescimento todo se repete uma vez a cada 4-5 anos. ☑ **OA4**

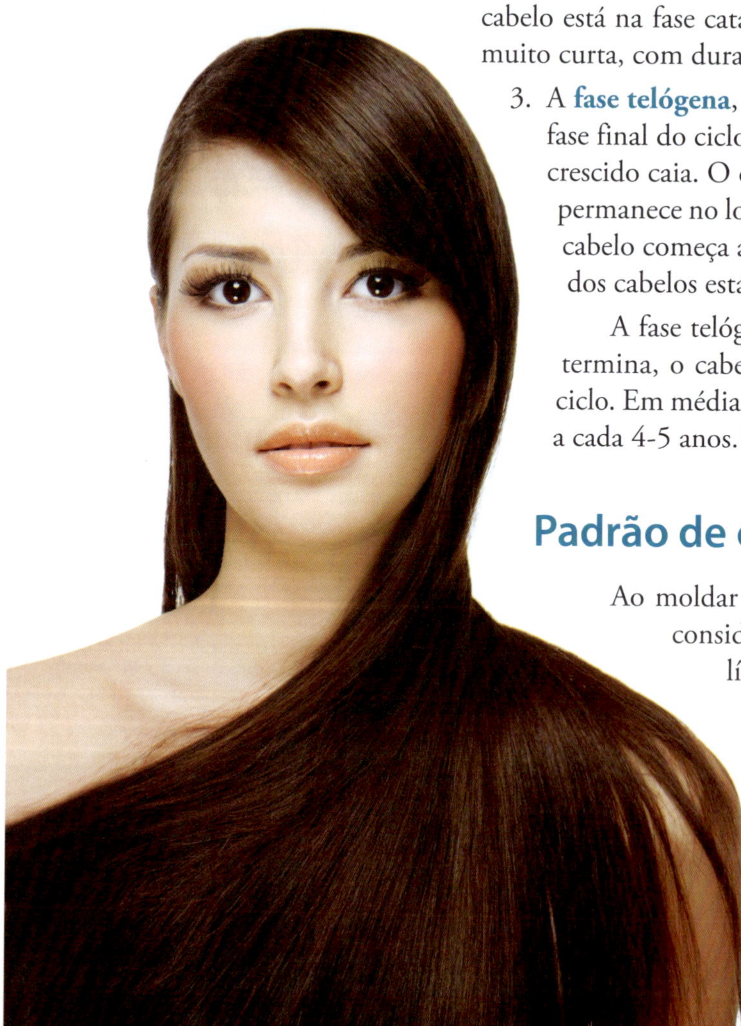

Padrão de crescimento capilar

Ao moldar e estilizar um cabelo, é importante levar em consideração os seus padrões de crescimento. Os folículos pilosos geralmente não crescem perpendicularmente, a um ângulo de 90º ou em uma direção reta para fora da cabeça. Quando o fazem, esses padrões de crescimento resultam em fluxos de cabelo, espirais, e redemoinhos.

Os padrões de crescimento capilar serão mais bem discutidos adiante neste capítulo, na seção Análise de cabelos e do couro cabeludo.

A verdade sobre o crescimento capilar

Como estilista, você pode ouvir opiniões sobre o crescimento capilar de seus clientes ou de outros estilistas. Aqui estão alguns mitos e verdades sobre o crescimento do cabelo:

Mito. Raspar, repicar e cortar o cabelo na cabeça faz que ele cresça mais rapidamente, deixando-o mais escuro e mais grosso.
Verdade. Raspar ou cortar o cabelo não tem nenhum efeito sobre o crescimento do cabelo. Quando o cabelo é cortado no mesmo comprimento, ele volta a crescer de forma mais uniforme. Embora possa parecer que está crescendo mais rapidamente, ficando mais escuro e mais espesso, raspar ou cortar o cabelo não tem efeito sobre seu crescimento.

Mito. A massagem no couro cabeludo aumenta o crescimento do cabelo.
Verdade. As massagens são muito estimulantes para o couro cabeludo e podem aumentar a circulação sanguínea, relaxar os nervos e enrijecer os músculos do couro cabeludo. No entanto, não foi provado cientificamente que qualquer tipo de estimulação ou massagem no couro cabeludo aumente o crescimento do cabelo. Tratamentos com minoxidil e finasterida são os únicos cientificamente comprovados para aumentar o crescimento do cabelo e são aprovados para esse efeito pela Agência Nacional de Vigilância Sanitária (Anvisa). Os produtos que dizem aumentar o crescimento do cabelo são regulados como medicamentos e não são vendidos como cosméticos.

Mito. Cabelo grisalho é mais espesso e mais resistente do que cabelo pigmentado.
Verdade. Apesar da falta de pigmento, os cabelos grisalhos são exatamente iguais aos cabelos pigmentados. Embora cabelos grisalhos possam ser resistentes, não são resistentes simplesmente por serem grisalhos. Na cabeça da mesma pessoa, o cabelo pigmentado é tão resistente quanto o cabelo grisalho. O cabelo grisalho é simplesmente mais perceptível do que o pigmentado.

Mito. A quantidade de ondulação natural é sempre determinada pelo histórico étnico.
Verdade. Qualquer pessoa, de qualquer etnia, ou de etnias mistas, pode ter o cabelo desde liso a extremamente encaracolado. Também é verdade que dentro das etnias, os indivíduos têm cabelos com diferentes graus de ondulação em diferentes áreas da cabeça.

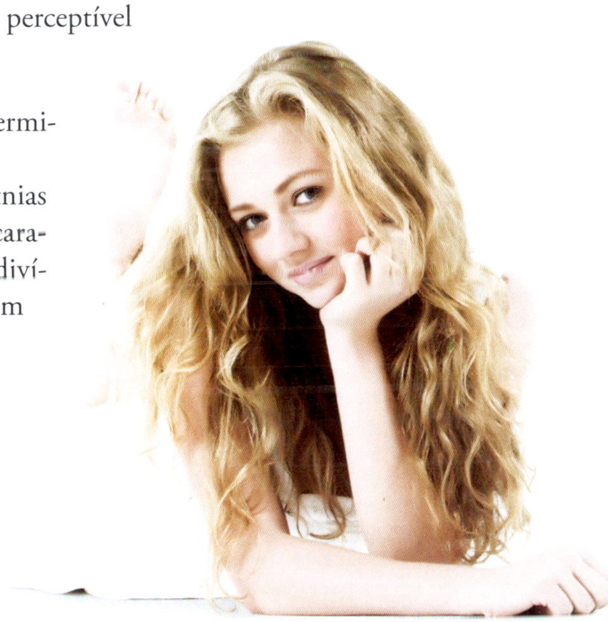

Mito. Cabelo com uma seção transversal redonda é liso, cabelo com uma seção transversal oval é ondulado, e cabelo com um corte transversal achatado é encaracolado.
Verdade. Em geral, os cortes transversais de cabelos lisos são frequentemente redondos, cortes de

cabelos crespos e cacheados tendem a ser de ovalados a oval achatados, e seções transversais de cabelos extremamente encaracolados têm uma seção transversal achatada. No entanto, as seções transversais dos cabelos podem ter quase qualquer forma, e a forma da seção transversal nem sempre se relaciona com a quantidade de ondulações ou a forma do folículo.

Queda de cabelo

Em circunstâncias normais, todos nós perdemos alguns cabelos todos os dias. A perda de cabelo normal diária é o resultado natural das fases anágena, catágena e telógena do ciclo de crescimento capilar que foram explicadas anteriormente neste capítulo.

O ciclo de crescimento prevê o crescimento, a queda e a substituição dos fios de cabelo individuais de maneira contínua. Um cabelo que cai na fase telógena é substituído por um novo cabelo, no mesmo folículo, na próxima fase anágena. Essa queda natural de cabelo é responsável pela queda de cabelo normal diária. Embora as estimativas da taxa de queda de cabelo sejam de cerca de 100 a 150 fios de cabelo por dia, medições recentes indicam que a taxa média de queda de cabelo está mais próxima de 35 a 40 fios por dia.

O impacto emocional da queda de cabelo

Embora a comunidade médica nem sempre reconheça a queda de cabelo como uma condição médica, a angústia sentida por muitos daqueles que sofrem de queda de cabelo anormal é muito real e muitas vezes negligenciada. Os resultados de um estudo sobre as percepções de homens calvos e que sofrem de calvície revelou que, em comparação com homens que tinham cabelo, os homens calvos eram percebidos como sendo:

- fisicamente menos atraentes (por ambos os sexos).
- menos assertivos.
- menos bem-sucedidos.
- menos pessoalmente simpáticos.
- mais velhos (em cerca de cinco anos).

Um estudo de como os homens calvos percebem a si mesmos mostrou que uma maior perda de cabelo teve impacto mais significativo do que uma perda de cabelo moderada. Homens com queda de cabelo mais grave:

- experimentam efeitos sociais e emocionais significativamente mais negativos.
- estão mais preocupados com sua calvície.
- fazem algum esforço para esconder ou compensar sua queda de cabelo.

A queda de cabelo anormal não é tão comum em mulheres quanto em homens, mas pode ser muito traumática e devastadora para as mulheres, pois, como indicam os estudos, as mulheres têm um maior investimento emocional em sua aparência. Muitas mulheres com queda anormal de cabelo se sentem ansiosas, indefesas e menos atraentes. Podem pensar que são as únicas que têm esse problema. Elas também tendem a se preocupar que sua queda de cabelo seja um sintoma de uma doença grave e, por vezes, tentam disfarçá-la de todos, mesmo de seus médicos, o que normalmente é um erro.

Mais de 63 milhões de pessoas nos Estados Unidos sofrem de queda anormal de cabelo. Como um cabeleireiro profissional, é provável que você seja a primeira pessoa em quem alguém com queda de cabelo irá confiar, e por isso é importante que você tenha uma compreensão básica dos diferentes tipos de perda de cabelo e dos produtos e serviços que estão disponíveis.

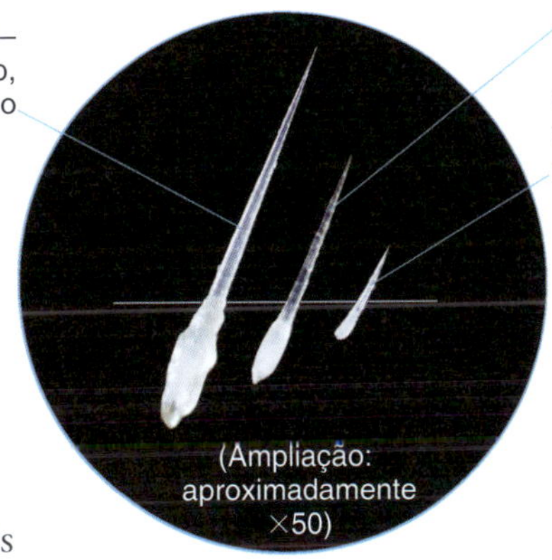

▲ **Figura 7.11 Miniaturização do folículo piloso.**

Tipos de queda anormal de cabelo

A queda anormal de cabelo é chamada de **alopecia**. Os três tipos mais comuns de queda anormal de cabelo são a alopecia androgenética, a alopecia areata e a alopecia pós-parto.

A **alopecia androgenética**, também conhecida como **alopecia androgênica**, é a queda de cabelo caracterizada pela miniaturização do cabelo terminal que é convertido em cabelo *velus*. A causa da miniaturização do cabelo terminal é normalmente o resultado de genética, idade ou de alterações hormonais (**Figura 7.11**).

A alopecia androgenética pode começar na adolescência, e é frequentemente vista na idade dos 40 anos. Por volta dos 35 anos, quase 40% dos homens e mulheres apresentam algum grau de queda de cabelo.

Nos homens, a alopecia androgenética é conhecida como calvície de padrão masculino, e geralmente progride para a periferia, dando uma forma de ferradura ao cabelo. Nas mulheres, mostra-se como um desbaste generalizado sobre a área da coroa da cabeça. A alopecia androgenética afeta milhões de homens e mulheres nos Estados Unidos.

A **alopecia areata** é um distúrbio autoimune que faz que os folículos pilosos afetados sejam erroneamente atacados pelo próprio sistema imunológico da pessoa. As células brancas do sangue param o crescimento do cabelo durante a fase anágena. É uma doença de pele altamente imprevisível que afeta cerca de 5 milhões de pessoas nos Estados Unidos. Esse distúrbio capilar geralmente começa com uma ou mais manchas calvas pequenas, redondas e lisas no couro cabeludo e pode progredir para a perda total do cabelo do couro cabeludo, conhecida como **alopecia *totalis***, ou queda completa do cabelo, chamada de **alopecia *universalis***.

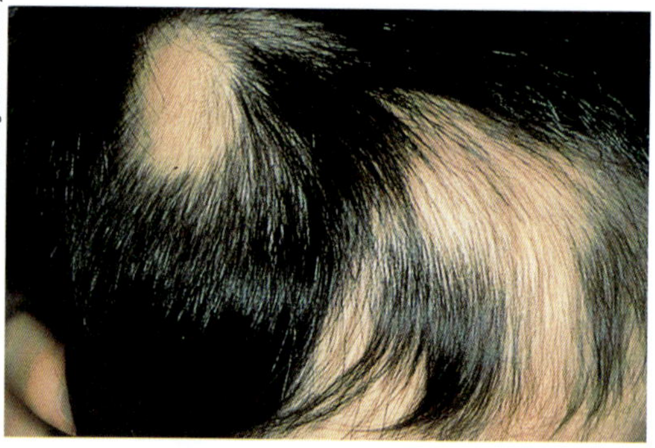

▲ Figura 7.12 **Alopecia areata.**

A alopecia areata ocorre em homens e mulheres de todas as idades, raças e etnias, e na maioria das vezes começa na infância. O couro cabeludo geralmente não apresenta sinais evidentes de inflamação, doença de pele, ou outro distúrbio (**Figura 7.12**).

A **alopecia pós-parto** é a queda temporária de cabelo que acontece no final de uma gravidez. Para algumas mulheres, a gravidez parece interromper o ciclo normal de crescimento do cabelo. Há muito pouca queda normal de cabelo durante a gravidez, mas há uma queda súbita e excessiva de 3 a 9 meses após o parto. Embora isso seja geralmente muito traumático para a mãe, o ciclo de crescimento geralmente retorna ao normal dentro de um ano depois de o bebê ter nascido. ☑ **OA5**

Tratamentos para queda de cabelo

De todos os tratamentos que são ditos para combater a queda de cabelo, existem apenas dois produtos – minoxidil e finasterida – que comprovaram ter o efeito de estimular o crescimento do cabelo e são aprovados pelo FDA para venda nos Estados Unidos.

O minoxidil é um medicamento tópico (aplicado à superfície do corpo) colocado no couro cabeludo duas vezes por dia, tendo sido comprovado o efeito estimulante de crescimento do cabelo. Sua venda não precisa de receita médica (medicamento isento de prescrição – MIP). O minoxidil está disponível para homens e mulheres em duas concentrações diferentes: solução a 2% e a 5%. Não há relatos de nenhum efeito colateral negativo sério. O produto de minoxidil mais bem conhecido no mercado é o Rogaine®.

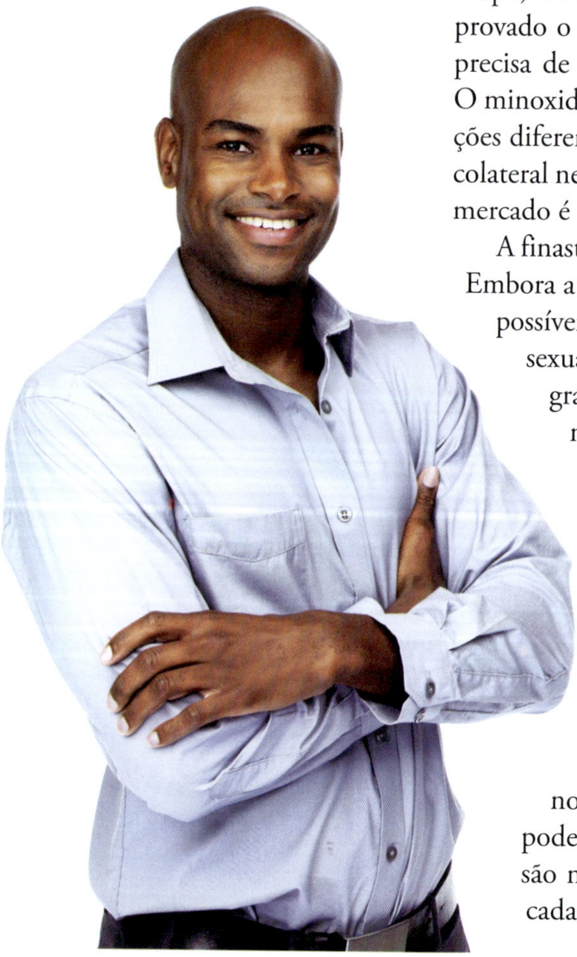

A finasterida é um medicamento oral somente indicado para homens. Embora a finasterida seja mais eficaz e conveniente do que o minoxidil, possíveis efeitos colaterais incluem ganho de peso e perda da função sexual. As mulheres não devem usar esse tratamento, e mulheres grávidas ou que possam engravidar são aconselhadas a nem mesmo tocar em comprimidos de finasterida devido ao forte potencial de efeito teratogênico.

Além dos tratamentos descritos acima, há também diversas opções cirúrgicas disponíveis para tratar a alopecia. Um transplante capilar é a técnica mais comum de substituição permanente do cabelo. Esse processo consiste em remover pequenas seções de cabelo, incluindo o folículo, papila e bulbo capilar, de uma área onde há uma grande quantidade de cabelo (geralmente na parte de trás) e transplantá-las para a área calva. Essas seções crescem normalmente no novo local. Somente cirurgiões licenciados podem realizar esse procedimento e várias cirurgias geralmente são necessárias para alcançar os resultados desejados. O custo de cada cirurgia pode variar entre US$ 8.000 e mais de US$ 20.000.

Cabeleireiros podem oferecer uma série de opções não médicas para combater a queda de cabelo. Alguns salões se especializam em sistemas de reposição não cirúrgica de cabelo, tais como perucas, entrelaçamentos e extensões de cabelo. Com formação adequada, você pode aprender a encaixar, cortar, colorir e estilizar perucas. O entrelaçamento e as extensões de cabelo permitem melhorar o cabelo natural do cliente e criar um visual que aumenta a autoestima. ☑ **OA6**

Distúrbios capilares

Os seguintes distúrbios capilares vão daqueles que são comuns e não particularmente problemáticos para aqueles que são muito mais raros ou perturbadores:

- **Canities** é o termo técnico para o cabelo grisalho. Canities resulta da perda do pigmento melanina do cabelo natural. A não ser pela ausência de pigmento, o cabelo grisalho é exatamente igual ao cabelo pigmentado. Os dois tipos de canities são congênito ou adquirido.

  Canities congênita existe no nascimento ou antes dele. Ocorre em albinos, que nascem sem pigmentação na pele, cabelo e olhos, e ocasionalmente em indivíduos com o cabelo normal. Um tipo irregular de canities congênita pode se desenvolver lenta ou rapidamente, dependendo da causa da doença.

  A canities adquirida se desenvolve com a idade e é o resultado da genética. Embora a genética também seja responsável pela canities prematura, a canities adquirida pode se desenvolver devido à ansiedade prolongada ou doença.
- O **cabelo anelado** é uma variedade de canities, caracterizado pela alternância de bandas de cabelos grisalhos e pigmentados ao longo do comprimento do fio de cabelo.
- A **hipertricose**, também conhecida como **hirsutismo**, é uma condição de crescimento anormal dos cabelos. É caracterizada pelo crescimento de pelos terminais em áreas do corpo onde normalmente crescem apenas pelos *velus*. Bigodes ou barbas leves em mulheres são exemplos de hipertricose.

  Os tratamentos para a hipertricose incluem eletrólise, fotodepilação, depilação a laser, barbear, depilar, pinças eletrônicas, cremes depilatórios, depiladores, depilação persa e depilação com linha.
- A **tricoptilose** é o termo técnico para as pontas duplas (**Figura 7.13**). Tratamentos de condicionamento de cabelo irão amolecer e lubrificar as pontas secas, mas não irão reparar as pontas duplas. A única maneira de remover as pontas duplas é cortando-as.

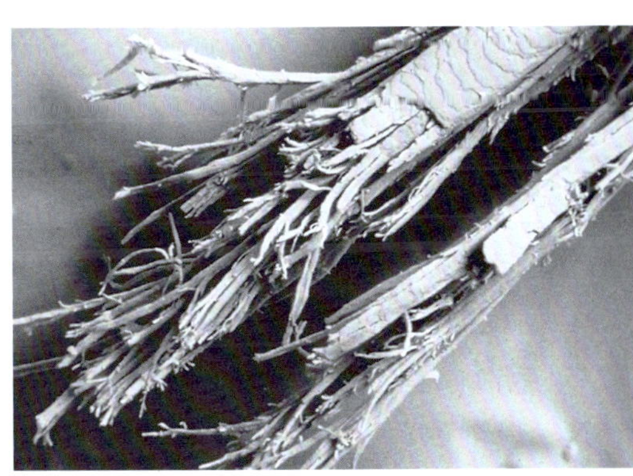

▲ **Figura 7.13 Tricoptilose.**

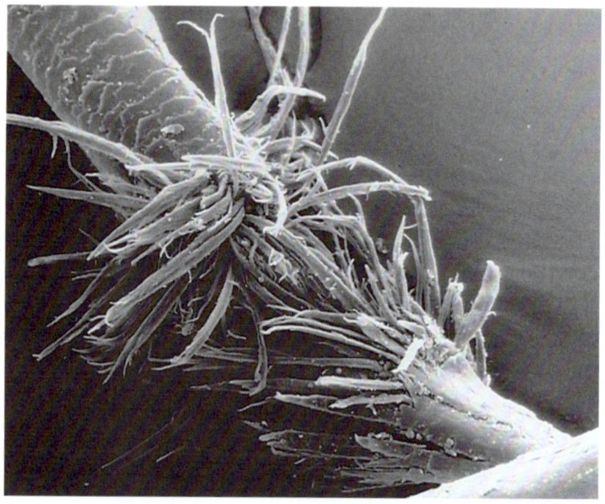

▲ Figura 7.14 *Tricorrexe nodosa.*

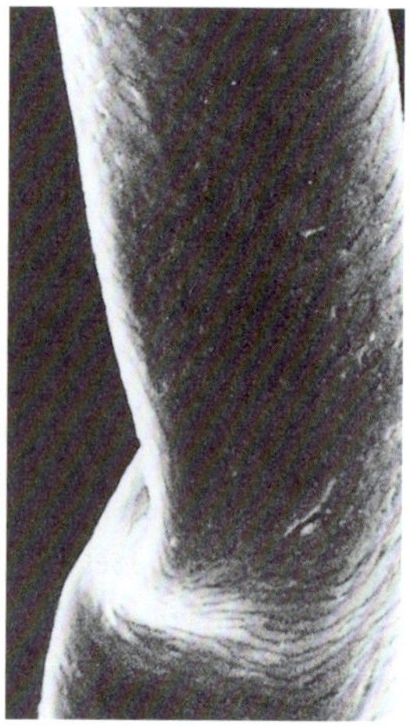

▲ Figura 7.15 **Moniletrix.**

- A ***Tricorrexe nodosa*** é o termo técnico para cabelos com nós (**Figura 7.14**). É caracterizada por fragilidade e formação de inchaços nodulares ao longo do eixo do cabelo. O cabelo se quebra com facilidade, e as fibras quebradas se espalham como uma escova ao longo do eixo do cabelo. Os tratamentos incluem a suavização do cabelo com condicionadores e hidratantes.
- **Moniletrix** é o termo técnico para cabelos em contas de rosário (**Figura 7.15**). O cabelo se quebra com facilidade entre as contas ou nós. Tratamentos incluem o condicionamento do cabelo e couro cabeludo.
- ***Fragilitas crinium*** é o termo técnico para cabelos quebradiços. Os cabelos podem quebrar em qualquer parte do seu comprimento. Os tratamentos incluem o condicionamento do cabelo e couro cabeludo e o corte do cabelo acima da quebra para evitar novos danos.

Distúrbios do couro cabeludo

A pele está em constante processo de renovação. A camada externa da pele que cobre o seu corpo está constantemente sendo eliminada e substituída por novas células por baixo. A pessoa comum descarta cerca de 4 kg de pele morta por ano. As células da pele de um couro cabeludo saudável e normal caem naturalmente como pequenos flocos secos, sem serem notadas.

A caspa pode ser facilmente confundida com células de um couro cabeludo seco, porque os sintomas de ambas as condições são um couro cabeludo descascando e irritado, mas há uma diferença. A caspa geralmente produz um couro cabeludo oleoso, mas ao mesmo tempo, exatamente como o nome indica, o couro cabeludo fica seco. Os flocos de um couro cabeludo seco são muito menores e menos perceptíveis do que os flocos maiores vistos com a caspa. O couro cabeludo seco pode ser o resultado de dermatite de contato, queimaduras solares, ou de idade avançada, e é geralmente agravado por um clima frio e seco.

Caspa

Pitiríase é o termo técnico para a caspa, caracterizada pela produção excessiva e acúmulo de células da pele. Ao invés da queda normal unitária de minúsculas células da pele individuais, a caspa é a queda de um acúmulo de grandes pedaços visíveis de células epiteliais.

Embora a causa da caspa tenha sido discutida por mais de 150 anos, pesquisas atuais confirmam que a caspa é resultado de um fungo chamado malassezia. A **malassezia** é um fungo que ocorre naturalmente e está presente em toda a pele humana, mas causa os sintomas da caspa quando cresce fora de controle. Alguns indivíduos também são mais suscetíveis aos efeitos irritantes da malassezia. Fatores como estresse, idade, hormônios e falta de higiene podem fazer o fungo se multiplicar e os sintomas da caspa piorarem.

Xampus anticaspa modernos contêm os agentes antifúngicos piritionato de zinco, sulfeto de selênio ou cetoconazol, que controlam a caspa ao suprimir o crescimento de malassezia. Shampoos anticaspa contendo piritionato de zinco estão disponíveis em uma variedade de fórmulas para todos os tipos de cabelo e são suaves o suficiente para serem usados todos os dias, mesmo em cabelos tingidos. O uso frequente de um xampu anticaspa é essencial para o seu controle. E apesar de boa higiene pessoal e desinfecção adequadas serem importantes, a caspa não é contagiosa.

Existem dois tipos principais de caspa:

- ***Pityriasis capitis simplex*** é o termo técnico para a caspa clássica, caracterizada pela irritação do couro cabeludo, flocos grandes e coceira na cabeça. As escamas podem se anexar ao couro cabeludo em grupos, se espalhar levemente pelo cabelo, ou cair nos ombros. O uso regular de shampoos, condicionadores e loções tópicas anticaspa é o melhor tratamento.
- ***Pityriasis steatoides*** é um caso mais severo de caspa caracterizado pelo acúmulo de escamas gordurosas ou cerosas, misturadas com sebo, que aderem ao couro cabeludo em crostas. Como explicado no Capítulo 4, Problemas da pele, quando esta condição é acompanhada de vermelhidão e inflamação, é chamada de dermatite seborreica. A dermatite seborreica também pode ser encontrada nas sobrancelhas ou barba.

Você não deve realizar nenhum serviço em uma pessoa que tenha qualquer uma dessas condições. Um cliente com essas condições deve ser encaminhado a um médico.

Cuidado

Você pode ter dificuldade de falar com seu cliente sobre uma doença no couro cabeludo. Afinal, não é fácil dizer a um cliente que você não pode executar um serviço agendado, pois pode haver algo errado com seu couro cabeludo. Se você sentir que não deve executar o serviço em seu cliente e precisa de ajuda para comunicar isso a ele, procure orientação de seu instrutor ou gerente de salão.

Se encontrar tal situação e achar que está pronto para discutir a situação com o seu cliente, tente essa abordagem: "Sra. Smith, percebi que seu couro cabeludo está diferente hoje. Não estou licenciado para diagnosticar qualquer doença do couro cabeludo, mas estou preocupado e acho que você deveria procurar um médico para ver isso o mais rapidamente possível. Para sua segurança, não devo continuar com o serviço que você agendou".

Não deixe que seus clientes tentem convencê-lo a realizar o serviço. Isso poderia colocá-lo, aos seus outros clientes e ao salão em risco de propagação da doença do couro cabeludo.

Infecções fúngicas (*Tinea*)

A ***tinea*** é o termo técnico para micose. É caracterizada por coceira, escamas e, às vezes, lesões circulares dolorosas. Várias manchas podem estar presentes de uma só vez. A *tinea* é causada por um organismo fúngico e não um parasita, como o termo antigo micose parece sugerir.

Todas as formas de *tinea* são contagiosas e podem ser facilmente transmitidas de uma pessoa para outra. A doença é espalhada através de escamas de pele ou cabelos infectados. Banheiras, piscinas e artigos de uso pessoal também são fontes de transmissão. Praticar procedimentos de limpeza e desinfecção ajudará a impedir a propagação desta doença no salão.

Como visto no Capítulo 1, Controle de infecções: princípios e práticas, a infecção fúngica mais frequentemente encontrada em serviços de cabeleireiro é a *tinea* da barba, também conhecida como prurido do barbeiro. É semelhante à *Tinea capitis* em aparência. Você não deve executar um serviço em qualquer pessoa que tenha ou que você suspeita que possa

Você sabia?

A *tinea* da barba (coceira do barbeiro) é a infecção mais frequentemente encontrada em serviços de cabelo. Afeta os pelos grossos na área da barba e bigode ou os cabelos do pescoço e couro cabeludo. É geralmente vista em homens.

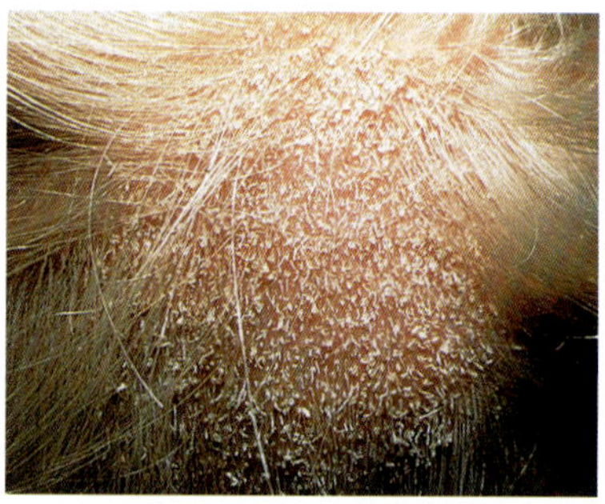

▲ Figura 7.16 *Tinea capitis.*

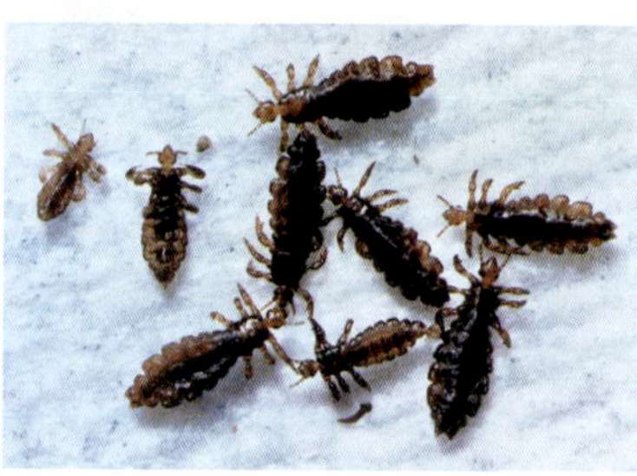

▲ Figura 7.17 **Piolhos.**

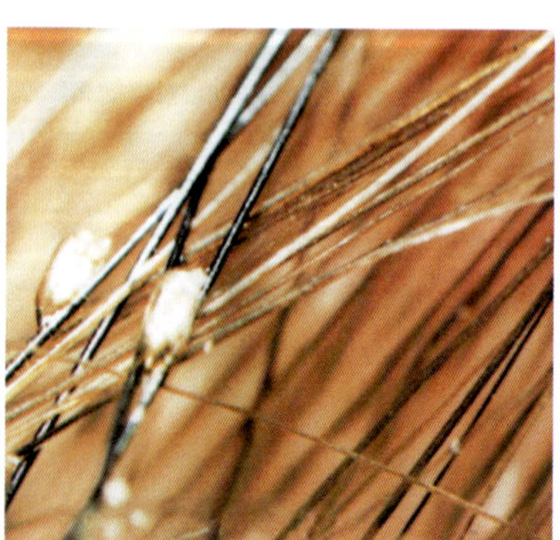

▲ Figura 7.18 **Lêndeas (ovos de piolhos).**

ter *tinea* da barba. Um cliente com essa condição deve ser encaminhado a um médico.

A *Tinea capitis* é outro tipo de infecção fúngica caracterizada por pápulas ou pontos vermelhos na abertura dos folículos pilosos (**Figura 7.16**). As manchas se espalham e o cabelo se torna quebradiço. O cabelo muitas vezes quebra, deixando apenas um toco, ou pode cair do folículo aberto alargado.

A ***tinea* favosa**, também conhecida como ***Tinea favus***, é caracterizada por crostas secas, de cor amarelo-enxofre, em forma de copo no couro cabeludo, chamada de **escutula**. As escutulas têm odor característico. As cicatrizes de *tinea* favosa são partes calvas que podem ser rosa ou brancas e brilhantes.

Lembre-se: Você nunca deve executar um serviço em qualquer pessoa que tenha ou que você suspeite que possa ter uma infecção fúngica. Se você não tiver certeza sobre a condição ser uma infecção fúngica ou não, sinta-se mais seguro orientando seu cliente a procurar um médico.

Infecções parasitárias

A escabiose (sarna) é uma doença de pele altamente contagiosa causada por um parasita chamado de ácaro que habita embaixo da pele. Vesículas (bolhas) e pústulas (espinhas inflamadas com pus) geralmente se formam no couro cabeludo pela irritação causada por esse parasita. Coceira excessiva arranha as áreas infectadas e piora a condição. Realizar os procedimentos de limpeza e desinfecção é muito importante para prevenir a propagação desta doença.

Você não deve realizar nenhum serviço em uma pessoa que tenha escabiose. Um cliente com essa condição deve ser encaminhado a um médico.

Pediculosis capitis é a infestação do cabelo e couro cabeludo por piolhos (**Figuras 7.17** e **7.18**).

Quando esses parasitas se alimentam de couro cabeludo, ele começa a coçar. Se o couro cabeludo é coçado, pode causar uma infecção. Os piolhos são transmitidos de uma pessoa para outra pelo contato com chapéus, pentes, escovas e outros artigos pessoais infestados. Você pode distinguir piolhos de flocos de caspa olhando atentamente para o couro cabeludo com uma lupa.

Fazer a prática dos procedimentos de higiene e desinfecção aprovados pelo conselho estadual irá impedir a propagação dessa infestação. Vários medicamentos que não necessitam de receita médica estão disponíveis.

Você não deve realizar nenhum serviço em uma pessoa que tenha piolhos. Um cliente com essa condição deve ser encaminhado a um médico ou farmacêutico.

Infecções por estafilococos

Estafilococos são bactérias que infectam a pele ou couro cabeludo. Os dois tipos mais comuns de infecções por estafilococos são furúnculos e carbúnculos.

- Um **furúnculo** é o termo técnico para uma bolha, uma infecção bacteriana aguda localizada do folículo piloso, produzindo dor constante (**Figura 7.19**). É limitada a uma área específica e produz uma pústula perfurada por um pelo.
- Um **carbúnculo** é uma inflamação do tecido subcutâneo causada por estafilococos. É semelhante a um furúnculo, porém maior.

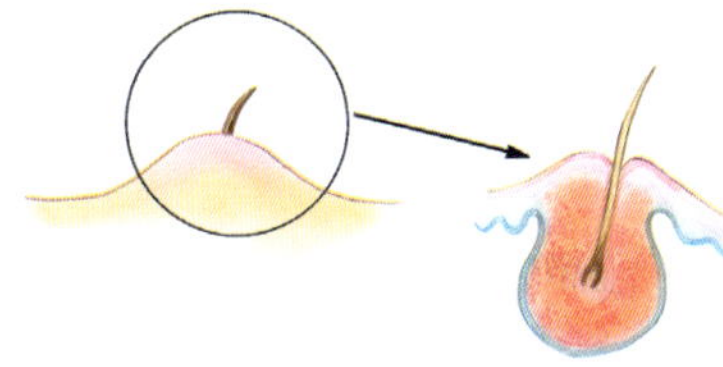

▲ Figura 7.19 **Furúnculo.**

Fazer a prática dos procedimentos de limpeza e desinfecção aprovados pelo conselho estadual irá impedir a propagação destas infecções.

Você não deve realizar nenhum serviço em uma pessoa que tenha furúnculos ou carbúnculos. Um cliente com alguma dessas condições deve ser encaminhado a um médico para tratamento. ☑ **OA7**

Análise dos cabelos e do couro cabeludo

Todos os serviços de salão de sucesso devem começar com uma análise profunda da condição do couro cabeludo e tipo de cabelo do cliente. Saber a condição do couro cabeludo e tipo de cabelo do cliente permite que você prepare e tome decisões sobre os resultados que ele poderá esperar do serviço.

Como os diferentes tipos de cabelos reagem de forma diferente ao mesmo serviço, é essencial que uma análise minuciosa seja realizada antes de fazer qualquer serviço de salão de beleza. A análise do cabelo é realizada através da observação usando os sentidos de visão, tato, audição e olfato. Os quatro fatores mais importantes a considerar na análise do cabelo são densidade, textura, porosidade e elasticidade. Outros fatores que você também deve observar são o padrão de crescimento e o ressecamento e/ou oleosidade.

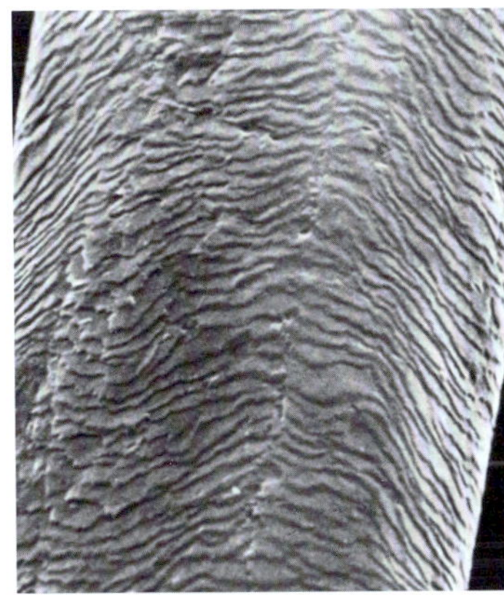

▲ Figura 7.20 **Cabelo grosso.**

Textura

A **textura do cabelo** é a espessura ou diâmetro do fio de cabelo individual. A textura do cabelo pode ser classificada como grossa, média ou fina (**Figuras 7.20**, **7.21** e **7.22**) e pode variar de fio para fio na cabeça da mesma pessoa. Não é incomum que o cabelo de diferentes áreas da cabeça tenha texturas diferentes. Os cabelos na nuca (parte de trás do pescoço), coroa, têmporas e franja da mesma pessoa podem ter diferentes texturas.

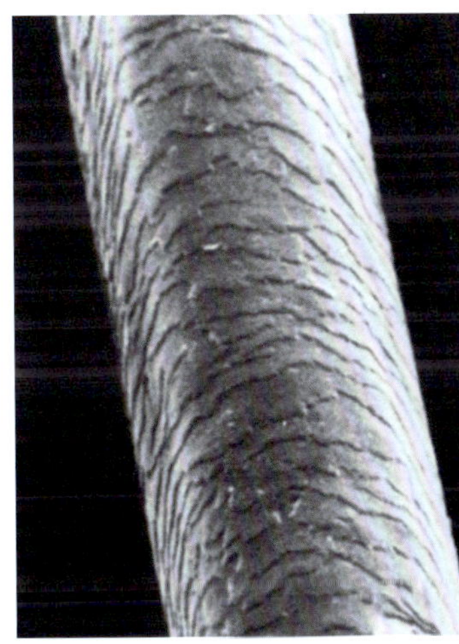

▲ Figura 7.21 **Cabelo médio.**

Cabelo de textura grossa tem um diâmetro maior. É mais forte do que o cabelo fino, pela mesma razão que uma corda grossa é mais forte que uma corda fina. Muitas vezes, é mais resistente ao processamento do que cabelos médios ou finos, por isso geralmente requer mais processamento quando você está aplicando produtos tais como clareadores de cabelo, colorações, soluções permanentes e relaxantes químicos de cabelo.

A textura do cabelo médio é a textura mais comum e é o padrão para que o cabelo seja comparado a outros. O cabelo médio não apresenta quaisquer problemas ou preocupações especiais. O cabelo fino

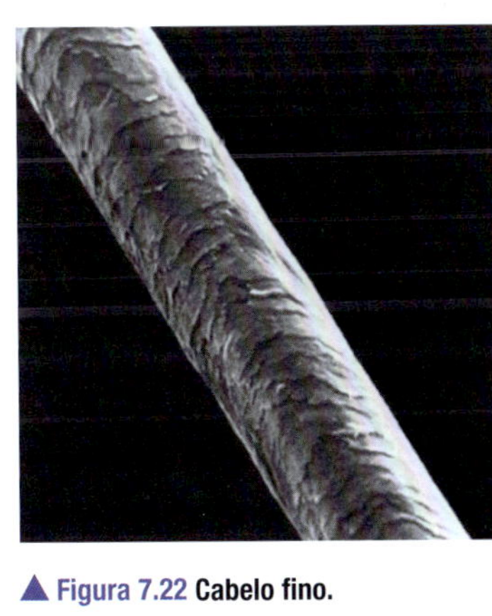

▲ Figura 7.22 **Cabelo fino.**

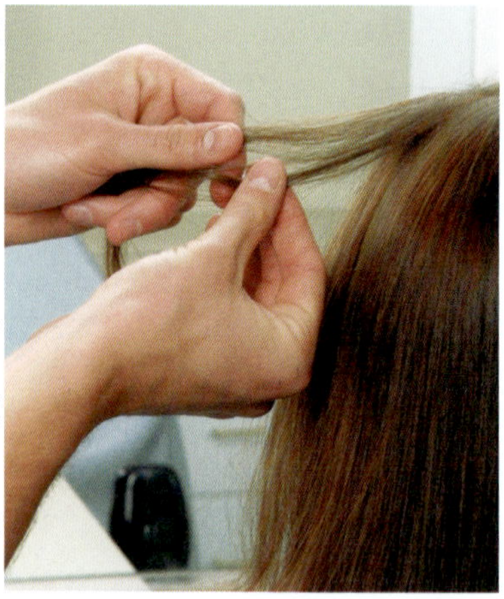

▲ **Figura 7.23 Testando a textura do cabelo.**

tem um diâmetro menor e é mais frágil, mais fácil de processar e mais suscetível a danos causados por tratamentos químicos do que o cabelo grosso ou médio.

Como com a análise da cutícula do cabelo, a textura do cabelo pode ser determinada pela sensação de um único fio seco entre os dedos. Pegue um fio individual de quatro áreas diferentes da cabeça – da linha frontal, têmpora, coroa e nuca – e segure cada fio com uma mão enquanto o sente com o polegar e o indicador da outra mão. Com um pouco de prática, você será capaz de sentir a diferença entre cabelos médios, grossos e finos (**Figura 7.23**).

Densidade

A **densidade do cabelo** mede o número de fios de cabelo individuais em 2,5 cm^2 de couro cabeludo. Indica quantos fios de cabelo existem na cabeça de uma pessoa. A densidade do cabelo pode ser classificada como baixa, média ou alta (também conhecida como fina, média ou grossa/densa). A densidade do cabelo é diferente da textura do cabelo – indivíduos podem ter a mesma textura de cabelo e diferentes densidades.

Alguns indivíduos podem ter uma textura de cabelo grossa (cada fio de cabelo tem um diâmetro grande), mas a densidade do cabelo pode ser baixa (um número baixo de fios de cabelo na cabeça). Outros podem ter uma textura de cabelo fina (cada fio de cabelo tem um diâmetro pequeno), mas a densidade do cabelo é alta (um elevado número de fios de cabelos na cabeça).

A densidade média do cabelo é de cerca de 2.200 fios de cabelo por 2,5 cm^2. Cabelo com alta densidade (cabelo grosso ou denso) tem mais fios por 2,5 cm^2, e cabelo com densidade baixa (cabelo fino) tem menos fios de cabelo por 2,5 cm^2. Uma cabeça média contém cerca de 100 mil fios de cabelo. O número de fios de cabelo na cabeça geralmente varia de acordo com a cor do cabelo. Loiros geralmente têm uma densidade maior, e as pessoas com cabelos ruivos tendem a ter a densidade mais baixa. A **Tabela 7.4** mostra a densidade de fios por cor de cabelo.

Em foco

VAREJO

A venda de produtos de varejo aumenta a retenção de clientes. Um cliente que leva para casa um produto de varejo tem duas vezes mais chance de retornar para fazer algum serviço. Recomendar produtos para uso doméstico é uma parte importante de uma carreira de sucesso como estilista. Seu cliente precisa saber quais produtos usar e como usá-los.

Uma análise completa do cabelo irá permitir que você recomende os produtos certos para o seu cliente com confiança. É o seu trabalho saber mais sobre as necessidades específicas do seu cliente do que qualquer outra pessoa, e recomendar os produtos certos para satisfazer essas necessidades. Seus clientes o consideram um especialista no cuidado de cabelo, e por isso não tenha vergonha de analisar suas necessidades e fazer recomendações a eles, pois eles podem realmente se beneficiar de seus conselhos.

Tabela 7.4 – Número médio de fios de cabelo na cabeça por cor de cabelo

NÚMERO MÉDIO DE FIOS DE CABELOS POR COR	
COR DO CABELO	NÚMERO MÉDIO DE CABELOS NA CABEÇA
RUIVO	140.000
LOIRO	110.000
CASTANHO	108.000
PRETO	80.000

Porosidade

A **porosidade capilar** é a capacidade que o cabelo tem de absorver umidade. O grau de porosidade está diretamente relacionado à condição da camada de cutícula. Um cabelo saudável com uma camada de cutícula compacta é naturalmente resistente a umidade e é chamado de **hidrofóbico**. Cabelos porosos têm uma camada de cutícula levantada que facilmente absorve a umidade e são chamados de **hidrofílicos**.

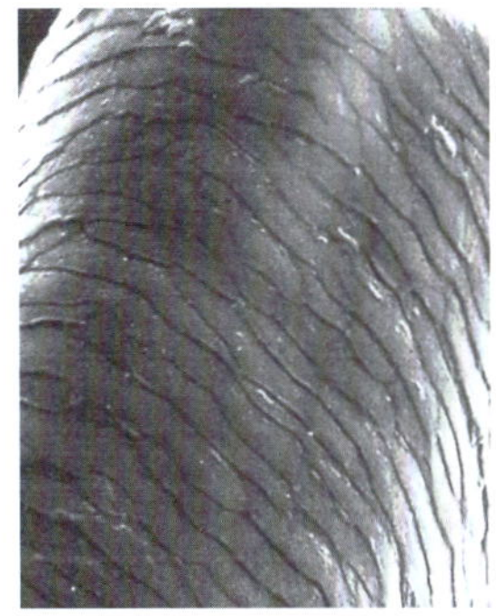

▲ **Figura 7.24 Porosidade baixa (cabelos resistentes).**

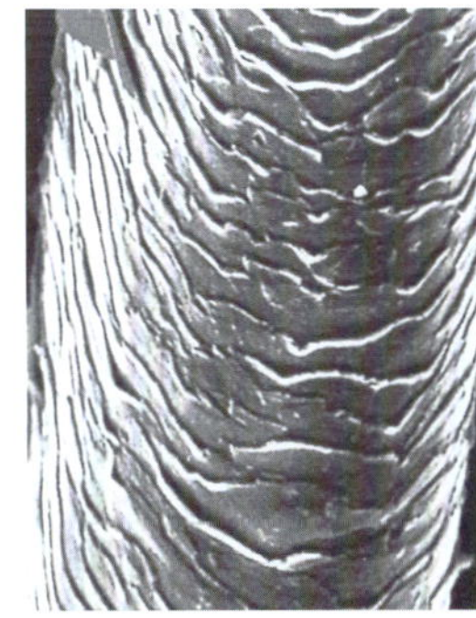

▲ **Figura 7.25 Porosidade média (cabelos normais).**

O cabelo com baixa porosidade é considerado resistente (**Figura 7.24**). Reações químicas realizadas em cabelos com baixa porosidade requerem uma solução mais alcalina do que os aplicados em cabelos com alta porosidade. As soluções alcalinas levantam a cutícula e permitem uma saturação e processamento uniformes em cabelos resistentes.

O cabelo com porosidade média é considerado normal (**Figura 7.25**). Os serviços químicos realizados nesse tipo de cabelo geralmente ocorrem como esperado, de acordo com a textura.

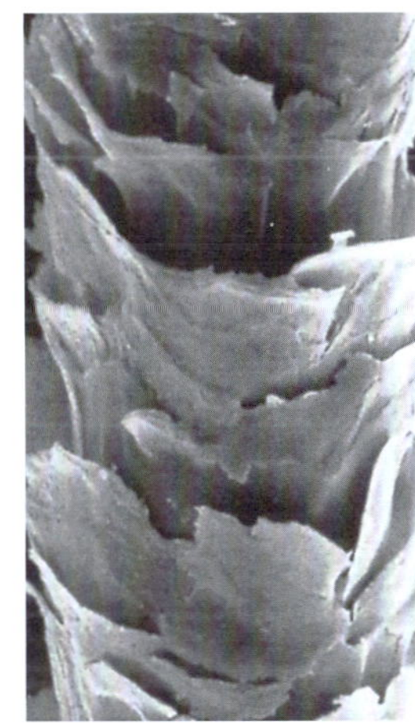

▲ **Figura 7.26 Alta porosidade (cabelo muito poroso).**

Cabelos com alta porosidade são considerados cabelos excessivamente porosos e são frequentemente o resultado de processamento excessivo anterior (**Figura 7.26**). Um cabelo excessivamente poroso é danificado, seco, frágil e quebradiço. Reações químicas feitas em cabelos excessivamente porosos exigem soluções menos alcalinas, com um pH mais baixo, que ajudam a prevenir o superprocessamento e danos adicionais.

A textura do cabelo pode ser uma indicação de sua porosidade, mas é apenas uma regra geral. Diferentes graus de porosidade podem ser encontrados em todas as texturas de cabelo. Embora o cabelo grosso normalmente tenha baixa porosidade e seja resistente aos serviços químicos, em alguns casos poderá ter alta porosidade, talvez como resultado de serviços químicos anteriores.

Você pode verificar a porosidade nos cabelos secos, tomando alguns fios de cabelo de quatro áreas diferentes da cabeça (linha frontal, têmporas, coroa e nuca). Segure essa mecha de cabelos firmemente com uma mão enquanto desliza o polegar e o indicador da outra mão das pontas para o couro cabeludo. Se o cabelo parecer liso e a cutícula for compacta, densa e dura, é considerado resistente. Se você puder sentir uma leve rugosidade, é considerado poroso. Se o cabelo estiver muito áspero, seco, ou quebrar, é considerado altamente poroso e pode ter sido processado em excesso (**Figura 7.27**).

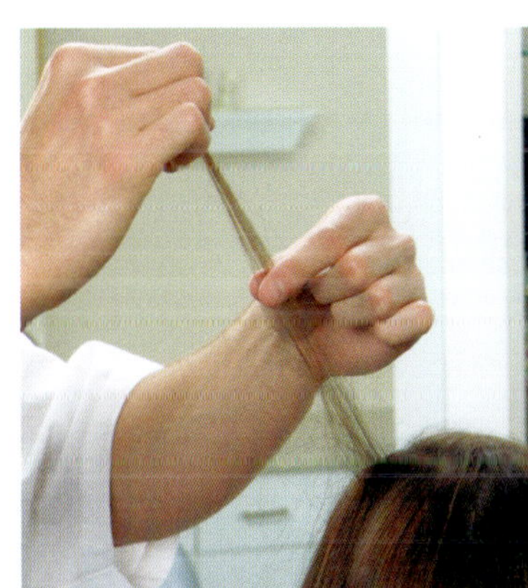

▲ **Figura 7.27 Teste de porosidade do cabelo.**

Elasticidade

A **elasticidade do cabelo** é a capacidade que ele tem de esticar e retornar ao seu comprimento original sem quebrar. A elasticidade do cabelo é uma indicação da força das ligações laterais que prendem as fibras individuais do cabelo no lugar. O cabelo molhado com elasticidade normal se

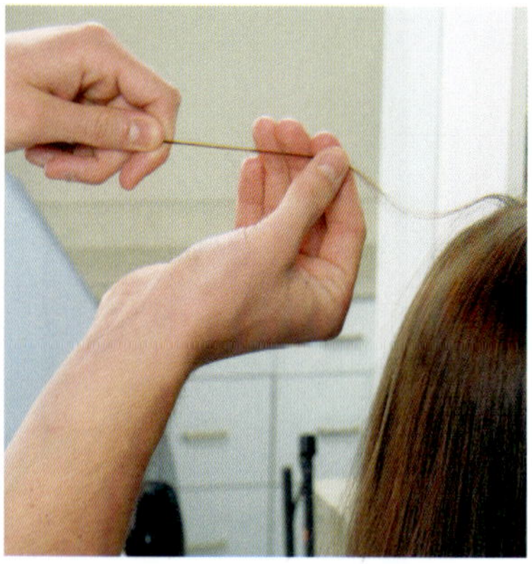

▲ **Figura 7.28 Teste de elasticidade do cabelo.**

esticará até 50% do seu comprimento original e retornará a esse mesmo comprimento sem quebrar. O cabelo seco se estende cerca de 20% de seu comprimento.

O cabelo com pouca elasticidade é frágil e quebra facilmente. Pode não ser capaz de segurar um cacho feito por estilização molhada, térmica ou permanente. O cabelo com baixa elasticidade é o resultado de laços laterais fracos, que, por sua vez, geralmente resultam de processamento em excesso. Serviços químicos realizados em cabelos com pouca elasticidade requerem uma solução mais suave, com pH mais baixo para minimizar os danos e evitar novos traumas adicionais.

Verifique a elasticidade dos cabelos molhados tomando algumas mechas de cabelo de quatro áreas diferentes da cabeça (linha frontal, têmporas, coroa e nuca). Segure firmemente uma única mecha de cabelo molhado e tente quebrá-lo (**Figura 7.28**). Se o cabelo esticar e retornar ao seu comprimento original sem quebrar, tem elasticidade normal. Se o cabelo quebra facilmente ou não retornar ao seu comprimento original, tem baixa elasticidade.

Padrão de crescimento capilar

Como mencionado anteriormente neste capítulo, os padrões de crescimento capilar devem ser identificados e considerados importantes, especialmente ao preparar um cabelo para ser modelado e estilizado. Durante a sua análise do cabelo, você deve identificar todos e quaisquer padrões de crescimento de cabelo e levá-los em consideração ao criar a aparência geral, o corte de cabelo ou penteado que o cliente quer atingir.

Os folículos pilosos que crescem da cabeça perpendicularmente, a um ângulo de 90º ou em uma direção reta para fora da cabeça podem fazer com que os seguintes padrões de crescimento resultem em:

- Um **fluxo de cabelo** é um cabelo que flui na mesma direção, resultando de folículos inclinados na mesma direção. Dois fluxos em direções opostas a partir da cabeça formam uma parte natural do cabelo.

Atividade

Dividam-se em grupos de dois ou mais na sala de aula e analisem o cabelo um do outro. A análise do cabelo deve incluir a avaliação de textura, densidade, porosidade e elasticidade. Padrões de ondas, padrões de crescimento e a oleosidade ou secura dos cabelos e couro cabeludo também devem ser observados. Sigam os procedimentos descritos neste livro e usem a mesma terminologia. Anotem os resultados e apresentem um relatório oral à classe. Qual é a textura mais comum entre seus colegas? Qual é a densidade mais comum?

- Um **espiral** é o cabelo que se forma em um padrão circular, como na coroa da cabeça. Um espiral normalmente se forma na coroa, com todo o cabelo desse ponto crescendo para baixo.
- Um **redemoinho** é um tufo de cabelo que fica para cima. Redemoinhos geralmente são mais perceptíveis na parte da frente, mas podem ser localizados em qualquer lugar da cabeça.

Cabelo e couro cabeludo secos

Cabelos e couro cabeludo secos podem ser causados por glândulas sebáceas inativas. Tais condições são agravadas pela lavagem excessiva ou por um clima seco.

A falta de óleos naturais (sebo) leva a um cabelo que aparenta estar sem brilho, seco e sem vida. Cabelos e couro cabeludo secos devem ser tratados com produtos que contêm hidratantes e emolientes.

Pessoas com cabelos e couro cabeludo secos devem evitar a higienização de forma frequente, juntamente com o uso de sabonetes, detergentes ou produtos fortes com um alto teor alcoólico, pois esses produtos podem agravar as condições existentes. O cabelo seco não deve ser confundido com o cabelo muito poroso que tenha sido danificado por estilização térmica, produtos químicos ou condições ambientais.

Cabelo e couro cabeludo oleosos

Cabelos e couro cabeludo oleosos são caracterizados por um acúmulo de sebo no couro cabeludo e um revestimento oleoso no cabelo e são causados por um processo de higiene inadequada ou atividade exacerbada de glândulas sebáceas. Cabelo e couro cabeludo oleosos podem ser tratados por higienização adequada com um xampu comum. Uma dieta bem equilibrada, exercício físico, lavagem frequente e boa higiene pessoal são essenciais para controlar cabelos e couro cabeludo oleosos. ☑ **OA8**

Cabelo saudável, clientes felizes

Quanto mais você aprender sobre a estrutura do cabelo e como mantê-lo saudável, mais você irá entender como os serviços de salão de beleza afetam os diferentes tipos de cabelo. Esta é a chave para obter resultados consistentes com os seus serviços e clientes satisfeitos que o recomendam a seus amigos.

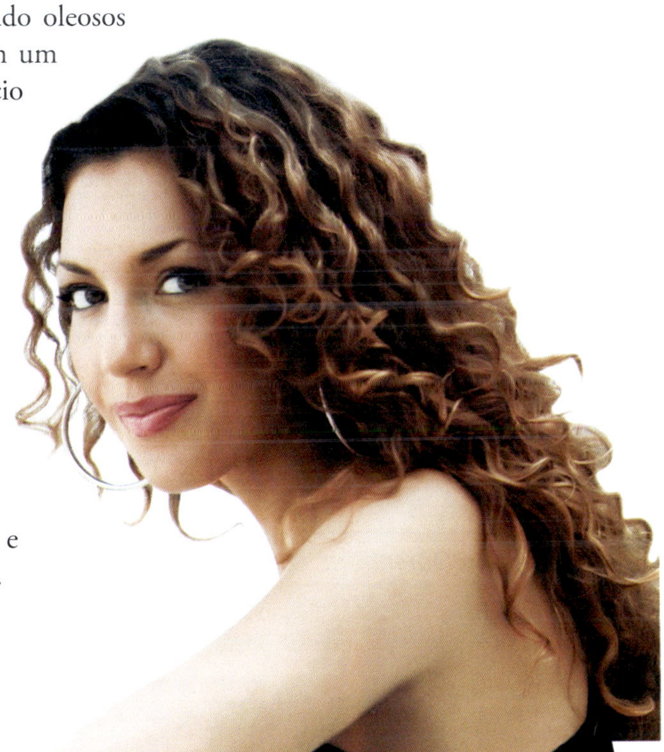

Questões de revisão

1. Nomeie e descreva as cinco principais estruturas da raiz do cabelo.
2. Nomeie e descreva as três camadas da haste capilar.
3. Explique o processo de queratinização.
4. O que são cadeias de polipeptídeos?
5. Liste e descreva os três tipos de laços laterais. Indique se são fortes ou fracos e por quê.
6. Nomeie e descreva os dois tipos de melanina responsáveis pela cor do cabelo natural.
7. Nomeie e descreva os dois tipos de pelo e suas localizações no corpo.
8. Quais são as três fases do ciclo de crescimento capilar? O que ocorre durante cada fase?
9. Qual é a razão para a queda de cabelo normal diária?
10. Quais são os tipos mais comuns de queda anormal de cabelo?
11. Quais são os dois únicos tratamentos para queda de cabelo aprovados pela Anvisa?
12. Nomeie os dois principais tipos de caspa. Eles podem ser tratados no salão?
13. Que distúrbios do cabelo e couro cabeludo não podem ser tratados no salão?
14. Quais quatro fatores sobre o cabelo devem ser considerados em uma análise do cabelo?

Glossário do capítulo

Alopecia	Queda anormal de cabelo.
Alopecia androgenética	Também conhecida como *alopecia androgênica;* queda de cabelo caracterizada pela miniaturização dos pelos terminais, que são convertidos em pelos *velus*; nos homens, é conhecida como calvície de padrão masculino.
Alopecia areata	Doença autoimune que faz que os folículos pilosos afetados sejam erroneamente atacados pelo próprio sistema imunológico de uma pessoa. Geralmente começa com uma ou mais manchas calvas pequenas, redondas e lisas no couro cabeludo.
Alopecia pós-parto	Queda de cabelo temporária que aparece na conclusão de uma gravidez.
Alopecia *totalis*	Perda total de cabelo.
Alopecia *universalis*	Completa perda de pelos no corpo
Aminoácidos	Unidades que estão ligadas de ponta a ponta por meio de fortes ligações peptídicas químicas para formar as cadeias polipeptídicas que compõem as proteínas.

Glossário do capítulo

Bulbo capilar	Parte mais inferior de um fio de cabelo; a estrutura espessa em forma de taco que forma a parte inferior da raiz do cabelo.
Cabelo anelado	Uma variedade de canities, caracterizada pela alternância de bandas de cabelos grisalhos e pigmentados ao longo do comprimento do fio de cabelo.
Cadeia polipeptídica	Uma longa cadeia de aminoácidos ligados por ligações peptídicas.
Canities	Termo técnico para cabelos grisalhos; resultado da perda do pigmento melanina do cabelo natural.
Carbúnculo	Inflamação do tecido subcutâneo causada por estafilococos, semelhante a um furúnculo, porém maior.
Cisteína	Um aminoácido ligado a outro aminoácido cisteína para criar o aminoácido cistina.
Cistina	Um aminoácido que une duas cadeias de peptídeo.
Córtex	Camada do meio do cabelo; um núcleo de proteína fibrosa formado por células alongadas contendo o pigmento melanina.
Crescimento em espiral	Crescimento em que o cabelo se forma em padrão circular.
Crescimento em redemoinhos	Tufo de cabelo que fica para cima.
Cutícula do cabelo	Camada mais externa do cabelo; constituída por uma camada única e superposta de células transparente semelhantes a escamas, que se parecem com as telhas em um telhado.
Densidade do cabelo	O número de fios de cabelo individuais em 2,5 cm^2 de couro cabeludo.
Eixo do cabelo	A porção de cabelo que se projeta acima da epiderme.
Elasticidade do cabelo	A capacidade do cabelo de esticar e retornar ao seu comprimento original sem quebrar.
Elementos COHNS	Os cinco elementos – carbono, oxigênio, hidrogênio, nitrogênio e enxofre – que compõem o cabelo humano, pele, tecidos e unhas.
Escutula	Crostas secas, amarelo-enxofre em formato de copo, que surgem no couro cabeludo na *tinea* favosa ou *tinea* capilar.
Fase anágena	Também conhecida como *fase de crescimento* (log); fase em que o cabelo novo é produzido.
Fase catágena	O breve período de transição entre as fases de crescimento e de descanso de um folículo piloso. Sinaliza o fim da fase de crescimento.
Fase telógena	Também conhecida como *fase de repouso*, é a fase final do ciclo do cabelo e dura até que o cabelo totalmente crescido caia.

Glossário do capítulo

Fluxo de cabelo	Cabelo que flui na mesma direção, resultando de folículos inclinados na mesma direção.
Folículo piloso	A depressão ou bolsa em formato de tubo na pele ou couro cabeludo, que contém a raiz do cabelo.
Fragilitas crinium	Termo técnico para cabelos quebradiços.
Furúnculo	Infecção bacteriana aguda localizada no folículo piloso, que produz dor constante.
Hélice	Forma espiral de uma proteína em mola criada por cadeias polipeptídicas que se entrelaçam umas com as outras.
Hidrofílico	Absorve facilmente a umidade; em termos de química, capaz de combinar com ou de atrair água (amante de água).
Hidrofóbico	Naturalmente resistente a ser penetrado pela umidade.
Hipertricose	Também conhecida como *hisurtismo*; condição de crescimento anormal dos cabelos, caracterizada pelo crescimento de pelos terminais em áreas do corpo onde normalmente cresceriam apenas os pelos *velus*.
Ligação de dissulfeto	Laço lateral químico forte que une os átomos de enxofre de dois aminoácidos cisteína vizinhos para criar uma cistina, que une duas cadeias polipeptídeo como degraus de uma escada.
Ligação de hidrogênio	Um laço lateral fraco, físico, que pode ser facilmente quebrado por água ou calor.
Ligação iônica	Uma ligação cruzada fraca e física entre cadeias polipeptídicas adjacentes.
Ligação lateral	Ligações que interligam cadeias polipeptídicas e são responsáveis pela extrema resistência e elasticidade do cabelo humano.
Ligação peptídica	Também conhecida como *ligação final*; ligação química que une aminoácidos uns aos outros, de ponta a ponta, para formar uma cadeia polipeptídica.
Ligações de lantionina	Os laços criados quando pontes dissulfeto são quebradas por relaxadores químicos hidróxido de cabelo após o relaxante ser lavado do cabelo.
Malassezia	Um fungo que ocorre naturalmente e está presente em toda a pele humana, mas é responsável pela caspa quando cresce fora de controle.
Medula	Camada mais interna do cabelo que é composta de células redondas; muitas vezes ausente em cabelos finos e naturalmente loiros.
Monilétrix	Termo técnico para cabelos em contas de rosário.

Glossário do capítulo

Padrão de onda	A forma dos fios de cabelo; descritos como reto, ondulado, crespo e extremamente crespo. Cabelos que se formam em um padrão circular na coroa da cabeça.
Pediculosis capitis	Infestação do cabelo e couro cabeludo com piolhos.
Pelo terminal	Um pelo longo, grosso e pigmentado encontrado no couro cabeludo, pernas, braços e corpos de machos e fêmeas.
Pelos *vellus*	Também conhecida como *cabelo lanugo;* cabelos curtos, finos e não pigmentados que aparecem sobre o corpo, com exceção das palmas das mãos e solas dos pés.
Pityriase capitis simplex	Termo técnico para a caspa clássica; caracterizada por irritação no couro cabeludo, flocos grandes, e coceira no couro cabeludo.
Pitiríase	Termo técnico para a caspa; caracterizada pela produção excessiva e acúmulo de células da pele.
Pityriasis steatoides	Caso severo de caspa caracterizado pelo acúmulo de escamas gordurosas ou cerosas, misturadas com sebo, que aderem ao couro cabeludo em crostas.
Porosidade capilar	A capacidade do cabelo de absorver umidade.
Proteínas	Complexo longo e enrolado de polipeptídeos feitos de aminoácidos.
Queratinização	Processo pelo qual as células recém-formadas no bulbo capilar maduro se preenchem com queratina, se movem para cima, perdem seu núcleo e morrem.
Raiz do cabelo	A parte do cabelo localizada abaixo da superfície da epiderme.
Textura do cabelo	A espessura ou diâmetro do fio de cabelo individual.
***Tinea* favosa**	Também conhecida como *tinea favo;* infecção fúngica caracterizada por crostas secas, amarelo-enxofre, em formato de copo no couro cabeludo, chamadas de escutula.
Tinea	Termo técnico para micose, uma doença contagiosa causada por infecção fúngica e não por um parasita; caracterizada por coceira, escamas e, às vezes, lesões dolorosas.
Tricologia	Estudo científico dos cabelos e suas doenças e cuidados.
Tricoptilose	Termo técnico para pontas duplas.
Tricorrexe nodosa	Termo técnico para o cabelo com nós; é caracterizada por fragilidade e formação de inchaços nodulares ao longo do eixo do cabelo.

Capítulo

8 Química básica

Enfoques do capítulo

- Por que estudar química básica?
- Química
- Matéria
- Potencial de hidrogênio (pH)

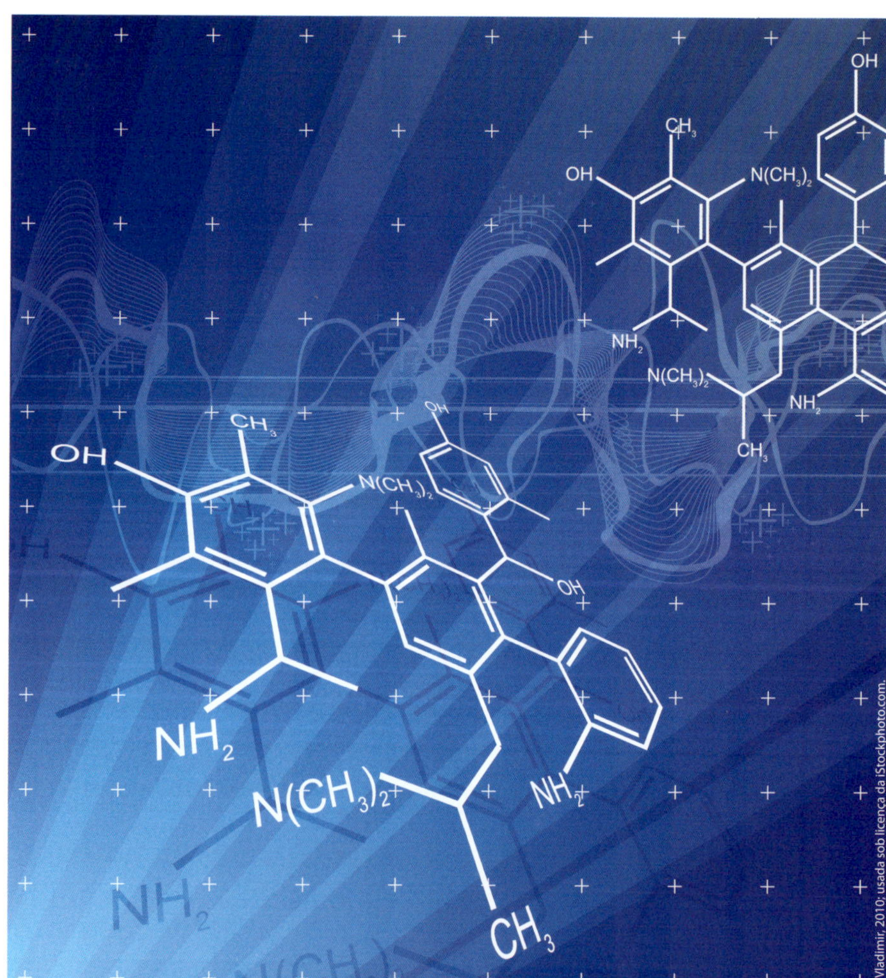

Objetivos de aprendizagem

Ao concluir este capítulo, você será capaz de:

- ☑ **OA1** Explicar a diferença entre química orgânica e inorgânica.
- ☑ **OA2** Descrever os diferentes estados da matéria: sólido, líquido e gasoso.
- ☑ **OA3** Descrever reações de oxirredução (redox).
- ☑ **OA4** Explicar as diferenças entre substâncias puras e misturas físicas.
- ☑ **OA5** Explicar a diferença entre soluções, suspensões e emulsões.
- ☑ **OA6** Explicar o pH e a escala de pH.

Palavras-chave

Os números de páginas indicam onde cada termo pode ser encontrado no capítulo:

ácido tioglicólico, 212
agente oxidante, 204
agente redutor, 204
álcalis (bases), 212
alcanolaminas, 209
álcoois voláteis, 209
alfa-hidroxiácido (AHAs), 212
amônia, 209
ânion, 210
átomos, 201
cátion, 210
combustão, 205
compostos orgânicos voláteis (COVs), 209
elemento, 201
emulsão, 207
emulsão água no óleo (A/O), 208
emulsão óleo na água (O/A), 208
emulsionante, 207
escala do pH, 211
estados da matéria, 202
glicerina, 209
imiscível, 206
íon, 210
ionização, 210
lipofílica, 208
logaritmo, 211
matéria, 201
miscível, 206
mistura física, 205
molécula, 202
molécula fundamental, 202
moléculas compostas, 202
mudança física, 204
mudança química, 204
oxidação, 204
oxirredução, 204
pH, 210
propriedades físicas, 203
propriedades químicas, 203
química, 200
química inorgânica, 200
química orgânica, 200
reações exotérmicas, 204
redução, 204
silicones, 209
solução, 206
solução ácida, 211
solução alcalina, 211
soluto, 206
solvente, 206
substância pura, 205
suspensões, 207
tensoativo, 208

No que você pensa quando mencionam a palavra *química*? Provetas com misturas borbulhando num laboratório? Tubos de ensaio cheios de líquidos estranhos? Coisas felpudas crescendo em placas de Petri? A maioria dos serviços de estética depende do uso de produtos químicos. Assim, estudar os princípios básicos da química significa que você terá o conhecimento necessário para compreender os produtos usados no salão para dar aos clientes os serviços profissionais que eles merecem.

POR QUE ESTUDAR QUÍMICA BÁSICA?

Profissionais da área da estética e beleza devem estudar e ter um entendimento perfeito da química, pois:

→ Sem compreender os princípios básicos da química, você não poderá usar produtos profissionais de forma eficaz e segura.

→ Todo produto usado no salão e nos serviços de estética e beleza contêm algum tipo de química.

→ Compreendendo a química, você conseguirá solucionar os problemas mais comuns com os serviços químicos.

Química

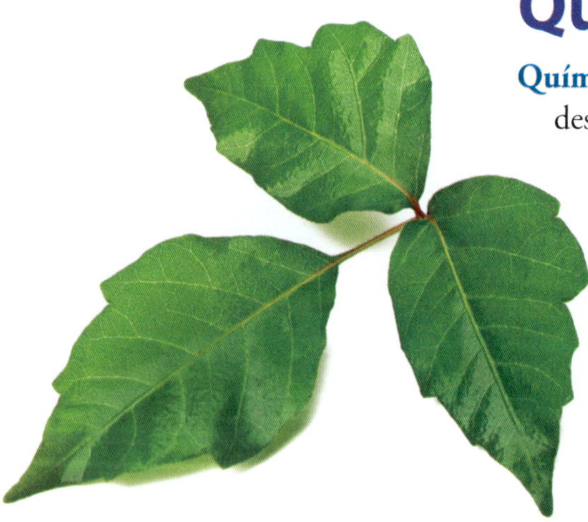

Química é a ciência que estuda a composição, a estrutura e as propriedades da matéria e como esta altera sob condições diferentes.

Química orgânica é o estudo das substâncias que contêm carbono. Todas as coisas vivas ou que já estiveram vivas, sejam plantas, sejam animais, contêm carbono. Substâncias orgânicas que contêm carbono e hidrogênio podem queimar. Embora o termo *orgânico* costume ser usado com o significado de seguro ou natural, por causa da associação a coisas vivas, tais como alimentos ou seus ingredientes, nem todas as substâncias orgânicas são naturais, saudáveis ou seguras.

Você pode ficar surpreso ao saber que sumagre venenoso, gasolina, óleo de motor, plásticos, tecidos sintéticos, pesticidas e fertilizantes são substâncias orgânicas. Todas as tinturas para cabelo, texturizadores químicos, xampus, condicionadores, produtos para conferir estilo, tratar as unhas e a pele são substâncias orgânicas. Então não se esqueça, a palavra *orgânico,* quando usada em química, não quer dizer natural nem saudável; ela quer dizer que o material contém carbono e hidrogênio, de fonte natural ou sintética.

Química inorgânica é o estudo de substâncias que não contêm o elemento carbono, mas podem conter hidrogênio. A maioria das substâncias inorgânicas não queima, porque não contêm carbono. Metais, minerais, vidro, água e ar são substâncias inorgânicas. Água pura e oxigênio são inorgânicos, mas essenciais à vida. Água oxigenada, alisador capilar com hidróxido e dióxido de titânio (pigmento branco usado para fazer pós de polímero para clareamento e lixar unhas) são exemplos de substâncias inorgânicas. **OA1**

Matéria

Matéria é qualquer substância que ocupe espaço e tenha massa (peso). Toda matéria tem propriedades físico-químicas e existe no estado sólido, líquido ou gasoso. Como a matéria é feita de elementos químicos, tudo que for feito de matéria é químico.

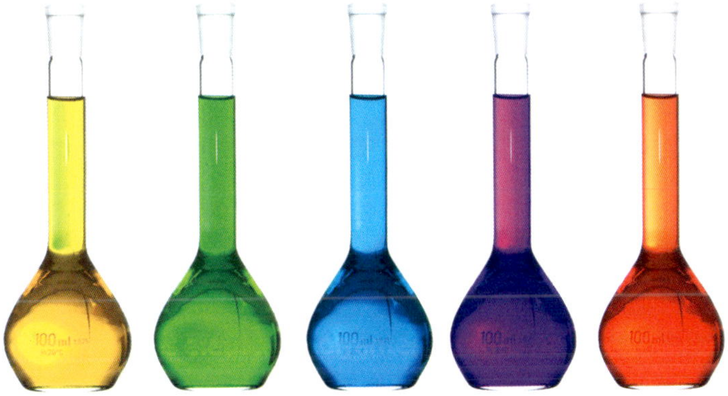

A matéria tem propriedades físicas que podemos tocar, provar, cheirar ou ver. Na verdade, tudo que se pode tocar e ver – à exceção da luz e da eletricidade – é matéria. Toda matéria é feita de produtos químicos. Pode-se enxergar luz visível e luz criada por fagulhas elétricas, mas elas não são feitas de matéria. Luz e eletricidade são formas de energia, e energia não é matéria. Tudo que sabemos existir no universo é feito de matéria ou energia. Essa é uma regra sem exceções.

A energia não ocupa espaço nem tem massa (peso).

Elementos

Um **elemento** é a forma mais simples de matéria química. Ele não pode ser dividido em uma substância mais simples sem perder a identidade. Existem 90 elementos naturais, cada qual com propriedades físico-químicas distintas. Toda a matéria do universo é composta por esses 90 elementos químicos diferentes. Cada elemento é identificado por uma letra, como *O* para oxigênio, *C* para carbono, *H* para hidrogênio, N para nitrogênio e *S* para enxofre. Os símbolos de todos os elementos podem ser encontrados na Tabela Periódica de Elementos.

Átomos

Átomos são os menores componentes químicos (costumam ser chamados de partículas) de um elemento. Eles são as estruturas que compõem um elemento e têm as mesmas propriedades desse elemento. Os elementos são diferentes entre si porque a estrutura de seus átomos é diferente. Os átomos não podem ser divididos em substâncias mais simples por meio de processos químicos comuns.

Você sabia?

Usar a palavra *química* para descrever algo não significa que ela seja perigosa ou nociva. Agua e ar são 100% químicos. Até seu corpo é composto inteiramente de compostos químicos.

A grande maioria das substâncias químicas com que se entra em contato todo dia é segura e inofensiva. Quando os produtos químicos têm o potencial de causar danos, exige-se que os fabricantes descrevam tal potencial na embalagem ou no rótulo. Não existem produtos sem compostos químicos, então não se deixe enganar por afirmações enganosas de *marketing*.

Moléculas

Da mesma forma que as palavras são feitas combinando letras, as moléculas são criadas combinando átomos. Uma **molécula** é uma combinação química de dois ou mais átomos em proporções definidas (fixas). Por exemplo, a água é feita de átomos de hidrogênio e oxigênio. O dióxido de carbono é feito de átomos de carbono e oxigênio.

O oxigênio atmosférico e outras substâncias químicas, como nitrogênio e vapor d'água, compõem o ar que respiramos. Esse tipo de oxigênio é chamado de **molécula fundamental**, uma molécula que contém dois ou mais átomos do mesmo elemento (neste caso, oxigênio) em proporções definidas (fixas). Ele é escrito O_2. Ozônio é outra molécula fundamental feita de oxigênio. O ozônio é um dos principais componentes do *smog* (fumaça e neblina) e pode ser muito perigoso. Ele contém três átomos do elemento oxigênio e é escrito O_3 (**Figura 8.1**).

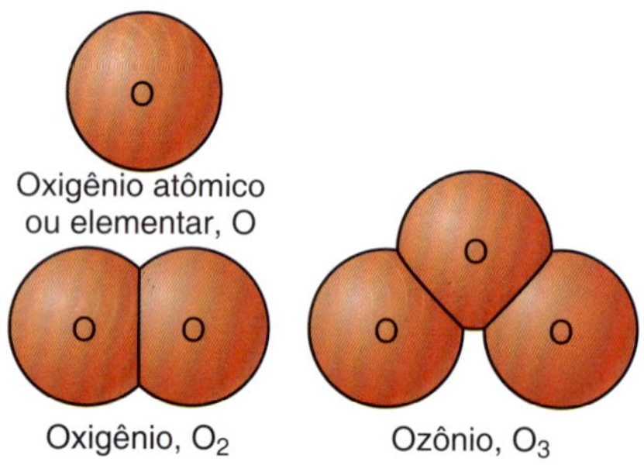

▲ **Figura 8.1 Moléculas fundamentais contêm dois ou mais átomos do mesmo elemento em proporções (fixas) definidas.**

Moléculas compostas, também conhecidas como compostos, são uma combinação química de dois ou mais átomos de elementos diferentes em proporções definidas (fixas) (**Figura 8.2**). O cloreto de sódio (NaCl) – o nosso sal de cozinha – é um exemplo de molécula composta. Cada molécula de cloreto de sódio contém um átomo de sódio (Na) e outro de cloro (Cl).

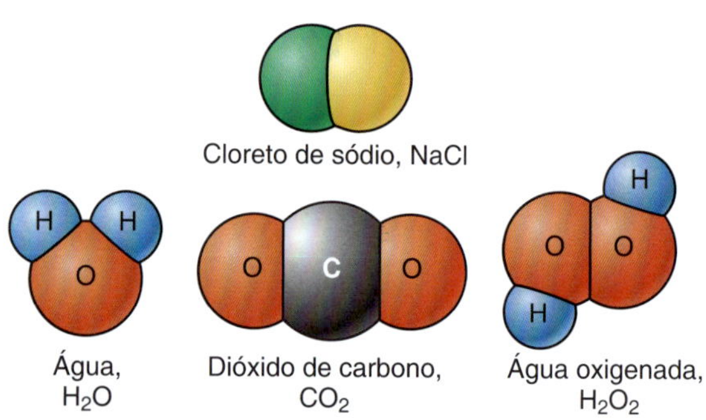

▲ **Figura 8.2 Moléculas compostas contêm dois ou mais átomos de elementos diferentes em proporções definidas (fixas).**

Estados da matéria

Toda matéria existe em um dos três estados físicos diferentes:

- Sólido
- Líquido
- Gasoso

Essas três formas físicas chamam-se **estados da matéria**. A matéria (**Tabela 8.1**) torna-se um desses estados dependendo de sua temperatura (**Figura 8.3**).

Tabela 8.1 – Estados da matéria

ESTADOS DA MATÉRIA		
ESTADO	DESCRIÇÃO	EXEMPLOS
Sólido	Rígido; tem formato e volume fixos.	escova, bobe, palito de madeira para cutícula, gelo
Líquido	Volume definido, mas toma a formato do seu recipiente.	descolorante, xampu, tintura capilar, água
Gasoso	Sem volume nem formato fixos; assume a forma e o volume do recipiente. Nunca é líquido em temperatura ou pressões normais.	propelente de *spray* para cabelo, *mousse*, gás propano e butano

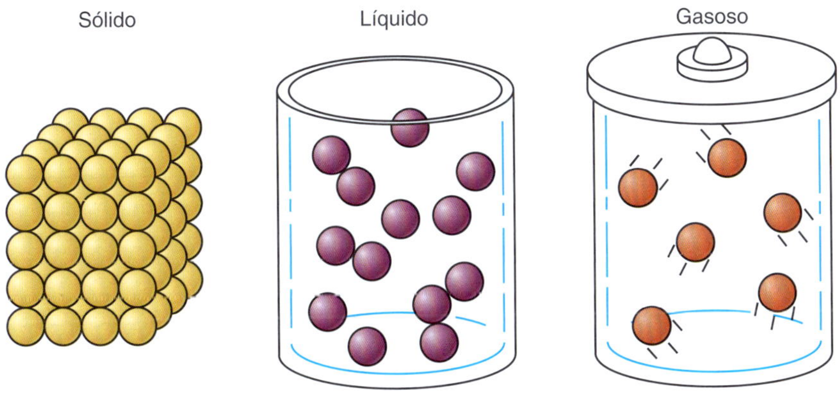

▲ Figura 8.3 **Estados da matéria: sólido, líquido e gasoso.**

A exemplo de muitas outras substâncias, a água (H_2O) pode existir nos três estados da matéria, dependendo de sua temperatura. Por exemplo, a água muda segundo as alterações da temperatura, mas continua sendo água. Quando a água congela, vira gelo. Quando o gelo derrete, ele volta a ser água. Quando a água ferve, vira vapor. Quando o vapor esfria, ele volta a ser água. A água mantém a mesma composição química, mas assume formatos físicos diferentes. Quando um composto químico muda seu estado de matéria, a alteração é chamada mudança física.

O vapor é um líquido que evaporou para um estado similar ao gasoso. Os vapores podem voltar a ser líquidos quando esfriam à temperatura ambiente, ao contrário de um gás. Um exemplo de vapor é o de água. Os vapores não são um estado único da matéria; são líquidos que passaram por uma mudança física. ☑ **OA2**

Propriedades fisicoquímicas da matéria

Toda substância tem propriedades únicas que nos permitem identificá-la. Os dois tipos de propriedades são: físicas e químicas.

Propriedades físicas são características que podem ser determinadas sem uma reação química e não envolvem uma mudança química na substância. Entre as propriedades químicas temos cor, tamanho, peso, dureza e brilho. (Como descrito acima, o estado da matéria em que uma substância se torna é um exemplo de propriedade física.)

Propriedades químicas são características que só podem ser determinadas por meio de reação química e mudança química na substância. Entre as propriedades químicas temos a capacidade do ferro de enferrujar, da madeira em queimar ou do cabelo em mudar de cor com o uso de tintura e água oxigenada.

Mudanças físicas e químicas

A matéria pode ser mudada de duas formas. Forças físicas provocam alterações físicas e reações químicas causam mudanças químicas.

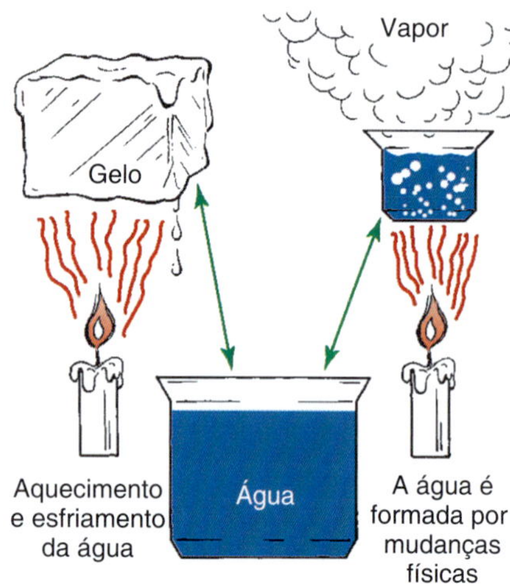

▲ **Figura 8.4 Mudanças físicas.**

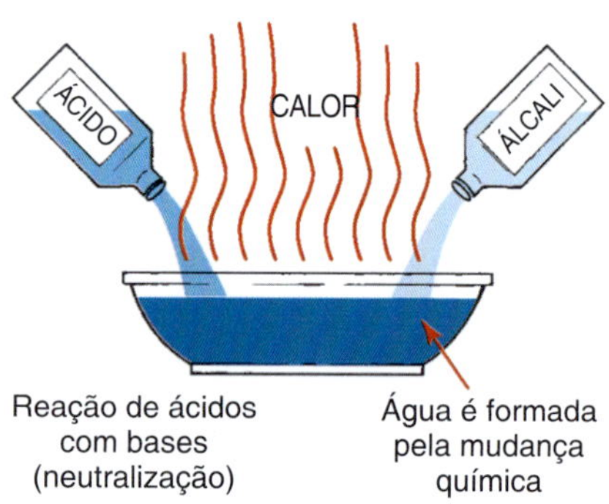

▲ **Figura 8.5 Mudanças químicas.**

Você sabia?

O açúcar das uvas é convertido quimicamente em álcool etílico por determinados tipos de levedura quando o vinho é fermentado numa pipa de madeira. Fermentação é um exemplo de reação química.

OXIDAÇÃO	REDUÇÃO
+ Oxigênio	– Oxigênio
– Hidrogênio	+ Hidrogênio

▲ **Figura 8.6 Diagrama de reações de oxidação e redução.**

Uma **mudança física** é uma alteração na forma ou propriedades físicas de uma substância, sem reação química nem a criação de uma nova substância. Nenhuma reação química está envolvida na alteração física e nenhum composto químico é formado. O gelo sólido passa por uma mudança física quando derrete e vira água e depois se converte em vapor (**Figura 8.4**). Acontece uma mudança física quando uma tintura capilar temporária é aplicada ao cabelo, ou quando o esmalte é removido da unha.

Uma **mudança química** é uma alteração na composição química ou constituição de uma substância. Tal mudança é causada pelas reações químicas que criam novas substâncias químicas, geralmente combinando ou removendo determinados elementos. Essas novas substâncias têm diferentes propriedades físicas e químicas (**Figura 8.5**). Um exemplo de mudança química é a **oxidação** da tintura capilar. O termo *oxidação* refere-se a uma reação química que combina uma substância com oxigênio para produzir um óxido. Outro exemplo de oxidação é a madeira se transformando em carvão depois de ser queimada.

Oxirredução, também chamada redox, é uma reação química na qual o agente oxidante é reduzido (ao perder oxigênio) e o agente redutor é oxidado (ganhando oxigênio). Embora a ordem da palavra esteja invertida, "redox" é usado como contração do termo oxirredução.

Agente oxidante é uma substância que libera oxigênio. A água oxigenada (H_2O_2), que pode ser vista como água com um átomo adicional de oxigênio, é um exemplo de agente oxidante ($H_2O + O_2$). **Agente redutor** é uma substância que adiciona hidrogênio a um composto químico ou remove oxigênio do mesmo. Quando a água oxigenada é misturada a uma tintura oxidante, o oxigênio é subtraído da água oxigenada, que sofre uma redução. Ao mesmo tempo, oxigênio é acrescentado à tintura, que sofre uma oxidação. Neste exemplo, a tintura é o agente redutor.

Reação de redução é o processo pelo qual oxigênio é subtraído ou hidrogênio é acrescentado a uma substância por meio de uma reação química. Essa reação química chama-se redução. As reações de oxidação e redução (redox) sempre acontecem ao mesmo tempo. As reações redox envolvem uma transferência entre o agente oxidante e o redutor. O agente oxidante é reduzido, e o agente redutor, oxidado. As reações redox podem acontecer sem oxigênio porque a oxidação também pode ocorrer quando o hidrogênio é subtraído de uma substância (**Figura 8.6**). As reações redox também são responsáveis pelas alterações químicas criadas pelas tinturas, clareadores capilares, soluções para ondulação permanente e neutralizadores com ácido tioglicólico. Esses serviços químicos não seriam possíveis sem reações de oxirredução (redox).

Sob certas circunstâncias, as reações químicas podem liberar uma quantidade significativa de calor. Tais reações são chamadas **exotérmicas**. Na verdade, todas as reações de oxidação são exotérmicas. Um exemplo de reação exotérmica é um produto para unha que endurece (vira um polímero) para criar um efeito estético. As reações exotérmicas acontecem, mas geralmente os clientes não sentem o calor liberado.

Combustão é a oxidação rápida de uma substância, acompanhada pela produção de calor e luz. Acender um fósforo é um exemplo de oxidação rápida. A oxidação requer a presença de oxigênio; é por isso que não conseguimos fazer fogo sem ar. ☑ **OA3**

Substâncias puras e misturas físicas

Toda matéria pode ser classificada como substância pura ou mistura física.

Substância pura é uma combinação química de matéria em proporções definidas (fixas). Substâncias puras têm propriedades únicas. Todos os átomos, elementos, moléculas fundamentais e compostas são substâncias puras. A água destilada é uma substância pura que resulta da combinação de dois átomos de hidrogênio e um de oxigênio em proporções fixas. Água da torneira não é água pura.

A maioria das substâncias não existe em estado puro. O ar contém muitas substâncias, como nitrogênio, dióxido de carbono e vapor d'água. Esse é um exemplo de mistura física. **Mistura física** é uma combinação física de matéria em qualquer proporção. As propriedades de uma mistura física são as propriedades combinadas das substâncias presentes na mistura. Água salgada é uma mistura física de sal e água em qualquer proporção. A maioria dos produtos usados por profissionais da área da estética e beleza e manicures são misturas físicas (**Figura 8.7**).

A **Tabela 8.2** resume as diferenças entre substâncias puras e misturas físicas. ☑ **OA4**

Soluções, suspensões e emulsões

Soluções, suspensões e emulsões são misturas físicas. As diferenças entre soluções, suspensões e emulsões são determinadas pelos tipos de substâncias, o tamanho das partículas e a solubilidade das substâncias.

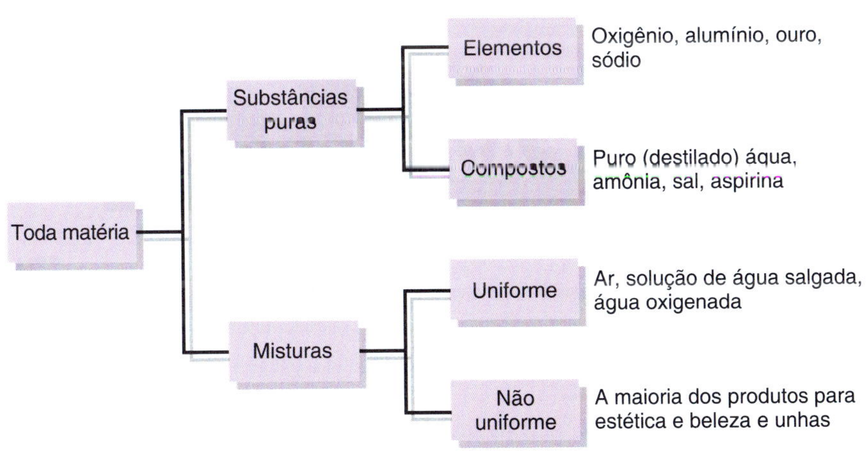

▲ **Figura 8.7 Exemplos de substâncias puras e misturas físicas.**

Tabela 8.2 – Diferenças entre substâncias puras e misturas físicas

DIFERENÇAS ENTRE SUBSTÂNCIAS PURAS E MISTURAS FÍSICAS	
SUBSTÂNCIAS PURAS	MISTURAS FÍSICAS
Quimicamente unidas	Fisicamente unidas
Proporções definidas (fixas)	Qualquer proporção
Propriedades fisicoquímicas únicas	Propriedades fisicoquímicas combinadas
Sal e água (destilada) pura são exemplos de substâncias puras.	Água com sal é uma mistura física.

Você sabia?

O sabão foi o primeiro surfactante sintético. As pessoas começaram a fazer sabão cerca de 4.500 anos atrás, fervendo óleo ou gordura animal com cinzas de madeira. O sabão moderno é feito de gorduras de origem animal ou óleos vegetais. A barra de sabão tradicional é altamente alcalina e reage com minerais em água pesada para criar um filme insolúvel que recobre a pele e pode deixar as mãos ressecadas, coçando e irritadas. Os profissionais da área da estética e beleza que estiverem realizando serviços de manicure precisam saber que o sabão pode deixar um filme sobre a unha, que pode ajudar a levantar o trabalho estético realizado. Os surfactantes sintéticos modernos superaram tais desvantagens e são melhores do que os sabões; muitos são mais suaves à pele do que o sabão empregado no passado.

- **Solução** é uma mistura física estável de duas ou mais substâncias. **Soluto** é a substância dissolvida na solução. **Solvente** é a substância que dissolve o soluto e produz a solução. Por exemplo, quando o sal é dissolvido na água, o sal é o soluto e a água, o solvente. A água é conhecida como solvente universal por ter a capacidade de dissolver mais substâncias do que qualquer outro solvente.

  Todos os líquidos são miscíveis ou imiscíveis. Líquidos **miscíveis** são mutuamente solúveis, ou seja, podem ser misturados para criar soluções estáveis. Água e álcool são exemplos de líquidos miscíveis, como o removedor de esmalte e a água. Quando tais substâncias são misturadas, elas permanecem juntas, formando uma solução. As soluções contêm partículas pequenas invisíveis a olho nu. Soluções costumam ser transparentes, embora possam ser coloridas. Elas não se separam quando as deixamos em repouso. Novamente, a água salgada é um exemplo de solução com um sólido dissolvido num líquido. A água é o solvente que dissolve o sal (soluto) e o mantém na solução.

  Líquidos **imiscíveis** não têm a capacidade de participar de misturas para formar soluções estáveis. Água e óleo são exemplos de líquidos

Atividade

Ponha uma colher de sopa de açúcar num copo com água quente. Cubra frouxamente com papel-toalha e deixe descansar por uma semana. O que acontece quando a água evapora? De que são feitos os cristais que se formam dentro do copo? Prove-os para saber se suas conclusões estavam corretas.

Quando o açúcar se dissolve na água é uma mudança física ou química?

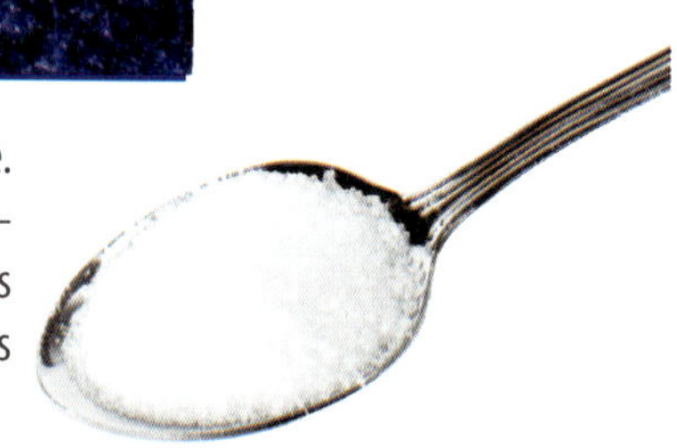

imiscíveis. Essas substâncias podem ser misturadas, mas vão se separar se ficarem paradas. Líquidos imiscíveis misturados formam suspensões.

- **Suspensões** são misturas físicas instáveis de partículas não dissolvidas num líquido. Comparadas a soluções, as suspensões contêm partículas maiores e menos miscíveis. As partículas são geralmente visíveis a olho nu, mas não são grandes o bastante para se depositarem rapidamente no fundo. As suspensões não costumam ser transparentes e podem ser coloridas. Elas são instáveis e se separam ao longo do tempo; é por isso que algumas loções e cremes podem se separar no frasco e precisam ser agitadas antes do uso. Outro exemplo de suspensão é o *glitter* do esmalte, do qual pode se separar.

  Molho para salada de vinagre e azeite é um exemplo de suspensão, com minúsculas gotas de azeite suspensas no vinagre. A suspensão irá se separar quando ficar parada e deve ser sacudida antes de usar. Loção de calamina e esmalte de unha são outros exemplos de suspensões.

- **Emulsão** é uma mistura física instável de duas ou mais substâncias imiscíveis (substâncias que normalmente não se misturam) acrescida de um ingrediente especial chamado emulsionante. **Emulsionante** é um ingrediente cosmético que une dois materiais normalmente incompatíveis, transformando-os numa mistura uniforme e razoavelmente estável. Emulsões são consideradas um tipo especial de suspensão porque podem ser separadas, mas a separação costuma ser lenta e demorar um longo período de tempo. Um exemplo de emulsão é a loção para mãos. Uma emulsão formulada da forma adequada, e armazenada sob condições ideais, pode ficar estável por até três anos. Já que as condições raramente são ideais, todas as emulsões cosméticas devem ser usadas em até um ano após a compra. Sempre consulte as instruções e alertas do produto em busca de detalhes específicos.

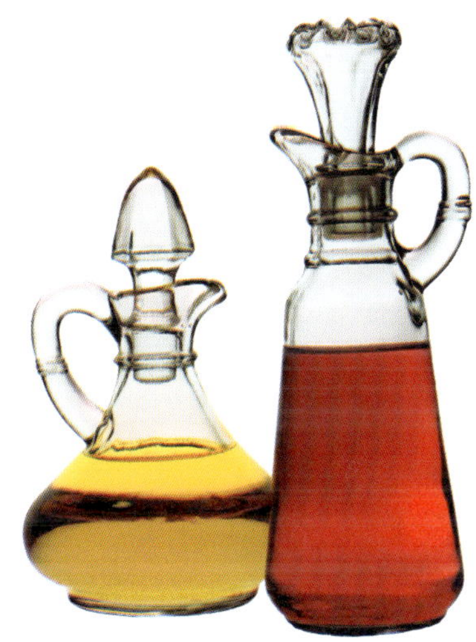

A **Tabela 8.3** traz um resumo das diferenças entre soluções, suspensões e emulsões.

Tabela 8.3 – Diferenças entre soluções, suspensões e emulsões

DIFERENÇAS ENTRE SOLUÇÕES, SUSPENSÕES E EMULSÕES		
SOLUÇÕES	SUSPENSÕES	EMULSÕES
miscível	levemente miscível	imiscível
não tensoativa	não tensoativa	tensoativo
partículas pequenas	partículas maiores	partículas maiores ainda
mistura estável	mistura instável, temporária	estabilidade limitada por meio de emulsionante
geralmente clara	geralmente turva	geralmente cor sólida
solução de *primer* para unha	esmalte, *glitter* no esmalte	xampu, condicionadores e loções

Tensoativos são substâncias que permitem a mistura (ou emulsão) de óleo e água. Eles são um tipo de emulsionante. O termo tensoativo é a contração de agente de superfície ativo. Uma molécula tensoativa tem duas partes distintas. A cabeça da molécula é hidrófilica, sendo capaz de atrair água ou misturar-se com ela; já a cauda é **lipofílica**, tendo afinidade ou atração por gordura e óleos.

Seguindo a regra de o similar dissolve seu igual, a cabeça hidrofílica dissolve na água e a cauda lipofílica, no óleo. Assim, uma molécula tensoativa se mistura e se dissolve no óleo e na água, juntando-os temporariamente para formar uma emulsão.

Numa **emulsão óleo na água (O/A)**, gotículas de óleo são emulsionadas na água. As gotículas de óleo são cercadas por moléculas tensoativas, com suas caudas lipofílicas apontando para dentro e as cabeças, hidrófilas, para fora. Minúsculas gotículas de óleo formam a porção interna de cada emulsão O/A porque o óleo é completamente cercado pela água (**Figura 8.8**). As emulsões óleo na água não parecem tão oleosas quanto as de água no óleo porque o óleo fica escondido e a água forma a porção externa da emulsão.

Numa **emulsão água no óleo (A/O)** gotículas de água são emulsionadas no óleo. As gotículas de água são cercadas por moléculas tensoativas, com suas cabeças hidrofílicas apontando para dentro e as caudas, lipofílicas, para fora (**Figura 8.9**). Minúsculas gotículas de óleo formam

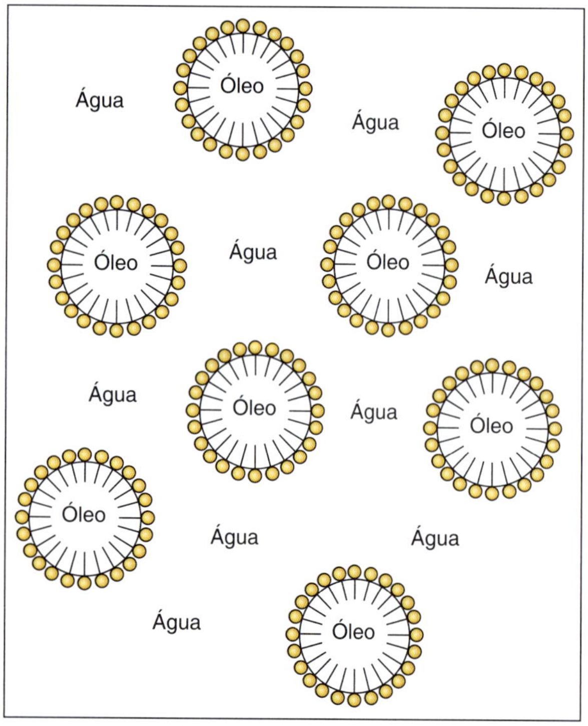

▲ **Figura 8.8 Emulsões óleo na água.**

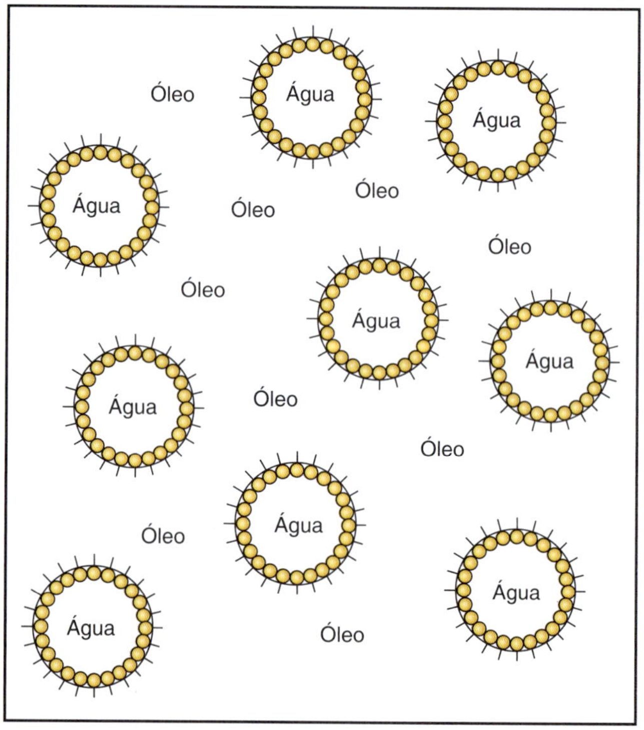

▲ **Figura 8.9 Emulsões água no óleo.**

a porção interna de cada emulsão A/O porque a água é completamente cercada pelo óleo. As emulsões água no óleo parecem mais oleosas que as óleo na água porque a água fica escondida e o óleo forma a porção externa da emulsão. Cremes para as mãos e pés são alguns exemplos. ☑ **OA5**

Outras misturas físicas

Unguentos, pastas, pomadas e ceras modeladoras são misturas semissólidas feitas com uma combinação de petrolato (vaselina), óleo e cera.

Pós são uma mistura física de um ou mais tipos de sólidos. Descolorantes em pó são misturas físicas. Tais misturas podem se separar durante o transporte e armazenamento e devem ser bem agitadas antes do uso.

Atividade

Você já ouviu a expressão "Óleo e água não se misturam"? Despeje um pouco de água em um copo, adicione um pouco de óleo de cozinha (ou outro óleo). O que acontece? Agite rapidamente com uma colher por um minuto ou dois. O que acontece com o óleo?

Ingredientes de produtos químicos comuns

Os profissionais da área de estética e beleza usam muitos produtos químicos quando prestam serviços aos clientes. Estão listados a seguir alguns dos ingredientes químicos mais comuns usados nos produtos de salão.

Álcoois voláteis são os que evaporam facilmente, como álcool isopropílico (de uso tópico) e álcool etílico (*spray* para cabelo). Esses produtos químicos são conhecidos pela maioria das pessoas, mas existem muitos outros tipos de álcool, de líquidos fluidos a versões ceráceas e duras. Álcoois graxos, como álcool cetílico e álcool cetoestearílico, são álcoois em cera não voláteis usados como hidratantes de pele.

Alcanolaminas são substâncias alcalinas usadas para neutralizar ácidos ou elevar o pH de vários produtos capilares. Eles costumam ser usados em substituição à amônia por produzirem menos odor.

Amônia é um gás incolor de odor penetrante composto de hidrogênio e nitrogênio (NH_3). É usado para elevar o pH em produtos capilares para permitir que a solução penetre no cabelo. Hidróxido de amônio e tioglicolato de amônio são exemplos de compostos de amônia usados em serviços químicos num salão.

Glicerina é uma substância oleosa, doce e incolor. É usada como solvente e hidratante em cremes para a pele e o corpo.

Silicones são um tipo especial de óleo usados em condicionadores de cabelo, lubrificantes para pele resistentes à água e secadores de esmalte. Os silicones são menos oleosos do que outros óleos e formam um filme respirável que não causa comedões (cravos). Os silicones também conferem um toque sedoso à pele e sensação suave e brilho aos cabelos.

Compostos orgânicos voláteis (COVs) contêm carbono (orgânico) e evaporam com grande facilidade (volátil). Por exemplo, um COV comum usado no *spray* para cabelo é o álcool etílico. Solventes orgânicos voláteis como o acetato etílico e o álcool isopropílico são usados em esmaltes, bases e acabamento, e em removedores.

Você sabia?

A maionese é um exemplo de emulsão óleo na água (o/a) de dois líquidos imiscíveis. Embora óleo e água sejam imiscíveis, a gema do ovo na maionese emulsifica as gotículas de óleo e as distribui uniformemente na água. Sem a gema de ovo como agente emulsificante, o óleo e a água iriam se separar. A maioria das emulsões usadas em salão é de óleo na água. Tinturas, shampoos, condicionadores, loções para as mãos e cremes faciais são emulsões óleo na água.

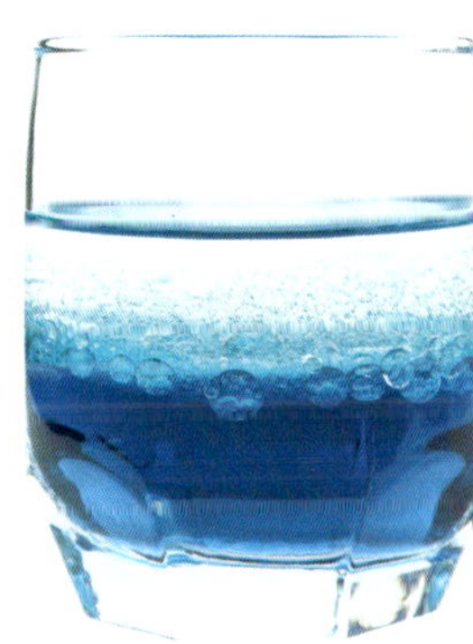

Potencial de hidrogênio (pH)

Embora o **pH**, a abreviação de *potencial de hidrogênio,* seja frequentemente mencionado em conversas sobre produtos do salão, trata-se de uma das propriedades químicas menos compreendidas. Perceba que *pH* se escreve com *p* minúsculo (representando uma quantidade) e *H* maiúsculo (que representa o íon do hidrogênio). O termo *pH* representa a quantidade de íons de hidrogênio. Compreender o pH e como ele afeta o cabelo, a pele e as unhas é essencial para entender todos os serviços do salão.

Água e pH

Antes de compreender o pH, é preciso aprender sobre os íons. **Íon** é um átomo ou molécula que carrega carga elétrica. **Ionização** é a separação de um átomo ou molécula em íons positivos e negativos. O íon com carga elétrica negativa é chamado **ânion**. Já o íon com carga elétrica positiva chama-se **cátion**.

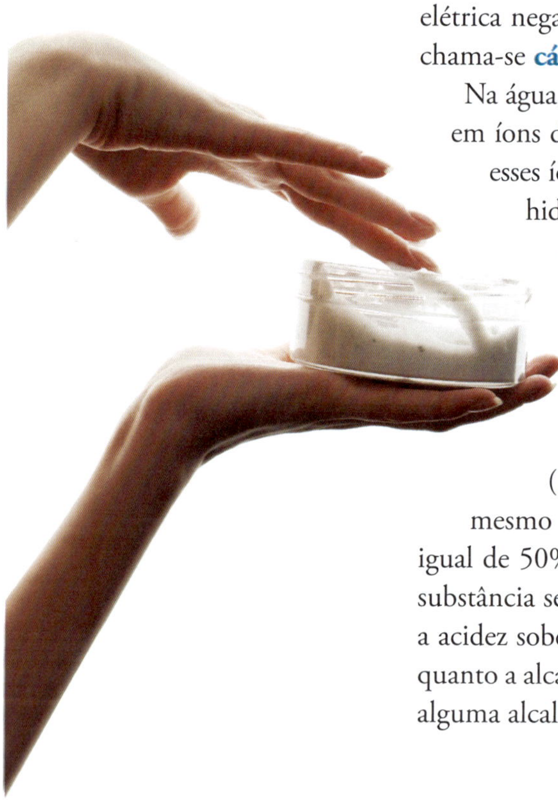

Na água, algumas moléculas da água (H_2O) se ionizam naturalmente em íons de hidrogênio (H^+) e hidroxila (OH^-). A escala de pH mede esses íons. O íon do hidrogênio (H^+) é ácido. Quanto mais íons de hidrogênio existirem numa substância, mais ácida ela será. O íon da hidroxila (OH^-) é alcalino. Quanto maior for a presença de íons de hidroxila numa substância, mais alcalina ela será. O pH somente é possível graças à ionização da água. Somente produtos que contêm água podem ter pH.

Na água pura (destilada), cada molécula da água que ioniza produz um íon de hidrogênio e outro de hidroxila (**Figura 8.10**). A água pura tem pH neutro porque contém o mesmo número de íons de hidrogênio e hidroxila. É um equilíbrio igual de 50% de natureza ácida e 50% de alcalina. O pH de qualquer substância sempre é o equilíbrio de sua acidez e alcalinidade. Enquanto a acidez sobe, a alcalinidade desce. O oposto também é verdadeiro; enquanto a alcalinidade sobe, a acidez desce. Até o ácido mais forte contém alguma alcalinidade.

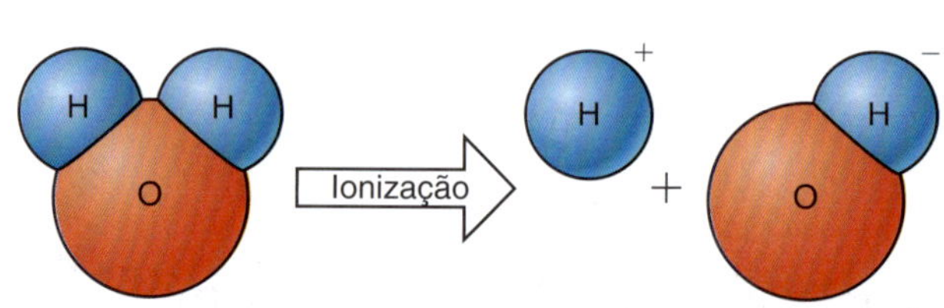

▲ **Figura 8.10 A ionização da água.**

A escala do pH

A **escala do pH** é a medida da acidez e alcalinidade de uma substância. Ela vai de 0 a 14. Um pH igual a 7 indica uma solução neutra; um pH abaixo de 7 indica uma **solução ácida**; e um pH acima de 7 indica uma **solução alcalina** (**Figura 8.11**).

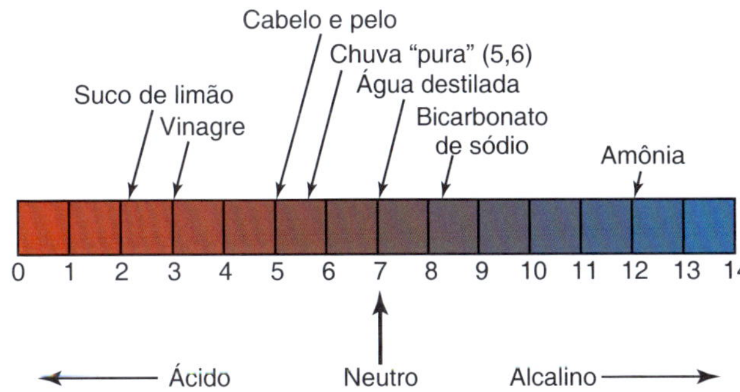

▲ **Figura 8.11 A escala do pH.**

O termo **logaritmo** significa múltiplos de 10. Como a escala do pH é uma escala logarítmica, a mudança de um número inteiro representa uma alteração dez vezes maior no pH. Isto é, por exemplo, um pH 8 é dez vezes mais alcalino do que um pH 7. Uma mudança de dois números inteiros representa uma alteração de dez vezes dez, ou cem vezes maior. Assim, um pH 9 é cem vezes mais alcalino do que um pH 7. Mesmo uma pequena alteração na escala do pH representa uma grande mudança no pH.

O pH é sempre o equilíbrio entre acidez e alcalinidade. A água pura tem pH 7, um equilíbrio igual de ácido e base. Embora um pH 7 seja neutro na escala do pH, ele não é neutro comparado ao cabelo e à pele, que têm pH médio de 5. A água pura (destilada), com pH 7, é cem vezes mais alcalina do que um pH 5; assim, a água pura é cem vezes mais alcalina do que seu cabelo e pele. Essa diferença no pH é o motivo de a água pura poder fazer o cabelo inchar até 20% e a razão de a água ressecar a pele. ☑ **OA6**

Ácidos e alcalinos

Todos os ácidos devem sua reatividade química ao íon do hidrogênio. Ácidos têm pH abaixo de 7.0.

Atividade

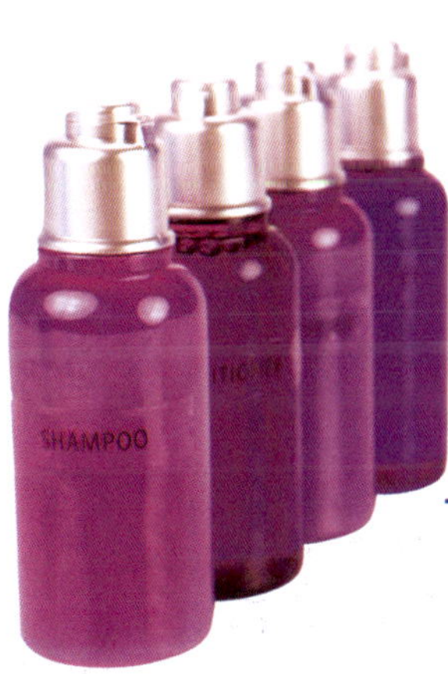

Para um produto ter pH, ele precisa conter água. Xampus, condicionadores, tinturas, produtos para permanente, alisadores, loções e cremes têm pH. Reúnam-se em grupos e pesquisem esses produtos na Internet para encontrar o pH de cada um. Se a informação não estiver disponível on-line, contate o fabricante. Faça um gráfico e compare os achados com os dos colegas de classe. Como o pH desses produtos afetará o cabelo?

Uma dica para ganhar tempo: óleos, ceras, esmaltes e monômeros para unha não têm pH por não conterem água.

Os **alfa-hidroxiácidos (AHAs)**, derivados de plantas (principalmente frutas), são exemplos de ácidos geralmente empregados nos salões para esfoliar a pele e ajudar a regular o pH de uma loção ou creme. Os ácidos contraem e enrijecem o cabelo. Um deles é o **ácido tioglicólico**, um líquido incolor ou cristais brancos com um odor muito desagradável que é usado em produtos para permanentes.

Todos os **álcalis**, também conhecidos como **bases**, devem sua reatividade química ao íon da hidroxila. Bases são compostos que reagem com ácidos para formar sais. As bases têm pH abaixo de 7,0. No contato com a pele, elas parecem lisas e escorregadias. As bases suavizam e incham o cabelo, pele, cutícula e calosidades.

O hidróxido de sódio, mais conhecido como soda cáustica, é uma base muito forte empregada em alisadores capilares, emoliente de calos e limpadores de ralos. Esses produtos devem ser usados segundo as instruções do fabricante, e é muito importante que você não deixe os produtos tocarem ou repousarem na pele, pois podem provocar ferimentos ou dar sensação de queimadura. Produtos com hidróxido de sódio podem ser especialmente perigosos se entrarem em contato com os olhos, então sempre use óculos de segurança para evitar contato com os olhos. Consulte a Ficha de Dados de Segurança de Material do produto para ter informação mais específica sobre uso seguro.

Reações de neutralização de ácido e base

A mesma reação que ioniza naturalmente a água em íons de hidrogênio e hidroxila também ocorre ao contrário. Quando ácidos e bases são misturados em proporções iguais, eles se neutralizam e formam água (**Figura 8.12**). Xampus neutralizadores e loções normalizadoras usados para neutralizar alisadores capilares funcionam criando uma reação de neutralização ácido-base. O sabonete líquido costuma ser levemente ácido e pode neutralizar resíduos de emolientes alcalinos para calos deixados na pele depois da rinçagem.

A química vai ajudá-lo no salão

Se você estiver estudando o pH de produtos, reações redox ou suspensões, soluções e emulsões, existe muito a aprender sobre como a química afeta os produtos empregados no salão. Ter uma compreensão básica da química vai ajudá-lo a usar produtos profissionais de forma eficaz e eficiente no salão.

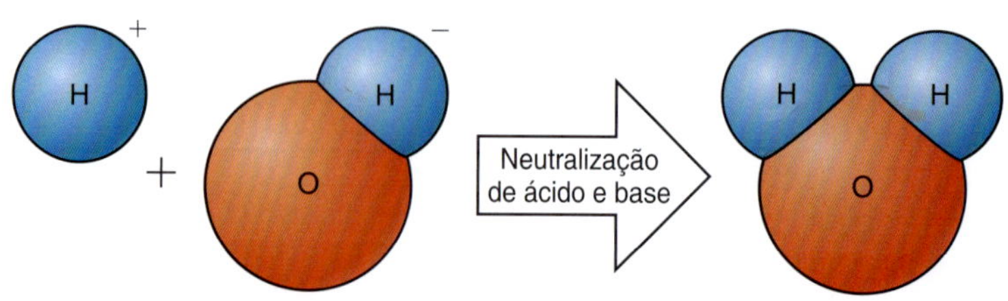

Figura 8.12 ▶
Reação de neutralização de ácido e base.

Questões de revisão

1. O que é química?
2. Qual é a diferença entre química orgânica e inorgânica?
3. O que é matéria?
4. O que é um elemento?
5. O que são átomos?
6. Explique a diferença entre moléculas fundamentais e compostas. Dê exemplos.
7. Cite e descreva os três estados da matéria.
8. Quais são as propriedades físico-químicas da matéria? Dê exemplos.
9. Qual é a diferença entre mudança física e química? Dê exemplos.
10. Explique o que é oxirredução (redox).
11. Explique o que são substâncias puras e misturas físicas. Dê exemplos.
12. Quais são as diferenças entre soluções, suspensões e emulsões? Dê exemplos.
13. Defina pH e a escala de pH.

Glossário do capítulo

Ácido tioglicólico	Um líquido incolor ou cristais brancos com um odor muito desagradável que é usado em produtos para permanentes.
Agente oxidante	Substância que libera oxigênio.
Agente redutor	Uma substância que adiciona hidrogênio a um composto químico ou remove oxigênio do mesmo.
Álcalis (bases)	Também conhecidas como *bases*; compostos que reagem com ácidos para formar sais.
Alcanolaminas	Substâncias alcalinas usadas para neutralizar ácidos ou elevar o pH de vários produtos capilares.
Álcoois voláteis	Álcoois que evaporam facilmente.
Alfa-hidroxiácidos (AAAs)	Abreviatura: AHAs; ácidos derivados de plantas (principalmente frutas) que costumam ser usados para esfoliar a pele.
Amônia	Gás incolor de odor penetrante, composto de hidrogênio e nitrogênio.
Ânion	Um íon com carga elétrica negativa.
Átomos	Os menores componentes químicos de um elemento (muitas vezes chamados partículas); estruturas que compõem o elemento e têm as mesmas propriedades que ele.

Glossário do capítulo

Cátion	Um íon com carga elétrica positiva.
Combustão	Oxidação rápida de uma substância, acompanhada pela produção de calor e luz.
Compostos orgânicos voláteis (COVs)	Abreviatura: COV; compostos que contêm carbono (orgânico) e evaporam com grande facilidade (volátil).
Elemento	A forma mais simples de uma matéria química; um elemento não pode ser dividido em substâncias mais simples sem perder a identidade.
Emulsão	É uma mistura física instável de duas ou mais substâncias imiscíveis (substâncias que normalmente não se misturam), acrescida de um ingrediente especial chamado emulsificador.
Emulsão água no óleo	Abreviatura A/O; gotículas de água são emulsionadas no óleo.
Emulsão óleo na água	Abreviatura: emulsão O/A; gotículas de óleo emulsionadas na água.
Emulsionante	É um ingrediente que une dois materiais normalmente incompatíveis, transformando-os numa mistura uniforme e razoavelmente estável.
Escala do pH	Uma medida da acidez e alcalinidade de uma substância; a escala de pH vai de 0 a 14 (7 indica o neutro). Um pH abaixo de 7 indica uma solução ácida; um pH acima de 7 indica solução alcalina.
Estados da matéria	Os três estados físicos da matéria: sólido, líquido e gasoso.
Glicerina	Substância oleosa, doce e incolor usada como solvente e hidratante em cremes para a pele e o corpo.
Imiscíveis	Líquidos que não conseguem se misturar e formar soluções estáveis.
Íon	Um átomo ou molécula que carrega carga elétrica.
Ionização	A separação de um átomo ou molécula em íons positivos e negativos.
Lipofílico	Tem afinidade ou atração por gordura e óleos.
Logaritmo	Qualquer substância que ocupe espaço e tenha massa (peso).
Matéria	Qualquer substância que ocupe espaço e tenha massa (peso)
Miscíveis	Uma combinação química de dois ou mais átomos em proporções definidas (fixas).
Mistura física	Uma combinação física de matéria em qualquer proporção.
Molécula	Múltiplos de dez.
Molécula fundamental	Molécula contendo dois ou mais átomos de elementos diferentes em proporções definidas (fixas).
Moléculas compostas	Também conhecidas como *compostos*; uma mistura química de dois ou mais átomos de elementos diferentes em proporções definidas (fixas).

Glossário do capítulo

Mudança física	Uma mudança na forma ou propriedades físicas de uma substância, sem reação química ou criação de uma nova substância.
Mudança química	Uma mudança na composição química ou constituição de uma substância.
Oxidação	Uma reação química que combina uma substância com oxigênio para produzir um óxido.
Oxirredução	Também chamada *redox*; é uma reação química na qual o agente oxidante é reduzido (ao perder oxigênio) e o agente redutor é oxidado (ganhando oxigênio).
pH	A abreviação usada para hidrogênio potencial. pH representa a quantidade de íons de hidrogênio.
Propriedades físicas	Características que podem ser determinadas sem uma reação química e não envolvem uma mudança química na substância.
Propriedades químicas	Características que só podem ser determinadas por meio de reação química e mudança química na substância.
Química	Ciência que estuda a composição, estrutura e propriedades da matéria e como esta muda sob condições diferentes.
Química inorgânica	O estudo de substâncias que não contêm o elemento carbono, mas podem conter hidrogênio.
Química orgânica	O estudo das substâncias que contêm carbono.
Reações exotérmicas	Reações químicas que liberam uma quantidade significativa de calor.
Reação de redução	O processo pelo qual oxigênio é subtraído ou hidrogênio é acrescentado a uma substância por meio de uma reação química.
Silicones	Um tipo especial de óleo usado em condicionadores de cabelo, hidratantes para pele resistentes à água e secadores de esmalte.
Solução	Uma mistura física estável de duas ou mais substâncias.
Solução ácida	Uma solução que tem pH abaixo de 7,0 (neutra).
Solução alcalina	Uma solução que tem pH acima de 7,0 (neutra).
Soluto	A substância que é dissolvida na solução.
Solvente	A substância que dissolve o soluto e produz a solução.
Substância pura	Uma combinação química de matéria em proporções definidas (fixas).
Suspensões	Misturas físicas instáveis de partículas não dissolvidas num líquido.
Tensoativos	Uma contração de *agente de superfície ativo;* substâncias que permitem a mistura (ou emulsão) de óleo e água.

Capítulo

9 Noções básicas de eletricidade

Enfoques do capítulo

- Por que estudar as noções básicas de eletricidade?
- Eletricidade
- Segurança dos equipamentos elétricos
- Eletroterapia
- Outros equipamentos elétricos
- Energia luminosa e terapia com luz (fototerapia)

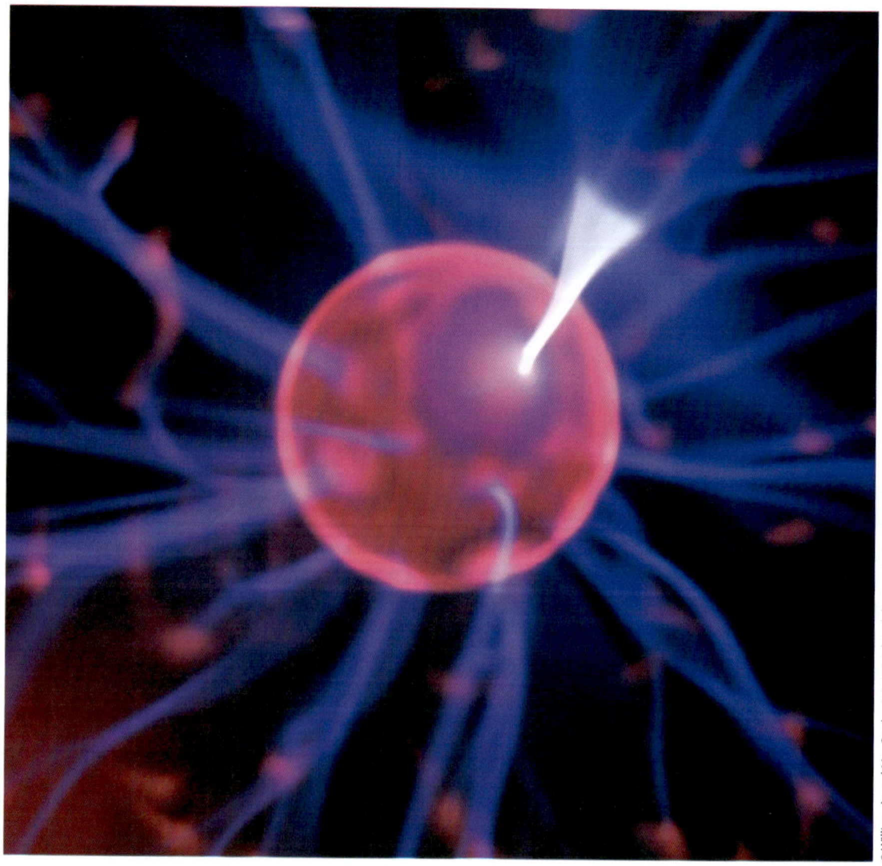

Objetivos de aprendizagem

Ao concluir este capítulo, você será capaz de:

- ☑ **OA1** Definir a natureza da eletricidade e os dois tipos de corrente elétrica.
- ☑ **OA2** Definir medições elétricas.
- ☑ **OA3** Compreender os princípios de segurança de equipamentos elétricos.
- ☑ **OA4** Definir as principais modalidades elétricas utilizadas na estética e beleza.
- ☑ **OA5** Descrever outros tipos de equipamentos elétricos que profissionais da área de estética e beleza usam e como usá-los.
- ☑ **OA6** Explicar o espectro eletromagnético, o espectro de luz visível e a luz invisível.
- ☑ **OA7** Descrever os tipos de terapia com luz e seus benefícios.

Palavras-chave

Os números de páginas indicam onde cada termo pode ser encontrado no capítulo:

ampère (amp), 220
anaforese, 224
ânodo, 223
aterramento, 221
cataforese, 224
catalisadores, 230
cátodo, 223
circuito elétrico completo, 219
comprimento de onda, 227
condutor, 218
conversor, 219
corrente alternada, 219
corrente contínua, 219
corrente de alta frequência de Tesla (raio violeta), 225
corrente elétrica, 218
corrente galvânica, 224
cromóforo, 231
desincrustação, 224
diodo emissor de luz, 231
disjuntor, 221
eletricidade, 218
eletrodo (sonda), 223
eletrodo ativo, 224
eletrodo passivo, 224
espectro de luz visível, 228
espectro eletromagnético (espectro eletromagnético de radiação), 227
forma de onda, 227
fototermólise, 230
fusível, 221
iontoforese, 224
laser, 230
luz infravermelha, 230
luz invisível , 228
luz pulsada intensa, 232
luz ultravioleta (luz UV, luz fria, luz actínica), 229
microcorrente, 224
miliampere, 220
modalidades, 223
não condutor (isolante), 219
Ohm, 220
polaridade, 223
quilowatt, 220
retificador, 219
terapia com luz (fototerapia), 230
volt (voltagem), 220
watt, 220

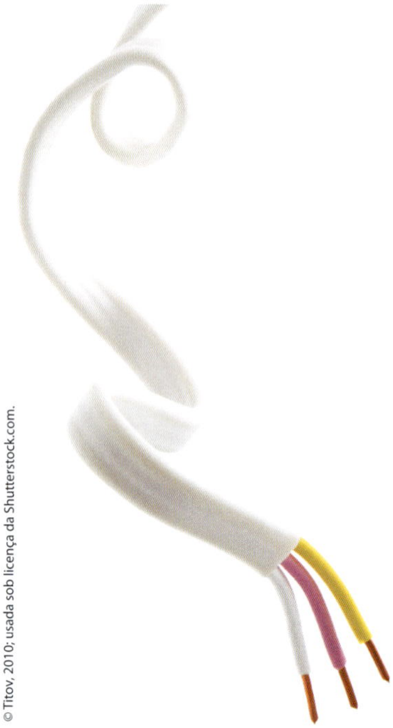

Você decidiu entrar nesta área porque ama estética e beleza e todos os serviços que ela oferece aos clientes: estilização de cabelos, tinturas, permanentes, tratamentos faciais e serviços de manicure e pedicure. Quantos desses serviços você poderia oferecer sem usar eletricidade? Ao estudar este capítulo, você aprenderá quão importante é para os profissionais ter um conhecimento básico do trabalho com a eletricidade.

POR QUE ESTUDAR AS NOÇÕES BÁSICAS DE ELETRICIDADE?

Profissionais da área da estética e beleza devem estudar e ter um entendimento completo dos fundamentos da eletricidade porque:

- → Os profissionais usam e dependem de uma variedade de aparelhos elétricos. Saber o que é a eletricidade e como ela funciona lhe permitirá usá-la com sabedoria e segurança.
- → Uma compreensão básica da eletricidade lhe permitirá usá-la e cuidar de seus equipamentos e ferramentas de maneira adequada.
- → A eletricidade e o seu uso exercem um impacto sobre outros aspectos do ambiente do salão de beleza, tais como a iluminação e a temperatura das chapinhas. Portanto, ela exerce um impacto sobre os serviços que você oferece aos seus clientes.

Eletricidade

Você sabia?

Relâmpagos viajam pelo ar a velocidades de até 100.000 quilômetros por hora (60.000 milhas por hora).

Você sabia?

Quando você toca em alguma coisa e leva um choque estático, esta é uma forma de eletricidade.

Se você olhar para um relâmpago em uma noite de tempestade, o que verá são os efeitos da eletricidade. Se você conectar um aparelho com uma fiação ruim em um soquete e saírem faíscas, você também verá os efeitos da eletricidade. No entanto, você não estará realmente vendo a eletricidade, e sim os efeitos *visuais* no ar circundante. A eletricidade não ocupa espaço nem possui massa (peso), portanto, ela não é matéria. Se não é matéria, então o que é? A **eletricidade** é o movimento de partículas em torno de um átomo que cria energia pura. É uma forma de energia que apresenta efeitos magnéticos, químicos ou térmicos quando está em movimento.

Uma **corrente elétrica** é o fluxo de eletricidade ao longo de um condutor. Todos os materiais podem ser classificados como condutores ou não condutores (isolantes), dependendo da facilidade com que uma corrente elétrica pode ser transmitida através deles.

Um **condutor** é qualquer material que conduz eletricidade. A maioria dos metais é composta por bons condutores, o que significa que a eletricidade passará através deles facilmente. O cobre é um condutor particularmente bom e é usado em fiações e motores elétricos. A água pura (destilada) é um mau condutor, porém, os íons normalmente encontrados na água comum, tais como a água de torneira ou um rio ou um lago, a tornam um bom condutor. Isso explica por que você não deve nadar em um lago durante uma tempestade elétrica.

Um **não condutor**, também conhecido como **isolante**, é um material que não transmite eletricidade. Borracha, seda, madeira, vidro e cimento são bons isolantes. Os fios elétricos são compostos por fios de metal trançados (o condutor) cobertos com um revestimento de borracha ou plástico (o não condutor ou isolante). Um **circuito elétrico completo** é o caminho pelo qual as correntes elétricas negativa e positiva movem-se de uma fonte geradora através dos condutores e voltam à fonte geradora.

Tipos de corrente elétrica

Existem dois tipos de corrente elétrica:

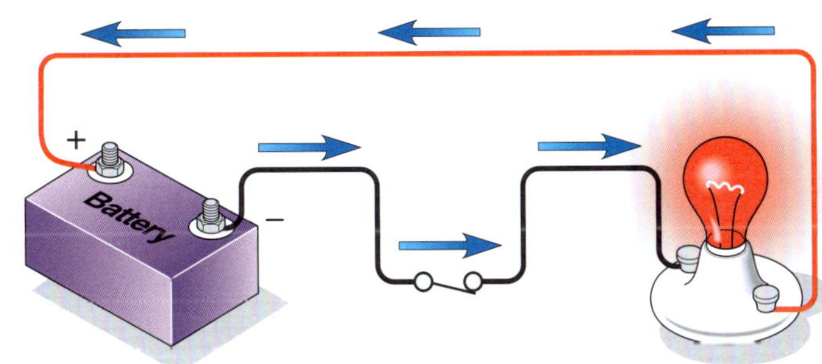

▲ **Figura 9.1 Exemplos de substâncias puras e misturas físicas (sentido real do fluxo de elétrons).**

A **corrente contínua**, abreviada como CC, é uma corrente constante e de fluxo uniforme que movimenta em apenas uma direção e é produzida por meios químicos. Lanternas, telefones celulares e ferramentas para a estilização de cabelos sem fio usam a corrente produzida por baterias. A bateria do seu carro armazena energia elétrica. Sem ela, seu carro não ligaria de manhã. Um **conversor** é um aparelho que altera a corrente contínua para a corrente alternada. Geralmente, os conversores possuem um plugue e um cabo, o que permite que você use, fora do salão de beleza ou de sua casa, aparelhos que normalmente teriam de ser conectados a uma tomada elétrica de parede. O carregador de um telefone celular em um carro é um exemplo de conversor (**Figura 9.1**).

A **corrente alternada**, abreviada como CA, é uma corrente rápida e interrompida, que flui primeiro em uma direção e, então, na direção oposta. Ela é produzida por meios mecânicos e muda de direção 60 vezes por segundo. Secadores de cabelo, babyliss, lixas de unha elétricas e luminárias de mesa com fio, que são conectados a uma tomada, usam a corrente alternada. Um **retificador** é um aparelho que altera a corrente alternada (CA) para a corrente contínua (CC). Maquininhas elétricas e sem fio e carregadores de celulares usam um retificador para alterar a CA de uma tomada para a CC necessária para recarregar suas baterias.

A **Tabela 9.1** pontua as diferenças entre corrente direta e corrente alternada. ☑ **OA1**

Tabela 9.1 – Corrente contínua (CC) e corrente alternada (CA)

CORRENTE CONTÍNUA (CC) E CORRENTE ALTERNADA (CA)	
CORRENTE CONTÍNUA	CORRENTE ALTERNADA
Fluxo constante e uniforme	Fluxo rápido e interrompido
Movimenta em uma direção	Movimenta em duas direções
Produzida por meios químicos	Produzida por meios mecânicos

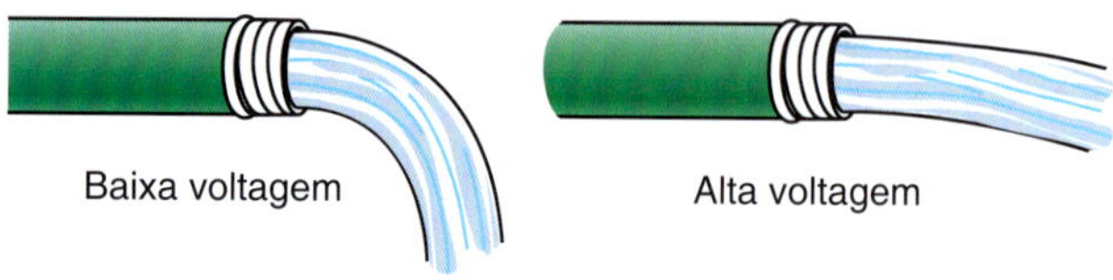

▲ **Figura 9.2 Os volts (V) medem a resistência e a intensidade que empurra a corrente elétrica adiante através de um condutor.**

Medidas elétricas

O fluxo de uma corrente elétrica pode ser comparado à água fluindo através da mangueira de um lavatório no salão de beleza. Sem pressão, nem a água e nem a eletricidade fluiriam.

Um **volt**, abreviado como V e também conhecido como **voltagem**, é a unidade que mede a pressão ou força que empurra a corrente elétrica adiante através de um condutor (**Figura 9.2**). As baterias de carro são de 12 volts. Os soquetes elétricos normais, de parede, que põem seu secador de cabelos e babyliss em funcionamento, são de 120 volts. A maioria dos aparelhos de ar-condicionado e secadoras de roupa funciona com 220 volts. Uma voltagem mais alta indica mais potência.

Um **ampère**, abreviado como A e também conhecido como **amp** (AMP), é a unidade que mede a força de uma corrente elétrica. Assim como a mangueira do lavatório deve ser suficientemente grande para transportar o montante de água que flui através dela, um fio também deve ser grande o bastante para transportar o montante de eletricidade (amps) que flui através dele. Um secador de cabelo classificado como sendo de 12 amps deve ter um fio duas vezes mais espesso que o fio de um secador classificado como sendo de 6 amps, pois, do contrário, o fio poderia superaquecer e iniciar um incêndio. Uma classificação mais alta de amperes indica um número maior de elétrons e uma corrente mais forte (**Figura 9.3**).

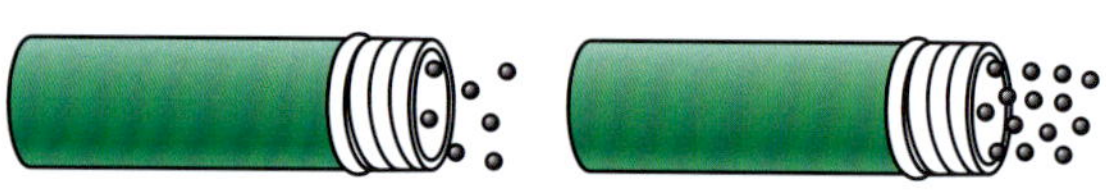

▲ **Figura 9.3 Os amperes (A) medem a a diferença de potencial sobre a resistência.**

Um **miliampere**, abreviado como mA, é 1/1.000 de um ampere. A corrente usada para tratamentos faciais e do couro cabeludo é medida em miliamperes, pois uma corrente em amperes seria demasiadamente forte. A corrente em amperes não pode ser usada para tratamentos faciais e do couro cabeludo, pois danificaria a pele e o corpo.

Um **Ohm** (OHM), abreviado como Ω (ômega), é uma unidade que mede a resistência de uma corrente elétrica. A corrente não fluirá através de um condutor a menos que a força (volts) seja maior que a resistência (ohms).

Um **watt**, abreviado como W, é uma unidade que mede a quantidade de energia elétrica sendo usada em um segundo. Uma lâmpada de 40 watts utiliza 40 watts de energia por segundo.

Um **quilowatt**, abreviado como kW, contém 1.000 watts. A eletricidade em sua casa é medida em quilowatts por hora (kwh). Um secador de cabelo de 1.000 watts (1 quilowatt) usa 1.000 watts de energia por segundo. ☑ **OA2**

Você sabia?

Um quilowatt-hora (kWh) manterá uma televisão em funcionamento por três horas, uma lâmpada de 100 watts acesa por doze horas e um relógio elétrico ligado por três meses.

Segurança dos equipamentos elétricos

Quando estiver trabalhando com eletricidade, você sempre deve se preocupar com sua própria segurança, bem como com a segurança de seus clientes. Todos os equipamentos elétricos devem ser inspecionados regularmente para determinar se estão em boas condições de funcionamento. Conexões elétricas desleixadas e circuitos sobrecarregados podem resultar em choque elétrico, queimadura ou até mesmo em um grave incêndio.

Dispositivos de segurança

Um fio que não for espesso em diâmetro e de boa qualidade o bastante para transportar a corrente elétrica que passa através dele superaquecerá. Por exemplo, o elemento de aquecimento em seu secador de cabelo ou babyliss aquece por não ser suficientemente grande para transportar a corrente elétrica. Os elementos de aquecimento são projetados para superaquecer e são seguros quando usados de maneira adequada, porém, quando os fios elétricos em uma parede superaquecem, eles podem provocar um incêndio. Se uma corrente excessiva passar através de um circuito ou fusível, o disjuntor desliga o circuito, para evitar um superaquecimento.

Existem dois dispositivos elétricos de segurança que você pode encontrar ao trabalhar em um salão de beleza:

- Um **fusível** impede a passagem de uma corrente excessiva através de um circuito. Ele é projetado para explodir ou derreter quando o fio fica muito quente em função da sobrecarga do circuito com corrente em excesso, assim como quando muitos aparelhos ou equipamentos defeituosos são conectados a uma fonte elétrica. Para restabelecer o circuito, desconecte o aparelho, verifique todas as conexões e isolamento, insira um novo fusível e, então, reconecte o aparelho. Fusíveis são frequentemente encontrados em construções mais antigas, que não foram reformadas ou modernizadas (**Figura 9.4**).
- Um **disjuntor** é um interruptor que interrompe ou desliga automaticamente um circuito elétrico no primeiro indício de uma sobrecarga. Os disjuntores substituíram os fusíveis em circuitos elétricos modernos. Eles possuem todos os recursos de segurança dos fusíveis, porém, não requerem substituição e podem ser reinicializados simplesmente ligando-se novamente o disjuntor. Seu secador de cabelo possui um disjuntor localizado no plugue elétrico que é projetado para proteger você e seu cliente em caso de uma sobrecarga ou curto-circuito. Quando um disjuntor desliga, você deve desconectar o aparelho e checar todas as conexões e o isolamento antes de ligá-lo novamente (**Figura 9.5**).

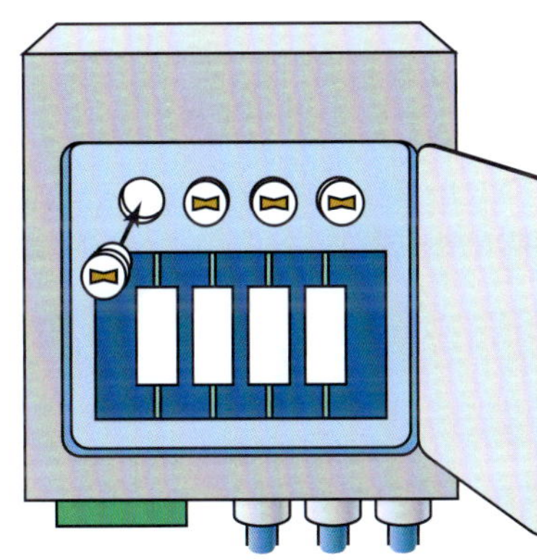

▲ Figura 9.4 Caixa de fusíveis.

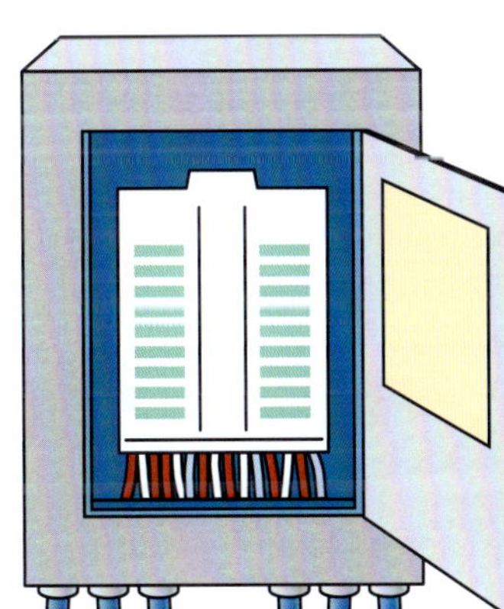

▲ Figura 9.5 Disjuntores.

Aterramento

O **aterramento** completa um circuito elétrico e leva a corrente embora de forma segura. É outra maneira importante de promover a segurança elétrica. Todos os aparelhos elétricos devem ter, ao menos, duas conexões elétricas retangulares, ou pinos, no plugue, que é chamado de plugue de dois pinos. Os dois pinos fornecem corrente elétrica ao circuito. Se você olhar atentamente para eles, verá que um é ligeiramente maior que

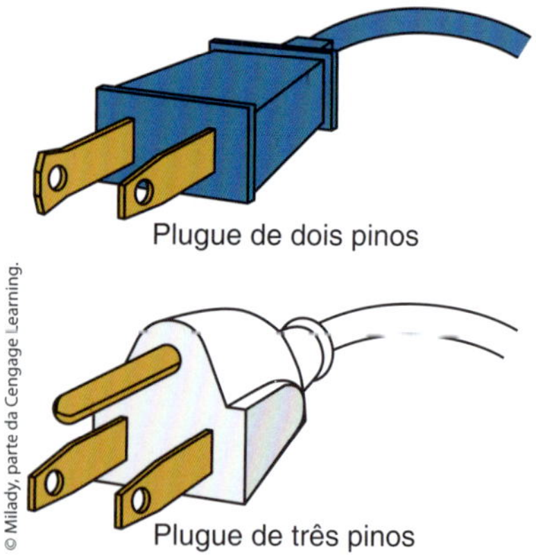

▲ **Figura 9.6 Plugues de dois e de três pinos.**

o outro. Isto garante que o plugue possa ser inserido em uma tomada apenas de um jeito e protege você e seu cliente de um choque elétrico na ocorrência de um curto-circuito.

Para mais proteção, alguns aparelhos possuem uma terceira conexão elétrica circular, que é um pino de aterramento. Neste caso, são chamados de plugues de três pinos. O pino de aterramento é projetado para garantir que a eletricidade percorra um caminho seguro se o plugue estiver conectado de forma incorreta. Aparelhos com um terceiro pino circular de aterramento oferecem maior proteção para você e seus clientes (**Figura 9.6**).

Diretrizes para o uso seguro de equipamentos elétricos

Incêndios em salões de beleza são muitas vezes causados por problemas elétricos, tais como curtos na fiação da construção ou uso inapropriado de itens como aparelhos, extensões e plugues. Uma atenção especial à segurança elétrica envolve seguir as diretrizes recomendadas pela UL (Estados Unidos) e Inmetro (Brasil), as orientações do fabricante e as instruções e políticas de segurança de seu salão de beleza. As diretrizes abaixo o ajudarão a usar a eletricidade e os equipamentos elétricos com segurança.

- Todos os aparelhos elétricos que você usa devem ser certificados pelo Inmetro.
- Leia atentamente todas as instruções antes de usar qualquer equipamento elétrico.
- Desconecte todos os aparelhos quando não estiverem em uso e puxe o plugue, não o fio, para desconectar.
- Inspecione todos os equipamentos elétricos regularmente.
- Mantenha todos os fios, plugues e equipamentos elétricos em bom estado.
- Utilize apenas um plugue para cada tomada, pois uma sobrecarga pode fazer que o disjuntor estoure. Se mais de um plugue for necessário em uma área, use um filtro de linha com um protetor contra oscilações na corrente (**Figura 9.7**).

▼ **Figura 9.7 Use apenas um plugue por tomada em um filtro de linha ou na parede.**

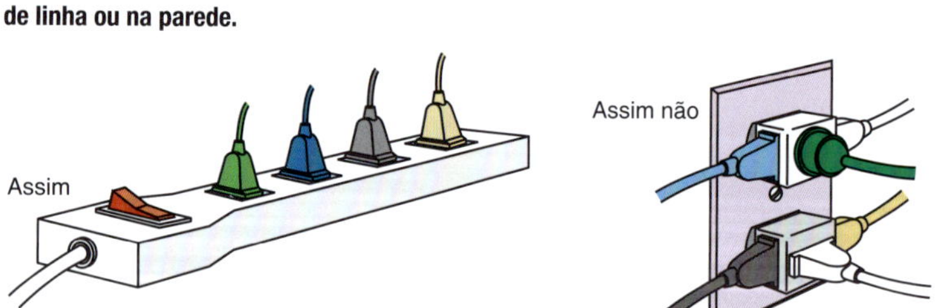

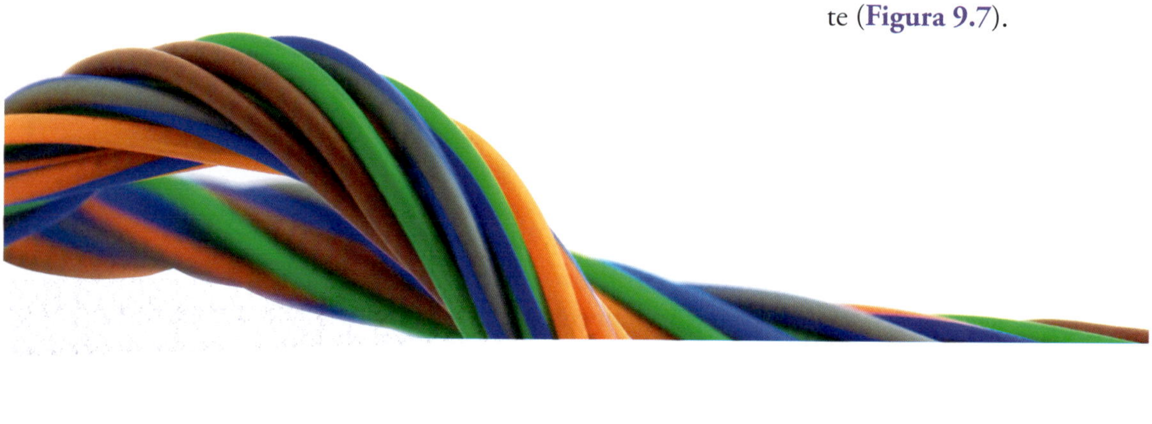

- Evite o contato, tanto seu quanto do cliente, com água e superfícies de metal ao usar a eletricidade, e não manuseie equipamentos elétricos com as mãos molhadas.
- Mantenha os fios elétricos fora do chão e longe dos pés de todos, pois enroscar-se em um cabo pode fazer que você ou seu cliente caia.
- Não deixe de supervisionar seu cliente enquanto ele estiver conectado a um dispositivo elétrico.
- Não tente limpar ao redor de tomadas elétricas enquanto um equipamento estiver conectado.
- Não toque em dois objetos de metal ao mesmo tempo se algum deles estiver ligado a uma corrente elétrica.
- Não pise, nem coloque objetos em cima de cabos elétricos.
- Não permita que fios elétricos fiquem retorcidos, pois isso pode causar um curto circuito.
- Não tente consertar aparelhos elétricos. Se você tiver um problema com a fiação elétrica ou com um dispositivo ou aparelho elétrico, informe seu supervisor imediatamente, leve o dispositivo ao conserto, ou ligue para um eletricista certificado ou representante para resolver o problema. ☑ **OA3**

Cuidado

Edifícios e residências mais antigos podem ter tomadas de parede de dois pinos. Alguns equipamentos e ferramentas possuem plugues de três pinos. Nunca mexa com a fiação do edifício ou residência, com as tomadas ou com os plugues para fazer que fiquem de acordo com seus equipamentos e ferramentas. Adaptadores estão disponíveis, caso sejam necessários. Consulte o fabricante ou uma loja de equipamentos local para saber se você pode usar um adaptador e, se puder, qual é o tipo recomendado.

Eletroterapia

O uso de correntes elétricas para tratar a pele é normalmente denominado eletroterapia. As correntes usadas nos tratamentos elétricos faciais e do couro cabeludo chamam-se **modalidades**. Cada modalidade produz um efeito diferente na pele.

Um **eletrodo**, também conhecido como **sonda**, é um aplicador usado para direcionar a corrente elétrica de um dispositivo de eletroterapia à pele do cliente. Ele é geralmente feito de carbono, vidro ou metal. Cada modalidade requer dois eletrodos – um negativo e um positivo – para conduzir o fluxo de eletricidade através do corpo. A única exceção a essa regra é a corrente de alta frequência de Tesla, que será abordada com mais detalhes posteriormente neste capítulo.

Polaridade

Polaridade é o polo positivo ou negativo de uma corrente elétrica. Os eletrodos em muitos dispositivos eletroterápicos possuem um polo com carga negativa e outro com carga positiva. O eletrodo positivo é chamado de **ânodo** e é normalmente vermelho e marcado com um *P* ou com um sinal de mais (+). O eletrodo negativo é chamado **cátodo** e é normalmente preto e marcado com um N ou com um sinal de menos (–) (**Figura 9.8**). Se os eletrodos não estiverem marcados, peça para seu instrutor, para o gerente do salão ou supervisor ajudá-lo a determinar os polos positivo e negativo.

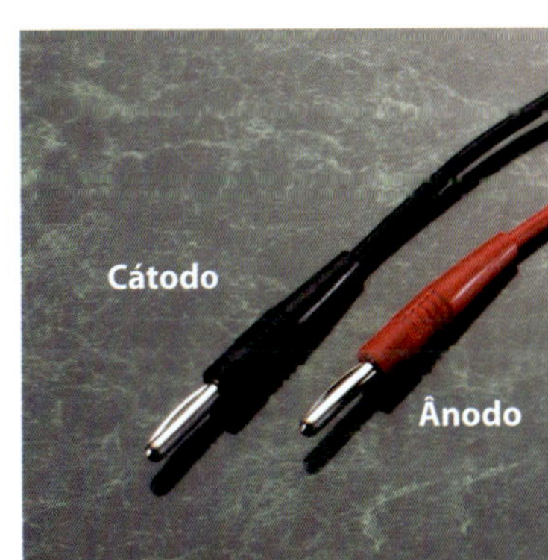

▲ **Figura 9.8 Ânodo e cátodo.**

Você sabia?

A corrente galvânica foi batizada em homenagem a um médico chamado Luigi Galvani, que nasceu na Itália e viveu lá até sua morte, em 1798. Seus estudos sobre cargas elétricas e como elas afetavam os músculos de animais ajudaram outras pessoas a desenvolverem as máquinas de corrente galvânica que são usadas em salões atualmente.

Cuidado

Não utilize uma corrente galvânica negativa sobre a pele com capilares rompidos ou acne pustulosa, ou em clientes com pressão arterial elevada ou com implantes metálicos.

Modalidades

As principais modalidades usadas na cosmetologia são a corrente galvânica, a microcorrente e a corrente de alta frequência de Tesla.

Corrente galvânica

A **corrente galvânica** é uma corrente constante e contínua, contendo um polo positivo e um negativo, que produz alterações químicas quando passa através dos tecidos e fluidos do corpo.

Duas reações químicas diferentes são possíveis com a corrente galvânica, dependendo da polaridade (positiva ou negativa) que é usada. (**Tabela 9.2**.) O **eletrodo ativo** é o eletrodo usado na área a ser tratada. O **eletrodo passivo** é o polo oposto do eletrodo ativo. Os efeitos produzidos pelo polo positivo são exatamente o oposto daqueles produzidos pelo polo negativo.

A **iontoforese** é o processo de permeação de produtos solúveis em água na pele com o uso de corrente elétrica, assim como o uso dos polos positivo e negativo de uma máquina galvânica.

A **cataforese** permeia um produto ácido (positivo) em tecidos mais profundos, usando uma corrente galvânica do polo positivo em direção ao polo negativo.

A **anaforese** permeia um produto alcalino (negativo) nos tecidos do polo negativo em direção ao polo positivo.

A **desincrustação** é uma forma de anaforese e é um processo usado para amolecer e emulsificar depósitos de gordura (óleo) e cravos nos folículos pilosos. A desincrustação é frequentemente usada no tratamento da acne, miliárias (pequenas pústulas brancas parecidas com cistos) e comedões (cravos pretos e brancos).

Microcorrente

Microcorrente é um nível extremamente baixo de eletricidade que se espelha nos impulsos elétricos naturais do corpo. A microcorrente pode

Tabela 9.2 – Efeitos da corrente galvânica

EFEITOS DA CORRENTE GALVÂNICA	
CATAFORESE DE POLO POSITIVO (ÂNODO)	ANAFORESE DE POLO NEGATIVO (CÁTODO)
Produz reações ácidas	Produz reações alcalinas
Diminui os poros	Dilata os poros
Acalma os nervos	Estimula e irrita os nervos
Diminui a irrigação sanguínea	Aumenta a irrigação sanguínea
Contrai os vasos sanguíneos	Expande os vasos sanguíneos
Enrijece e firma os tecidos	Suaviza os tecidos

ser usada para a aplicação da iontoforese e para firmar, tonificar e suavizar a pele. Ela também pode ajudar a cicatrizar um tecido inflamado, como a acne.

Dispositivos de microcorrente mais recentes possuem polaridades negativa e positiva em uma única sonda. Isso possibilita ao cliente relaxar em vez de ter de segurar uma das sondas durante o tratamento.

A microcorrente não percorre pelo corpo inteiro, mas apenas a área específica que está sendo tratada.

A microcorrente pode ser eficaz das seguintes formas:

- Melhora a circulação sanguínea e linfática
- Produz reações ácidas e alcalinas
- Dilata/diminui os poros e folículos pilosos
- Aumenta o tônus muscular
- Restaura a elasticidade
- Reduz a vermelhidão e a inflamação
- Minimiza o tempo de cicatrização de lesões acneicas
- Melhora a barreira protetora natural da pele
- Acelera o metabolismo

Quando a microcorrente é usada durante tratamentos contra o envelhecimento da pele, ela pode dar à pele do seu cliente uma aparência mais suave, firme e hidratada.

Cuidado

Assim como acontece com todos os dispositivos com corrente elétrica, a microcorrente não deve ser usada em clientes com marca-passos, epilepsia, câncer, flebite, trombose ou em mulheres grávidas. Também não deve ser usada em qualquer pessoa que esteja sob cuidados médicos para tratamento de uma condição que possa excluí-las do uso de certos ingredientes ou produtos ou de fazer tratamentos. Se você estiver incerto a respeito de o tratamento ser apropriado para um cliente, peça que obtenha o consentimento médico para a realização do serviço.

Corrente de alta frequência de Tesla

A **corrente de alta frequência de Tesla**, também conhecida como **raio violeta**, é uma corrente térmica ou produtora de calor com alta taxa de oscilação ou vibração, comumente usada para tratamentos do couro cabeludo e faciais. A corrente de Tesla não produz contrações musculares e os efeitos podem ser estimulantes ou calmantes, dependendo do método de aplicação. Os eletrodos são feitos de vidro ou metal e apenas um eletrodo é usado para realizar um serviço (**Figura 9.9**).

Os benefícios da corrente de alta frequência de Tesla são:

- Estimula a circulação sanguínea
- Aumenta a absorção e eliminação de impurezas
- Acelera o metabolismo da pele
- Melhora a ação germicida
- Alivia a congestão da pele

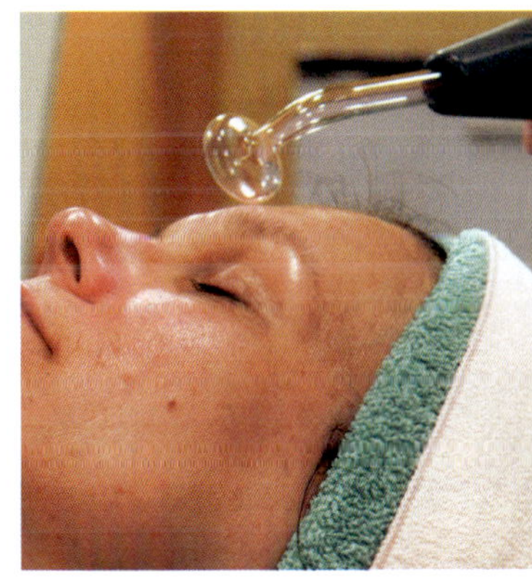

▲ **Figura 9.9 Aplicação da corrente de alta frequência de Tesla com um eletrodo facial.**

Conforme você for aprendendo mais sobre tratamentos faciais e outros, você se tornará familiarizado com o termo contraindicação, uma condição que requer a não realização de certos tratamentos, procedimentos ou produtos a fim de prevenir efeitos colaterais indesejáveis. **OA4**

Outros equipamentos elétricos

Como profissional da área de estética e beleza, você usará muitos tipos de equipamentos e ferramentas elétricos. Eis algumas das ferramentas elétricas mais comuns que você pode encontrar, juntamente com algumas informações sobre seu uso:

- Secadores de pé convencionais ou lâmpadas de calor são fontes de calor seco que podem ser usadas para reduzir o tempo de processamento químico. Uma vez que o calor a seco provoca a evaporação, o cabelo deve ser coberto com uma touca plástica para evitar que seque durante o processo químico.
- Secadores de cabelo e chapinhas iônicos com turmalina mineral cristalina são eficazes no combate à eletricidade estática e aos cabelos esvoaçantes. Quando a turmalina é aquecida, ela produz íons positivos e negativos que neutralizam as cargas elétricas que causam estática nos cabelos. Alegações de que secadores iônicos secam o cabelo com mais rapidez ou que condicionam o cabelo não foram comprovadas.
- Chapinhas ou babyliss estão disponíveis em vários tipos e tamanhos. Eles possuem elementos de aquecimento embutidos e são plugados diretamente em uma tomada. Ferramentas de estilização térmicas agora têm a capacidade de ficar extremamente quentes (até 210 °C ou mais, em algumas ferramentas de estilização). Esse calor extremo faz que a água dentro do cabelo ferva, o que pode danificá-lo severamente.
- Toucas térmicas fornecem uma fonte uniforme de calor e podem ser usadas com tratamentos de condicionamento do cabelo e do couro cabeludo.
- Máquinas de processamento de coloração, ou máquinas aceleradoras, reduzem o tempo de processamento de serviços químicos feitos nos cabelos. Esses processadores normalmente são semelhantes a um secador de pé e dispensam um vapor de água quente dentro da cobertura para a cabeça. Um serviço de coloração processado com uma máquina a 32 °C será feito duas vezes mais rápido do que com uma temperatura normal de 22 °C.
- Um vaporizador produz um calor úmido e uniforme que pode ser aplicado sobre a cabeça ou rosto. Vaporizadores aquecem e limpam a pele, aumentando o fluxo tanto de óleo quanto de suor. Alguns vaporizadores também podem ser usados para tratamentos de condicionamento do cabelo e do couro cabeludo. Muitas vezes, os esteticistas adicionam óleos essenciais a um vaporizador facial como parte de uma terapia cutânea e para melhorar o bem-estar geral de um cliente.
- Equipamentos de terapia com luz incluem lasers, diodo emissor de luz (LED) e luz intensa pulsada (LIP). Esses tipos de equipamento são dispositivos médicos e devem ser usados apenas por profissionais licenciados. A terapia com luz é descrita na próxima sessão. **OA5**

Você sabia?

A corrente de alta frequência de Tesla foi batizada em homenagem a um engenheiro elétrico chamado Nikola Tesla, que nasceu em 1856, na Croácia. Ele se mudou para os Estados Unidos em 1884, onde realizou a maior parte de seu trabalho sobre a corrente alternada. Tesla morreu em Nova York, em 1943.

Cuidado

A corrente de alta frequência de Tesla não deve ser usada em clientes grávidas ou que tenham epilepsia (convulsões), asma, pressão arterial elevada, bloqueio sinusal, marca-passo ou implantes metálicos. O cliente também deve evitar o contato com metal, como braços de cadeiras, joias e grampos metálicos durante o tratamento, pois pode ocorrer uma queimadura se houver contato.

Você Sabia?

As pessoas costumavam acreditar que a luz caminha em raios em linha reta; porém, agora nós sabemos que ela oscila em formações de onda, chamadas comprimentos de onda. A palavra raio ainda permanece, bem como raios UV, raios UVA e UVB, ou raios de luz, porém ela representa o termo *radiação*.

Energia luminosa e terapia com luz (fototerapia)

Espectro eletromagnético, também conhecido como **espectro eletromagnético de radiação**, é o nome dado a todas as formas de energia (ou radiação) existentes. As formas de energia no espectro eletromagnético são ondas de rádio (usadas por rádios e televisores), micro-ondas (usadas em fornos de micro-ondas), ondas de luz (luz infravermelha, luz visível e luz ultravioleta usadas para serviços de terapia com luz), raios X (usados por médicos e dentistas) e raios gama (usados por usinas de energia nuclear) (**Figura 9.10**).

A energia se move através do espaço em ondas. Essas ondas são similares às provocadas quando uma pedra é atirada na superfície da água. Cada tipo de energia possui seu próprio **comprimento de onda**, a distância entre picos sucessivos de ondas eletromagnéticas. Uma **forma de onda** é a medida da distância entre dois comprimentos de onda. Alguns comprimentos de onda são longos e outros curtos. (Consulte a **Tabela 9.3**, Comprimentos de onda longos comparados a comprimentos de

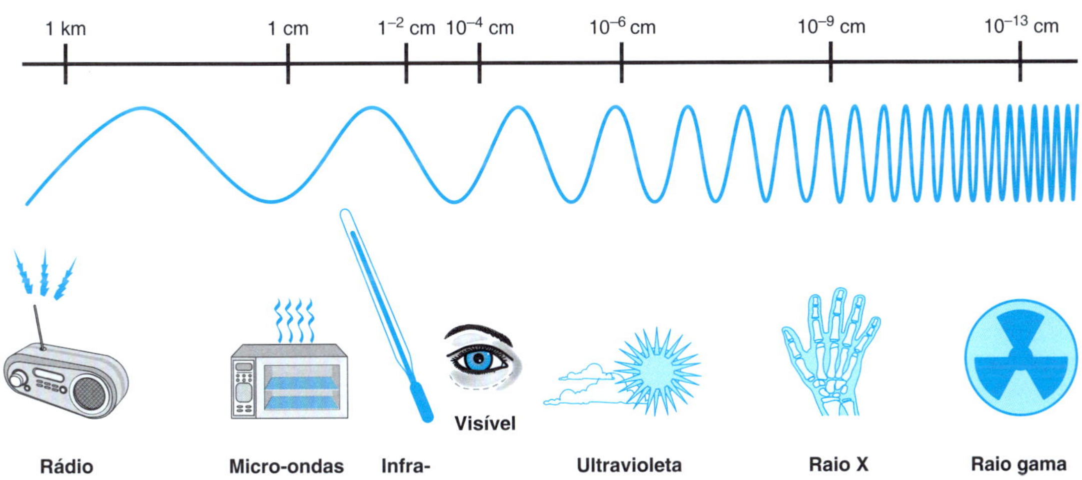

▲ **Figura 9.10** **O espectro eletromagnético.**

Tabela 9.3 – Comprimentos de onda longos comparados com comprimentos de onda curtos

COMPRIMENTOS DE ONDA LONGOS COMPARADOS COM COMPRIMENTOS DE ONDA CURTOS	
COMPRIMENTOS DE ONDA LONGOS	COMPRIMENTOS DE ONDA CURTOS
Baixa frequência	Alta frequência
Penetração mais profunda	Penetração menos profunda
Menos energia	Mais energia

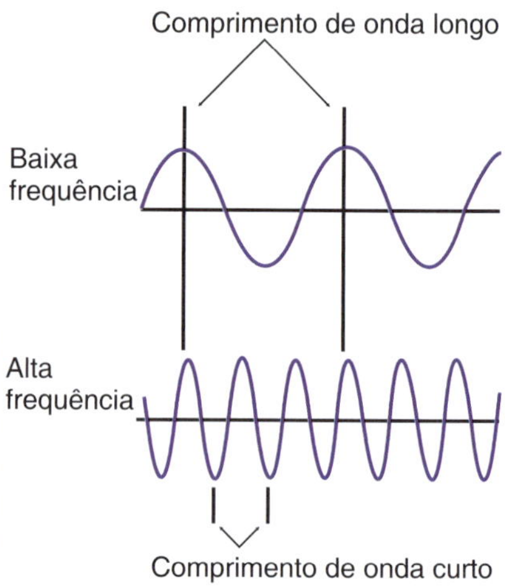

▲ **Figura 9.11 Padrões de onda de comprimentos longos e curtos (frequência e comprimento de onda são inversamente proporcionais).**

onda curtos.) Comprimentos de onda longos possuem uma baixa frequência, o que significa que o número de ondas é menos frequente (menos ondas) dentro de um padrão de forma de onda. Comprimentos de onda curtos possuem uma frequência mais alta em função do número de ondas ser mais frequente (mais ondas) dentro de um padrão de forma de onda (**Figura 9.11**).

Espectro de luz visível

O **espectro de luz visível** é a parte do espectro eletromagnético que pode ser vista. A luz visível representa apenas 35% da luz solar natural. Dentro do espectro de luz visível, o violeta possui o menor comprimento de onda e o vermelho o mais longo. O comprimento de onda de luz infravermelha está logo abaixo daquele da luz vermelha, e o comprimento de onda da luz ultravioleta está logo acima daquele da luz violeta.

Embora sejam referidas como *luz*, a luz infravermelha e a luz ultravioleta não são realmente luz. A luz ultravioleta e a luz infravermelha, que são abordadas mais detalhadamente mais adiante neste capítulo, também são formas de energia eletromagnética, porém, elas são invisíveis pelo fato de seus comprimentos de onda estarem além do espectro visível de luz. A luz invisível representa 65% da luz solar natural (**Figura 9.12**).

Para sua informação

A luz solar natural é composta por três tipos de luz:

- Luz visível = 35%
- Luz infravermelha invisível = 60%
- Luz ultravioleta invisível = 5%

Luz invisível

A **luz invisível** é a luz em qualquer extremidade do espectro visível de luz, que seja invisível a olho nu. Antes da luz violeta visível do espectro está a luz ultravioleta, que é a luz mais curta e menos penetrante do espectro. Além da luz vermelha visível do espectro está a luz infravermelha, que produz calor.

Você sabia?

Embora a iluminação elétrica no salão não seja uma forma de terapia com luz, a qualidade dessa luz pode exercer um efeito sobre o seu trabalho e sobre a satisfação do seu cliente. A luz fluorescente é produzida por lâmpadas fluorescentes e pode ser mais fria (verde-azulado) que a luz solar natural. A luz incandescente é produzida por lâmpadas-padrão (tungstênio) e é mais quente (amarelo-dourado) que a luz solar natural ou que a luz fluorescente. O cabelo e a pele do seu cliente parecerão mais verde-azulados quando vistos sob uma iluminação fluorescente e mais dourados quando vistos em uma iluminação incandescente.

Tenha cuidado ao manusear lâmpadas fluorescentes, pois elas contêm substâncias perigosas, incluindo mercúrio. Evite a quebra de lâmpadas fluorescentes e descarte-as corretamente quando necessário.

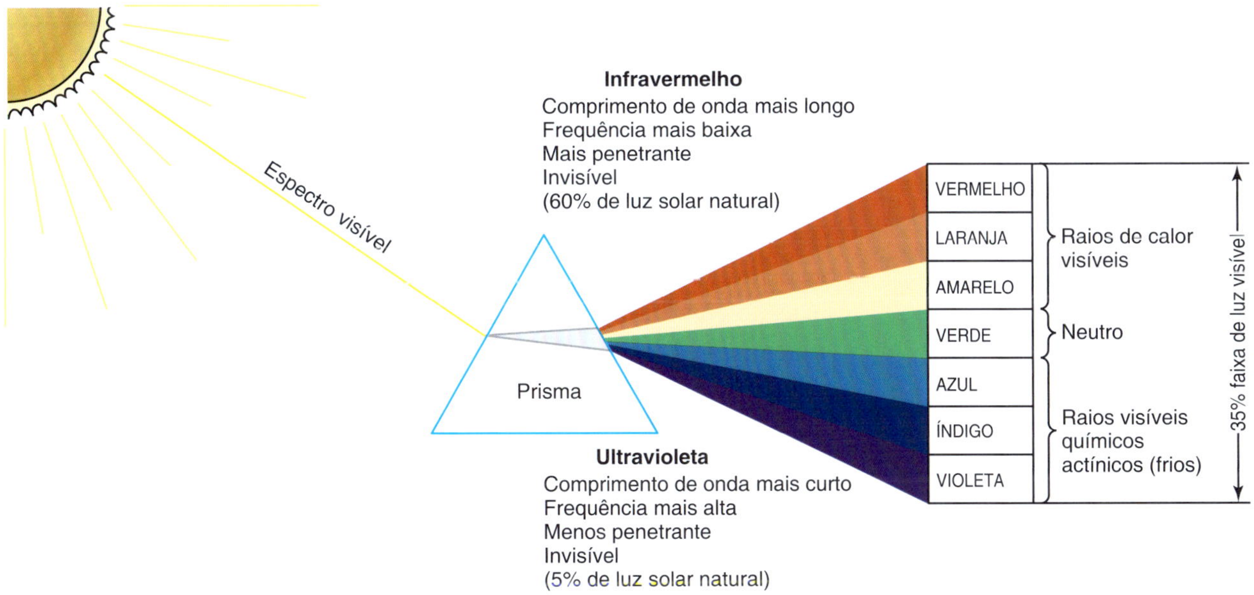

▲ **Figura 9.12 O espectro de luz visível.**

A **luz ultravioleta**, abreviada como **luz UV** e também conhecida como **luz fria** ou **luz actínica**, é uma luz invisível que possui um comprimento de onda curto (o que lhe confere maior energia), é menos penetrante que a luz visível, faz que reações químicas ocorram mais rapidamente do que a luz visível, produz menos calor do que a luz visível e mata alguns germes.

A luz UV leva a pele a produzir vitamina D, uma vitamina lipossolúvel que é boa para o crescimento ósseo e para a saúde. Precisamos da luz solar para sobreviver no planeta; porém, a exposição excessiva à luz UV pode causar o envelhecimento prematuro da pele e câncer de pele. Incidentes de câncer de pele atingiram um nível quase epidêmico, com mais de um milhão de novos casos diagnosticados a cada ano. Estima-se que um em cada cinco americanos desenvolverá câncer de pele e que 90% desses cânceres serão decorrentes da exposição à radiação UV da luz solar natural, lâmpadas solares e câmaras de bronzeamento.

Existem três tipos de luz UV:

- Ultravioleta A (UVA). A luz ultravioleta A possui o comprimento de onda mais longo do espectro de luz UV e penetra diretamente na derme da pele, danificando o colágeno e a elastina. A luz UVA é a luz frequentemente usada em câmaras de bronzeamento.
- Ultravioleta B (UVB). A luz ultravioleta B é muitas vezes chamada de luz que queima pelo fato de ser a mais associada a queimaduras de sol. Tanto a luz UVA quanto a UVB causam câncer de pele.
- Ultravioleta C (UVC). A luz ultravioleta C é bloqueada pela camada de ozônio. Se a Terra perder a camada protetora de ozônio, a vida deixará de existir como a conhecemos. Não queremos destruir a camada de ozônio, pois ela nos protege da radiação UVC.

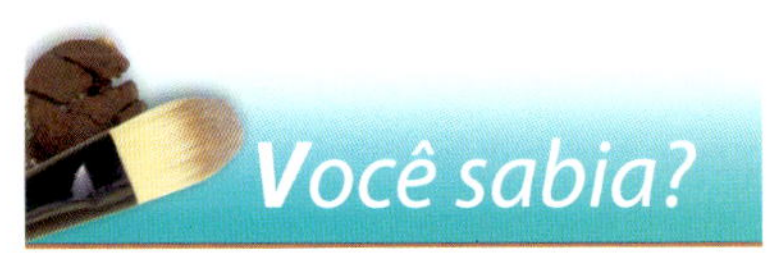

Se a luz do sol passar através de um prisma de vidro (normalmente, um prisma de vidro ou de plástico se assemelha ao formato de uma pirâmide após o corte ser feito), ela aparecerá em sete cores diferentes, conhecidas como arco-íris, dispostas da seguinte maneira: violeta (o comprimento de onda mais curto), índigo, azul, verde, amarelo, laranja e vermelho (o comprimento de onda mais longo). Essas cores, que são visíveis aos olhos, constituem a luz visível.

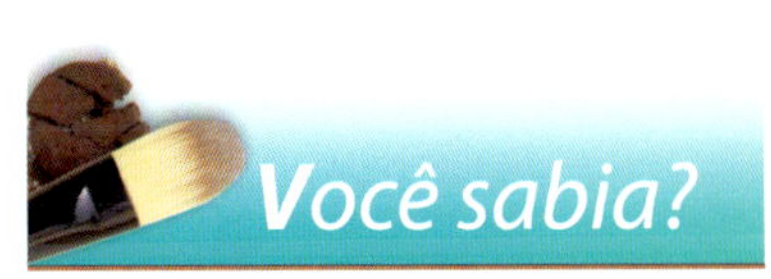

Alguns animais podem ver partes do espectro visível que os humanos não podem. Por exemplo, muitos insetos podem ver a luz ultravioleta.

A **luz infravermelha (IV)** possui comprimentos de onda mais longos, penetra mais profundamente, possui menos energia e produz mais calor do que a luz visível. A luz infravermelha representa 60% da luz solar natural.

As lâmpadas infravermelhas são usadas principalmente durante tratamentos de condicionamento do cabelo e para processar a coloração. Elas também são usadas em spas e saunas, para relaxamento e para aquecer os músculos. A luz infravermelha tem sido usada para diminuir os sinais do envelhecimento, tais como rugas, para curar ferimentos e para aumentar a circulação. ☑ **OA6**

Cuidado

Embora a aplicação de luz UV possa ser benéfica, ela deve ser feita com o maior cuidado e de maneira adequada, por um profissional qualificado, em função de a exposição excessiva poder causar danos à pele e câncer de pele. Ela tem sido usada para matar bactérias na pele e para ajudar o corpo a produzir vitamina D. Dermatologistas usam a terapia UV e alguns medicamentos para o tratamento da psoríase.

Luz *versus* calor e energia

Catalisadores são substâncias que aceleram reações químicas. Alguns catalisadores utilizam o calor como fonte de energia, enquanto outros utilizam a luz. Qualquer que seja a fonte de energia, os catalisadores absorvem a energia como uma bateria. No momento apropriado, eles passam essa energia para o iniciador e a reação começa.

Para sua informação

Precisamos encontrar um equilíbrio delicado com exposição à luz solar. Tenha em mente que pele bronzeada é pele danificada. O bronzeamento acabará causando fotoenvelhecimento (envelhecimento prematuro decorrente da exposição ao sol) e danos irreversíveis às propriedades construtoras de colágeno da pele.

Terapia com luz

A **terapia com luz**, também conhecida como **fototerapia**, é a aplicação de raios solares à pele para o tratamento de rugas, capilares, pigmentação ou remoção de pelos. *Lasers* e dispositivos de terapia com luz têm sido usados por décadas, porém, algumas das técnicas originais ainda são válidas atualmente. Os *lasers* são desenvolvidos para concentrar toda a energia da luz a uma profundidade específica e em uma direção dentro da pele, usando a mesma cor de luz. Em contrapartida, outras terapias com luz têm múltiplas profundidades, cores e comprimentos de onda e a luz pode ser difusa. O ponto mais importante a ser lembrado sobre a terapia com luz é que os equipamentos que você utiliza são escolhidos com base no tipo e na condição da pele que você está tratando.

Você sabia?

O comprimento de onda de luz infravermelha é longo demais para ser visível ao olho humano.

Lasers

Laser é um acrônimo para *amplificação de luz por emissão estimulada de radiação*. Trata-se de um dispositivo médico que usa a radiação eletromagnética para a remoção de pelos e tratamentos de pele. Há muitos tipos de *lasers* usados para tratar uma variedade de condições da pele. Todos os *lasers* funcionam por **fototermólise** seletiva, um processo que transforma a luz do *laser* em calor. Dependendo do uso pretendido e do tipo, os *lasers* podem remover vasos sanguíneos, desativar folículos pilosos, remover tatuagens ou eliminar algumas rugas sem destruir o tecido circundante. Os *lasers* têm sido usados por décadas em uma variedade de procedimentos cirúrgicos (**Figura 9.13**).

Eles atuam através de um meio (sólido, líquido ou gasoso, ou semicondutor) que emite luz quando estimulado por uma fonte de energia. O meio é colocado em uma câmara especificamente projetada com espelhos localizados dentro de ambas as extremidades. Essa câmara é estimulada por uma fonte de energia, como uma corrente elétrica, que, por sua vez, estimula as partículas. Os espelhos criam a luz que fica presa e vai para frente e para trás através do meio, ganhando energia a cada passagem. O meio determina o comprimento de onda do *laser* e seu uso.

A maioria dos *lasers* é classificada como dispositivo médico de Nível II ou acima, o que significa que esteticistas devem trabalhar sob a supervisão de um médico qualificado para operá-los.

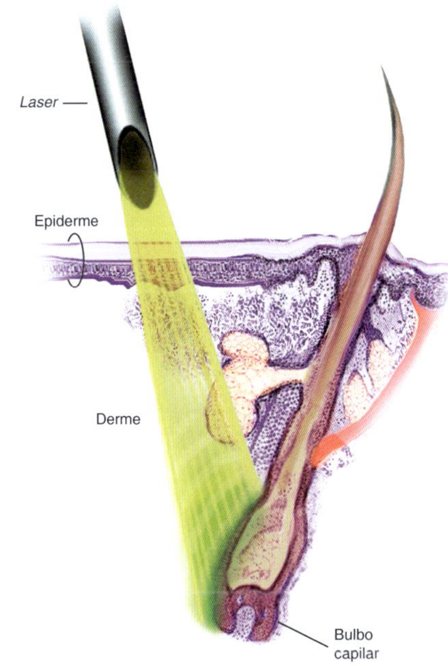

▲ **Figura 9.13 Alguns tipos de *lasers* são usados na depilação.**

Diodo emissor de luz (LED)

Um **diodo emissor de luz**, abreviado como LED, é um dispositivo médico usado na redução da acne, no aumento da circulação da pele e para melhorar o teor de colágeno da pele. O LED atua por meio da liberação de luz sobre a pele para estimular respostas específicas a profundidades precisas do tecido cutâneo. Cada cor de luz corresponde a uma profundidade diferente – medida em bilionésimos de metro, denominados nanômetros – no tecido. A cor da luz LED procura por uma cor no tecido cutâneo conhecida como **cromóforo**, um componente de cor dentro da pele, como sangue ou melanina. O termo cromóforo deriva do termo grego *chroma*, que significa cor. Quando a luz colorida atinge uma profundidade específica no tecido, ela desencadeia uma reação, como o estímulo da circulação ou a redução de bactérias.

Dependendo do tipo de equipamento utilizado, o LED pode ser azul, vermelho, amarelo ou verde. O LED de luz azul reduz a acne. A luz vermelha aumenta a circulação e melhora a produção de colágeno e elastina na pele. A luz amarela reduz o inchaço e a inflamação e a luz verde reduz a hiperpigmentação (**Tabela 9.4**). O LED de luz azul também

Tabela 9.4 – Efeitos benéficos da terapia com LED

EFEITOS BENÉFICOS DA TERAPIA COM LED	
NM DE COR (NANÔMETROS)	EFEITOS BENÉFICOS
Luz azul 570 nm	Reduz a acne Reduz bactérias
Luz vermelha 640 nm	Aumenta a circulação Melhora a produção de colágeno e elastina Estimula a cicatrização de ferimentos
Luz amarela 590 nm	Reduz o inchaço e a inflamação Melhora o fluxo linfático Desintoxica e aumenta a circulação
Luz verde 525 nm	Reduz a hiperpigmentação Reduz a vermelhidão Acalma e suaviza

Você sabia?

Durante estudos sobre o espaço, há cerca de 40 anos, a Administração Nacional de Aeronáutica e Espacial (Nasa) descobriu que o LED melhorava a cicatrização e o crescimento do tecido humano. Esses estudos originais firmaram os alicerces para o uso da energia da luz e do LED para o rejuvenescimento da pele.

pode ser usado em procedimentos médicos realizados por médicos para lesões pré-cancerosas.

Tal como acontece com todas as terapias com luz, é importante se certificar de ter visto o formulário de consulta do cliente para quaisquer contraindicações. A terapia com luz não deve ser feita em qualquer pessoa que tenha sensibilidade à luz (fotossensibilidade), reações fototóxicas, que esteja tomando antibióticos, que tenha câncer ou epilepsia, que esteja grávida ou que esteja sob os cuidados de um médico. Se você não tiver certeza sobre se deve tratar determinados clientes, encaminhe-os a seu médico.

Luz pulsada intensa

A **luz pulsada intensa** é um dispositivo médico que utiliza múltiplas cores e comprimentos de onda (amplo espectro) de luz focada para tratar microvasos, hiperpigmentação, rosácea e vermelhidão, rugas, folículos pilosos e poros aumentados e pelos excessivos. Assim como acontece com a maioria dos dispositivos, vários tratamentos são necessários. Esses tratamentos são fornecidos apenas sob a supervisão de um médico qualificado.

De dermatologistas usando a terapia UV para o tratamento da psoríase até esteticistas usando a terapia de luz azul para acne, passando por cirurgiões usando *lasers* para procedimentos cirúrgicos avançados, o poder da terapia com luz chegou para ficar. ☑ **OA7**

Questões de revisão

1. Defina corrente elétrica.
2. Explique a diferença entre um condutor e um não condutor (isolante).
3. Descreva os dois tipos de corrente elétrica e dê exemplos de cada um.
4. Explique a diferença entre um volt e um ampere.
5. Defina ohm.
6. Defina watt e kilowatt.
7. Explique a função de um fusível.
8. Qual é a finalidade de um disjuntor?
9. Qual é a finalidade do aterramento?
10. Liste, pelo menos, cinco passos a serem tomados para a segurança elétrica.
11. Relacione e descreva as três principais modalidades elétricas (correntes) usadas na estética.
12. Liste outros tipos de equipamentos elétricos que profissionais da área da estética e beleza usam e descreva como usá-los.
13. Defina os termos espectro eletromagnético, luz visível e luz invisível.
14. Por que a exposição à luz ultravioleta (UV) deve ser cuidadosamente monitorada?
15. O que os acrônimos *laser* e LED significam?
16. Liste e descreva os três principais tipos de terapia com luz.

Glossário do capítulo

Ampère	Abreviado como A e também conhecido como *amp*; é a unidade que mede a força de uma corrente elétrica.
Anaforese	Processo de permeação de um produto alcalino (negativo) nos tecidos, do polo negativo em direção ao polo positivo.
Ânodo	Eletrodo positivo de um dispositivo eletroterápico; o ânodo é normalmente vermelho e marcado com um *P* ou com um sinal de mais (+).
Aterramento	Completa um circuito elétrico e leva a corrente de forma segura.
Cataforese	Processo de permeação de um produto ácido (positivo) nos tecidos mais profundos usando a corrente galvânica do polo positivo em direção ao polo negativo.
Catalisadores	Substâncias que aceleram reações químicas.

Glossário do capítulo

Cátodo	Eletrodo negativo de um dispositivo eletroterápico; o cátodo é normalmente preto e marcado com um *N* ou com um sinal de menos (–).
Circuito elétrico completo	Caminho pelo qual as correntes elétricas negativa e positiva movem-se de uma fonte geradora através dos condutores e voltam à fonte geradora.
Comprimento de onda	Distância entre picos sucessivos de ondas eletromagnéticas.
Condutor	Qualquer material que conduz eletricidade.
Conversor	Aparelho que muda a corrente contínua para corrente alternada.
Corrente alternada	Abreviada como CA; corrente rápida e interrompida, que flui primeiro em uma direção e, então, na direção oposta; produzida por meios mecânicos, muda de direção 60 vezes por segundo.
Corrente contínua	Abreviada como CC; corrente constante e de fluxo uniforme que viaja em apenas uma direção e é produzida por meios químicos.
Corrente de alta frequência de Tesla (raio violeta)	Também conhecida como *raio violeta*; corrente térmica ou produtora de calor com alta taxa de oscilação ou vibração que é comumente usada para tratamentos do couro cabeludo e faciais.
Corrente elétrica	Fluxo de eletricidade ao longo de um condutor.
Corrente galvânica	Corrente constante e contínua, contendo um polo positivo e um negativo, que produz alterações químicas quando passa através dos tecidos e fluidos do corpo.
Cromóforo	Componente de cor dentro da pele, como sangue ou melanina.
Desincrustação	Forma de anaforese; processo usado para amolecer e emulsificar depósitos de gordura (óleo) e cravos nos folículos pilosos.
Diodo emissor de luz	Abreviado como LED, é um dispositivo médico usado na redução da acne, no aumento da circulação da pele e para melhorar o teor de colágeno da pele.
Disjuntor	Interruptor que interrompe ou desliga automaticamente um circuito elétrico no primeiro indício de sobrecarga.
Eletricidade	O movimento de partículas em torno de um átomo que cria energia pura.
Eletrodo	Também conhecido como *sonda*, é um aplicador para direcionar a corrente elétrica de um dispositivo de eletroterapia à pele do cliente.
Eletrodo ativo	Eletrodo de um dispositivo de eletroterapia que é usado na área a ser tratada.
Eletrodo passivo	Polo oposto do eletrodo ativo.
Espectro de luz visível	A parte do espectro eletromagnético que pode ser vista. A luz visível compõe apenas 35% da luz solar natural.

Glossário do capítulo

Espectro eletromagnético	Também conhecido como *espectro eletromagnético de radiação*; nome dado a todas as formas de energia (ou radiação) existentes.
Forma de onda	Medição da distância entre dois comprimentos de onda.
Fototermólise	Processo que transforma a luz de um dispositivo médico a *laser* em calor.
Fusível	Impede a passagem de uma corrente excessiva através de um circuito.
Iontoforese	Processo de infusão de produtos solúveis em água na pele com o uso de corrente elétrica, assim como o uso dos polos positivo e negativo de uma máquina galvânica.
Laser	Acrônimo para *amplificação de luz por emissão estimulada de radiação;* dispositivo médico que usa a radiação eletromagnética para a remoção de pelos e tratamentos de pele.
Luz infravermelha	A luz infravermelha possui comprimentos de onda mais longos, penetra mais profundamente, possui menos energia e mais calor do que a luz visível; compõe 60% da luz solar natural.
Luz invisível	Luz em qualquer extremidade do espectro visível de luz que é invisível a olho nu.
Luz pulsada intensa	Dispositivo médico que utiliza múltiplas cores e comprimentos de onda (amplo espectro) de luz focada para tratar vasinhos, hiperpigmentação, rosácea e vermelhidão, rugas, folículos pilosos e poros aumentados e pelos excessivos.
Luz ultravioleta	Abreviada como luz UV e também conhecida como *luz fria* ou *luz actínica*; luz invisível que possui um comprimento de onda curto (o que lhe confere maior energia), é menos penetrante que a luz visível, faz com que reações químicas ocorram mais rapidamente do que a luz visível, produz menos calor do que a luz visível e mata germes.
Microcorrente	Nível extremamente baixo de eletricidade que se espelha nos impulsos elétricos naturais do corpo.
Miliampere	Abreviado como mA; 1/1.000 de um ampere.
Modalidades	Correntes usadas nos tratamentos elétricos faciais e do couro cabeludo.
Não condutor	Também conhecido como *isolante*; material que não conduz eletricidade.
Ohm	Abreviado como Ω (ômega); unidade que mede a resistência a uma corrente elétrica.
Polaridade	Polo negativo ou polo positivo de uma corrente elétrica.
Quilowatt	Abreviado como kW; 1.000 watts.

Glossário do capítulo

Retificador	Aparelho que muda a corrente alternada (CA) para corrente contínua (CC).
Terapia com luz	Também conhecida como *fototerapia;* aplicação de raios solares à pele para o tratamento de rugas, capilares, pigmentação ou remoção de pelos.
Volt	Abreviado como V e também conhecido como *voltagem;* unidade que mede a pressão ou força que empurra a corrente elétrica adiante através de um condutor (Figura 9-2).
Watt	Abreviado como W; unidade que mede a quantidade de energia elétrica sendo usada em um segundo.

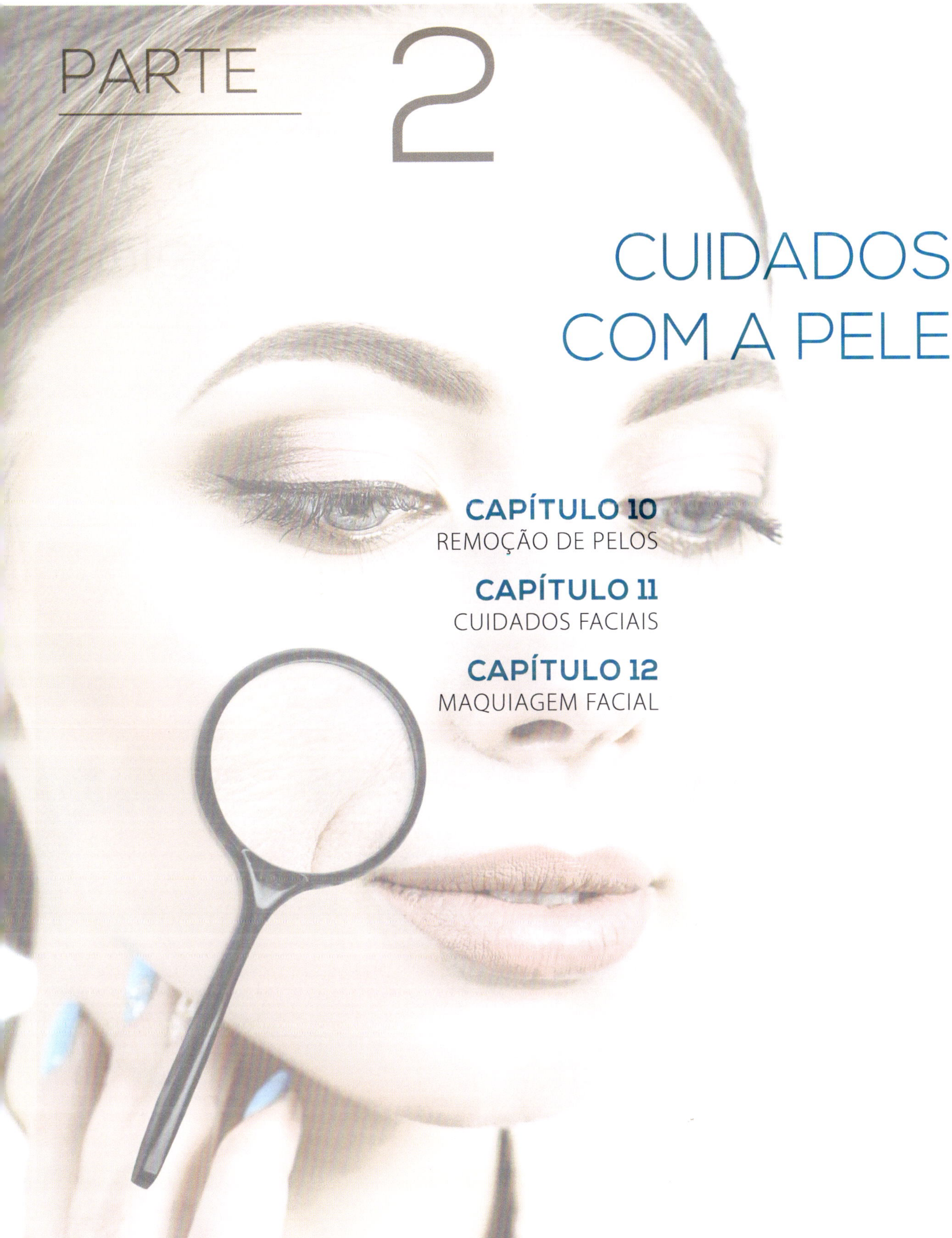

PARTE 2

CUIDADOS COM A PELE

CAPÍTULO 10
REMOÇÃO DE PELOS

CAPÍTULO 11
CUIDADOS FACIAIS

CAPÍTULO 12
MAQUIAGEM FACIAL

Kotin/Shutterstock

Capítulo 10 Remoção de pelos

Enfoques do capítulo

- Por que estudar remoção de pelos?
- Consulta do cliente
- Contraindicações para remoção de pelos
- Remoção permanente de pelos
- Remoção temporária de pelos
- Procedimentos

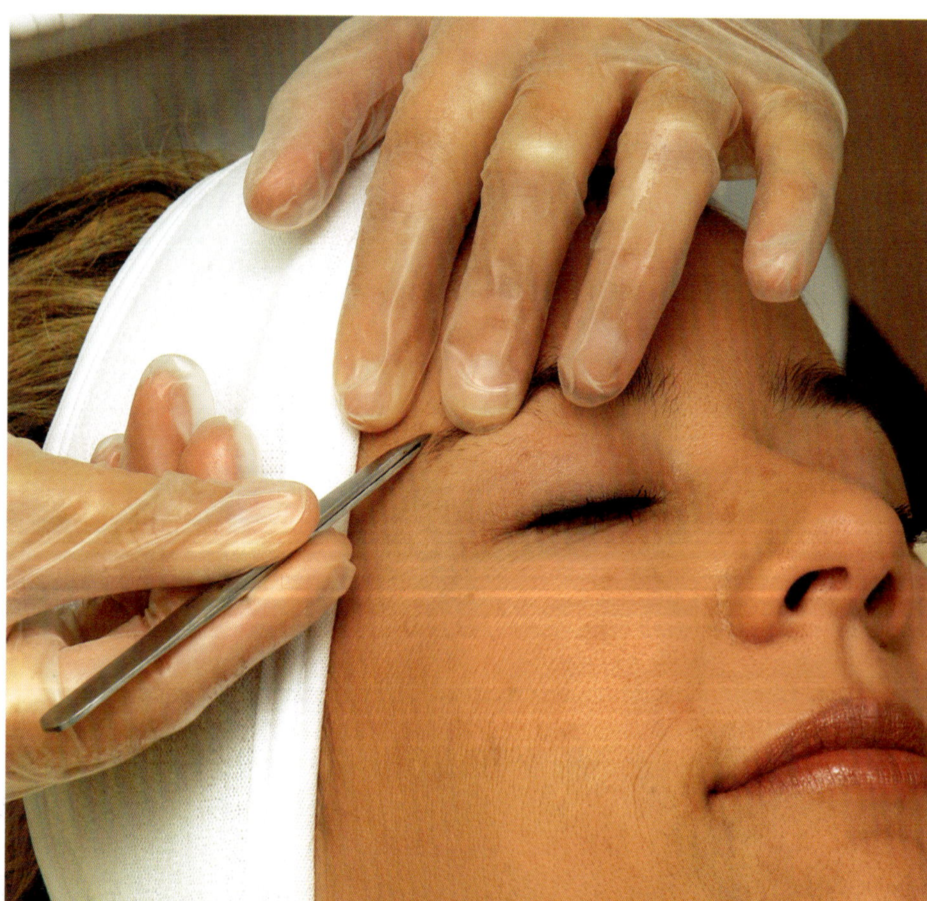

Objetivos de aprendizagem

Ao concluir este capítulo, você será capaz de:

☑ **OA1** Descrever os elementos da consulta de um cliente para remoção de pelos.

☑ **OA2** Nomear as condições que são contraindicadas para a remoção de pelos no salão.

☑ **OA3** Identificar e descrever três métodos de remoção permanente de pelos.

☑ **OA4** Demonstrar as técnicas envolvidas na remoção temporária de pelos.

Palavras-chave

Os números de páginas indicam onde cada termo pode ser encontrado no capítulo:

depilação brasileira, 240
depilação com açúcar, 248
depilação com linha, 248
depilação com pinça, 246
depilador, 246
eletrólise, 244
ficha clínica, 241
fotodepilação (luz Intensa pulsada), 244
hirsutismo, 240
hirsuto (hipertricose), 240
produto depilatório, 246
remoção de pelos a laser, 245

Um dos serviços que mais crescem nos salões e spas é a remoção de pelos. Anteriormente restrito a uma depilação de buço ou sobrancelhas, hoje um grande número de clientes opta por ter todo o rosto, os braços e as pernas livres de pelos.

A remoção de pelos na área do biquíni também evoluiu na própria arte, com diferentes *designs*, tornando-se um serviço procurado por muitas clientes. Conhecida no exterior como **depilação brasileira**, a técnica depilatória remove todos os pelos das partes anterior e posterior da área do biquíni, estilo de depilação que se popularizou. Esse nome foi dado por causa do *look* completamente sem pelos necessário quando se usa um biquíni mais cavado. Para realizar esse tipo de depilação, é preciso um treinamento específico, além do apresentado neste livro. Pergunte ao seu instrutor a respeito dos cursos avançados sobre depilação brasileira.

Atualmente muitos homens procuram serviços de remoção de pelos. Tornou-se uma tendência de moda para este público terem pernas, braços e até o peito sem pelos. Aqueles que praticam esportes, como ciclismo, natação, fisiculturismo e futebol muitas vezes removem os pelos das pernas e dos braços e, ocasionalmente, do corpo inteiro. Nuca, peito e costas são os locais mais requisitados na depilação masculina.

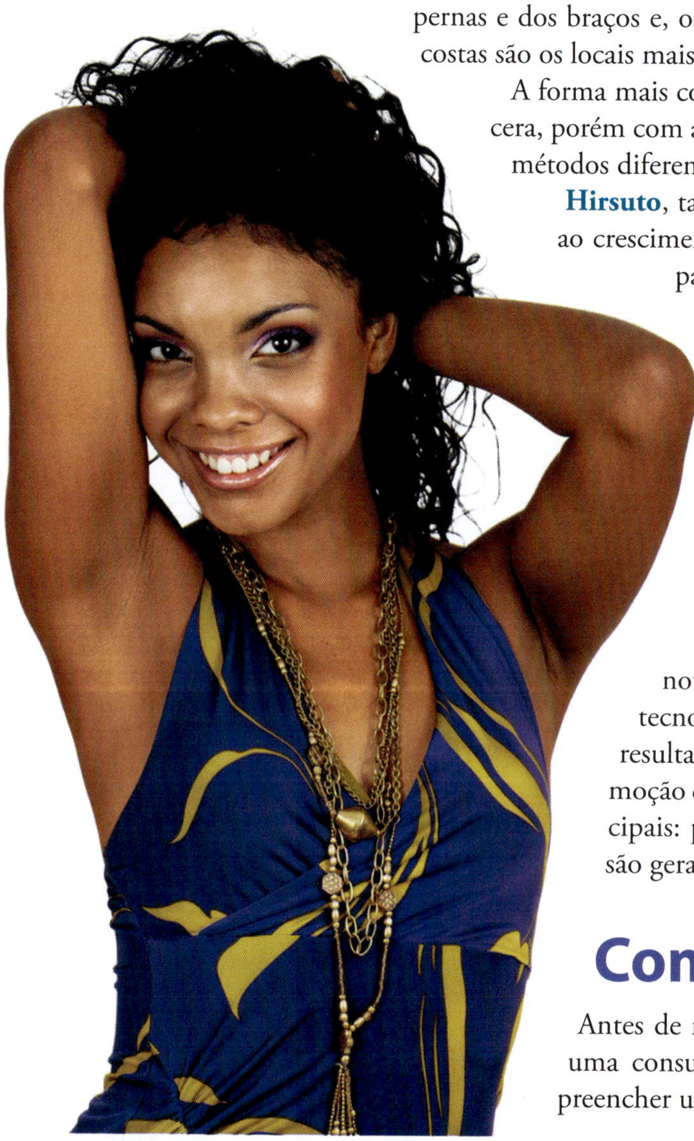

A forma mais comum de remoção de pelos em salões e spas é a cera, porém com a crescente popularidade da depilação, surgiram métodos diferentes desse serviço.

Hirsuto, também conhecido como **hipertricose**, refere-se ao crescimento de uma quantidade incomum de pelos em partes do corpo que normalmente são uma penugem, como o rosto das mulheres e as costas dos homens. O **hirsutismo** é o crescimento ou revestimento excessivo de pelos, especialmente nas mulheres. Os clientes com abundância de pelos são certamente os melhores candidatos à remoção desses, embora outros, com apenas alguns pelos indesejados nos braços e pernas, também estejam buscando esse método de remoção.

A remoção de pelos facial e corporal se tornou bastante popular à medida que a evolução tecnológica facilitou sua realização e proporcionou resultados eficientes. Todas as abordagens para a remoção de pelos enquadram-se em duas categorias principais: permanente e temporária. As técnicas de salão são geralmente limitadas a métodos temporários.

Consulta do cliente

Antes de realizar qualquer serviço de remoção de pelos, uma consulta é sempre necessária. Peça ao cliente para preencher uma ficha clínica.

POR QUE ESTUDAR REMOÇÃO DE PELOS?

Os profissionais da estética e beleza devem estudar e ter um entendimento perfeito da remoção de pelos, pois:

- → Remover pelos indesejados é a principal preocupação de muitos clientes. Estar apto a aconselhá-los sobre os vários tipos de remoção aumentará sua habilidade em satisfazê-los.
- → Oferecer os serviços de remoção de pelos que atendam às necessidades dos clientes e que possam ser agendados enquanto eles estão no salão pode ser um valioso serviço extra.
- → Conhecer as técnicas de remoção de pelos adequadas e realizá-las de maneira segura faz que você se torne uma parte ainda mais importante no regime de beleza do cliente.

Semelhante ao formulário de entrada, uma **ficha clínica** é frequentemente usada nos serviços de tratamento de pele. Trata-se de um questionário com a função de registrar todos os medicamentos, tanto os tópicos, aplicados sobre a pele, quanto os orais, ingeridos, bem como qualquer distúrbio ou alergia na pele que pode afetar o tratamento (**Figura 10.1**). As alergias ou sensibilidades devem ser observadas, destacadas e documentadas na ficha clínica – o registro permanente dos serviços recebidos pelo cliente e dos produtos por ele adquiridos ou usados. Saiba que muitas mudanças podem ocorrer entre as visitas dos clientes. Desde a última visita, ele ou ela pode ter recebido prescrição de medicamentos antidepressivos, hormônios, corticosteroides, para pressão, diabetes ou ainda tópicos, como Retin-A®, Renova® (tretinoína) e hidroquinona. É possível que um cliente que faça uso de qualquer um desses medicamentos não possa ter os pelos removidos. Consulte a **Figura 10.2** para um exemplo de ficha clínica.

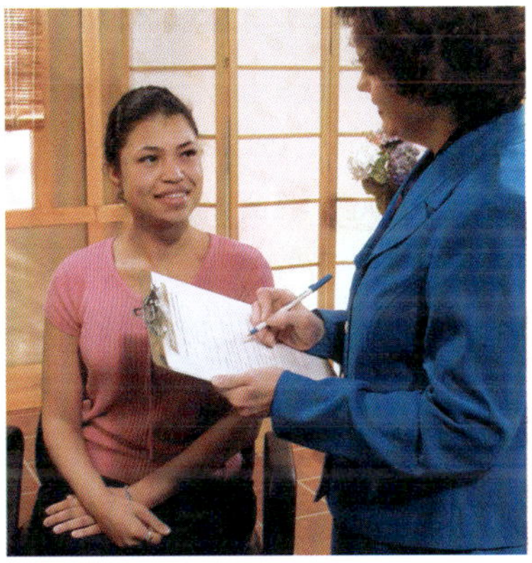

▲ Figura 10.1 **Preenchendo uma ficha clínica.**

Muitos desses medicamentos provocam alterações fisiológicas cutâneas que podem fazer que a epiderme se eleve durante o tratamento com cera, ou seja, a epiderme pode sair junto com a cera e o pelo.

Clientes portadores de doenças autoimunes, como lúpus, podem ter reações inflamatórias causadas pela cera, por eletrólise ou outros métodos de remoção de pelos; quanto a clientes com rosácea ou eczema são suscetíveis a uma inflamação grave, pois a pele com essa condição já pode estar inflamada antes do tratamento.

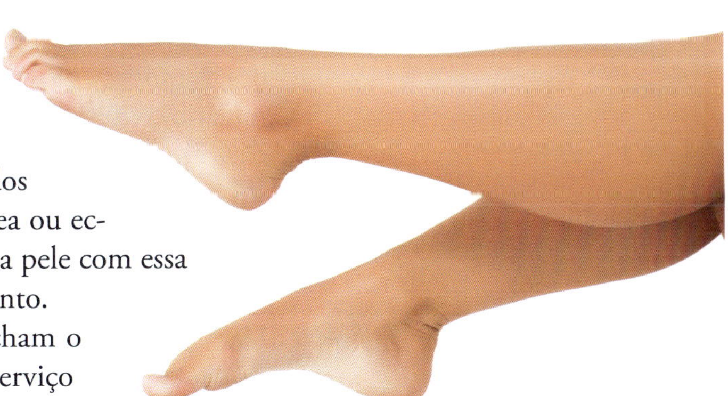

É imprescindível que todos os clientes preencham o formulário de autorização para a realização do serviço de remoção de pelos que você irá oferecer, o que deve ser feito antes de qualquer procedimento e serve também como lembrete para que o cliente realmente pense a respeito de qualquer medicamento tópico ou oral que ele possa ter começado a usar

FICHA CLÍNICA

Data ______________

Nome _____________________________________ Sexo _______________

Endereço ____

Cidade _______________________________ Estado _____________ CEP ____________

1. Você já passou em consulta por um dermatologista? Sim _____ Não _____ Se sim, por qual motivo?
2. Por favor, liste todos os medicamentos que você toma regularmente. Incluindo hormônios, vitaminas e outros suplementos semelhantes: ____
3. Você usa esteroides ou prednisona? Sim _____ Não _____
4. Você já usou Roacutan® (isotretinoína)? Sim _____ Não _____
   Se sim, quando você parou de tomar o Roacutan® (isotretinoína)? _________________________
5. Você usa ou já usou Retin-A®, Renova®, Tazorac®, Differin®, Azelex® ou qualquer outro agente médico para peeling? Sim _____ Não _____ Se sim, por quanto tempo? _________________________
   Se sim, quando você parou de tomá-lo?
6. Você tem alguma alergia? Você é alérgico a alguma medicação? Sim _____ Não _____
   Se sim, quais alergias? _________________________
7. Você está grávida ou é lactante? Sim _____ Não _____
8. Você se submeteu a algum dos procedimentos a seguir? *Resurfacing* com laser: Sim _____ Data __________ Não _____
   Peeling químico superficial: Sim _____ Data __________ Não _____
   Peeling químico médio/profundo: Sim _____ Data __________ Não _____
   Alguma microdermoabrasão? Sim _____ Data __________ Não _____
9. Você já teve rigidez ou descamamento de pele? Sim _____ Não _____
10. Você faz bronzeamento artificial com frequência? Sim _____ Não _____
11. Você tem histórico de bolhas de febre ou feridas de frio? Sim _____ Não _____

▲ **Figura 10.2 Ficha clínica.**

desde a última visita. Consulte a **Figura 10.3** para um exemplo do formulário de autorização. ☑ **OA1**

Contraindicações para remoção de pelos

Uma das principais finalidades da consulta é determinar a presença de qualquer contraindicação para a remoção de pelos. Algumas condições médicas e medicamentos podem causar afinamento da pele ou torná-la mais vulnerável a lesões. Clientes em tais situações, que se submetem à depilação com cera, podem sofrer uma inflamação desnecessária ou diversas lesões graves na pele. Eles não devem fazer depilação com cera

FORMULÁRIO DE AUTORIZAÇÃO PARA REMOÇÃO DE PELOS

Eu________________________________ estou __________ não estou _____________ usando atualmente:

——— Retin-A ou qualquer outra prescrição médica tópica.

——— Roacutan (isotretinoína).

——— qualquer produto à base de alfa-hidroxiácidos (AHAS)

——— qualquer medicamento como cortisona, anticoagulantes (exemplo: aspirina) ou medicamento para diabetes

——— Entendo que se eu começar a usar qualquer um dos produtos acima e não informar meu esteticista antes da remoção de pelo, estou assumindo total responsabilidade por qualquer reação de pele.

——— O processo de remoção de pelos foi-me explicado detalhadamente e eu tive oportunidade de questionar e receber respostas satisfatórias.

Assinatura do Cliente ____ Data ____________________

Assinatura do responsável técnico ____________________________________ Data ____________________

▲ **Figura 10.3 Exemplo do formulário de autorização.**

ou remoção de pelos em nenhuma parte do corpo sem permissão prévia, por escrito, do médico responsável, se uma ou mais das condições a seguir forem recorrentes.

O cliente:

- está usando ou já usou isotretinoína (Roacutan) nos últimos seis meses;
- está tomando medicamento com ação anticoagulante;
- está tomando medicamentos para doenças autoimunes, inclusive lúpus;
- está usando prednisona ou esteroides;
- tem psoríase, eczema ou outras doenças crônicas de pele;
- sofreu queimaduras solares;
- tem pústulas ou pápulas na área a ser depilada;
- passou recentemente por alguma cirurgia cosmética ou reconstrutiva – nos últimos três meses;
- fez recentemente algum tratamento de pele, a laser, no corpo;
- tem varizes graves nas pernas;
- tem outra condição médica questionável.

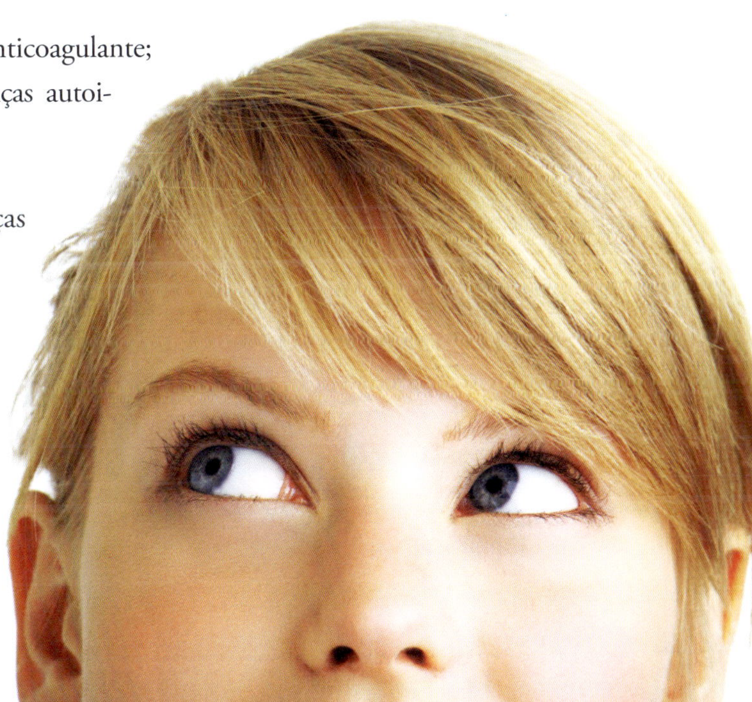

A depilação facial com cera não deve ser realizada, sem prévia autorização médica, se o cliente se enquadrar em qualquer das seguintes condições:

- rosácea ou pele muito sensível;
- histórico de bolhas de febre ou feridas de frio, pois a depilação com cera pode provocar um surto dessa condição caso não haja pré-atendimento médico;
- fez recentemente peeling químico usando ácido glicólico, ácido salicílico ou produtos a base de outros ácidos;
- fez microdermoabrasão recentemente;
- usa qualquer medicamento tópico esfoliante, incluindo Retin-A®, Renova®, Tazorac®, Differin®, Azelex® ou outro agente peeling médico;
- fez recentemente tratamento corporal a laser ou peeling cirúrgico;
- usa hidroquinona para clareamento de pele. ☑ **OA2**

Remoção permanente de pelos

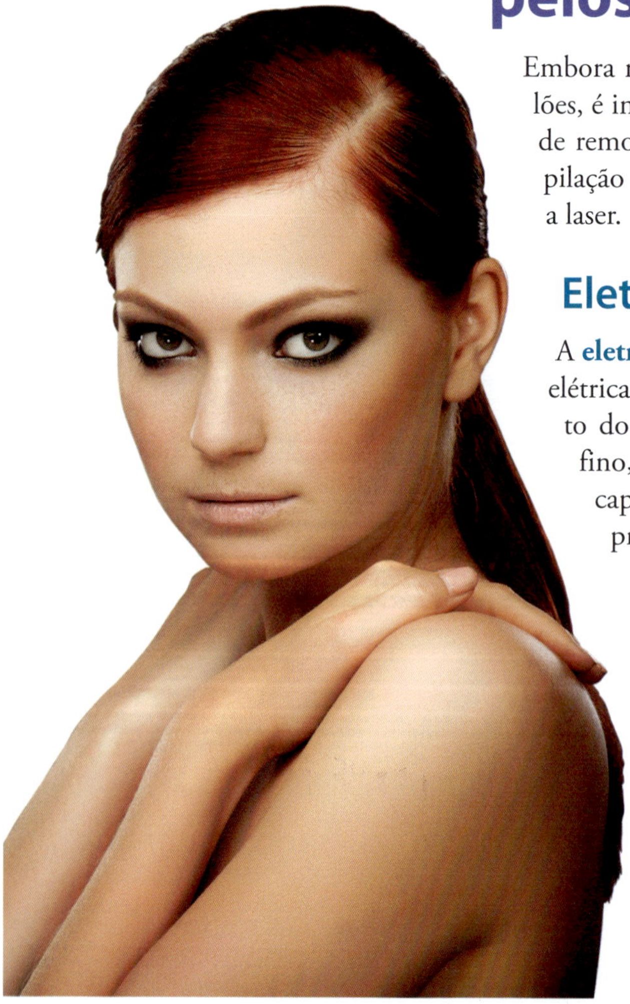

Embora não seja um serviço oferecido frequentemente em salões, é interessante conhecer as opções existentes. Os métodos de remoção permanente de pelos incluem eletrólise, fotodepilação – remoção de pelos a base de luz e remoção de pelos a laser.

Eletrólise

A **eletrólise** é a remoção de pelos por meio de uma corrente elétrica que destrói as células responsáveis pelo crescimento do pelo. A corrente é aplicada com um eletrodo bem fino, em forma de agulha, que é inserido em cada folículo capilar. Essa técnica somente deve ser realizada por um profissional especializado licenciado.

Fotodepilação

A **fotodepilação,** também conhecida como **Luz Intensa Pulsada** (LIP), utiliza uma luz intensa para destruir as células de crescimento dos folículos capilares. Esse tratamento tem efeitos colaterais mínimos, sem necessidade de agulhas, minimizando assim o risco de infecção. Estudos clínicos mostraram que a fotodepilação remove de 50% a 60% dos pelos em 12 semanas. Esse método pode ser administrado em salões de beleza por profissionais de estética e beleza. É importante ressaltar que é imprescindível orientação correta de uso do equipamento vindo dos fabricantes na forma de treinamento.

Remoção de pelos a laser

A **remoção de pelos a laser** é outro método para a remoção rápida de pelos indesejados, em que um feixe de laser é pulsado na pele, impedindo o crescimento de pelos, é mais eficaz quando aplicado nos folículos em fase de crescimento.

O método a laser foi descoberto por acaso, quando foi observado que as marcas de nascença tratadas com certos tipos de lasers tornaram-se permanentemente desprovidas de pelos.

O método de remoção a laser não é indicado para todas as pessoas, pois é absolutamente necessário que o pelo seja mais escuro que a pele que o cerca. Pelos espessos e escuros respondem melhor ao tratamento a laser. Em alguns casos, o resultado é a remoção permanente dos pelos, em outros, os tratamentos a laser simplesmente desaceleram o crescimento.

No Brasil, a legislação não define quais são os profissionais aptos a aplicar a depilação a laser. No entanto, a recomendação é que seja feita uma avaliação com um dermatologista antes de iniciar o tratamento. Esse profissional pode avaliar criteriosamente sua pele e definir qual é o melhor tratamento para ela. Profissionais da área de estética e beleza podem realizar a remoção de pelos a laser somente sob supervisão médica, trata-se de um método que exige um treinamento especializado, geralmente oferecido pelos fabricantes dos equipamentos a laser. ☑ **OA3**

Você sabia?

Existe grande diferença entre permanente e definitiva ao se tratar de remoção de pelos. O efeito da fotodepilação tem como resultado um tempo médio de 10 a 12 meses dependendo do tipo de pele e região aplicada. Já o uso do laser resulta um tempo muito mais prolongado. Muitos profissionais consideram como tratamento definitivo, porém pode sim voltar a nascer novos pelos.

Remoção temporária de pelos

Alguns métodos temporários de remoção de pelos podem ser oferecidos em salões ou nos spas, eles são apresentados a seguir:

Barbear

A forma de remoção temporária de pelos mais comum, particularmente dos pelos faciais masculinos, é o barbear. A área designada deve ser suavizada por meio da aplicação de uma toalha quente e úmida e, depois, pela aplicação de um creme ou loção para barbear, que tem excelentes atividades hidratantes e calmantes. Um barbeador elétrico também pode ser usado, especialmente para remover pelos indesejados da nuca, esse trabalho também pode ser feito com um aparador elétrico. A aplicação de uma loção pré-barba ajuda a reduzir irritações assim como pós-barba.

Você sabia?

Ao contrário da crença popular, barbear não faz que o pelo cresça mais espesso ou mais forte. Essa impressão ocorre porque a lâmina corta as pontas do pelos, dando a sensação de rigidez.

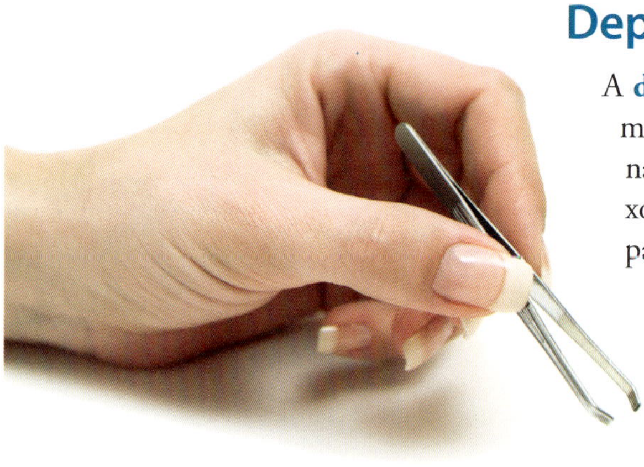

Depilação com pinça

A **depilação com pinça** para a remoção dos pelos é normalmente utilizada para modelar sobrancelhas e também é útil na remoção de pelos indesejáveis ao redor da boca e do queixo. O arqueamento da sobrancelha geralmente é feito como parte de um serviço de maquiagem profissional e, quando modeladas corretamente, têm um impacto forte e positivo na atratividade geral do rosto. O arco natural da sobrancelha segue o osso orbital, ou a linha curvada do globo ocular, contudo os pelos podem crescer acima e abaixo da linha natural, devendo ser removidos para dar uma aparência limpa e atraente.

Procedimento 10.3 Depilação de sobrancelhas com pinça Consulte a página 254

Produtos depilatórios

Produto depilatório é uma substância, geralmente uma preparação alcalina cáustica, que é dissolvida na superfície da pele, utilizada na remoção temporária de pelos supérfluos. Contém tensoativos para retirar a oleosidade dos pelos. Cinco a dez minutos é o tempo necessário para removê-los. Durante o período de aplicação, os pelos incham e as ligações de dissulfeto ou ponte de enxofre quebram. Por fim, esses químicos, como o hidróxido de sódio, o de potássio, o ácido tioglicólico ou o tioglicolato de cálcio destroem as ligações de dissulfeto. Esses químicos transformam o pelo em uma massa macia, parecida como uma geleia, para que ele possa ser raspado da pele.

Embora os produtos depilatórios não sejam muito usados nos salões, você deve conhecê-los caso seu cliente os tenha usado. Eles podem causar inflamação local e portanto não devem ser usados em peles sensíveis ou em clientes com contraindicações para depilação com cera.

Um teste de contato de qualquer produto depilatório na pele do cliente antes do primeiro tratamento é uma boa solução. Selecione uma parte sem pelo do braço, aplique uma pequena quantidade do produto e deixe-o na pele de sete a dez minutos. Se não houver sinais de vermelhidão, inchaço ou erupção cutânea, o produto depilatório provavelmente pode ser usado de maneira segura em uma grande área da pele. Para aplicação, siga as orientações do fabricante.

Veja na **Tabela 10.1** um guia de referência com o tipo de procedimento apropriado de remoção de pelos para as várias áreas do corpo.

Depiladores

Um **depilador** remove o pelo do final do folículo. O depilador geralmente mais utilizado é a cera, aplicada quente ou fria, conforme reco-

Tabela 10.1 – Procedimentos apropriados para remoção de pelos

PROCEDIMENTOS APROPRIADOS PARA REMOÇÃO DE PELOS			
ÁREA DO CORPO	DEPILAÇÃO COM CERA	DEPILAÇÃO COM PINÇA	PRODUTOS DEPILATÓRIOS
Rosto/buço/sobrancelhas	X	X	
Axilas	X		
Braços	X		X
Linha do biquíni	X	X	
Costas/ombros	X	X (após a depilação com cera ou cera com açúcar)	X
Pernas	X		X
Parte superior dos pés/ dedos do pé	X		X

mendação do fabricante. Ambas têm resinas ou cera de abelha como matérias-primas, mas a cera fria é um tanto espessa e não precisa das faixas de tecido para remoção. Pelo fato de a cera remover o pelo do final do folículo, ele demora muito mais para crescer. O tempo entre as depilações com cera é, geralmente, de quatro a seis semanas.

A cera pode ser aplicada em várias partes do rosto e do corpo, como sobrancelhas, bochechas, queixo, buço, braços e pernas. Nos clientes do sexo masculino, também pode ser usada para remover os pelos das costas e nuca. O pelo deve ter em torno de 6 mm de comprimento para que a depilação seja eficaz. O pelo mais curto que 6 mm pode não aderir à cera. Se o pelo tiver mais do que 1,3 cm de comprimento, deve ser aparado antes da depilação.

Certifique-se de remover o pelo (lanugo) que pode fazer que a pele temporariamente fique menos macia. Quando a depilação com cera é feita adequadamente, o pelo fica como a barba rala quando cresce.

Antes de começar um tratamento com cera, verifique se o cliente preencheu a ficha clínica e se assinou o formulário de autorização. Use luvas descartáveis para evitar o contato com patógenos sanguíneos.

Em foco

CONSULTA DO CLIENTE – DESIGN DA SOBRANCELHA

Como em qualquer procedimento, sempre realize uma consulta antes de usar a pinça ou a cera nas sobrancelhas e conheça o desejo do cliente para o formato final da sobrancelha. Se muitos pelos forem removidos, eles podem demorar muitos meses para crescer, o cliente ficará infeliz e provavelmente não voltará a procurar seus serviços. Conduzir uma consulta completa de antemão ajudará a evitar tais erros.

Precauções de segurança para cera quente e cera fria

- Para evitar queimaduras, sempre teste a temperatura da cera aquecida antes de aplicá-la. Use um aquecedor de cera profissional e nunca aqueça a cera no micro-ondas ou fogão, pois ela pode superaquecer e queimar a pele do cliente;
- tenha cuidado para que a cera não entre em contato com os olhos;

- não aplique a cera sobre verrugas, pintas, abrasões ou pele irritada ou inflamada. Não remova os pelos de uma pinta para não causar nenhum trauma por causa do uso da cera;
- a pele das axilas costuma ser bastante sensível, se for o caso, use a cera fria;
- vermelhidão e inchaço ocorrem, às vezes, após a depilação com cera na pele sensível. Aplique um gel de babosa e faça compressa fria para acalmar e aliviar a pele.

Cuidado

A cera de abelha, às vezes, pode provocar reações alérgicas. Sempre faça um teste de contato do produto a ser usado antes da execução do serviço.

Procedimento 10.4 Depilação de sobrancelhas com cera Consulte a página 256

Procedimento 10.5 Depilação corporal com cera Consulte a página 258

Depilação com linha

A **depilação com linha** é um método de remoção temporária de pelos, realizado com uma linha de algodão torcida e enrolada ao longo da superfície da pele, entrelaçando o pelo na linha e elevando-o do folículo. Essa técnica ainda é praticada em muitas culturas orientais e se tornou bastante popular nos Estados Unidos como uma alternativa a outros métodos. Exige treinamento especializado.

Depilação com açúcar

A **depilação com açúcar** é outro método de remoção temporária de pelos que envolve o uso de uma pasta espessa, à base de açúcar, e é especialmente apropriada para os tipos de peles mais sensíveis. Este tipo de depilação está se popularizando e produz os mesmos resultados que as ceras quente e fria. Uma vantagem dela é a remoção do pelo mesmo com apenas 3 mm de comprimento. Para remover o resíduo deixado na pele, basta usar água quente. ☑ OA4

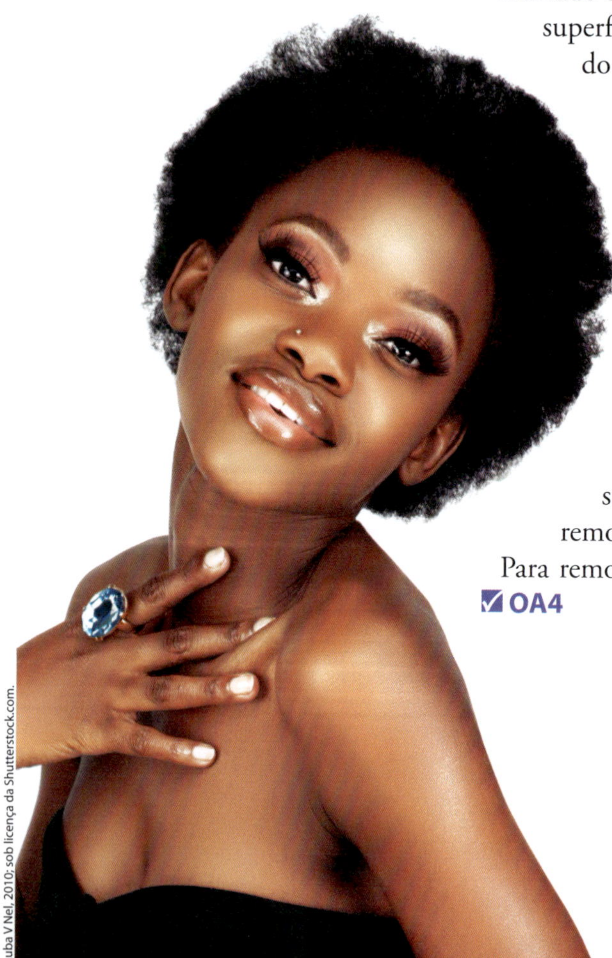

Para sua informação

A depilação com linha, a depilação com açúcar e, especialmente, a depilação com cera – como a depilação brasileira, são técnicas avançadas que exigem treinamento especializado e experiência. Verifique com seu instrutor a respeito desses treinamentos, disponibilizados em feiras e seminários, bem como em vídeos.

Procedimento

10.1 Procedimento pré-serviço

A. Preparação da cabine de estética

Verifique os suprimentos de lençóis e toalhas da sua sala e reabasteça conforme necessário.

1. Troque os lençóis das macas e das cadeiras de tratamento.

2. Jogue fora qualquer produto descartável usado no serviço anterior.

3. Limpe e desinfete qualquer pincel ou instrumento, como pincéis faciais, extratores de cravos, pinças, acessórios das máquinas e eletrodos.

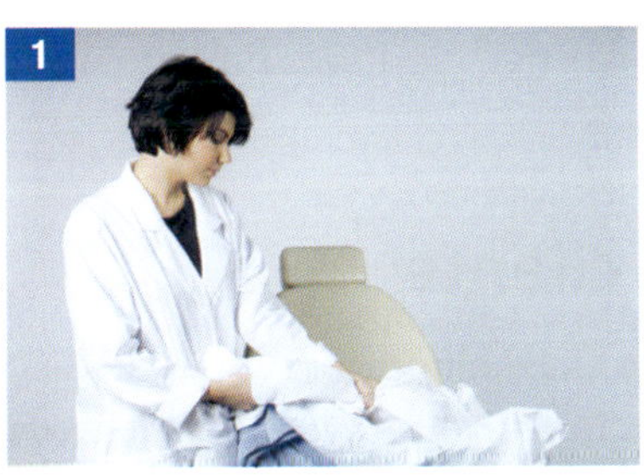

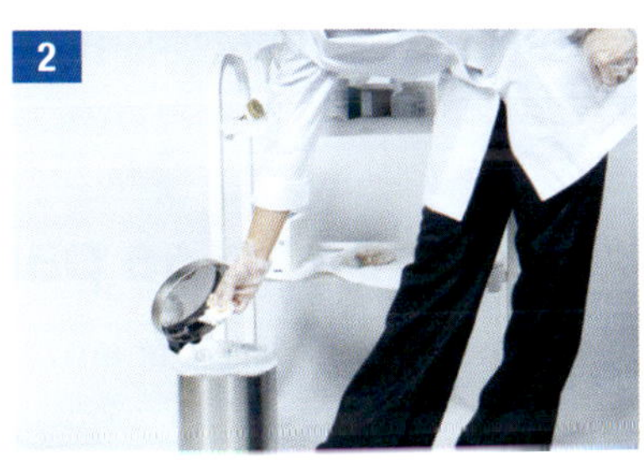

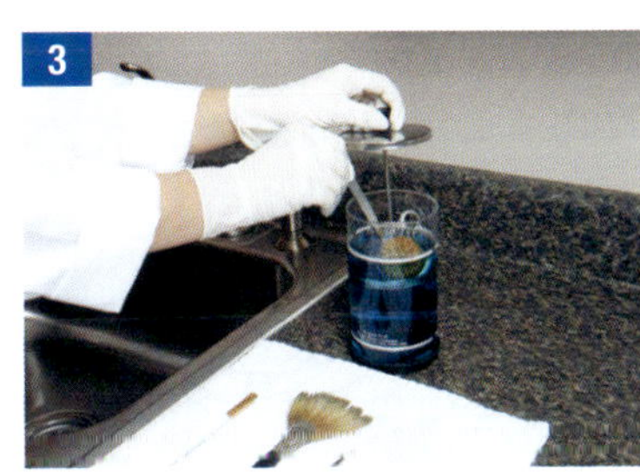

4. Limpe e desinfete qualquer peça das máquinas utilizadas no serviço anterior.

5. Limpe e desinfete contadores e lâmpadas ou lentes de aumento.

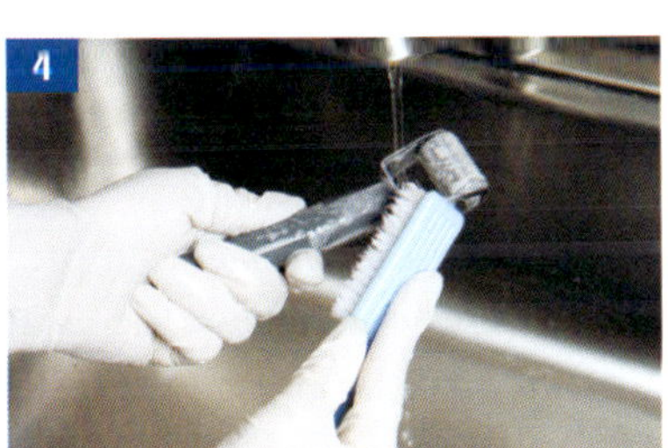

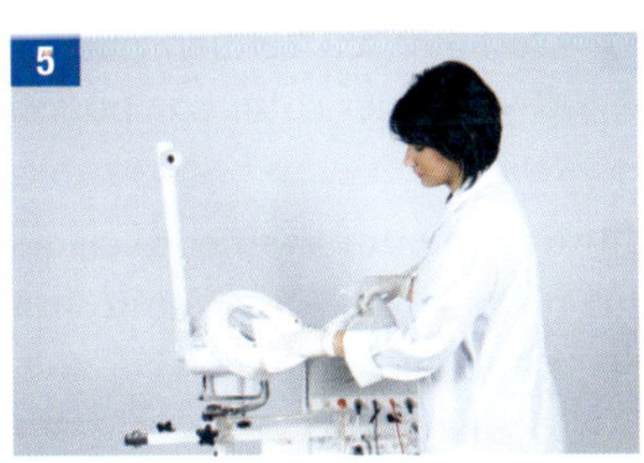

6. Verifique o nível de água do vaporizador sempre que necessário.

Dica de serviço

Antes de atender o cliente, reserve um tempo para se sentar na maca ou na cadeira facial e dê uma boa olhada em volta. Com base no que vê, ouve e sente, pergunte a si mesmo: que tipo de experiência meu cliente terá enquanto estiver sentado aqui?

Responder as perguntas a seguir fará que você proporcione uma experiência positiva para seu cliente:

- A minha sala está limpa e organizada ou confusa e bagunçada?
- Será que a música e a temperatura estão confortáveis?
- Estou usando muito perfume/colônia? Estou com um odor desagradável de comida ou tabaco? O meu hálito está agradável?
- Quando me olho no espelho, eu vejo o profissional que quero ser? Meu cabelo, maquiagem e roupas parecem profissionais?
- Pareço estar feliz e contente com meu trabalho?
- Há algum problema me incomodando hoje que esteja afetando minha capacidade de concentração nas necessidades do meu cliente?

Lembre-se do velho ditado: você tem apenas uma chance de causar uma boa primeira impressão. Use-a a seu favor!

---

7 Substitua qualquer instrumento descartável que tenha sido utilizado, como luvas, lençóis de algodão, gazes, esponjas para limpeza e maquiagem, aplicadores de maquiagem descartáveis (pincéis de máscara de cílios, batons e outros), espátulas e depressores de língua usados como aplicadores de cera, cotonetes, lenço facial e faixas de cera.

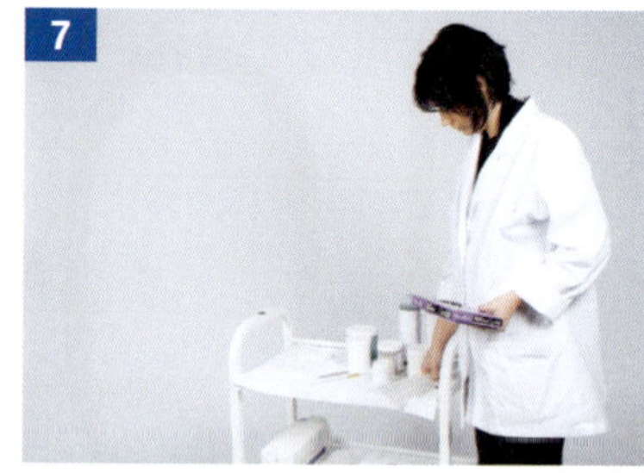

8 Prepare-se para recepcionar seu próximo cliente.

9 Reveja sua agenda do dia e decida quais produtos serão necessários para cada serviço. Certifique-se de ter quantidade suficiente de todos os produtos a serem utilizados naquele dia, pois pode ser preciso pegar produtos adicionais na despensa. Essa também é boa hora para lembrar dos clientes que serão atendidos naquele dia e de seus interesses individuais.

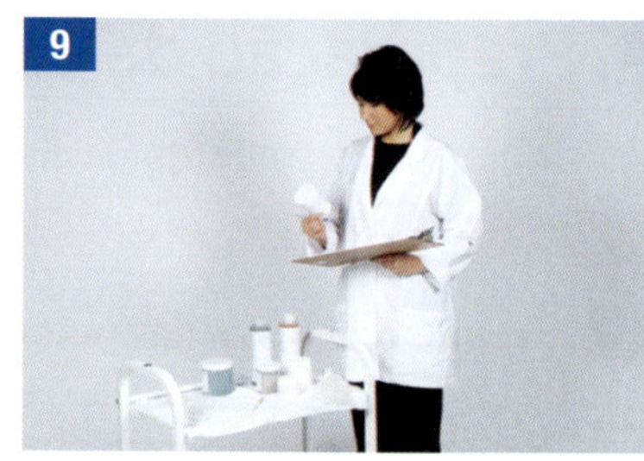

10 Sua sala deve estar pronta, feitas limpeza e desinfecção desde o dia anterior. Consulte "No fim do expediente" no Procedimento 10.2, Procedimento pós-serviço.

B. Preparando-se para o cliente

11 Pegue o formulário de entrada ou a ficha clínica e revise-o. Caso o cliente seja novo, deixe que a recepcionista informe-o a respeito do formulário de entrada.

12 Organize-se cuidando de suas necessidades especiais também, antes da chegada do cliente vá ao banheiro, beba água, retorne uma ligação. Assim, quando o cliente chegar, você poderá dar-lhe toda a atenção.

13 Desligue seu celular, pager ou palmtop. Certifique-se de se livrar de qualquer coisa que possa distraí-lo enquanto o cliente estiver no salão.

14 Reserve um momento para esquecer todas as preocupações e problemas pessoais. Respire fundo algumas vezes e lembre-se de estar empenhado em oferecer ao seu cliente um serviço impecável e a sua total atenção.

15 Lave suas mãos seguindo o Procedimento 1.3, Lavagem correta das mãos, antes de recepcionar seu cliente.

C. Cumprimente o cliente

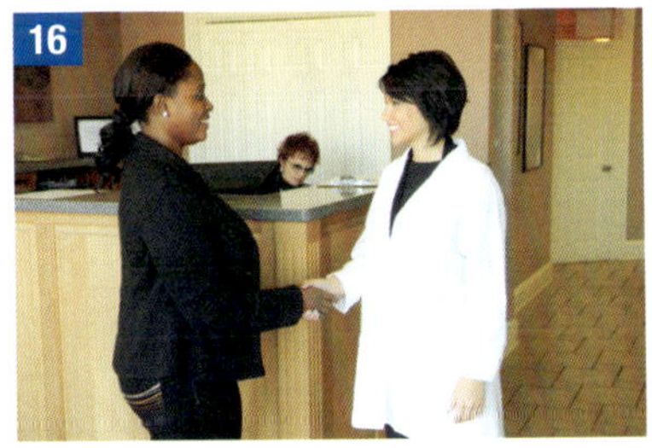
16

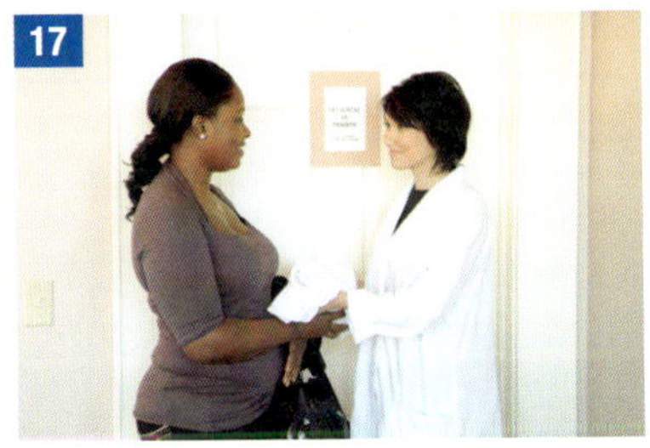
17

16 Cumprimente o cliente na área da recepção com um sorriso acolhedor e de maneira profissional. Apresente-se caso nunca tiverem tido contato e dê-lhe um aperto de mão. O aperto de mão é a primeira aceitação pelo cliente do seu toque, portanto tenha certeza de que ele seja firme e sincero. Se for um novo cliente, peça-lhe o formulário de entrada, preenchido previamente na recepção.

17 Conduza o cliente ao vestiário para que ele vista um avental ou roupão. Mostre-lhe o local onde ele possa guardar os pertences com segurança. Se não houver vestiário ou armários, ele precisará se trocar na sala de tratamento.

18 Peça para o cliente remover todos seus acessórios e guardá-los em um local seguro para não interromper o serviço, pedindo que ele faça isso depois.

19 Convide-o para sentar na cadeira ou se deitar na maca de tratamento.

20 Cubra-o adequadamente e coloque uma capa ou use uma toalha ou fita para envolver bem seu cabelo. Dê-lhe um cobertor e se certifique de que ele esteja confortável antes de dar início ao tratamento. Lembre-se, o cliente não é somente uma depilação com cera ou outro serviço, mas uma pessoa com quem você quer construir uma relação. Primeiramente, mostrando respeito ao cliente, e depois com uma abordagem franca, honesta e sincera, você começará a ganhar confiança como profissional e, por fim, respeito e lealdade do cliente.

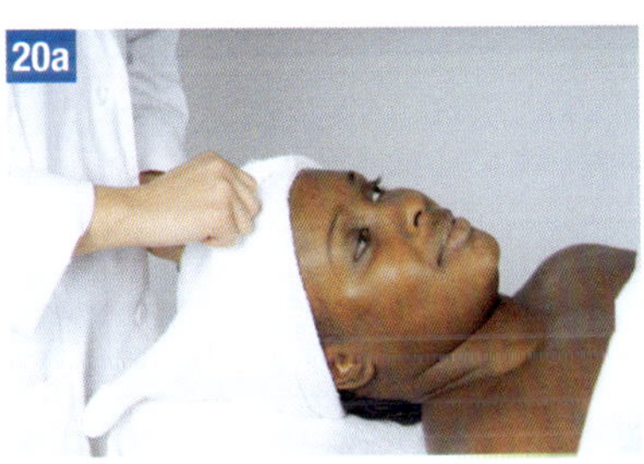
20a

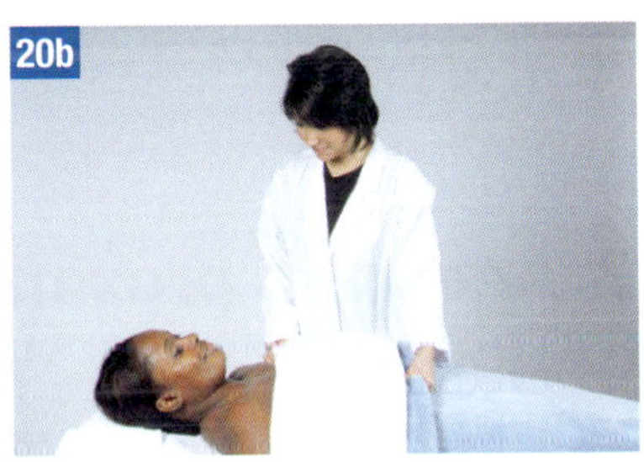
20b

21 Faça uma consulta antes de começar o serviço. Se você está atendendo um cliente que retorna, pergunte como sua pele ficou desde o último tratamento. Se o cliente for novo, discuta as informações sobre o formulário de entrada e pergunte sobre sua pele ou quaisquer condições listadas no formulário. Determine um curso de ação para o tratamento e explique brevemente seu plano.

Atenção: O uso de luvas é obrigatório em todos os procedimentos para evitar contato direto com a pele do cliente.

Procedimento

10.2 Procedimento pós-serviço

A. Aconselhe os clientes e promova os produtos

1

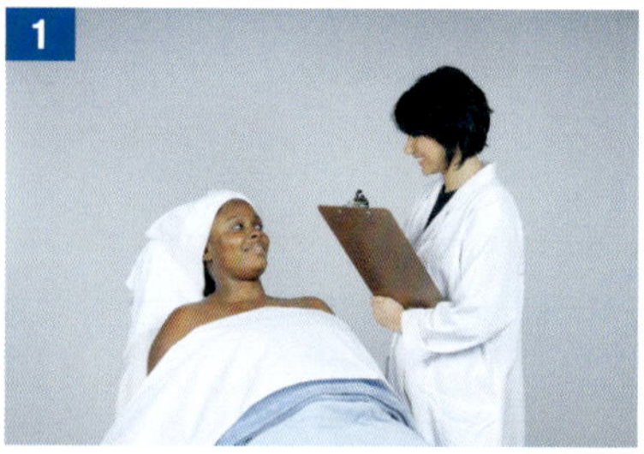

2

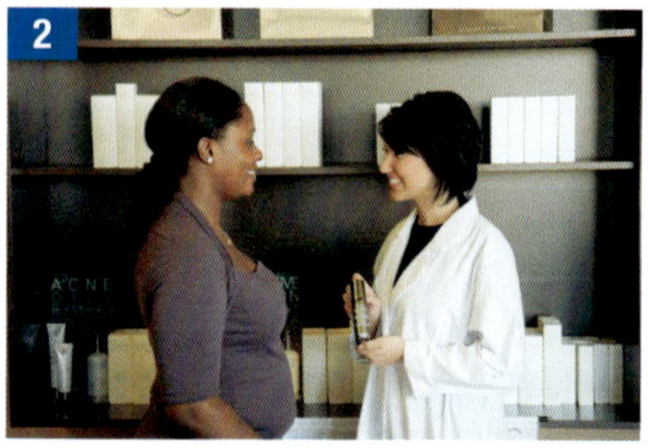

1 Antes de seu cliente sair da área de tratamento, pergunte como ele se sente e se gostou do serviço. Explique as condições de sua pele e suas ideias sobre como melhorá-las. Certifique-se de perguntar se ficou alguma dúvida ou se tem algo que ele queira discutir. Seja receptivo e escute, nunca fique na defensiva. Determine um plano para as visitas futuras. Dê ideias sobre as quais o cliente possa pensar para a próxima vez.

2 Aconselhe-o sobre o cuidado apropriado em domicílio e explique como os produtos profissionais recomendados irão ajudar a melhorar as condições da pele. Este é o momento de discutir as recomendações dos produtos à venda, explique sua importância e como utilizá-los.

B. Agende a próxima visita e agradeça ao cliente

3

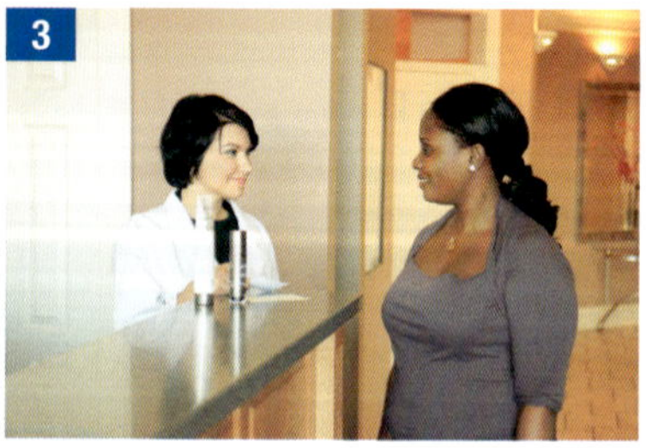

4

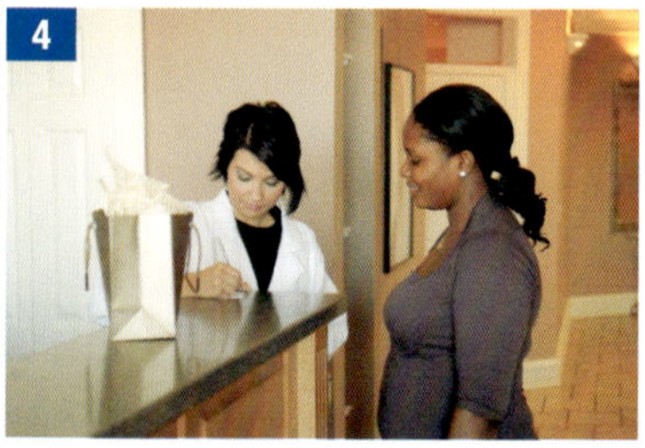

3 Acompanhe o cliente até a recepção, escreva um receituário descrevendo o serviço oferecido, recomende os cuidados a serem tomados em domicílio e agende a próxima visita ou o próximo serviço. Coloque todos os produtos profissionais para cuidados em domicílio recomendados sobre o balcão para o cliente. Releia o receituário descrevendo o serviço e as recomendações dos produtos com o seu cliente.

4 Após o cliente ter pago pelo serviço e pelos produtos a serem usados em domicílio, pergunte se você pode agendar uma nova consulta, estabeleça a data, o horário e o tipo de serviço. Escreva as informações no seu cartão de visitas e entregue-o ao cliente.

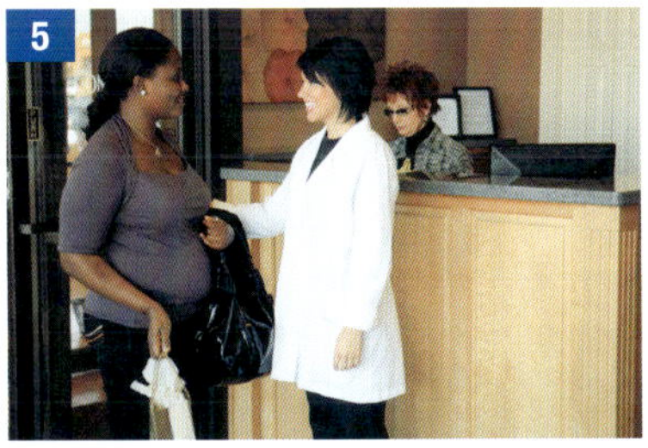

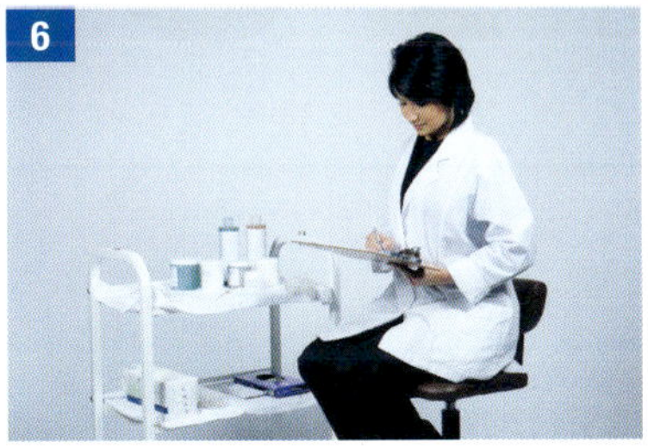

5 Agradeça ao cliente pela oportunidade de trabalhar com ele, demonstre interesse em trabalhos em um futuro próximo e convide-o a contatá-lo caso haja alguma dúvida ou questionamento sobre o serviço prestado. Se o cliente parecer apreensivo, ofereça-se para telefonar dentro de um ou dois dias a fim de verificar a ocorrência de quaisquer problemas que possam ocorrer. Despeça-se com simpatia, aperte sua mão e deseje um bom dia.

6 Certifique-se de registrar as informações do serviço e as recomendações do produto para o serviço no cartão de registros; devolva-o no lugar apropriado para arquivamento.

No fim do expediente

1 Coloque um par de luvas novas para proteger-se do contato com os tecidos e instrumentos sujos.

2 Retire toda a roupa suja do cesto e limpe-o com desinfetante spray ou líquido, pois o mofo cresce facilmente em cestos de roupas.

3 Retire todas as espátulas sujas, pincéis usados e os outros utensílios. A maioria deles deve ser removida entre os atendimentos no decorrer do dia.

4 Limpe e desinfete bem todas as ferramentas multiúso e instrumentos.

5 Limpe e desinfete todos os contadores, a cadeira facial, máquinas e outras mobílias. A lâmpada de aumento deve ser limpa e desinfetada em ambos os lados da mesma maneira.

6 Reabasteça a sala com tecidos, espátulas, utensílios e outros suprimentos limpos para que tudo esteja pronto para o próximo dia.

7 Troque a solução desinfetante.

8 Mantenha o vaporizador conforme necessário.

9 Verifique se há sujeira e manchas na sala e se há poeira nas paredes, rodapés, cantos ou saídas de ar. Passe o aspirador de pó na sala e limpe-a com desinfetante.

10 Borrife um desinfetante spray na sala.

11 Reabasteça os recipientes vazios. Se você está reutilizando recipientes para armazenar cremes que venham em embalagens maiores, sempre use todo o conteúdo desse recipiente para, depois de limpá-lo e desinfetá-lo bem, poder reabastecê-lo. Nunca coloque creme em um recipiente parcialmente usado. Enxague bem o recipiente vazio com água quente e desinfete-o, enxaguando bem. Deixe-o secar antes de reabastecê-lo.

Procedimento

10.3 Depilação de sobrancelhas com pinça

Instrumentos e materiais

Você precisará de todos os seguintes instrumentos, materiais e suprimentos:

- **Loção antisséptica**
- **Bolas de algodão**
- **Luvas descartáveis**
- **Creme emoliente**
- **Escova de sobrancelha**
- **Demaquilante dos olhos**
- **Tônico suavizador**
- **Toalhas**
- **Pinças**

Preparação

- Execute o Procedimento 10.1 **Procedimento pré-serviço** Consulte a página 249

Procedimento

1. Limpe a área das pálpebras com algodão umedecido em demaquilante para olhos.

2. Escove as sobrancelhas com uma pequena escova para remover qualquer pó ou descamação.

2

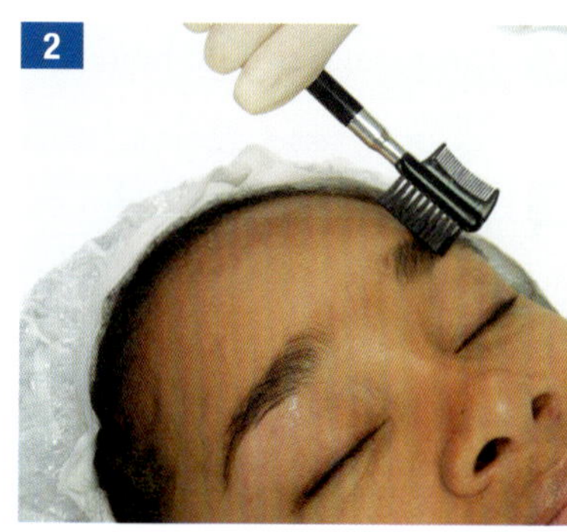

3. Suavize as sobrancelhas fazendo uma compressa com tufos de algodão ou toalhas embebidos em água quente. Deixe-os de um a dois minutos sobre essa região para suavizar e relaxar o tecido da sobrancelha. Você pode suavizá-las circundando a pele com uma pequena quantidade de creme emoliente.

3

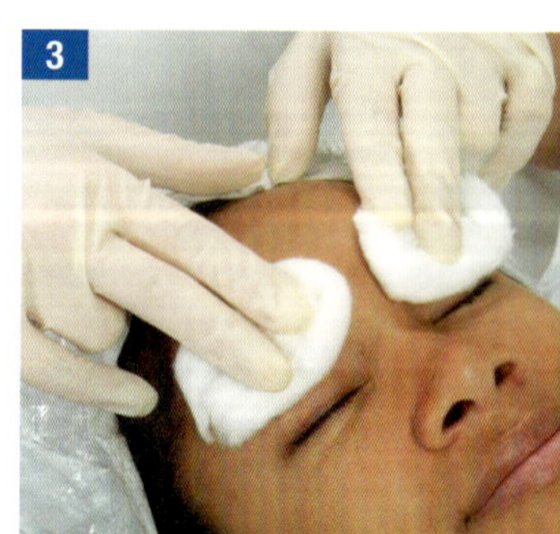

4. Aplique um tônico suave no algodão antes da depilação.

5 Retire os pelos entre as sobrancelhas. Quando estiver usando a pinça, estique a pele com o dedo indicador e o polegar, ou com o indicador e o médio da mão não dominante. Pegue cada pelo individualmente com a pinça e puxe-o com um movimento rápido, sempre na direção do crescimento. Use a pinça entre as sobrancelhas e acima da linha da sobrancelha primeiro, porque a área abaixo da linha da sobrancelha é muito mais sensível.

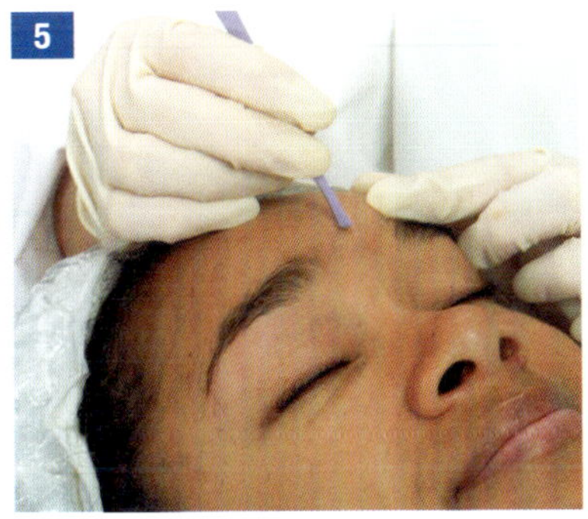

6 Passe frequentemente algodão umedecido em loção antisséptica na área depilada para evitar infecções e escove os pelos para baixo.

7 Escove os pelos para baixo. Remova os pelos em excesso que ficam acima da linha da sobrancelha, tomando cuidado para não criar uma linha dura com o topo da fronte. Modele a seção superior de uma sobrancelha e, então, modele a outra. Passe frequentemente tônico na área.

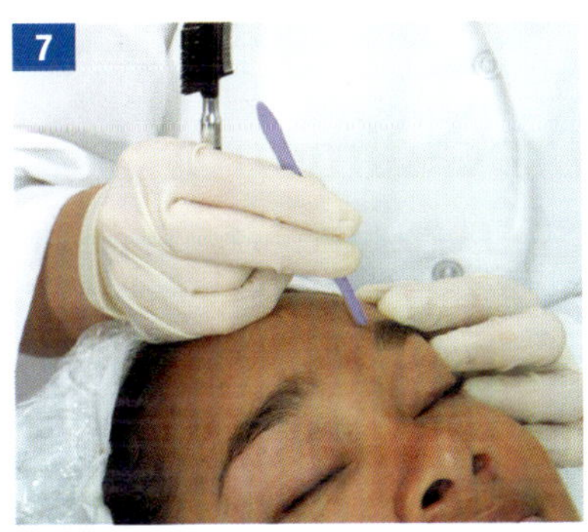

8 Escove os pelos para cima. Remova os pelos que ficam abaixo da linha da sobrancelha. Modele a seção inferior de uma sobrancelha e, então, modele a outra e passe tônico na área. Opcional: aplicar creme emoliente, massagear as sobrancelhas e removê-lo com algodão umedecido com água fria.

9 Após completar a depilação circunde a pele com um tônico para suavizá-la.

10 Escove a sobrancelha em sua posição normal.

Pós-serviço

- Conclua o **Procedimento 10.2 Procedimento pós-serviço** **Consulte a página 252**

Dica

Para determinar o melhor formato para a sobrancelha, segure a base de um pente ou uma espátula no canto do nariz com a outra extremidade estendida na direção da sobrancelha. É nesse ponto que a sobrancelha deve começar. Segure o pente ou a espátula estendida a partir do canto do nariz para o canto externo do olho e, então, pela sobrancelha. É nesse ponto que ela deve terminar.

O ponto alto do arco da sobrancelha deve estar próximo do canto externo da íris, se o cliente estiver olhando para frente. Assim como um bom corte de cabelo, o arco e o formato das sobrancelhas devem estar mesclados e fluir em linha natural.

Remova os pelos em excesso de modo igual para evitar ângulos agudos ou áreas obviamente mais finas na linha da sobrancelha. Se o cliente tiver uma linha da sobrancelha desigual, encoraje-o a deixar os pelos dessa área mais fina crescerem, para que ela possa atingir uma linha mais suave, bem mesclada e mais natural.

Procedimento

10.4 Depilação de sobrancelhas com cera

Instrumentos e materiais

Você precisará de todos os seguintes instrumentos, materiais e suprimentos:

- **Luvas descartáveis**
- **Faixas de tecido para remoção de pelos**
- **Cadeira facial**
- **Touca ou faixa para os cabelos**
- **Adstringente suave**
- **Rolo de papel descartável**
- **Aquecedor de cera simples ou duplo**
- **Espátula pequena descartável ou aplicadores de madeira pequenos**
- **Loção emoliente suavizadora ou antisséptica**
- **Toalhas para cobrir**
- **Cera**
- **Removedor de cera**

Preparação

- Execute o Procedimento 10.1 **Procedimento pré-serviço** **Consulte a página 249**

Procedimento

1 Derreta a cera no aquecedor. O tempo que ela demorará para derreter é relativo ao conteúdo da embalagem: de quinze a vinte e cinco minutos, se cheia; dez minutos se pela metade. Certifique-se de que não esteja muito quente ou muito rala, pois quanto mais quente a cera, mais rala, e nessas condições poderá derramar e provocar acidentes. A espessura deve ser de uma calda de caramelo, sem escorrer.

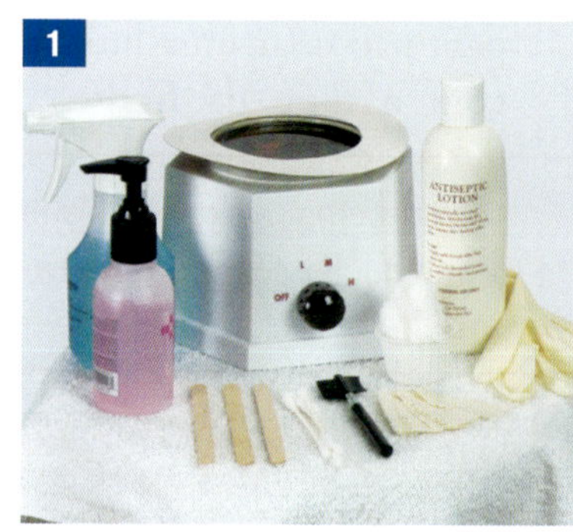

© Milady, parte da Cengage Learning. Fotografia de Paul Castle, Castle Photograph.

2 Coloque uma toalha limpa no topo da cadeira facial e, depois, uma camada de papel.

3 Coloque uma touca ou fita de cabelo na cabeça do cliente, afastando bem o cabelo do rosto.

4 Coloque luvas descartáveis.

5 Remova a maquiagem, limpe a área com um adstringente e seque.

6 Teste a temperatura e a consistência da cera aquecida aplicando uma pequena gota na parte interna do seu pulso. Ela deve estar morna, mas não quente, e deve escorrer suavemente da espátula.

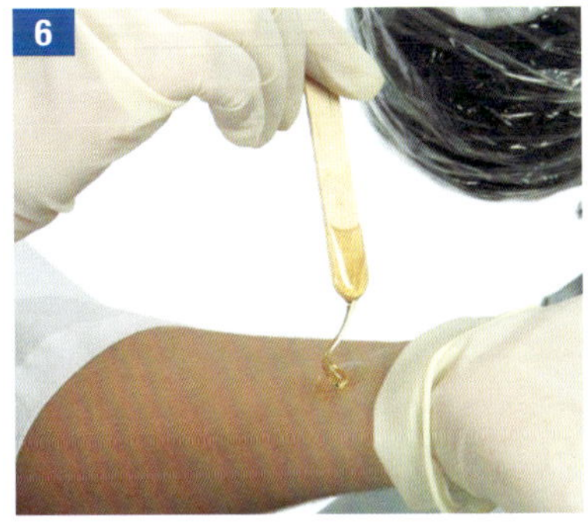

7 Com a espátula ou um aplicador de madeira, espalhe uniformemente uma camada fina de cera quente sobre a área a ser tratada, seguindo a direção do crescimento dos pelos. Certifique-se de não passar a espátula mais de uma vez e não exagere na quantidade de cera.

8 Aplique uma faixa de tecido sobre a área com cera. Pressione suavemente na direção do crescimento dos pelos, percorrendo o dedo sobre a superfície do tecido de três a cinco vezes, sempre na direção do crescimento dos pelos.

9 Após aplicar uma suave pressão para segurar a pele esticada com uma mão, remova rapidamente a faixa de tecido e a cera grudada puxando-a na direção oposta do crescimento dos pelos. Não puxe a faixa para cima.

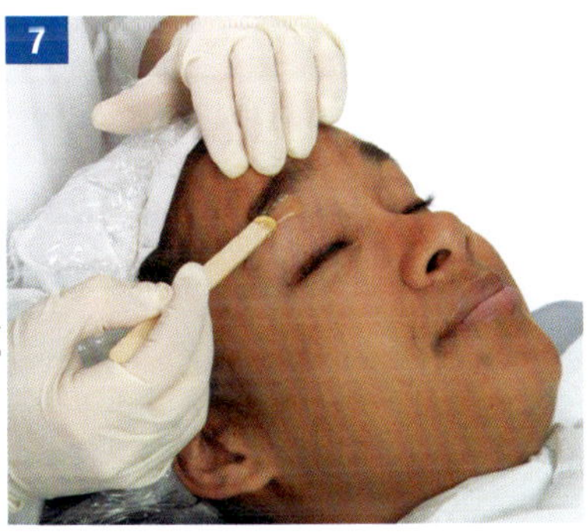

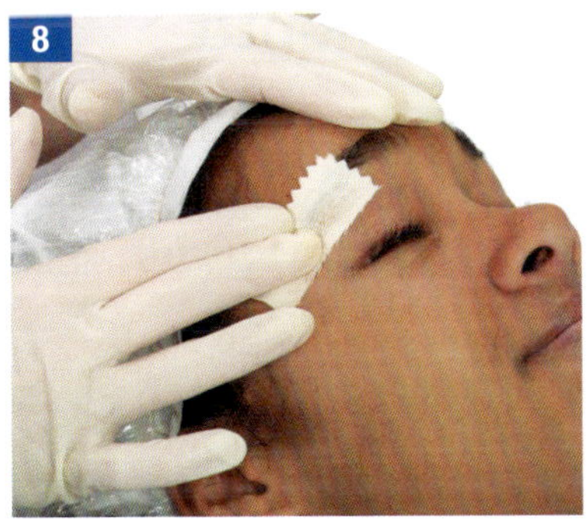

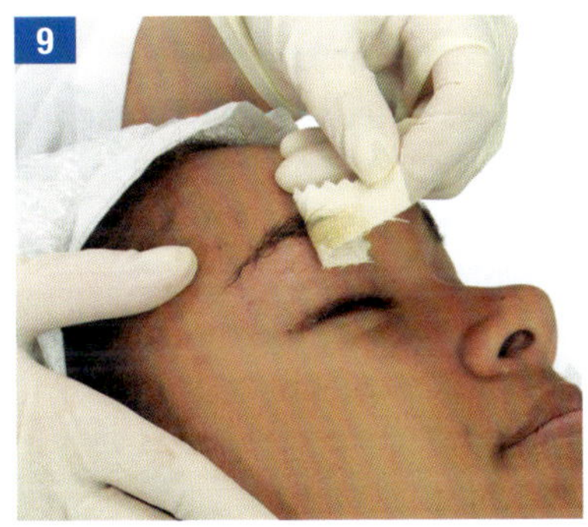

10 Massageie levemente a área tratada.

11 Remova qualquer resíduo de cera da pele com um removedor de cera suave.

12 Repita o procedimento na área ao redor da outra sobrancelha.

13 Limpe a pele com um adstringente emoliente e aplique uma loção emoliente ou antisséptica.

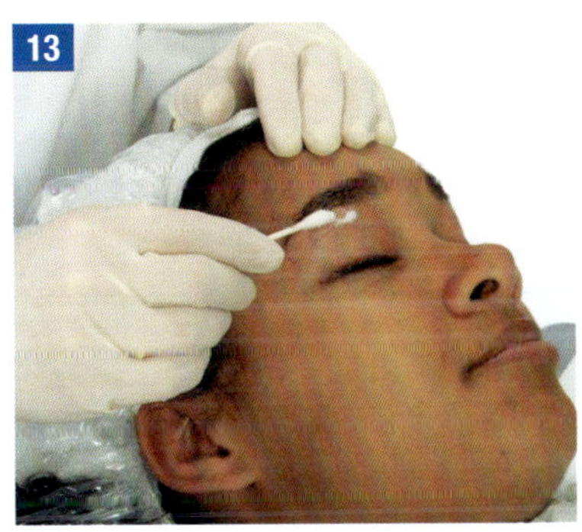

Pós-serviço

- Conclua o **Procedimento 10.2 Procedimento pós-serviço** Consulte a página 252

Dica

Nunca utilize uma quantidade excessiva de cera, pois ela se espalha assim que o tecido é pressionado, podendo envolver pelos que não devem ser removidos.

Procedimento

10.5 Depilação corporal com cera

Instrumentos e materiais

Você precisará de todos os seguintes instrumentos, materiais e suprimentos:

- **Luvas descartáveis**
- **Faixas de tecido para remoção de pelos**
- **Cadeira facial para depilação**
- **Adstringente suave**
- **Talco**
- **Rolo de papel descartável**
- **Aquecedor de cera simples ou duplo**
- **Espátula pequena descartável ou aplicadores de madeira pequenos**
- **Loção emoliente suavizadora ou antisséptica**
- **Toalhas para cobrir**
- **Cera**
- **Removedor de cera**

Dica de serviço

Nunca deixe o aquecedor de cera ligado de um dia para outro. Isso representa risco de incêndio e pode danificar a cera. A cera deve ser coberta com uma tampa quando já estiver fria e não estiver sendo aquecida.

Preparação

- Execute o Procedimento 10.1 **Procedimento pré-serviço** Consulte a página 249

Procedimento

1. Derreta a cera no aquecedor.
2. Cubra a maca de tratamento com papel descartável ou lençol com papel descartável em cima.
3. No caso de depilação de virilha, ofereça roupa de baixo descartável ou uma pequena toalha limpa.
4. Para depilação de axilas, peça para a cliente tirar o sutiã e colocar uma toalha. Ofereça uma toalha também durante a depilação das pernas.
5. Auxilie o cliente na maca de tratamento e cubra-o com toalhas.
6. Limpe bem toda a área a ser depilada com um adstringente suave e seque.
7. Aplique uma pequena camada de talco.
8. Teste a temperatura e a consistência da cera aquecida aplicando uma pequena gota na parte interna do seu pulso.

7

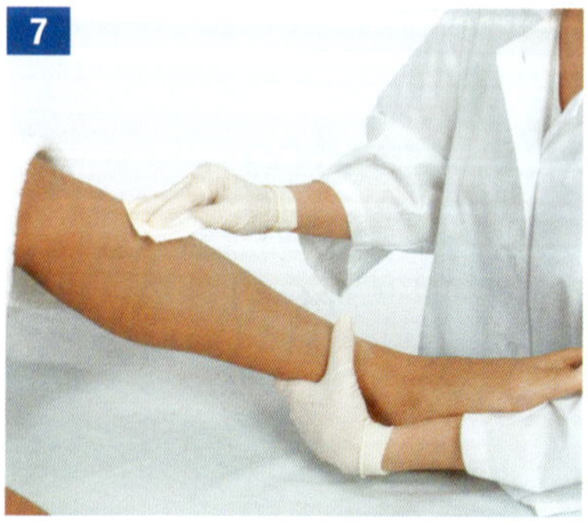

9 Usando uma espátula descartável, espalhe uniformemente uma camada fina de cera quente sobre a superfície da pele na mesma direção do crescimento dos pelos. Certifique-se de não passar a espátula mais de uma vez. Se a cera cair ou derramar na área que você não quer tratar, remova-a com uma loção própria para dissolver e remover a cera.

9

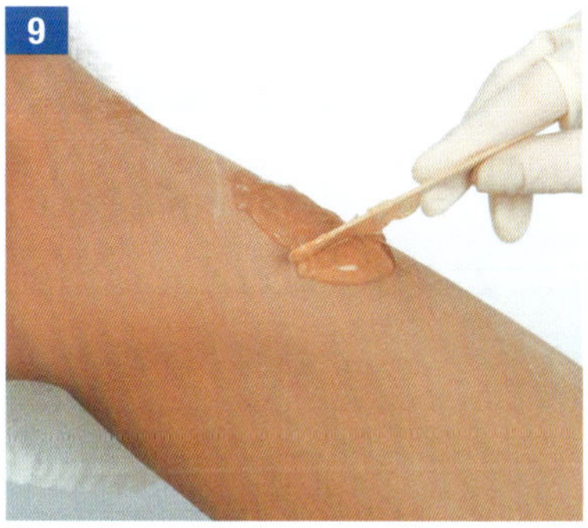

10 Aplique uma faixa de tecido na mesma direção do crescimento do pelo. Pressione suavemente, percorrendo sua mão sobre a superfície do tecido de três a cinco minutos.

10

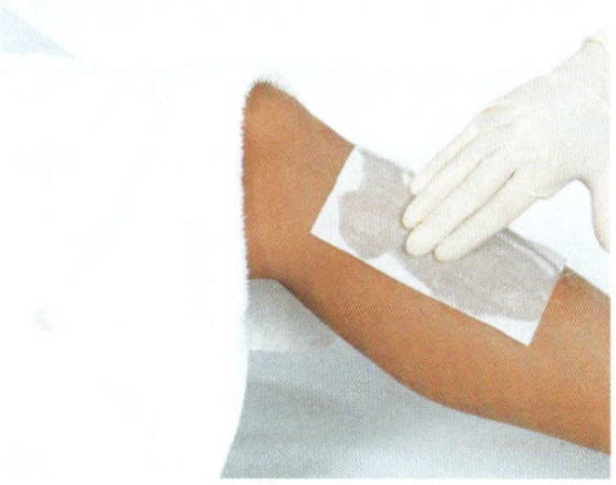

Dica de serviço

Ao depilar áreas sensíveis, como axilas ou virilha, certifique-se de que a cera não esteja muito quente. Apare os pelos com tesoura se estiverem maiores que 1,3 cm de comprimento.

11 Após aplicar uma suave pressão para segurar a pele esticada com uma mão, remova rapidamente a cera grudada puxando-a na direção oposta do crescimento dos pelos. Não puxe a faixa de tecido para cima.

11

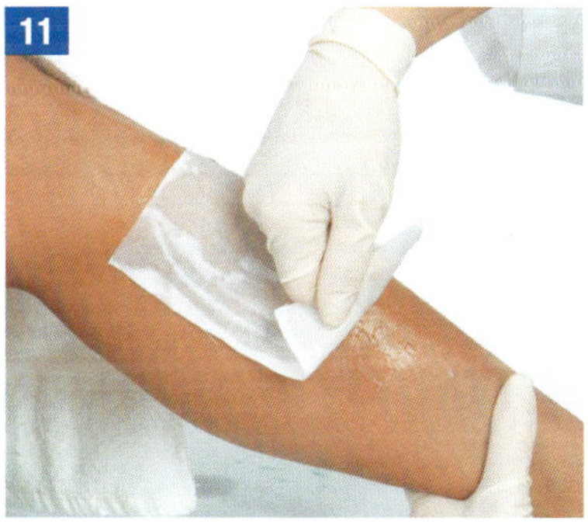

12 Aplique uma pressão suave e massageie levemente a área tratada.

13 Repita, usando uma faixa limpa para cada vez.

14 Se a área a ser depilada for a das pernas, peça para o cliente virar e repita o procedimento na parte de trás.

14

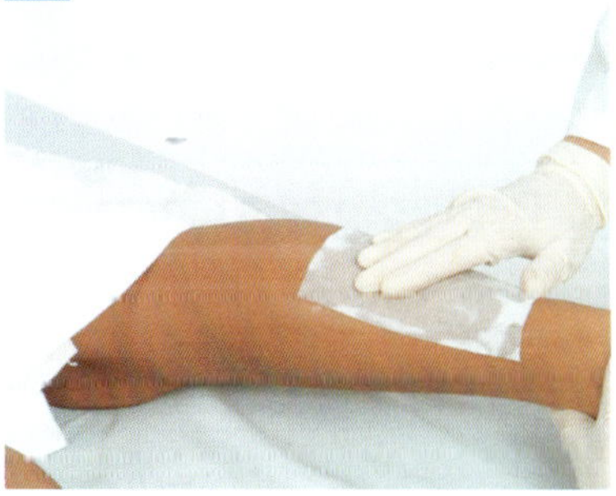

15 Remova qualquer resíduo de pó da pele.

16 Limpe a área com um adstringente emoliente e aplique uma loção emoliente ou antisséptica.

17 Descubra o cliente e o acompanhe até o vestiário.

Pós-serviço

- Conclua o Procedimento 10.2 **Procedimento pós-serviço** Consulte a página 252

Questões de revisão

1. Quais informações devem ser inseridas na ficha clínica durante a consulta?
2. Quais condições, tratamentos e medicamentos são contraindicados para a remoção de pelos no salão?
3. Quais são os dois tipos principais de remoção de pelos? Dê exemplos de cada.
4. Defina eletrólise, fotodepilação e remoção a laser.
5. Quais técnicas de remoção de pelos não devem ser realizadas no salão sem um treinamento específico?
6. Qual é a diferença entre um produto depilatório e um depilador?
7. Por que um teste de toque deve ser feito antes da depilação com cera?
8. Liste as precauções de segurança que devem ser seguidas para a depilação com cera quente ou com cera fria.
9. Defina depilação com linha e depilação com açúcar.

Glossário do capítulo

Depilação brasileira	Técnica de depilação que exige a remoção de todos os pelos das partes anterior e posterior da área do biquíni.
Depilação com açúcar	Método de remoção temporária de pelos que envolve o uso de uma pasta espessa a base de açúcar.
Depilação com linha	Método de remoção temporária de pelos que envolve uma linha de algodão torcida e enrolada ao longo da superfície da pele, entrelaçando o pelo na linha e elevando-o do folículo.
Depilação com pinça	Utiliza pinça para remoção de pelos.
Depilador	Substância usada para remover os pelos puxando-os do folículo.
Eletrólise	Remoção de pelos por meio de uma corrente elétrica que destrói a raiz do pelo.
Ficha clínica	Questionário que relaciona todos os medicamentos, tanto os tópicos, aplicados na pele, quantos orais, ingeridos, bem como qualquer distúrbio ou alergia na pele que possa influenciar no tratamento.
Fotodepilação (luz intensa pulsada)	Também conhecida como Luz Intensa Pulsada (LIP), tratamento de remoção permanente de pelos que usa uma luz intensa para destruir as células de crescimento dos folículos capilares.

Glossário do capítulo

Hirsutismo	Condição pertencente a um crescimento excessivo de pelos, especialmente em mulheres.
Hirsuto (hipertricose)	Também conhecido como hipertricose. Trata-se do crescimento anormal de pelos em parte do corpo normalmente cobertas por uma penugem, como a face das mulheres e costas dos homens.
Produto do depilatório	Substância que é dissolvida na superfície da pele, geralmente uma preparação alcalina cáustica, usada para a remoção temporária de pelos supérfluos.
Remoção de pelos a laser	Tratamento de remoção permanente de pelos em que um feixe de laser é pulsado na pele, impedindo o crescimento de pelos.

Capítulo 11

Cuidados faciais

Enfoques do capítulo

- Por que estudar os tratamentos faciais?
- Análise e consulta da pele
- Classificando o tipo de pele
- Produtos para o cuidado da pele
- Consulta do cliente
- Massagem facial
- Equipamentos para cuidados faciais
- Eletroterapia e fototerapia
- Tratamentos faciais
- Aromaterapia
- Procedimentos

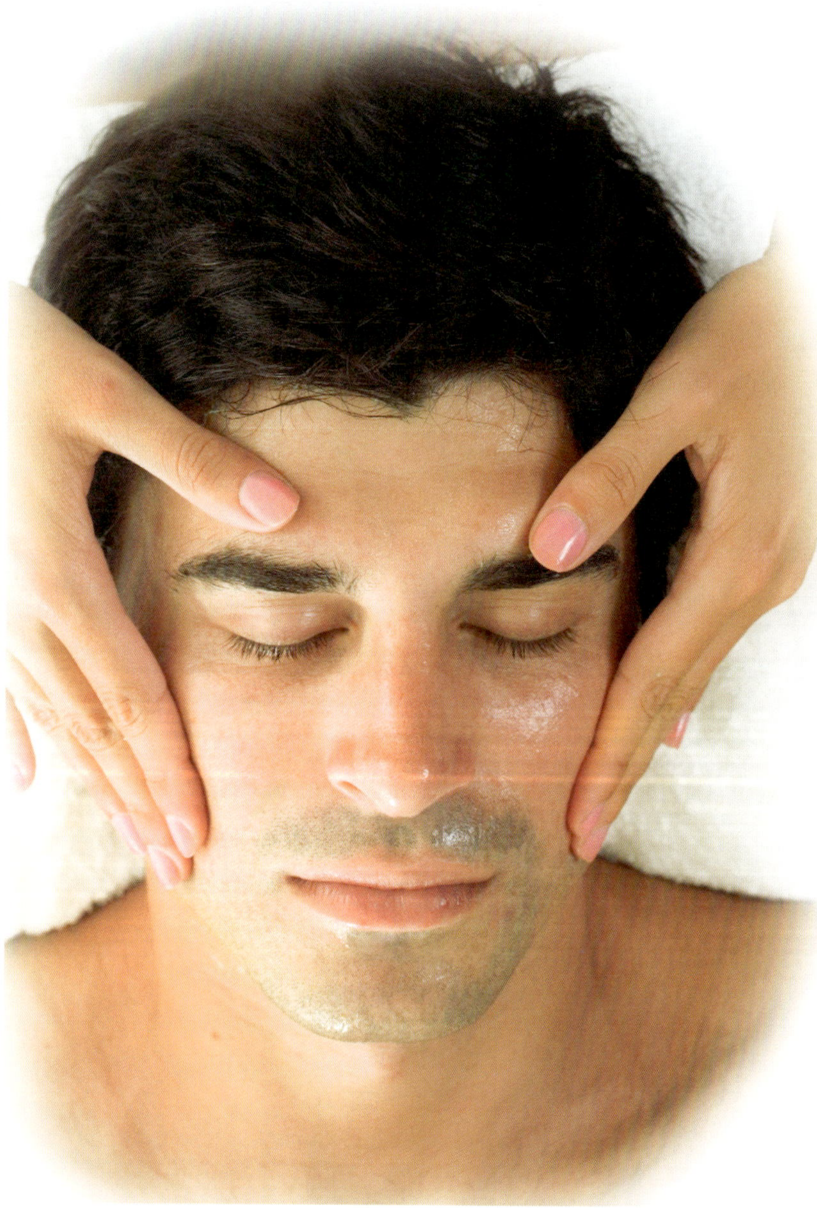

Objetivos de aprendizagem

Ao concluir este capítulo, você será capaz de:

- **OA1** Explicar a importância da análise da pele e da consulta do cliente.
- **OA2** Compreender as contraindicações e o uso da ficha clínica para realizar os tratamentos faciais de maneira segura.
- **OA3** Listar e descrever os diversos tipos e condições de pele.
- **OA4** Descrever os diferentes tipos de produtos usados nos tratamentos faciais.
- **OA5** Realizar uma consulta com o cliente.
- **OA6** Identificar os diversos tipos de movimentos de massagem e seus efeitos fisiológicos.
- **OA7** Descrever os tipos básicos de equipamentos elétricos usados nos tratamentos faciais.
- **OA8** Identificar os conceitos básicos das técnicas de eletroterapia e fototerapia.

Palavras-chave

Os números de páginas indicam onde cada termo pode ser encontrado no capítulo:

alípica, 271
amassamento, 282
ampolas, 276
aromaterapia, 295
comedões abertos, 271
contraindicação, 265
couperose, 272
creme de tratamento, 277
cremes hidratantes, 275
cremes para massagem, 276
demaquilantes em forma de espuma, 273
effleurage, 281
eletroterápico, 289
emolientes, 275
esfoliação, 273
esfoliantes, 273
esfoliantes de microdermoabrasão, 274
esfoliantes mecânicos, 273
esfoliantes químicos, 274
equipamento de lixamento de pele, 288
fricção, 282
gomagem (máscara de esfoliação), 273
hacking, 283
leites de limpeza, 273
máscaras, 276
máscaras a base de argila, 277
máscaras em creme, 277
máscaras de parafina, 277
máscaras de modelagem, 277
massagem, 280
microdermoabrasão (MDA), 291
óstio, 271
peeling enzimático, 274
pétrissage, 281
ponto motor, 284
rolamento, 282
séruns, 276
tapotagem (percussão), 282
tônicos, 273
torção, 282
torneamento, 282
umectantes (hidratantes, hidrofílicos), 275
vaporizador, 287
vibração, 283

Um bom cuidado de pele pode fazer uma grande diferença na pele em si e na maneira como o cliente se sente a respeito de sua aparência. Além de relaxantes, os tratamentos faciais podem oferecer muitas melhorias para a aparência da pele.

O cuidado apropriado da pele pode deixar a pele oleosa mais limpa e mais saudável, a pele alípica mais úmida e flexível e a pele envelhecida mais macia, firme e menos enrugada. Uma combinação de bons tratamentos faciais profissionais com cuidado em domicílio irá mostrar resultados visíveis.

POR QUE ESTUDAR OS CUIDADOS FACIAIS?

Profissionais da área da estética e beleza devem estudar e ter um entendimento perfeito dos cuidados faciais, pois:

→ Oferecer serviços de cuidados de pele é extremamente recompensador, pois ajuda os clientes ocupados a relaxar, a melhorar a aparência e a se sentir melhor com eles mesmos.

→ Conhecer o básico da análise da pele e as informações essenciais sobre os produtos para tratamento de pele permite que você possa aconselhar seus clientes sempre que eles tiverem alguma dúvida.

→ Embora não trate de doenças de pele, você precisa estar apto a reconhecer condições adversas de pele e recomendar que seus clientes busquem tratamento médico.

→ Aprender as técnicas básicas de cuidados faciais e da massagem facial dará a você boa visão geral desses serviços iniciais e a habilidade para desempenhá-los.

→ Você pode gostar dessa categoria de serviços e considerar se especializar em cuidados da pele. Este estudo dará uma base perfeita para essa tomada de decisão.

Em foco

APRIMORAMENTO DE SUAS HABILIDADES

A importância das seguintes diretrizes para controle de higiene e infecção ao realizar os cuidados faciais não será muito enfatizada neste capítulo. Com o máximo de frequência possível, realize a higiene e desinfecção diante do cliente, pois ao presenciar tais procedimentos, ele se sentirá mais confiante em relação a você como profissional.

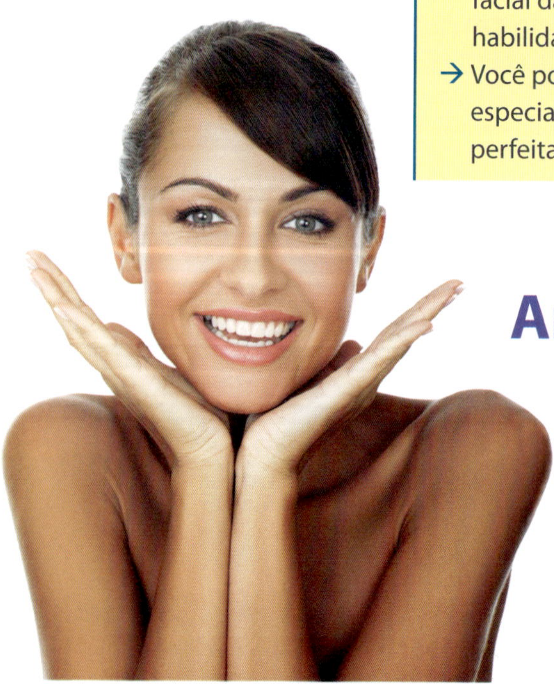

Análise e consulta da pele

A análise da pele é uma parte muito importante do tratamento facial, porque determina qual o tipo de pele do cliente, a condição dessa pele e o tratamento necessário. A consulta permite que você questione o cliente a respeito do histórico de saúde, cuidados de pele e que você o aconselhe a respeito dos produtos apropriados para a continuidade do tratamento em casa. ☑ OA1

Ficha clínica

Antes de começar a avaliação da pele, o cliente deve preencher a ficha clínica (**Figura 11.1**). Semelhante ao formulário usado para depilação com cera, tem como principal propósito determinar se o cliente tem alguma contraindicação que não permita certos tratamentos de pele.

Contraindicação é uma condição adversa que impede a realização de certos tratamentos, procedimentos ou produtos para a prevenção de

Ficha clínica

Histórico do cliente

Nome ______________________________

Endereço ______________________________

Cidade ______________ Estado __________ CEP__________

Telefone residencial ______________ Telefone comercial ______________

Ocupação __________ Recomendado por __________ Data de nascimento __________

Esse é seu primeiro tratamento facial? SIM _____ NÃO _____

Você já usou:

Retin-A®? SIM _____ NÃO _____

Roacutan® (isotretinoína)? SIM _____ NÃO _____

Você está usando algum ácido tópico? SIM _____ NÃO _____

Você fuma? SIM _____ NÃO _____

Você está grávida? SIM _____ NÃO _____

Você tem espinhas ou manchas frequentes? SIM _____ NÃO _____

Você está amamentando? SIM _____ NÃO _____

Está tomando pílulas anticoncepcionais? SIM _____ NÃO _____ Se sim, desde quando? __________

Você já teve câncer de pele? SIM _____ NÃO _____

Você sofre de estresse? SIM _____ NÃO _____ Se sim, com que frequência? __________

Você usa lentes de contato? SIM _____ NÃO _____

Você está sob algum cuidado médico? SIM _____ NÃO _____

Nome do Médico ______________________________

Você é alérgico(a) a algum cosmético, alimento ou medicamento? SIM _____ NÃO _____

Se sim, qual(is)?______________________________

Atualmente, você está tomando algum medicamento – oral ou tópico-dermatológico? SIM _____ NÃO _____

Se sim, qual(is)?______________________________

▲ **Figura 11.1** **Ficha clínica.** (*continua*)

Quais produtos você usa atualmente? ______________________________

Por favor, circule: Sabonete Leite de higiene Tônico Protetor solar diário Cremes

Outros ______________________________

Por favor, circule se você se encontra em algumas das condições a seguir:

Passou por histerectomia	Tem marca-passo/problemas cardíacos	Distúrbios imunológicos
Sofre de depressão ou ansiedade	Herpes	Problemas urinários ou renais
Seborreia/psoríase/eczema	Dores de cabeça crônicas	Hepatite
Asma	Bolhas de febre	Lúpus
Pressão alta	Pinos ou placas de metal nos ossos	Epilepsia
Toma medicação para depressão/ alteração de humor	Sinusite	Outras doenças de pele

Por favor, explique os problemas mencionados ou liste outros significativos:

____

____

Estou de acordo que os serviços oferecidos não são substitutos do tratamento médico e que qualquer informação dada pelo terapeuta tem apenas finalidades educativas, não se tratando de um diagnóstico ou prescrição. Sei também que as informações aqui apresentadas são para auxiliar o técnico no desempenho de um trabalho melhor e são completamente confidenciais.

POLÍTICAS DO SALÃO DE ESTÉTICA E BELEZA

1. A consulta profissional é necessária antes do uso inicial dos produtos.
2. Nossa taxa de descontos ativa só é válida para os clientes frequentes a cada 4 semanas.
3. Não fazemos reembolso.

Entendi completamente e estou de acordo com as políticas do salão de beleza acima apresentadas.

______________________ ______________________

Assinatura do Cliente Data

▲ **Figura 11.1 Ficha clínica. (*continuação*)**

efeitos colaterais indesejáveis. Por exemplo, em um cliente alérgico a fragrâncias, usar um produto com fragrâncias é contraindicado. Se o cliente estiver usando um medicamento sob prescrição médica, como o Retin-A® ou o Tazorac® (ambos medicamentos tópicos que provocam esfoliação na pele), usar outros esfoliantes no tratamento facial é contraindicado, pois podem causar lesões, peeling excessivo e inflamação.

A isotretinoína (Roacutan®), um medicamento oral para acne cística, provoca afinamento da pele de todo o corpo. Os tratamentos com cera, estimulantes ou procedimentos de esfoliação nunca devem ser realizados em pessoas sob o uso de isotretinoína ou que tenham tomado esse medicamento nos últimos seis meses. Pelo fato de a isotretinoína ser uma medicação oral, ela permanece no corpo por muitos meses após a interrupção do uso.

As principais contraindicações estão resumidas a seguir e na **Tabela 11.1**:

- Uso da isotretinoína ou de qualquer medicamento para afinamento da pele ou esfoliante, incluindo Retin-A®, Renova®, Tazorac®, Differin® entre outros: evite depilação com cera, esfoliação e/ou peeling e tratamentos estimuladores da pele.
- Gravidez: evite todos os tratamentos com equipamentos eletroterápicos e quaisquer outros tratamentos questionáveis sem a permissão do médico por escrito. Algumas clientes gestantes também são sensíveis à depilação com cera.
- Pinos ou placas de metal no corpo: evite todos os tratamentos elétricos.
- Marca-passo ou irregularidades cardíacas: evite todos os tratamentos elétricos.
- Alergias: evite terminantemente qualquer uma das substâncias alérgicas listadas no formulário de entrada. Os clientes com alergias múltiplas devem sempre usar produtos sem fragrâncias, especiais para peles sensíveis. As alergias alimentares devem ser observadas, pois muitos produtos de cuidado da pele atualmente contêm extratos de alimentos com base em derivados naturais, como soja, óleo de nozes e outros ingredientes.
- Convulsões ou epilepsia: evite todos os tratamentos elétricos e com luzes.
- Uso de esteroides orais, como a prednisona: evite qualquer tratamento estimulante da pele ou esfoliante ou depilação com cera. Os esteroides podem provocar afinamento da pele, o que pode resultar em bolhas ou lesões.
- Doenças autoimunes, como lúpus: evite qualquer tratamento agressivo ou estimulante da pele.
- Diabetes: cuidado, pois diabéticos têm cicatrização lenta. Em caso de dúvidas, é necessário obter a aprovação do médico do cliente antes do tratamento. Os principais serviços que precisam de aprovação são a depilação com cera, a eletrólise ou qualquer tratamento para os pés.
- Anticoagulantes sanguíneos: proibido qualquer tipo de extração ou depilação com cera. Fazer qualquer um dos dois pode causar hemorragia ou lesões.

Os clientes que tiverem anormalidades cutâneas evidentes, como feridas abertas, bolhas de febre (herpes simples) ou outros sinais que pareçam anormais devem ser encaminhados para

Cuidado

Como um estudante da área da estética e beleza, você deve receber um treinamento prático do seu instrutor antes de realizar qualquer um dos procedimentos discutidos neste capítulo.

Em foco

CONSTRUÇÃO DA SUA BASE DE CLIENTES

É útil observar no formulário de entrada ou histórico do cliente como ele foi indicado ao salão. Isso ajuda a determinar o tipo de publicidade que atrai seus clientes. Se a referência veio por meio do um outro cliente do salão, certifique-se de agradecê-lo. Essa pequena cortesia pode levar a outras referências valiosas.

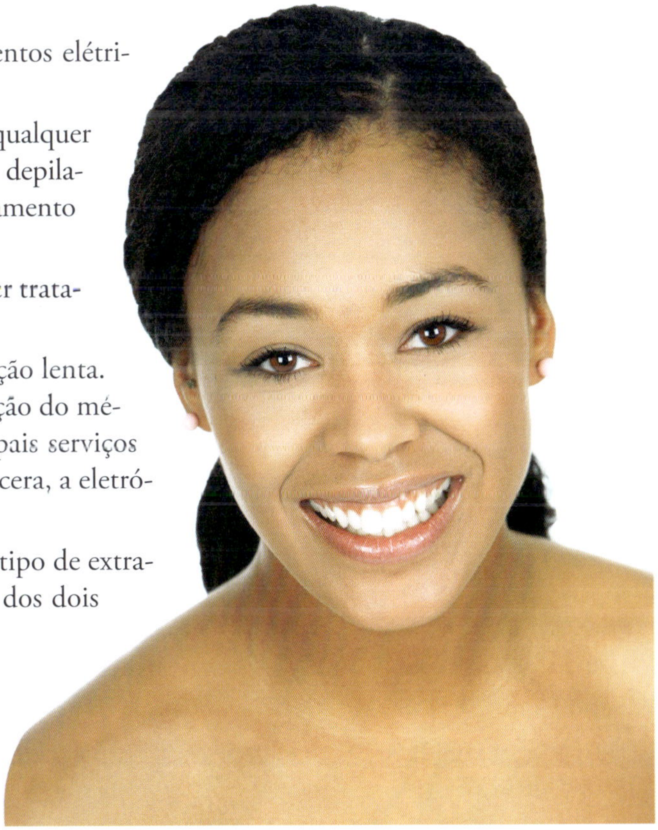

© Kurhan, 2010; sob licença da Shutterstock.com.

Tabela 11.1 – Quadro de contraindicações

QUADRO DE CONTRAINDICAÇÕES		
CONTRAINDICAÇÕES	O QUE EVITAR	POR QUE?
ISOTRETINOÍNA (Roacutan®)	• todo tipo de depilação com cera em qualquer parte do corpo • qualquer peeling em geral ou agente secante, microdermoabrasão e equipamentos de escovação	a pele pode ficar com bolhas ou descamar
MEDICAMENTOS COM AÇÃO ESFOLIANTE, INCLUINDO RETIN-A® (TRETINOÍNA), RENOVA®, TAZORAC®, DIFERIN®	• todo tipo de depilação com cera na área onde o medicamento é usado • qualquer agente de peeling ou agente secante, incluindo AHAs, esfoliantes, microdermoabrasão e máquinas de escovação	a pele pode ficar com bolhas ou descamar
GRAVIDEZ	• tratamentos com equipamentos eletroterápicos • algum tratamento questionável sem permissão específica do médico • possíveis sensibilidades da depilação com cera	desconhecido; precaução geral de segurança
PINOS OU PLACAS DE METAL NO CORPO	• tratamentos com equipamentos eletroterápicos	a eletricidade pode afetar o metal
PROBLEMAS CARDÍACOS/ MARCA-PASSO	• tratamentos com equipamentos eletroterápicos	a eletricidade pode afetar o ritmo do marca-passo
ALERGIAS CONHECIDAS	• alérgenos conhecidos, fragrâncias	podem ocorrer reações alérgicas
CONVULSÕES OU EPILEPSIA	• tratamentos com equipamentos eletroterápicos ou fototerápicos	podem desencadear convulsões
USO DE ESTEROIDES ORAIS COMO A PREDNISONA	• qualquer tratamento estimulantes ou esfoliante • depilação com cera	esteroides podem provocar afinamento da pele, o que pode resultar em bolhas ou lesões
DOENÇAS AUTOIMUNES, COMO LÚPUS	• tratamentos agressivos ou estimulantes sem permissão específica do médico	reações imprevisíveis em alguns casos
DIABETES	• precaução geral aconselhada (diabéticos têm cicatrização lenta; opte por uma aprovação médica por escrito se você estiver inseguro)	nada específico
ROSÁCEA	• extração sem autorização médica • depilação com cera facial ou corporal sem a autorização médica	pode causar hemorragia ou machucados
SENSIBILIDADE, PELE PROPENSA À VERMELHIDÃO	• calor • esfoliações agressivas • tratamento mecânico • massagem estimulante	pode agravar a vermelhidão
FERIDAS ABERTAS, HERPES SIMPLES (FERIDAS DO FRIO)	• evite todos os tratamentos até esclarecer com o médico	pode aumentar ou dilatar; doença contagiosa
CIRURGIA FACIAL RECENTE OU TRATAMENTO A LASER	• tratar somente com permissão médica	tratar apenas com a permissão médica

tratamento específico. Eles podem ser agendados novamente após autorização médica por escrito para os serviços faciais.

Se você tiver qualquer dúvida a respeito do tratamento de um cliente e de suas condições de saúde, sempre consulte o médico antes! Lembre-se de uma regra simples: se houver dúvida, não realize o serviço.

Quando o cliente completar a ficha clínica, você pode obter informações importantes, como as seguintes:

- nome, endereço e telefone(s) do cliente;
- ocupação do cliente;
- condições médicas que possam afetar o tratamento;
- todos os medicamentos que estejam sendo usados, incluindo os tópicos, para a pele;
- programa atual de cuidado da pele em casa e histórico de cuidado da pele no salão;
- informações a respeito de como o cliente soube dos seus serviços.

Cuidado

Os profissionais da área de estética e beleza não tratam de doenças de pele, porém, como profissional da área, você deve estar apto a reconhecer a presença de diversas doenças de pele para sugerir que o cliente procure um aconselhamento médico.

Registros de tratamento

Você deve registrar e destacar com uma caneta marca-texto qualquer observação importante ou contraindicação no registro de tratamento do cliente. Arquive a ficha clínica em um armário seguro, pois eles contêm informações particulares dos clientes. O registro de tratamento deve incluir nome, endereço e telefone(s), haver espaço para registrar os resultados da análise, cada tratamento de pele realizado, suas observações sobre cada visita, qualquer produto para ser usado em casa adquirido pelo cliente e a data de cada tratamento ou aquisição de produtos. Registrar a aquisição de produtos irá ajudar a encontrá-los quando o cliente quiser efetuar uma nova compra caso tenha esquecido o nome do produto. **OA2**

Procedimento de análise

Após ler a ficha clínica cuidadosamente e discutir suas dúvidas com ele, peça para que ele vista um avental e se sente na cadeira para cuidado facial. O cabelo deve ser coberto e todos os acessórios removidos pelo cliente e guardados em um local seguro. Os acessórios podem atrapalhar ou ficar sujos ou danificados durante o tratamento.

Os profissionais da área da estética e beleza devem evitar usar acessórios nas mãos ou nos braços enquanto efetuam os tratamentos faciais, pois anéis e pulseiras podem machucar acidentalmente o cliente ou ser danificados.

Recline o cliente na cadeira e cubra-o usando uma touca de cabelo, faixa ou toalhas. Após lavar bem suas mãos, use um leite

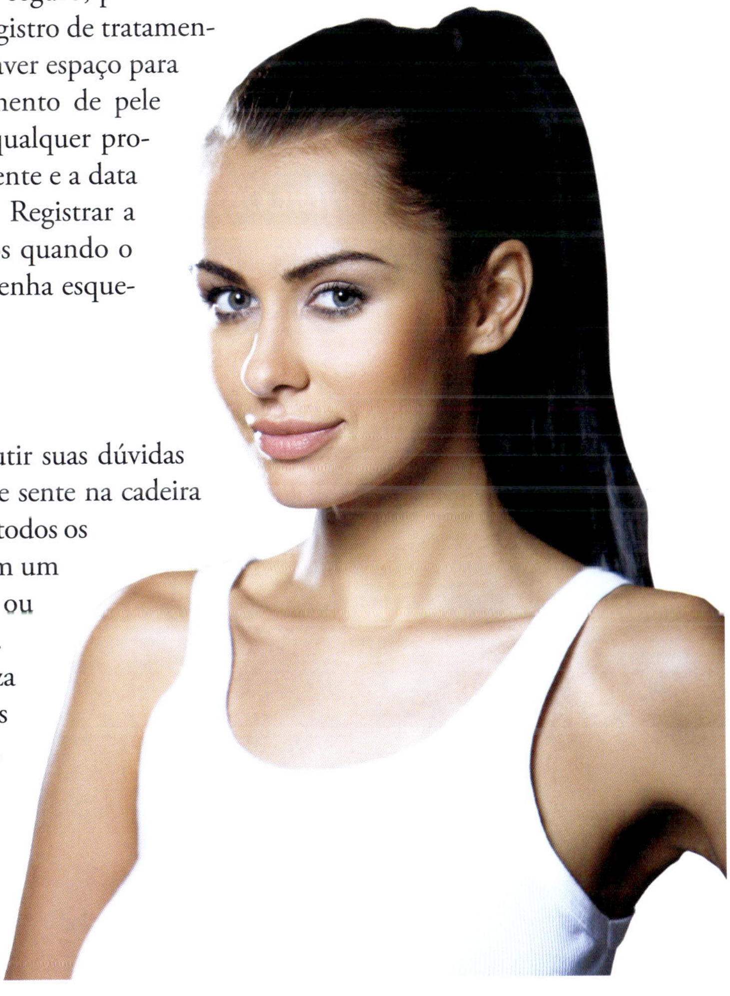

de higiene e aplique um adstringente no rosto do cliente em movimentos circulares para cima. Para limpar a área dos olhos, use um adstringente específico feito para a remoção de maquiagem dessa região. Aplique uma pequena quantidade na área dos olhos, tomando cuidado para não usar em excesso ou atingir os olhos. Remova o produto suavemente com esponjas faciais umedecidas em água quente ou com algodão. Lembre-se de remover o produto usando movimentos internos e externos. Ao trabalhar ao redor dos olhos, faça um movimento externo sobre a pálpebra superior e um movimento interno sobre a pálpebra inferior.

Após higienizar o rosto completamente, aplique um algodão nos olhos do cliente para evitar exposição ao brilho extremo da lâmpada de aumento.

Classificando o tipo de pele

Olhe a pele do cliente por uma lâmpada de aumento. O tipo de pele é classificado por quão oleosa ou alípica ela é, hereditária essa condição não pode ser mudada permanentemente, embora, com os tratamentos, a pele pode apresentar melhorias consideráveis. As características da pele são associadas a um tipo de pele específico (**Tabela 11.2**).

A primeira coisa que você deve procurar é a presença ou ausência de poros visíveis (folículos). A quantidade de sebo produzido pelas glândulas sebáceas determina o tamanho dos poros e é hereditária. Os poros óbvios indicam pele oleosa; a falta de poros indica pele alípica.

Tabela 11.2 – Sinais e condições associados com os tipos de pele

SINAIS E CONDIÇÕES ASSOCIADOS COM OS TIPOS DE PELE		
PELE	SINAIS DO TIPO DE PELE	CONDIÇÕES ASSOCIADAS COM O TIPO DE PELE
OLEOSA	Poros evidentes, sobressalentes.	Comedões abertos e fechados, poros entupidos, aparência brilhosa e espessa, cor amarelada. Textura que lembra a casca da laranja.
ALÍPICA	Poros bem pequenos ou não visíveis.	Pele rígida que aparenta não ter poros. Pode estar desidratada com linhas finas e rugas, seca e espessa ao toque.
NORMAL	Distribuição igual de poros por toda a pele. Superfície bem lisa e macia. Falta de rugas.	Na verdade, a pele normal é bem incomum. A maioria dos clientes tem pele mista.
MISTA ALÍPICA	Poros evidentes no centro do rosto. Poros não visíveis ou se tornando menores em direção às extremidades externas do rosto.	Pode ter poros obstruídos no nariz, queixo e centro da testa. Seca e sem poros na direção das extremidades externas do rosto.
MISTA OLEOSA	Distribuição maior de poros evidentes ou grandes no centro do rosto, estendendo-se para fora das bochechas. Poros se tornando menores em direção às extremidades do rosto.	Comedões, poros obstruídos ou poros óbvios no centro do rosto.
ACNE	Poros muito grandes em todas as áreas. A acne é considerada um tipo de pele porque é hereditária.	Presença de inúmeros comedões abertos e fechados, poros obstruídos e pápulas e pústulas vermelhas (espinhas).

Tipos de pele

O termo **alípica** significa falta de lipídios e nomeia a pele que não produz sebo suficiente, o que é indicado pela ausência de poros visíveis. A pele alípica, também conhecida como pele alípica, fica desidratada por não secretar sebo suficiente para evitar a evaporação da umidade da célula. A desidratação indica a falta de umidade na pele, e, desidratada a pele pode parecer descamada ou seca, com pequenas e finas linhas e rugas, podendo até aparentar ser coberta por papel celofane. A pele desidratada também pode ficar rígida ou coçar. A desidratação pode ocorrer em quase todos os tipos de pele.

O segredo para reconhecer a pele verdadeiramente alípica é a ausência de poros visíveis.

A pele oleosa, que produz muito sebo, terá poros grandes e pode parecer brilhosa e oleosa. Os poros podem estar obstruídos por células mortas acumuladas nos folículos pilosos ou conter **comedões abertos**, também conhecidos como **cravos**, que são folículos impactados com sebo solidificado e pelo acúmulo de células mortas.

Os comedões fechados são folículos pilosos impactados com sebo solidificado e acúmulo de células mortas que se parecem com pequenas protuberâncias logo abaixo da superfície da pele.

A diferença entre os comedões abertos e os fechados é o tamanho da abertura do folículo, chamado **óstio**. Um comedão aberto tem óstio grande e um comedão fechado, óstio pequeno.

Cuidado

Casos graves de acne ou sem respostas devem ser encaminhados a um dermatologista para tratamento. Se você se sentir inseguro para tratar um cliente com acne, sempre o encaminhe para um dermatologista.

Acne

A presença de espinhas nas áreas oleosas indica acne, que é considerada um tipo de pele porque a tendência a desenvolvê-la é hereditária. Trata-se de um distúrbio em que os folículos pilosos ficam entupidos, resultando em infecção desses folículos com vermelhidão e inflamação. As bactérias da acne são anaeróbicas, o que significa que não podem sobreviver na presença de oxigênio. Quando os folículos são obstruídos com sebo solidificado e acúmulo de células mortas, o oxigênio não pode atingir prontamente o fundo do folículo onde as bactérias da acne vivem. Essas bactérias sobrevivem da quebra dos ácidos graxos presente no sebo, que são sua única fonte de alimento.

Um folículo obstruído é um ambiente ideal para as bactérias da acne, pois elas se desenvolvem com a falta de oxigênio e acesso à fonte de alimento e em um folículo obstruído cheio de sebo, elas se multiplicam rapidamente, provocando uma ruptura na parede do folículo e permitindo que o sangue entre no folículo provocando vermelhidão.

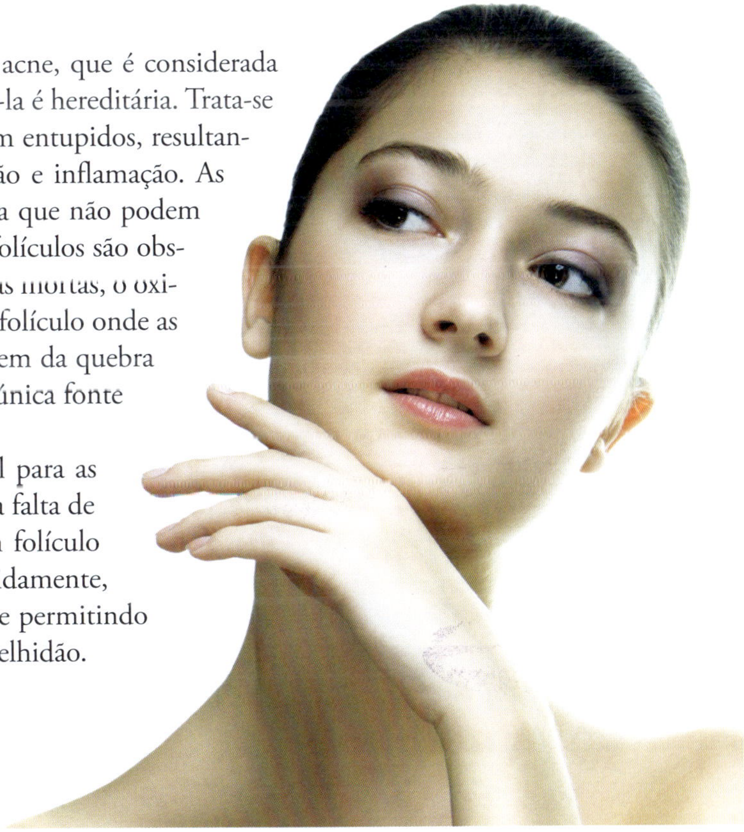

As pápulas de acne são as espinhas vermelhas que não têm uma cabeça, já as com uma cabeça de pus são chamadas de pústulas. O pus é um líquido dentro de uma pústula, composto em sua maioria por glóbulos brancos mortos que tentaram lutar contra a infecção.

Análise das condições de pele

As condições de pele geralmente são tratáveis, normalmente hereditárias e podem ser associadas com um tipo específico de pele.

A desidratação é indicada por áreas descamadas ou pela pele que enruga com facilidade na superfície. Um beliscão bem suave na pele desidratada pode resultar na formação visível de muitas linhas finas, o que indica desidratação. A pele desidratada pode ficar assim por falta de cuidado, uso impróprio de produtos para pele muito alípica, exposição ao sol, entre outras causas. É um tipo de pele que deve ser tratada com hidratantes que ajudam a interagir a água na superfície da pele e precisam ser escolhidos com base no tipo de pele. Os hidratantes para a pele alípica costumam ter textura mais densa; para pele oleosa, mais leve. A hidratação adequada da pele pode fazer que ela tenha uma aparência mais lisa e macia.

A maioria dos tipos de hiperpigmentação, ou manchas de cor escura, é provocada pela exposição ao sol ou desequilíbrios hormonais. Os clientes que se expuseram muito ao sol normalmente apresentam hiperpigmentação, que deve ser tratada com esfoliação suave e produtos a serem usados em casa para diminuir a pigmentação. É muito importante para esse tipo de pele o uso diário do protetor solar e evitar a exposição ao sol.

A pele sensível tem uma aparência fina, rosa-avermelhada, fica vermelha com facilidade e sofre inflamação facilmente com o uso de alguns produtos. Você deve evitar produtos fortes ou demaquilantes, produtos com fragrância e esfoliantes fortes ao tratar a pele sensível. A rosácea é um distúrbio hereditário crônico que pode ser indicado pelo enrubescimento facial constante ou frequente.

Uma pessoa com rosácea tem capilares dilatados, telangiectasia, que são os vasos sanguíneos da superfície distendidos ou dilatados e **couperose**, que são áreas da pele com capilares distendidos e vermelhidão difusa.

A rosácea é considerada um distúrbio médico e deve ser diagnosticada por um dermatologista. Você deve tratar um cliente com rosácea com produtos e tratamentos bem suaves, evitando o tratamento que libere calor ou estimule a pele.

A pele envelhecida perdeu a elasticidade e tende a ceder nas áreas ao redor dos olhos e da linha do maxilar. As rugas podem ficar aparentes nas áreas da expressão facial normal. Os tratamentos que hidratam e esfoliam melhoram sua aparência.

A pele danificada pelo sol foi bastante exposta a este por um longo período de tempo. Essa pele tem muitas áreas de hiperpigmentação, muitas áreas enrugadas – incluindo as áreas distante da expressão facial normal – e é cedida por causa dos danos às fibras elásticas. Aparenta ser mais velha do que deveria para a idade e normalmente é confundida com a pele envelhecida. ☑ **OA3**

Produtos para o cuidado da pele

Há diversos tipos de produto para o cuidado da pele disponíveis para uso no salão e para o cuidado em casa. A maioria desses produtos é desenvolvida para tipos ou condições específicas de pele. As principais categorias estão descritas a seguir. (**Figura 11.2**)

Os demaquilantes são desenvolvidos para higienizar a superfície da pele e remover a maquiagem. Há basicamente dois tipos de demaquilantes: os leites de higiene e os demaquilantes em forma de espuma.

Os **leites de limpeza** são loções que não formam espuma e foram desenvolvidos para limpar pele alípica, sensível e para remover a maquiagem. Eles podem ser aplicados com as mãos ou com um instrumento, mas devem ser removidos com uma esponja facial umedecida, tecido macio ou algodão. Às vezes, ingredientes são adicionados aos leites de higiene para deixá-los mais específicos para um determinado tipo de pele.

Os **demaquilantes em forma de espuma** contêm tensoativos que formam a espuma e o deixam fácil de enxaguar. São normalmente recomendados para a pele mista ou oleosa, embora haja alguns demaquilantes de fácil enxágue para a pele alípica e sensível. Os clientes costumam gostar desses produtos pela possibilidade de uso fácil e rápido durante o banho. Eles têm quantidades variáveis de ingredientes tensoativos para tratar níveis específicos de oleosidade. Os demaquilantes em espuma, como os leites de higiene, podem ter ingredientes especiais para torná-los mais específicos para determinados tipos de pele. Alguns têm ingredientes antibacterianos para a pele propensa a acne.

Os **tônicos** são loções que ajudam a reequilibrar o pH e remover os resíduos de demaquilante da pele. Eles também podem conter ingredientes que ajudam a hidratar ou suavizar e, às vezes, um ingrediente esfoliante para ajudar a remover as células mortas. São normalmente produtos mais fortes, que costumam ter uma concentração mais alta de álcool, e são usados para tratar a pele do tipo oleosa. Os produtos tônicos são aplicados com algodão após a higiene. Alguns tônicos sem álcool podem ser borrifados no rosto.

Os **esfoliantes** ajudam, na **esfoliação**, a remover o excesso de células mortas da superfície da pele, que vai permitir que a pele pareça mais macia e mais clara. Podem ajudar a higienizar os poros entupidos e melhorar a aparência das rugas, sinais de envelhecimento e hiperpigmentação. Os profissionais da área da estética e beleza podem usar produtos que removam as células mortas da superfície do estrato córneo. Os peelings mais profundos, de níveis cirúrgicos, devem ser administrados apenas por dermatologistas e cirurgiões plásticos.

A esfoliação pode ser realizada pelo uso de esfoliantes mecânicos ou químicos. Os **esfoliantes mecânicos** são usados para remover mecanicamente (em contato) o acúmulo de células mortas. As **gomagens**, também conhecidas como **máscaras de esfoliação**, são cremes peeling

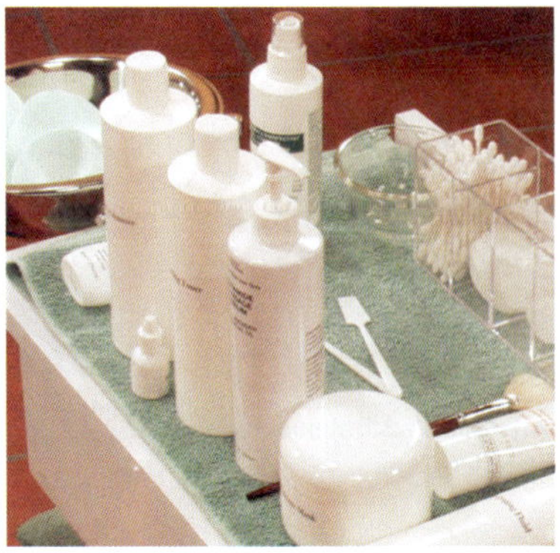

▲ Figura 11.2 **Há uma grande variedade de produtos para cuidados de todos os tipos de pele.**

Cuidado

É importante observar que o domínio do profissional da área da estética e beleza é o cabelo, couro cabeludo e a pele superficialmente. Os profissionais da área da estética e beleza não devem realizar tratamentos que removam as células além do estrato córneo da epiderme.

Você sabia?

Os adstringentes têm como papel diminuir os poros e evitar a secreção de óleo de forma exagerada. Nem todos os produtos tônicos têm ação adstringentes

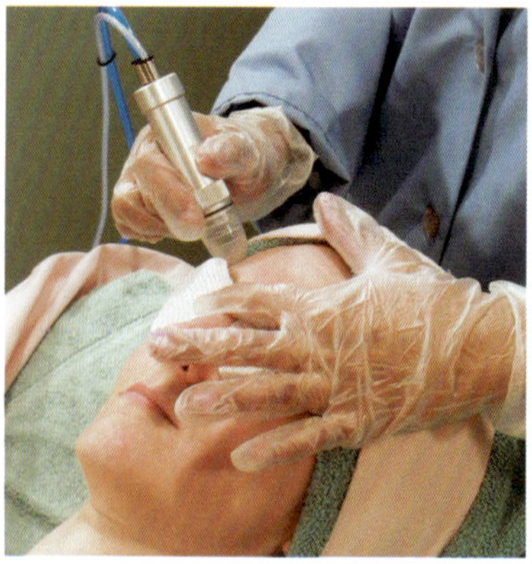

▲ **Figura 11.3 Tratamento de microdermoabrasão.**

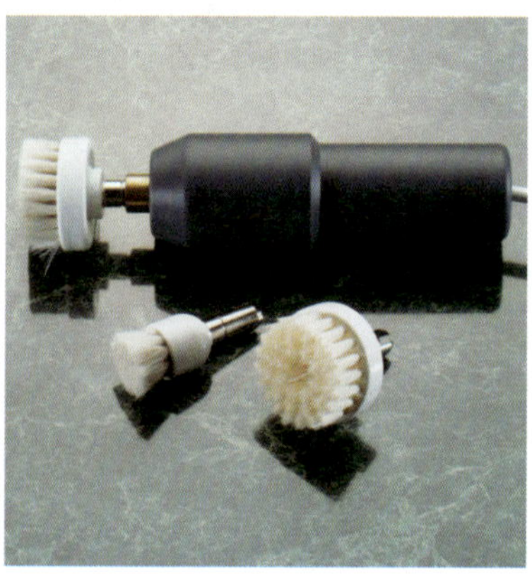

▲ **Figura 11.4 Equipamento de lixamento da pele.**

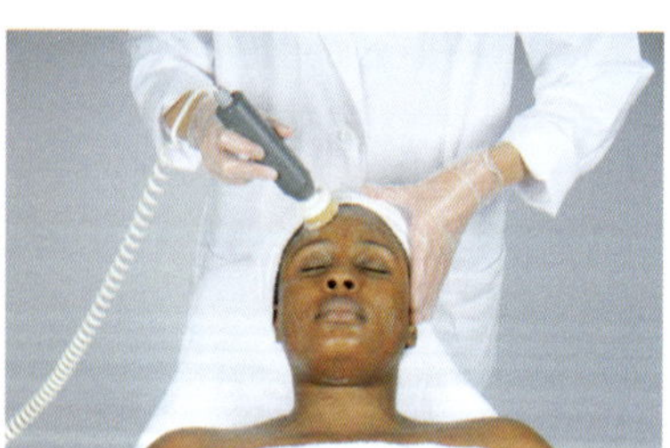

▲ **Figura 11.5 Usando um equipamento de lixamento da pele durante tratamento facial.**

para higienizar a pele e **esfoliantes de microdermoabrasão** (MDA), que contêm cristais de óxido de alumínio, com outros esfoliantes na forma granulada, são exemplos de esfoliantes mecânicos.

A microdermoabrasão também pode ser usada como tratamento mecânico, discutido brevemente neste capítulo (**Figura 11.3**). Os equipamentos de lixamento da pele são outro exemplo de esfoliação mecânica. (**Figuras 11.4** e **11.5**).

Os **esfoliantes químicos** são produtos que contêm substâncias químicas capazes de enfraquecer ou dissolver o acúmulo de células mortas. Eles são usados por um curto período, embora alguns sejam de tratamento diurno ou noturno, ou combinados com creme hidratante. Os esfoliantes químicos mais comuns são os alfa-hidroxiácidos (AHA), ácidos suaves, naturais, que removem as células mortas da pele dissolvendo as ligações e o cimento intercelular entre as células. Conforme as células mortas são removidas da superfície ao longo do tempo, as rugas parecem menos profundas, as descolorações da pele podem amenizar, os poros obstruídos são enfraquecidos e reduzidos, os novos poros obstruídos são evitados e a pele fica mais macia e hidratada. Esses ácidos estimulam a renovação celular, o que resulta em uma pele mais firme e com aparência mais saudável.

O parecer técnico número 7 de 28 de setembro de 2001 da Câmara Técnica de Cosméticos (Catec) recomenda e determina que a utilização de AHA e seus derivados deverá ter concentração máxima permitida em produtos cosméticos, limitada a 10%, calculada na forma ácida, em pH maior e igual a 3,5.

Os **peelings enzimáticos**, também conhecidos como queratolíticos ou agentes degradadores de proteínas, são um tipo de esfoliante com ação química que funciona como um degradador da proteína queratina das células superficiais da pele. Normalmente os produtos com enzimas são fabrica-

Cuidado

Certas condições cutâneas podem inflamar facilmente se tratadas por esfoliação mecânica. Da mesma forma, alguns medicamentos podem afinar a pele, deixando-a mais suscetível a inflamação, machucado ou bolhas. Não use equipamentos de lixamento para pele, esfoliantes ou nenhuma técnica de peeling mecânico nos seguintes tipos e condições de pele:

- com muitos capilares visíveis;
- pele fina que fica vermelha com facilidade;
- pele mais envelhecida, afinada e que se machuca com facilidade ou pele das pessoas que usam medicamentos anticoagulantes;
- sendo clinicamente tratada com tretinoína (ácido retinoico ou Retin-A®), isotretinoína, ácido azelaico, adapaleno (Differin®), AHA ou ácido salicílico, encontrado em muitos produtos comuns para pele;
- pele propensa a acne com pápulas e pústulas inflamadas.

dos usando enzimas extraídas da planta da papaia, resultando em uma enzima chamada papaína ou papaverina, ou do abacaxi, enzima conhecida como bromelina, ou são produzidos a partir de uma enzima derivada de subprodutos da carne, enzima conhecida como pancreatina. Às vezes, as enzimas são misturadas nos produtos esfoliantes, mas são, em sua maioria, designadas para o uso estético em cabine.

Há dois tipos básicos de peelings enzimáticos. O primeiro é um peeling de enzima do tipo creme (gomagem) que geralmente contém papaína e/ou bromelina. Deve ser aplicado na pele e permanecer por alguns minutos para secar. Como forma uma crosta, é rolado pela pele.

O segundo tipo mais comum de peeling enzimático apresenta-se na forma em pó que é misturado com água e aplicado no rosto. Esse tipo de tratamento enzimático não seca na pele e pode até ser usado durante um tratamento a vapor.

A esfoliação adequada pode melhorar a aparência da pele das seguintes formas:

- reduz os poros obstruídos e a oleosidade;
- deixa a pele mais macia;
- aumenta a umidade e a hidratação;
- reduz a hiperpigmentação;
- uniformiza a coloração;
- elimina ou suaviza as rugas e as linhas finas;
- aumenta a elasticidade.

Além do mais, a esfoliação adequada acelera a renovação celular e permite melhor penetração de cremes e séruns de tratamento. A maquiagem fica mais uniforme na pele esfoliada.

Cuidado

Você sempre deve receber um treinamento prático do seu instrutor antes de tentar realizar qualquer tratamento de esfoliação química.

Cuidado

A esfoliação exagerada pode resultar em uma pele ultrassensível e inflamada. Nunca use um esfoliante mais do que o recomendado pelo fabricante. Combinar mais de um tipo de esfoliação pode levar à irritação. Sempre aconselhe cuidadosamente seu cliente sobre o uso adequado de um esfoliante para utilização em casa, incluindo a necessidade de um protetor solar com FPS de pelo menos 15.

Cremes hidratantes

Os **cremes hidratantes** são produtos que ajudam a hidratar o conteúdo da superfície da pele e a diminuir a aparência das linhas e rugas. A composição cosmética de um creme hidratante é basicamente misturas de **umectantes** ou **agentes hidrofílicos**, ingredientes que atraem água para si e **emolientes**, ingredientes oleosos que evitam que a umidade saia da pele em função da formação de película.

Os cremes hidratantes para peles oleosas são mais comuns na forma de loção e, normalmente, contêm pequenas quantidades de emolientes. A pele mais oleosa não precisa de muito emoliente porque ela já possui quantidades mais do que adequadas de sebo natural e protetor. No caso da pele alípica, os cremes hidratantes são comuns na forma mais pesada e contêm mais emolientes, que são necessários para a pele alípica.

Todos esses cremes podem ter outros ingredientes que desempenham funções complementares. Esses ingredientes podem incluir agentes sua-

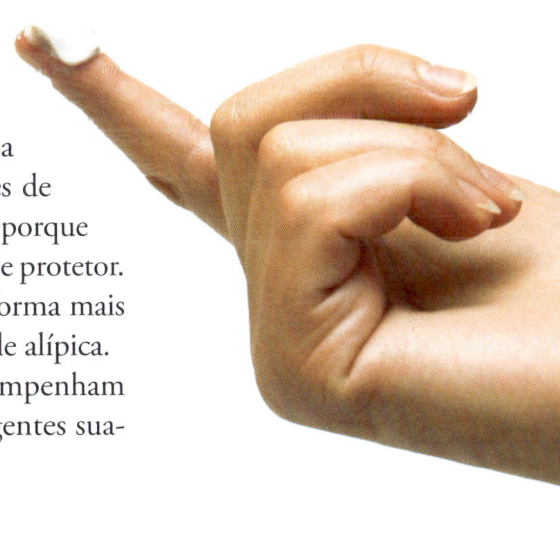

vizadores para pele sensível, AHA ou peptídios para pele envelhecida ou protetor solar.

Protetores solares e produtos cosméticos para proteção diurna

Proteger a pele da exposição solar é provavelmente o hábito mais importante em benefício da pele. A exposição solar cumulativa provoca a maioria dos cânceres de pele e a envelhece prematuramente.

A maior parte dessa exposição durante a vida se dá pela exposição solar casual, portanto todos os clientes devem ser instruídos a usar protetor solar diariamente. Procure cremes hidratantes de uso diário que contenham protetores solares de largo espectro, que protegem contra os raios UVA e UVB. Um Fator de Proteção Solar (FPS) acima de 15 é considerado adequado para uso diário. O FPS indica o tempo de exposição ao sol sem que ocorram queimaduras solares (eritema). Por exemplo, se alguém normalmente se queima em uma hora, um protetor de FPS 2 permite ficar ao sol duas vezes esse tempo. Os protetores solares com FPS mais alto são apropriados para uma exposição ao ar livre mais estendida e para os indivíduos sensíveis ao sol.

Eles estão disponíveis nas versões loção, líquido, creme e na forma em pó. As loções são adequadas para as peles mistas, as líquidas para oleosas, versões em creme para a pele alípica e, por fim, na forma em pó para oleosas.

Os tratamentos noturnos geralmente são produtos mais intensivos, desenvolvidos para o uso à noite, para tratar problemas específicos de pele. São mais pesados do que os produtos para uso diurno e, teoricamente, contêm níveis mais altos de ingredientes hidratantes.

Os **séruns** são produtos concentrados que, normalmente, contêm concentrações mais altas de ingredientes desenvolvidas para penetrar a pele e tratar de diversas condições de pele. Eles são mais usados em casa e são aplicados com um creme hidratante ou protetor solar. As **ampolas** são doses individuais de sérum, armazenadas em pequenos frascos.

Os **cremes para massagem** são hidratantes usados para deixar a pele deslizante durante o banho. Costumam conter óleos ou vaselina. Se um creme de massagem é usado durante um tratamento facial, ele deve ser removido completamente antes que qualquer outro produto seja aplicado na pele.

Há uma tendência para produtos de tratamento que penetram na pele durante a massagem. Por exemplo, os produtos de tratamento podem ser usados para aumentar a hidratação ou para suavizar a pele propensa a vermelhidão. Um dos maiores benefícios da massagem é o aumento da absorção dos produtos que, por sua vez, favorece o efeito hidratante do tratamento.

Máscaras

As **máscaras** são produtos com ingredientes concentrados de tratamento compostas de argila mineral, agentes hidratantes, suavizadores de pele, óleos essenciais, extratos botânicos e outros ingredientes benéficos para higienizar, esfoliar, enrijecer, tonificar, hidratar e nutrir a pele.

As **máscaras a base de argila** são de higiene, adsorventes de óleo que têm um efeito esfoliante e adstringente na pele oleosa e mista, fazendo que os poros dilatados temporariamente pareçam menores. Elas podem ter ingredientes benéficos adicionais para suavização, ou incluir ingredientes antibacterianos, como o enxofre, que é útil para a pele propensa a acne.

As **máscaras em creme** contêm óleos, emolientes e umectantes e um forte efeito hidrante. Elas não secam na pele como a argila e costumam ser usadas para hidratar a pele alípica.

As máscaras em gel podem ser usadas pela pele sensível ou desidratada, pois não secam demais. Normalmente contêm ingredientes hidratantes e suavizadores ajudando, assim, a dilatar as células superficiais com umidade, fazendo que a pele pareça mais flexível e mais hidratada.

As máscaras de alginato costumam ser a base de algas, encontradas em forma de pó e são misturadas com água ou, às vezes, séruns. Após a mistura, elas são rapidamente aplicadas no rosto. Quando secas, apresentam textura emborrachada. Um **creme de tratamento**, que é um produto desenvolvido especialmente para facilitar a mudança na aparência da pele, ou um sérum que geralmente é aplicado sob as máscaras de alginato. As máscaras de alginato formam uma película que facilita a absorção do sérum na pele ou do creme de tratamento que está logo abaixo. Esse tipo de máscara normalmente é feito na cabine de estética.

As **máscaras de parafina** são máscaras faciais especialmente preparadas contendo parafina e outros ingredientes benéficos. São derretidas em uma temperatura um pouco menor do que a do corpo antes da aplicação. A parafina esfria rapidamente para uma temperatura morna e endurece em uma consistência parecida com a da cera de vela, são aplicadas sobre um creme de tratamento para permitir que os seus ingredientes penetrem mais profundamente nas camadas superficiais da pele. Devem ser utilizados tampões de olhos e gazes na aplicação da máscara de parafina porque os pelos faciais podem grudar na cera, tornando a aplicação difícil e a remoção dolorosa.

As **máscaras de modelagem** contêm cristais de gipsita, um ingrediente semelhante ao gesso. Como nas máscaras de parafina, as máscaras de modelagem são usadas com um creme de tratamento, misturadas com água fria imediatamente antes da aplicação e aplicadas com cerca de 6 mm de espessura. Após a aplicação, a máscara de modelagem endurece. A reação química que ocorre quando o gesso e os cristais se misturam com a água produz um aumento gradual na temperatura, que atinge aproximadamente 40 °C. Conforme a máscara é deixada na pele a temperatura esfria gradualmente,

Você sabia?

Um ingrediente valioso dos cremes hidratantes, especialmente nos de uso diurno, é o protetor solar, que protege a pele do envelhecimento precoce, como também, quando usado com regularidade, é uma das melhores formas para evitar o câncer de pele.

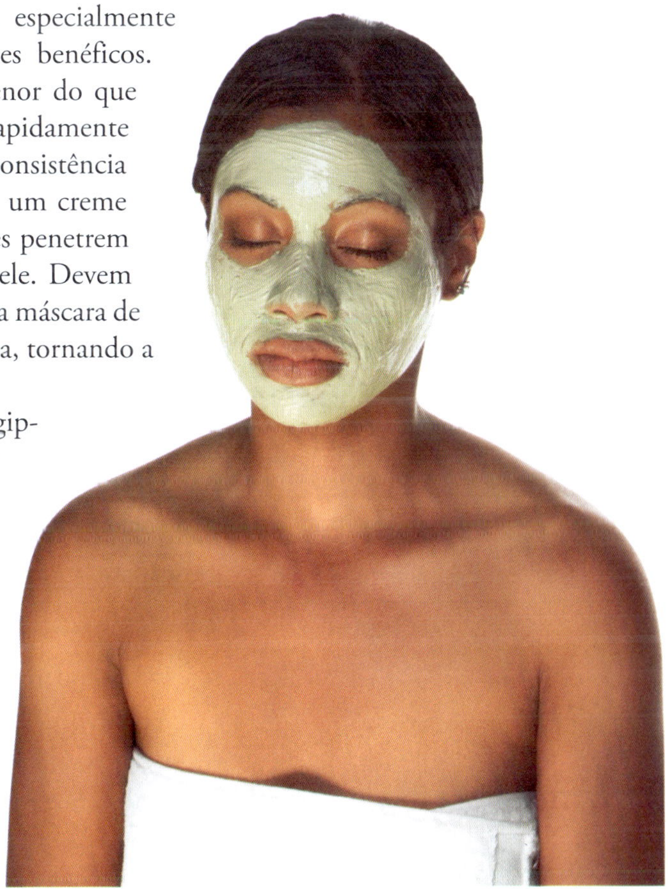

até esfriar completamente. O tempo estabelecido para as máscaras de modelagem é de aproximadamente 20 minutos. As máscaras de modelagem variam, às vezes, na técnica ou tempo de mistura. Sempre siga as instruções do fabricante.

O calor gerado por uma máscara de modelagem aumenta a circulação sanguínea e é muito benéfico para a pele alípica, madura, ou para a pele que parece ressecada e desvitalizada. Esse tipo de máscara não é recomendado para o uso na pele sensível, com problemas capilares, oleosa ou com manchas. As máscaras de modelagem podem ficar mais pesadas no rosto, não devem ser aplicadas abaixo do pescoço e nunca devem ser usadas em clientes que sofrem de claustrofobia (medo de lugares fechados ou confinamento).

O uso da gaze para a aplicação da máscara

A gaze é um tecido fino, de malha aberta, feito de algodão entrelaçado. As máscaras que têm uma tendência a escorrer podem ser aplicadas sobre uma camada de gaze, pois ela segura a máscara no rosto enquanto permite que os ingredientes penetrem para beneficiar a pele, mas outro tipo de gaze também pode ser utilizado. Em alguns casos, é necessário aplicar uma segunda camada de gaze sobre a máscara para evitar que os ingredientes deslizem. A gaze também é usada para evitar que as máscaras de parafina e de gipsita/gesso grudem na pele e nos pelinhos.

Para preparar a gaze, corte um pedaço suficiente para cobrir todo o rosto e o pescoço. Corte os espaços para os olhos, nariz e boca. Embora o cliente consiga respirar através da gaze, os espaços cortados deixarão a respiração mais confortável. ☑ **OA4**

Consulta do cliente

A clínica de estética deve ter uma área silenciosa para os tratamentos faciais. Um tratamento relaxante de um cuidado facial pede um local quieto, e essa área precisa ser silenciosa o suficiente para que você possa realizar uma consulta completa com seu cliente. Todos os tratamentos faciais devem começar com uma consulta.

Arquivando os registros

Durante a consulta, tenha a ficha clínica e o formulário de entrada do cliente em mãos para que escrever todas as informações necessárias (**Figura 11.6**). O formulário de entrada do cliente deve conter as seguintes informações:

- Nome, endereço e telefone(s) residencial.
- Ocupação.
- Data de nascimento (muito útil para você determinar se os sinais de envelhecimento são prematuros).

- Histórico médico do cliente e medicamentos atuais, incluindo se ele está sob cuidado de um médico ou de um dermatologista
- Contraindicações, como o marca-passo, implantes de metal, gravidez, diabetes, epilepsia, alergias, pressão alta que demandem métodos alternativos de tratamento.
- Informações sobre algum cuidado facial anterior ou não e, se já feito, que tipo de tratamento foi realizado.
- Informações sobre qualquer produto para cuidado de pele que o cliente esteja usando atualmente.
- Observação sobre como o cliente foi recomendado para o salão.
- Observações sobre o tipo, a condição e quaisquer anormalidades da pele.

Preencha o formulário de entrada do cliente para registrar a data, o tipo de serviço e/ou o tratamento sendo realizado, os produtos que estão sendo usados e os produtos adquiridos pelo cliente para cuidado em casa. Certifique-se de observar os produtos específicos para as compras do cliente para que você possa ajudá-lo a comprar novamente caso ele esqueça o nome dos produtos (**Figura 11.7**).

Como parte da consulta, não hesite em recomendar serviços e produtos que serão benéficos para o tratamento. Se o cliente tomou a ini-

FORMULÁRIO DE ENTRADA				
Nome ________				Data da Consulta ________
Endereço ________				D.O.B. ________
Cidade ________	Estado ________	CEP ________		Ocupação ________
Tel. (Residencial) ________	(Comercial) ________			Recomendado por ________
Contraindicações				
Histórico médico				
Remédio atual				
Atendimentos anteriores				
Produtos para cuidado em domicílio usados				
TIPO DE PELE	Oleosa	Normal	Alipica	Mista
CONDIÇÃO DA PELE	Poros obstruídos	Sensível	Desidratada	Madura
Anormalidades da pele				
Lembretes				

▲ **Figura 11.6 Formulário de entrada (frente).**

REGISTRO DO CUIDADO FACIAL			
Data	Tipo de tratamento	Por	Produtos adquiridos
14/2	Higienização, peeling com massagem relaxante	Mary	Creme hidratante com protetor solar
16/3	Higienização, peeling com máscara de modelagem	Mary	Demaquilante, tônico
5/4	Higienização, peeling com alta frequência	Mary	Creme hidratante, base #7
26/4	Higienização, peeling com máscara de alginato	John	
13/5	Higienização, peeling com Iontoforese, máscara de parafina A pele está mostrando uma melhora perceptível.	Mary	Creme noturno para pele alípica Batom #43
1/6	Higienização, peeling com massagem relaxante	Mary	Máscara no contorno do olho

▲ **Figura 11.7 Formulário de entrada do cliente (verso).**

ciativa de ir até a clínica, ele ficará desapontado se você negligenciar a recomendação de tratamentos e produtos, bem como os produtos apropriados para o cuidado da pele em casa. Da mesma forma, se você não recomendar produtos profissionais, seu cliente poderá ir para outro lugar em busca de aconselhamento, como uma farmácia. Ele pode não conseguir o mesmo produto que você aconselhou e, dessa forma, você e sua clínica não ganharão os rendimentos referentes às vendas.

Deixe claro para seu cliente que se ele quiser alcançar os melhores resultados em um tratamento, deve seguir uma rotina de cuidado da pele com produtos que reforçam os tratamentos do salão. Contudo, seja cuidadoso para não fazer que ele sinta que o único propósito da consulta é a venda de produtos. Reveja as técnicas apropriadas e discretas de vendas com seu instrutor e certifique-se de utilizar o tom certo com seu cliente.

Classificação dos tipos de pele

Durante a primeira consulta e antes de qualquer tratamento facial subsequente, é importante realizar uma análise completa da pele do cliente. Essa análise deve acontecer antes da higienização. Se a pele for oleosa, ela vai parecer brilhante ou engordurada. Se a pele for alípica, ela pode parecer descamada. A **Tabela 11.2** Lista das breves descrições dos tipos básicos de pele. ☑ **OA5**

Massagem facial

Massagem é a manipulação manual ou mecânica do corpo que utiliza os movimentos de esfregar, beliscar suavemente, amassar, bater levemente e outros para aumentar o metabolismo e a circulação, aumentar a absorção e aliviar a dor. Os profissionais da área da estética e beleza massageiam seus clientes para ajudar a manter a pele facial mais saudável e os músculos faciais mais firmes.

Para se especializar nas técnicas de massagem você deve ter um conhecimento básico de anatomia e de fisiologia, bem como uma prática considerável na realização de diversos movimentos. É importante que você use um toque firme e preciso na massagem. Para isso, você deve desenvolver mãos flexíveis, temperamento calmo e autocontrole.

Mantenha suas mãos macias usando cremes, óleos e loções. Apare e lixe suas unhas para evitar arranhar a pele do cliente. Seus pulsos e dedos devem ser flexíveis e suas palmas firmes e quentes. O creme ou o óleo devem ser aplicados nas mãos para permitir movimentos mais macios e suaves e para evitar arrastar ou lesionar a pele do cliente.

Movimentos básicos de massagem

Todos os tratamentos de massagem combinam um ou mais movimentos ou movimentos básicos. Cada manipulação é aplicada nos músculos superficiais de forma a alcançar uma determinada extremidade. O impacto de um tratamento de massagem depende da quantidade de pressão, da direção do movimento e da duração de cada tipo de manipulação envolvida.

A direção do movimento é sempre da inserção do músculo em direção à sua origem. A inserção é a porção do músculo na ligação mais móvel (que está ligado a outro músculo, a um osso ou articulação móvel). A origem é a porção do músculo na ligação fixa (para uma seção móvel do esqueleto). Massagear um músculo na direção errada pode resultar em perda de resiliência e flacidez da pele e dos músculos.

Effleurage

Effleurage é um movimento leve, contínuo, aplicado em um ritmo leve e moderado com os dedos (*effleurage* digital) ou pelas palmas (*effleurage* palmar). Nenhuma pressão é usada. As palmas trabalham em superfícies grandes e as pontas dos dedos, nas superfícies pequenas, como aquelas em volta dos olhos. A *effleurage* é frequentemente feita na testa, rosto, couro cabeludo, costas, ombros, pescoço, peito, braços e mãos para efeitos suavizadores e relaxantes. Toda massagem deve começar e terminar com *effleurage*.

Ao realizar a *effleurage*, mantenha sua mão inteira solta, pulso e dedos flexíveis. Curve levemente os dedos para que eles fiquem de acordo como o formato da área a ser massageada, com apenas as pontas dos dedos tocando a pele. Não use as extremidades dos dedos, pois elas são mais pontudas que a região palmar e podem deixar a *effleurage* menos suave. As extremidades livres das unhas também podem arranhar a pele do cliente.

Pétrissage

Pétrissage é um movimento de amassar realizado por elevação, aperto e pressão do tecido com uma pressão leve e firme que oferece um estímulo mais profundo dos músculos, nervos e glândulas da pele e melhora a cir-

Em foco

CONSTRUÇÃO DA SUA BASE DE CLIENTES

Envie um cartão de aniversário para seus clientes. Essa forma de publicidade não é cara e é sempre muito bem recebida. Peça o e-mail de seus clientes, que é hoje o meio de comunicação preferido de muitas pessoas para esse fim e para outros tipos de comunicação. Na verdade, muitos clientes preferem agendar suas consultas por e-mail.

Para sua informação

Como um profissional da área de estética e beleza, seus serviços são limitados a certas áreas do corpo: couro cabeludo, rosto, pescoço e ombros, parte superior do peito, braços e mãos, pés e partes inferiores das pernas. A massagem terapêutica – incluindo a massagem do músculo profundo, a massagem do tecido profundo e a drenagem linfática – deve ser realizada apenas por terapeutas especializados em trabalhar com vários tipos de tecido. A massagem terapêutica exige um treinamento especial e, em muitos casos, uma licença.

culação. Esses movimentos de **amassamento** geralmente são limitados a costas, ombros e braços.

Embora usados tipicamente nas maiores áreas da superfície, como os braços e os ombros, o amassamento com os dedos também pode ser usado nas bochechas com leves movimentos de beliscar. A pressão deve ser leve, mas firme. Ao segurar e liberar as partes carnosas, os movimentos devem ser rítmicos e nunca irregulares.

O amassamento é uma forma de *pétrissage* em que o tecido é agarrado, elevado gentilmente e espalhado. Essa técnica é usada principalmente para massagear os braços. Com os dedos de ambas as mãos segurando o braço, aplique um movimento de amassamento pela carne, com uma leve pressão no lado inferior do antebraço do cliente e entre o ombro e o cotovelo.

Fricção

Fricção é um movimento profundo em que uma pressão é aplicada na pele com os dedos ou com a palma enquanto esta se move sobre a estrutura subjacente. A fricção ficou conhecida por um benefício significativo na circulação e na atividade glandular da pele. Os movimentos de fricção circular normalmente são usados no couro cabeludo, braços e mãos. A fricção circular leve é usada no rosto e no pescoço.

Torneamento, rolamento e torção são variações da fricção e são usados, principalmente, para massagear os braços e as pernas, como a seguir:

- **Torneamento** é o agarramento firme da pele por uma mão e o movimento dessa mão para cima e para baixo ao longo do osso enquanto a outra mão mantém o braço ou a perna em uma posição fixa.
- **Rolamento** é a pressão e a retorcida dos tecidos com um movimento rápido para frente e para trás.
- **Torção** é um movimento vigoroso em que as mãos, posicionadas separadas por uma pequena distância em ambos os lados do braço ou da perna do cliente trabalham para baixo, aplicam um movimento de retorcida na direção oposta dos ossos.

Tapotagem

Tapotagem, também conhecida como **percussão**, consiste em pequenos movimentos rápidos de batidas, tapas e *hacking*. Essa forma de massagem é a mais estimulante e deve ser aplicada com cuidado e discrição. Os movimentos de tapotagem tonificam os músculos e dão um brilho saudável à área que está sendo massageada.

Na massagem facial, use apenas batidas leves com os dedos. Movimente-os pela pele em uma sucessão rápida. Seus dedos devem ser flexíveis o suficiente para criar uma força igual sobre a área a ser massageada.

Nos movimentos de tapas, manter os pulsos flexíveis permite que suas palmas entrem em contato com a pele fazendo movimentos leves, firmes e rápidos. Uma mão segue a outra. Com cada movimento de tapa, eleve suavemente a carne.

Hacking é um movimento contido realizado com as extremidades das mãos. Ambos os pulsos e mãos se movem alternadamente em movimentos rápidos, leves, firmes e flexíveis na pele. Os movimentos de *hacking* e de tapas são usados apenas para massagear as costas, ombros e braços.

Vibração

Vibração é uma sacudida rápida da parte do corpo enquanto as pontas dos dedos são pressionadas firmemente no ponto de aplicação. O movimento é acompanhado por contrações musculares rápidas em seus braços. É um movimento altamente relaxante e deve ser aplicado no final da massagem. A vibração profunda em combinação com outros movimentos clássicos de massagem também pode ser produzida pelo uso de um vibrador mecânico para estimular a circulação sanguínea e aumentar o tônus muscular.

Efeitos fisiológicos da massagem

Para obter os resultados apropriados de uma massagem no couro cabeludo ou facial, você deve ter conhecimento completo das estruturas

Para sua informação

Antes de executar um serviço que inclua uma massagem no couro cabeludo, consulte o formulário de entrada e de saúde do cliente. Durante a consulta, conheça e discuta qualquer condição médica que possa contraindicar a massagem facial. Pergunte se o cliente já discutiu a respeito de massagem com seu médico e se ele ainda não tiver buscado o conselho de um médico sobre a massagem facial, encoraje-o a fazê-lo antes da realização do serviço.

Muitos clientes com pressão alta (hipertensão), diabetes ou problemas circulatórios podem receber a massagem sem preocupação, especialmente se tal problema estiver sendo tratado e acompanhado de perto por um médico. A massagem facial, no entanto, é contraindicada para clientes com hipertensão grave e descontrolada e clientes com acne não devem ser massageados em nenhuma área com esse indício.

Se o cliente se mostrar preocupado com a massagem facial e tiver uma restrição médica, aconselhe-o a falar com um médico antes; se ele tiver pele sensível e propensa à vermelhidão, evite o uso de técnicas de massagem vigorosas ou fortes.

Não converse com o cliente durante a massagem no couro cabeludo, exceto para perguntar se seu toque pode ser mais ou menos firme. Falar elimina a terapia de relaxamento da massagem.

Ao tomar decisões a respeito de fazer uma massagem no couro cabeludo de uma pessoa que tem alguma restrição médica, seja cauteloso. Quando estiver em dúvida, não inclua a massagem como parte do trabalho.

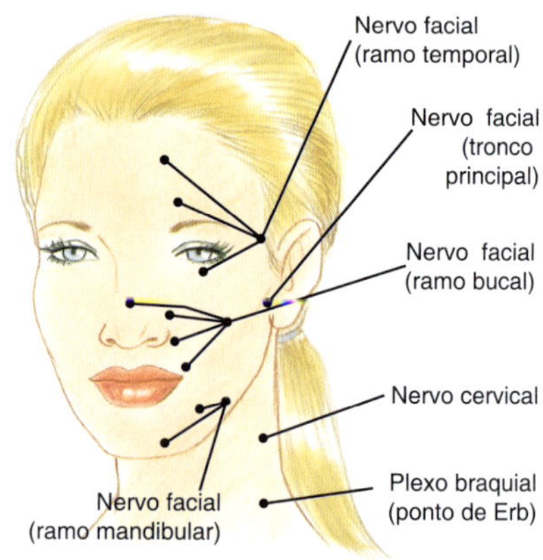

▲ **Figura 11.8 Pontos nervosos motores do rosto.**

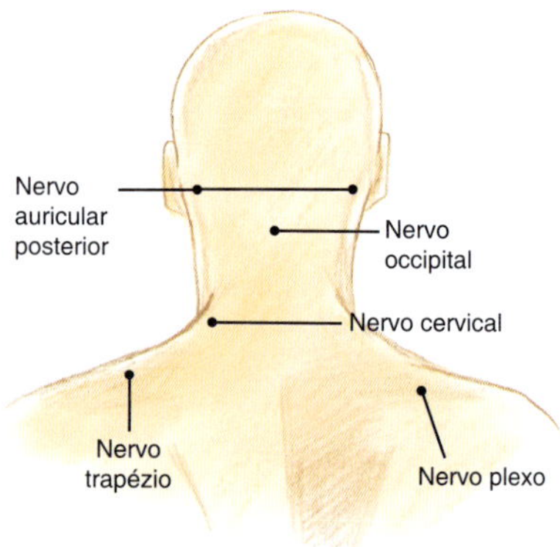

▲ **Figura 11.9 Pontos nervosos motores do pescoço.**

envolvidas, incluindo músculos, nervos, tecidos conjuntivos e vasos sanguíneos. Todos os músculos têm um **ponto motor**, que é um ponto na pele que cobre a parte do músculo em que ele contrai por causa da pressão ou do estímulo. Alguns exemplos são ilustrados nas **figuras 11.8** e **11.9**. Para obter o máximo de benefícios de uma massagem facial, você deve considerar os pontos motores que afetam os músculos subjacentes do rosto e do pescoço. A localização dos pontos motores varia entre os indivíduos em razão das diferenças na estrutura do corpo. Entretanto, alguns movimentos nos pontos motores adequados irão relaxar antes do tratamento de massagem.

O relaxamento é atingido por meio de movimentos leves, mas firmes, lentos, rítmicos ou vibrações muito lentas e leves das mãos sobre os pontos motores por um curto tempo. Outra técnica é pausar brevemente sobre os pontos motores, fazendo uma pressão leve.

A massagem aplicada habilidosamente influencia direta ou indiretamente as estruturas e funções do corpo. Os efeitos imediatos da massagem são primeiro notados na pele. A área sendo massageada mostra um aumento na circulação, secreção, nutrição e excreção. Os seguintes benefícios podem ser obtidos pela massagem apropriada facial e do couro cabeludo:

- a pele e todas as estruturas são nutridas;
- a pele fica mais suave e flexível;
- aumenta a circulação sanguínea;
- estimula a atividade das glândulas da pele;
- as fibras musculares são estimuladas e fortalecidas;
- suaviza e relaxa os nervos;
- às vezes, alívio da dor.

A frequência recomendada da massagem facial ou do couro cabeludo depende da condição da pele ou do couro cabeludo, da idade do cliente e do problema sendo tratado. Como regra, a pele ou couro cabeludo normais podem ser mantidos em excelentes condições com a ajuda de uma massagem semanal, acompanhada pelo cuidado apropriado em casa.

Massagens faciais

Em uma visão geral, as técnicas e diretrizes básicas de massagens estão completas, embora as melhores massagens para uso no rosto possam ser discutidas com mais profundidade. Ao realizar as massagens faciais, tenha em mente que o tempo ou ritmo devem ser relaxantes. Não retire as mãos do rosto do cliente após ter iniciado os movimentos.

Caso seja preciso retirar as mãos, retire-as suavemente e, depois, recoloque-as com movimentos leves. Lembre-se de que os movimentos de massagem geralmente são direcionados a partir da inserção do músculo em direção à sua origem, para evitar a lesão nos tecido musculares.

As seguintes fotos mostram os movimentos diferentes que podem ser usados em várias partes do rosto, do peito e das costas, embora cada instrutor possa ter desenvolvido sua própria rotina. Por exemplo, alguns instrutores e profissionais preferem começar a massagem pelo queixo, enquanto outros, pela testa. Ambos estão corretos. Deixe-se guiar pelo seu instrutor.

Movimento do queixo. Eleve o queixo usando uma pressão leve (**Figura 11.10**).[1]

Parte inferior das bochechas. Usando um movimento circular, rotacione do queixo para as orelhas (**Figura 11.11**).

Movimentos da boca, nariz e bochechas. Siga o diagrama (**Figura 11.12**).

Movimento linear sobre a testa. Deslize os dedos para as têmporas e movimente-os para cima da linha do cabelo, movendo gradualmente as mãos da testa para a sobrancelha direita (**figuras 11.13a** e **b**).

Movimento circular sobre a testa. Começando da linha da sobrancelha, trabalhe pelo meio da testa e, depois, para a linha do cabelo (**Figura 11.14**).

Movimento cruzado. Comece de um lado da testa e trabalhe para trás (**Figura 11.15**).

Movimento suave (dor de cabeça). Deslize os dedos para o centro da testa, retire-os com uma leve pressão em direção às têmporas e rotacione-os (**Figura 11.16**).

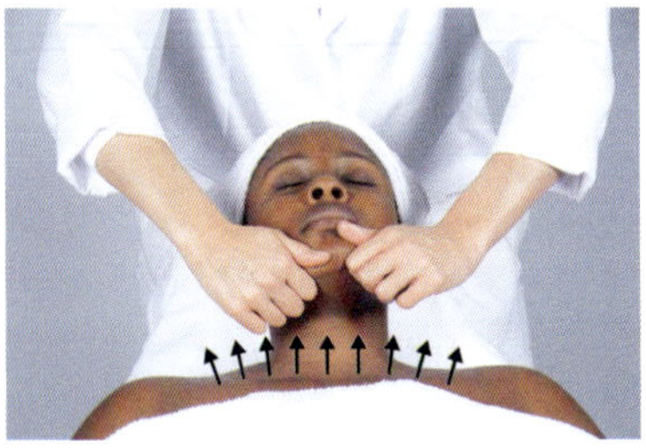

▲ **Figura 11.10 Movimento do queixo.**

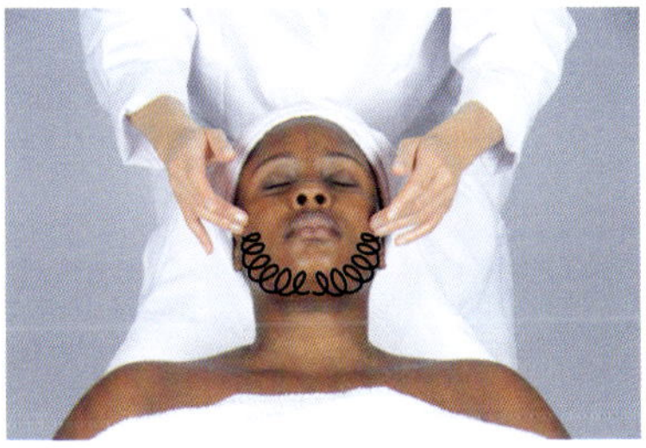

▲ **Figura 11.11 Movimento circular da parte inferior das bochechas.**

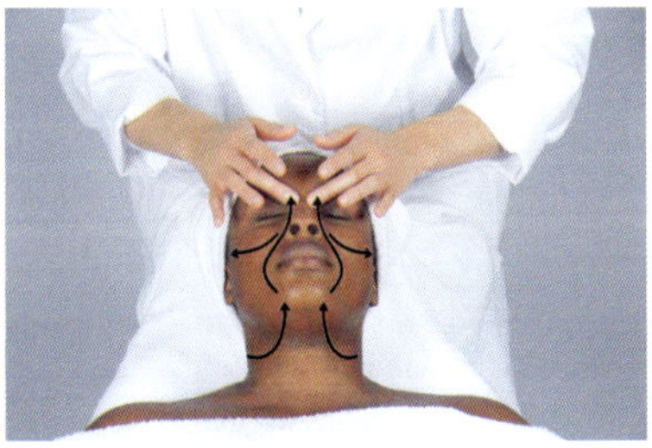

▲ **Figura 11.12 Movimentos da boca, nariz e bochechas.**

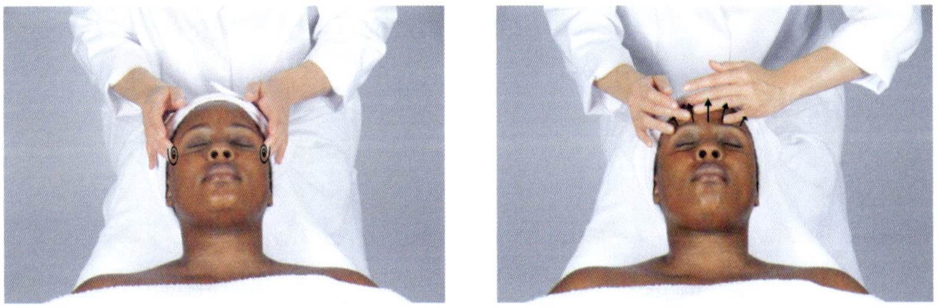

▲ **Figura 11.13a e b Movimento circular leve sobre as têmporas que continua com movimento linear sobre a testa.**

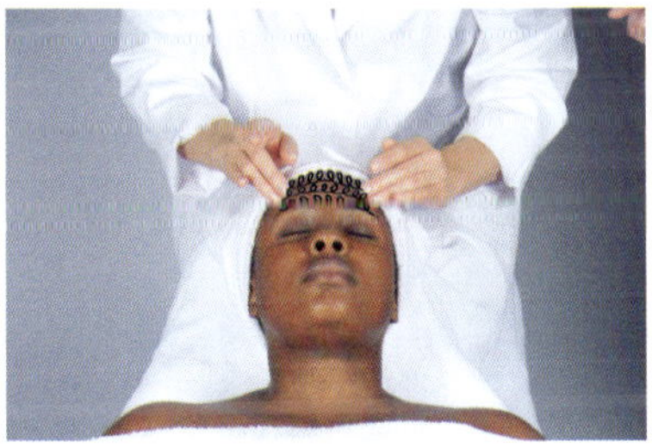

▲ **Figura 11.14 Movimento circular sobre a testa.**

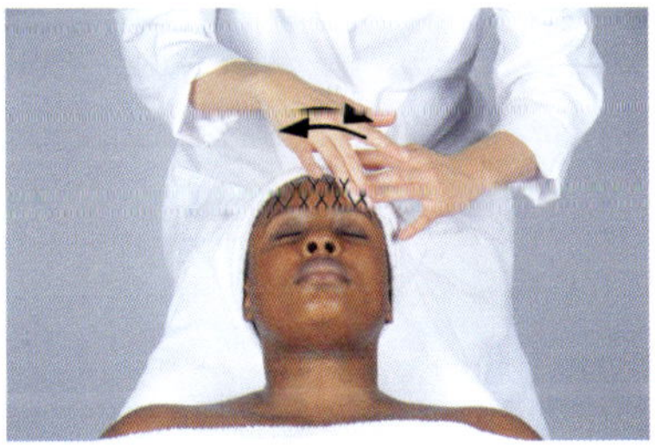

▲ **Figura 11.15 Movimento cruzado.**

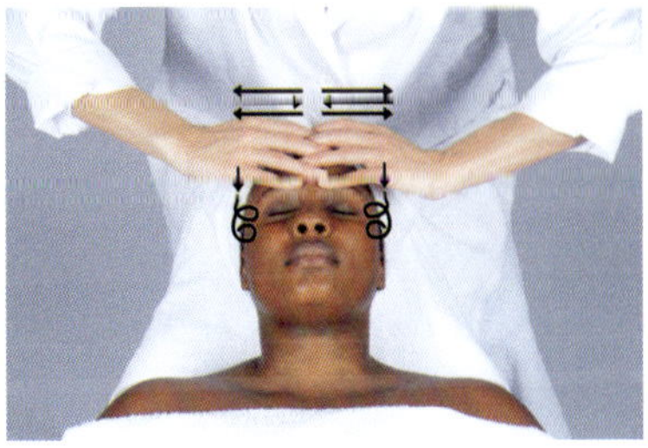

▲ **Figura 11.16 Movimento suave (dor de cabeça).**

[1] N.R.T.: Imagens ilustrativas. O uso de luvas é obrigatório em todos os procedimentos para evitar contato direto com a pele do cliente.

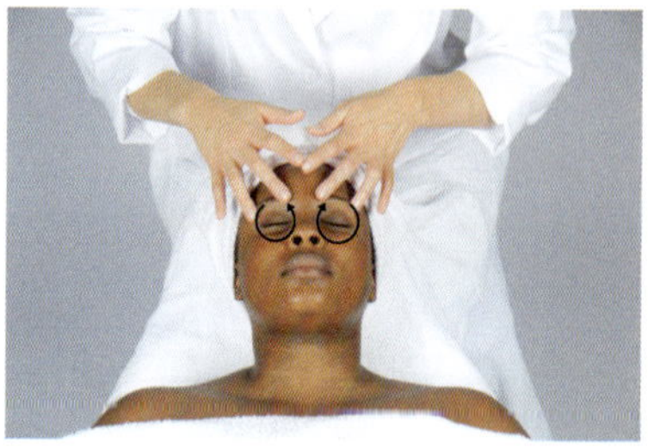

▲ Figura 11.17 **Movimento da sobrancelha e do olho.**

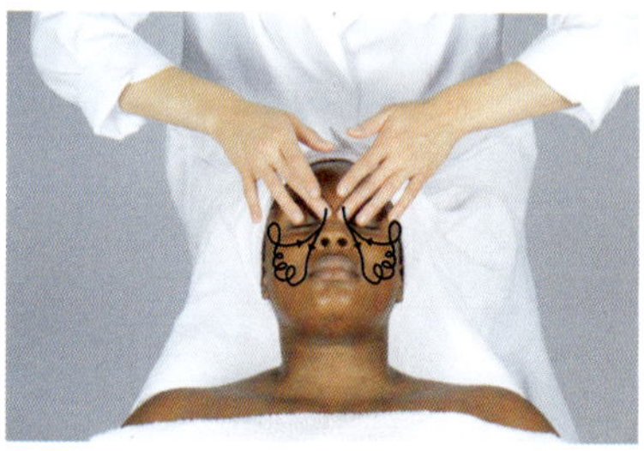

▲ Figura 11.18 **Movimento do nariz e da parte superior da bochecha.**

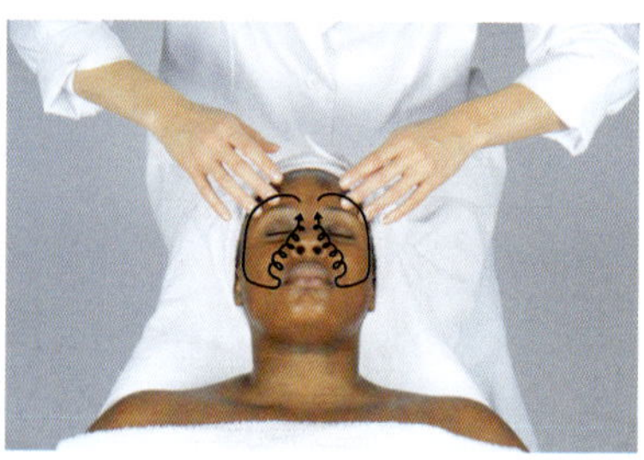

▲ Figura 11.19 **Movimento da boca e do nariz.**

Movimento da sobrancelha e do olho. Coloque os dedos médios nos cantos internos dos olhos e os indicadores sobre as sobrancelhas. Deslize-os em direção aos cantos externos dos olhos, embaixo dos olhos e de volta para os cantos internos (**Figura 11.17**).

Movimento do nariz e da parte superior da bochecha. Deslize os dedos pelo nariz. Aplique um movimento rotatório das bochechas para as têmporas e rotacione suavemente. Deslize os dedos sob os olhos e de volta para a ponte do nariz (**Figura 11.18**).

Movimento da boca e do nariz. Aplique um movimento circular dos cantos da boca para as laterais do nariz. Deslize seus dedos sobre as sobrancelhas e pelos cantos da boca para as laterais do nariz. Siga deslizando os dedos sobre as sobrancelhas e novamente pelos cantos da boca (**Figura 11.19**).

Movimento dos lábios e do queixo. Do centro do lábio superior, passe os dedos em torno da boca, passando pelo lábio inferior e pelo queixo (**Figura 11.20**).

Movimento opcional. Segure a cabeça com sua mão esquerda e passe os dedos da mão direita sob o lábio inferior e em volta da boca, movendo para o centro do lábio superior (**Figura 11.21**).

Movimento de elevação das bochechas. Continue da boca para as orelhas e, depois, do nariz para a parte superior das orelhas (**Figura 11.22**).

Movimento rotatório das bochechas. Massageie do queixo para os lóbulos da orelha, da boca para o centro das orelhas e do nariz para o topo das orelhas (**Figura 11.23**).

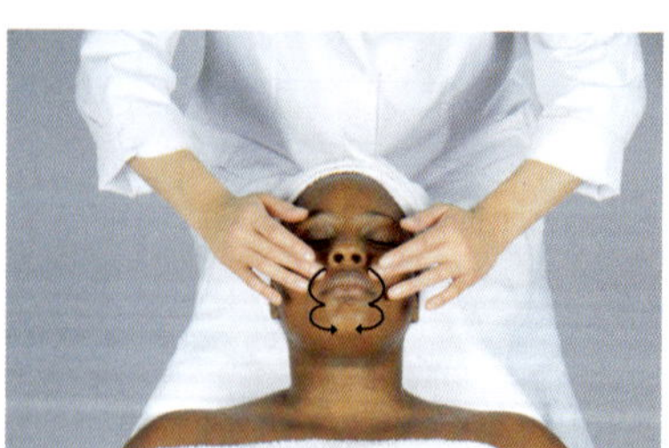

▲ Figura 11.20 **Movimento dos lábios e do queixo.**

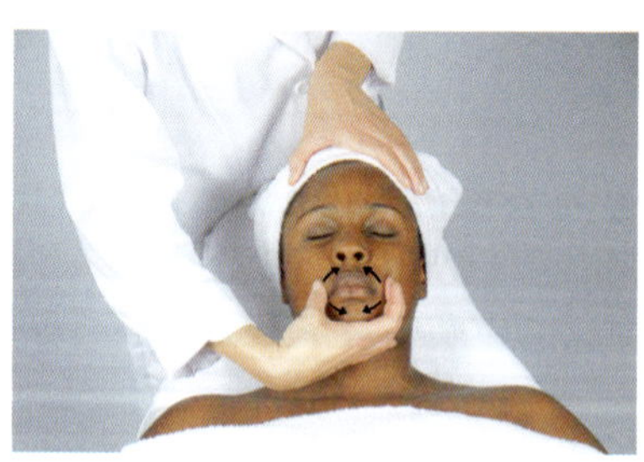

▲ Figura 11.21 **Movimento opcional.**

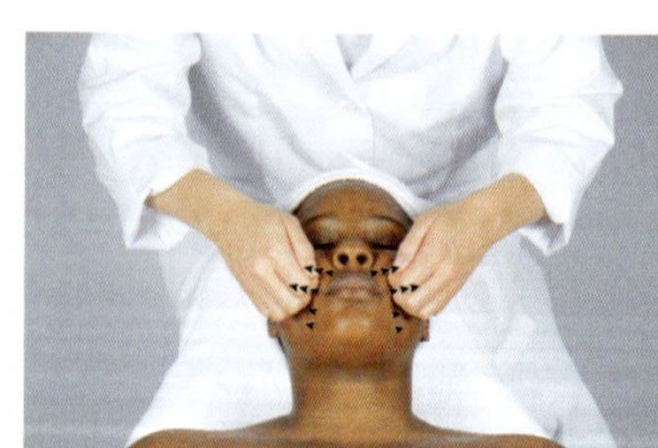

▲ Figura 11.22 **Movimento de elevação das bochechas.**

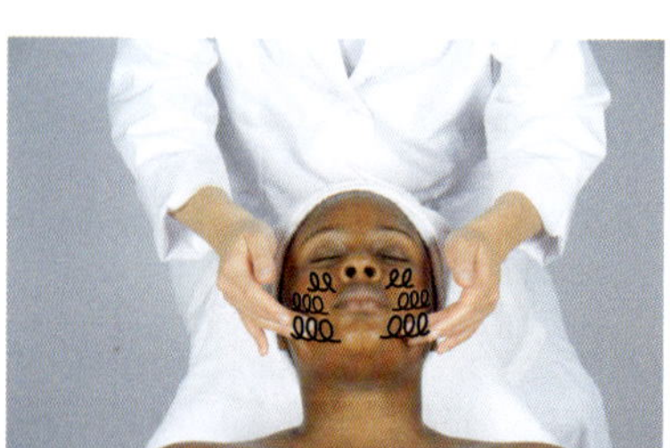

◄ Figura 11.23 **Movimento rotatório das bochechas.**

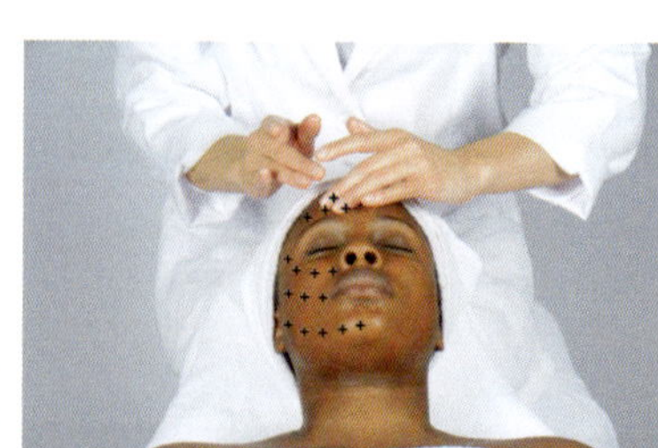

Figura 11.24 ► **Movimento de batidas leves.**

Movimento de batidas leves. Trabalhe do queixo para o lóbulo da orelha, da boca para a orelha, do nariz para o topo da orelha e pela testa. Repita do outro lado (**Figura 11.24**).

Movimento suave no pescoço. Aplique movimentos leves, para cima, sobre a parte frontal do pescoço. Use uma pressão mais pesada nas laterais do pescoço nos movimentos para baixo (**Figura 11.25**).

Movimento circular sobre o pescoço e o peito. Começando na parte de trás das orelhas, aplique um movimento circular na lateral do pescoço, sobre os ombros e pelo peito (**Figura 11.26**).

Massagear a pele do homem não é tão diferente da massagem na pele da mulher, entretanto é preciso mais atenção nas áreas do rosto onde há o crescimento de pelo. Para os clientes homens, use os movimentos para baixo na área da barba. Massagear onde o pelo cresce causa um grande desconforto, mas a massagem no ponto de pressão da área da barba é bastante apreciada pelos clientes.

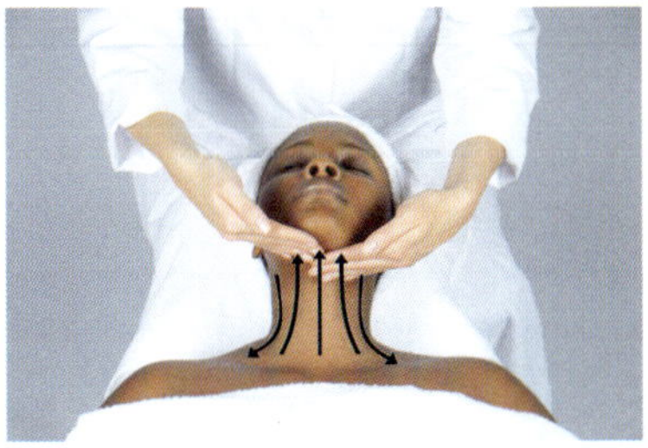

▲ Figura 11.25 **Movimento suave no pescoço.**

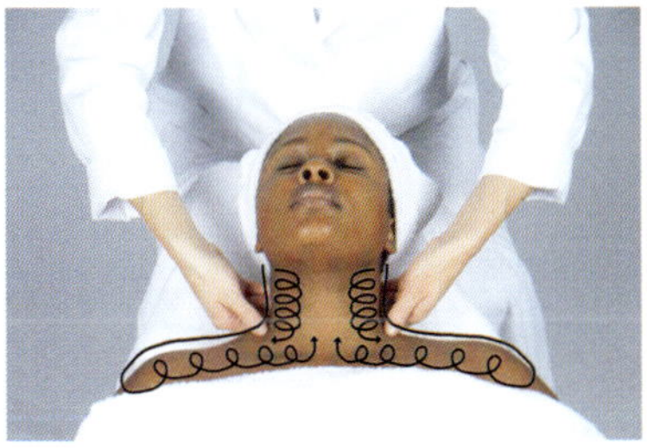

▲ Figura 11.26 **Movimento circular sobre o pescoço e o peito.**

Movimentos de peito, costas e pescoço (opcional)

Alguns instrutores preferem tratar essas áreas antes de iniciar o cuidado facial. Aplique um demaquilante e remova-o com um lenço ou toalha úmida e quente, depois aplique um creme de massagem e realize os seguintes movimentos:

Movimento do peito e costas. Faça um movimento rotatório pela parte superior do peito e dos ombros, depois deslize os dedos para a base do pescoço e rotacione-os três vezes.

Movimento dos ombros e costas. Rotacione os ombros três vezes. Escorregue os dedos para a coluna e, depois, para a base do pescoço. Aplique um movimento circular na parte de trás da orelha e, depois, deslize os dedos para a parte frontal do lóbulo da orelha. Rotacione três vezes.

Massagem nas costas. Para estimular e relaxar o cliente, use os polegares e dedos indicadores dobrados para agarrar o tecido na parte de trás do pescoço. Rotacione seis vezes. Repita sobre os ombros. Remova o creme com lenços ou uma toalha úmida e quente. Passe talco nas costas e suavize com movimentos leves. ☑ OA6

Equipamentos para cuidados faciais

Há muitos equipamentos estéticos para os cuidados faciais que podem aumentar a qualidade para um excelente tratamento facial. Estes equipamentos ajudam a aumentar a eficácia dos produtos, na penetração do produto e proporcionam um tratamento mais completo e relaxante.

Já mencionamos as lâmpadas de aumento, que são necessárias tanto para a análise da pele quanto para procedimentos como a extração de comedões e remoção com pinça dos pelos em excesso no rosto.

Cuidado

As informações sobre os equipamentos de cuidado facial neste capítulo são para uma visão geral. Você deve ter uma experiência prática do seu instrutor antes de usar qualquer equipamento para cuidado facial! O modelo dos equipamentos difere. Como resultado, as precauções para seu uso também variam. Consulte seu instrutor e o manual específico do equipamento para uma operação segura.

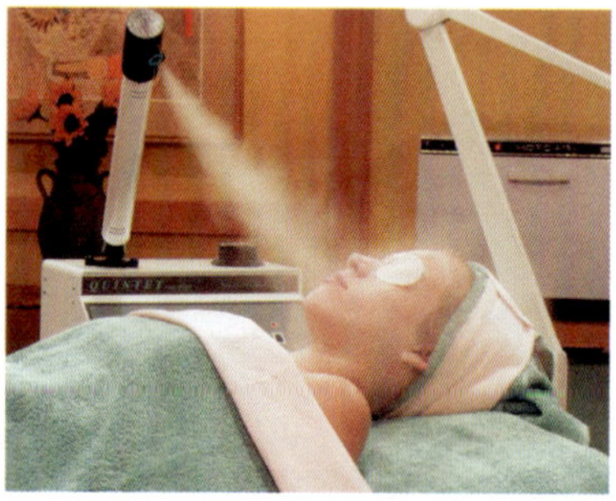

▲ **Figura 11.27 Vaporizador facial sendo utilizado durante um tratamento facial.**

O **vaporizador** facial aquece e produz uma corrente de vapor quente que pode ser focada no rosto do cliente ou outras áreas da pele. Vaporizar a pele ajuda a suavizar os tecidos, fazendo que cremes hidrantes e outros produtos de tratamento permeiem melhor e aumentem mais seus efeitos. O vapor também ajuda a relaxar e a suavizar o acúmulo de folículos, como comedões e folículos obstruídos, tornando a extração mais fácil (**Figura 11.27**).

A maioria dos vaporizadores funciona com uma bobina aquecedora que ferve a água. O vapor da água fervente flui por um cano que pode ser focado na área a ser tratada, normalmente o rosto. Somente água destilada pode ser usada na maioria dos vaporizadores para evitar o acúmulo de sais minerais na máquina podendo acelerar o processo de oxidação do sal com o metal. O vapor normalmente é administrado no início do tratamento facial e a maioria dos clientes gosta do vapor, mas é preciso tomar algumas precauções com clientes que sofrem de asma ou outros problemas respiratórios.

É altamente recomendado que um vaporizador profissional seja usado. Todavia, se não houver nenhum à disposição, uma toalha de vapor morna pode ser suavemente enrolada no rosto, deixando o nariz exposto de modo que o cliente possa respirar confortavelmente. A toalha deve estar morna e não quente. Não use toalhas de vapor em clientes que tenham a pele sensível, propensa a vermelhidão, rosácea ou claustrofobia.

O **equipamento de lixamento de pele** é um aparelho elétrico rotatório com escovas intercambiáveis que podem ser conectadas a uma cabeça rotatória; essas escovas, de vários tamanhos e texturas, são bem comuns. As lixas maiores e mais duras são usadas para os tratamentos nas costas e as menores e mais macias, para o rosto.

Lixar é uma forma de esfoliação e é, geralmente, administrada antes ou durante o vapor. Uma camada bem espessa de demaquilante ou hidratante deve ser aplicada no rosto antes do uso do equipamento de lixamento de pele. Esse produto cosmético funciona como protetor para as lixas para que elas não arranhem o rosto, o que pode ocorrer caso a pele esteja muito alípica.

O lixamento ajuda a remover as células mortas da superfície da pele, deixando sua aparência mais macia e melhorando a coloração, também ajuda a estimular a circulação sanguínea.

A escovação nunca deve ser usada em clientes que tomam medicamentos com ação queratolítica como Retin-A®, Differin®, Tazorac® ou outros que afinam ou esfoliam a pele. Clientes com rosácea, pele sensível, acne pustular ou outras formas de inflamação ou vermelhidão na pele também não devem se submeter ao lixamento. Nunca use um equipamento de lixamento de pele ao mesmo tempo que outra técnica de esfoliação, como um tratamento AHA ou MDA.

As lixas devem ser limpas e desinfetadas entre um cliente e outro.

O equipamento de sucção por pressão negativa de pele é usado para aumentar a circulação. A sucção deve ser usada somente em peles não sensíveis e não inflamadas. O spray gelado pode ser usado em quase todos os tipos de pele e costuma ser empregado para hidratar e ajudar a higienizar os tratamentos de máscaras. ☑ OA7

Eletroterapia e fototerapia

Os tratamentos estéticos com corrente galvânica e de alta frequência são tipos de tratamentos **eletroterápicos**, ou seja, utilizam correntes elétricas para tratar a pele.

Há diversas contraindicações para eletroterapia que nunca deve ser administrada em clientes cardíacos, com marca-passo, implantes de metal, gestantes, clientes com epilepsia ou distúrbios convulsivos, que tenham medo de corrente elétrica ou com a pele ferida ou lesionada. Além do mais, no caso de qualquer dúvida sobre o cliente poder ou não ser submetido a eletroterapia de maneira segura, solicite que ele obtenha uma aprovação do médico antes dessa terapia.

O eletrodo é uma sonda que direciona a corrente elétrica do equipamento para a pele do cliente (**Figura 11.28**). Os equipamentos de alta frequência têm apenas um eletrodo, as galvânicas têm dois eletrodos positivos, chamados de ânodo, que têm um plugue vermelho e um cordão; e um eletrodo negativo chamado de cátodo, com um plugue preto e um cordão (**Figura 11.29**).

A corrente galvânica desempenha duas tarefas básicas: ação desincruste, processo de amolecimento e emulsificação do sebo endurecido preso nos folículos pilosos. É muito útil no tratamento de áreas oleosas com muitos comedões e locais em que a pele é mais propensa a acne. Os produtos cosméticos com ação desincruste são soluções alcalinas ou géis que agem como solventes para o sebo solidificado. Esses produtos tornam a extração dos comedões bem mais fácil. Quando o polo negativo é aplicado no rosto sobre o produto cosmético com ação desincruste, a corrente auxilia na maior permeação do produto no folículo. A corrente também produz uma reação química que ajuda a afrouxar o sebo impactado (**Figura 11.30**).

Ambos os eletrodos são envolvidos no algodão úmido. O eletrodo ativo é aquele que deve ser aplicado na pele, no caso do desincruste, que é o eletrodo negativo, a ser aplicado nas áreas oleosas do rosto de três a cinco minutos. O eletrodo positivo, no caso, o eletrodo inativo, é segurado pelo cliente na mão direita ou anexado a uma almofada que é colo-

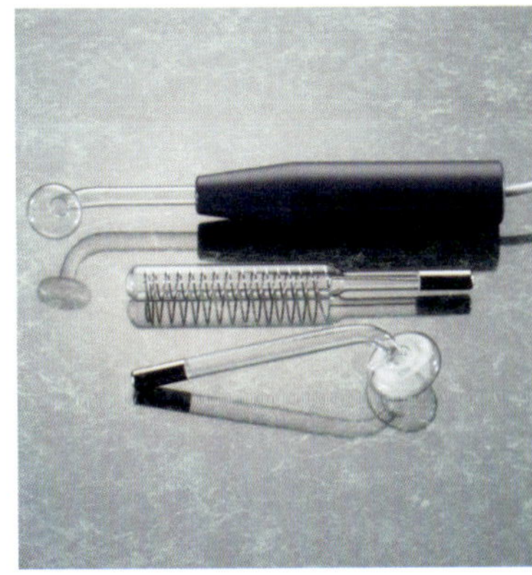

▲ Figura 11.28 Diversos eletrodos.

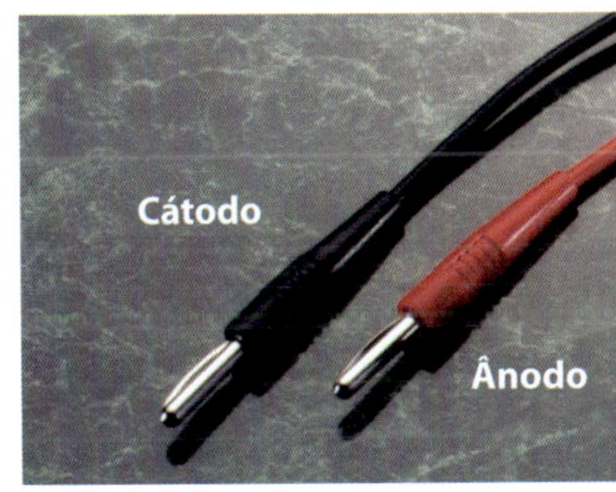

▲ Figura 11.29 Cátodo e ânodo.

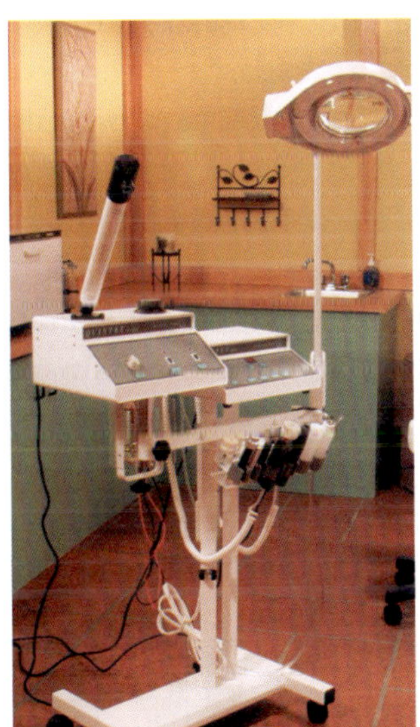

▲ Figura 11.30 Máquina cinco em um, incluindo os eletrodos galvânicos.

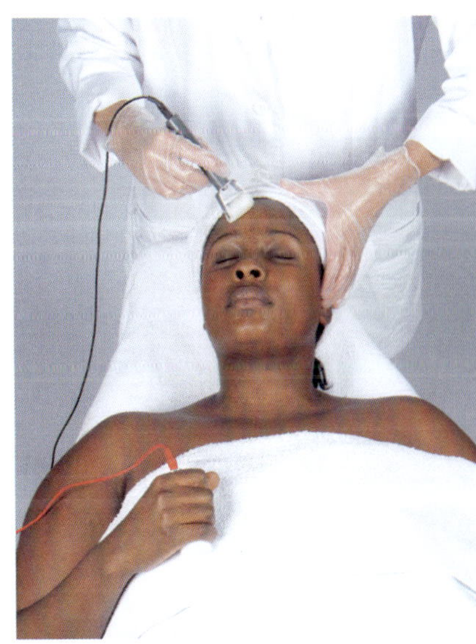

▲ Figura 11.31 Cliente segurando um eletrodo passivo.

Cuidado

Não use a corrente galvânica nos clientes que:

- tenham implantes de metal, marca--passo ou qualquer problema cardíaco;
- tenham epilepsia;
- gestantes;
- tenham pressão alta, febre ou qualquer infecção;
- sensibilidade nervosa insuficiente;
- pele ferida ou lesionada (ferimentos, cicatrizes recentes), incluindo acne pustular; e
- medo de corrente elétrica.

cada em contato com o ombro direito do cliente (**Figura 11.31**). Após o processo do desincruste, os depósitos de sebo podem ser facilmente extraídos com uma pressão suave.

A iontoforese é o processo de uso da corrente galvânica para permitir que produtos cosméticos solúveis em água, que contenham íons (sais minerais ou metálicos) penetrem na pele. Os produtos adequados para a iontoforese serão rotulados como tais pelos fabricantes. Quando a corrente negativa é aplicada no rosto, os produtos com íons negativos podem penetrar na pele. Quando a corrente positiva é aplicada no rosto, os produtos com íons positivos podem penetrar na pele. Muitas ampolas e séruns são preparados para a iontoforese. Lembrar que cargas semelhantes favorecem a repulsão, permitindo a facilidade de entrada de íons através da pele.

Novamente, você deve receber uma instrução prática completa de seu professor antes de tentar esse procedimento.

Microcorrente

A microcorrente é um tipo de tratamento com uso de corrente galvânica com nível bem baixo de corrente elétrica. Ela tem muitas aplicações no cuidado da pele e é mais conhecida por ajudar a tonificar, produzindo um efeito *lifting* para a pele envelhecida sem elasticidade.

Corrente de alta frequência

A corrente de alta frequência, descoberta por Nikolas Tesla, pode ser usada para estimular o fluxo sanguíneo e ajudar na penetração dos produtos cosméticos. Funciona por meio de lenços aquecidos, o que permite melhor absorção dos cremes hidratantes e outros produtos de tratamento. A corrente de alta frequência também pode ser aplicada após a extração ou durante os tratamentos da pele propensa a acne por causa do seu efeito germicida.

Os eletrodos para o equipamento de alta frequência são feitos de vidro e contêm diversos tipos de gás, que acendem e ficam coloridos quando a corrente está fluindo pelo eletrodo, como o néon. Diferentemente da corrente galvânica, os tratamentos de alta frequência precisam de apenas um eletrodo. Há inúmeros tipos de eletrodos usados com alta frequência. O mais comum é o com formato de cogumelo, é conhecido como *eletrodo cogumelo*.

A alta frequência pode ser aplicada diretamente na pele com uma técnica conhecida como *aplicação direta*. No método de aplicação conhecido como *massagem indireta* ou *massagem vienense*, o cliente segura o eletrodo durante o tratamento, criando uma massagem elétrica estimulante (**Figura 11.32**). A alta frequência é aplicada na pele como parte do tratamento facial.

Novamente, pelo fato de os equipamentos variarem, você deve verificar com seu instrutor e no manual de instruções do fabricante qual o equipamento que você está usando.

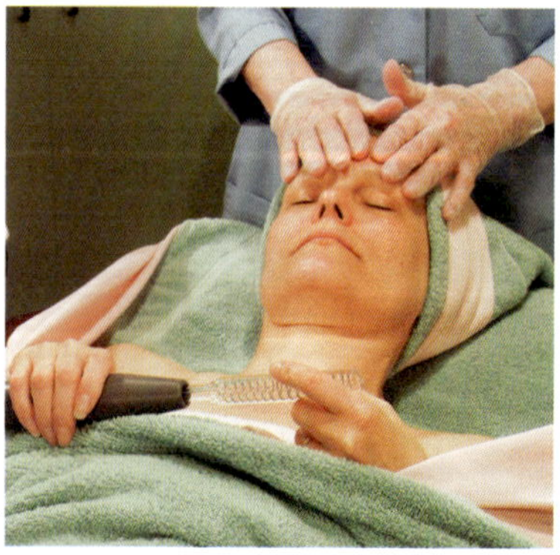

▲ **Figura 11.32 Aplicação indireta de alta frequência.**

Fototerapia

O uso da exposição da luz para tratar a pele é conhecido como fototerapia. Há diversos tipos de fototerapia que utilizam vários tipos de luz. Tradicionalmente, as lâmpadas de infravermelho têm sido usadas para aquecer a pele e aumentar o fluxo sanguíneo, as luzes infravermelhas, para os tratamentos capilares e do couro cabeludo.

Um tipo de fototerapia chamado de tratamento com diodo emissor de luz (LED) usa uma luz concentrada que pisca rapidamente. O LED, inicialmente desenvolvido para ajudar na cura de ferimentos, na cosmetologia é utilizado cosmeticamente para minimizar a vermelhidão, aquecer os tecidos de níveis inferiores, estimular o fluxo sanguíneo, melhorar a maciez da pele e para melhorar a pele propensa a acne. O tipo e a cor da luz variam de acordo com o objetivo do tratamento. As luzes vermelhas são usadas para tratar o envelhecimento e a vermelhidão e as luzes azuis, propensão a acne.

Os tratamentos com LED são bem seguros para a maioria dos clientes, exceto aqueles com distúrbios convulsivos, pois descobriu-se que luzes piscando desencadeiam convulsões em pessoas com tais distúrbios. Todos os clientes com condições de saúde questionáveis devem receber uma aprovação médica por escrito antes de passar por um tratamento com LED.

Microdermoabrasão (MDA)

A **microdermoabrasão (MDA)** é um tipo de esfoliação mecânica que envolve o disparo de óxido de alumínio ou outros cristais na pele com um dispositivo manual que esfolia as células mortas. Esse método usa um vácuo com sistema fechado para disparar os cristais na pele, colidindo com o acúmulo celular que é, então, aspirado por sucção. A MDA é um tratamento popular porque produz resultados rápidos e visíveis, utilizado, principalmente, para tratar as rugas da superfície e a pele envelhecida. O desempenho dos tratamentos de MDA é seguro e eficaz e exige um treinamento extensivo. ☑ **OA8**

Tratamentos faciais

O cuidado facial profissional é um dos serviços mais apreciados e relaxantes disponíveis para a clínica estética. Os clientes que tiveram uma experiência tranquila, porém estimulante, não hesitarão em retornar mais vezes. Ao receber esses cuidados regularmente, o tônus, a textura e a aparência da pele tornam-se visivelmente melhores.

Os tratamentos faciais enquadram-se em uma das seguintes categorias:

- **Preservativos** – mantêm a saúde da pele facial limpando-a corretamente, aumentando a circulação, relaxando os nervos e ativando a pele e o metabolismo por meio da massagem.
- **Corretivos** – corrigem certas condições faciais, como secura, oleosidade, comedões, linhas de envelhecimento e condições menores de acne.

Cuidado

Coloque o eletrodo passivo somente no lado direito do corpo do cliente (nunca do lado esquerdo) para evitar que a corrente flua para o coração.

Cuidado

As contraindicações para a corrente galvânica também se aplicam às corrente de alta frequência direta e indireta. Além do mais, para evitar queimaduras durante o tratamento, o cliente deve evitar qualquer contato com metal – como braços de cadeiras, banquinhos, joias e grampos metálicos.

Cuidado

Os olhos do cliente devem estar sempre protegidos durante qualquer tratamento com incidência de luz. Use algodão saturado com refrescantes sem álcool ou água destilada. Os tampões de olhos protegem os olhos do clarao dos raios refletidos.

Como as outras formas de massagem, os tratamentos faciais ajudam a aumentar a circulação, ativar a atividade glandular, relaxar os nervos, manter o tônus muscular e fortalecer os tecidos musculares fracos.

Diretrizes para os tratamentos faciais

Seus tratamentos faciais são feitos para ser bem-sucedidos e inspirar as visitas de retorno, para isso siga estas diretrizes simples:

- ajude o cliente a relaxar falando baixo e de forma profissional;
- explique os benefícios dos produtos e serviços, responda as dúvidas que os clientes possam ter;
- proporcione uma atmosfera tranquila e trabalhe de maneira silenciosa e eficiente;
- mantenha a área de trabalho limpa e arrumada, com os suprimentos dispostos de maneira organizada;
- siga sistematicamente os procedimentos;
- se suas mãos estiverem frias, aqueça-as antes de tocar o rosto do cliente;
- mantenha as unhas lixadas e aparadas para evitar arranhar a pele do cliente.

Para sua informação

Para desempenhar os tratamentos de cuidado da pele avançados de maneira segura e eficaz – como a microcorrente, a microdermoabrasão e a luz de LED – os profissionais da área de estética e beleza precisam de treinamento avançado e especializado.

Outra diretriz que você deve sempre seguir é a análise da pele do cliente. Após o cliente ser coberto e deitar na mesa para cuidado facial (também chamada de maca para cuidado facial), você deve inspecionar a pele para determinar o seguinte:

- A pele é alípica, normal ou oleosa?
- Há linhas finas ou rugas?
- Há comedões ou acne?
- Há capilares dilatados visíveis?
- A textura da pele é macia ou áspera?
- A cor da pele é igual?

Os resultados da sua análise irão determinar os produtos a serem usados no tratamento, quais áreas do rosto precisam de atenção especial, o quanto de pressão usar ao fazer a massagem e quais equipamentos devem ser usados.

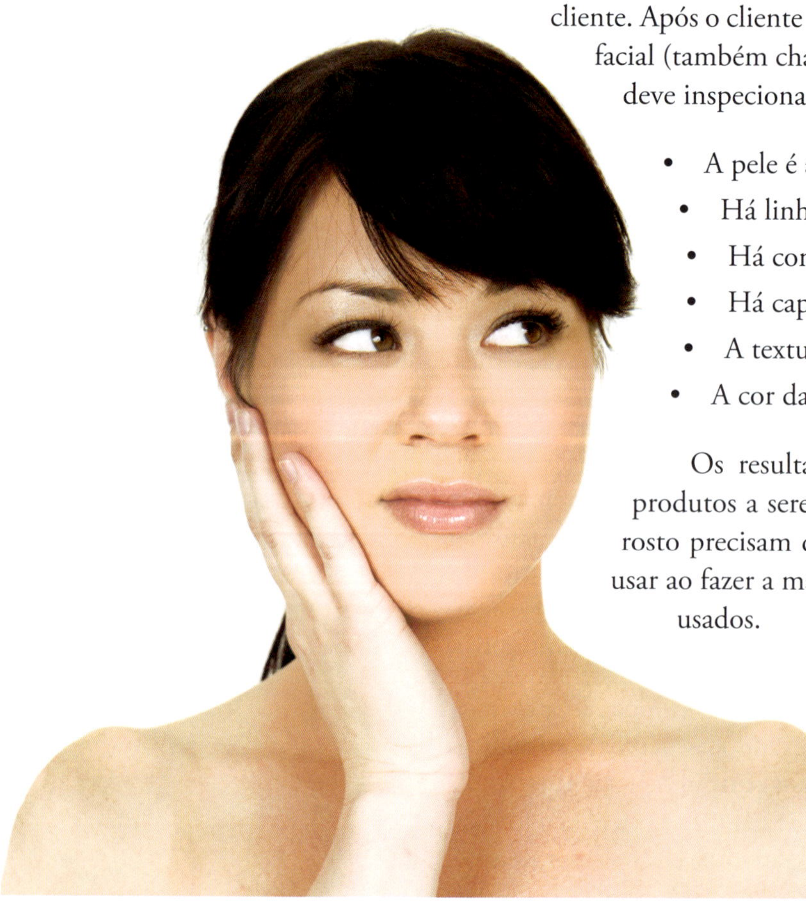

Aplicação do cuidado facial básico

Os passos para realizar o cuidado facial básico estão listados no Procedimento 11.1. No entanto, alguns procedimentos podem variar, portanto, siga as orientações do seu instrutor.

O procedimento lista os instrumentos e materiais que você vai precisar para realizar o cuidado facial básico, contudo você pode acrescentar outros itens, como uma cobertura alternativa de cabeça, se desejar. Há diversos tipos de coberturas de cabeça no mercado. Algumas têm o modelo de um turbante; outras são fabricados com elástico, como as toucas de banho. Normalmente, elas são feitas de tecido ou papel-toalha.

Para o procedimento com papel-toalha, oriente-se com seu instrutor.

Procedimento 11.1 Cuidado facial básico

Consulte a página 296

Problemas especiais

Há inúmeros problemas especiais que devem ser considerados quando você estiver realizando um cuidado facial. Eles incluem a pele alípica, a pele oleosa os cravos e a acne.

A pele alípica é provocada por secreção insuficiente de sebo (óleo) das glândulas sebáceas. O cuidado facial para a pele alípica ajuda a corrigir essa condição. Embora ele possa ser feito com ou sem corrente elétrica, o uso desta proporciona melhores resultados.

Procedimento 11.2 Cuidado facial para pele alípica

Consulte a página 301

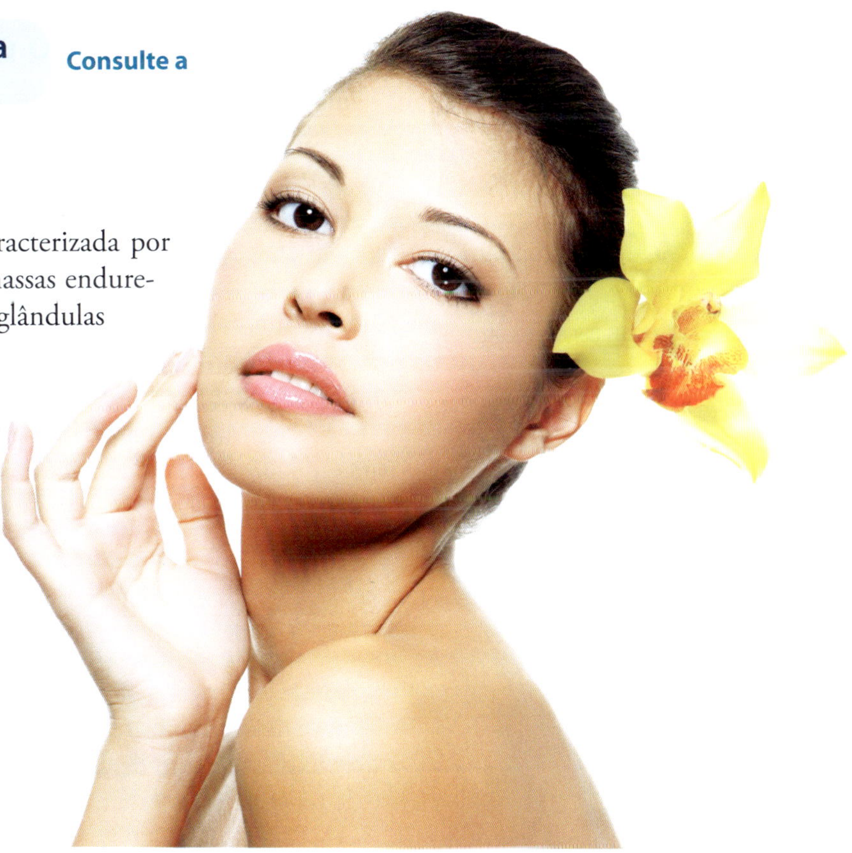

A pele oleosa é, muitas vezes, caracterizada por comedões, que são provocados por massas endurecidas de sebo formadas nos dutos das glândulas sebáceas.

Procedimento 11.3 Cuidado facial par com comedões (c

Consulte a página 303

Observações especiais para pele propensa a acne

Em foco

APRIMORAMENTO DE SUAS HABILIDADES

Se um cliente parece insatisfeito com o tratamento facial, veja se você cometeu alguns dos seguintes erros:

- estava com mau hálito ou odor corporal;
- suas mãos estavam ásperas, frias ou com unhas irregulares que podem ter arranhado a pele do cliente;
- deixou creme ou outras substâncias atingirem os olhos, boca, narinas ou a linha do cabelo do cliente;
- as toalhas estavam muito quentes ou muito frias;
- você falou excessivamente;
- manipulou a pele com aspereza ou na direção incorreta;
- foi desorganizado e interrompeu o tratamento para pegar suprimentos.

A pele com menores problemas e a pele oleosa devem responder bem aos tratamentos faciais. Casos graves de acne ou sem resposta ao tratamento facial precisam de tratamento médico, e os clientes com essas condições devem ser encaminhados a um dermatologista.

Se um cliente está sob cuidado médico, o papel do profissional de estética e beleza é trabalhar sob o aconselhamento do médico do cliente, seguindo as suas instruções para o tipo e a frequência dos tratamentos faciais. Os profissionais podem ajudar esses clientes com tratamentos de extração, auxiliá-los na escolha dos produtos e maquiagem apropriados para cuidado em domicílio e ajudá-los a entender como conciliar os medicamentos com um programa de cuidado da pele em casa.

Há inúmeros medicamentos de prescrição tópica que podem deixar a pele mais sensível e mais reativa aos produtos de cuidado da pele. Se você estiver realizando algum tratamento com o cliente que está sob cuidados dermatológicos, sempre entre em contato com o dermatologista do cliente.

Pelo fato de a pele com acne conter uma substância infecciosa, você deve usar luvas protetoras e materiais descartáveis, como os algodões para higiene, quando estiver trabalhando com clientes que tenham acne.

Procedimento 11.4 Cuidado facial para a pele problemática e propensa a acne

Consulte a página 306

Consulta e cuidado em casa

O cuidado em casa é, provavelmente, o fator mais importante em um programa bem-sucedido de cuidado da pele. A palavra-chave é *programa.* A participação do cliente é essencial para atingir os resultados. Um programa consiste em um plano em longo prazo envolvendo o cuidado domiciliar, os tratamentos no salão e a disciplina do cliente.

Todo novo cliente deve receber uma consulta completa a respeito do cuidado apropriado a ser feito em casa para suas condições de pele.

Após o primeiro tratamento, reserve cerca de trinta minutos para explicar o cuidado em casa apropriado para o cliente.

Após o término do tratamento, peça para o cliente sentar na cadeira para cuidado facial ou convide-o para ir até uma área bem iluminada da sala de consulta. Deve haver um espelho para que o cliente possa ver as condições que serão discutidas.

Explique de maneira simples as condições da pele do cliente e como você propõe tratá-las. Informe o cliente com que frequência os tratamentos devem ser realizados em cabine e, bem especificamente, o que ele deve fazer em casa.

Você deve organizar os produtos que você quer que o cliente adquira e use. Explique o uso de cada um por vez, em ordem de uso. Certifique-se de ter instruções escritas para que o cliente possa levar para casa.

Cuidado

A aromaterapia é, às vezes, usada como uma modalidade curativa por curandeiros que conhecem as propriedades e usos dos óleos essenciais e seus benefícios aromaterápicos. Os profissionais da área de estética e beleza nunca devem tentar realizar tratamentos curativos com aromaterapia.

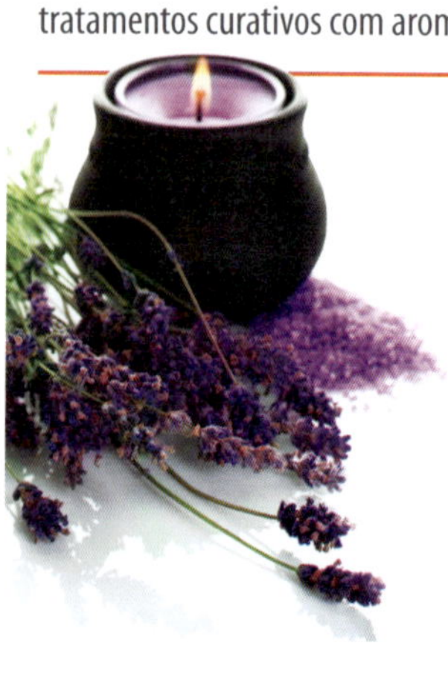

É muito importante oferecer aos clientes produtos em que você acredita e que produzem resultados. A venda de produtos é muito importante para o sucesso do tratamento das condições de pele e para o sucesso do seu negócio.

Aromaterapia

O uso de óleos essenciais, de limão verbena, lavanda e rosas é uma prática frequente no cuidado da pele facial. Muitos óleos essenciais também são usados para **aromaterapia**, o uso terapêutico do aroma das plantas para tratamento de beleza e de saúde. A aromaterapia beneficia e melhora o bem-estar físico, emocional, mental e espiritual da pessoa. Acredita-se que o uso de diversos óleos e misturas de óleos para benefícios específicos crie efeitos positivos no corpo, na mente e no espírito (**Figura 11.33**).

Os óleos essenciais podem ser usados de diversas formas. Acender uma vela de canela no inverno pode dar ao salão uma atmosfera aconchegante e pode animar os clientes e prestadores de serviço. Você pode usar um spray para borrifar óleos essenciais bem diluídos na sala de tratamento ou nos lençóis e também criar seu próprio óleo de massagem aromaterápico, acrescentando algumas gotas de óleo essencial no óleo de massagem, creme ou loção. Sempre tome cuidado no uso dos óleos essenciais porque, às vezes, eles podem ser muito fortes.

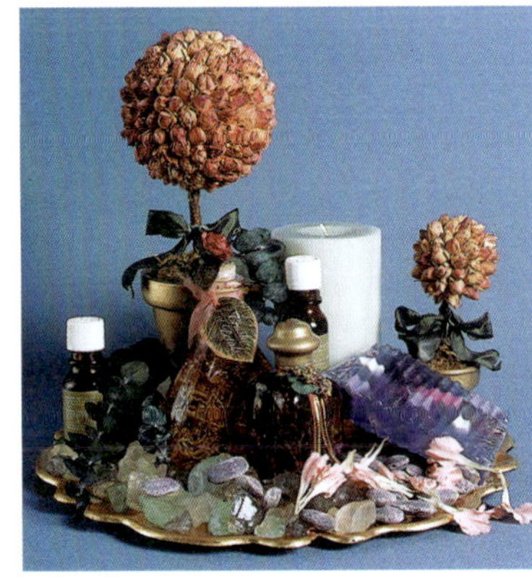

Cortesia de Michael Dzaman.

▲ Figura 11.33 **Alguns ingredientes para aromaterapia.**

Procedimento

11.1 Cuidado facial básico

Instrumentos e materiais

Você precisará de todos os instrumentos, materiais e suprimentos a seguir:

- **Loção antisséptica**
- **Lençol limpo ou outra cobertura (manta, se necessário)**
- **Demaquilantes**
- **Algodão (rolo)**
- **Algodão (bolas)**
- **Cotonetes e tufos de algodão**
- **Vaporizador facial (opcional)**
- **Mesa ou cadeira para cuidado facial**
- **Gaze**
- **Faixa ou cobertura para a cabeça**
- **Lâmpada de aumento**
- **Máscaras**
- **Creme de massagem ou óleo lubrificante**
- **Cremes hidratantes**
- **Toalha facial**
- **Espátulas**
- **Esponjas**
- **Produtos de proteção solar**
- **Lenços**
- **Loções tônicas**

Preparação

- Execute o Procedimento 10.1 **Procedimento pré-serviço** Consulte a página 249

Procedimento

1. Peça para que o cliente retire todos seus acessórios, como colares e brincos. Guarde-os em um local seguro. O cliente pode querer manter seus pertences por perto durante o tratamento.

2. Mostre o vestiário para o cliente e ofereça ajuda se necessário.

3. Coloque uma toalha limpa na parte de trás da mesa de cuidado facial para evitar que os ombros do cliente toquem a maca.

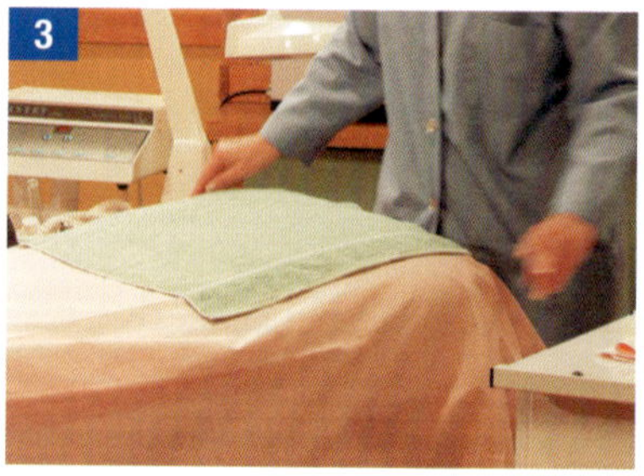

4. Se necessário, ajude-o a subir na maca. Coloque uma toalha no peito e uma colcha ou lençol sobre o corpo do cliente, dobrando a parte superior da toalha por cima. Retire o calçado do cliente e prenda uma colcha ao redor dos pés. Algumas clínicas de estética oferecem chinelos descartáveis que podem ser usados do vestiário para o local do tratamento e vice-versa.

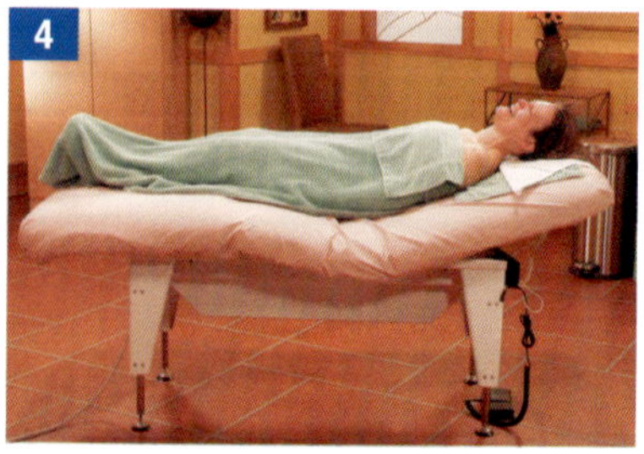

5 Ajuste uma faixa de cabelo forrada com tecido, uma toalha ou outra cobertura ao redor da cabeça do cliente para proteger seus cabelos. Para enrolar a cabeça com uma toalha, siga esses passos:

5a Dobre a toalha diagonalmente de um dos cantos superiores para o canto inferior e posicione-a sobre o descanso da cabeça com a dobra virada para baixo. Posicione a toalha sobre o descanso da cabeça antes de o cliente entrar na área do tratamento.

5b Quando o cliente estiver em posição reclinada, a parte de trás da cabeça deve descansar sobre a toalha de forma que as laterais da toalha possam ser trazidas para o centro da testa, para cobrir a linha do cabelo.

5c Use uma faixa de cabelo com fecho de velcro ou com alfinete para segurar a toalha no lugar. Certifique-se que todas as mechas do cabelo estejam presas sob a toalha, que os lóbulos das orelhas não estejam dobrados e que as toalhas não estejam muito apertadas.

6 Em mulheres, retire as alças do sutiã dos ombros da cliente. Método alternativo: se a cliente estiver usando um avental sem alças, prenda as alças do sutiã na parte de cima do avental.

7 Se o cliente estiver com algum tipo de maquiagem, siga os seguintes passos para removê-la. Se não estiver usando, vá para a etapa 8.

7a Aplique uma pequena quantidade de demaquilante em dois pedaços de algodão e posicione-os nos olhos fechados do cliente. Deixe-os no local por um minuto.

7b Enquanto isso, aplique outra pequena quantidade de demaquilante em um pedaço de algodão e remova suavemente o batom com movimentos iguais dos cantos dos lábios para o centro. Repita o procedimento até que os lábios estejam limpos.

7c Remova a maquiagem dos olhos da mesma forma, fazendo movimentos suaves de baixo para fora com o pedaço de algodão. Faça em um olho de cada vez. Repita o procedimento até que as pálpebras e os cílios estejam limpos.

7d Peça ao cliente que olhe para cima e remova a maquiagem sob os olhos. Sempre faça movimentos suaves ao redor dos olhos. Nunca esfregue nem estique essa pele, que é delicada.

8 Pegue uma medida de demaquilante equivalente a uma colher de chá com uma espátula limpa e misture-a com os dedos para suavizá-la.

- **Toalhas**
- **Lata de lixo**
- **Carrinho para produtos e instrumentos**

Itens opcionais:
- **Lâmpada infravermelha**
- **Outros equipamentos elétroterápicos**
- **Produtos para cuidado intensivo ou especiais**

8a Começando pelo pescoço, com um movimento de varredura, use ambas as mãos para espalhar o demaquilante para cima no queixo, maxilares, bochechas, da base do nariz para as têmporas, e ao longo das laterais e da ponte do nariz. Faça pequenos movimentos circulares com as pontas dos dedos em volta das narinas e das laterais do nariz. Continue os movimentos de varredura para cima entre as sobrancelhas e da testa para as têmporas.

8b Pegue mais demaquilante do recipiente com uma espátula limpa e misture-o com os dedos. Passe-o pelo pescoço, peito e volte com movimentos longos e iguais.

8c Começando no centro da testa, mova as pontas dos dedos suavemente, em círculo, em volta dos olhos para as têmporas e, depois, de volta para o centro da testa.

8d Deslize seus dedos do nariz para o lábio superior, das têmporas pela testa, suavemente pelo queixo e, depois, firmemente da linha do maxilar de volta para as têmporas e para a testa.

9 Remova o demaquilante com esponjas faciais, lenços, bolas de algodão úmidas ou toalhas mornas e úmidas. Comece pela testa e siga os contornos do rosto. Remova todo o demaquilante de uma área do rosto antes de passar para a outra. Termine com o pescoço, com o peito e volte.

10 Analise a pele do cliente para determinar os produtos usados e os procedimentos a serem realizdos. Opcional: se o arqueamento da sobrancelha precisar ser feito, deve ser feito neste momento.

11 Use toalhas mornas e úmidas ou um vaporizador facial para hidratar e suavizar a pele, ajudando a amolecer os comedões para a extração. Se você for usar um vaporizador, cubra os olhos do cliente com bolas de algodão umedecidas com água destilada ou uma loção especial para compressa na região dos olhos. O vapor ajuda a suavizar as linhas superficiais e a aumentar a circulação sanguínea da superfície da pele.

11b

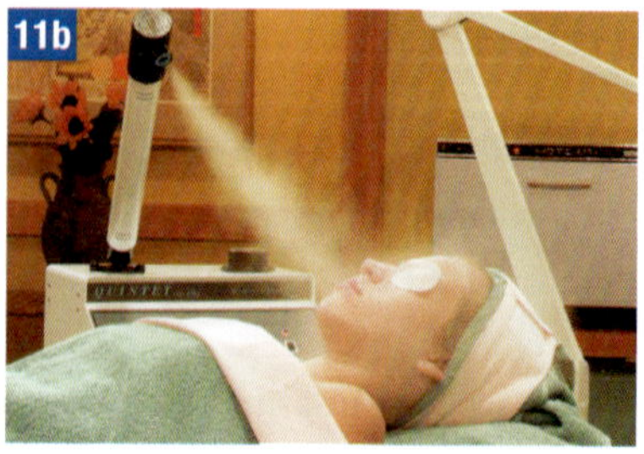

12 Presumindo que a pele não seja sensível, faça uma esfoliação. Aplique um esfoliante granular no rosto e massageie suavemente em pequenos movimentos circulares. Nunca use um produto granular próximo dos olhos para evitar que os grânulos entrem acidentalmente nos olhos. Esse procedimento deve levar cerca de dois minutos. Se você preferir, esse esfoliante pode ser usado durante a exposição ao vaporizador facial. Remova o esfoliante cuidadosamente com esponjas ou bolas de algodão umedecidas. Um equipamento de esfoliação pode ser usado em vez do esfoliante granular, mas lembre-se de aplicar um leite de higiene antes de usar o equipamento. Peça para seu instrutor lhe mostrar a maneira correta de uso da equipamento de lixamento para pele.

13 Escolha um creme ou loção de massagem apropriado para o tipo de pele. Usando o mesmo procedimento do demaquilante, aplique o creme no rosto, pescoço, ombros, peito e costas. Se necessário, aplique um óleo ou creme hidratante em volta dos olhos e sobre o pescoço. Massageie o rosto usando as massagens faciais descritas na seção de Massagem facial deste capítulo.

14 Remova o creme de massagem com toalhas mornas, bolas de algodão ou esponjas umedecidas. Siga o mesmo procedimento do demaquilante.

15 Passe no rosto, com tufos de algodão umedecidos, um tônico ou um refrescante.

16 Aplique uma máscara de tratamento adequada para a condição de pele do cliente.

16a Remova um pouco da máscara de seu recipiente com uma espátula limpa e coloque-a em um pequeno copo.

16b Aplique a máscara com uma escova de cerdas naturais, começando pelo pescoço. Faça movimentos longos e lentos, do centro para fora.

16c Continue pela linha do maxilar e aplique a máscara no rosto, do centro para fora em uma metade do rosto, repetindo depois na outra metade.

16d Deixe a máscara permanecer no rosto de sete a dez minutos.

17 Remova a máscara com tufos de algodão, esponjas ou toalhas umedecidas.

18 Aplique um tônico, adstringente ou refrescante.

19 Aplique um creme hidratante ou um protetor solar.

20 Quando o serviço estiver completo, retire a cobertura de cabeça e direcione o cliente até o vestiário, oferecendo ajuda se necessário.

Pós-serviço

- Conclua o **Procedimento 10.2 Procedimento pós-serviço** Consulte a página 252

Procedimento

11.2 Cuidado facial para pele alípica

Preparação

- Execute o Procedimento 10.1 Procedimento pré-serviço Consulte a página 249

Procedimento

1. Peça para o cliente retirar todos os acessórios e guardá-los em um local seguro.
2. Mostre o vestiário para o cliente e ofereça ajuda se necessário.
3. Coloque uma toalha limpa na parte de trás da mesa de cuidado facial para evitar que os ombros do cliente toquem a maca.
4. Se necessário, ajude-o a subir na maca. Coloque uma toalha no peito do cliente e uma colcha ou lençol sobre o corpo, dobrando a parte superior da toalha por cima. Retire o calçado do cliente e prenda uma colcha ao redor dos pés.
5. Ajuste a cobertura de cabeça.
6. Retire, em mulheres, as alças do sutiã.
7. Remova a maquiagem do cliente.
8. Aplique o demaquilante, massageando suavemente durante a aplicação, e remova o com bolas de algodão úmidas, esponjas suaves ou uma toalha macia, morna e úmida.
9. Remova os resíduos com uma bola de algodão ou uma esponja macia embebidos no tônico.
10. Ajuste o vapor no rosto do cliente e deixe-o agir por cinco minutos.
11. Durante ou após a vaporização, aplique um produto esfoliante granular desenvolvido para a pele alípica. Massageie suavemente com movimentos circulares leves. Remova-o com bolas de algodão úmidas, esponjas suaves ou uma toalha macia, morna e úmida.

Instrumentos e materiais

Além dos itens necessários para o cuidado facial básico, você também precisará de:

- **Creme para os olhos**
- **Equipamento com aplicação de corrente galvânica ou de alta frequência, dependendo do tratamento**
- **Cremes especializados, séruns e tônicos para a pele**

12 Aplique o creme para os olhos no cliente.

13 Aplique uma loção hidratante, creme ou produto para massagem desenvolvido para a pele alípica.

14 Massageie a pele com a técnica apropriada.

15 Se o creme de massagem estiver sendo usado, remova-o com bolas de algodão úmidas, esponjas suaves ou uma toalha macia, morna e úmida.

16 Se você não estiver usando eletroterapia, vá para a etapa 18.

17 Eletroterapia Opção 1 – Equipamento com corrente galvânica: aplique um sérum especializado ionizado, gel ou loção; aplique a corrente galvânica conforme indicado pelo fabricante ou pelo seu instrutor.
Eletroterapia Opção 2 – Equipamento com corrente de alta frequência: use um equipamento de alta frequência como indicado pelo fabricante ou pelo seu instrutor. Peça para que o cliente segure o eletrodo. Realize a técnica apropriada, usando o equipamento de alta frequência, de sete a dez minutos. Não retire suas mãos do rosto do cliente. Desligue o equipamento de alta frequência.

18 Aplique um creme hidratante adicional ou um produto especializado para a pele alípica com movimentos lentos de massagem.

19 Começando pelo pescoço e usando um pincel estéril macio para máscara, aplique uma máscara em creme suave ou em gel hidratante. Certifique-se de retirar a máscara do recipiente com uma espátula limpa. A máscara deve ser aplicada do centro para fora.

20 Aplique tampões frios de algodão nos olhos. Deixe a máscara agir de sete a dez minutos. Certifique-se de que o cliente esteja confortável e aquecido.

21 Remova a máscara com tufos de algodão, esponjas ou toalhas mornas e umedecidas.

22 Aplique um tônico para a pele alípica com bolas de algodão.

23 Aplique um creme hidratante ou protetor solar desenvolvido para a pele alípica.

24 Quando o serviço estiver completo, retire a cobertura de cabeça e direcione o cliente até o vestiário, oferecendo ajuda se necessário.

Dica de serviço

Para a pele alípica, evite o uso de loções com álcool com ação secativa, como o álcool isopropílico ou o álcool desnaturado.

Pós-serviço

- Conclua o Procedimento 10.2 **Procedimento pós-serviço** **Consulte a página 252**

Procedimento

11.3 Cuidado facial para pele oleosa com comedões (cravos) abertos

Preparação

- Execute o Procedimento 10.1 Procedimento pré-serviço Consulte a página 249

Procedimento

1. Peça para o cliente retirar todos seus acessórios e guardá-los em um local seguro.
2. Mostre o vestiário para o cliente e ofereça ajuda se necessário.
3. Coloque uma toalha limpa na parte de trás da mesa de cuidado facial para evitar que os ombros do cliente toquem a maca.
4. Se necessário, ajude-o a subir na maca. Coloque uma toalha no peito do cliente e uma colcha ou lençol sobre o corpo, dobrando a parte superior da toalha por cima. Retire o calçado do cliente e prenda uma colcha ao redor dos pés. Alguns salões oferecem chinelos descartáveis que podem ser usados do vestiário para o local do tratamento e vice-versa.
5. Ajuste a cobertura de cabeça.
6. Retire, em mulheres, as alças do sutiã.
7. Remova a maquiagem do cliente.
8. Aplique o demaquilante desenvolvido para a pele oleosa, massageando suavemente durante a aplicação, e remova-o com bolas de algodão úmidas, esponjas suaves ou uma toalha macia, morna e úmida.
9. Remova os resíduos com uma bola de algodão úmida ou esponja macia. Não utilize o tônico nessa etapa.
10. Ajuste o vapor no rosto do cliente e deixe agir por cinco minutos.

Instrumentos e materiais

Além dos itens necessários para o cuidado facial básico, você também precisará de:

- **Gel ou loção de desincrustação**
- **Equipamento com corrente galvânica ou de alta frequência, dependendo do tratamento**
- **Luvas**
- **Sérum, máscara e tônico para a pele oleosa**

11 Durante ou após a vaporização, aplique um produto esfoliante granular desenvolvido para pele oleosa ou mista. Massageie suavemente com movimentos circulares leves. Remova-o com bolas de algodão úmidas, esponjas suaves ou uma toalha macia, morna e úmida.

12 Aplique a loção ou o gel com ação desincruste em todas as áreas com poros obstruídos. A corrente galvânica com polaridade negativa pode ser aplicada sobre essa loção, dependendo das instruções do fabricante. Normalmente, a loção deve permanecer na pele de cinco a oito minutos, o que também depende das instruções do fabricante. Remova o preparado com bolas de algodão úmidas, esponjas suaves ou uma toalha macia, morna e úmida.

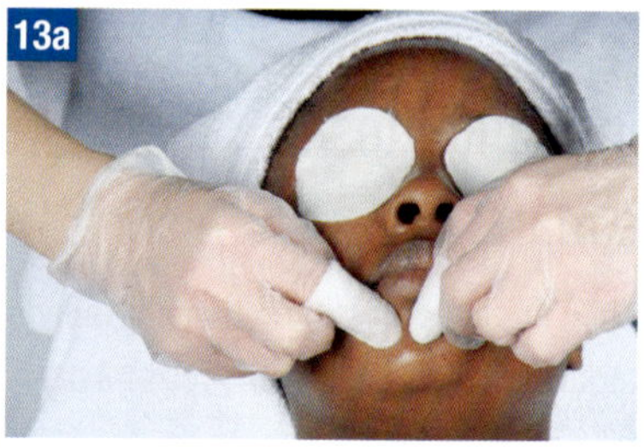

13a Coloque as luvas de látex antes de executar as extrações. Aplique bolas de algodão úmidas nos olhos do cliente para evitar a exposição à luz ofuscante da lâmpada de aumento. Cubra as pontas dos dedos com algodão e, usando a lâmpada de aumento, pressione suavemente os comedões abertos. Coloque os dedos médios de cada lado do comedão ou do poro obstruído, esticando a pele. Empurre seus dedos até chegar embaixo do folículo e esprema suavemente. Aplique a mesma técnica em todos os lados do folículo. Como alternativa, isso também pode ser feito com o auxílio de cotonetes.

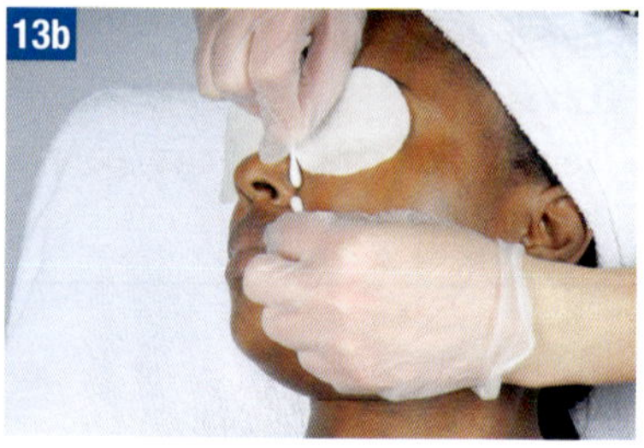

13b Não leve mais de cinco minutos para realizar a extração no rosto inteiro e nunca a faça com os dedos ou as unhas desprotegidos. Se a ação desincruste com aplicação de corrente galvânica tiver sido realizada antes da extração, aplique uma corrente galvânica com polaridade positiva no rosto após o término das extrações. Isso ajudará a restabelecer o pH apropriado da superfície da pele.

14 Após o término da extração, aplique uma loção adstringente, um tônico para a pele oleosa ou sérum especial desenvolvido para ser usado logo após a extração. Deixe a pele secar.

15 Desdobre a gaze pelo rosto do cliente e aplique a corrente de alta frequência direta usando um eletrodo em forma de cogumelo, de acordo com as instruções do fabricante da máquina.

16 A pele extremamente oleosa ou entupida não deve ser massageada. Se a pele estiver muito obstruída, vá para a etapa 17. Se a pele não estiver muito obstruída, aplique um hidratante ou fluido para massagem desenvolvido para a pele oleosa ou mista, e realize as técnicas de massagem.

17 Usando um pincel para máscaras, aplique uma máscara à base de argila em todas as áreas oleosas. Para as áreas secas, como a região dos olhos e do pescoço, você pode aplicar uma máscara de gel para pele desidratada. Deixe a máscara agir cerca de 10 minutos. Não deixe a máscara secar demais, pois ela pode quebrar.

Cuidado

Você deve receber uma instrução prática para executar a extração dos poros obstruídos e dos comedões de maneira correta. Não tente esse procedimento sem antes do treinamento.

18 Remova a máscara com bolas de algodão úmidas, esponjas suaves ou uma toalha macia, morna e úmida.

19 Aplique um tônico para pele oleosa com bolas de algodão.

20 Aplique um creme hidratante ou um protetor solar desenvolvido para pele oleosa ou mista.

21 Quando o serviço estiver completo, retire a cobertura de cabeça e direcione o cliente até o vestiário, oferecendo ajuda se necessário.

Pós-serviço

- Conclua o Procedimento 10.2 **Procedimento pós-serviço** Consulte a página 252

Dica de serviço

Algumas pessoas são alérgicas ao látex ou à borracha. Informe-se com seu cliente se ele tem esse tipo de alergia. Se for o caso, faça uma observação no cartão. Use, então, luvas de vinil. O látex também é usado em algumas esponjas faciais, portanto certifique-se de usar bolas de algodão nos clientes com essa alergia.

Dica de serviço

Ao tratar uma pele propensa a acne, as luvas descartáveis devem ser usadas durante todo o tratamento.

Procedimento

11.4 Cuidado facial para a pele problemática e propensa a acne

Instrumentos e materiais

Além dos itens necessários para o cuidado facial básico, você também precisará de:

- **Máscara de argila antibacteriana ou de enxofre**
- **Gel ou loção com ação desincruste**
- **Equipamento com corrente galvânica ou de alta frequência, dependendo do tratamento**
- **Luvas**
- **Soluções específicas, séruns e tônicos para a pele propensa a acne**

Preparação

- Execute o Procedimento 10.1 **Procedimento pré-serviço** **Consulte a página 249**

Procedimento

1 Peça para o cliente retirar todos os acessórios e guardá-los em um local seguro.

2 Mostre o vestiário para o cliente e ofereça ajuda se necessário.

3 Coloque uma toalha limpa na parte de trás da mesa de cuidado facial para evitar que os ombros do cliente toquem a maca.

4 Se necessário, ajude o cliente a subir na maca. Coloque uma toalha no peito do cliente e uma colcha ou lençol sobre o corpo, dobrando a parte superior da toalha por cima. Retire o calçado do cliente e prenda uma colcha ao redor dos pés.

5 Ajuste a cobertura de cabeça.

6 Retire, em mulheres, as alças do sutiã.

7 Remova a maquiagem do cliente.

8 Aplique o demaquilante desenvolvido para a pele oleosa/propensa a acne, massageando suavemente durante a aplicação, e remova-o com bolas de algodão úmidas, esponjas suaves ou uma toalha macia, morna e úmida.

9 Remova os resíduos com uma bola de algodão úmida ou uma esponja macia. Não use o tônico nessa etapa.

10 Ajuste o vapor no rosto do cliente e deixe-o agir por cinco minutos.

11 Aplique a loção ou o gel com ação de desincruste em todas as áreas com espinhas ou poros obstruídos. A corrente galvânica com polaridade negativa pode ser aplicada sobre essa loção, dependendo das instruções do fabricante. Normalmente, a loção deve permanecer na pele de cinco a oito minutos, novamente, dependendo das instruções do fabricante. Remova o preparado com bolas de algodão úmidas, esponjas suaves ou uma toalha macia, morna e úmida.

12 Extraia os comedões.

13 Após o término da extração, aplique uma loção adstringente, um tônico para a pele oleosa ou um sérum específico desenvolvido para ser usado logo após a extração. Deixe a pele secar. Desdobre a gaze pelo rosto do cliente e aplique o equipamento de alta frequência usando um eletrodo em forma de cogumelo, de acordo com as instruções do fabricante do equipamento e do seu instrutor.

14 Se a ação desincruste com corrente galvânica tiver sido realizada antes da extração, aplique uma corrente galvânica com polaridade positiva no rosto após o término das extrações. Isso ajudará a restabelecer o pH apropriado da superfície da pele.

15 A pele propensa a acne não deve ser massageada.

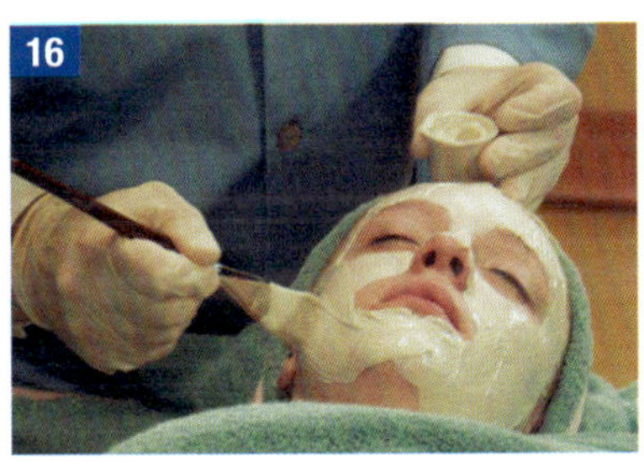

16 Usando um pincel para máscaras, aplique máscara antibacteriana ou a base de enxofre em todas as áreas oleosas e propensas a acne. Para a pele alípica, como as regiões dos olhos e do pescoço, você pode escolher aplicar uma máscara de gel para pele desidratada. Deixe a máscara agir cerca de 10 minutos. Não deixe a máscara secar demais porque ela pode quebrar.

17 Remova a máscara com bolas de algodão úmidas, esponjas suaves ou uma toalha macia, morna e úmida.

18 Aplique um tônico para a pele oleosa com bolas de algodão.

19 Aplique a loção específica ou o protetor solar desenvolvidos para pele oleosa e propensa a acne.

20 Quando o serviço estiver completo, retire a cobertura de cabeça e direcione o cliente até o vestiário, oferecendo ajuda se necessário.

Pós-serviço

- Conclua o **Procedimento 10.2** **Procedimento pós-serviço** Consulte a página 252

Questões de revisão

1. Explique as técnicas de análise da pele. Por que a análise da pele é importante?
2. O que é contraindicação? Liste cinco exemplos.
3. Por que é importante fazer que todos os clientes preencham ficha clínica?
4. Descreva as diferenças entre as peles alípica e oleosa.
5. Qual é a diferença entre tipo de pele e condição de pele?
6. Dê o nome e explique as diferentes categorias dos produtos de cuidado para a pele.
7. Quais são as etapas para completar a consulta de um cliente?
8. Por que a massagem é usada durante um cuidado facial?
9. Dê o nome e descreva brevemente as cinco categorias das manobras de massagem.
10. Dê o nome e descreva os dois tipos de equipamentos eletroterápicos usados nos tratamentos faciais e por que essas máquinas são importante para tais tratamentos.
11. Quem não é um bom candidato ao tratamento de corrente elétrica? Por quê?
12. Como a aromaterapia pode ser usada em um cuidado facial básico?

Glossário do capítulo

Alípica	Literalmente, significa "ausência de lipídios". Descreve a pele que não produz sebo suficiente, o que é indicado pela ausência de poros visíveis.
Amassamento	Forma de *pétrissage* em que o tecido é agarrado, elevado gentilmente e espalhado. Essa técnica é usada principalmente para massagear os braços.
Ampolas	Doses individuais de sérum, armazenadas em pequenos frascos.
Aromaterapia	Uso terapêutico do aroma das plantas para tratamento de beleza e de saúde.
Comedões abertos	Também conhecidos como cravos, são folículos impactados com sebo solidificado e acúmulo de células mortas.
Contraindicação	Condição que precisa evitar certos tratamentos, procedimento ou produtos para prevenir efeitos colaterais indesejáveis.
Couperose	Capilares distendidos provocados pelo enfraquecimento das paredes capilares.

Glossário do capítulo

Creme de tratamento	Produto especial desenvolvido para facilitar a mudança da aparência da pele.
Cremes hidratantes	Produtos que ajudam a umedecer o conteúdo da superfície da pele.
Cremes para massagem	Hidratantes usados para deixar a pele escorregadia durante a massagem.
Demaquilantes em forma de espuma	Demaquilantes que contêm tensoativos que formam a espuma do produto e o deixam fácil de enxaguar.
Effleurage	Movimento leve, contínuo, aplicado em um ritmo leve e moderado com os dedos (*effleurage* digital) ou pelas palmas (*effleurage* palmar).
Eletroterápicos	Equipamentos com aplicação de correntes elétricas para tratar a pele.
Emolientes	Ingredientes oleosos que evitam a saída do creme hidratante da pele.
Equipamento de lixamento de pele	Equipamento eletroterápico rotatório com lixas intercambiáveis que podem ser conectadas a uma cabeça rotatória.
Esfoliação	Remoção do excesso de células mortas da superfície da pele.
Esfoliantes	Produtos que ajudam a realizar a esfoliação.
Esfoliantes de microdermoabrasão	Esfoliantes que contêm cristais de óxido de alumínio.
Esfoliantes mecânicos	Métodos usados para remover fisicamente o acúmulo de células mortas.
Esfoliantes químicos	Produtos que contêm substâncias químicas que podem enfraquecer ou dissolver o acúmulo de células mortas.
Fricção	Movimento de esfregar profundo em que você aplica pressão na pele com os dedos ou com a palma enquanto se move sobre a estrutura subjacente.
Gomagens	Também conhecidas como máscaras de esfoliação, são cremes para peeling para serem esfregados na pele.
Hacking	Movimento contido realizado com as extremidades das mãos.
Leites de limpeza	Loções que não formam espuma, desenvolvidas para limpar pele alípica, sensível e para remover a maquiagem.
Máscaras	Produtos de tratamento concentrado compostos de argila mineral, agentes hidratantes, suavizadores de pele, óleos essenciais, extratos botânicos e outros ingredientes benéficos para higienizar, esfoliar, enrijecer, tonificar, hidratar e nutrir a pele.
Máscaras a base de argila	Máscaras de higiene absorvedoras de óleo com efeito esfoliante e adstringente na pele oleosa e mista, fazendo que os poros dilatados temporariamente pareçam menores.

Glossário do capítulo

Máscaras de modelagem	Máscaras faciais que contêm cristais de gipsita, um ingrediente semelhante ao gesso.
Máscaras de parafina	Máscaras faciais preparadas especialmente contendo parafina e outros ingredientes benéficos. Usadas normalmente com creme de tratamento.
Máscaras em creme	Máscaras que contêm óleos, emolientes e umectantes e um forte efeito hidratante.
Massagem	Massagem manual ou mecânica do corpo que utiliza os movimentos de esfregar, beliscar suavemente, amassar, bater levemente e outros para aumentar o metabolismo e a circulação, para promover a absorção e para aliviar a dor.
Microdermoabrasão (MDA)	Esfoliação mecânica que envolve o disparo de óxido de alumínio ou outros cristais na pele com um dispositivo manual que esfolia as células mortas.
Óstio	Abertura do folículo.
Peelings enzimáticos	Também conhecidos como enzimas queratolíticas ou agentes solventes de proteínas, são um tipo de esfoliante químico que funciona como um solvente da proteína queratina das células superficiais da pele.
Pétrissage	Movimento de amassar realizado por elevação, aperto e pressão do tecido com uma pressão leve e firme.
Ponto motor	Ponto na pele que cobre a parte do músculo em que ele contrai por causa da pressão ou do estímulo.
Rolamento	Movimento de massagem em que os tecidos são pressionados e torcidos com o uso do movimento para frente e para trás.
Séruns	Produtos concentrados que, normalmente, contêm concentrações mais altas de ingredientes desenvolvidas para penetrar na pele e tratar diversas condições.
Tapotagem (percussão)	Também conhecida como percussão, consiste em pequenos movimentos rápidos de batidas, tapas e *hacking*.
Tônicos	Também conhecidos como refrescantes ou adstringentes, são loções que ajudam a reequilibrar o pH e a remover os resíduos de demaquilante da pele.
Torção	Movimento forte em que as mãos, separadas por uma pequena distância em ambos os lados do braço ou da perna do cliente trabalhando para baixo, aplicam um movimento de retorcida na direção oposta dos ossos.

Glossário do capítulo

Torneamento	Movimento de massagem realizado pelo agarramento firme da pele por uma mão e pelo movimento dessa mão para cima e para baixo ao longo do osso, enquanto a outra mão mantém o braço ou a perna em uma posição fixa.
Umectantes	Também conhecidos como hidratantes ou agentes hidrofílicos, são ingredientes que atraem água para si.
Vaporizador	Equipamento estético de uso facial que aquece e produz uma corrente de vapor quente que pode ser focada no rosto do cliente ou em outras áreas da pele.
Vibração	Na massagem, uma sacudida rápida da parte do corpo enquanto as pontas dos dedos são pressionadas firmemente no ponto de aplicação.

Capítulo

12 Maquiagem facial

Enfoques do capítulo

- Por que estudar maquiagem facial?
- Cosméticos para maquiagem facial
- Teoria das cores na maquiagem
- Aplicação de maquiagem profissional básica
- Maquiagem para ocasiões especiais
- Maquiagem corretiva
- Cílios artificiais
- Procedimentos

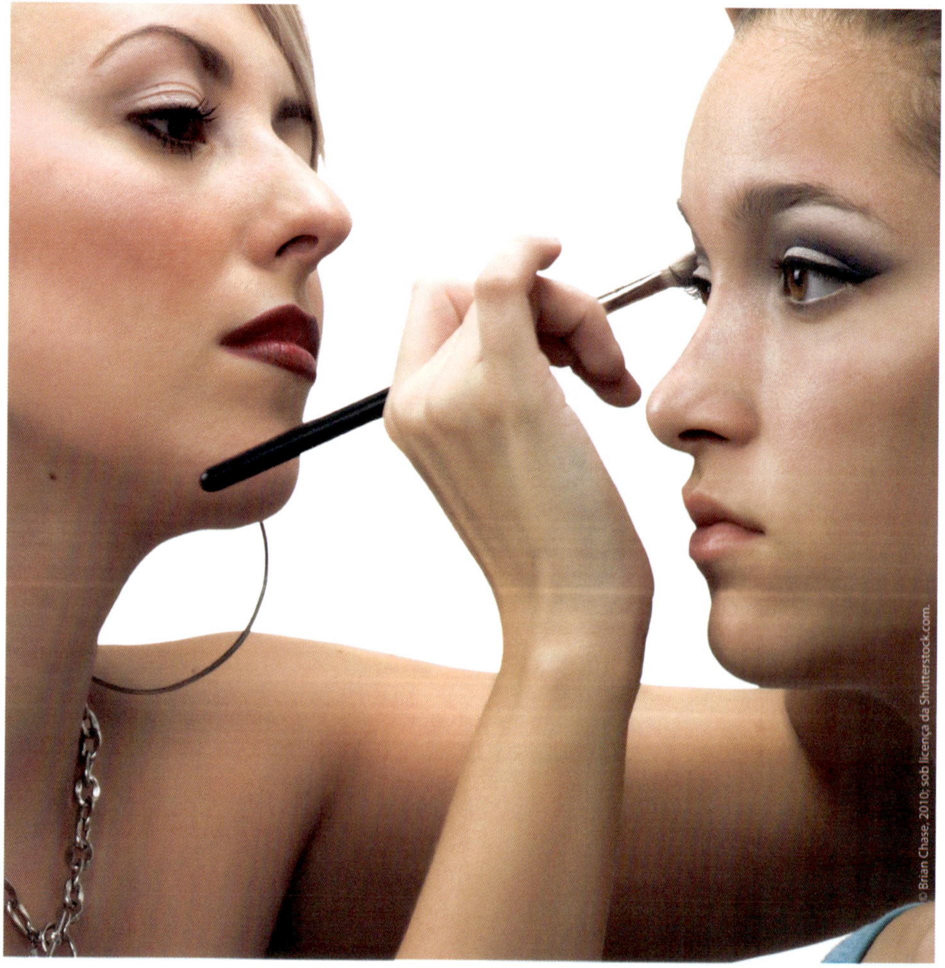

Objetivos de aprendizagem

Ao concluir este capítulo, você será capaz de:

- ☑ **OA1** Descrever os vários tipos de cosméticos e seu uso.
- ☑ **OA2** Entender os princípios básicos da teoria das cores em cosméticos.
- ☑ **OA3** Fazer uma consulta de procedimentos básicos de maquiagem para qualquer ocasião.
- ☑ **OA4** Entender o uso de maquiagem para ocasiões especiais.
- ☑ **OA5** Identificar os diferentes tipos de rostos e realizar maquiagem corretiva básica.
- ☑ **OA6** Demonstrar a aplicação e remoção de cílios postiços.

Palavras-chave

Os números de páginas indicam onde cada termo pode ser encontrado no capítulo:

Base, 314
Batom, 317
Blush, 317
Cílios postiços (cílios em tiras), 340
Cílios postiços em tufos, 340
Cola para cílios, 340
Aplicação de cílios postiços individuais, 341
Cores frias, 324
Cores quentes, 324
Corretivos, 316
Demaquilante, 321
Mate, 315
Greasepaint, 321
Lápis de olho, 319
Lápis de sobrancelha, 320
Lápis labial, 318
Linha de demarcação, 316
Pancake, 321
Pó facial, 316
Primer com pigmento, 314
Máscara para cílios, 320
Sombra, 318

A maquiagem é um segmento muito interessante da cosmetologia e pode produzir mudanças grandes e imediatas na aparência do cliente. A maioria deles prefere um *look* mais natural para cobrir ou disfarçar os defeitos da pele e acentuar as qualidades (**Figura 12.1**). A aplicação de maquiagem pode ter grande variação entre clientes, e as necessidades de cada um podem ser bem distintas.

POR QUE ESTUDAR MAQUIAGEM FACIAL?

Profissionais da área da estética e beleza devem estudar e ter um entendimento perfeito de maquiagem facial, pois:

- Os clientes irão confiar em seus conselhos sobre dicas e técnicas que os deixarão com o melhor *look* possível.
- Você utilizará técnicas básicas de maquiagem para realçar o cabelo e procedimentos químicos que você também realizou, oferecendo um *look* completo que seja harmonioso e equilibrado.
- É necessário conhecimento da grande variedade de produtos para maquiagem facial disponível para saber quando e em quem é possível aplicá-los (**Figura 12.2**).
- É preciso também conhecer os destaques e contornos, e você utilizará esses métodos para ajudar seus clientes a realçar as melhores características, camuflar o que não seja tão atraente e mudar a aparência do formato do rosto.

▼ **Figura 12.1 Realçar a beleza natural do cliente.**

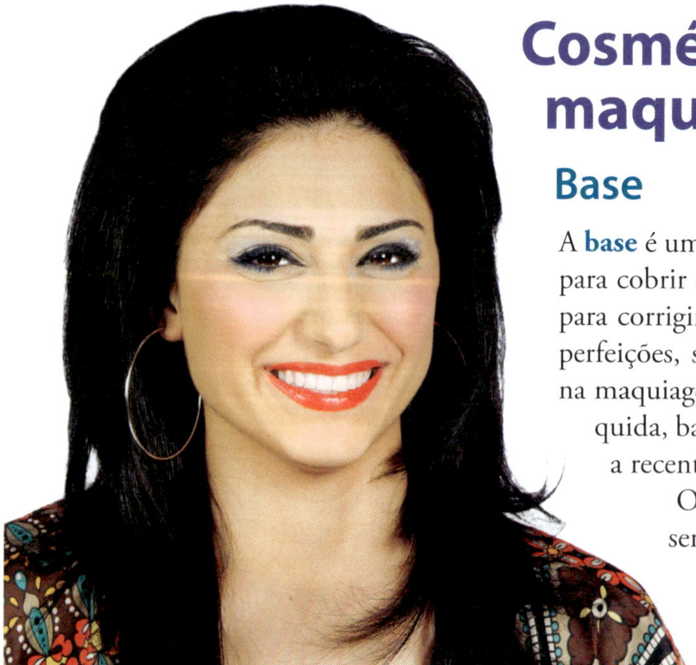

Cosméticos para maquiagem facial

Base

A **base** é um ingrediente cosmético com pigmento utilizado para cobrir ou uniformizar a cor da pele. Pode ser utilizada para corrigir manchas escuras, manchas claras e outras imperfeições, sendo geralmente o primeiro produto aplicado na maquiagem (**Figura 12.3**). Está disponível em forma líquida, bastão ou creme, além da forma em pó, que segue a recente tendência da maquiagem mineral.

Ocasionalmente, um tipo especial de base pode ser aplicado no rosto, o ***primer* com pigmento**. Ele é aplicado antes da base para regularizar e ajudar a disfarçar imperfeições da pele, e está disponível em várias cores: verde, lilás, amarelo, entre outras. Por exemplo, o verde ajuda a disfarçar tons avermelhados na pele, o lilás disfarça os amarelados, o amarelo ajuda a cobrir tons de roxo, como olheiras. Esta ciência é chamada de camuflagem inestética.

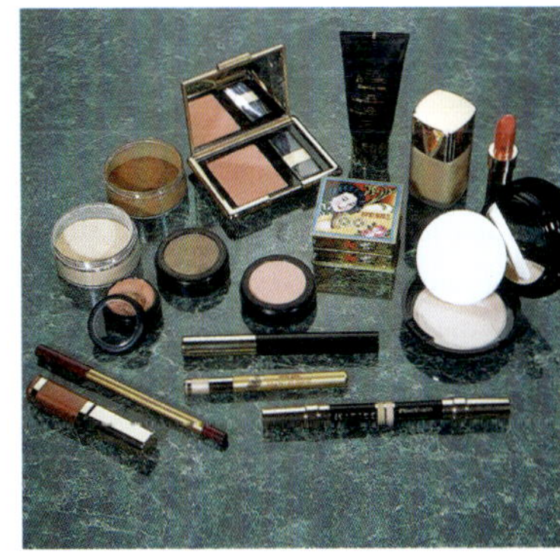

▲ Figura 12.2 Uma ampla gama de produtos cosméticos está disponível para você e seus clientes.

Composição química da base

A maioria dos produtos para maquiagem em forma líquida ou creme são compostos de uma mistura de água e óleo com agentes espalhadores, e contém uma quantidade significante de talco e muitos agentes coloridos chamados *pigmentos.* Pigmentos podem ser minerais naturais ou agentes chamados *lakes* (precipitação de cor solúvel com um sal metálico).

A base líquida, ou a base-d'água, é composta por água em sua maior parte, mas frequentemente contém um emoliente, como um óleo mineral ou silicone, por exemplo o ciclometicone. Algumas bases líquidas contêm alcoóis ou outros agentes secativos para que ela seque mais rápido na pele. A mistura de água e óleo ajuda na aplicação uniforme e mantém as cores suspensas uniformemente no produto. A base a base de água é utilizada, na maioria dos casos, para uma cobertura leve e em peles oleosas e mistas. Ela seca rápido e deixa um acabamento **mate**, ou seja, sem brilho.

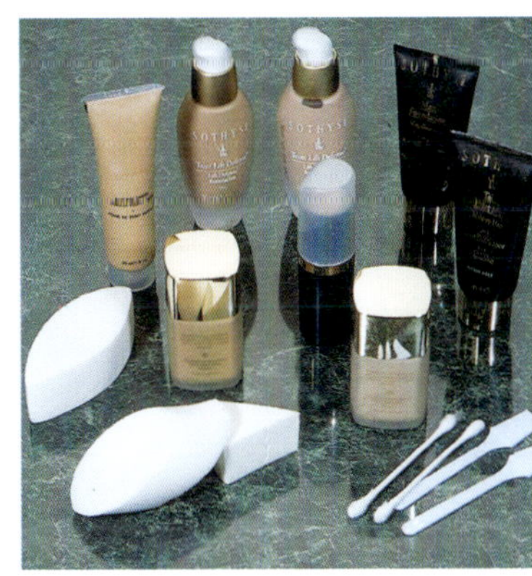

▲ Figura 12.3 Bases.

Algumas bases são comercializadas como *oil free*, isto é, livre de óleo e direcionadas para peles muito oleosas, mas alguns ingredientes cosméticos contêm substitutos aos óleos que podem ser ainda mais oleosos do que aqueles que contêm óleo. Leia os rótulos atentamente e verifique com o fabricante para ter certeza de que o produto foi testado em peles oleosas e propensas a acne são substituídos por ceras ou resinas.

A base em creme, também conhecida como *a base de óleo,* é um produto consideravelmente mais espesso e geralmente vendido em frasco ou lata, podendo conter ou não água. Quanto mais espesso for o produto, menor a probabilidade de conter água. Bases em creme proporcionam uma cobertura mais pesada e geralmente são utilizados em peles secas, elas tendem a deixar um acabamento mais brilhante do que os produtos a base de água. Aplicar base creme em pele oleosa ou com propensão a acne pode obstruir mais os poros.

Há cosméticos que causam a obstrução de poros ou cravos, eles são chamados de *comedogênicos,* ou seja, produzem comedões (cravos).

Todos os tipos de base podem conter ação fotoprotetora solar.

Para sua informação

Algumas empresas cosméticas vendem um produto incolor, a base de silicone, chamado *primer,* que deve ser utilizado após higienizar e hidratar a pele ou como hidratante, antes de qualquer base com pigmento. Ele preenche pequenas rugas, imperfeições ou qualquer superfície em desnível, proporcionando uma pele mais lisa pronta para ser maquiada.

Utilizando a base

Escolher o tom correto de base é extremamente importante para que a maquiagem fique natural. A base deve ser de tom mais próximo possível ao da pele. Para escolher a cor de base, com o cliente sentado em uma área bem iluminada, aplique uma pequena quantidade de base na linha do maxilar. É importante que a cor escolhida corresponda à cor da pele do rosto e pescoço. Se a cor da base for muito clara, o cliente ficará esbranquiçado. Se a cor for muito escura, ficará turvo e manchado.

Toda a maquiagem deve ser aplicada com esponjas descartáveis. Após escolher a cor correta, remova um pouco do produto do frasco com uma

Dica

O corretivo pode ser utilizado sozinho, sem base, se escolhido e aplicado corretamente. Certifique-se de usá-lo com moderação e suavemente nas extremidades, de modo que a pele pareça clara, limpa e uniforme, mas não uma aplicação pesada de maquiagem.

Utilize uma espátula limpa para remover um pouco do produto e coloque-o na paleta ou lenço. Molhe uma esponja no produto e aplique delicadamente, com batidinhas leves sobre a área que precisa de correção. O corretivo também pode ser aplicado diretamente na área com uma haste flexível descartável, então espalhe delicadamente por meio de leves batidinhas com a esponja.

espátula limpa. A base deve ser colocada em uma pequena paleta descartável ou copo plástico para evitar contaminação do frasco inteiro. Utilizando a esponja, espalhe a base por todo o rosto aos poucos. O produto deve corresponder com a cor da pele o máximo possível. Evite as **linhas de demarcação**, que é uma linha óbvia que marca o início e o término da base. Quando se aplica base de cor correta e se bem misturada com a cor natural da pele, as linhas de demarcação são invisíveis.

Geralmente aplica-se a base em creme na esponja para depois espalhá-la sobre a pele, já a base líquida, sob forma de pequenos pontos para que rapidamente sejam espalhados com uma esponja.

A base mineral, em pó, é aplicada com um pincel largo e com muitas cerdas, chamado pincel Kabuki. O pó mineral contém bastante pigmento para cobertura, este adere à pele, proporcionando uma cobertura com aparência natural.

Corretivos

Corretivos são tipo de base espessa e pesada utilizada para esconder olheiras, manchas escuras e outras imperfeições. Eles contêm mais talco ou pigmento para uma cobertura mais pesada, estão disponíveis em grande variedade de cores e deve corresponder à cor da pele o máximo possível. Caso isso não ocorra, o corretivo pode chamar a atenção para a área em vez de escondê-la. As embalagens são latas, frascos ou tubos com aplicador.

Alguns corretivos contêm ingredientes que hidratam ou controlam a oleosidade, e outros, atualmente, ingredientes com ação antiacne para ser utilizados nesse tipo de pele.

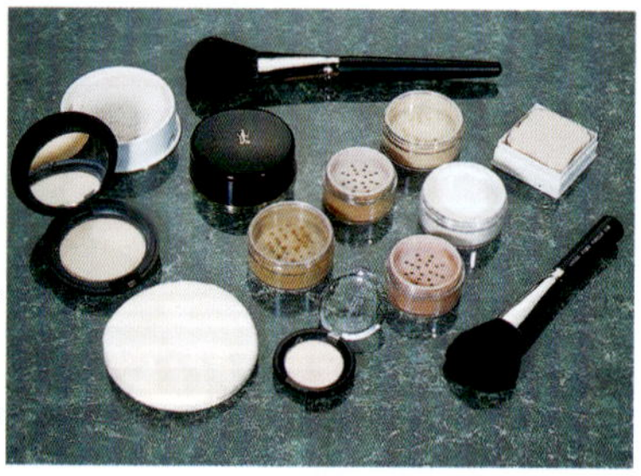

▲ **Figura 12.4 Formas mais comuns de pó facial.**

Pó facial

O **pó facial** é um pó cosmético, às vezes colorido e perfumado, que dá acabamento fosco e sem brilho ao rosto. Ajuda a absorver a oleosidade excessiva e minimiza o aspecto brilhante de peles oleosas e é utilizado em conjunto com a base, facilitando a aplicação de outros pós, como *blush* (**Figura 12.4**).

O pó facial está disponível em duas formas: solto e compacto. O pó compacto é misturado com agentes ligantes para mantê-lo compactado na embalagem, o solto não contém agentes ligantes e está disponível em frascos.

Ambos os pós geralmente são misturados com talco ou amido de milho com adição de pigmentos; os que contêm muito pigmento são os *translúcidos*, que não têm função de pigmentar a pele sobre a base. Agentes aglutinantes, como estearato de zinco, são adicionados para pressionar a base e ajudá-la a aderir à pele. Se um pó colorido é utilizado, a cor deve corresponder com o tom natural da pele.

Aplicação do pó

O pó solto é aplicado com um pincel largo próprio para esse fim. Remova um pouco do conteúdo da embalagem e coloque em um copo descartável ou lenço, passe o pincel sobre o pó e passe-o sobre o rosto. Certifique-se de que todo o rosto esteja coberto e remova qualquer excesso. Você também pode utilizar uma bola de algodão descartável para essa aplicação. O pó também pode ser utilizado para limpar excesso de *blush* ou sombra e nunca deve aparentar endurecimento, listras ou manchas após a aplicação.

O pó compacto é vendido também como um produto para retoque, pois pode ser facilmente carregado na bolsa. Estes produtos normalmente vêm com um aplicador estilo almofadinha, que nunca devem ser utilizados no salão, pois são de difíceis limpeza e desinfecção.

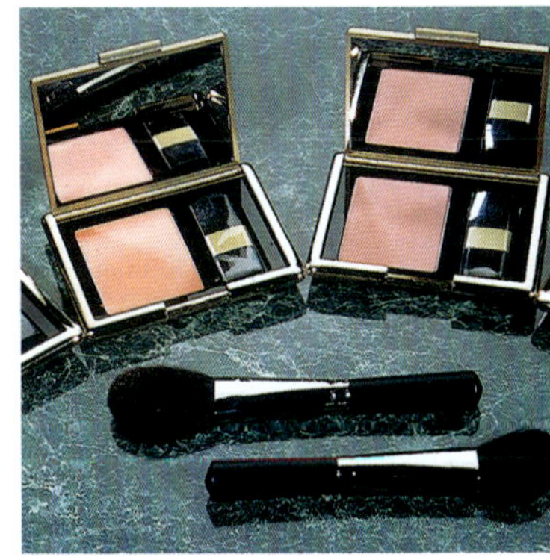

▲ Figura 12.5 **Cor das bochechas.**

Cor das bochechas

O ***blush*** ou ruge utilizado para primeiramente dar um brilho natural às bochechas também pode dar uma leve cor extra ao rosto. Está disponível em pó, gel e creme (**Figura 12.5**).

Os maquiadores tradicionalmente utilizam *blush* em creme; entretanto a versão em pó é mais fácil de usar e muito mais popular. O *blush* em creme é utilizado imediatamente após a base para incorporar as cores, o em pó, após a base e pó facial terem sido aplicados.

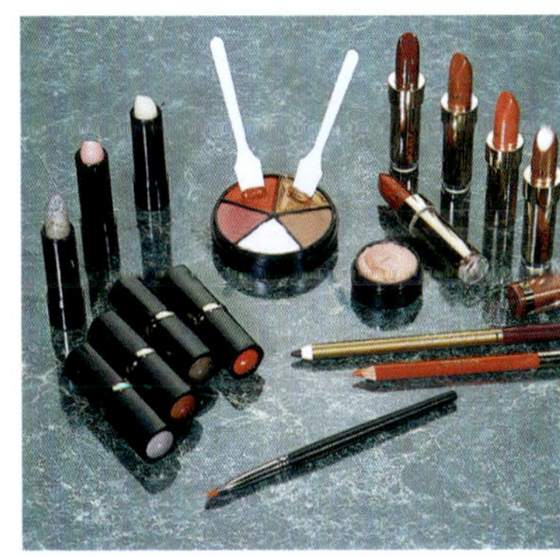

▲ Figura 12.6 **Batom.**

Utilizando o blush em pó

Após aplicar base e pó facial, pegue um pincel de *blush* limpo ou descartável e passe o pincel de uma vez. Não repasse o pincel! Como alternativa, uma bola de algodão descartável pode ser utilizada.

Olhe para o rosto do seu cliente com cuidado e note a parte inferior da bochecha, logo abaixo do osso. Aplique o *blush* com pequenas passadas na área abaixo do osso da bochecha e áreas em que a luz natural normalmente aparece. A aplicação deve parecer leve e natural, a cor deve parecer sumir aos poucos sobre a base. É melhor aplicar pouco *blush* do que muito. Você pode sempre colocar mais se necessário.

Nunca aplique *blush* em círculos na maçã do rosto, além do canto do olho ou para dentro, entre o osso da bochecha e o nariz.

Batom

O **batom** é um cosmético pastoso utilizado para mudar ou realçar a cor dos lábios. Vem geralmente em tubo plástico ou metálico e está disponível em grande variedade de cores. (**Figura 12.6**). Alguns contêm agentes hidratantes para umedecer os lábios ou protetor solar para proteger contra a exposição ao sol. São muitas as formas disponíveis, como creme, *gloss*, lápis, gel, e bastões e são compostos de uma mistura de óleos, ceras e pigmentos.

Em foco

VENDA DE VAREJO

A venda de cosmético é uma boa maneira de aumentar seus lucros. A maioria dos salões pagará de 5 a 1 por cento de comissão para cada produto vendido. Se você focar em vender para cada cliente, a comissão aumentará rapidamente. Não é incomum para um profissional da área de estética e beleza, que vende maquiagem constantemente, pagar viagens ou até parcelas de um carro somente com esse extra, além disso você ajudará seus clientes dando conselhos profissionais e permitindo-os comprar maquiagem enquanto fazem outros serviços no salão. Se você não tirar proveito dessa oportunidade, a concorrência certamente o fará.

Em foco

VENDA DE VAREJO

Batons são uma grande oportunidade de vendas, se for mulher, pense em quantos batons você tem. A maioria das mulheres tem muitos batons, *gloss* e lápis labial. Algumas carregam mais de 5 na bolsa. Sugira algumas cores para seu cliente e uma variedade de acabamentos. O batom é um jeito simples de mudar o *look* e uma boa maneira de melhorar o visual e iluminar o dia.

Selecionar a cor certa de batom requer algum talento e entendimento da teoria das cores. A cor do batom deve se misturar, e não coincidir, com o cabelo do cliente, a cor dos olhos e a maquiagem.

A tendência da moda também determina a cor de batom e o método de aplicação. Têm-se apontado cores claras e fortes, brilho *versus* fosco, e vários estilos de aplicação.

O batom, ao menos que seja do cliente, nunca deve ser aplicado diretamente na boca. É necessário que ele seja removido da embalagem e aplicado com aplicador descartável, que nunca deve ser reutilizado. Também pode ser removido da embalagem por meio de uma espátula e colocado em uma paleta, e então ser aplicado livremente.

Após colocar o batom no pincel, comece a aplicar nos cantos posteriores e trabalhe em direção ao centro e repita no lado oposto. No centro da boca, aplique com movimentos circulares, seguindo a linha natural dos lábios e repita no lábio inferior. O batom após aplicado deve estar uniforme e simétrico nos dois lados da boca.

O **lápis labial** é um lápis colorido, utilizado para contornar os lábios e evitar que o batom borre em pequenas linhas ao redor da boca. Está disponível em lápis fino, grosso e bastão retrátil e geralmente é aplicado antes do batom para definir o formato dos lábios. Escolha uma cor que "converse" com a do batom escolhido. A cor do lápis labial não deve ser drasticamente diferente do tom natural dos lábios e do batom.

Antes de aplicar, aponte o lápis e limpe-o após a utilização. Lembre-se de limpar e desinfetar o seu apontador também.

Comece a contornar o lábio superior pelo canto em direção ao centro e repita no lado oposto. No centro da boca, aplique com movimentos circulares, seguindo a linha natural dos lábios. Contorne o lábio inferior começando pelo canto em direção ao centro.

Sombra

A **sombra** é um cosmético aplicado nas pálpebras para acentuar ou contorná-las. Está disponível em quase todas as cores do arco-íris, de quente a fria, neutra a brilhante, clara a escura. Algumas sombras em pó são feitas para serem utilizadas com ou sem água. Elas também estão disponíveis em uma variedade de acabamentos que inclui metálico, fosco, iluminado ou molhado.

A sombra pode ser em creme, pó compacto, bastão ou pó seco, e geralmente vem com um aplicador (**Figura 12.7**).

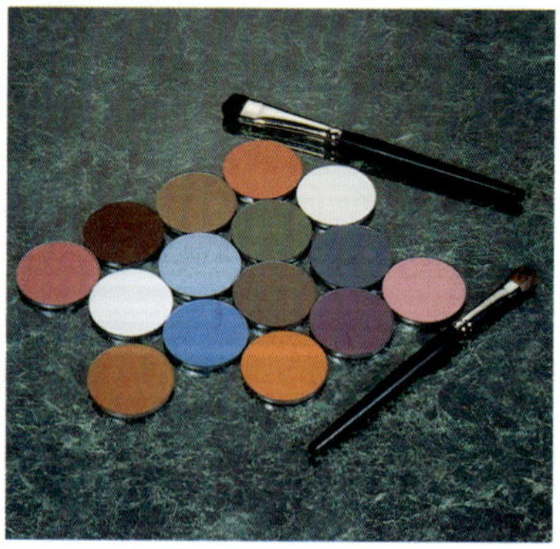

▲ Figura 12.7 Sombras.

Aplicando a sombra

Quando aplicada nas pálpebras, a cor do olho e o sombreamento natural fazem que os olhos aparentem ser mais brilhantes e expressivos. Combinar a cor dos olhos com a da sombra cria um aspecto plano e deve ser evitado. Utilizar uma cor que não seja a natural do olho, como uma cor de contraste ou complementar, pode realçar os olhos. Utilizar cores claras e escuras juntas também pode trazer atenção a essa área.

Geralmente, um tom escuro de olho faz que a cor natural da íris pareça ser mais clara, enquanto um tom claro, que a íris aparente ser mais escura. A única regra para maquiagem dos olhos é que a cor da sombra destaque os olhos, e as cores devem ser mais sutis quando utilizadas durante o dia. Se desejar, a cor da sombra pode coincidir com a cor da roupa.

As cores de sombra geralmente são classificadas como de destaque, básicas e de contorno. Uma cor de destaque é mais clara que o tom da pele e pode ter qualquer acabamento. Os acabamentos mais populares para cores de destaque são fosco e brilhante. Como o nome sugere, as cores de destaque evidenciam uma área específica, como o côncavo (osso orbital), logo abaixo das sobrancelhas. Lembre-se de que uma cor clara fará que a área pareça maior.

Uma cor básica geralmente é um tom médio, próximo ao tom natural da pele, disponível em vários acabamentos. As cores básicas geralmente são utilizadas para uniformizar o tom de pele dos olhos e ajudar a cobrir tons avermelhados da pele e descolorações da pálpebra. Uma cor básica geralmente é aplicada por toda a pálpebra e no côncavo, dos cílios a base da sobrancelha, antes da aplicação de outras cores, proporcionando assim uma superfície mais lisa e uniforme para a aplicação de outras cores. Se a cor básica for utilizada como a única no *look*, prefira as que tenham um acabamento mais fosco.

A cor de contorno é, em qualquer acabamento, mais profunda e escura que o tom da pele. É aplicada para minimizar uma área específica, disfarçar rugas ou definir a linha dos cílios.

Para aplicar sombra, remova o produto da embalagem com uma espátula e então utilize um aplicador novo ou um pincel limpo. A menos que você esteja fazendo maquiagem corretiva, aplique a cor próximo aos cílios na pálpebra superior, espalhando delicadamente para cima e para fora. Misture para chegar ao efeito desejado. Mais de uma cor pode ser utilizada para chegar a um efeito particular.

Em foco

VENDA DE VAREJO

Um dos maiores desafios que as mulheres enfrentam na compra de cosméticos é encontrar as cores e acabamentos corretos. Quando você começa a utilizar a linguagem específica e "colorida", haverá grande melhora nas suas técnicas de venda. Considere utilizar frases persuasivas, como:

- "Essa sombra chocolate realmente faz seus olhos verdes ficarem lindos."
- "Você tem um ótimo sorriso. Esse novo batom pêssego vai realçá-lo."
- "Que vestido lindo! Com esse lápis de olho prata vai ficar ainda mais incrível!"

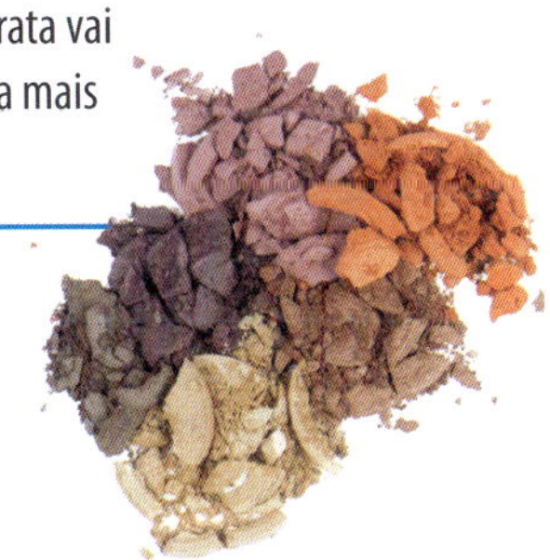

Lápis de olho

O **lápis de olho** é um cosmético utilizado para contornar e realçar os olhos. Está disponível em grande variedade de cores, em lápis, compacto ou canetas de ponta porosa.

Com um lápis de olho você pode criar uma linha nas pálpebras, próximo à linha dos cílios para aumentar os olhos e dar volume aos cílios (**Figura 12.8**).

O lápis é composto por uma cera (parafina) ou base de óleo endurecida (petróleo) com uma variedade de aditivos para criar cores. Disponível em formas duras e macias para serem utilizadas nas sobrancelhas, nas pálpebras e na linha dos cílios.

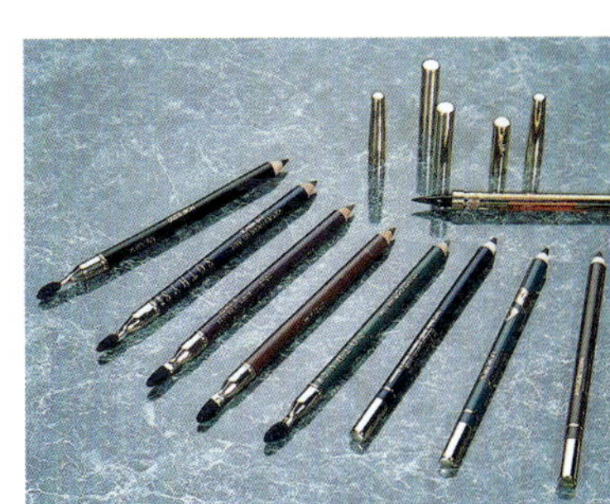

Figura 12.8 ▶ **Lápis de olho.**

Dica

A sombra em pó compacta pode ser aplicada nos olhos com um pincel delineador para criar um efeito linear suave. Para utilizar tanto o lápis quanto a sombra delineadora, pode ser útil esticar a pele dos olhos, de baixo para cima, para garantir uma aplicação suave.

Usando o lápis de olho

A maioria dos clientes prefere que a cor do lápis seja a mesma dos cílios ou da máscara para cílios para um *look* mais natural. Cores mais dramáticas podem ser escolhidas dependendo das tendências da moda.

Seja extremamente cauteloso ao aplicar o lápis. Você precisa ter a mão estável e certeza de que seu cliente não se moverá. Apontar o lápis e limpar com um lenço limpo antes de cada utilização remove as partes que tocaram clientes anteriores. Lembre-se também de limpar o apontador antes de cada utilização. Aplique na área desejada com pequenas passadas e leve pressão, o local mais comum de se utilizar o lápis é próximo à linha dos cílios. Para aplicação de delineador em pó, coloque uma pequena quantidade sobre um lenço e aplique nos olhos com um aplicador descartável ou um pincel limpo. Se desejar, molhe o pincel antes de aplicar para um *look* mais dramático.

Cuidado

Nos Estados Unidos, de acordo com a Associação Americana de Medicina, o lápis não deve ser aplicado na linha dos cílios interna do olho, pois pode causar infecção do canal lacrimal, resultando em lacrimejamento, embaçamento da vista e pigmentação permanente da mucosa da membrana que reveste o interior do olho.

Cor da sobrancelha

O **lápis de sobrancelha** é utilizado para dar cor e forma à sobrancelha, geralmente após a remoção de pelos. Eles podem ser utilizados para escurecer as sobrancelhas, corrigir o formato e preencher falhas. O pó compacto para sobrancelha é parecido com a sombra compacta e é aplicado com um pincel. Ele adere aos pelos da sobrancelha fazendo que ela fique mais escura e mais cheia.

A composição cosmética dos lápis de sobrancelha é parecida com a do lápis de olho, e a do pó compacto para sobrancelha é semelhante à da sombra.

Colorindo a sobrancelha

Aponte o lápis de sobrancelha e limpe com um lenço limpo antes de utilizá-lo. Limpe o apontador antes de cada utilização. Para aplicação do pó, coloque uma pequena quantidade sobre um lenço e aplique nos olhos com um aplicador descartável ou um pincel limpo. Evite contraste drástico entre o cabelo e a cor da sobrancelha, como cabelos loiros ou brancos com sobrancelha preta.

De acordo com a Sociedade Brasileira de Dermatologia, remenda-se, lavar os pincéis e deixar secar em local seco e arejado.

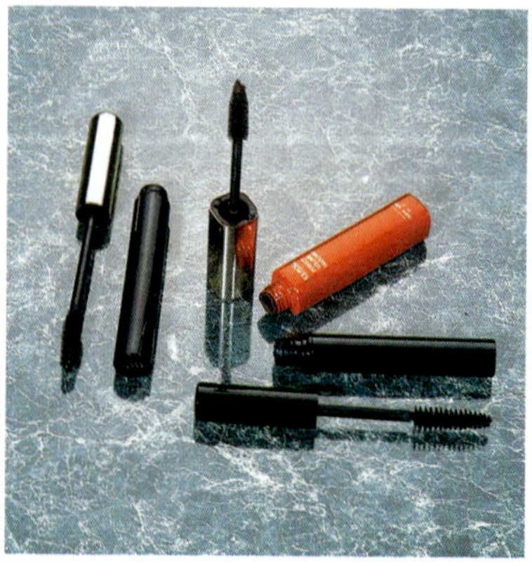

▲ Figura 12.9 **Máscara para cílios.**

Máscara para cílios

A **máscara** é um cosmético utilizado para endurecer, definir e engrossar os cílios. Está disponível em solução, pomada e creme e em uma variedade de tons e cores (**Figura 12.9**). Os pincéis da máscara podem ser retos ou curvos, com cerdas finas ou grossas e as cores mais populares são os tons de marrom e preto, que acentuam a cor natural dos cílios ao engrossá-los e alongá-los.

A máscara está disponível em um tubo com aplicador. Ambos são produtos cosméticos poliméricos que incluem água, cera, espessantes, formadores de filme e conservantes. Os ingredientes cosméticos da máscara devem ser inertes (incapazes de reagir com outros elementos) e geralmente são preto de carbono, carmim, azul ultramarino, óxido de cromo e óxidos de ferro. Alguns aplicadores contêm fibras de raión ou náilon para alongar e engrossar os cílios.

Usando a máscara

A máscara pode ser passado em todos os cílios, de um canto a outro. Utilizando um aplicador descartável, mergulhe-o no tubo e aplique da base dos cílios em direção das pontas, garantindo que seu cliente esteja confortável ao longo de todo o processo. Descarte o aplicador e nunca volte a mergulhá-lo.

Se você utilizar um curvex, os cílios devem ser curvados antes da aplicação da máscara. Se os cílios forem curvados após, os cílios podem quebrar ou cair. Sempre tenha muito cuidado ao utilizar um curvex.

A maneira mais fácil de aprender a utilizar esta ferramenta é pela observação. Peça a seu instrutor para demonstrar antes de tentar utilizá-lo em alguém.

Para sua informação

Atualmente, existe no mercado cosmético demaquilante com solução micelar. Apresentam miscelas que retiram com facilidade a maquiagem sem agredir a pele.

Outros cosméticos

Demaquilante é uma solução preparada para remoção da maquiagem. A maioria dos cosméticos é à prova-d'água, por isso os tônicos geralmente são ineficientes para a remoção. Os demaquilantes são a base de óleo ou água. Os a base de óleo geralmente contêm óleo mineral com uma pequena quantidade de fragrância adicionada. Os a base de água são compostos de uma solução de água e outros solventes.

A ***greasepaint*** (maquiagem teatral) é uma maquiagem pesada, utilizada para fins teatrais. O ***pancake*** é um cosmético pesado de cobertura de pele, compactado e aplicado no rosto com uma esponja umedecida. Fora do teatro, é comum sua utilização para cobrir cicatrizes e problemas de pigmentação.

Pincéis de maquiagem e outras ferramentas

Os pincéis estão disponíveis em grande variedade de formas e tamanhos (**Figura 12.10**), podem ser feitos de fibra sintética ou pelo de animal, com cabos de madeira ou metal. Os pincéis e instrumentos mais comuns estão listados a seguir:

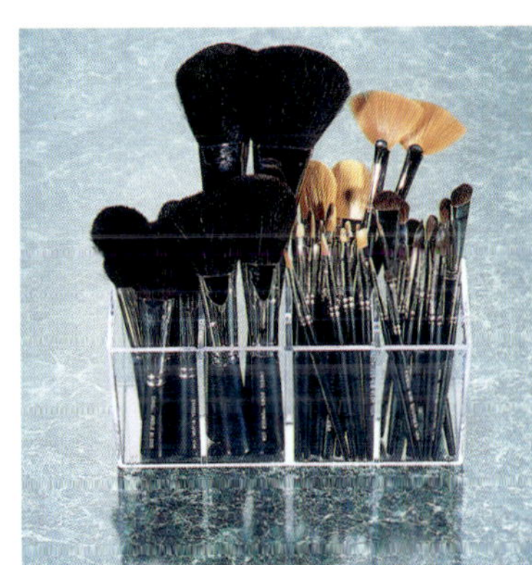

▲ Figura 12.10 **Pincéis de maquiagem.**

- **Pincel para pó**. Largo e macio, utilizado para aplicação de pó e para espalhar cores aplicadas.
- **Pincel para *blush***. Menor e mais cônico que o pincel para pó, excelente na aplicação de *blush* nas bochechas.
- **Pincel para corretivo**. Geralmente estreito e firme, com borda plana, utilizado na aplicação de corretivo ao redor dos olhos ou sobre manchas claras.

Dica

Aplique a máscara com cuidado. O acidente mais comum com máscara é encostar o aplicador no olho. Pratique essa aplicação repetidamente até ter confiança suficiente para fazê-lo em clientes.

- **Pincel labial**. Parecido com o pincel para corretivo, com borda mais cônica. Pode ser utilizado na aplicação de corretivo ou batom.
- **Pincel para sombra**. Disponível em grande variedade de tamanhos e com acabamentos do macio ao firme. Quanto mais macio e largo, mais difusa e espalhada ficará a sombra. Um pincel firme é melhor para a aplicação de cores densas do que para espalhar.
- **Pincel delineador**. Fino, cônico e de cerdas firmes. Utilizado na aplicação de delineador líquido.
- **Pincel chanfrado**. Firme, com cerdas firmes e cortadas em ângulo para facilitar a aplicação de sombra nas sobrancelhas ou na linha dos cílios.
- **Pincel para cílios e sobrancelhas**. Parecido com um pente, é utilizado para remover o excesso de máscara dos cílios ou para pentear a sobrancelha.
- **Pinça**. Disponível em metal ou plástico. Utilizada para remover pelos faciais em excesso.
- **Curvex**. Dispositivo de metal ou plástico utilizado para levantar e encurvar os cílios superiores.
- **Apontador de lápis**. Utilizado antes de toda aplicação de lápis nos olhos e lábios para garantir higiene.

Cuidados com os pincéis de maquiagem

Se investir em pincéis de qualidade, você os terá por anos. Cuide bem deles limpando-os cuidadosamente.

Uma solução comercial de limpeza pode ser utilizada para uma limpeza rápida dos pincéis. O spray instantâneo de limpeza contém um nível muito alto de álcool e não é recomendado, pois irá ressecar os pincéis ao longo do tempo. Uma limpeza delicada com xampu ou solvente para pincéis deve ser feita para realmente limpá-los. Esses produtos não irão prejudicá-los e podem fazer que durem mais. Uma nota importante: o pincel deve sempre ser colocado em água corrente ou não e com a virola (arco de metal que mantém as cerdas unidas) direcionada para baixo, pois se voltada para cima, a água irá remover a cola que une as cerdas. Enxágue-os inteiramente após a limpeza.

O pincel toma a forma conforme as cerdas forem secas, por isso arrume a posição delas ainda molhadas e deixe o pincel deitado para secar.

Instrumentos descartáveis

Os instrumentos descartáveis estão listados a seguir:

- **Esponjas**. Disponíveis em grande variedade de tamanhos e formatos, incluindo cunhas e círculos, e funcionam bem na aplicação de base, *blush* em creme, pó, pó compacto e corretivo.
- **Esponjas de algodão ou para pó**. Podem ser feitas de veludo ou algodão e são utilizadas para aplicar e espalhar pó compacto, base em pó ou *blush* em pó.

- **Aplicador de máscara**. Feito de plástico e utilizado na aplicação de máscara. Descartáveis para garantir higiene adequada.
- **Espátulas**. De madeira ou plástico, com base larga ou achatada, utilizadas na remoção de maquiagem como batom, corretivo, base, pó compacto, *blush* e sombra de suas embalagens.
- **Pincel labial descartável**. Pode ser de plástico ou algum outro material sintético. Utilizado para aplicar o batom higienicamente.
- **Aplicadores de sombra com ponta de esponja**. Utilizados na aplicação de sombra e batom ou para espalhar delineador. Pode ser utilizado para remover maquiagem excessiva dos olhos e lábios.
- **Cotonetes.** Pode ser utilizado na aplicação de sombra, para espalhar delineador ou remover maquiagem excessiva dos olhos e lábios.
- **Almofadas de algodão**. Pode ser utilizado com adstringente ou demaquilante. Também utilizadas na aplicação de produtos em pó, como *blush*. ☑ **OA1**

Teoria das cores na maquiagem

Conhecer bem o funcionamento das cores é essencial para a aplicação de maquiagem com excelência. A percepção das cores varia de pessoa para pessoa, e pode levar um tempo para se aprender a vê-las naturalmente e com facilidade.

O guia a seguir ajudará a relembrar a teoria das cores primárias, secundárias e terciárias, bem como cores quentes, frias e complementares.

Cores primárias são as cores fundamentais que não podem ser obtidas com nenhuma mistura. As cores primarias são amarelo, vermelho e azul (**Figura 12.11**).

As cores secundárias são obtidas pela mistura de partes iguais de duas cores primárias. Amarelo misturado com vermelho resulta em laranja; vermelho com azul, em violeta; amarelo e azul, em verde (**Figura 12.12**).

As cores terciárias são obtidas pela mistura de uma cor secundária com sua cor primária vizinha na roda de cores, em quantidades iguais. Essas cores são chamadas de cores primárias primeiras e cores secundárias segundas. Por exemplo, quando misturamos azul (uma cor primária) com a mesma quantidade de violeta (cor secundária vizinha), nós chamamos a cor resultante de violeta-azulado (**Figura 12.13**).

Cores complementares são cores primárias e secundárias posicionadas diretamente opostas umas às outras na roda de cores. Quando misturadas, cancelam umas às outras

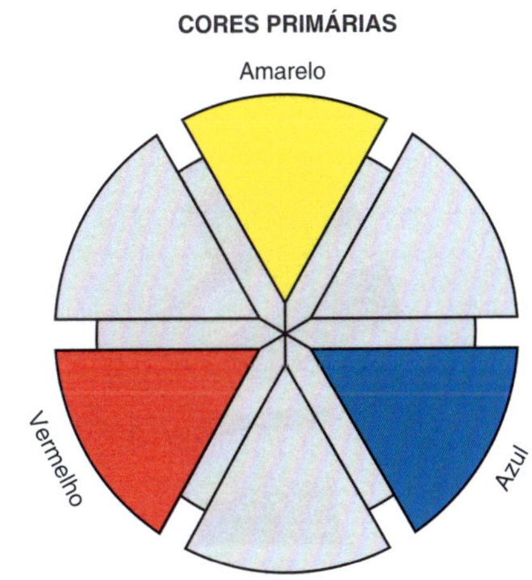

▲ Figura 12.11 Cores primárias.

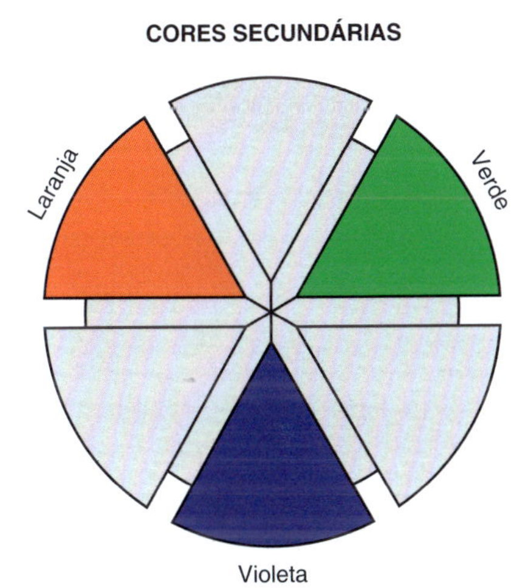

▲ Figura 12.12 Cores secundárias.

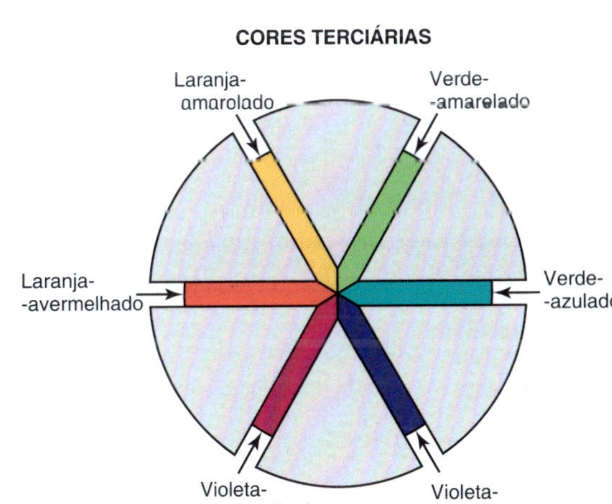

▲ Figura 12.13 Cores terciárias.

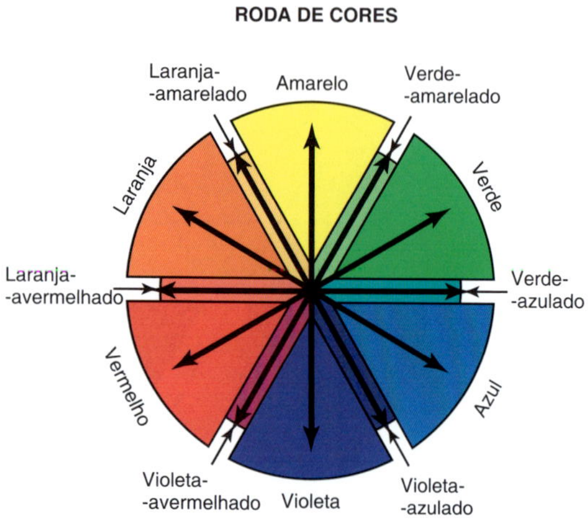

▲ Figura 12.14 **Cores complementares.**

para criar um marrom ou cinza neutro. Se cores complementares forem colocadas uma próxima à outra, cada cor faz que a outra pareça ser mais brilhante por causa do contraste intenso. Por exemplo, se você colocar azul próximo ao laranja, o azul parecerá mais azul e o laranja, mais brilhante. Faça o teste com marcadores ou papéis coloridos para essa comparação. O conceito de cores complementares é útil para determinar a escolha das cores. Por exemplo, a utilização de cores complementares irá enfatizar a cor dos olhos, fazendo que pareçam mais brilhantes (**Figura 12.14**).

Cores quentes e frias

Saber a diferença entre cores quentes e frias é essencial para seu sucesso como maquiador. Essa é a base para toda seleção de cores, e entender a diferença irá permitir que você realce as cores na maquiagem de seu cliente.

Ao olhar para a roda de cores, pense nela como uma ferramenta para determinar a sua escolha. Há três fatores a considerar para a escolha de cores da maquiagem de seu cliente: cor da pele, cor dos olhos e cor dos cabelos.

Determinando a cor da pele

Para determinar a cor da pele, deve-se primeiro decidir se a ela é clara, média ou escura. Em seguida, determine se o tom da pele é quente ou frio (use a **Tabela 12.1** como guia). No início você poderá não ver as cores da pele como realmente são. A habilidade para o desenvolvimento dessa percepção leva tempo e requer prática.

As **cores quentes** vão desde o amarelo e dourado, passando pelo laranja, laranja-avermelhado, grande parte dos tons de vermelho e até mesmo alguns tons de verde-amarelado. As **cores frias** sugerem calma e predominam os tons de azul, verde, violeta e vermelho-azulado (**Figura 12.15**). Você vai perceber que os tons de vermelho podem ser tanto quentes como frios. Se o vermelho tiver base no laranja, é considerado quente. Se for baseado em tom azul, frio. O verde funciona da seguinte

Tabela 12.1 – Tons e cores da pele

SINAIS E CONDIÇÕES ASSOCIADOS COM OS TIPOS DE PELE		
CORES DA PELE	QUENTE	FRIA
Pele clara	Amarelo, dourado, pêssego-claro	Rosa ou levemente rosado (avermelhado); subtons floridos.
Pele média	Amarelo, laranja amarelado, vermelho	Oliva (verde-amarelado)
Pele escura	Vermelho, marrom alaranjado, marrom avermelhado	Oliva escuro, azul, preto-azulado, ébano

maneira: se um tom de verde contém mais dourado, é considerado quente; se tiver mais azul, frio.

Você poderá ouvir algumas pessoas se referirem a uma cor dizendo que em tal cor contém muito azul. Por exemplo, "esse batom tem uma base azul" ou "aquele *blush* é muito azul". Isso não significa que a cor seja verdadeiramente azul, mas que quando os pigmentos foram misturados para criar tal cosmético, um pigmento de cor azul foi adicionado à fórmula. A princípio, o que você está vendo poderá parecer violeta ou magenta.

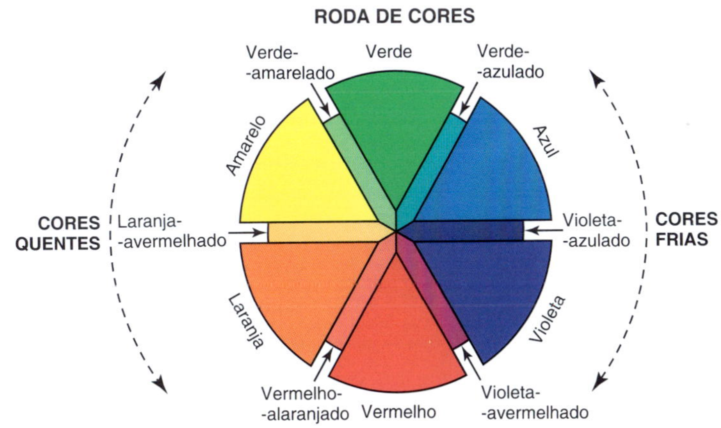

© Milady, parte da Cengage Learning.

▲ Figura 12.15 **Cores quentes e frias.**

Selecionando as cores da maquiagem

Definidas as cores quentes e frias, é hora de aprender um sistema que fará que você se sinta mais confortável ao escolher as cores de maquiagem para seus clientes. Lembre-se de que essa é apenas uma forma, a arte de maquiar oferece mais de uma para atingir o resultado desejado.

Um tom neutro de pele contém elementos quentes e frios, independentemente de quão clara ou escura a pele seja. Lembre-se sempre de que a cor da base deve corresponder à cor da pele ou devem ser usadas as técnicas corretivas discutidas mais adiante neste capítulo.

Uma vez definida se a pele é clara, média ou escura, você poderá escolher as cores para maquiar olhos, bochechas e lábios que irão harmonizar com a cor da pele, ou tentar contrastar para dar maior impacto. A maioria dos níveis e tons de pele pode vestir uma surpreendente variedade de cores de olhos, bochechas e lábios.

- Se a cor da pele for clara, você poderá usar cores claras para uma aparência suave e natural. Cores entre o médio e o escuro irão criar uma aparência mais dramática.
- Se for média, tons médios irão criar uma aparência mais suave. Tons claros ou escuros irão proporcionar mais contraste e parecerão mais fortes.
- Se for escura, tons escuros serão mais sutis, os brilhantes e que variam de médio a médio-claro serão mais marcantes e vívidos (**Figura 12.16**).

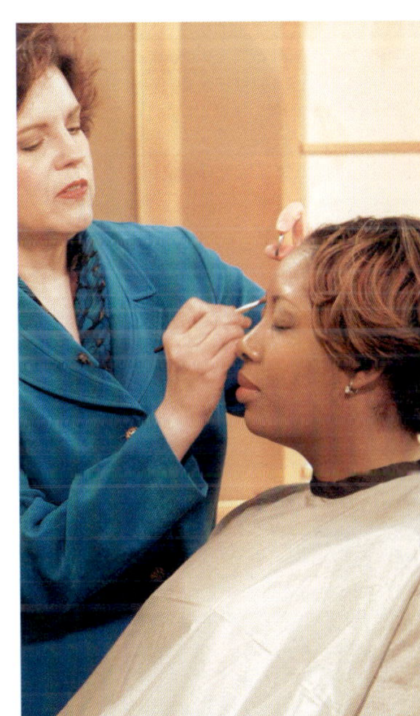

© Milady, parte da Cengage Learning. Fotografia de Larry Hamill.

▲ Figura 12.16 **Escolha cosméticos que acentuem as cores da pele e dos cabelos de seu cliente.**

Cuidado ao escolher tons mais claros do que a pele, se claro demais, ela ficará cinza ou esbranquiçada. Procure cores translúcidas ou difusas caso você escolha esses tons para o uso em uma pele escura.

Cores complementares para olhos

No início, ao recomendar as cores dos olhos, bochechas e lábios, tons neutros serão sempre a escolha mais segura. Eles contêm elementos quentes e frios e caem bem sobre qualquer cor de pele, de olhos ou cabelo. Eles têm variações de marrom ou cinza. Por exemplo, eles poderão ter uma base quente ou fria com tons marrons, ou você poderá escolher um marrom-ameixa, que pode ser considerado neutro frio. O marrom-alaranjado, neutro quente. Cinza-carvão é um neutro frio, bem como o cinza-azulado.

Contrariando a cultura popular, corresponder a cor dos olhos com uma cor de sombra não é a melhor forma de realçar essa área, pois isso cria uma região sem destaque. Ao contrastar a cor dos olhos com cores complementares, a cor é realçada de forma mais efetiva.

A lista a seguir é um processo de seleção de cores da maquiagem dos olhos. Você poderá consultar a roda de cores como referência e auxílio adicional para determinar as cores complementares.

Revisando os passos de seleção de cores

1. Determine o tipo da pele: claro, médio ou escuro.
2. Determine o subtom da pele: quente, frio ou neutro.
3. Determine a cor dos olhos: azul, verde, castanho e assim por diante.
4. Determine as cores complementares.
5. Determine a cor do cabelo: quente ou frio.
6. Escolha as cores da maquiagem dos olhos com base nas cores contrastantes ou complementares.
7. Sincronizar as cores de bochecha e lábios dentro da mesma família de cores: quente, fria ou neutra.
8. Aplique a maquiagem.

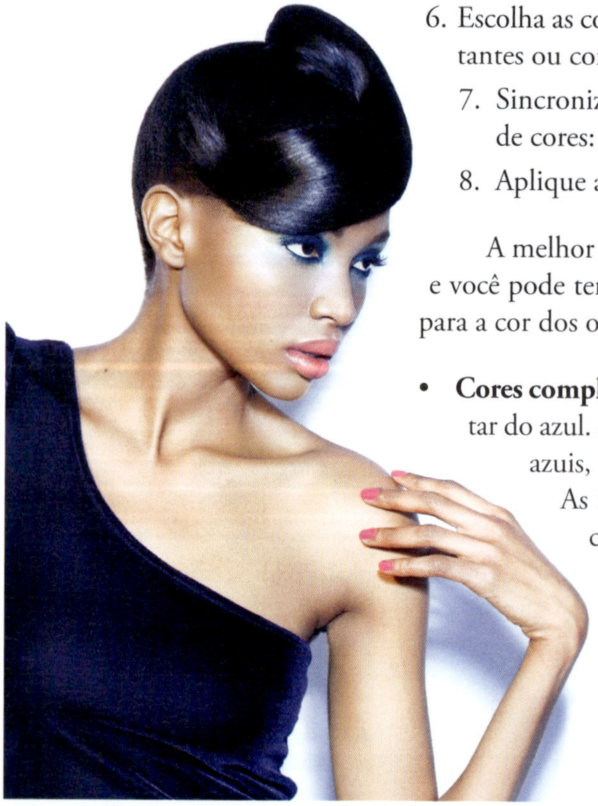

A melhor parte da escolha de cores é a infinidade de possibilidades e você pode tentar um ou todos os métodos. As cores complementares para a cor dos olhos estão resumidas a seguir:

- **Cores complementares para olhos azuis** – laranja é a cor complementar do azul. Sombra com tons de amarelo e vermelho realçam os olhos azuis, pois essas cores estão presentes na composição do laranja. As mais comuns são dourado, marrons-alaranjados quentes, como pêssego e cobre; marrons-avermelhados, como malva e ameixa; e neutros, como pardo e caramelo.
- **Cores complementares para olhos verdes** – vermelho é a cor complementar ao verde. Como sombras vermelhas tendem a deixar os olhos com aparência de cansados ou avermelhados, tons puros de vermelho não são recomendados, então

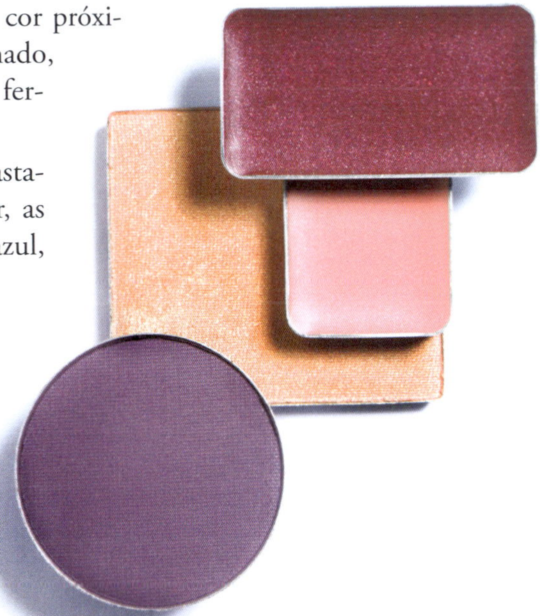

você pode utilizar vermelhos a base de marrom ou outra cor próxima ao vermelho na roda de cores, como laranja-avermelhado, violeta-avermelhado e violeta. Cores populares são cobre, ferrugem, rosa, ameixa, malva e roxo.

- **Cores complementares para olhos castanhos** – olhos castanhos são neutros e neles pode ser utilizada qualquer cor, as mais recomendadas são as contrastantes, como verde, azul, cinza e prata.

Adicionar cores aos lábios e bochechas

Após ter escolhido a maquiagem para os olhos, utilize a roda de cores para determinar se as suas escolhas são quentes ou frias, e então coordene a maquiagem das bochechas e lábios na mesma família das cores dos olhos. Por exemplo, se seu cliente tem olhos verdes, você deve recomendar olhos ameixa, que é uma cor fria. Agora você deve permanecer com cores frias para as bochechas e lábios a fim de harmonizar com a maquiagem dos olhos. Você também pode escolher cores neutras, já que elas contêm elementos quentes e frios e ficam bem com qualquer maquiagem de olhos.

Cores dos olhos e cabelos

A cor dos cabelos também deve ser considerada para determinar a cor da maquiagem. Por exemplo, se uma mulher tem olhos azuis, seu instinto pode ser de selecionar cores com base de laranja para os olhos como opção complementar, mas se ela tiver cabelo preto-azulado, frio, o laranja não será muito adequado. Nesse caso, cores frias harmonizariam melhor com a cor do cabelo. Violeta-avermelhado (ameixa) seria uma cor mais interessante. Veja o laranja na roda de cores: ele é quente. Consulte a roda em direção ao fim das cores frias. Violeta-avermelhado é a cor fria mais próxima ao laranja. Como dito anteriormente, há uma gama de cores para serem escolhidas para cada cliente. Utilize a **Tabela 12.2** como guia geral. ☑ **OA2**

Atividade

Aplique maquiagem em um colega, utilizando a teoria das cores para escolher e harmonizar as cores da maquiagem. Divirta-se e faça testes. Lembre-se das cores que irão acentuar a aparência de seu cliente e coordenar com o seu guarda-roupa e as que não irão. E tenha em mente que enquanto um corte ou cor dos cabelos são características de mudança mais difícil, a maquiagem não. Se você não gostar, basta lavar o rosto e começar tudo de novo.

Tabela 12.2 – Determinando cores e tons dos cabelos

DETERMINANDO TONS DE CORES DOS CABELOS		
CORES DE CABELO	QUENTE	FRIA
Cabelo loiro	Amarelo, laranja	Loiro-claro, cinza
Cabelo ruivo	Dourado, cobre, laranja, vermelho	Violeta-avermelhado, violeta
Cabelo castanho	Amarelo, dourado, laranja	Cinza
Cabelo castanho escuro/preto	Cobre, vermelho	Violeta, azul

Aplicação de maquiagem profissional básica

Consulta do cliente

O primeiro passo no processo de maquiagem, como com qualquer outro serviço que o salão ofereça, é a consulta do cliente. É nela que você faz as perguntas que irão esclarecer os desejos e preocupações do cliente. Ouça atentamente e tente não impor muito a sua opinião. Seu papel é ouvir o que o seu cliente está dizendo e só então fazer recomendações baseadas em seus conhecimentos. Se o cliente resolver não seguir suas recomendações, não leve para o lado pessoal. Com o tempo, talvez ele o faça.

Área de consulta

A área que você usa para consultas deve ser limpa e organizada. Ninguém quer ver uma área de maquiagem bagunçada ou pincéis sujos espalhados. Limpe e desinfete seus pincéis multiuso após cada utilização e arrume seu espaço de trabalho diariamente. Colocar uma toalha limpa na área de trabalho irá ajudar a evitar desorganizações e facilitar a arrumação. Coloque seus pincéis sobre a toalha antes de começar seu trabalho. Também tenha um portfólio na área de consulta que inclui fotografias de seus próprios trabalhos ou fotos de revistas. O cliente pode olhar seu portfólio para encontrar estilos e cores que chamam atenção.

Dica

Misturar cores quentes e frias no rosto não é recomendado. As cores competirão umas com as outras e resultarão em uma aparência desequilibrada. Permanecer na mesma família de cores que você escolheu irá garantir um *look* bonito e equilibrado.

Iluminação

Iluminação adequada é essencial para a consulta e aplicação de maquiagem. Certifique-se que o rosto de seu cliente esteja uniformemente iluminado, sem sombras escuras. A luz natural é a melhor opção, mas se for necessário utilizar iluminação artificial ela deve ser uma combinação de luz incandescente (lâmpada quente) e luz fluorescente (lâmpada tubular industrial fria). Se você tiver que escolher entre elas, a lâmpada incandescente é a mais recomendada.

Garanta que a luz sempre ilumine direta e uniformemente o rosto. E lembre-se, uma boa iluminação leva a um bom resultado, e clientes satisfeitos estão mais predispostos a comprar os produtos que você recomendar. Quando isto acontece, todos saem ganhando.

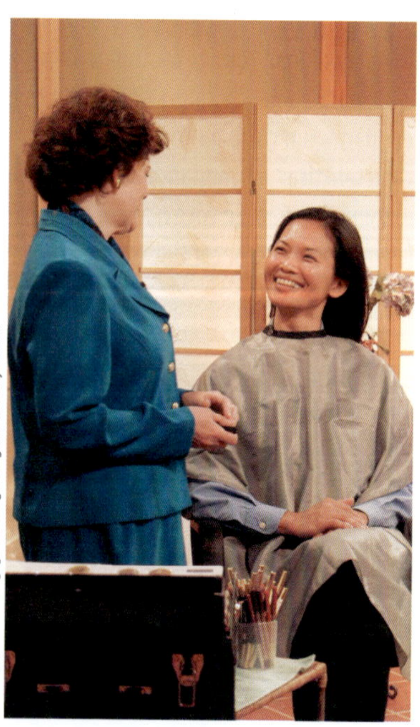

▲ **Figura 12.17 Consulta dos clientes.**

Consulta de maquiagem

O serviço de maquiagem deve sempre começar com introdução calorosa a seu cliente. Avalie-o visualmente para entender seu estilo pessoal. Assim você terá dicas de como continuar a consulta (**Figura 12.7**).

Envolver o cliente na conversa irá ajudar a conhecer as necessidades dele. Reúna toda informação possível sobre as condições da pele, a quantidade de maquiagem que ele utiliza por dia ou em ocasiões especiais, quanto tempo ele demora para aplicar maquiagem, as cores de que gosta e de que não gosta e qualquer questão sobre maquiagem que o incomoda.

Guarde essas informações em uma ficha de consulta de clientes. Também anote suas recomendações para que você possa consultá-las no fim da aplicação de maquiagem. Revisar e reformular suas recomendações com o cliente ao término do serviço também ajudará a vender produtos ao cliente (**Figura 12.18**). Fazer uma ficha de instruções para seu cliente levar para casa o ajudará a lembrar das técnicas que ele aprendeu, cores e nomes de produtos que ele venha a querer comprar futuramente. Acompanhe seu cliente até a recepção para auxiliá-lo na compra de produtos que você recomendou. Pergunte se ele tem alguma outra dúvida e, se sim, dê respostas claras. Se possível, agende um novo horário para ele e então dê um cartão de visita com seu nome e aperte sua mão quando for direcioná-lo à recepcionista para acertar o pagamento. ☑ **OA3**

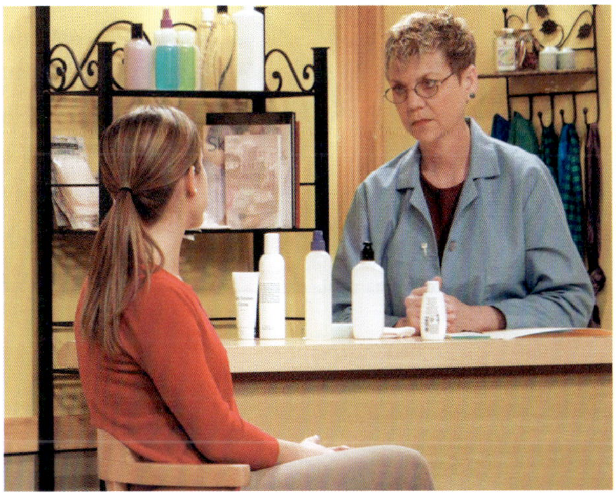

▲ **Figura 12.18 Venda de cosméticos.**

Procedimento 12.1 Aplicação de maquiagem profissional básica

Consulte as páginas 342

Maquiagem para ocasiões especiais

Quando um cliente pedir maquiagem para alguma ocasião especial, é a hora certa para mostrar sua magia. Ocasiões especiais geralmente vêm com condições especiais.

Por exemplo, muitas ocasiões especiais são eventos noturnos, quando a iluminação é tênue. O que significa que mais definição é necessária para olhos, bochechas e lábios. Você também pode dramatizar um pouco mais o *look* aplicando cílios postiços e utilizando cores brilhantes nos olhos, lábios, bochechas. Se a ocasião especial irá incluir muitas fotografias, como um casamento, cores foscas são recomendadas pois o brilho pode refletir muita luz. Siga o procedimento de maquiagem profissional básica 12.1, mas considere os pontos abordados nas subseções a seguir.

Maquiagem dos olhos para ocasiões especiais

Opção 1: contorno marcante dos olhos

1. Aplique uma cor-base dos cílios ao osso da sobrancelha com um pincel de sombra ou aplicador.

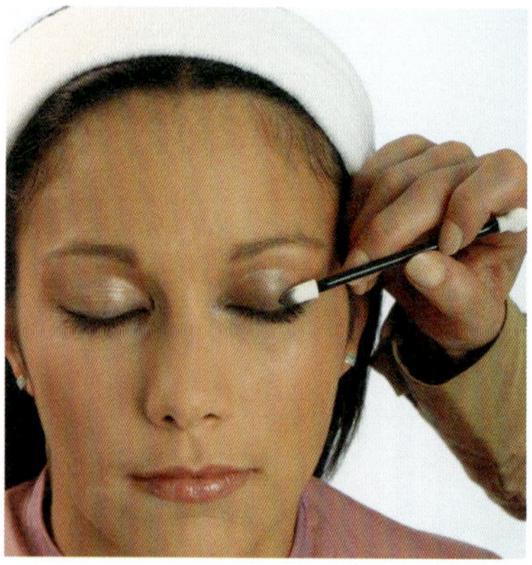

▲ **Figura 12.19 Contorno marcante dos olhos.**

2. Aplique um tom médio na pálpebra, espalhando dos cílios ao côncavo com um pincel de sombra ou aplicador.
3. Aplique uma cor média a escura no côncavo, espalhando para cima em direção à sobrancelha, mas terminando abaixo dela.
4. Aplique sombra iluminadora sob o osso da sobrancelha com um pincel de sombra ou aplicador.
5. Aplique delineador na linha dos cílios superiores de fora para dentro, afunilando conforme chegar ao canto interno. Espalhe com um pincel pequeno ou aplicador.
6. Aplique sombra da mesma cor do delineador, diretamente sobre ele. Assim você dará longevidade e intensidade ao contorno. Repita nos cílios inferiores, se desejado.
7. Aplique máscara com um aplicador descartável (**Figura 12.19**).

Opção 2: olhos dramáticos esfumaçados

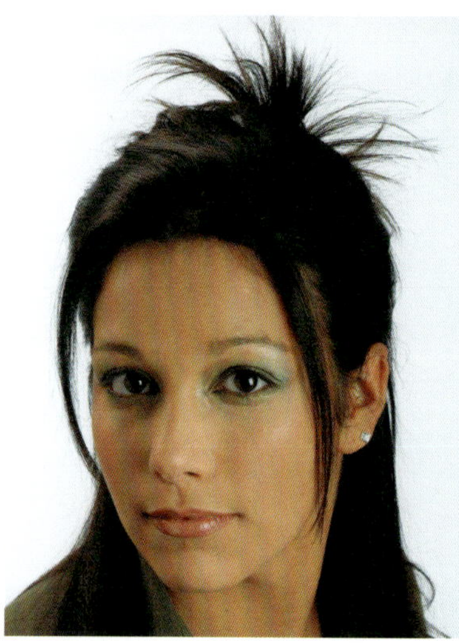

▲ **Figura 12.20 Olhos esfumaçados dramáticos.**

1. Circule o olho com delineador cinza escuro, marrom escuro ou preto.
2. Esfumace com um pincel de sombra pequeno ou aplicador descartável.
3. Utilizando o pincel de sombra ou aplicador, aplique sombra escura da linha dos cílios ao côncavo, suavizando e espalhando conforme for chegando ao côncavo. A sombra deve estar escura do canto externo ao canto interno. Você pode escolher sombras com acabamento fosco ou brilhante.
4. Repita na linha dos cílios inferiores, cuidadosamente espalhando qualquer borda dura.
5. Se desejar, adicione uma cor de destaque com acabamento cintilante ou fosco no osso da sobrancelha com um pincel de sombra ou aplicador.
6. Aplique máscara com um aplicador descartável.
7. Coloque cílios postiços se desejar (**Figura 12.20**).

Maquiagem das bochechas para ocasiões especiais

Consulte a seção de Maquiagem corretiva com as técnicas para disfarçar aspectos não interessantes das bochechas. Você também pode seguir um destes passos:

- Utilize uma cor de *blush* mais escura abaixo da maçã do rosto para dar definição. Aplique com um pincel para *blush* ou aplicador e espalhe cuidadosamente. Adicione uma cor mais brilhante e iluminada nas maçãs do rosto e espalhe.
- Utilize uma cor de *blush* com brilho ou *glitter* sobre as maçãs do rosto para dar destaque. Você pode utilizar cores em creme ou pó.

Atividade

Utilizando uma modelo (ou você mesmo) e duas cores diferentes, divida o rosto na metade. Experimente bases diferentes, cores e as intensifique em cada lado do rosto. Assim você terá noção do resultado da maquiagem. Aplicar maquiagem de verdade é o melhor jeito de aprender a usá-la.

Maquiagem dos lábios para ocasiões especiais

A maioria dos clientes prefere cores brilhantes ou escuras para ocasiões especiais. Você pode utilizar cores cintilantes ou foscas conforme desejar.

1. Aplique cor no contorno dos lábios e preencha-o com um lápis ou caneta retrátil.
2. Adicione cor similar de batom sobre a boca inteira com um pincel ou aplicador.
3. Aplique *gloss* no centro dos lábios com um pincel ou aplicador. ☑ **OA4**

Dica

Não é recomendado intensificar todas as características, pois assim o *look* tende a ficar excessivo e extravagante. Por exemplo, você pode intensificar os olhos e os lábios, ou as bochechas e lábios, mas não os olhos, bochechas e lábios.

Maquiagem corretiva

Todos os rostos são interessantes da sua própria maneira, mas poucos são perfeitos. Quando você analisa o rosto de um cliente, é possível observar que nariz, bochechas, lábios ou maxilar não são simétricos, ou que um olho pode se mais largo que o outro, ou que as sobrancelhas não correspondem. De fato, essas pequenas imperfeições podem fazer o rosto mais interessante se tratados com habilidade. Em qualquer caso, a maquiagem facial pode criar a ilusão de melhor equilíbrio e proporção.

As características faciais podem ser acentuadas com destaques, disfarçadas com sombreamento corretivo e equilibradas com um cabelo apropriado. Uma regra básica para aplicação de maquiagem é que o destaque enfatiza a característica, enquanto o sombreamento minimiza. Um destaque é feito quando um cosmético, normalmente base que é mais clara que a base original, é utilizado em alguns pontos específicos do rosto. Uma sombra é formada quando a base é mais escura que a base original. A utilização de sombras (cores e tons escuros) minimiza características proeminentes para que sejam menos percebidas.

Antes de você se comprometer com a aplicação de maquiagem corretiva, você deve ter um senso claro de como analisar os formatos de rostos.

Dica

Quando trabalhar com clientes mais velhos, que possam ter rugas ou danos na pele causados pelo sol, tenha muito cuidado ao escolher sombras e outros produtos coloridos. Cintilantes, purpurina ou cores foscas podem não ficar bem em pele seca e madura. Opte por cores suaves quando trabalhar com clientes de mais idade.

Analisando as características e formatos do rosto

A regra básica de aplicação de maquiagem é enfatizar as características atrativas e minimizar as menos interessantes. Aprender a ver rostos e suas características como um todo e determinar a melhor maquiagem para uma pessoa leva um tempo. Enquanto o rosto oval, com boas proporções, tem sido considerado o ideal, outros formatos são tão atraentes quanto, de sua própria maneira. O objetivo de aplicação de maquiagem eficiente é acentuar a individualidade do cliente e não refazer sua imagem de acordo com algum padrão considerado ideal.

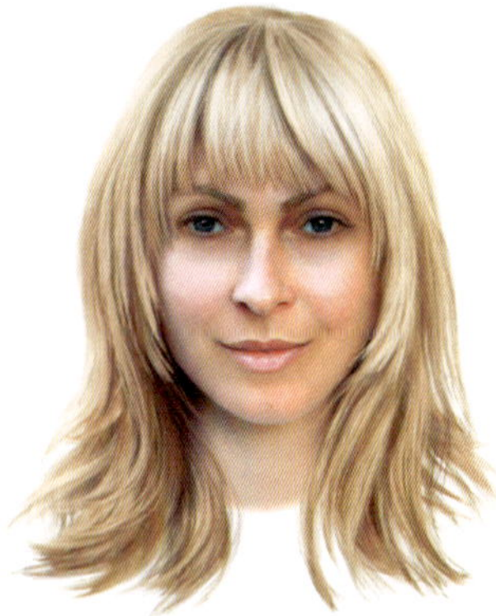

▲ Figura 12.21 Rosto oval.

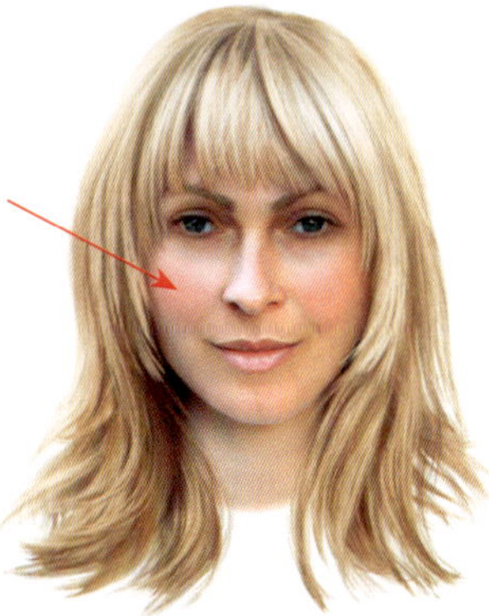

▲ Figura 12.22 Rosto oval com maquiagem.

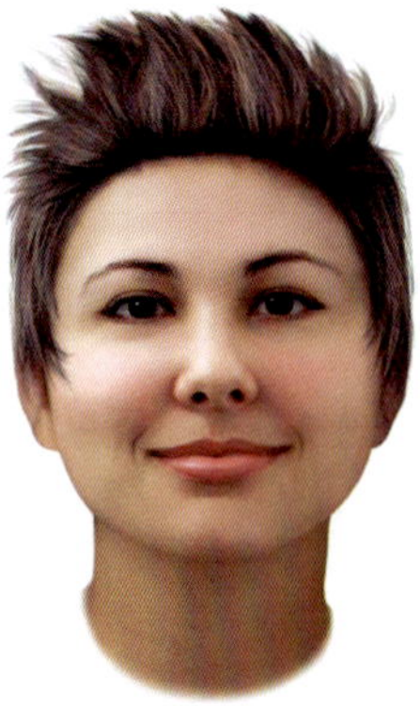

▲ Figura 12.23 Rosto redondo.

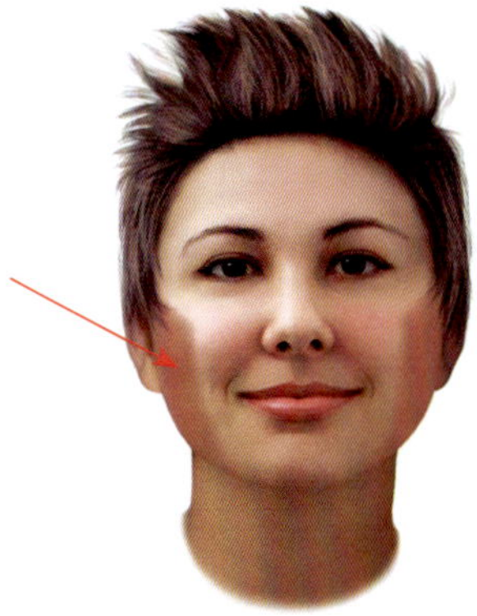

▲ Figura 12.24 Aplicação de maquiagem corretiva para rosto com formato arredondado.

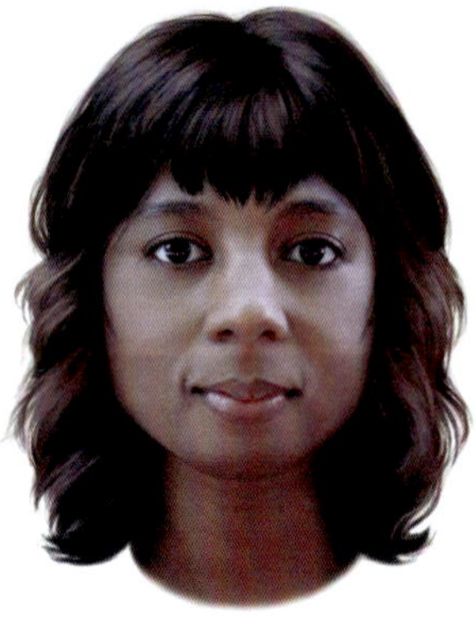

▲ Figura 12.25 Rosto quadrado.

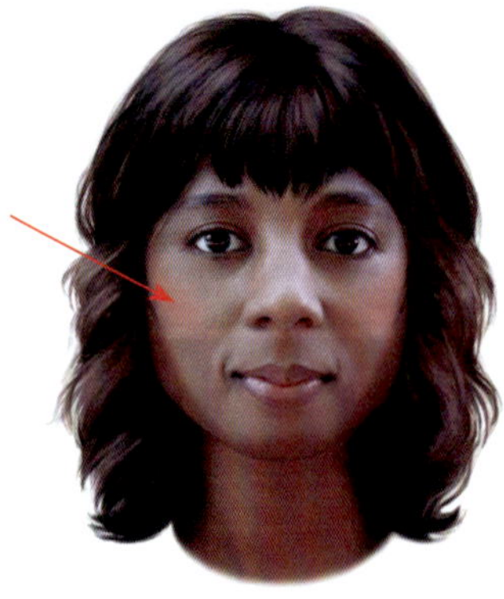

▲ Figura 12.26 Aplicação de maquiagem corretiva para rosto com formato quadrado.

Rosto com formato oval

As proporções ideais artísticas e características de rosto oval são o padrão que você tomará como referência enquanto aprende as técnicas de aplicação de maquiagem corretiva.

O rosto é dividido em três partes horizontais iguais. O primeiro terço é medido da linha do cabelo ao topo das sobrancelhas; o segundo terço, do topo das sobrancelhas ao final do nariz; e o último terço, do final do nariz a base do queixo.

O rosto oval ideal é aproximadamente três quartos mais largo do que longo e a distância entre os olhos tem a profundidade de um olho (**figuras 12.21** e **12.22**).

Rosto redondo

O rosto redondo geralmente é mais largo em proporção ao seu comprimento do que o rosto oval. Tem um queixo redondo, bem como a linha do couro cabeludo. A maquiagem corretiva pode ser aplicada para afinar e alongar o rosto (**figuras 12.23** e **12.24**).

Rosto com formato quadrado

O rosto quadrado é composto por linhas comparativamente retas com testa larga e maxilar quadrado. A maquiagem corretiva pode ser aplicada para compensar as perpendicularidades e suavizar as linhas retas (**figuras 12.25** e **12.26**).

Rosto triangular (em forma de pera)

Um maxilar mais largo que a testa caracteriza um rosto em forma de pera. A maquiagem corretiva pode ajudar a criar largura para a testa, afinar a região maxilar e adicionar comprimento ao rosto (**figuras 12.27** e **12.28**).

Rosto triangular invertido (em forma de coração)

O rosto em forma de triângulo invertido ou em forma de coração tem testa larga e queixo pontudo e estreito. A maquiagem corretiva pode minimizar a largura da testa e aumentar a da região maxilar (**figuras 12.29** e **12.30**).

Rosto com formato de diamante

A testa é estreita e a maior largura é entre as maçãs do rosto. A maquiagem corretiva pode reduzir a largura entre a linha das maçãs do rosto (**figuras 12.31** e **12.32**).

Rosto oblongo

Rosto com melhor proporção entre comprimento e largura do que os rostos quadrados e redondos, sendo longo e estrei-

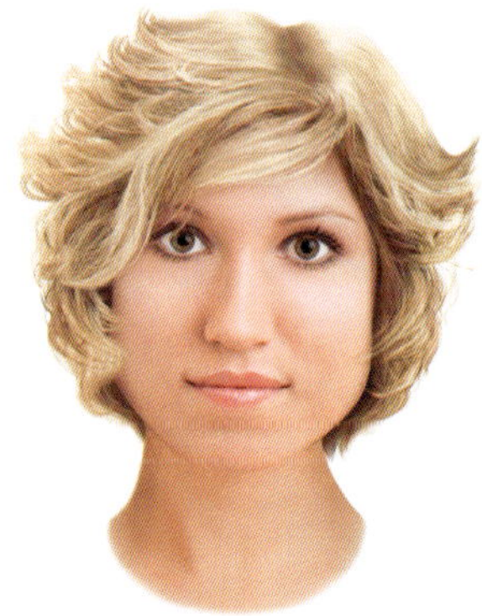

▲ **Figura 12.27 Rosto triangular.**

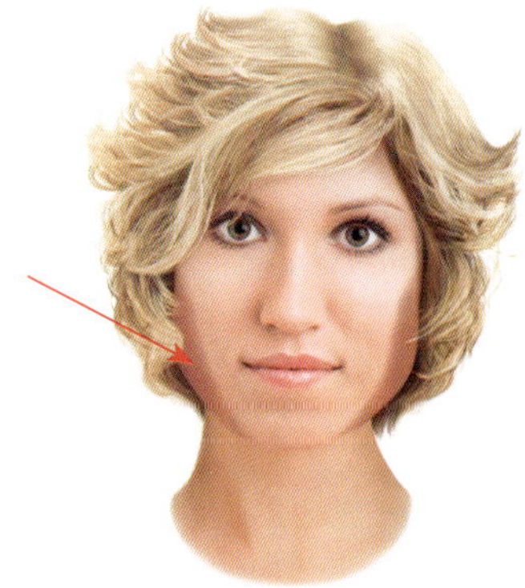

▲ **Figura 12.28 Aplicação de maquiagem corretiva para rosto com formato triangular.**

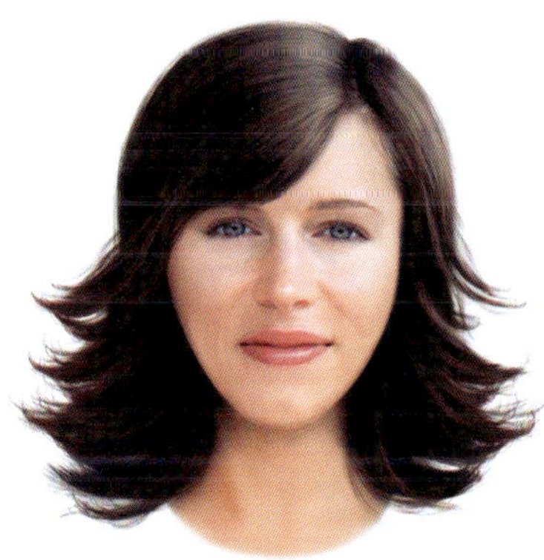

▲ **Figura 12.29 Rosto com formato de triângulo invertido.**

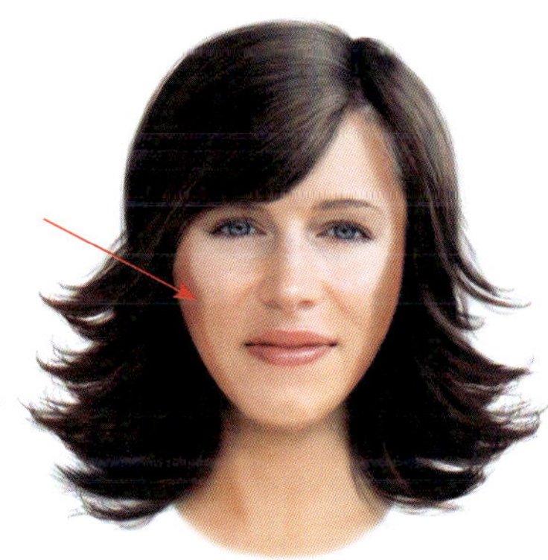

▲ **Figura 12.30 Aplicação de maquiagem corretiva para rosto com formato de triângulo invertido.**

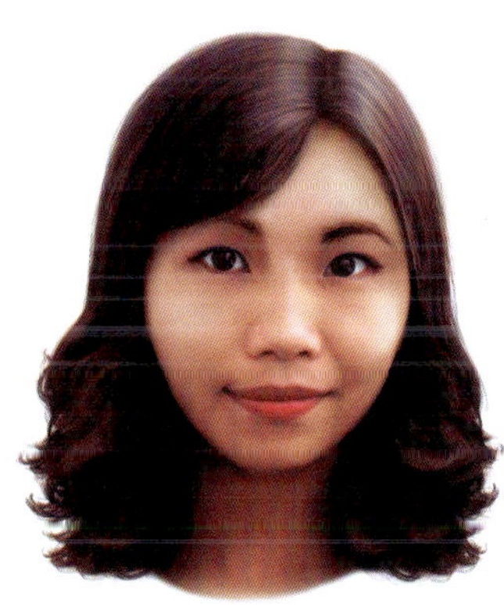

▲ **Figura 12.31 Rosto com formato de diamante.**

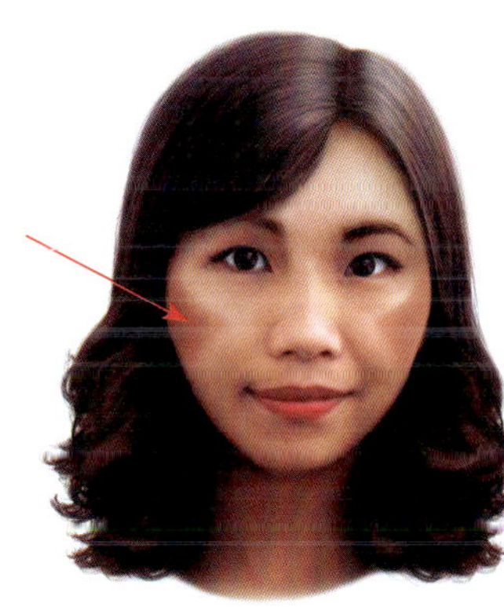

▲ **Figura 12.32 Aplicação de maquiagem corretiva para rosto com formato de diamante.**

Para sua informação

A maquiagem corretiva pode ser muito eficiente se aplicada da maneira correta. Entretanto, um profissional da área da estética e beleza menos experiente deve proceder com cuidado, pois aplicação inadequada, espalhar insuficientemente e a escolha errada de cores podem fazer que o rosto aparente estar sujo e artificial.

As ilustrações do capítulo foram desenvolvidas para mostrar onde os contornos e destaques devem ser aplicados para criar a ilusão do formato do rosto alterado ou enfatizar e minimizar as características faciais. A cor nas ilustrações é óbvia para demonstrar exatamente onde os produtos devem ser aplicados. A aplicação real deve ser bem espalhada e as cores utilizadas para sombreamento, somente um pouco diferente da cor da base.

As técnicas de maquiagem corretiva que utilizam base e sombreamento devem ser sutis ou irão aparentar ser artificiais.

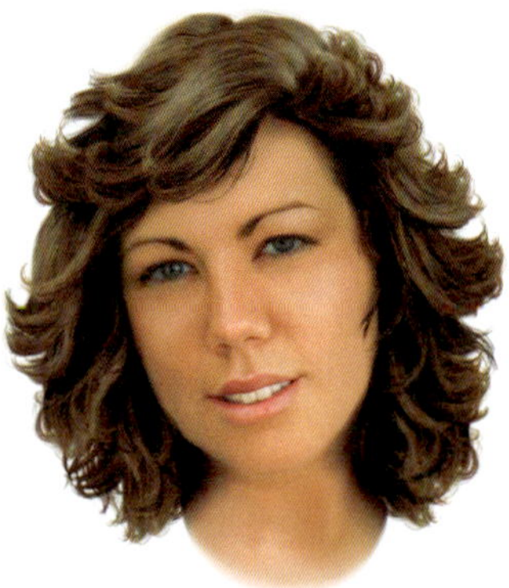

▲ **Figura 12.33 Rosto oblongo.**

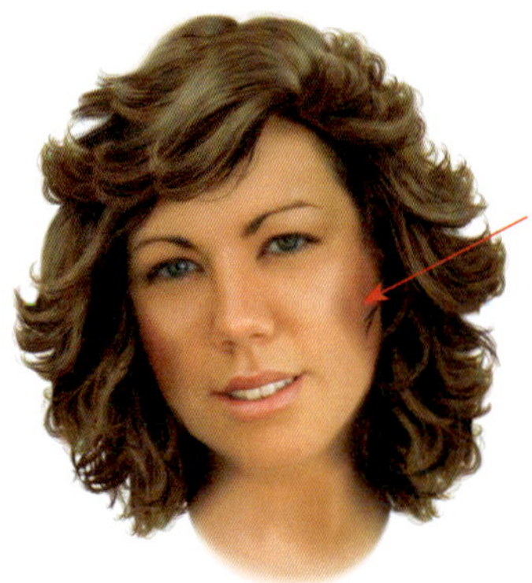

▲ **Figura 12.34 Aplicação de maquiagem corretiva para rosto com formato oblongo.**

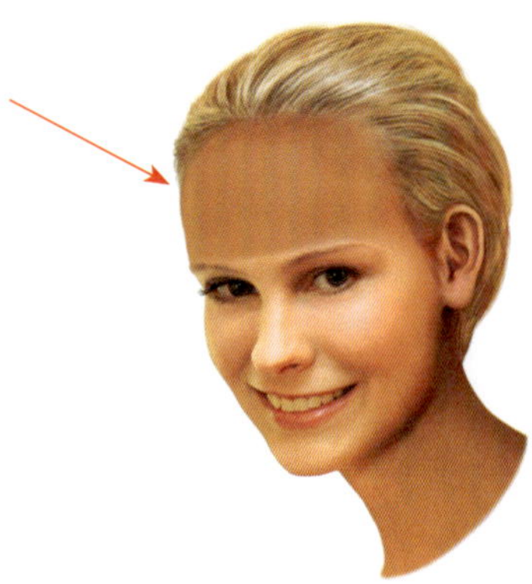

▲ **Figura 12.35 Aplicação de maquiagem corretiva para testa protuberante.**

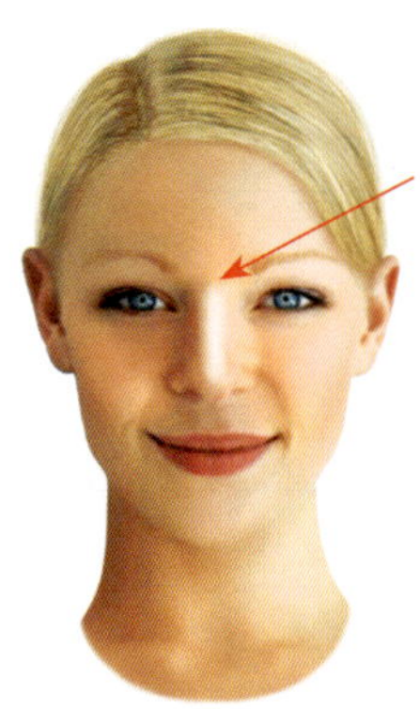

▲ **Figura 12.36 Aplicação de maquiagem corretiva para nariz pequeno e achatado.**

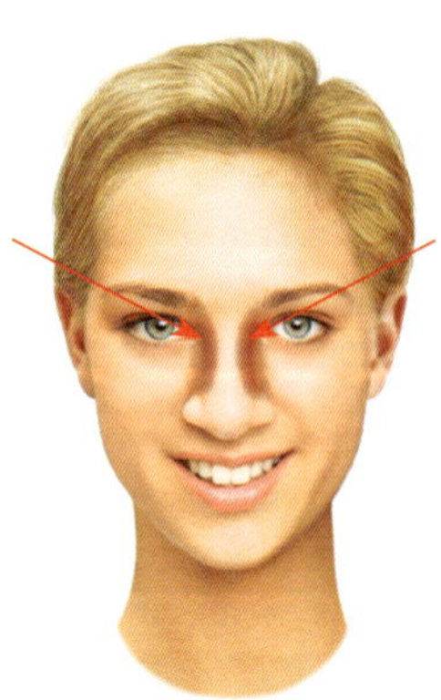

▲ **Figura 12.37 Aplicação de maquiagem corretiva para nariz largo.**

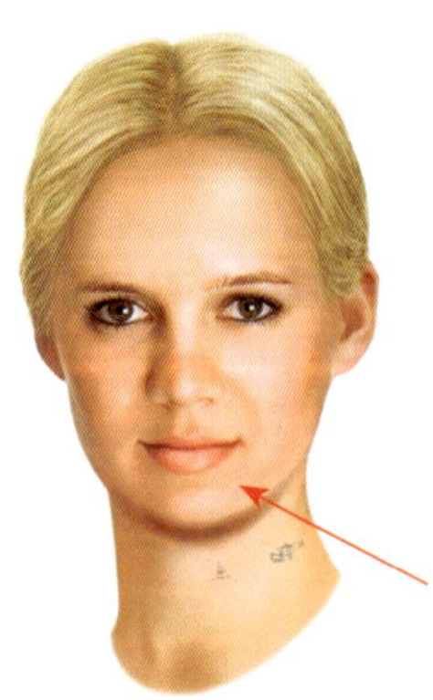

▲ **Figura 12.38 Aplicação de maquiagem corretiva para queixo duplo.**

to. A maquiagem corretiva pode criar a ilusão de largura entre as maçãs do rosto, fazendo com que ele aparente ser mais curto (**figuras 12.33** e **12.34**).

Área da testa

Para uma testa baixa, a aplicação de uma base mais clara dá a aparência mais larga entre a sobrancelha e a linha do couro cabeludo; para uma testa saliente, aplicar uma base mais escura sobre a área proeminente dá a ilusão de plenitude para o restante do rosto e minimiza a parte saliente. Um corte de cabelo apropriado também ajuda a disfarçar a testa (**Figura 12.35**).

Áreas do nariz e queixo

Para um nariz largo e protuberante, aplique base mais escura no nariz e uma base mais clara nas bochechas ao lado do nariz. Assim, você dará plenitude às bochechas e fará que o nariz pareça menor. Evite aplicar *blush* próximo ao nariz.

Para um nariz pequeno e achatado, aplique base mais clara logo abaixo do centro do nariz, terminando na ponta. Isso fará que o nariz pareça maior e mais longo.

Se as narinas forem largas, aplique base mais escura nos dois lados da narina (**Figura 12.36**).

Para um nariz largo, utilize base mais escura nas laterais do nariz e narinas. Evite colocar tons escuros nas linhas do sorriso, pois isso as acentuará. A base deve ser espalhada com cuidado para evitar linhas visíveis (**Figura 12.37**).

Para um queixo saliente e nariz recuado, sombreie o queixo com base mais escura e destaque o nariz com base mais clara. Para um eixo recuado, destaque o queixo utilizando uma base mais clara do que a utilizada no rosto.

Para um queixo duplo flácido, utilize base mais escura na parte flácida e um tom de base natural no rosto (**Figura 12.38**).

Área do maxilar e pescoço

O pescoço e o maxilar são tão importantes quanto os olhos, bochechas e lábios. Quando aplicar maquiagem, espalhe a base sobre o pescoço para que a cor do cliente seja consistente do rosto ao pescoço. Sempre o faça com pó translúcido para evitar sujar a roupa do cliente.

Para corrigir um maxilar largo, aplique um tom mais escuro de base sobre a parte mais pesada do maxilar, começando nas têmporas. Assim você minimizará a parte mais baixa do rosto e criará a ilusão de largura na parte mais alta (**Figura 12.39**).

Para corrigir um maxilar estreito, destaque utilizando um tom de base mais claro (**Figura 12.40**).

Para rostos com formatos arredondados, quadrados ou triangulares, aplique um tom de base mais escuro sobre a parte proeminente do maxilar, criando uma sombra sobre ele, a parte proeminente do maxilar irá aparentar ser mais suave e oval.

Para rosto curto e pescoço grosso e curto, utilize base mais escura no pescoço do que a utilizada no rosto, assim o pescoço parecerá mais fino.

Para um pescoço longo e fino, aplique um tom de base mais claro no pescoço do que o utilizado no rosto. Isto criará plenitude e neutralizará a aparência longa e fina do pescoço (**Figura 12.41**).

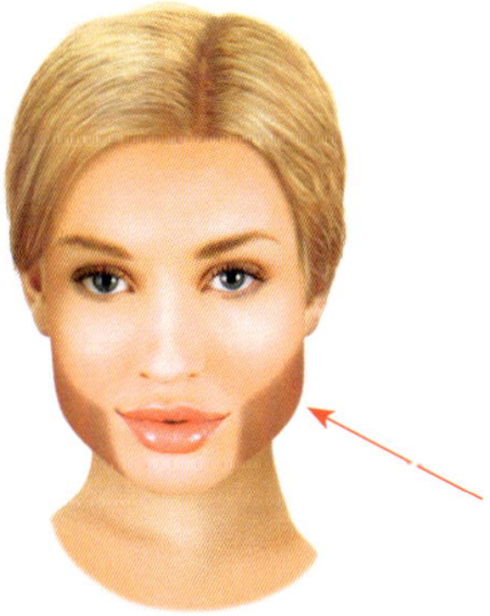

▲ Figura 12.39 **Aplicação de maquiagem corretiva para maxilar largo.**

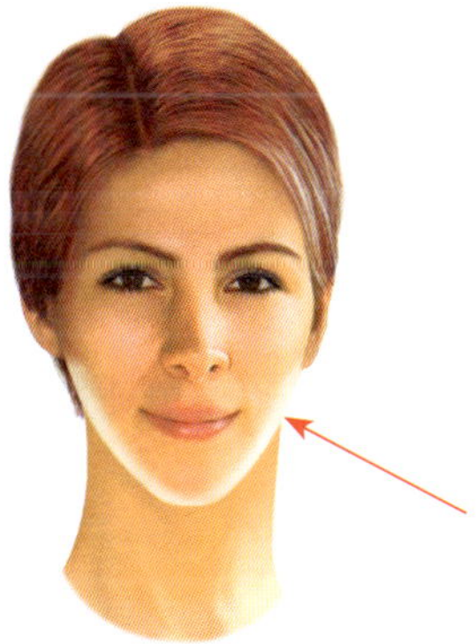

▲ Figura 12.40 **Aplicação de maquiagem corretiva para maxilar estreito.**

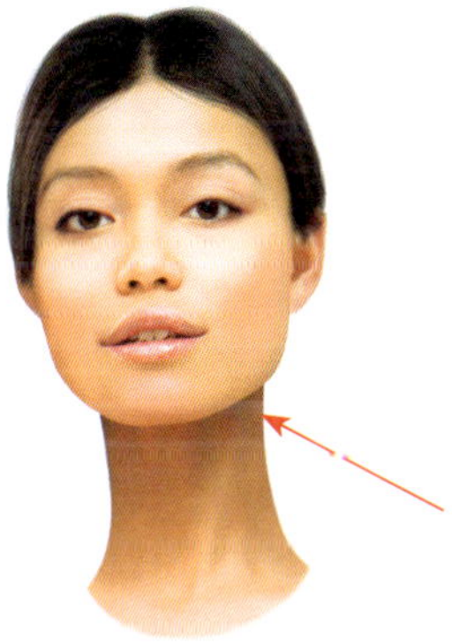

▲ Figura 12.41 **Aplicação de maquiagem corretiva para pescoço longo e fino.**

Maquiagem corretiva para os olhos

Os olhos são muito importantes no equilíbrio das características faciais. A aplicação adequada de cores e sombras pode criar a ilusão de olhos maiores ou menores e realçar as características do rosto como um todo.

Olhos redondos. Podem ser alongados ao estender a sombra além dos cantos dos olhos (**figuras 12.42** e **12.43**).

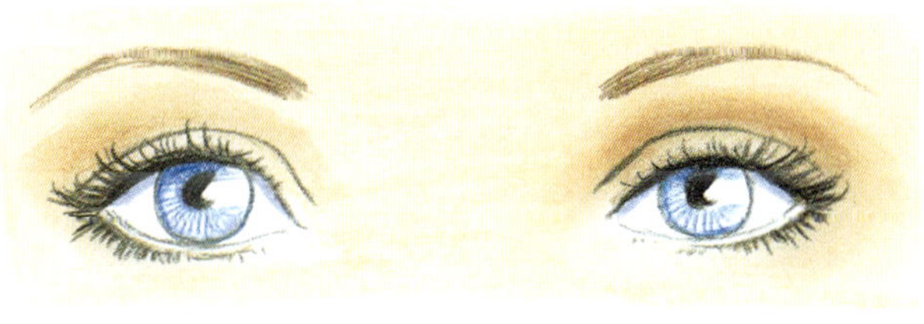

▲ Figura 12.42 **Olhos redondos.**

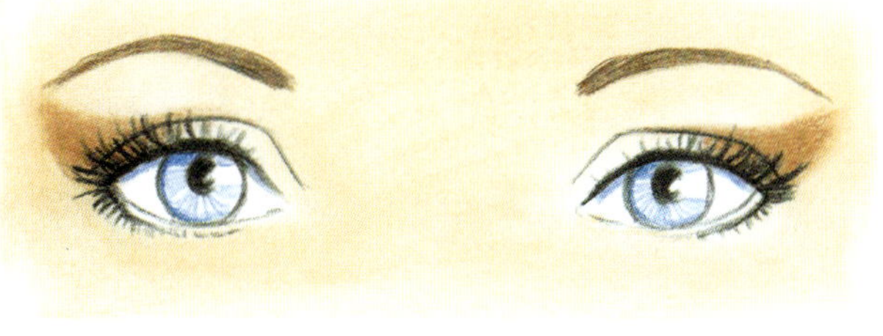

▲ Figura 12.43 **Aplicação de maquiagem corretiva para olhos redondos.**

Olhos próximos. Quando são mais próximos do que o comprimento de um olho. Nesses casos, aplique suavemente sombra para cima a partir do canto externo do olho (**figuras 12.44** e **12.45**).

Olhos salientes e abaulados. Podem ser minimizados ao espalhar sombra cuidadosamente sobre a parte proeminente da pálpebra superior, levando suavemente em direção à sobrancelha. Utilize uma cor de sombra média a escura (**figuras 12.46** e **12.47**).

Olhos com pálpebras pesadas. Sombreie uniforme e suavemente toda a pálpebra, de um canto a outro (**figuras 12.48** e **12.49**).

Olhos pequenos. Para que olhos pequenos aparentem ser maiores, estenda a sombra aos poucos além e abaixo dos olhos.

Olhos largos. Aplique a sombra na parte superior interna da pálpebra, em direção ao nariz, e espalhe com cuidado.

Olhos fundos. Utilize cores vivas, claras e reflexivas. Passe a cor mais clara no côncavo e uma cor de clara a média, com moderação, na pálpebra e osso da sobrancelha (**figuras 12.50** e **12.51**).

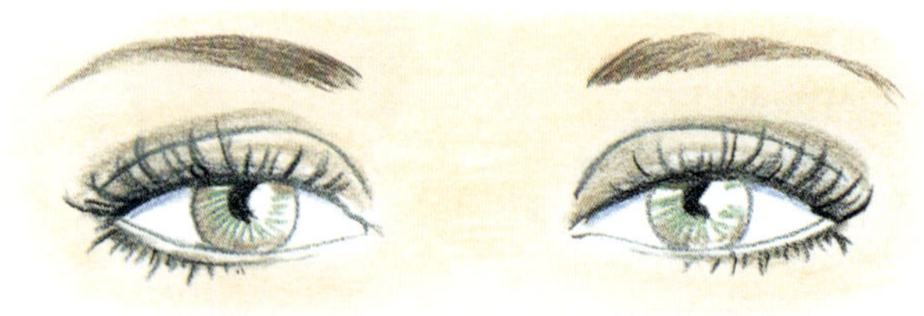

▲ Figura 12.44 **Olhos próximos.**

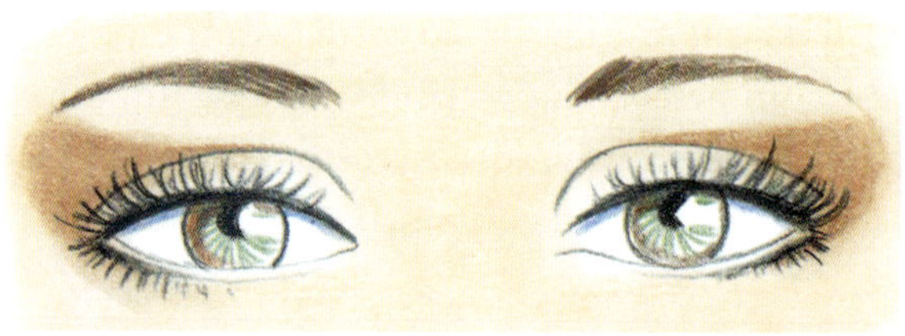

▲ Figura 12.45 **Aplicação de maquiagem corretiva para olhos juntos.**

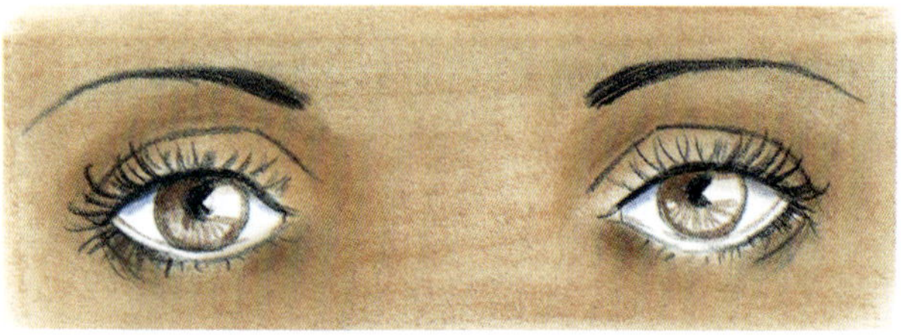

▲ Figura 12.46 **Olhos salientes.**

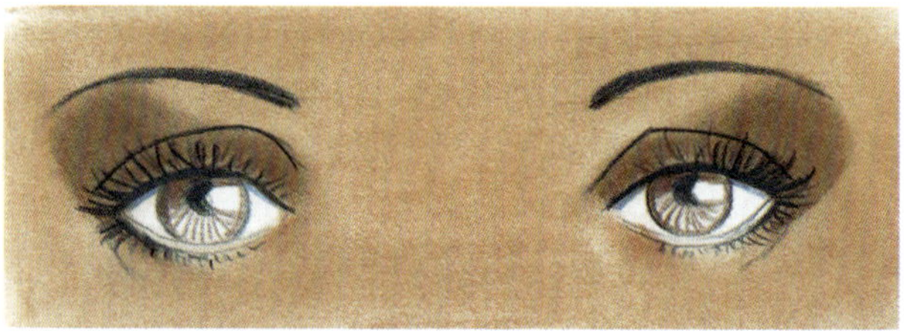

▲ Figura 12.47 **Aplicação de maquiagem corretiva para olhos salientes.**

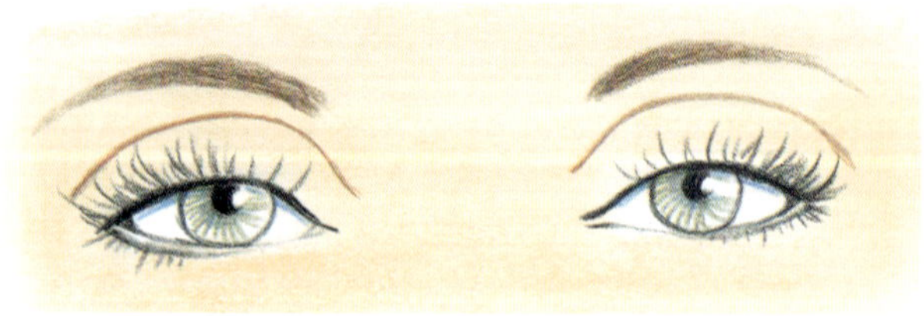

▲ Figura 12.48 **Olhos com pálpebras pesadas.**

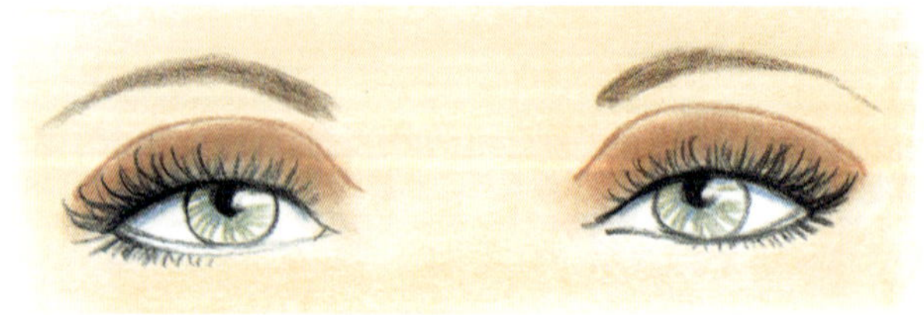

▲ Figura 12.49 **Aplicação de maquiagem corretiva para olhos com pálpebras pesadas.**

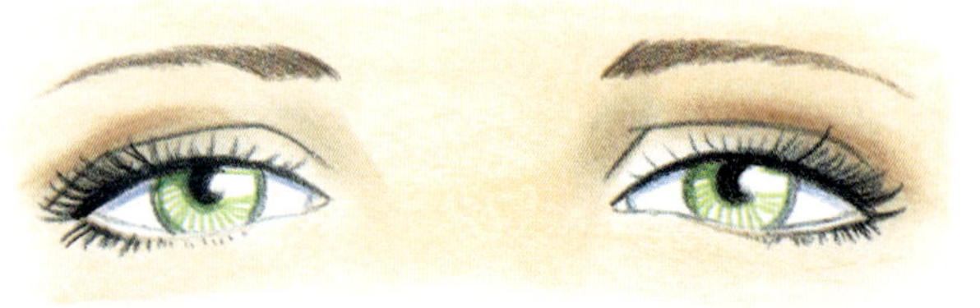

▲ Figura 12.50 **Olhos fundos.**

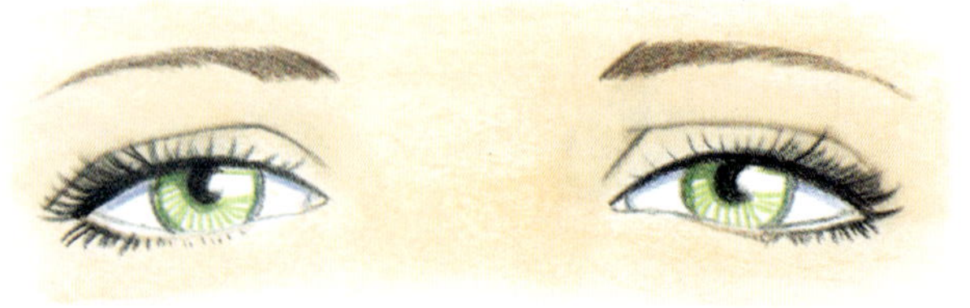

▲ Figura 12.51 **Aplicação de maquiagem corretiva para olhos fundos.**

Círculos escuros abaixo dos olhos. Aplique corretivo sobre a área escura, espalhe e suavize a área circundante. Aplique suavemente o pó translúcido (**Figura 12.52**).

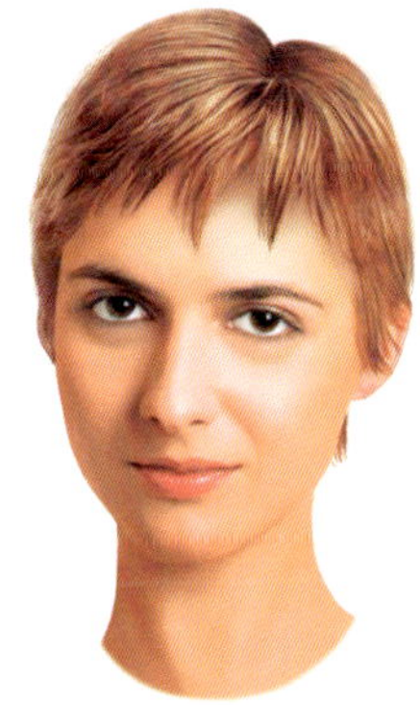

▲ Figura 12.52 **Círculos escuros abaixo dos olhos.**

Sobrancelha

Redesenhar e definir sobrancelhas pode ser uma arte e tanto. Sobrancelhas bem preparadas são parte de uma aplicação de maquiagem completa e eficiente, pois elas são a moldura dos olhos. Sobrancelhas crescidas podem fazer sombra no osso da sobrancelha ou entre elas, se muito finas, que o rosto aparente ser grande ou protuberante ou a impressão de olhar surpreso.

Quando um cliente quiser corrigir as sobrancelhas, comece a remover todos os pelos desnecessários e então demonstre como utilizar o lápis de sobrancelha ou sombra para preenchê-las até que os pelos naturais tenham crescido novamente. Quando há vãos nos pelos da sobrancelha, eles podem ser completados com linhas que imitam pelos com um lápis ou sombra, fazendo a aplicação com um pincel chanfrado. Utilize um pincel de sobrancelha para suavizar as marcas de lápis ou sombra.

O formato ideal de sobrancelha pode ser desenhado em três linhas (**Figura 12.53**). A primeira linha é vertical, do canto interno do olho para cima, nesse ponto a sobrancelha deve começar. A segunda linha é desenhada em um ângulo do canto exterior do nariz ao canto exterior do olho, ponto em que sobrancelha deve terminar. A terceira linha é vertical, a partir do círculo exterior da íris do olho para cima. O cliente deve estar olhando para frente quando você determinar esta linha, sendo esse o ponto em que a parte mais alta do arco seria ideal. Claro que nem todas as sobrancelhas se enquadram exatamente nessas medidas, então as utilize somente como um guia.

Dica

A espessura da sobrancelha é, às vezes, ditada pelas tendências de moda, mas hoje é mais uma questão de gosto pessoal e estilo. Sobrancelhas grossas são frequentemente consideradas como um *look* mais natural. Manter as sobrancelhas mais volumosas do que ralas é uma boa técnica de embelezamento.

A maioria das espessuras de sobrancelhas é aceita na moda contemporânea.

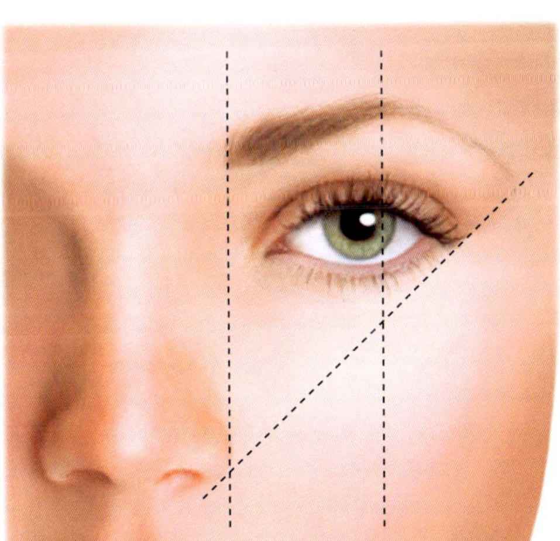

◀ Figura 12.53 **Formato ideal de sobrancelha.**

Se o arco for muito alto, remova os pelos em excesso do topo e preencha a parte inferior com um lápis ou sombra. Crie o formato com camadas de cor até alcançar o efeito desejado.

Os ajustes de formato em sobrancelhas podem também ser utilizados para maquiar outras condições inestéticas faciais:

- **Testa baixa**. Um arco baixo dá mais altura para uma testa muito baixa.
- **Olhos largos**. Pode para aparentar serem mais próximos, ao estender a linha da sobrancelha para o canto interno dos olhos. Entretanto, muito cuidado para não deixar as sobrancelhas de seu cliente com aparência de franzida.
- **Olhos próximos**. Para fazer que os olhos aparentem mais separados, amplie a distância entre as sobrancelhas e estenda-as um pouco para fora.
- **Rosto redondo**. Arqueie as sobrancelhas para o alto para garantir que o rosto aparente ser mais estreito. Comece com uma linha diretamente sobre o canto interno do olho para o final da maçã do rosto.
- **Rosto longo**. Desenhar as sobrancelhas quase retas pode criar a ilusão de um rosto mais curto. Não estenda as sobrancelhas além do canto exterior dos olhos.
- **Rosto quadrado**. O rosto aparentará mais oval se houver um arco alto no final das sobrancelhas. Comece as linha diretamente sobre o canto dos olhos e estenda-as para fora.

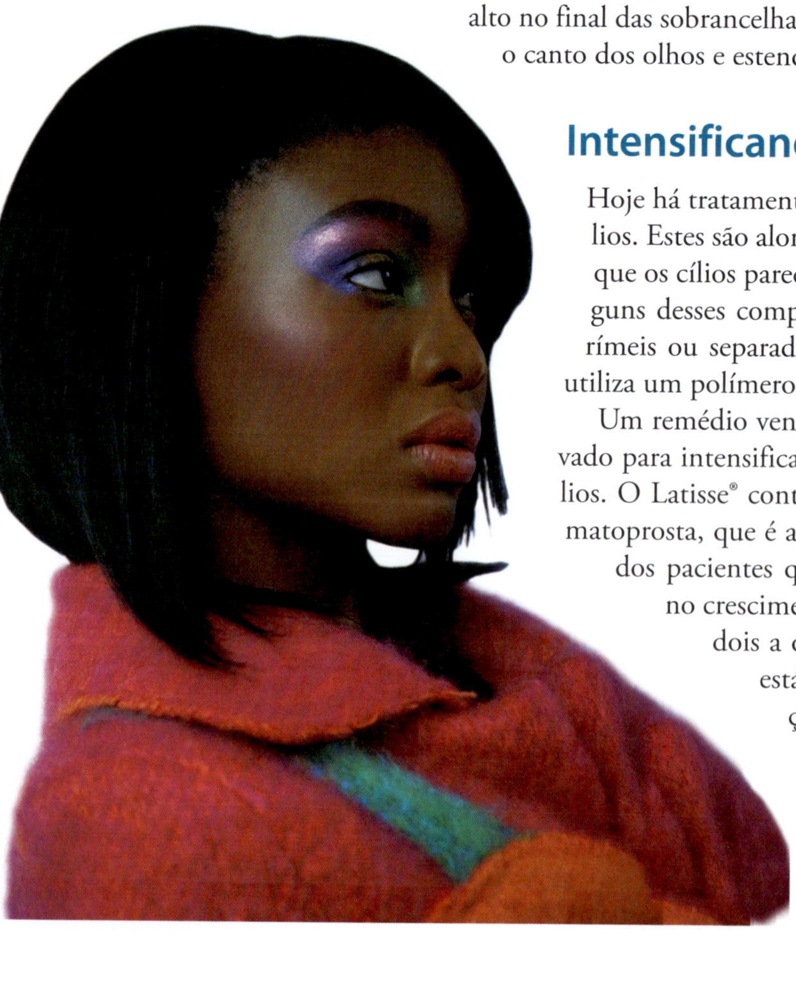

Intensificando os cílios

Hoje há tratamentos disponíveis para intensificar os cílios. Estes são alongadores que contêm fibras para fazer que os cílios pareçam ser mais longos e volumosos. Alguns desses componentes estão disponíveis dentro de rímeis ou separados. Outro tipo de produto parecido utiliza um polímero transparente com a mesma ação.

Um remédio vendido sob prescrição médica foi aprovado para intensificar o crescimento e a espessura dos cílios. O Latisse® contém um princípio ativo chamado bimatoprosta, que é aplicada na base dos cílios. A maioria dos pacientes que utiliza Latisse® vê uma diferença no crescimento dos cílios, quantidade e cor após dois a quatro meses de uso regular. Latisse® está disponível apenas por meio indicação médica.

Lábios

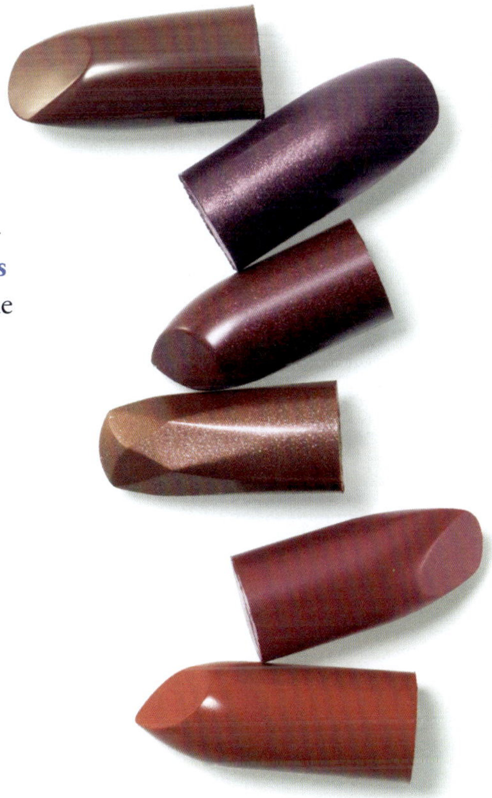

Os lábios geralmente são proporcionais para que as curvas ou picos do lábio superior sigam a linha das narinas, embora em alguns casos, um lado do lábio seja diferente do outro. Os lábios podem ser muito cheios, muito finos ou desiguais. As **figuras 12.54** a **12.62** mostram várias linhas de lábios e como a cor pode ser utilizada para criar a ilusão de melhores proporções.

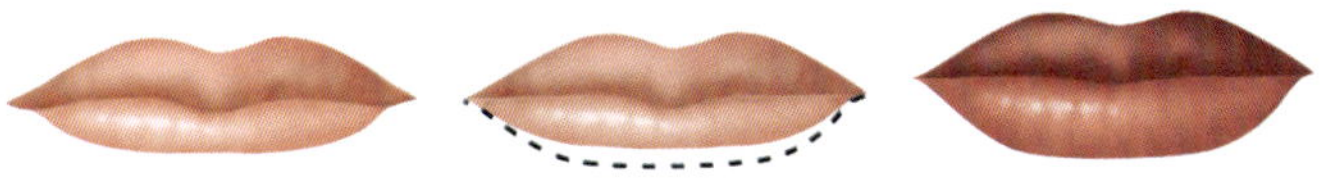

▲ Figura 12.54 **Lábio inferior fino.**

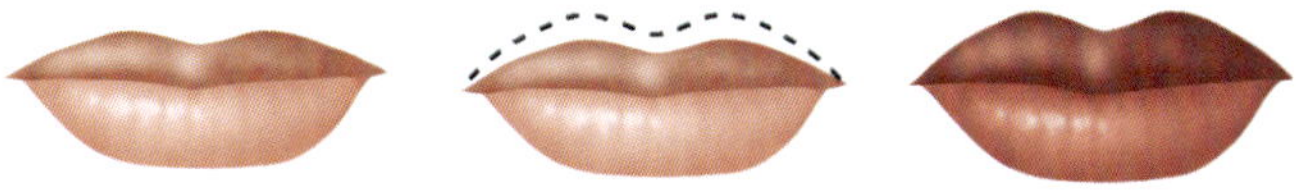

▲ Figura 12.55 **Lábio superior fino.**

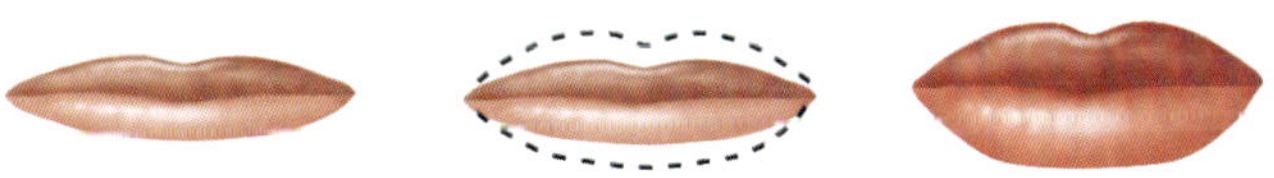

▲ Figura 12.56 **Lábios finos.**

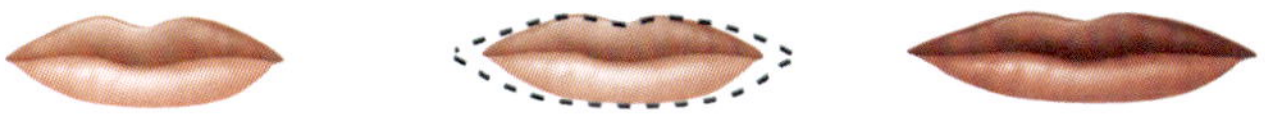

▲ Figura 12.57 **Boca pequena.**

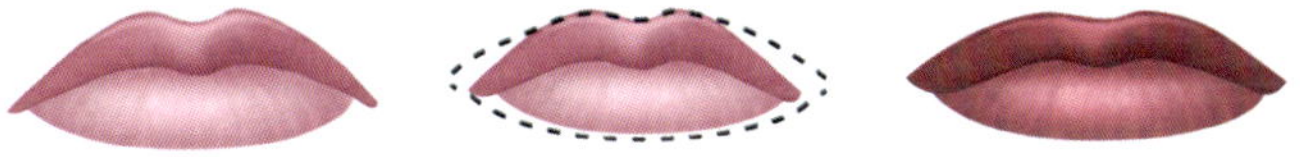

▲ Figura 12.58 **Cantos flácidos.**

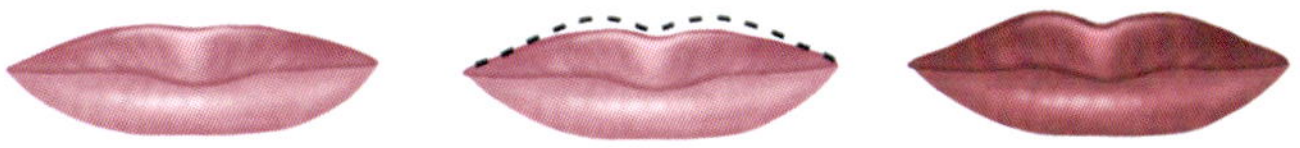

▲ Figura 12.59 **Lábio superior reto.**

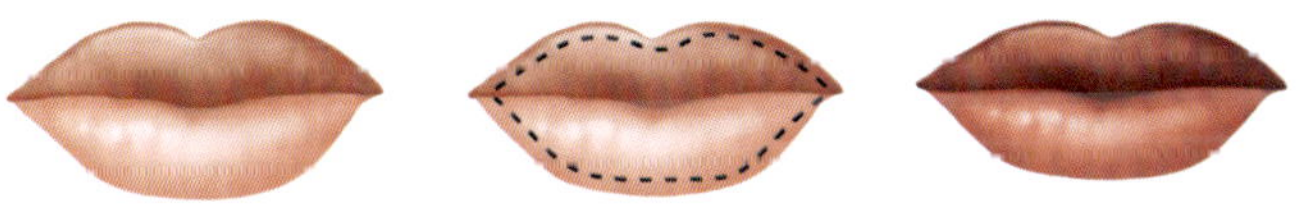

▲ Figura 12.60 **Lábios grandes e cheios.**

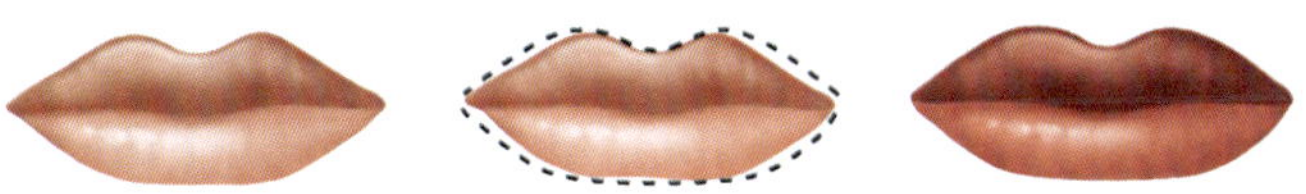

▲ Figura 12.61 **Pico afiados.**

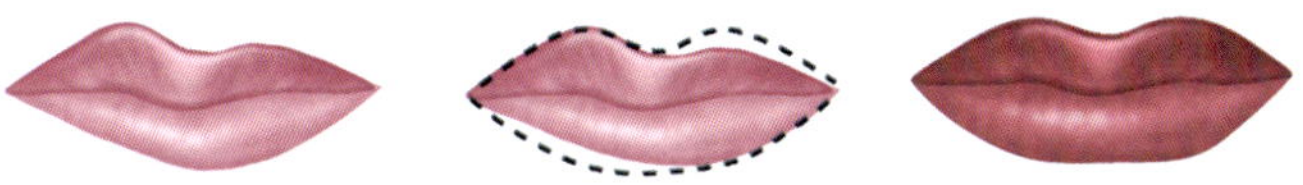

▲ Figura 12.62 **Lábios desiguais.**

Tons da pele

Por alguma razão, alguns clientes podem desejar alterar seu tom de pele. Em termos de maquiagem corretiva, você utilizará para isso dois tons base.

Para peles coradas (pele avermelhada ou com rosácea), aplique uma base amarela ou verde nas áreas afetadas, espalhando cuidadosamente. Você pode então aplicar uma camada fina de base com tom amarelado sobre toda a pele. Aplique pó translúcido ou a base amarela. Evite *blushes* vermelhos ou rosas.

Para peles pálidas (com tonalidade amarelada), aplique uma base rosa nas áreas afetadas e espalhe com cuidado sobre o maxilar e o pescoço. Aplique pó translúcido. Evite olhos, bochechas e lábios em tons de amarelo.

Cuidado

Alguns clientes podem ser alérgicos a algum tipo de cola para cílios. Se houver dúvida, faça com o cliente um teste de alergia, que pode ser feito de duas maneiras, antes de começar a aplicação dos cílios.

- Coloque uma gota de cola atrás de uma orelha.
- Coloque um único tufo em cada pálpebra.

Em ambos os casos, se não houver nenhuma reação nas próximas 24 horas, provavelmente é seguro continuar a aplicação.

Rugas

Linhas de envelhecimento e rugas provenientes de pele seca podem ser minimizadas com um *primer* e base. Aplique o *primer* uniformemente e então aplique base com moderação e uniformemente, em movimentos circulares, leves e para fora sobre toda a superfície do rosto. Cuidado ao remover base que acumulou dentro das linhas e rugas. ☑ **OA5**

Cílios artificiais

O uso dos cílios artificiais tem crescido enormemente, pois a tecnologia tem sido aprimorada consideravelmente e a moda tem se tornado mais a favor desses acessórios. Clientes com cílios espaçados e que desejam acentuar os olhos para uma ocasião especial são mais propensos a optar por esse serviço. O objetivo é fazer que os cílios do cliente aparentem ser mais cheios, longos e atrativos sem artificialidade.

Dois tipos de cílios artificiais são comumente utilizados. **Cílios postiços**, também conhecidos como **cílios em tiras**: uma tira que é aplicada com adesivo à linha natural dos cílios. **Cílios postiços em tufos**: cílios artificiais separados que são aplicados à pálpebra um de cada vez. A **cola para cílios** é utilizado para fazer os cílios artificiais aderirem à linha natural dos cílios.

Cuidado

Lembre o cliente de tomar cuidado com os cílios artificiais quando for nadar, tomar banho ou lavar o rosto. Água e produtos de higiene irão soltar os cílios artificiais.

Aplicando cílios postiços em tiras

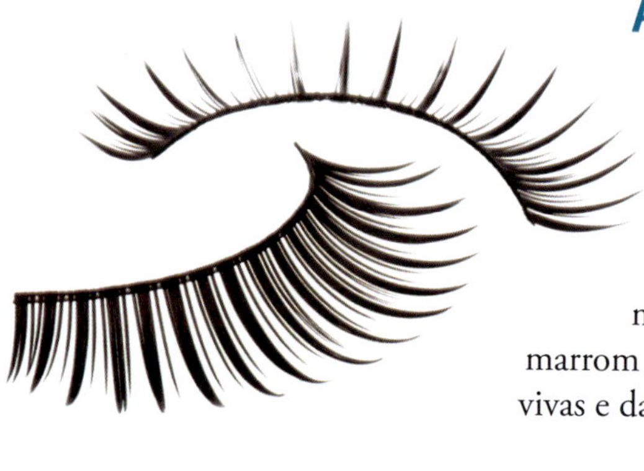

Cílios postiços em tiras estão disponíveis em grande variedade de tamanhos, texturas e cores. Eles podem ser feitos de cabelo humano, de pelos de alguns animais, como a marta, ou fibras sintéticas. As fibras sintéticas formam uma curva permanente e não mudam de acordo com as condições climáticas. Os cílios artificiais estão disponíveis em cores naturais, marrom e preto claro a escuro ou ruivo claro a escuro, bem como cores vivas e da moda. Preto e marrom-escuro são as escolhas mais populares.

Procedimento 12.2 Aplicação de cílios postiços Consulte a página 345

Removendo cílios postiços

Você pode utilizar produtos industrializados, como lenços umedecidos com loções especiais, para remover os cílios postiços. O adesivo dos cílios pode ser amolecido ao aplicar uma toalha ou algodão umedecido com água morna e um tônico facial leve. Segure a toalha sobre os olhos por alguns segundos para amolecer o adesivo. Começando do canto exterior, remova os cílios cuidadosamente para evitar puxar os cílios naturais do cliente. Utilize cotonetes para remover qualquer vestígio de maquiagem ou adesivo nas pálpebras.

Cílios postiços em tufos

A **aplicação de cílios postiços individuais** é um procedimento no qual esses cílios são colocados diretamente na base dos cílios naturais do cliente. Siga as instruções do fabricante para colocá-los. ☑ **OA6**

Procedimento

12.1 Aplicação de maquiagem profissional básica

Instrumentos e materiais

Você precisará de todos os instrumentos, materiais e suprimentos a seguir:

- **Vários tipos de pincéis para maquiagem (para sombra, delineador, lábios, corretivo, blush e pó; pincel chato ou chanfrado para sobrancelha e delineador).**
- **Adstringente para pele oleosa**
- ***Blushes***
- **Demaquilante**
- **Corretivos**
- **Almofadas de algodão**
- **Hastes flexíveis**
- **Pincel labial descartável**
- **Sombras**
- **Curvex**
- **Delineador em lápis**
- **Pó facial**
- **Bases**
- **Faixa de cabelo ou presilha**
- **Batom**
- **Lápis para boca**
- **Capa para maquiagem**
- **Máscara de cílios**
- **Aplicador de máscara de cílios**
- **Cremes hidratantes**
- **Apontador de lápis**
- **Aplicadores de sombra**
- **Paletas pequenas para maquiagem**
- **Espátula**
- **Esponjas**

Preparação

- Execute o Procedimento 10.1 **Procedimento pré-serviço** **Consulte a página 249**

Procedimento

1 Cubra o cliente e coloque uma touca ou fita de cabelo para afastar o cabelo do rosto.

1

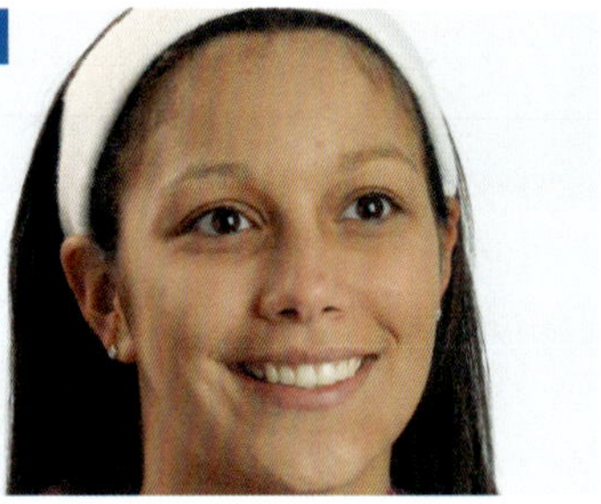

2 Limpe o rosto e remova qualquer vestígio.

3 Aplique loção adstringente ou tônico.

4 Aplique um hidratante apropriado para o tipo de pele.

5 Antes da maquiagem facial, cuide das sobrancelhas, se necessário, removendo qualquer pelo em excesso, e deixando os pelos todos na mesma direção do crescimento.

Dica de serviço

A pele varia de cor e tom de pessoa a pessoa, independentemente de etnia. Quando aplicar maquiagem, nunca se esqueça de analisar a pele. Escolha a maquiagem que irá acentuar a pele do cliente, os olhos e a cor do cabelo, bem como suas características.

- **Lenços**
- **Tônico para pele seca**
- **Toalhas e lenços, se desejar**

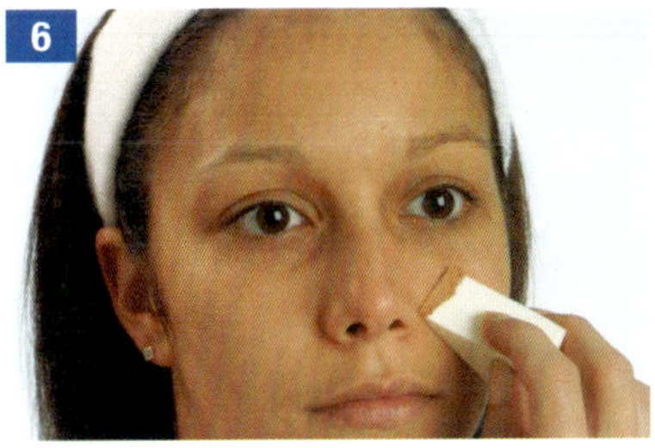

6 Selecione a base adequada para o tipo de pele e necessidade do cliente. Teste a base selecionada espalhando uma pequena quantidade no maxilar. Quando você estiver satisfeito com sua escolha, coloque uma pequena quantidade de base na paleta, e use uma esponja cosmética para aplicá-la com moderação e uniformemente sobre todo o rosto e em volta da linha do pescoço. Começando pelo centro do rosto, espalhe com movimentos para baixo e para fora. Espalhe próximo à linha do couro cabeludo e remova o excesso de base com uma esponja cosmética ou chumaço de algodão.

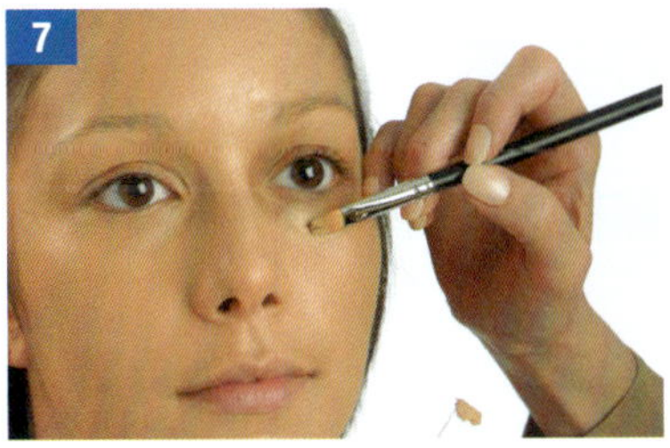

7 Selecione o tipo e cor adequada de corretivo e pegue uma pequena quantidade com uma espátula. Utilizando um pincel ou esponja macia, aplique corretivo suavemente onde for preciso (abaixo dos olhos e sobre manchas). Espalhe utilizando uma esponja cosmética com batidinhas leves. Se uma base em pó estiver sendo usada, o corretivo deve ser aplicado antes da base. Seu instrutor pode preferir outro método que também seja correto.

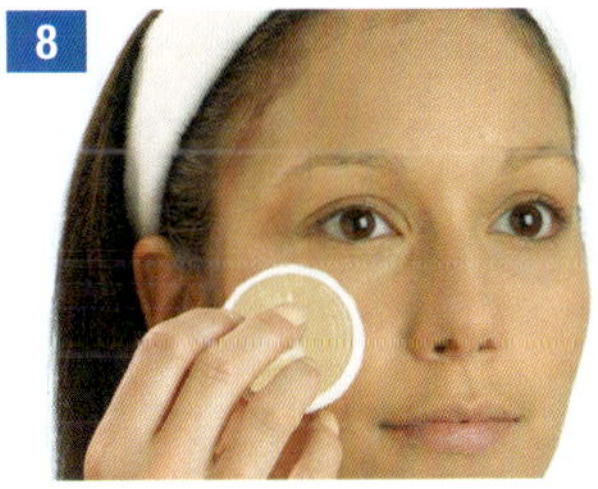

8 Aplique pó facial com uma almofadinha descartável ou esponja cosmética, pressionado sobre o rosto e tirando o excesso com uma almofadinha ou pincel para pó. Como alternativa, esse pincel pode ser mergulhado uma vez no pó solto, delicadamente batido em um lenço para remover o excesso e passado suavemente sobre o rosto. Uma esponja cosmética úmida pode ser pressionada para dar acabamento fosco.

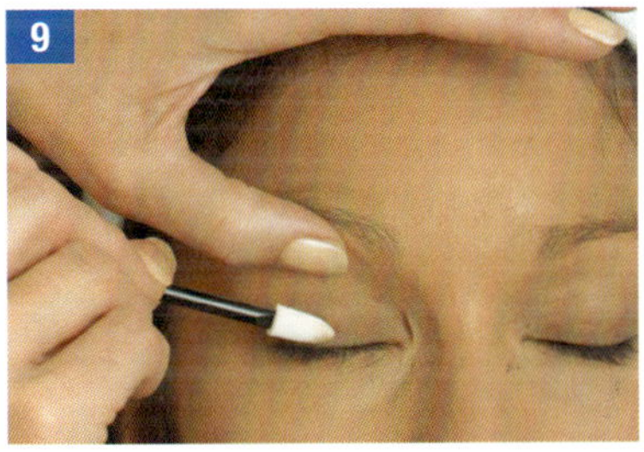

9 Selecione uma cor de sombra complementar em tom médio. Comece na linha dos cílios ou côncavo, aplique suavemente e espalhe para fora com um pincel ou aplicador descartável.

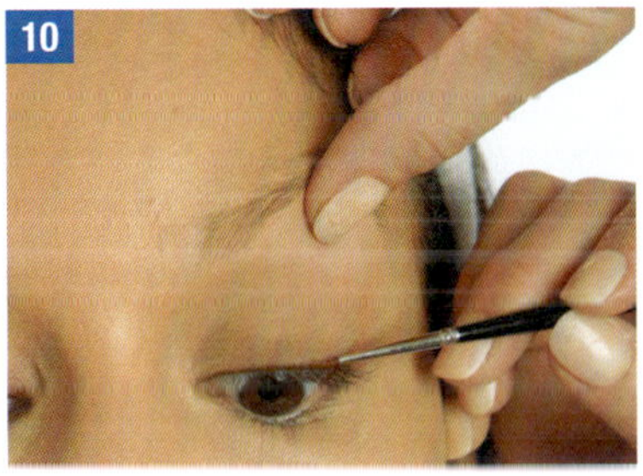

10 Selecione um lápis de olho, delineador compacto ou líquido de cor harmônica com a máscara que você irá aplicar. Estique a pele do olho enquanto o cliente olha para baixo, e desenhe uma linha muito fina ao longo da pálpebra. Você pode aplicar na linha dos cílios superior e/ou inferior. Se o lápis para olho for utilizado, a ponta deve estar fina, e você precisa ter cuidado para evitar machucar e quanto ao desconforto. Certifique-se de apontar o lápis antes de cada utilização.

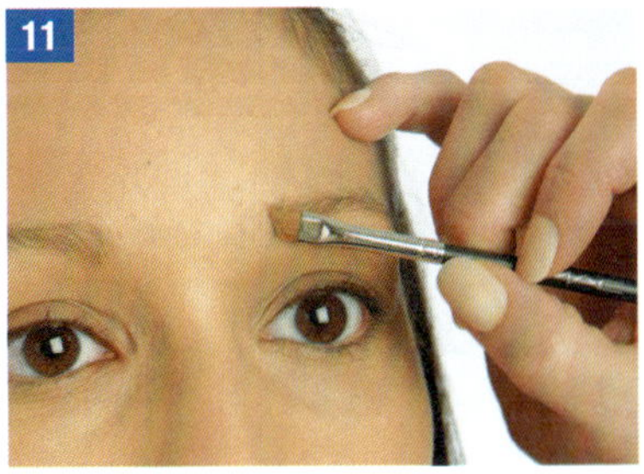

11 Escove as sobrancelhas com movimentos leves, e/ou aplique cor com um lápis de ponta fina ou, ainda, preencha com um pincel e sombra. O excesso de cor pode ser removido com uma haste flexível.

12

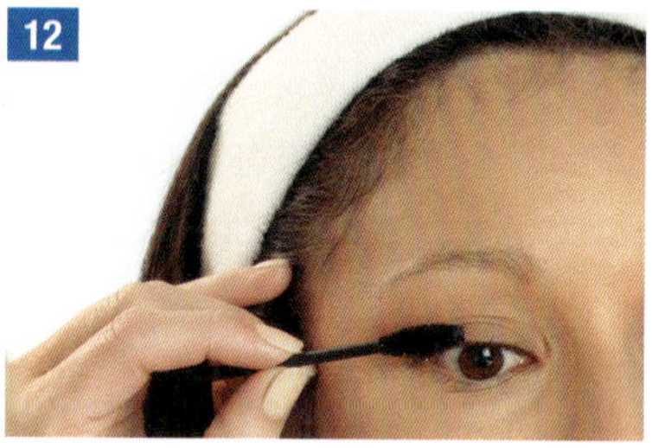

12 Aplique máscara em cima e abaixo dos cílios com cuidado e com movimentos sutis até atingir o efeito desejado. Utilize um pincel limpo ou aplicador para separar os cílios. A máscara pode ser aplicado nos cílios inferiores, mas o efeito deve ser sutil.

13

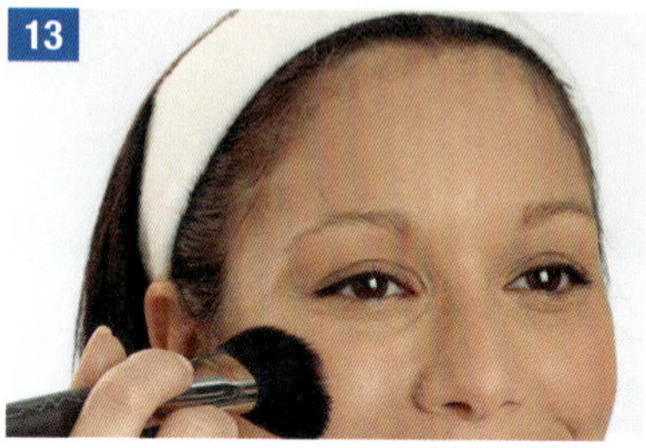

13 Peça para o cliente sorrir para levantar as bochechas. Então aplique *blush* espalhando para fora e direção às têmporas. *Blush* líquido ou em creme é aplicado com um aplicador limpo antes do pó e às vezes na pele ainda limpa.

14a Utilize um lápis labial bem apontado nos lábios. Contorne os lábios começando a contornar o lábio superior pelo canto em direção ao centro. Repita no lado oposto. Conecte os picos centrais do lábio superior com movimentos redondos, seguindo a linha natural dos lábios.

14a

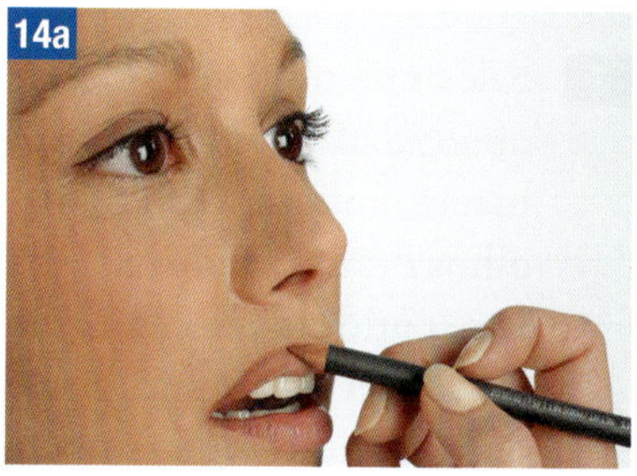

14b

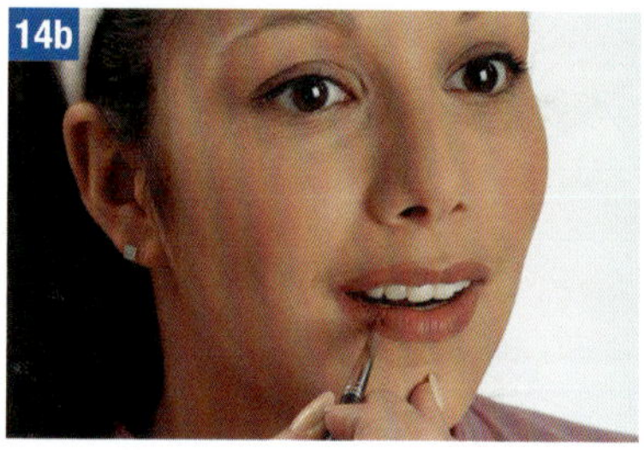

14b Contorne o lábio inferior do canto exterior para dentro. Então aplique batom nos lábios, ficando dentro do contorno. Por razões de higiene, o batom não deve ser aplicado diretamente na boca do cliente, ao menos que ele seja do cliente. Utilize uma espátula para pegar com cuidado um pouco de batom da embalagem, e tire da espátula com um pincel. Apoie seu dedo anelar no queixo do cliente para firmar a sua mão. Peça para o cliente relaxar os lábios. Aplique o batom com um pincel. Então peça para o cliente sorrir ligeiramente para que você possa aplicar batom em pequenas fendas. Com um lenço de papel, dê leves batidinhas para remover o batom em excesso e para fixar a cor nos lábios. Aplicar pó nos lábios não é recomendado, pois é mais interessante um *look* mais hidratado.

15

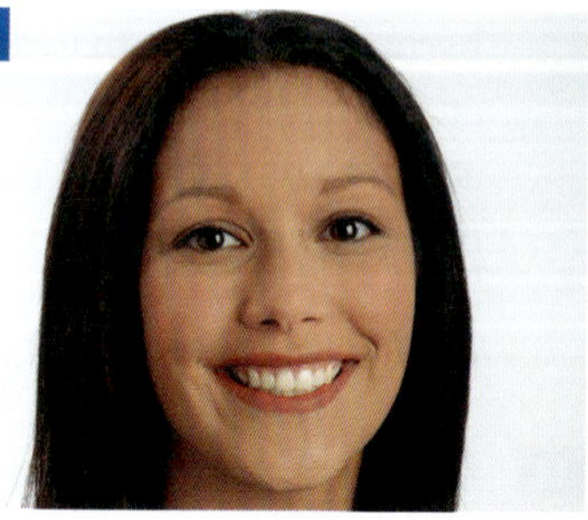

15 Aplicação de maquiagem finalizada.

Cuidado

Quando aplicar máscara, lembre-se de utilizar um aplicador descartável e mergulhá-lo em um tudo de máscara limpo. Então descarte o aplicador. Nunca volte a mergulhá-lo.

Pós-serviço

- Conclua o Procedimento 10.2 Procedimento pós-serviço Consulte a página 252

Procedimento

12.2 Aplicação de cílios postiços

Preparação

- Execute o Procedimento 10.1 Procedimento pré-serviço Consulte a página 249

Procedimento

1 Cubra o cliente adequadamente para proteger sua roupa e coloque uma faixa de cabelo ou turbante durante o procedimento.

2 Se o cliente utiliza lentes de contato, elas devem ser removidas antes do início do procedimento.

3 Se o cliente ainda não fez a maquiagem, remova toda a maquiagem que possa existir nos olhos para melhor aderir os cílios. Trabalhe com cuidado e gentileza. Siga as instruções do fabricante cuidadosamente.

4 Escove os cílios do cliente para garantir que estejam limpos e livres de qualquer material estranho, como partículas de máscara. Se os cílios forem retos, eles podem ser curvados com um curvex antes da aplicação dos cílios postiços.

5 Remova com cuidado os cílios postiços da embalagem.

6 Comece com os cílios superiores. Se a tira de cílios postiços for muito longa para preencher a curva do olho, corte o excesso. Use os dedos para dobrar a tira em formato de ferradura para deixá-la mais flexível a fim de encaixar melhor no contorno da pálpebra.

7 Afaste os fios dos cílios postiços em tiras com a ponta de uma tesoura. Assim você cria um *look* mais natural.

Instrumentos e materiais

Você precisará de todos os seguintes instrumentos, materiais e suprimentos:

- **Tira adesiva**
- **Lâmpada ajustável**
- **Algodão (bolas)**
- **Hastes flexíveis**
- **Removedor de maquiagem dos olhos**
- **Pincéis para cílios**
- **Curvex**
- **Removedor de cílios postiços**
- **Demaquilante de cílios e pálpebras**
- **Espelho de mão**
- **Faixa de cabelo ou presilha**
- **Cola para cílios**
- **Capa para maquiagem**
- **Cadeira de maquiagem**
- **Tesoura de manicure**
- **Apontador de lápis**
- **Bandeja de cílios artificiais**
- **Pinça**

7

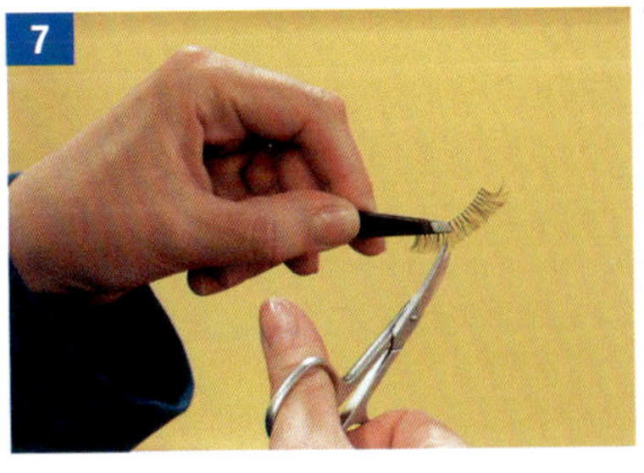

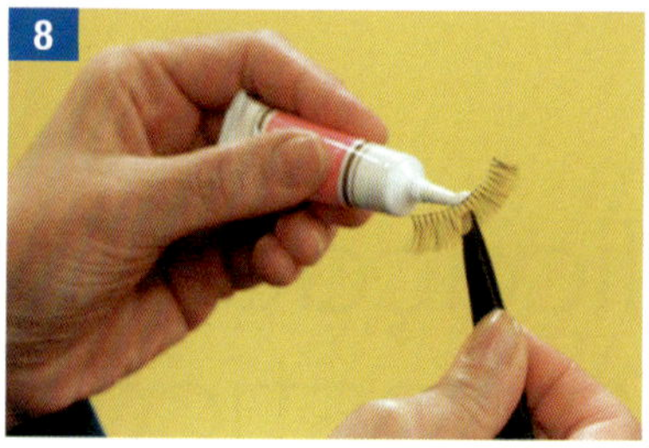

8 Aplique uma fina camada de cola na base dos cílios e aguarde alguns segundos para ela firmar.

9 Comece com a parte mais curta dos cílios e coloque-a no canto interno do olho, na direção do nariz. Posicione o resto dos cílios postiços o mais próximo possível dos cílios do cliente. Utilize a ponta arredondada da escova de cílios ou pinça para pressionar a tira. Seja cuidadoso e gentil quando aplicar cílios postiços. Se você for utilizar delineador, a linha é geralmente desenhada na pálpebra antes de aplicar os cílios postiços e retocada quando os cílios já estiverem no lugar.

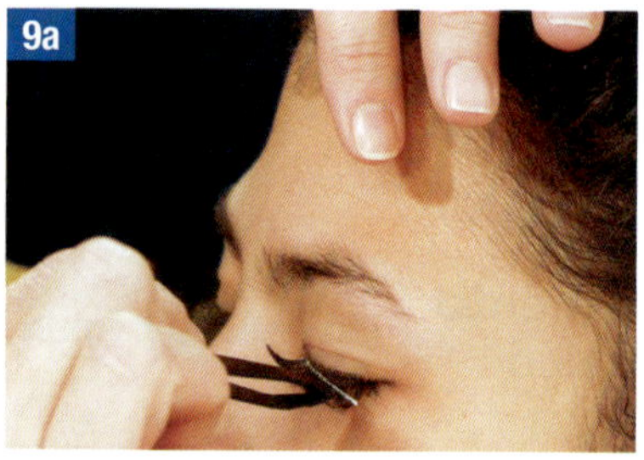

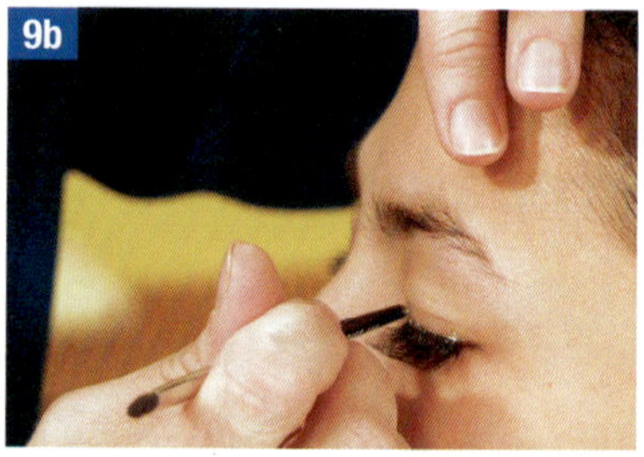

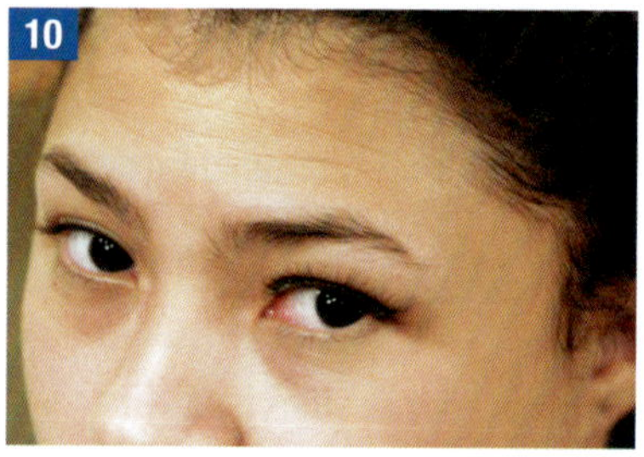

10 Aplicação de cílios postiços nos cílios inferiores é opcional, pois tende a deixar o *look* artificial. Apare os cílios se for necessário e aplique adesivo da mesma forma que você fez com os cílios superiores. Coloque os cílios postiços em cima dos cílios inferiores do cliente. Coloque a parte mais curta em direção ao cento do olho e a parte mais comprida em direção ao canto exterior da pálpebra.

Pós-serviço

- Conclua o Procedimento 10.2 **Procedimento pós-serviço** **Consulte a página 252**

Questões de revisão

1. Liste oito tipos de produtos cosméticos faciais e como eles são utilizados.
2. Nomeie as cores primárias, secundárias e complementares.
3. Liste os cosméticos utilizados em um procedimento de maquiagem básica na ordem que são aplicados.
4. Qual o propósito de maquiagem para ocasião especial?
5. Sobre qual princípio toda maquiagem corretiva é fundamentada?
6. Nomeie e descreva os dois tipos de cílios postiços.

Glossário do capítulo

Aplicação de cílios postiços individuais	Procedimento no qual cílios sintéticos individuais são colocados diretamente sobre a base dos cílios do cliente.
Base	Cosmético com pigmento, utilizado para cobrir ou padronizar a cor da pele.
Batom	Cosmético pastoso utilizado para mudar ou realçar a cor dos lábios.
Blush	Utilizado primeiramente para adicionar uma cor extra e natural às bochechas.
Cílios postiços (cílios em tiras)	Também conhecidos como cílios em tiras; cílios em uma tira que é aplicada com cola à linha natural dos cílios.
Cílios postiços em tufos	Cílios artificiais separados aplicados à pálpebra um de cada vez.
Cola para cílios	Produto utilizado para aderir os cílios artificiais na linha natural dos cílios.
Cores frias	Cores que sugerem calma, são dominadas pelos tons de azul, verde, violeta e vermelho-azulados.
Cores quentes	A gama de cores do amarelo e dourado, passando pelo laranja, laranja-avermelhado, grande parte dos tons de vermelho e até mesmo alguns tons de verde-amarelado.
Corretivos	Tipo de base grossa e pesada utilizada para esconder olheiras, manchas escuras e outras imperfeições.
Demaquilante	Solução especialmente preparada para remoção de maquiagem dos olhos.
Máscara para cílios	Cosmético utilizado para endurecer, definir e engrossar os cílios.

Glossário do capítulo

Mate	Sem brilho.
Lápis de olho	Cosmético utilizado para contornar e realçar os olhos.
Lápis de sobrancelha	Também conhecido como sombra de sobrancelha; lápis utilizado para dar cor e forma à sobrancelha.
Lápis labial	Lápis colorido utilizado para contornar os lábios e evitar que o batom borre em pequenas linhas ao redor da boca.
Linha de demarcação	Uma linha óbvia que demarca onde começa e termina a base aplicada.
Pancake	Também conhecido como *pancake makup*, uma cobertura pesada, compactada e aplicada no rosto com uma esponja cosmética umedecida.
Pó facial	Cosmético em pó, às vezes colorido e perfumado, utilizado para dar acabamento fosco e sem brilho ao rosto.
***Primer* com pigmento**	Aplicado na pele antes da base para regularizar e ajuda a disfarçar imperfeições.
Sombra	Cosmético aplicado nas pálpebras para acentuar ou contorná-las.
Greasepaint	Maquiagem pesada utilizada para fins teatrais.

PARTE 3

CUIDADOS COM AS UNHAS

CAPÍTULO 13
SERVIÇOS DE MANICURE

CAPÍTULO 14
SERVIÇOS DE PEDICURE

CAPÍTULO 15
UNHAS POSTIÇAS E PROTEÇÕES PARA AS UNHAS

CAPÍTULO 16
APRIMORAMENTO DAS UNHAS
COM MONÔMERO LÍQUIDO E POLÍMERO EM PÓ

CAPÍTULO 17
GÉIS UV

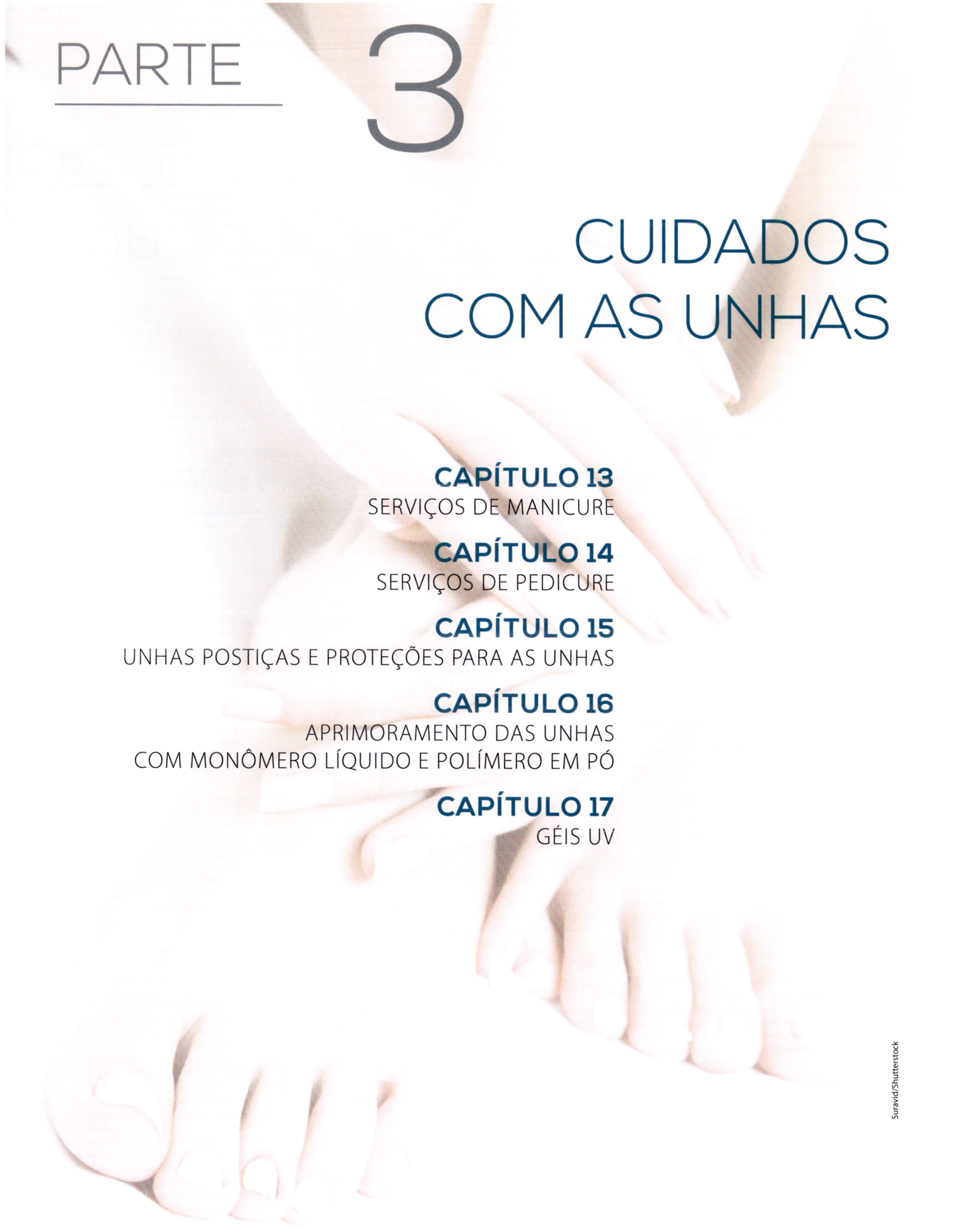

Suravid/Shutterstock

Capítulo

13 Serviços de manicure

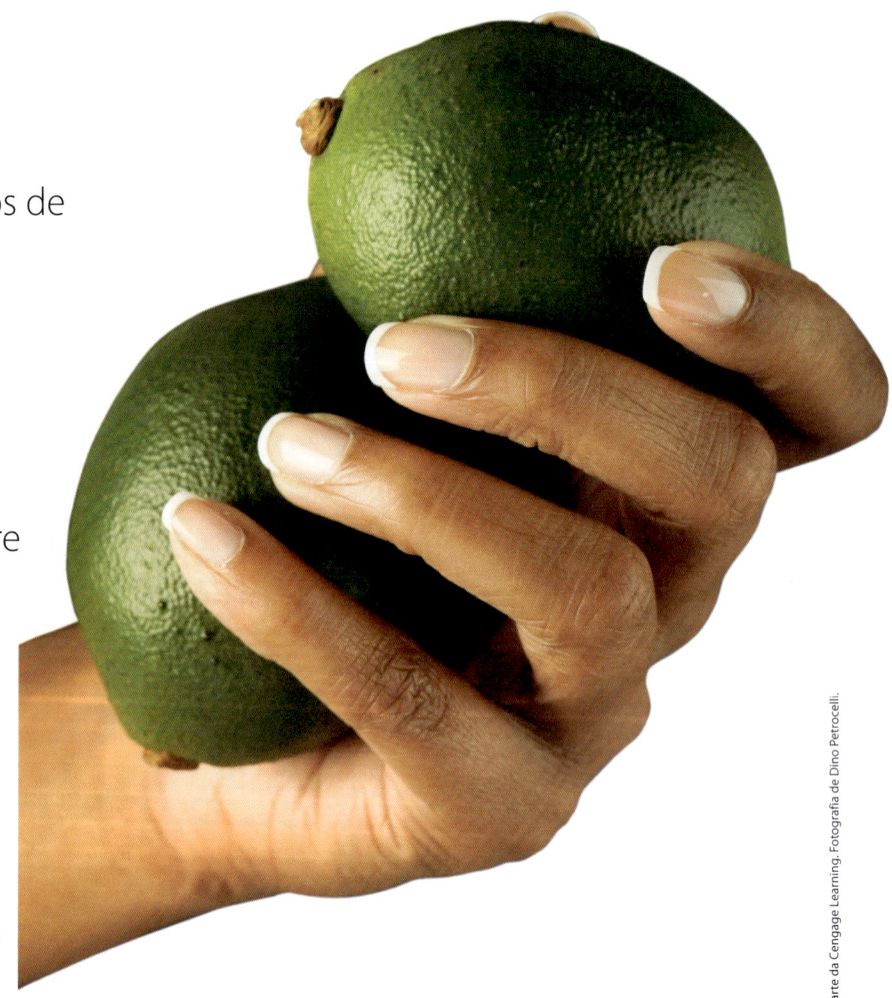

© Milady, parte da Cengage Learning. Fotografia de Dino Petrocelli.

Enfoques do capítulo

- Por que estudar os serviços de manicure?
- Ferramentas tecnológicas para as unhas
- Produtos cosméticos profissionais
- Serviço básico de manicure
- Serviço de manicure para homens
- Massagem
- Serviços de manicure no spa
- Aromaterapia
- Tratamentos com parafina
- Unhas artísticas
- Somente o começo
- Procedimentos

Objetivos de aprendizagem

Ao concluir este capítulo, você será capaz de:

☑ **OA1** Identificar os quatro tipos de instrumentos e/ou ferramentas necessários para realizar um serviço de manicure.

☑ **OA2** Explicar a diferença entre instrumentos reutilizáveis e descartáveis.

☑ **OA3** Descrever a importância de lavar as mãos para realizar os serviços de manicure e pedicure.

☑ **OA4** Explicar por que uma consulta é necessária quando o cliente tem um serviço no salão.

☑ **OA5** Nomear os cinco formatos básicos de unhas para mulheres.

☑ **OA6** Nomear o formato de unha mais popular para os homens.

☑ **OA7** Listar os tipos de movimentos de massagem mais apropriados para uma massagem nas mãos e nos braços.

☑ **OA8** Explicar a diferença entre um serviço de manicure básico e um serviço de manicure em um spa.

☑ **OA9** Descrever como a aromaterapia é usada nos serviços de manicure.

☑ **OA10** Explicar o uso e os benefícios da parafina no serviço de manicure.

☑ **OA11** Nomear o procedimento de limpeza e de desinfecção correto para os instrumentos e ferramentas de unhas.

☑ **OA12** Descrever a montagem correta da mesa de manicure.

☑ **OA13** Listar as etapas no procedimento de pós-serviço.

☑ **OA14** Listar as etapas necessárias se houver um incidente de exposição no salão.

☑ **OA15** Listar as etapas do serviço básico de manicure.

☑ **OA16** Descrever a técnica apropriada para a aplicação do esmalte.

☑ **OA17** Descrever o procedimento para o tratamento das mãos com parafina antes de um serviço de manicure.

Palavras-chave

Os números de páginas indicam onde cada termo pode ser encontrado no capítulo:

alicate, 359
conjuntos para os serviços, 356
cortador de unha, 360
cremes para unhas, 365
empurrador de cutícula de madeira, 360
empurrador de cutícula de metal, 359
fortalecedores a base de dimetilureia, 367
fortalecedores de proteína, 366
instrumentos, 358
instrumentos descartáveis (instrumentos de uso único), 359
instrumentos reutilizáveis (instrumentos multiuso), 358
lixas abrasivas com quantidade média de grânulos, 362
lixas abrasivas de grânulos finos, 362
lixas com menos grânulos, 362
microtrauma, 359
óleos essenciais, 376
óleos para unhas, 365
parafina, 358
unha arredondada, 370
unha ovalada, 370
unha pontiaguda, 370
unha quadrada com ponta arredondada, 370
unha quadrada, 370

Tendo aprendido as técnicas fundamentais neste capítulo, você estará oficialmente no caminho certo para oferecer um serviço de manicure profissional para seus clientes. Atualmente, os serviços de manicure e de pedicure são aqueles que mais crescem nos salões de beleza e spas.

POR QUE ESTUDAR OS SERVIÇOS DE MANICURE?

Os profissionais da área da estética e beleza devem estudar e ter um entendimento profundo dos serviços de manicure porque:

→ Você estará apto a oferecer aos seus clientes um serviço que eles querem e gostem.

→ Como profissional, você deve estar apto para reconhecer facilmente as ferramentas de manicure e saber como elas são usadas.

→ Você estará apto para desempenhar um serviço de manicure de maneira segura e correta.

Ferramentas tecnológicas para as unhas

Como um profissional da área, você deve aprender a trabalhar com as ferramentas necessárias para os serviços de manicure/pedicure e deve conhecer todos os procedimentos de segurança, limpeza e desinfecção, como definidos nos regulamentos estaduais.

Os quatro tipos de ferramentas tecnológicas para unhas que você irá incorporar em seus serviços incluem:

- Equipamentos
- Instrumentos
- Materiais
- Produtos cosméticos profissionais para unhas ☑ OA 1

Equipamentos

Os equipamentos incluem todas as ferramentas permanentes que não são os instrumentos usados para realizar os serviços de manicure/pedicure.

Mesa de manicure

Uma mesa de manicure padrão normalmente tem uma ou mais gavetas e prateleiras (com ou sem portas) para armazenamento dos instrumentos

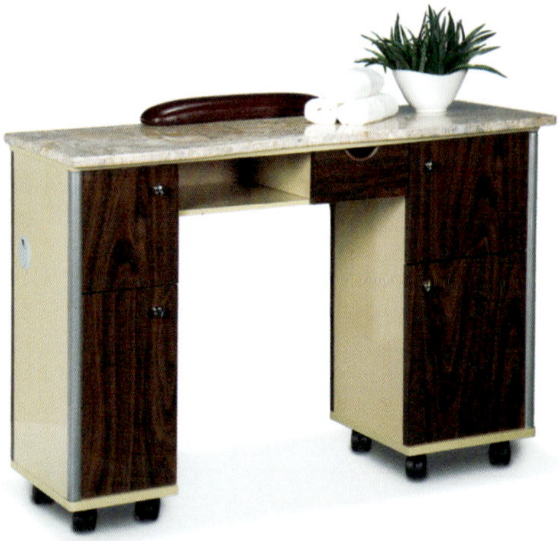

Cortesia de European Touch.

▲ Figura 13.1 Mesa de manicure.

limpos e desinfetados e dos produtos profissionais (**Figura 13.1**). A mesa pode variar de tamanho, mas em geral, ela tem de 1 a 1,5 m de comprimento. A largura, normalmente, é de 40 a 50 cm. A mesa deve ser feita de um material resistente e impenetrável, como a fórmica ou o vidro. Você deve limpar e desinfetar a superfície da mesa entre um cliente e outro, para mantê-la organizada.

Lâmpada ajustável

Uma lâmpada ajustável deve ser anexada na mesa, com uma lâmpada fluorescente de 40 a 60 watts (**Figura 13.2**). As lâmpadas fluorescentes são bem populares porque emitem uma luz fria, e a maioria das pessoas as preferem porque elas mostram a pele e os esmaltes em sua cor real.

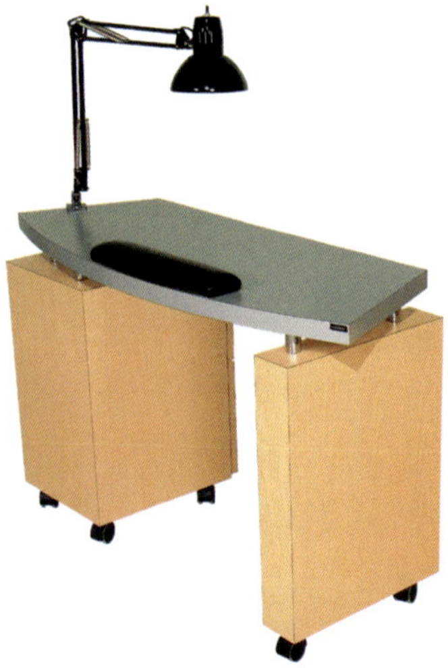

Cortesia de Collins Manufacturing Company.

▲ Figura 13.2 Mesa de manicure com uma lâmpada ajustável e almofada de braço.

Cadeiras do profissional e do cliente

A cadeira do profissional deve ser ergonômica, confortável, durável, resistente a manchas e fácil de limpar. A cadeira mais apropriada tem rodinhas, que dá mobilidade ao técnico, e um ajuste hidráulico que permite regulá-la para cima e para baixo (**Figura 13.3**).

A cadeira do cliente deve ser durável e confortável. Para o conforto dos clientes, selecione uma cadeira que não tenha braços dos lados, e, se os tiver, que sejam baixos, de forma que ela possa ser movida para mais perto da mesa. Isso permitirá que os braços do cliente descansem sobre a mesa, evitando que o cliente e o profissional precisem se esticar. A cadeira também deve ter um encosto apoiador para que o cliente se sente confortavelmente e relaxe durante o serviço.

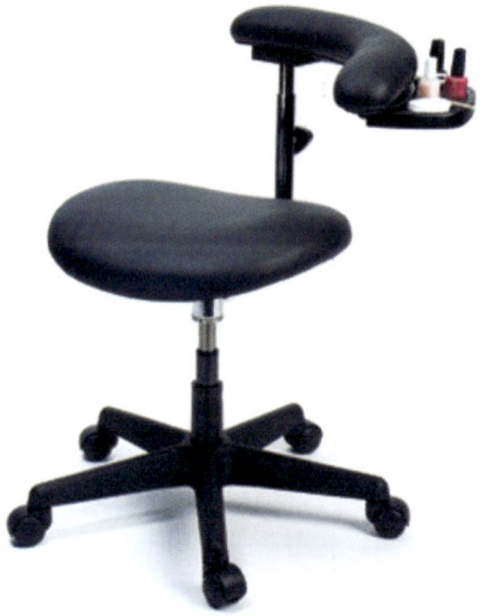

Cortesia de European Touch.

▲ Figura 13.3 Cadeira do técnico com rodas para mobilidade e ajuste hidráulico da altura.

Luvas

As luvas fazem parte dos Equipamentos de Proteção Individual (EPI) e são usadas para proteger o profissional da exposição a micróbios durante os serviços. A Norma Regulamentadora número 6 (NR-6) do Ministério do Trabalho e Emprego (MTE) define o EPI como uma "roupa ou um equipamento especializado usado por um funcionário para proteção contra algo perigoso". Os perigos nessa situação são os patógenos transmitidos pelo sangue, os micro-organismos patogênicos que estão presentes no sangue humano e em outros fluidos corporais e podem provocar doença nos humanos. Esses patógenos incluem o vírus da Hepatite B e o vírus de imunodeficiência humana (HIV), embora não estejam limitados a eles.

Atualmente, existem diferenças de opinião no setor dos serviços de manicure e pedicure a respeito do uso obrigatório ou não das luvas pelos prestadores de serviços. Muitas pessoas dizem que as luvas devem ser usadas o tempo todo, em todos os serviços, porque, ocasionalmente, os profissionais são expostos ao sangue. Outras pessoas acreditam que as luvas precisam ser usadas apenas quando há exposição ao sangue, ou seja, uma grande quantidade de sangue.

O regulamento americano decide as Precauções Universais padrão da OSHA, que foram implantadas em 1993 como um complemento da ATO OSHA de 1970, são similares às dos padrões federais. As Precauções Universais incluem luvas, máscaras e óculos de segurança. As Precauções Universais padrão da OSHA estabelecem: "As Precauções Universais devem ser observadas para evitar a exposição ocupacional ao sangue ou outros materiais potencialmente infecciosos. A exposição ocupacional inclui pele, olho, membrana mucosa ou contato potencial com sangue ou outros materiais potencialmente infecciosos, racionalmente previstos, que podem ocorrer no desempenho da função de um funcionário". No Brasil, o Ministério do Trabalho e Emprego decide as principais responsabilidades quanto a proteção e integridade do indivíduo com o intuito de minimizar os riscos ambientais do ambiente do trabalho e promover a saúde, bem-estar e evitar os acidentes e doenças ocupacionais.

> **Você sabia?**
>
> As luvas são disponíveis em látex, vinil e nitrilo. Saiba que alguns clientes são alérgicos ao látex e as luvas desse material muitas vezes ficam despedaçadas quando são usadas para aplicar algumas loções. As luvas de vinil não protegem o usuário de muitos micróbios. Por essas razões, muitos técnicos acreditam que as luvas de nitrilo são a melhor escolha para os serviços de manicure e pedicure. Elas vêm em caixas com 100 e estão disponíveis nas perfumarias e lojas de suprimentos médicos.

Procedimento 13.4 Controle de um incidente de exposição durante um serviço de manicure

Consulte a página 386

Retire as luvas invertendo os punhos e puxando-as de dentro para fora. Segure a luva que acabou de ser retirada com a outra mão, ainda com luva, e, em seguida, retire-a puxando-a sobre a primeira. Depois, as duas são descartadas juntas. Se um único cliente recebe tanto os serviços de manicure como o de pedicure, um novo par de luvas deve ser usado para cada serviço. E, quando dois serviços estão sendo realizados juntos, o técnico deve lavar as mãos após cada remoção de luvas e antes de colocar um novo par. Muitos profissionais usam um higienizador em gel antimicrobiano para a higiene das mãos entre a troca dos pares de luvas durante o mesmo atendimento.

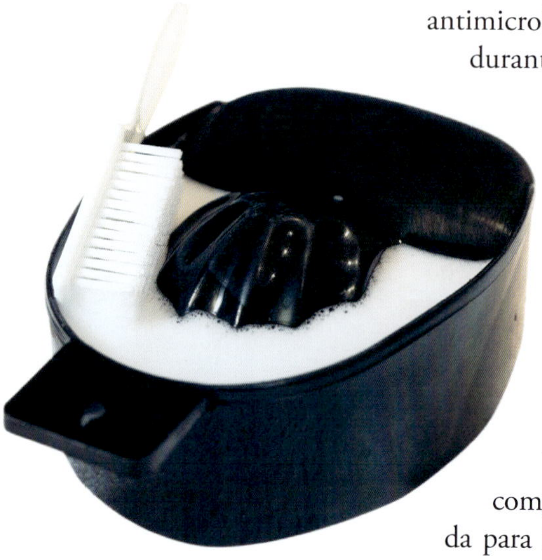

▲ **Figura 13.4 Mergulhe os dedos para amolecer peles e cutículas.**

Bacias para manicure

Uma bacia para manicure é usada para mergulhar os dedos do cliente em água morna para amolecer a pele e a cutícula. As bacias podem ser feitas de plástico, metal, vidro ou até mesmo de cerâmica. Elas devem ser duráveis e fáceis de limpar e desinfetar após o uso em cada cliente (**Figura 13.4**).

Contêiner para esterilização

Um contêiner para esterilização deve ser grande o bastante para comportar uma quantidade suficiente de solução desinfetante líquida para imergir completamente diversos **conjuntos para os serviços**, os conjuntos de todas as ferramentas que serão usadas em um serviço. Os contêineres que não permitem que o instrumento inteiro seja submergido, incluindo os cabos, não são aceitáveis para o uso em salões profissionais.

Os contêineres para esterilização possuem inúmeros formatos, tamanhos e materiais e devem ter uma tampa para evitar que a solução desinfetante fique contaminada enquanto não estiver em uso. A maioria dos contêineres é equipada com uma bandeja, pois, elevando-a pelas alças, o técnico pode remover os instrumentos da solução sem contaminar nem os instrumentos, nem solução. Após a remoção dos instrumentos do contêiner desinfetante, eles devem ser enxaguados e secos ao ar ou com uma toalha, de acordo com as instruções do fabricante e dos regulamentos locais.

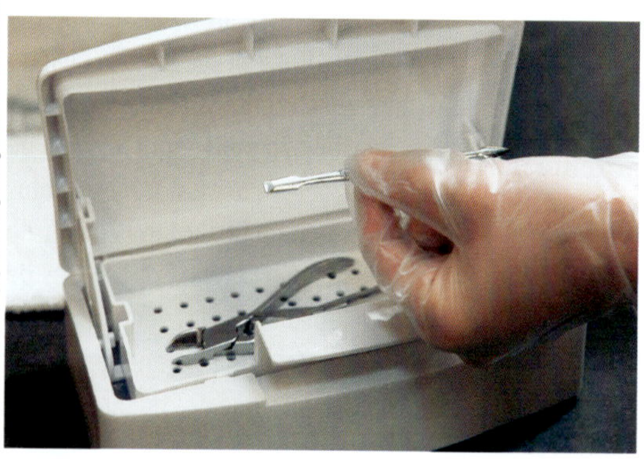

▲ **Figura 13.5 Contêiner para esterilização com bandeja removível.**

Os desinfetantes não devem entrar em contato com a pele. Se seu contêiner para esterilização não tiver uma bandeja ou um cesto removível, sempre retire os instrumentos com uma tenaz ou uma pinça e sempre use luvas (**Figura 13.5**). É importante usar luvas para remover e enxaguar os instrumentos porque elas evitam que seus dedos entrem em contato com a solução desinfetante, o que pode causar irritações na pele.

Todos os contêineres devem ser mantidos fechados quando não estiverem em uso para evitar contaminação e/ou evaporação.

Braço almofadado da cadeira do cliente

Uma almofada de 20 a 30 cm que pode ser limpa com água e sabão, feita especialmente para acomodar o braço do cliente, é uma opção na realização dos serviços de manicure e pedicure. Ela deve ser coberta com uma toalha limpa a cada cliente. Uma toalha limpa, dobrada ou enrolada no tamanho da almofada, também pode ser usada em vez da almofada adquirida comercialmente.

Almofada para serviço (opcional)

Uma almofada macia, mais alta no meio e mais baixa nas extremidades, pode ser colocada entre o cliente e o profissional durante o serviço de manicure. Acredita-se que ela oferece mais conforto durante o serviço para ambas as partes. Ela deve ser completamente coberta por uma toalha limpa e fresca a cada serviço.

Recipiente para gazes e lenços de algodão

Esse recipiente armazena lenços de algodão, que não soltam fiapos, ou gazes quadradas para uso durante os serviços, e deve ter uma tampa para proteger os conteúdos do pó e dos contaminantes.

Cestos de lixo

Um cesto de lixo de metal com uma tampa e pedal deve estar localizado próximo da sua área de trabalho (**Figura 13.6**). O cesto de lixo deve estar revestido com um saco de lixo descartável e fechado quando não estiver em uso. Ele deve ser esvaziado no final de cada dia de trabalho, antes de você ir embora, e deve ser lavado e desinfetado frequentemente. Um cesto de lixo com tampa e pedal é uma das melhores formas de evitar os odores e vapores excessivos no salão.

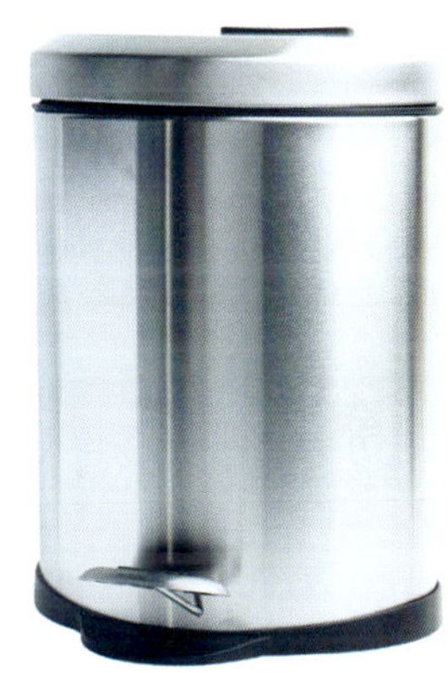

▲ Figura 13.6 **Cesto de lixo de metal com tampa e pedal.**

Bandeja de suprimentos (opcional)

É uma bandeja resistente que armazena cosméticos, como esmaltes, removedores de esmalte e cremes. Ela deve ser resistente e fácil de limpar. Muitos técnicos colocam todos os produtos que precisam nessas bandejas, tornando muito mais prático e eficiente o ato de pegar os produtos e guardá-los de volta na prateleira. Isso deixa a mesa livre e fácil de desinfetar após cada serviço. As bandejas também devem ser limpas e desinfetadas entre um cliente e outro.

Secador de esmalte ultravioleta ou elétrico (opcional)

Um secador de esmalte é desenvolvido para diminuir o tempo necessário de secagem do esmalte. Os secadores elétricos possuem aquecedores e ventiladores que sopram um ar quente nas lâminas ungueais (unhas) para acelerar a evaporação dos solventes dos esmaltes, fazendo que eles endureçam mais rapidamente. Os secadores de esmalte que usam uma lâmpada também criam calor para acelerar a secagem e funcionam da mesma maneira que os secadores elétricos, mas sem os ventiladores. Os secadores de esmalte ultravioleta são desenvolvidos para secar os esmaltes que contêm um ingrediente sensível ao comprimento da onda UVA da lâmpada do secador, assim a exposição a esse comprimento de onda desencadeia a secagem do esmalte.

Você sabia?

Os instrumentos devem ser preparados de maneira adequada com uma limpeza completa antes de serem colocados na solução desinfetante. Os instrumentos devem ser esfregados com água morna, sabão líquido e uma escova, para depois serem enxaguados e secos antes de serem colocados no líquido desinfetante (**Figura 13.7**). Os instrumentos sujos ou preparados de maneira incorreta não serão desinfetados na solução.

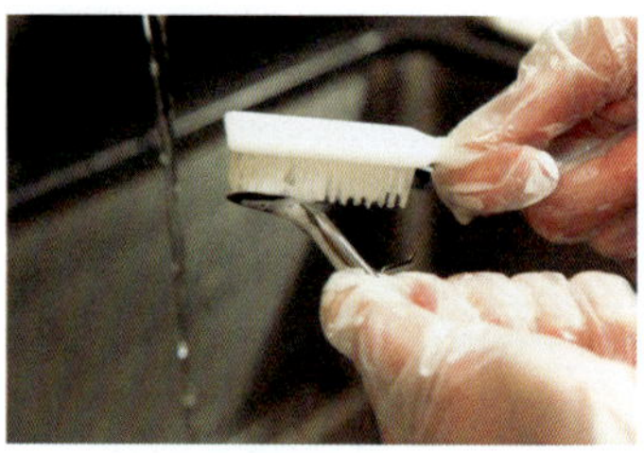

▲ **Figura 13.7 Esfregue os instrumentos para preparar para a desinfecção.**

Botas e luvas metalizadas (opcional)

Esses acessórios aquecidos, que estão disponíveis tanto para as mãos quanto para os pés, são desenvolvidos para acrescentar um serviço especial de manicure ou pedicure. Um serviço de manicure que inclui luvas metalizadas aquecidas normalmente custa mais, ou elas podem ser usadas como um adicional em um serviço de custo mais baixo. Após a massagem em um serviço de pedicure, uma loção hidratante ou uma máscara é aplicada nos pés, que são colocados em uma cobertura de plástico e inseridos nas botas metalizadas. O calor ajuda na penetração dos ingredientes hidratantes, acrescenta conforto ao serviço e oferece um relaxamento final para o cliente.

Botas e luvas de tecido (opcional)

Acessórios laváveis, colocados sobre as mãos e os pés dos clientes após um produto hidratante penetrante e uma cobertura terem sido aplicados. Eles são muito usados sobre a parafina para manter o calor.

Banho de parafina (opcional)

Uma bacia de parafina tem um termostato automático que mantém a parafina na temperatura ideal para aplicação nas mãos e nos pés. A **parafina** é derivada do petróleo, que possui excelentes propriedades com ação oclusiva para manter a hidratação na pele, podendo ser acrescentada aos serviços de manicure e pedicure por um custo adicional (**Figura 13.8**). Embora a parafina possa ser aplicada de muitas formas, o método tradicional é o mergulho das mãos e dos pés na parafina (banho). O revestimento de parafina cobre a pele, mantendo sua hidratação natural nas camadas epidérmicas, promovendo, assim, a hidratação da pele e a penetração mais profunda dos outros produtos que foram usados antes da parafina. Depois dos equipamentos básicos, o banho é normalmente a primeira aquisição em muitos salões e spas. Busque mais informações a respeito do uso da parafina nos salões.

Instrumentos

▼ **Figura 13.8 Banho de parafina.**

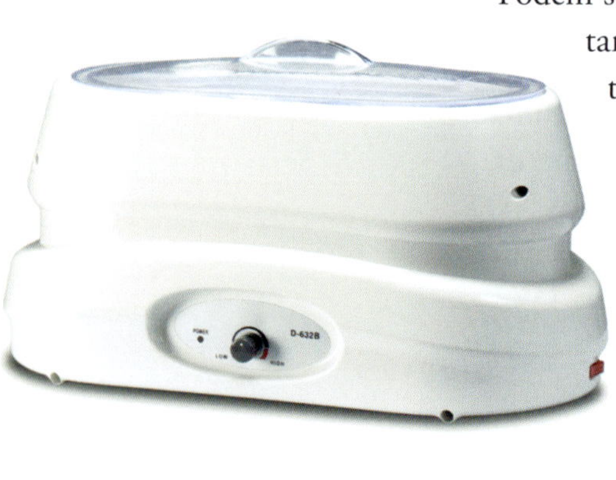

Os **instrumentos** são ferramentas usadas na execução dos seus serviços. Podem ser reutilizáveis ou descartáveis. Os **instrumentos reutilizáveis**, também conhecidos como **instrumentos multiuso**, geralmente são feitos de aço inoxidável porque devem ser limpos e desinfetados corretamente após o uso entre um cliente e outro. Os instrumentos de metal niquelado são mais baratos, mas corroem durante a desinfecção. Os **instrumentos descartáveis**, também conhecidos como **instrumentos de uso único**, não podem ser reutilizados porque não podem ser limpos e desinfetados. Por isso, eles devem ser jogados fora após seu único uso. É recomendado que os profissionais da área de estética e beleza tenham diversos conjuntos de instrumentos limpos e desinfetados, sempre disponíveis para uso. ☑ OA2

Você sabia?

Muitos profissionais separam seus instrumentos reutilizáveis limpos e desinfetados em conjuntos. Esses conjuntos podem ser enrolados em uma toalha limpa e armazenados em um local limpo, ou podem ser colocados em uma bolsa estéril antes de passarem pela desinfecção. Abra os instrumentos na frente dos seus clientes no início de cada serviço para que eles possam ver que o conjunto foi desinfetado antes da sua chegada.

Instrumentos reutilizáveis

Empurrador de cutícula de metal

O **empurrador de cutícula de metal** é desenvolvido para raspar suavemente o tecido da cutícula da lâmina ungueal natural. Ele não deve ser usado para empurrar o eponíquio de volta. Os empurradores de metal devem ser de aço inoxidável e precisam ser usados cuidadosamente para evitar danificar a unha natural e a matriz da unha. O uso impróprio sobre a unha pode provocar problemas de crescimento, como ranhuras, se a matriz da unha for danificada acidentalmente. O uso inadequado ou descuidado do empurrador de cutícula de metal pode provocar um trauma microscópico ou lesão nos tecidos. Essas lesões são conhecidas como **microtrauma** – aberturas minúsculas na pele, muitas vezes invisíveis, que podem permitir que os micróbios entrem na pele, levando à infecção.

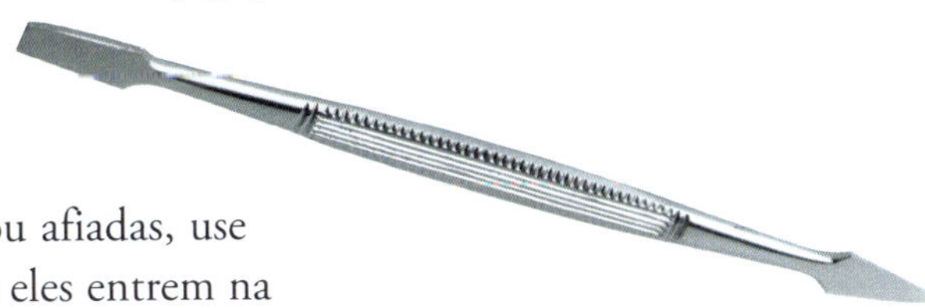

▲ **Figura 13.9 Empurrador de cutícula de metal.**

Se o seu empurrador de metal tiver pontas ásperas ou afiadas, use um abrasivo para amolecer ou removê-las. Isso evita que eles entrem na lâmina ungueal ou danifiquem as barreiras protetoras criadas pelo eponíquio e pela cutícula.

Segure-o do jeito que você segura um lápis, com a parte plana mantida em um ângulo de 20 a 30 graus da lâmina ungueal. A ponta em forma de colher é usada para soltar cuidadosamente e empurrar para trás o tecido da cutícula morta na lâmina ungueal (**Figura 13.9**).

Alicate

Um **alicate** é um instrumento de aço inoxidável usado para aparar cuidadosamente a pele morta em volta das unhas. Ele nunca é usado para cortar, arrancar ou romper o tecido vivo da prega ungueal porque ele é importante para repelir os micróbios e evitar a infecção em volta da lâmina ungueal. O alicate deve ser completamente limpo e desinfetado antes do uso em cada cliente, tomando um cuidado especial com as dobradiças. Sempre mantenha as pontas do alicate afiadas para evitar acidentes, como retirar ou romper o tecido vivo.

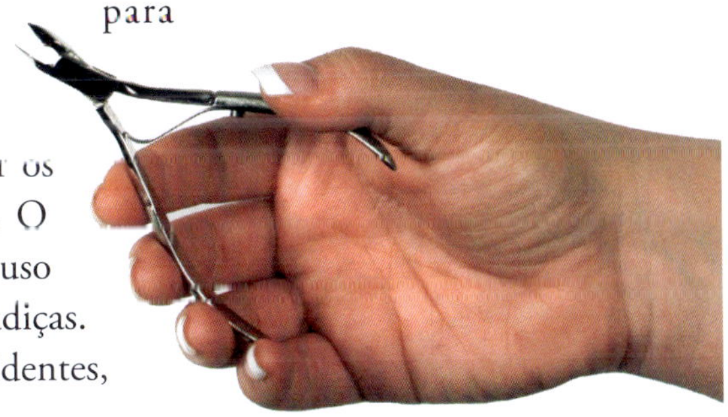

▲ **Figura 13.10 Alicate.**

É importante que você aprenda o uso correto dos alicates de unha durante o curso. Para usar o alicate, segure seu polegar em volta de uma perna e três dedos em volta da outra, com as lâminas apontadas para a lâmina ungueal. Seu dedo indicador é colocado sobre a articulação para controlar a lâmina e guiar o alicate corretamente (**Figura 13.10**).

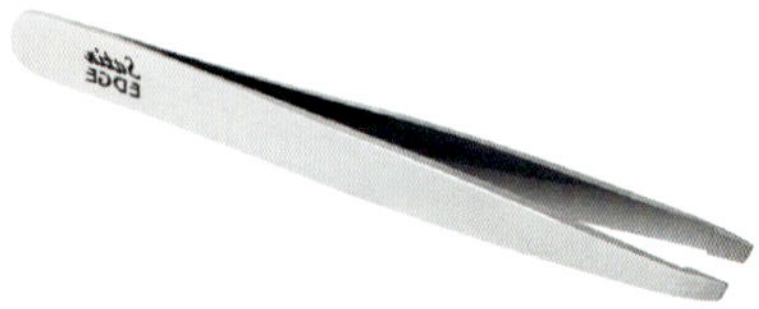

▲ Figura 13.11 Pinça.

Você sabia?

Um profissional que pratica os procedimentos de manicure e pedicure em tempo integral ou por meio período precisa de pelo menos três conjuntos de instrumentos de qualidade feitos em aço inoxidável para sempre poder limpar e desinfetar completamente cada conjunto entre um cliente e outro. Enquanto um conjunto está na esterilização e o outro está sendo usado, o terceiro está pronto para o uso. Ter um conjunto de instrumentos sempre prontos para uso irá garantir que seus clientes não fiquem esperando para que sejam esterilizados. Quando o cliente atual tiver terminado, os instrumentos na esterilização são retirados, enxaguados e secos. Os instrumentos que acabaram de ser usados são preparados para desinfecção, enquanto o outro conjunto está pronto para ser usado no próximo cliente. Lembre-se de que demora em torno de vinte minutos para limpar e desinfetar corretamente os instrumentos após o uso.

Pinça

A pinça é um instrumento multiuso empregado para elevar os pequenos pedaços de detritos na lâmina ungueal, retirar e colocar os artefatos das unhas artísticas, retirar os instrumentos das soluções desinfetantes, e muito mais (**Figura 13.11**). Ela deve ser limpa e desinfetada adequadamente antes do uso em cada cliente porque pode entrar em contato com a pele ou com as unhas do cliente. A pinça deve ser feita de aço inoxidável para permitir a desinfecção após o uso.

Cortador de unha

O **cortador de unha** elimina a ponta livre de maneira rápida e eficaz. Se as unhas do seu cliente estão muito compridas, cortá-las economizará tempo para lixá-las. Corte as unhas dos lados para evitar danos nas laterais das lâminas ungueais e lixe-as para dar formato. O cortador de unha deve ser limpo e desinfetado antes do uso em cada cliente. Esses instrumentos devem ser feitos de aço inoxidável para serem desinfetados.

Instrumentos descartáveis

Escovas e aplicadores

Qualquer escova ou aplicador que entre em contato com as unhas ou com a pele do cliente durante um serviço de manicure e pedicure deve ser limpo e desinfetado antes do uso em outro cliente. Se os instrumentos não forem limpos e desinfetados corretamente, eles devem ser descartados após um único uso. Verifique com o fabricante se você não tiver certeza se uma escova ou aplicador pode ser limpo ou desinfetado corretamente.

Empurrador de cutícula de madeira

O **empurrador de cutícula de madeira** é usado para remover o tecido da cutícula da lâmina ungueal, para limpar sob a ponta livre da unha ou para aplicar produtos. Segure o palito como se fosse um lápis, com a ponta em um ângulo de 20 a 30 graus da lâmina ungueal, enquanto empurra a cutícula livre (**Figura 13.12**). Ele é um instrumento de uso único e não pode ser reutilizado ou desinfetado. Aplique produtos para as unhas enrolando completamente a extremidade do palito com um pequeno pedaço de algodão, colocando ou mergulhando a ponta do algodão no produto. Quando a ponta do algodão for mergulhada no produto, deve-se retirar o suficiente para a aplicação inteira. Se for necessário mais produto, o algodão ou o empurrador de madeira deve ser trocado para evitar a contaminação do produto. Usar produtos que tenham bicos nas tampas pode diminuir o tempo da aplicação. O bico não pode tocar a ponta do algodão, a lâmina ungueal e nem a pele.

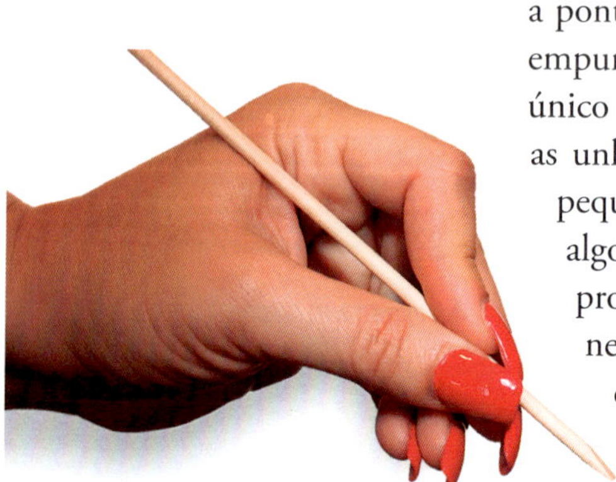

▲ Figura 13.12 Empurrador de cutícula de madeira.

Escova para unhas

Esse instrumento de plástico é usado de muitas formas durante os serviços de manicure e pedicure (**Figura 13.13**). Os clientes usam a escova para unhas quando chegam ao salão e lavam as mãos. Os técnicos a usam para lavar as mãos entre um cliente e outro. As escovas para unhas também são usadas durante o serviço de manicure para remover os detritos da lâmina ungueal. Por fim, e não menos importante, as escovas para unhas são usadas para limpar os instrumentos antes da desinfecção.

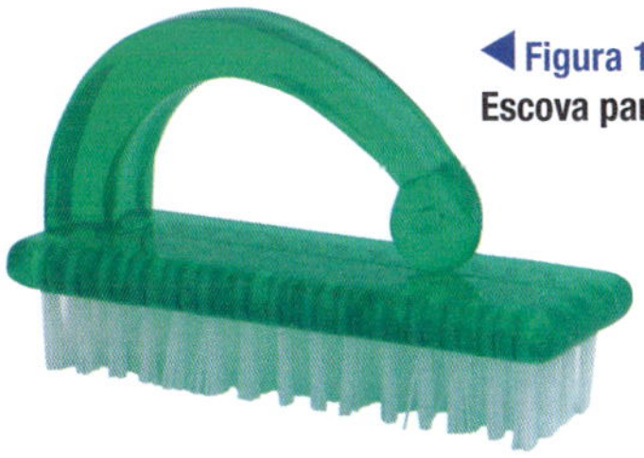

Figura 13.13
Escova para unhas.

Você sabia?

Cabe ao salão decidir se as escovas para unhas devem ser reutilizadas ou descartadas após um único uso. Para evitar a contaminação cruzada, as escovas para unhas devem ser limpas entre um cliente e outro. Elas devem ser desinfetadas entre os serviços, jogadas fora após o uso, ou dadas para que o cliente as leve para casa. Muitos salões descobrem onde adquirir escovas baratas, então elas podem ser jogadas fora ou dadas para o cliente. Isso elimina o tempo e o esforço necessário para desinfecção, elimina a necessidade de um contêiner para esterilização maior e deixa mais espaço no balcão. Também economiza uma despesa maior com solução para esterilização para o processo de desinfecção das escovas.

Pincel aplicador

Os pincéis para aplicação podem ser usados para aplicar óleos, esmalte ou produtos para tratamento para unhas. É recomendado comprar pacotes baratos e descartáveis de pincéis para aplicar produtos que propagem o crescimento de bactérias.

Mergulhe o pincel aplicador no recipiente do produto para uma aplicação completa ou despeje um pouco do produto em um prato limpo e mergulhe o pincel nele. Novamente, esses pincéis devem ser descartados após o uso em cada cliente.

Uma exceção para essa regra de uso único é feita para os pincéis usados nos produtos que não são capazes de armazenar ou propagar o crescimento de micróbios patogênicos, como o álcool, o esmalte, os monômeros e os polímeros, os géis UV, o *primer* para unhas, os desidratadores, os clareadores etc. Como esses produtos não podem armazenar ou propagar o crescimento de patógenos, os pincéis não precisam ser limpos e desinfetados entre cada uso, a menos que o pincel toque uma unha contaminada imediatamente antes de passar para a outra unha. Já que os profissionais só podem trabalhar com unhas saudáveis, as unhas contaminadas não devem ser um problema. Entretanto, um pincel é considerado contaminado se for usado para aplicar um óleo para unhas na lâmina ungueal e, depois, for colocado de volta no produto, porque os próprios produtos podem ficar contaminados com as bactérias e propagar o crescimento de patógenos. Por essa razão, os pincéis descartáveis para aplicação ou os conta-gotas devem ser usados para aplicar os óleos na lâmina ungueal ou em volta da pele.

Materiais

Os materiais e os suprimentos usados durante um serviço de manicure são desenvolvidos para serem usados uma única vez e devem ser substituídos entre um cliente e outro. Esses itens não são considerados reutilizáveis.

Lixas de unhas e lixas de unhas polidoras

As lixas de unhas e as lixas de unhas polidoras (**Figura 13.14**) normalmente são apenas para uso único e estão disponíveis em diferentes tipos

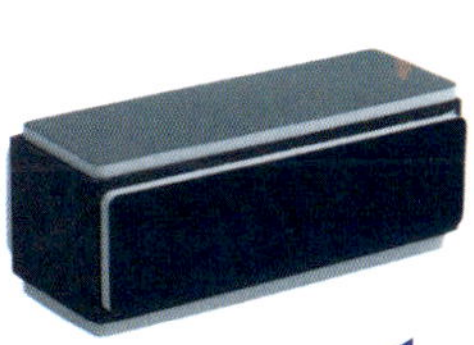

Figura 13.14
Lixa polidora abrasiva.

Cuidado

Os instrumentos abrasivos não podem ser armazenados em sacos plástico ou outros recipientes selados porque as condições herméticas criam um ambiente perfeito para os patógenos crescerem e se multiplicarem antes do próximo uso. Sempre limpe, desinfete e armazene os instrumentos em um contêiner limpo, não selado, que permita a circulação de ar ou enrole os instrumentos em uma toalha como os conjuntos de serviço (**Figura 13.15**).

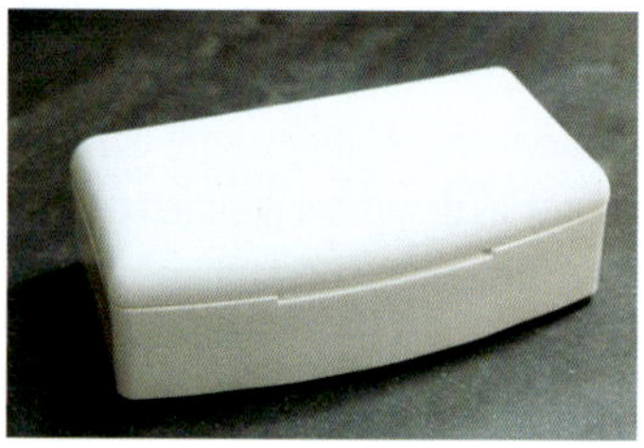

▲ **Figura 13.15 Armazene os instrumentos desinfetados em um contêiner coberto.**

e grânulos. Por exemplo, elas podem ter núcleos de apoio firmes e rígidos ou ter núcleos almofadados e bastante flexíveis. Os grânulos variam de menos de 180 para mais de 240 por polegada quadrada. Para se entender a proporção entre grânulos e polegadas: quanto menos grânulos, maiores são as partículas abrasivas na lixa e mais agressiva é sua ação. Portanto, as **lixas com menos grânulos** (menos que 180) são mais agressivas e irão reduzir rapidamente a espessura de qualquer superfície. Produzem também arranhões mais profundos e mais visíveis na superfície do que as lixas com mais grânulos. Por isso, essas lixas devem ser usadas com mais cuidado e normalmente não são usadas nas unhas naturais, já que podem causar danos a elas.

Você deve preparar ou amolar suas lixas abrasivas antes de usá-las em um cliente para evitar machucá-lo com as pontas afiadas das lixas. Essas lixas são feitas a partir de materiais preparados, deixando muitas pontas afiadas. Essas pontas não são removidas antes de as lixas estarem prontas para uso. Você é responsável pela remoção dessa extremidade prejudicial de cada nova lixa.

Para preparar uma lixa para uso, esfregue outra lixa (limpa, não usada) em toda a extremidade para remover a parte afiada. Essa ação é chamada de *preparação da lima (lixa)*. Muitos profissionais preparam todas as suas lixas novas e as armazenam em um contêiner limpo. Se a extremidade não for removida, você pode colocar seu cliente em risco de corte. Verifique os cantos das lixas polidoras porque elas também podem precisar de preparação.

As **lixas abrasivas com a quantidade média de grânulos** (de 180 a 240 grânulos) são usadas para suavizar, refinar as superfícies e para encurtar e dar formato às unhas naturais.

As **lixas abrasivas de grânulos finos** estão na categoria de 240 ou mais grânulos. Elas são desenvolvidas para polir, lustrar e remover arranhões bem finos.

As lixas abrasivas em papelão e as lixas polidoras normalmente possuem uma, duas ou três superfícies de grânulos diferentes dependendo do tipo, do uso e do modelo. Algumas lixas abrasivas em papelão e lixas polidoras podem ser limpas e desinfetadas. Verifique com o fabricante se a lixa abrasiva de sua escolha pode ser desinfetada. Todas as lixas abrasivas devem ser limpas e desinfetadas antes do reúso em outro cliente. As lixas abrasivas que não suportam o processo de limpeza e desinfecção sem ficarem danificadas são consideradas descartáveis e devem ser jogadas fora após o uso.

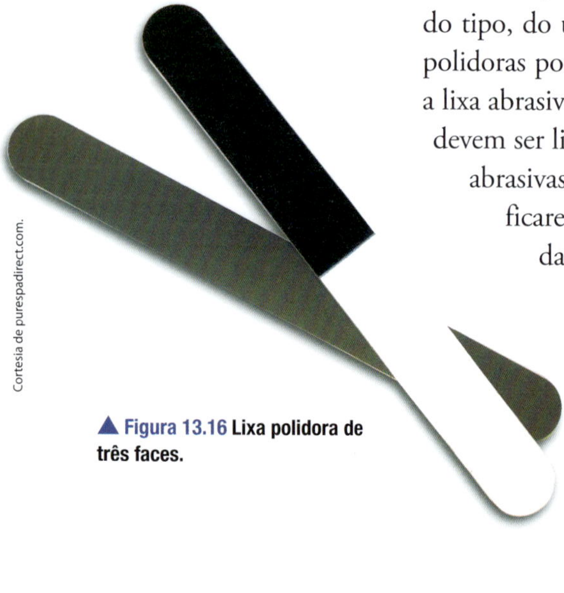

▲ **Figura 13.16 Lixa polidora de três faces.**

Lixas polidoras de duas ou três faces

A tecnologia das lixas abrasivas de duas ou três faces substitui a camurça e dá um brilho bonito nas unhas (**Figura 13.16**). A lixa polidora é moldada como uma lixa de unha de dois lados, comprida e estreita, com uma ou duas lixas de grânulos abrasivos adicionais e uma superfície para brilho final. Comece com a superfície com grânulos menos abrasivos na tarefa de alisamento, mude para os grânulos maiores e, depois, finalize com a superfície de brilho (normalmente, sem grânulos). O resultado é um brilho lustroso nas unhas. Essa lixa polidora normalmente é usada nas unhas naturais e nas últimas etapas da aplicação de duas cores do monômero líquido e do polímero em pó para unhas, como nas francesinhas, para as unhas que usarão apenas base ou um esmalte claro. A maioria das lixas polidoras de duas ou três faces é de uso único e devem ser descartadas após o uso.

Toalhas de uso único ou toalhas de pano felpudas

As toalhas de pano felpudas devem ser lavadas entre um cliente e outro e as toalhas de papel devem ser descartadas após cada uso. Uma toalha de pano felpuda limpa ou uma nova toalha de papel descartável é usada pelo cliente após ele lavar as mãos. As melhores toalhas de pano felpudas para uso em um serviço pessoal são as brancas, de forma que elas possam ser alvejadas durante a lavagem entre os usos. Outras toalhas limpas são usadas para cobrir qualquer superfície que possa ser contaminada durante cada serviço de manicure, incluindo a área de trabalho. Se houver algum derramamento na mesa, uma nova toalha de pano ou descartável deve ser usada para enxugá-lo.

{ALERTA!}

Reutilizar os instrumentos sem a limpeza e desinfecção corretas é proibido. O uso impróprio e ilegal dos instrumentos coloca os clientes, os profissionais e o salão em risco de infecção e também pode colocar o técnico e o salão em risco por responsabilidade legal, bem como uma suspensão de licença.

Gaze, bolas de algodão ou almofadas plásticas

Os lenços que não soltam fiapos, de fibra ou de algodão, normalmente são usados para remover o esmalte. As almofadas plásticas protegem as pontas dos dedos dos profissionais da superexposição aos solventes secantes e aos outros químicos (**Figura 13.17**).

As gazes quadradas ou as bolas de algodão também são populares na remoção de esmalte porque são baratas e desenvolvidas especialmente para isso e para outras tarefas de aplicação. As gazes quadradas (5 x 5 cm ou 10 x 10 cm) possuem muitos usos nos serviços de manicure, desde a aplicação do produto até a sua remoção. Todos esses materiais devem ser armazenados de modo a evitar a contaminação pelo pó e detritos.

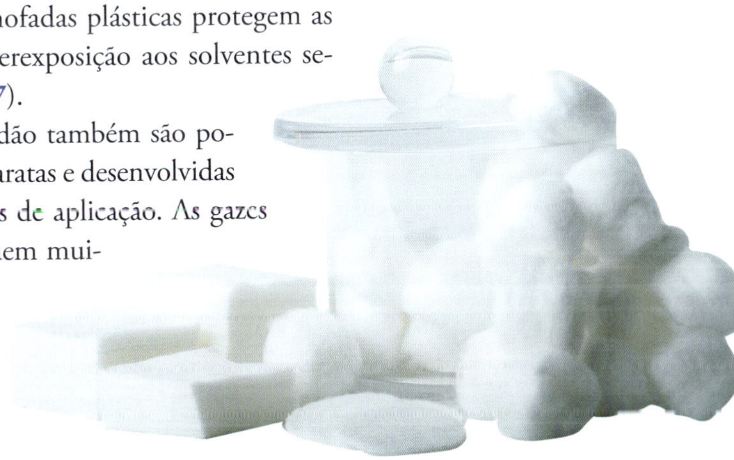

▲ Figura 13.17 **Os materiais usados para remover esmalte e para limpar o leito ungueal antes do polimento.**

Espátulas de plástico ou de metal

Uma espátula descartável de plástico ou uma espátula reutilizável de metal deve ser usada para remover os produtos de seus respectivos recipientes, de modo a evitar a contaminação desses produtos e a propagação de doenças. Se uma espátula entrar em contato com a sua pele ou com a pele de seu cliente, ela deve ser limpa e desinfetada adequadamente antes

Você sabia?

Os Centros para Controle e Prevenção de Doenças (CDC) declara que não importa se o sabonete/limpador usado em um salão é antibacteriano ou não, pois, ainda assim, ele remove os micróbios e os detritos. No entanto, muitos clientes se sentem mais seguros se um sabonete antibacteriano for usado em uma pia para lavagem de mãos.

de ser usada novamente, ou deve ser substituída. Da mesma forma, nunca use a mesma espátula para remover produtos diferentes de recipientes diferentes porque a química desses produtos pode ser alterada.

Produtos cosméticos profissionais

Como profissional você precisa saber como usar corretamente cada produto para as unhas, quais ingredientes ele contém e qual sua ação durante o uso. Você também deve saber como armazenar os seus produtos adequadamente e retirá-los dos recipientes de maneira higiênica. Esta seção disponibiliza informações básicas a respeito dos diversos produtos cosméticos profissionais para unhas. Para informações mais detalhadas sobre os produtos e os ingredientes, consulte o *Nail Structure & Product Chemistry*, segunda edição, de Douglas D. Schoon, publicado pela Milady, Cengage Learning, e o *Dicionário de Ingredientes para cosmética e cuidados da pele*, tradução da 4ª edição norte-americana, também publicado pela Milady, Cengage Learning.

▼ **Figura 13.18 Use frascos de sabonete com válvula pump nas pias para lavar as mãos. Não use sabonetes em barra porque eles abrigam bactérias.**

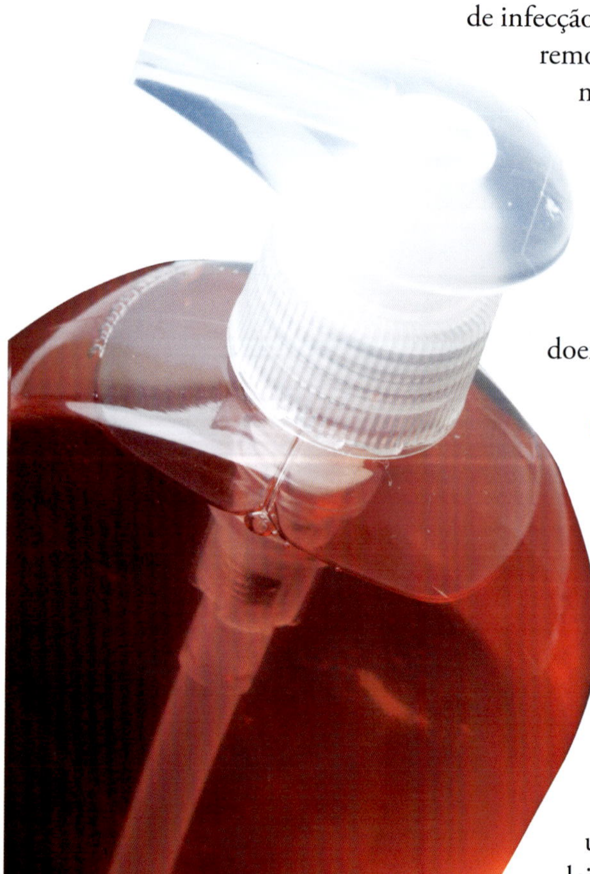

Sabonete

O sabonete é usado para limpar as mãos do profissional e do cliente antes do início do serviço. Ele age como uma ferramenta para controle de infecção durante o procedimento de lavar as mãos no pré-serviço, removendo mecanicamente os micróbios e os detritos. O sabonete é conhecido por remover mais de 90% dos micróbios patogênicos das mãos quando a lavagem é feita corretamente.

Os sabonetes líquidos (**Figura 13.18**) são recomendados e preferidos porque os sabonetes em barra abrigam bactérias e podem se tornar um território de reprodução para as bactérias patogênicas (produtoras de doenças).

Removedor de esmalte

Os removedores são usados para dissolver e remover o esmalte. Há dois tipos de removedores de esmalte disponíveis: com acetona e sem acetona. O removedor com acetona funciona de maneira mais rápida e é um solvente melhor do que o removedor sem acetona.

Os removedores sem acetona não dissolvem os produtos para a unha postiça tão rapidamente quanto os com acetona, portanto são preferidos para a remoção nessas unhas, como os envoltórios. Tanto os removedores com acetona quanto os sem podem ser usados de maneira segura. Como com todos os produtos, leia e siga as instruções para uso do fabricante.

Algumas manicures recomendam dar um intervalo de ao menos 24 horas entre o dia que tirou o esmalte e o dia que vai voltar ao salão.

Cremes, loções e óleos para unhas

Esses produtos são desenvolvidos para amolecer a pele seca em volta da lâmina ungueal e para aumentar a flexibilidade das unhas naturais. Eles são especialmente eficazes nas unhas quebradiças ou secas e são os principais produtos para serem vendidos para os clientes de manicure e pedicure. Os **cremes para unhas** são produtos-barreira porque contém ingredientes desenvolvidos para selar a superfície da pele e manter a umidade subcutânea na pele. Os **óleos para unhas** são desenvolvidos para serem absorvidos na lâmina ungueal, aumentando a flexibilidade em volta da pele para amolecer e umedecer. Tipicamente, os óleos e loções podem penetrar na lâmina ungueal ou na pele com efeitos mais duradouros que os cremes, porém todos os três produtos podem ser altamente eficazes e úteis para os clientes, especialmente como produtos para uso diário em domicílio.

Removedores de cutículas

Os removedores de cutículas são desenvolvidos para desprender e dissolver o tecido morto da lâmina ungueal, de forma que ele possa ser removido mais facilmente e por completo. Esses produtos costumam conter de 2% a 5% de hidróxido de sódio ou de potássio, com glicerina adicionada, ou outros ingredientes hidratantes, para neutralizar os efeitos secadores do removedor sobre a pele. Esses produtos devem ser usados em acordo estrito com as instruções do fabricante e o contato com a pele deve ser evitado ao máximo para neutralizar os efeitos dos ingredientes alcalinos. A exposição excessiva do eponíquio aos removedores de cutícula pode levar ao ressecamento da pele e do eponíquio, provocando espigões.

Clareador de unhas

Esses produtos são desenvolvidos para serem aplicados sobre a lâmina ungueal e sob a extremidade livre das unhas naturais para remover a descoloração da superfície amarelada ou manchas (por exemplo, manchas de tabaco). Normalmente, os clareadores de unhas contêm peróxido de hidrogênio ou algum outro agente clareador a base de glicerina. Sempre use esses produtos exatamente como instruído pelo fabricante, para evitar qualquer dano na lâmina ungueal natural ou na pele circundante. Como os clareadores de unhas são corrosivos para o tecido mole, tome cuidado para limitar o contato com a pele.

Esmalte, laquê ou verniz

Os revestimentos coloridos aplicados à lâmina ungueal natural são conhecidos como *esmalte, laquê* ou *verniz.* Esses são termos comerciais usados para descrever os mesmos tipos de produtos que contêm os mesmos ingredientes. Não há nenhuma diferença entre os produtos.

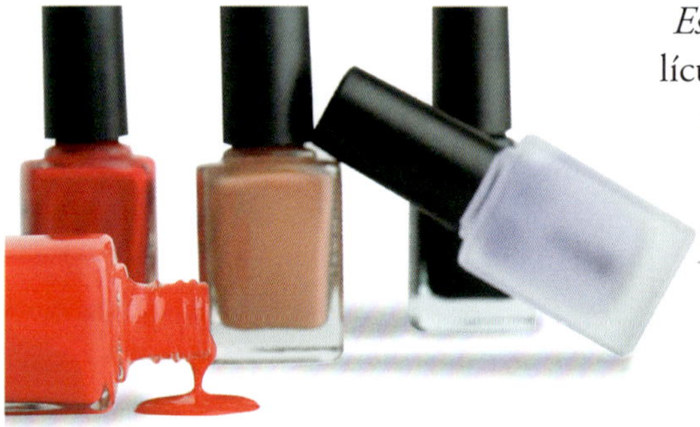

▲ Figura 13.19 Esmalte, cobertura e base para o serviço de manicure.

Esmalte é um termo genérico que descreve qualquer tipo de película colorida a base de solvente aplicada à lâmina ungueal com a finalidade de adicionar cor ou efeitos visuais especiais (por exemplo, brilho). Geralmente, o esmalte é aplicado em duas demãos sobre uma base, seguido por uma cobertura (**Figura 13.19**).

Base

A base cria uma camada incolor sobre a unha natural e sobre a unha postiça que melhora a adesão do esmalte. Ela também evita que o esmalte deixe manchas amareladas ou outro tipo de descoloração na lâmina ungueal natural. Algumas lâminas ungueais são especialmente suscetíveis a manchas de cores avermelhadas ou escuras, por isso o uso da base é uma etapa importante. As bases também são importantes para serem usadas sob o esmalte nas unhas postiças, evitando as manchas na superfície. As bases normalmente contêm adesivos, o que auxilia na retenção do esmalte por um tempo maior. Como os esmaltes, as bases contêm solventes desenvolvidos para evaporar. Após a evaporação, uma película pegajosa, promotora de adesão, é deixada para trás sobre a superfície da lâmina ungueal para aumentar a adesão do revestimento colorido.

Você sabia?

Nunca agite os frascos de esmalte. Esse movimento forma bolhas e deixa a aplicação do esmalte áspera e irregular. Em vez disso, role suavemente o frasco de esmalte entre suas mãos para misturar o produto completamente.

Fortalecedor de unhas

Os fortalecedores de unhas são usados para melhorar a rigidez ou a durabilidade das lâminas ungueais fracas ou finas. Se usados de maneira correta, alguns fortalecedores de unhas também podem evitar rachaduras ou o descascamento da lâmina ungueal. Os fortalecedores podem ser aplicados antes da base ou após o óleo secante, de acordo com as instruções do fabricante.

Há diversos tipos de fortalecedores:

Os **fortalecedores de proteína** são uma combinação de esmalte claro e proteína, como o colágeno. Eles proporcionam uma cobertura clara e firme na superfície da unha, mas não mudam nem afetam a lâmina ungueal natural. A proteína (colágeno) por ser considerada uma macromolécula não pode ser absorvida na lâmina ungueal.

Os outros tipos de fortalecedores de unhas contêm fibras reforçadoras, como o náilon, que também não podem ser absorvidas na lâmina ungueal. Portanto, a proteção que eles proporcionam vem do próprio revestimento. Eles não são terapêuticos e podem ser usados em qualquer unha natural.

Acreditava-se que o ingrediente dos fortalecedores era o formaldeído, mas na verdade é o metilenoglicol, um ingrediente químico que cria pontes ou ligações cruzadas entre os fios de queratina que compõem a unha natural, tornando a lâmina mais rígida e mais resistente à dobra e à quebra. O metilenoglicol também não irrita a pele.

Esses produtos são úteis para as lâminas ungueais finas e fracas, mas nunca devem ser aplicados às unhas que já são muito fortes, rígidas e/

ou quebradiças. Os fortalecedores a base de metilenoglicol podem tornar as unhas quebradiças tão rígidas que elas podem se dividir e rachar. Se sinais de fragilidade ou divisão excessivos, descoloração do leito ungueal ou outros sinais de reações adversas da unha ou da pele ocorrerem, interrompa o uso. Esses produtos devem ser usados como instruído pelo fabricante até que as unhas do cliente atinjam o objetivo desejado. O seu uso, então, deve ser interrompido até que o produto seja necessário novamente. Os clientes são instruídos a aplicar os produtos diariamente sobre o esmalte como uma cobertura, ou sob o esmalte como uma base, quando este for removido e aplicado novamente. Os clientes devem ser instruídos a seguir as instruções do fabricante.

Os **fortalecedores a base de dimetilureia** usam o dimetilureia (DMU) para adicionar ligações cruzadas à lâmina ungueal natural. O DMU não provoca reações adversas na pele. Esses fortalecedores não funcionam tão rápido quanto os que contêm metilenoglicol, mas eles não fortalecem demais as unhas devido ao uso excessivo, como os com metilenoglicol.

Cobertura

As coberturas são aplicadas sobre o esmalte para evitar lascas e para acrescentar brilho na unha finalizada. Esses produtos contêm ingredientes que criam películas firmes e brilhantes após a evaporação do solvente. Normalmente os ingredientes principais são formadores de película metacrílicos ou do tipo celulose.

Os aceleradores de secagem dos esmaltes são desenvolvidos para serem usados sobre a cobertura e costumam ser aplicados com um conta-gotas ou um pincel ou borrifados na superfície do esmalte. Eles promovem uma secagem rápida puxando os solventes do esmalte, fazendo que a película colorida se forme mais rapidamente. Esses produtos podem encurtar bastante o tempo de secagem e reduzir o risco do cliente borrar o esmalte recém-aplicado.

Cremes e loções para as mãos

Os cremes e loções para as mãos acrescentam um toque final ao serviço de manicure. Já que suavizam e amolecem as mãos, eles deixam a pele e o *look* do serviço de manicure o mais bonito possível. Os cremes para as mãos são desenvolvidos para agir como barreiras sobre a pele, ajudando a reter umidade, ou eles contêm ingredientes penetrantes para suavizá-la ou reparar possíveis danos. A finalidade de um creme para as mãos é deixar a pele o menos propensa possível a se tornar seca ou rachada. A loção costuma ser mais penetrante do que os cremes e podem tratar os níveis inferiores da epiderme. Uma loção de tratamento pode ser usada com luvas de aquecimento ou banhos de parafina para reforçar a penetração dos ingredientes na pele.

Hidratantes para unhas

Os hidratantes para unhas contêm ingredientes que reduzem a fragilidade das unhas. Eles devem ser aplicados como instruído pelo fabricante.

Você sabia?

Os produtos vendidos para os clientes para uso em domicílio são chamados de produtos de varejo e são embalados para esse propósito. Na indústria da beleza, eles são considerados produtos para cuidado em domicílio, não produtos de varejo, porque são vendidos sob recomendação profissional e o cliente recebe as instruções sobre como usá-los antes de levá-los para casa. Os produtos para cuidado em domicílio, por lei, devem conter as instruções de uso e as precauções listadas ou escritas nos frascos ou nas embalagens. Os produtos profissionais (normalmente de tamanhos maiores) não têm esse requisito de rotulagem.

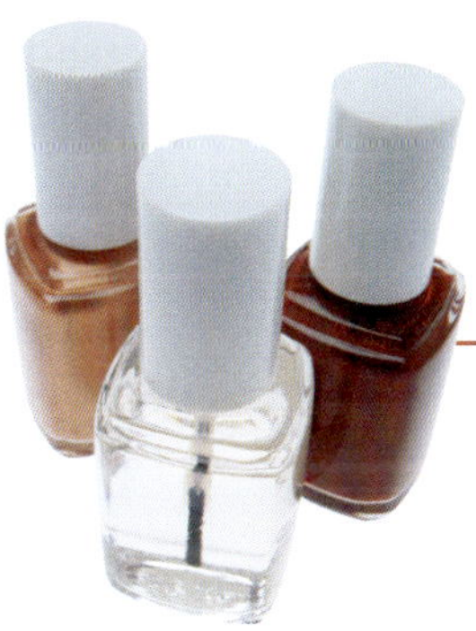

Cuidado

Todas as bases, coberturas, esmaltes e fortalecedores são altamente inflamáveis.

Cuidado

As **FISPQ** (Fichas de Dados de Segurança de Materiais) contêm informações compiladas pelo fabricante sobre a segurança do produto, incluindo os nomes de ingredientes perigosos, procedimentos de manuseio e uso seguros, precauções para reduzir o risco de ferimento ou exposição acidental excessiva e alertas de inflamabilidade. Os salões devem ter as FISPQ arquivadas para todos os produtos profissionais em fácil acesso para referência para os funcionários. As FISPQ não são exigidas para os produtos de varejo. O fabricante ou distribuidor de quem você pediu seus produtos profissionais precisa, por lei, disponibilizar para você as FISPQ apropriadas.

Esse tratamento é especialmente útil quando aplicado à noite, antes de dormir. Os hidratantes para unhas podem ser óleos, loções ou cremes.

Protetores solares

Essas loções contêm ingredientes que protegem a pele dos danos causados pelos raios Ultravioletas (UVA). O UVA é conhecido por provocar manchas de idade (hiperpigmentação) nas costas das mãos e danificar o DNA das células da pele. A superexposição ao sol é conhecida como a principal causa do envelhecimento e do câncer de pele. Encoraje seus clientes a adquirir e usar protetor solar sobre toda a pele exposta.

Serviço básico de manicure

O serviço básico de manicure é o fundamento de todos os serviços de tecnologia das unhas, por isso é vital que você conheça todos os componentes necessários para fazer do serviço básico de manicure um sucesso. A informação que você aprender para o serviço básico de manicure irá servir como base para todos os outros serviços de manicure e pedicure que você executará ao longo da sua carreira.

Trabalhe para executar seu procedimento básico de manicure em quarenta e cinco minutos, no máximo, incluindo o uso do esmalte, antes de você sair da escola. Isso deixa você com mais chances de ser contratado e torna sua carreira mais bem-sucedida. Pratique até que você consiga executar as habilidades automaticamente, sem considerar qual é a próxima etapa, e você terá a confiança e a aura profissional que os clientes desejam de seu profissional (e que os donos dos salões desejam de seus funcionários).

Procedimento 13.5 Realização do serviço básico de manicure Consulte a página 388

Lavagem das mãos

Para evitar a propagação de doenças transmissíveis, é imprescindível que você lave suas mãos antes e após cada cliente – e faça que seus clientes lavem as mãos antes de se sentarem em sua mesa para manicure limpa e desinfetada. A prática da lavagem de mãos antes de qualquer procedimento deve ser bem ensinada aos seus clientes regulares para que eles vão direto para a pia de lavagem antes de entrarem na sua área de trabalho.

As escovas para as unhas, que são uma parte integrante do procedimento de lavagem de mãos, devem ser mantidas em um local bem visível para que o cliente não tenha dificuldade em usá-las. Marque o recipiente com as escovas limpas para que o cliente saiba onde achá-las. O cliente pode levar a escova para a mesa ou deixá-la no recipiente adequado.

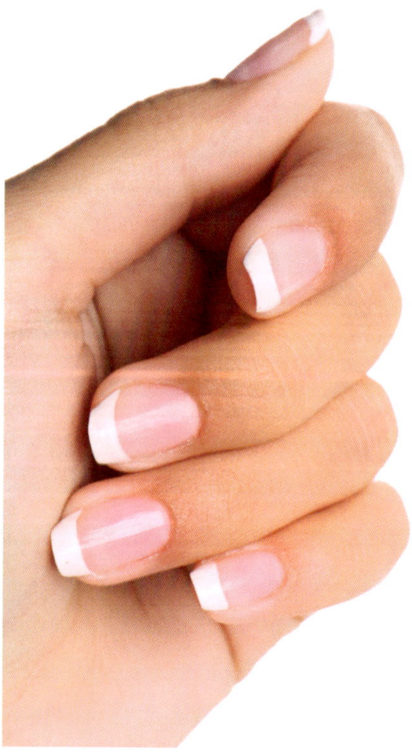

Para evitar a contaminação cruzada, cada cliente deve ter uma escova limpa para lavar suas mãos. Há duas opções para oferecer escovas limpas:

- Limpar e desinfetar as escovas após cada cliente. Muitos salões limpam as escovas para as unhas no final do dia, desinfetando, enxaguando e secando-as, para depois colocá-las em um recipiente rotulado "Escovas Limpas", com acesso fácil aos clientes.
- Adquiri-las no atacado para dar aos clientes ou jogar fora após cada uso. Os clientes levam-na para a cadeira para uso durante o serviço de manicure após a lavarem as mãos.

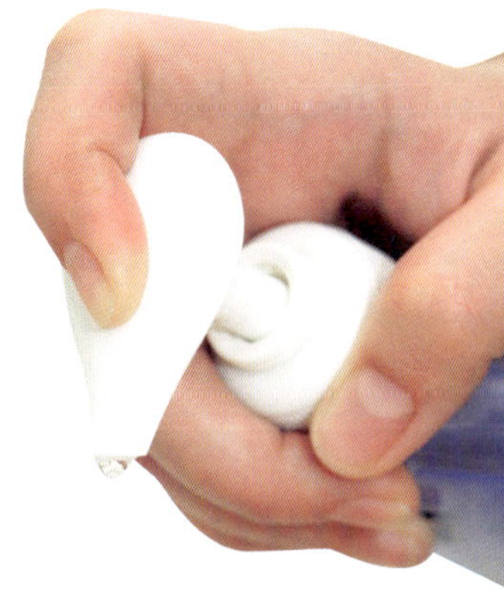

Procedimento 13.3 Lavagem correta das mãos

Consulte a página 385 ☑ **OA3**

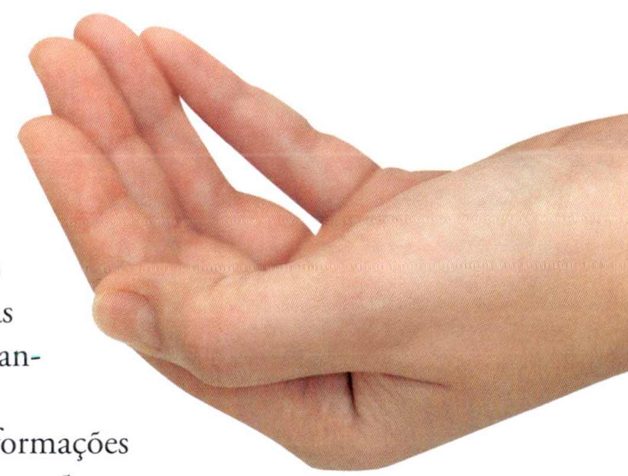

Consulta para o serviço de manicure

A consulta com o cliente antes do serviço de manicure, ou de qualquer outro serviço, é uma oportunidade para que o profissional conheça melhor seu cliente e compreenda suas expectativas. Não acelere a consulta, ela é uma parte importante do serviço!

Se o cliente é novo no salão, ele deve preencher as informações no formulário de entrada na sala de espera. Use essas informações para realizar a consulta do cliente. Leia atentamente os formulários e procure respostas importantes do cliente. Depois, registre suas observações após o serviço.

Sempre verifique as unhas e a pele do cliente para se certificar de que elas são saudáveis e que o serviço que você irá proporcionar é apropriado. Depois, discuta o formato, a cor e o comprimento das unhas que seu cliente prefere. Você deve ser cuidadoso ao diagnosticar, de qualquer forma, uma doença ou distúrbio. Todas as informações devem ser registradas no formulário de serviço do cliente. Se não houver nenhum problema de saúde observado, continue com o serviço.

Continue com as seguintes considerações em mente: formato das mãos, comprimento dos dedos e formato da área do eponíquio. Geralmente, é recomendado que o formato da extremidade livre da unha reforce o formato geral das pontas dos dedos, dos dedos e das mãos do cliente. Você também precisa pensar a respeito do estilo de vida dele; coisas como hobbies, atividades recreacionais e tipo de trabalho podem determinar o melhor formato e comprimento das unhas. ☑ **OA4**

Formatos básicos mais utilizados pelas mulheres

Durante a consulta, você deve discutir o formato final que sua cliente deseja para suas unhas e, é claro, você deve fazer o melhor para agradá-la.

Você sabia?

Embora o a Coordenadoria de Controle de Doenças (CDC) declare que os higienizadores de mãos sejam apropriados para uso, eles também observam que esses produtos devem ser usados apenas quando não houver água disponível para lavar as mãos. É muito importante lembrar que esses produtos não podem e não vão substituir a lavagem de mão adequada. A lavagem de mão adequada é uma parte vital do serviço e não pode ser omitida ou ignorada. Os clientes também devem lavar adequadamente suas mãos antes e após o serviço e você deve fazer esse procedimento após cada cliente. Reserve o uso de um higienizador para as mãos apenas quando for absolutamente necessário!

Tabela 13.1 – Formatos básicos das unhas

FORMATOS BÁSICOS DAS UNHAS	
FORMATO	DEFINIÇÃO
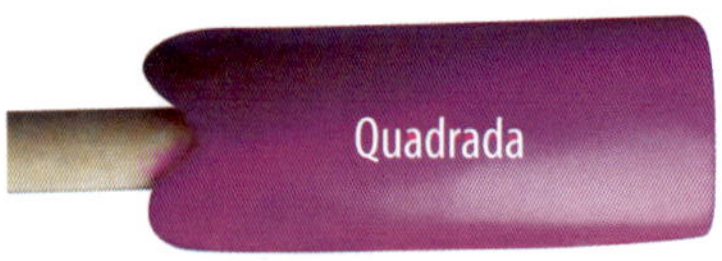	A **unha quadrada** é completamente reta na extremidade livre, sem nenhum arredondamento nas extremidades externas.
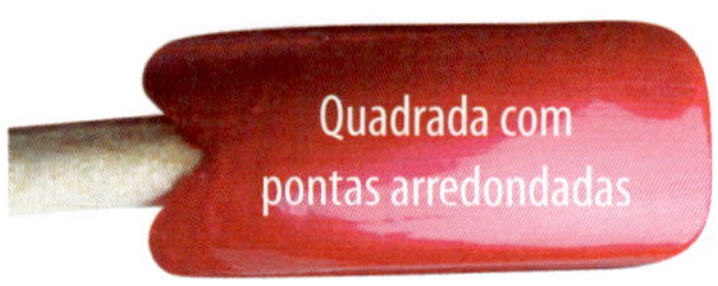	A **unha quadrada com pontas arredondadas** tem uma extremidade livre quadrada e é arredondada somente nos cantos das extremidades. Se a unha se estende apenas um pouco depois da ponta do dedo, esse formato será resistente, porque não há extremidade quadrada para quebrar e qualquer pressão na ponta será refletida diretamente de volta à lâmina ungueal, sua área mais forte.
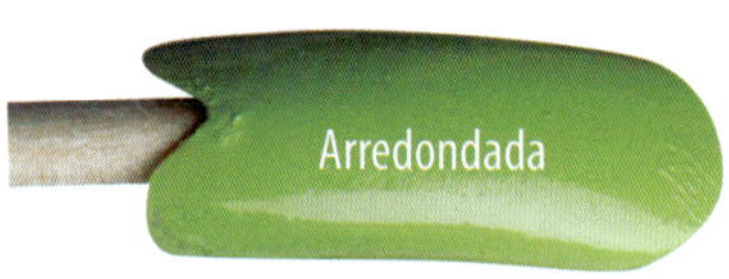	A **unha arredondada** deve ser aparada levemente, passando um pouco da ponta do dedo.
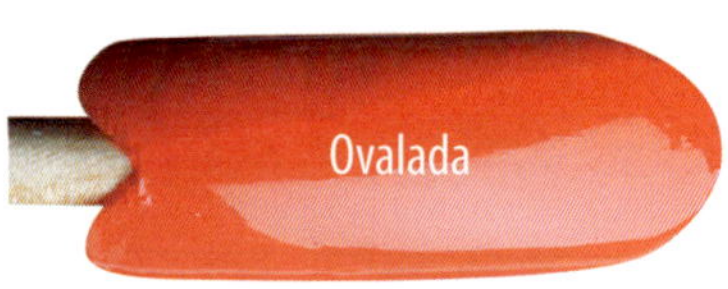	A **unha ovalada** é um formato de unha conservador que fica atraente nas mãos da maioria das mulheres. É semelhante a uma unha quadrada com pontas arredondadas, exceto pelos cantos, que são bem mais arredondados.
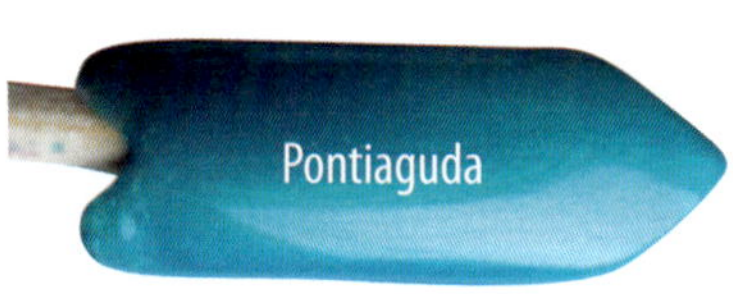	A **unha pontiaguda** é adequada para mãos finas com dedos compridos e leitos ungueais estreitos. A unha é mais aparada e mais comprida do que o normal para enfatizar e reforçar a aparência esguia das mãos. Contudo, saiba que esse tipo de unha pode ser mais fraco, pode quebrar com mais facilidade e é mais difícil de manter do que os outros formatos. Raramente as unhas naturais se adaptam a esse formato, portanto elas normalmente são postiças. São preferência, principalmente, das pessoas que seguem as tendências da moda, e que, portanto, não requerem um formato mais forte ou mais durável de unhas postiças.

Cortesia da European Touch

Tabela 13.1 Detalhes para os cinco formatos básicos para unhas que as mulheres preferem. ☑ **OA5**

Escolhendo a cor da unha

Pintar a unha é muito importante para a satisfação dos seus clientes, para o sucesso do serviço, e pode ajudar a determinar se os clientes voltarão para ser atendidos por você. Esse é o último passo de um serviço de manicure perfeito e dá a seus clientes um lembrete visual constante da qualidade do seu trabalho. Quando os clientes olham para as unhas que foram pintadas com perfeição, eles vão admirar seu trabalho e com certeza vão voltar. Se o esmalte não for bem aplicado, eles terão uma constante lembrança, por uma semana ou mais, de um serviço de manicure fraco e podem não voltar.

Muitos clientes irão pedir ajuda para escolher a cor do esmalte, ou irão perguntar: "Você gosta dessa cor?". Quando sua ajuda for solicitada, sugira um matiz que complemente o tom de pele do cliente, colocando sua mão sobre uma toalha branca sob uma lâmpada halógena, segurando o possível esmalte sobre a pele no topo da mão. É melhor permitir que o cliente faça as escolhas para garantir sua satisfação. Se o serviço de manicure for para uma ocasião especial, você pode sugerir que o cliente escolha uma cor que combine com a roupa que ele irá usar, ou que represente a festividade, o evento ou a estação. Alguns clientes irão pedir uma unha artística ou qualquer outra unha postiça que esteja na moda no momento. Geralmente, os matizes mais escuros são apropriados para o outono e para o inverno, assim como os matizes mais claros são melhores para a primavera e para o verão. No entanto, isso não é mais uma regra estrita de moda. Sempre tenha uma grande variedade de cores e marcas disponíveis e as cores apropriadas para as técnicas de francesinha.

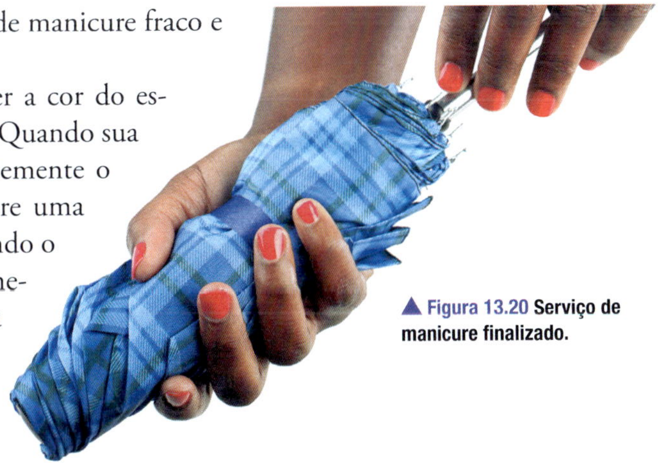

▲ **Figura 13.20 Serviço de manicure finalizado.**

Aplicando o esmalte

A aplicação mais bem-sucedida do esmalte é atingida pelo uso de quatro demãos. A primeira, a base, é seguida por duas demãos de esmalte e de uma aplicação da cobertura para formar um selo protetor. A aplicação de camadas múltiplas de esmalte melhora a longevidade e a durabilidade da aplicação geral (**Figura 13.20**). Ao construir camada sobre camada você irá melhorar a adesão e o poder de fixação.

As técnicas de aplicação são as mesmas para todos os esmaltes, bases e coberturas. Aplique uma demão fina e uniforme, deixando a superfície mais lisa possível, para que o tempo de secagem seja curto. Quando você tiver finalizado a aplicação do esmalte, a unha deve estar lisa, pintada de maneira igual e brilhante.

Você sabia?

Ao aplicar um esmalte iridescente ou fosco, você deve se certificar de que os movimentos sejam paralelos às paredes laterais da unha para evitar linhas de sombra no esmalte.

Procedimento 13.7 Pintando as unhas Consulte a página 396

Serviço de manicure tradicional para homens

Em função de o interesse dos homens por cuidados pessoais estar aumentando, muitos estão procurando serviços de manicure. Um serviço de manicure tradicional para homens é executado usando os mesmos procedimentos descritos anteriormente para o serviço básico de manicure, mas sem o processo de pintar as unhas e de poli-las com uma lixa polidora de alto brilho.

A maioria dos homens tende a demorar entre um serviço e outro e vão dar um pouco mais de trabalho do que as mulheres para tratar as unhas e a pele. Para a maioria de clientes homens, um creme para mãos com essência cítrica ou apimentada é recomendado, em vez dos cremes com essência floral.

Formatos das unhas dos homens

A maioria dos homens prefere suas unhas mais curtas que as mulheres. As unhas arredondadas são a escolha mais comum para os homens por causa da sua aparência natural. Alguns homens, entretanto, preferem suas unhas bem curtas, com apenas uma pequena quantidade da extremidade livre, que é modelada de acordo com a base da lâmina ungueal (**Figura 13.21**). ☑ **OA6**

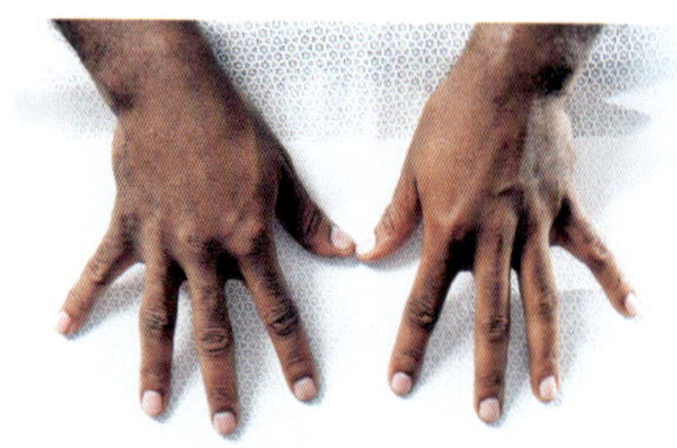

▲ Figura 13.21 **Unhas arredondadas – o formato que a maioria dos homens escolhem.**

Massagem para homens

A maioria dos homens gosta da parte da massagem do serviço de manicure e solicitam uma mais longa! Normalmente, os homens querem uma *effleurage* mais firme do que as mulheres, mas isso não significa uma massagem mais profunda, do tipo esportiva – já que você não é treinado para realizar esse tipo de massagem. Apenas significa movimentos mais firmes dos dedos sobre a palma e deslizamentos mais longos e firmes nos movimentos de *effleurage*.

Na maior parte das vezes, a menos que as mãos estejam em péssima forma, você pode dar aos homens uma massagem mais longa, já que o tempo para pintar as unhas não é contado.

Cor básica para homens: clara

Os homens normalmente preferem unhas polidas, um brilho claro, ou uma cobertura acetinada clara e opaca. Essa cobertura finalizadora acetinada é desenvolvida especialmente para ajudar os homens a proteger suas unhas sem que elas pareçam muito pintadas ou muito femininas. Embora um homem raramente possa querer uma cobertura brilhante ou um esmalte colorido nas unhas, você sempre deve discutir suas preferências durante a consulta.

Você deve preparar as unhas cuidadosamente para o esmalte (remover os óleos e os resíduos) porque o brilho descascado ou lascado é bastante irritante para os homens. Use uma base sob o esmalte claro para promover o poder de fixação. Um esmalte claro sem a base tende a descascar. Aplique uma camada fina de base e, depois, uma camada fina do esmalte claro e uma cobertura de secagem rápida, ou apenas uma camada de base e uma do esmalte claro acetinado.

Sempre pergunte sobre a próxima visita e sugira um serviço de pedicure junto com o de manicure. A maioria dos homens gosta do serviço de pedicure!

Comércio para homens

Uma vez que os homens são novos nos cuidado profissionais das unhas, inclua em seu serviço e em seu site uma breve descrição do que é compreendido no serviço e um resumo dos benefícios. Para conseguir mais clientes masculinos, você também pode distribuir panfletos em academias, lojas ou outros lugares onde os homens se reúnem. Os cartões-presente vendidos para suas clientes presentearem namorados e maridos são grandes ferramentas de marketing.

Para fazer um homem se sentir mais confortável em sua cadeira, tenha revistas masculinas em mãos e cuide para que sua decoração seja unissex. Ficar aberto até mais tarde ou abrir mais cedo torna mais fácil para seus clientes marcar suas visitas. Muitos salões e spas têm uma noite semanal ou quinzenal voltada para os homens, onde mulheres não são permitidas, de forma que os clientes possam ser atendidos sem estar na presença de mulheres.

Massagem

Massagem é a manipulação dos tecidos moles do corpo. É um tratamento terapêutico antigo para promover a circulação do sangue e da linfa, o relaxamento dos músculos e o alívio da dor. Ela também tem muitos outros benefícios. Uma massagem na mão e no braço é um serviço especial que pode ser oferecido com todos os tipos de serviço de manicure. Ela é incluída em todos os serviços de manicure dos spas e pode ser realizada na maioria dos clientes.

A massagem é uma das prioridades mais altas do cliente durante o serviço de manicure e, muitas vezes, é a parte mais memorável desse serviço. A maioria dos clientes espera ansiosamente pelos efeitos calmantes e relaxantes. As manipulações de massagem devem ser executadas com movimentos rítmicos, longos e suaves, e você deve sempre colocar uma mão no braço ou na mão do cliente durante o procedimento.

As massagens na mão e no braço são opcionais durante um serviço básico de manicure, contudo é vantajoso para o profissional incorporar esse segmento especial e relaxante em um serviço de manicure, porque é a parte favorita de muitos clientes.

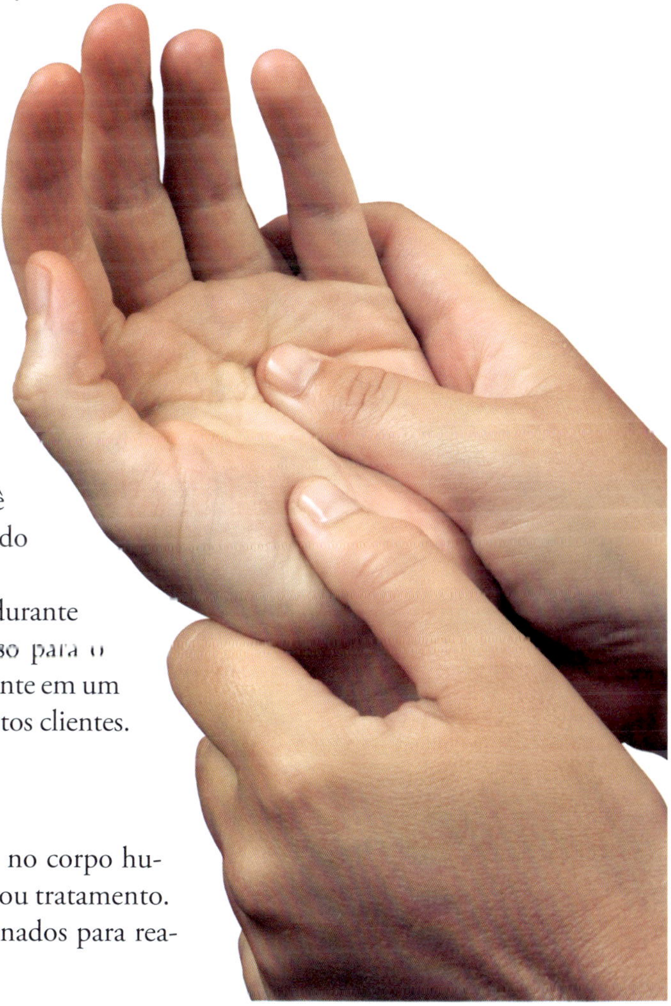

Movimentos gerais

A massagem é uma série de movimentos realizados no corpo humano que, em combinação, produzem relaxamento ou tratamento.

Os seguintes movimentos costumam ser combinados para realizar uma massagem:

- *Effleurage* é uma sucessão de movimentos em que as mãos deslizam sobre uma área do corpo variando os graus de pressão ou de contato.
- *Pétrissage* ou amassamento é a elevação, compressão e pressão do tecido.
- Tapotagem é um movimento de tapas ou batidas rápidas das mãos contra a pele.
- Vibração é um movimento contínuo de estremecimento ou agitação aplicado pela mão sem abandonar o contato com a pele.
- A fricção incorpora diversos movimentos que manipulam ou pressionam uma camada do tecido sobre a outra.

A pressão e a manipulação dos tecidos variam com cada tipo de movimento. Tenha em mente que a *pétrissage* e a fricção são usadas pelos massoterapeutas para finalidades terapêuticas e que esses movimentos podem ser dolorosos e, até mesmo, perigosos quando realizados por alguém sem o treinamento apropriado. O propósito da massagem no serviço de manicure é induzir o relaxamento. Por essa razão, a *effleurage* é o movimento que deve ser utilizado com perfeição, variedade e experiência. No serviço de manicure tradicional, a massagem é realizada após os procedimentos do serviço básico de manicure, antes da aplicação do esmalte. Após realizar uma massagem, é essencial que a lâmina ungueal seja completamente limpa para garantir que ela fique livre de qualquer resíduo, como óleo, creme, cera ou loção. Você pode usar álcool ou um removedor de esmalte para limpar a lâmina ungueal. ☑ **OA7**

Procedimento 13.6 Massagem na mão e no braço **Consulte a página 392**

Serviços de manicure no spa

Os serviços de manicure no spa estão se tornando serviços de salão muito requisitados e desejados, embora precisem de técnicas mais avançadas do que os serviços básicos de manicure. Os profissionais em unhas, que avançaram seu estudo e conhecimento para o serviço de manicure no spa e suas técnicas especializadas, podem deixar seus clientes felizes e descobrir que esses serviços são bastante lucrativos.

Os serviços de manicure no spa precisam de um conhecimento mais extenso, não apenas do cuidado das unhas, mas da pele também. Muitos serviços de manicure no spa são, excepcionalmente, mimos, enquanto outros focam nos resultados específicos por meio do uso dos métodos com base no cuidado avançado da pele. A maioria dos serviços de manicure no spa inclui uma massagem relaxante e todos os serviços incluem alguma forma de esfoliação, não apenas para polir e amaciar a pele, como também para melhorar a penetração dos produtos profissionais.

Os serviços de manicure desenvolvidos para relaxamento no spa podem ter nomes exclusivos e distintos para descrever o tratamento. Por exemplo, "O Serviço de Manicure Rejuvenescedor do Jardim das Rosas" pode incorporar o uso de produtos contendo óleos de rosa e usar pétalas de rosa no ambiente.

Os resultados orientados dos serviços de manicure no spa, conhecidos como "serviços de manicure de tratamento", costumam ter nomes que representam seu propósito de perto. "O Serviço de Manicure Antienvelhecimento" pode incorporar o uso de um produto a base de alfa-hidroxiácidos (AHA) para esfoliação e rejuvenescimento da pele. "O Serviço de Manicure para Esfoliação" provavelmente irá esfoliar a pele calosa. Muitos serviços de manicure no spa têm nomes mais criativos, como "Adeus Manchas", para um serviço de manicure desenvolvido para clarear manchas de idade. Os serviços de manicure para tratamento requerem mais treinamento para produzir resultados claros e seguros. Para aprender sobre esses e outros serviços de manicures especiais, consulte *Spa Manicuring for Salons and Spas*, de Janet McCormick, publicado pela Milady, uma parte da Cengage Learning.

Atualmente, muitos clientes baseiam suas decisões cosméticas nas escolhas de seu estilo de vida, como a preferência por produtos naturais. Esses clientes irão procurar os serviços de manicure no spa que atendam a suas necessidades e possivelmente vão querer saber quais os ingredientes usados nos produtos. Para tirar as dúvidas dos clientes, você precisa saber se suas linhas de produtos seguem essas características naturais.

A verdade é que, independentemente da comercialização do produto, poucos produtos 100% naturais estão disponíveis para venda e quase nenhum é livre de químicos.

Uma alternativa natural é misturar seus próprios produtos a partir de ingredientes frescos. Se você escolher criar seus próprios produtos, faça um pequeno lote para cada procedimento ou por dia, porque eles podem deteriorar rapidamente e também precisar ser refrigerados no salão.

As técnicas adicionais que podem ser incorporadas em um serviço de manicure no spa consistem em banhos aromáticos de parafina, máscaras para as mãos e aplicações de toalha morna e úmida. Ao realizar qualquer procedimento avançado que inclua óleos ou cosméticos, sempre verifique com seu cliente a respeito dos aromas preferidos e de alergias. ☑ **OA8**

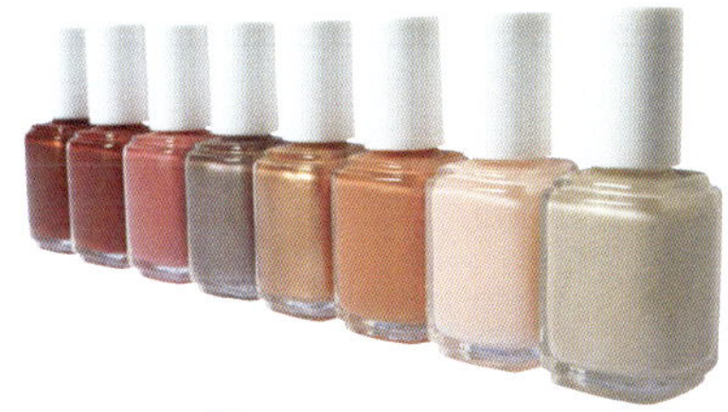

Para sua informação

Alguns clientes podem pedir produtos que sejam livres de químicos. A verdade é que não há produtos que sejam ou possam ser livres de químicos – até mesmo o ar e a água contêm químicos! Toda substância é originada por elementos químicos.

Quando tiver que lidar com clientes firmes em suas crenças e conhecimentos – esteja a informação correta ou não – conheça bem sua linha de produtos e ofereça aos seus clientes as informações para que eles possam tomar suas próprias decisões.

Você sabia?

O serviço de manicure seco não faz uso de produtos que contêm água, usam-se loções e luvas aquecidas para suavizar a pele e as cutículas.

Serviços de manicure temáticos

Muitos salões e spas desenvolveram serviços em torno de temas. Todo o serviço contêm produtos – de loções a óleos e máscaras – que acompanham o tema escolhido pelo salão, e alguns salões até servem os clientes com bebidas temáticas durante o serviço (**Figura 13.22**).

Os exemplos podem incluir "A Maravilha de Chocolate do Serviço de Manicure e Pedicure" ou "Festival da Abóbora do Serviço de Manicure e Pedicure de Outono". Os nomes e temas desses tipos de serviços são limitados ape-

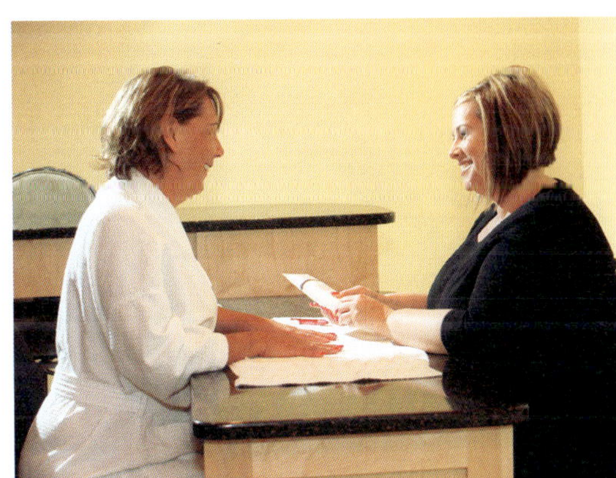

▲ Figura 13.22 **Cliente relaxada durante um serviço de manicure no spa.**

nas pela sua imaginação. Vamos soltar a nossa imaginação e nos divertir desenvolvendo esses serviços de manicure e pedicure bem recebidos. Os clientes amam esses serviços!

Aromaterapia

Nos anos 1870, o professor René Maurice Gattefossé, um cientista francês, descobriu o uso terapêutico dos óleos essenciais, que são inalados ou aplicados na pele. Esses óleos são usados nos serviços de manicure, pedicure e nas massagens para induzir reações como relaxamento ou revigoramento, ou simplesmente para criar uma fragrância agradável durante o serviço. Muitos clientes gostam de diversos aromas, portanto, quando apropriado, incorpore a aromaterapia em seus serviços de manicure e pedicure.

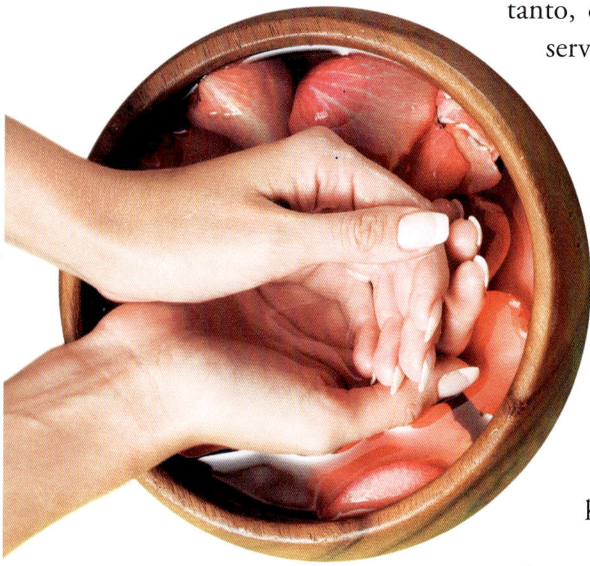

A prática da aromaterapia envolve o uso de **óleos essenciais** altamente concentrados, não oleosos, que são extraídos usando diversas formas de destilação a partir de sementes, casca, folhas, madeira e/ou resina das plantas. Cada um desses recursos produz um aroma diferente. Por exemplo, as folhas, a resina e a madeira de um pinheiro escocês produzem um aroma diferente cada e, portanto, uma resposta diferente para cada pessoa. Os principais motivos incluem-se local de aplicação, condições de pele, pH da pele entre outros. O uso dos óleos essenciais é limitado somente pelo conhecimento da pessoa que realiza a sua aplicação.

A aplicação da aromaterapia exige estudo e uso experiente do conhecimento obtido. Os óleos são bastante poderosos e podem produzir mudanças reais no cliente. Em alguns países, os óleos são considerados medicinais e são prescritos apenas por médicos. No Brasil, não há restrição de indicação por parte dos profissionais da área da estética e beleza, entretanto é sempre importante a ciência do uso e contraindicações de cada óleo essencial. Portanto, a menos que um profissional esteja preparado para estudar esses óleos a fundo, ele deve usar uma mistura de óleos, aqueles que já são misturados e testados, e aplicá-los conforme as instruções recebidas. ☑ OA9

Tratamentos com parafina

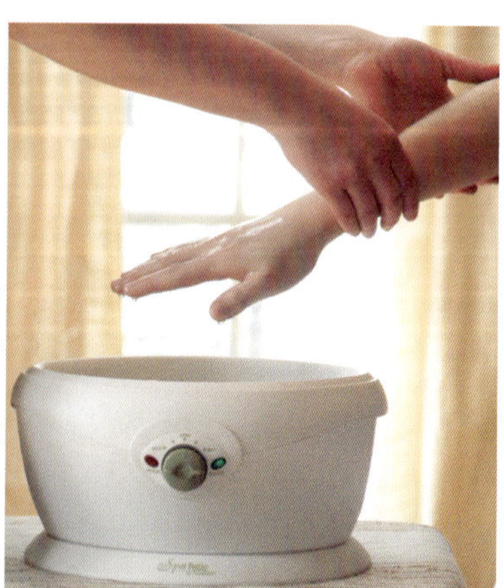

▲ **Figura 13.23 O tratamento de parafina para hidratar a pele é um serviço de luxo.**

Os tratamentos com parafina são desenvolvidos para reter a hidratação enquanto o calor provoca a dilatação dos poros na pele. Além de abrir os poros, o calor da parafina morna aumenta a circulação sanguínea. Ele é considerado um luxuoso serviço adicional e pode ser realizado com segurança na maioria dos clientes (**Figura 13.23**). Certifique-se de examinar o formulário de entrada do cliente durante a sua consulta para identificar qualquer contraindicação à cera ou ao calor envolvido no serviço e para discutir qualquer precaução adicional que deva ser tomada pelos clientes com fatores de risco, como diabetes ou má circulação.

A parafina, derivada do petróleo, possui excelentes propriedades seladoras (qualidades de barreiras) para manter a hidratação na pele. As unidades de aquecimento especial derretem a cera, transformando-a em um líquido em forma de gel, e mantêm sua temperatura, geralmente entre 52 e 54 °C. Ao usar esse tratamento, utilize apenas os equipamentos desenvolvidos especificamente para esse uso. Nunca tente aquecer a cera em qualquer equipamento que não seja apropriado. Isso pode ser bastante perigoso e pode resultar em queimaduras dolorosas na pele ou um incêndio.

Se os procedimentos adequados forem seguidos, a parafina não afetará as unhas postiças nem as unhas naturais. Um tratamento de parafina pode ser oferecido antes ou durante um serviço de manicure, ou como um serviço avulso.

Procedimento 13.8 Tratamento com parafina Consulte a página 398 OA10

Antes de um serviço de manicure

Realizar o tratamento de parafina antes de um serviço de manicure tem suas vantagens:

- Permite que o cliente tenha suas unhas pintadas ao final do serviço de manicure.
- É uma forma de suavizar a pele áspera ou calosa antes do serviço.

Leia e siga todas as instruções de operação que acompanham a unidade aquecedora de parafina. Evite aplicar os tratamentos de parafina nas pessoas com circulação prejudicada ou irritações de pele como cortes, queimaduras, erupções, verrugas ou eczema. Clientes idosos e clientes com doenças graves podem ser mais sensíveis ao calor por causa dos medicamentos ou do afinamento da pele. Nesses casos, peça para que esses clientes tragam a permissão do médico antes do tratamento de parafina.

Um teste de contato para tolerância ao calor pode ser realizado em todos os clientes na primeira vez que eles se sujeitarem ao serviço. Coloque uma pequena quantidade de cera na pele do cliente para verificar se a temperatura pode ser tolerada.

Durante um serviço de manicure

Muitos salões e spas desenvolveram serviços de manicure que incluem tratamentos especializados e adicionais, como as máscaras e a parafina, que são realizados após a massagem e antes da pintura.

Você sabia?

As misturas de óleos normalmente são feitas para atingir uma determinada resposta do cliente, como relaxamento ou aumento de energia. Esses óleos são seguros e fáceis de usar por pessoas que não estudaram aromaterapia a fundo e, geralmente, são acrescentados a produtos como loções de massagem, loções corporais e máscaras. Esses aromas e produtos são desenvolvidos para fornecer resultados maximizados e um prazer maior para os clientes.

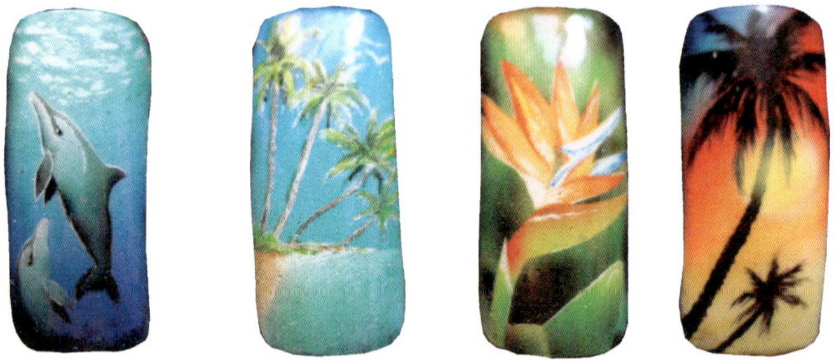

Cortesia de Emilio's Airbrush Studio at http://www.emilio-online.com.

▲ **Figura 13.24** **Unhas artísticas com aerógrafo.**

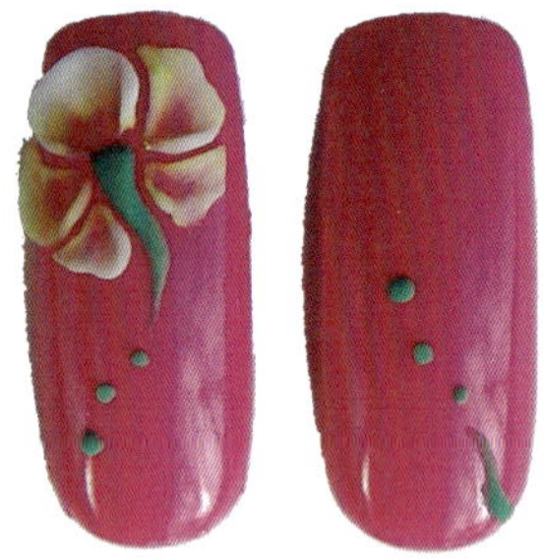

Nail Art by Alisha Rimando Botero.

▲ **Figura 13.25** **Unhas artísticas em 3-D.**

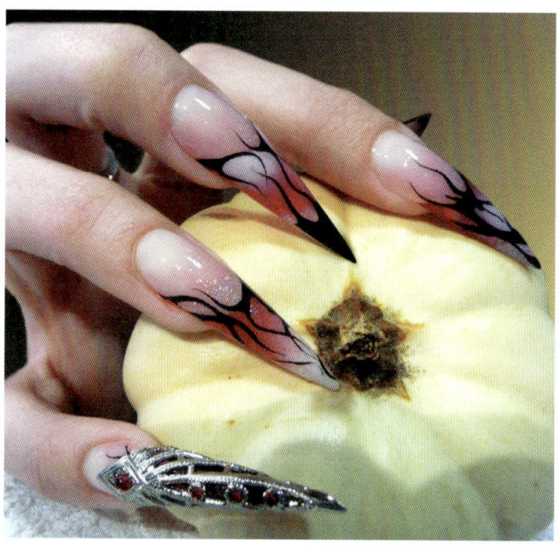

Nails by Massimiliano Braga.

▲ **Figura 13.26** **Unhas artísticas complexas.**

Serviço avulso

Muitos clientes gostam de um tratamento a base de parafina. Esse serviço pode ter o seu próprio preço porque os clientes gostam da forma como sua pele fica após esse tratamento. O calor alivia a dor para os clientes com artrite. Quando o tempo está frio, muitos clientes se lembram da sensação de calor que a parafina proporciona e irão agendar ou dar uma passada no salão para realizar o tratamento.

Unhas artísticas

Muitos clientes adoram a aplicação de desenhos artísticos em suas unhas (unhas artísticas). As técnicas são divertidas de aplicar e são limitadas apenas pela sua imaginação. As técnicas das unhas artísticas incluem desenhos livres, uso do aerógrafo (**Figura 13.24**), adesivos e, até mesmo, desenhos em 3-D (**Figura 13.25**). Elas variam de simples a complexas (**Figura 13.26**) e os desenhos, de comuns a modernos.

Somente o começo

Durante o curso, é importante que você aprenda os procedimentos básicos da tecnologia das unhas, bem como a importância da limpeza apropriada, da desinfecção e das outras habilidades necessárias para garantir a segurança e o prazer do cliente durante os procedimentos de manicure e pedicure.

As técnicas avançadas no serviço de manicure podem ser aprendidas através do seu instrutor ou por meio da participação de seminários sobre o cuidado avançado das unhas, da leitura de revistas especializadas e da participação de eventos de beleza. As habilidades avançadas e as informações dos livros estão disponíveis na Milady, uma parte da Cengage Learning. O *Spa Manicuring for Salons and Spa*, de Janet McCormick irá reforçar seu conhecimento sobre manicure e pedicure.

Dica comercial

É importante que você nunca pare de aprender sobre as inovações e continue a procurar por informações da sua área de trabalho. As coisas mudam e um profissional inteligente estuda e muda junto com o universo da cosmetologia para continuar inovando.

Procedimento

13.1 Procedimento pré-serviço

A. Limpeza e desinfecção

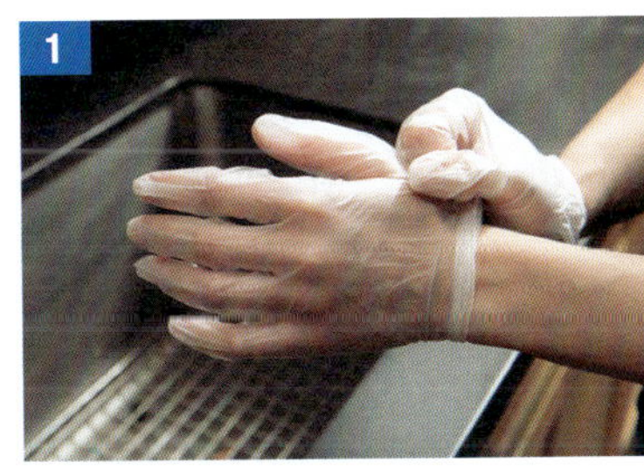

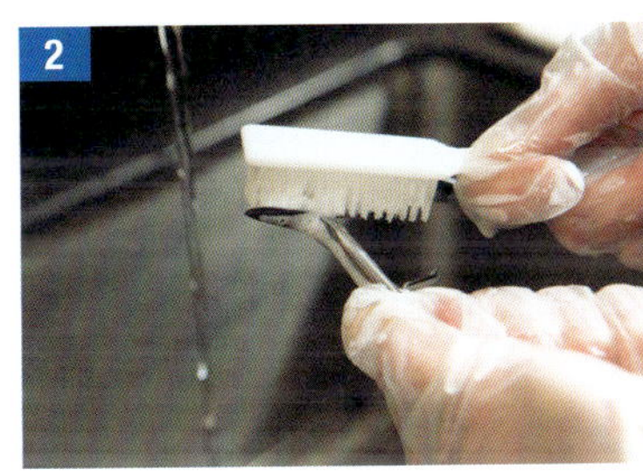

1 É importante usar luvas enquanto realiza este pré-serviço, a fim de prevenir uma possível contaminação dos instrumentos por suas mãos e para protegê-las das químicas fortes contidas na solução desinfetante.

2 Enxágue todos os objetos com água corrente quente, e, em seguida, lave-os completamente com sabão, uma escova para unhas e água quente. Escove itens com ranhuras, se necessário, e abra os instrumentos articulados para esfregar a área.

3 Enxágue todos os traços de sabão com água corrente quente. A presença de sabão pode inativar a maioria dos desinfetantes. Sabão é mais facilmente enxaguado em água quente. A água fervente não irá funcionar melhor. Seque os objetos completamente com uma toalha limpa ou descartável, ou deixe-os secando ao ar sobre uma toalha limpa. Seus instrumentos agora estão adequadamente limpos e prontos para serem desinfetados.

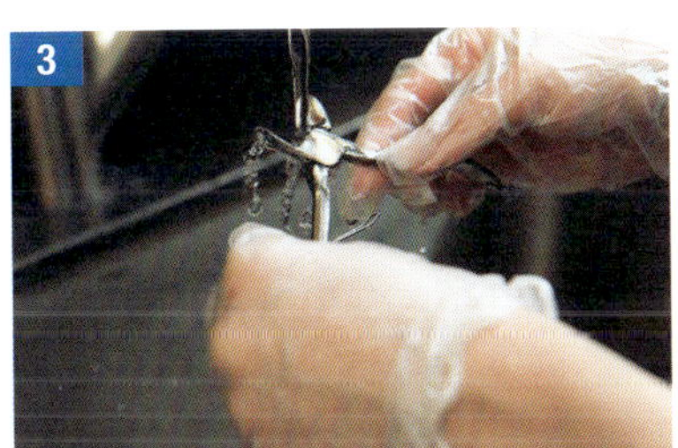

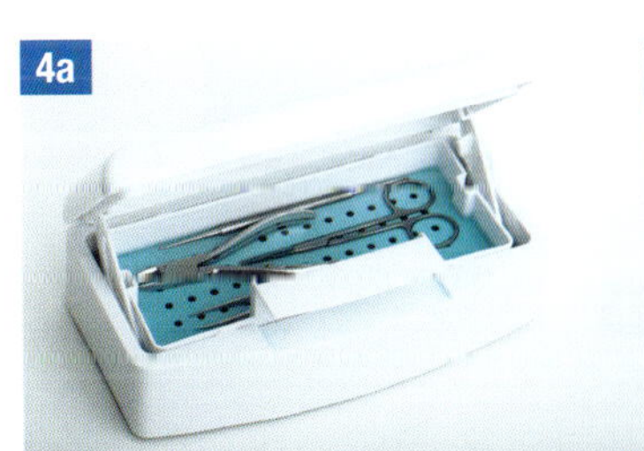

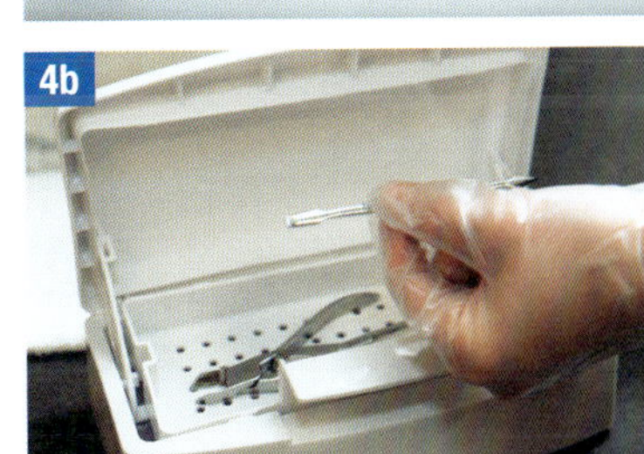

4 É extremamente importante que seus objetos estejam completamente limpos antes de colocá-los na solução desinfetante. Se os objetos não estiverem limpos, seu desinfetante pode se tornar contaminado e ineficaz. Mergulhe os instrumentos limpos em um recipiente de desinfecção adequado contendo um desinfetante registrado na Agência Nacional de Vigilância Sanitária (Anvisa) pelo tempo exigido (normalmente, dez minutos). Lembre-se de abrir os instrumentos articulados antes de imergi-los na solução desinfetante. Se a solução desinfetante estiver visivelmente suja, ela foi contaminada e deve ser substituída. Certifique-se de evitar o contato na pele com todos os desinfetantes usando tenazes ou luvas descartáveis.

5 Remova os instrumentos, evitando o contato com a pele, e enxágue e seque as ferramentas completamente.

6 Guarde os instrumentos desinfetados em um recipiente seco e limpo até quando você for utilizá-los novamente.

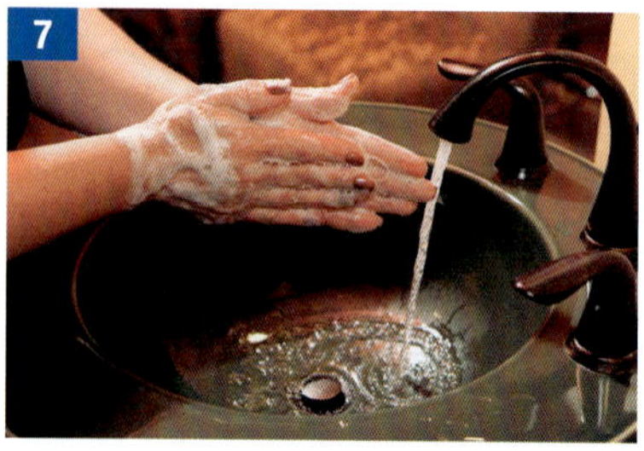

7 Retire as luvas. Lave suas mãos completamente com sabonete líquido, enxágue-as e seque-as com um tecido limpo ou com uma toalha descartável. ☑ **OA11**

8 Limpe e desinfete a mesa de manicure e as gavetas com um desinfetante adequado aprovado pela Agência Nacional de Vigilância Sanitária (Anvisa).

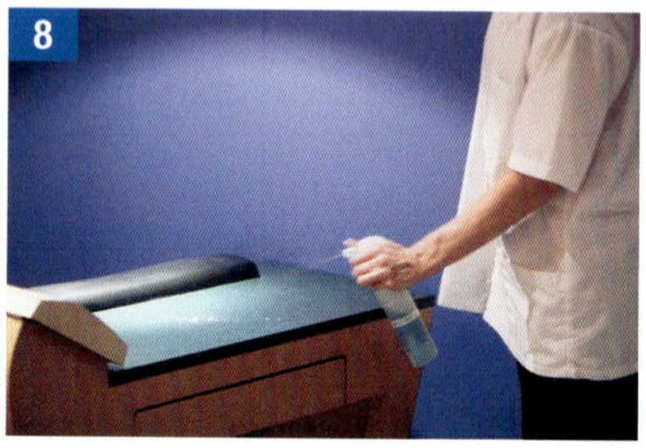

B. Montagem básica da mesa

9 Quando for usada, envolva o braço almofadado da cadeira do cliente com um tecido limpo ou com uma toalha descartável. Coloque a almofada no centro da mesa de forma que uma ponta da toalha se estenda na direção do cliente e a outra se estenda em sua direção.

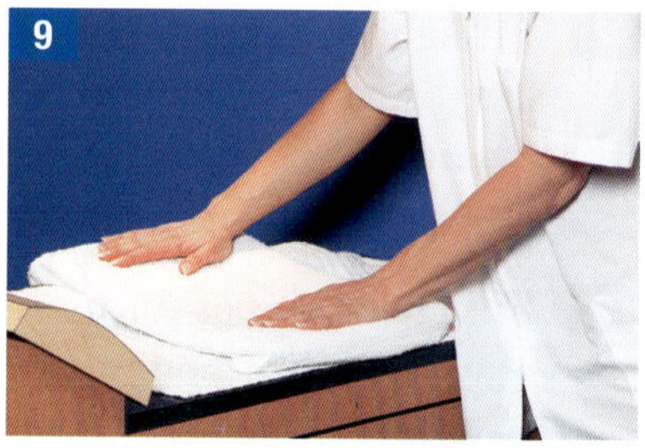

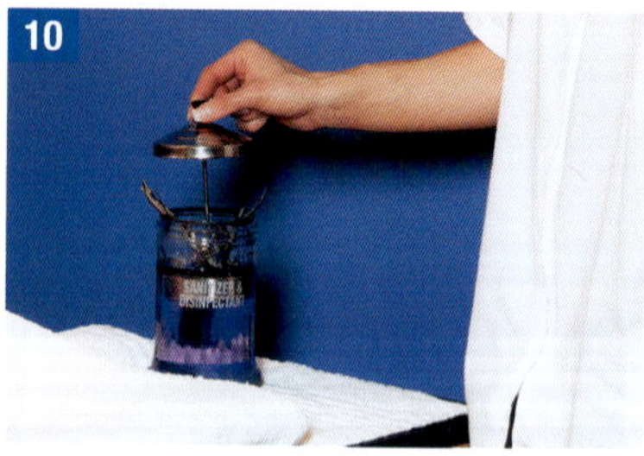

10 Certifique-se de que o seu contêiner para esterilização contenha uma solução desinfetante limpa pelo menos vinte minutos antes do seu primeiro atendimento do dia. Utilize qualquer solução desinfetante, porém, certifique-se de que a utiliza exatamente como indicado pelo fabricante. Certifique-se também de trocar o desinfetante todos os dias de acordo com as instruções do fabricante. Imerja completamente os instrumentos reutilizáveis limpos no contêiner para esterilização pelo tempo necessário.

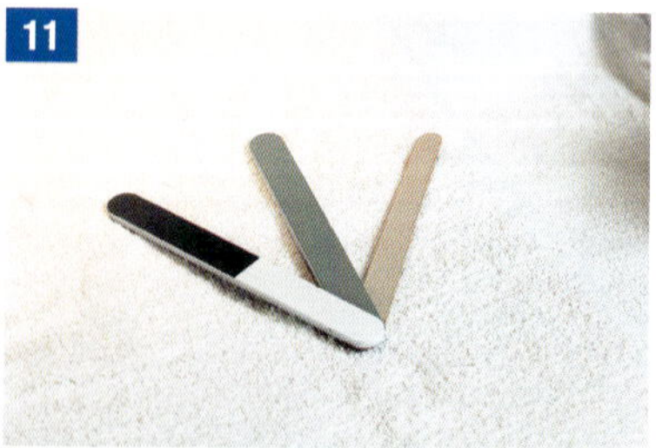

11 Coloque os abrasivos e os polidores de sua escolha sobre a mesa à sua direita (se você for canhoto, posicione-os à sua esquerda).

12 Coloque a bacia para manicure com água morna e a escova para manicure no centro da mesa, em direção ao cliente. A bacia não deve ser movida de um lado para outro da mesa de manicure. Ela deve ficar no lugar onde você a colocou pelo tempo de duração do serviço.

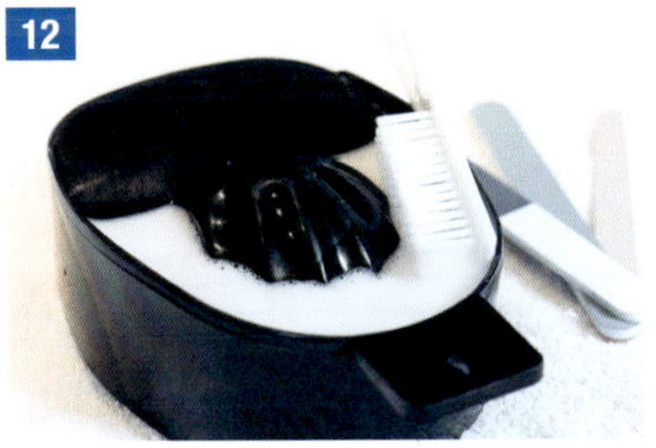
12

13 Se não houver um cesto de lixo de metal com tampa e pedal, grude ou prenda um saco plástico que possa ser fechado do lado direito da mesa (se você for canhoto, coloque-o do lado esquerdo). Deposite os materiais usados durante o serviço de manicure. Esses sacos devem ser esvaziados após cada cliente a fim de evitar que os vapores dos produtos sejam liberados no ar do salão.

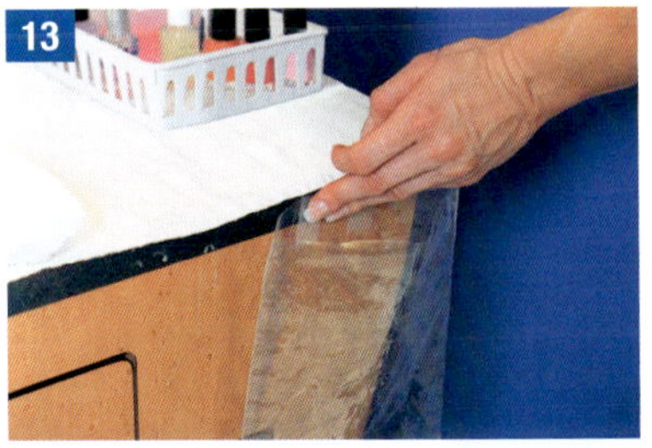
13

14 Coloque os esmaltes à esquerda (se você for canhoto, coloque-os à direita).

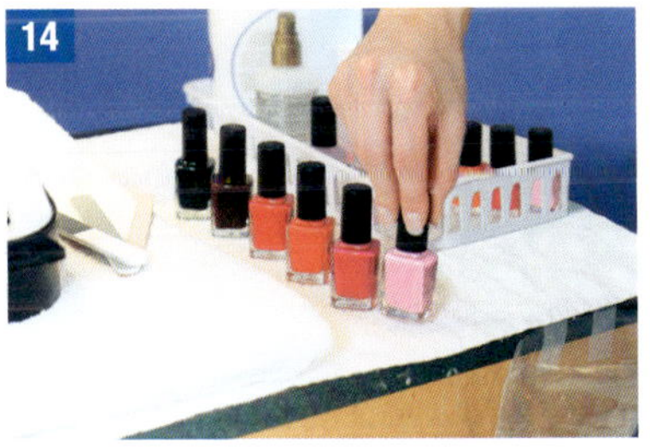
14

15 A gaveta pode ser usada para armazenar os seguintes itens para uso imediato: algodão extra ou bolas de algodão em seu recipiente original, abrasivos, lixas, secador de esmalte e outros suprimentos. Nunca coloque materiais usados na sua gaveta, apenas os instrumentos limpos e desinfetados, armazenados em um recipiente fechado (para protegê-los da poeira e de uma nova contaminação) e os materiais extras ou os produtos profissionais. Sua gaveta deve estar sempre organizada e limpa. ☑ **OA12**

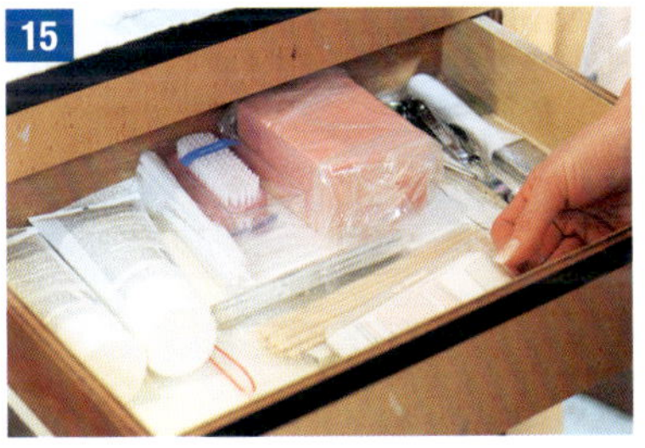
15

C. Cumprimente o cliente

16 Recepcione o cliente com um sorriso, apresente-se se você nunca o encontrou e troque um aperto de mãos. Se for um novo cliente, peça-lhe o formulário de entrada que foi preenchido na recepção.

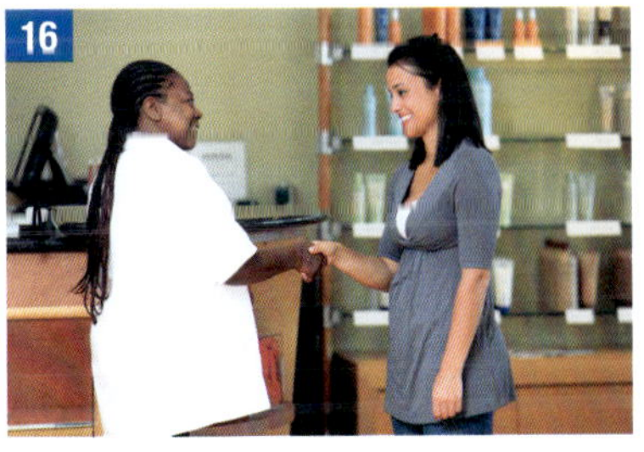
16

17 Acompanhe seu cliente para a área de lavagem de mãos e demonstre o procedimento correto em suas próprias mãos. Assim que você tiver completado a demonstração, entregue ao seu cliente uma escova para unhas limpa e peça para que ele lave as mãos.

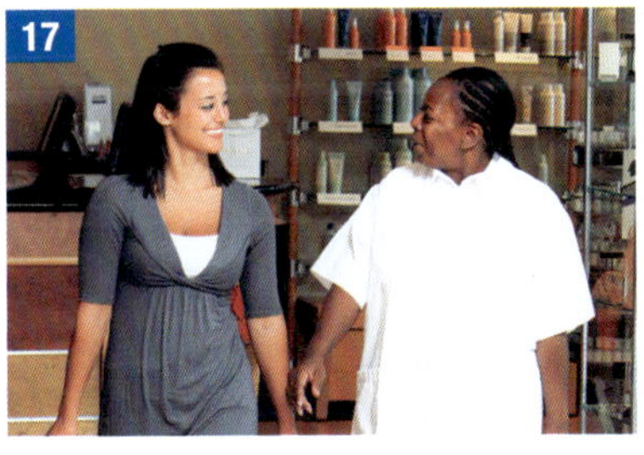
17

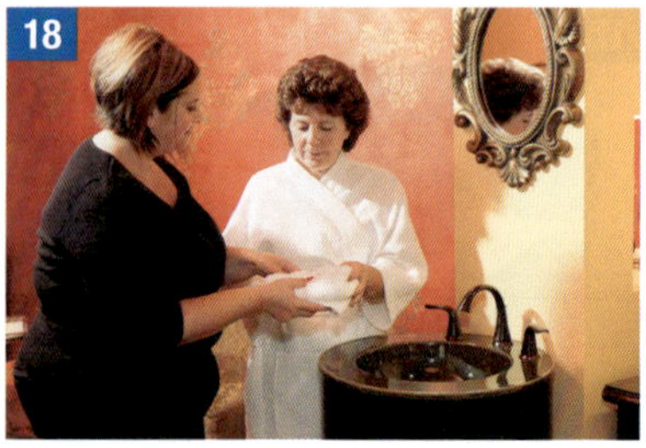

18 Certifique-se de que suas toalhas estejam limpas e não tenham aparência de usadas. Uma toalha com manchas ou furos prejudicará a impressão do cliente a respeito de seu serviço. Uma toalha suja pode fazer que o cliente não volte mais ou que ele denuncie o salão para a Coordenação de Vigilância em Saúde (Covisa).

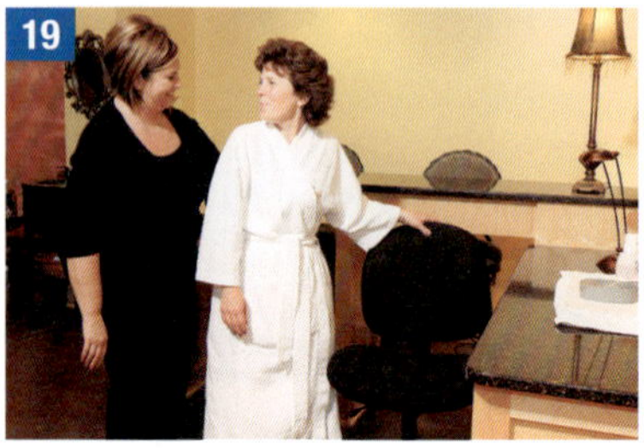

19 Mostre ao cliente sua mesa de trabalho e certifique-se de que ele esteja confortável antes do início do serviço.

20 Discuta as informações no cartão de consulta e determine um curso de ação para o serviço.

Procedimento

13.2 Procedimento pós-serviço

A. Aconselhe os clientes e promova os produtos

1 O cuidado apropriado irá garantir que as unhas do cliente fiquem lindas até que ele volte para um novo serviço (dentro de sete a dez dias).

2 Dependendo do serviço oferecido, pode haver inúmeros produtos para venda que você pode recomendar para o cliente. Esta é a hora de fazer isso. Explique por que eles são importantes e como usá-los.

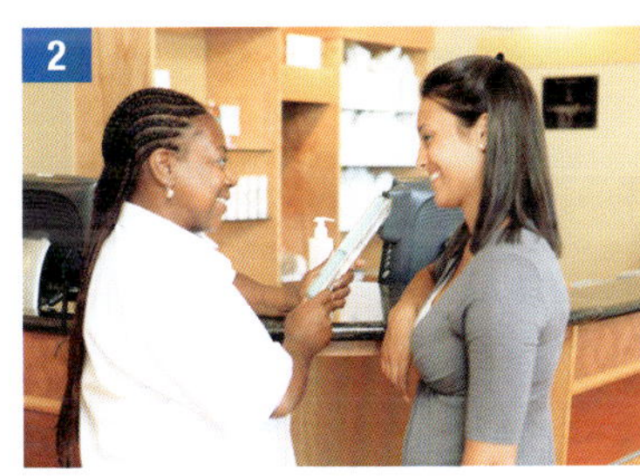

B. Agende a próxima visita e agradeça ao cliente

3 Acompanhe o cliente até a mesa da recepção para agendar a próxima visita e para que ele possa pagar pelo serviço. Estabeleça a data, o horário e os serviços. Em seguida, anote as informações no seu cartão profissional e dê ao cliente.

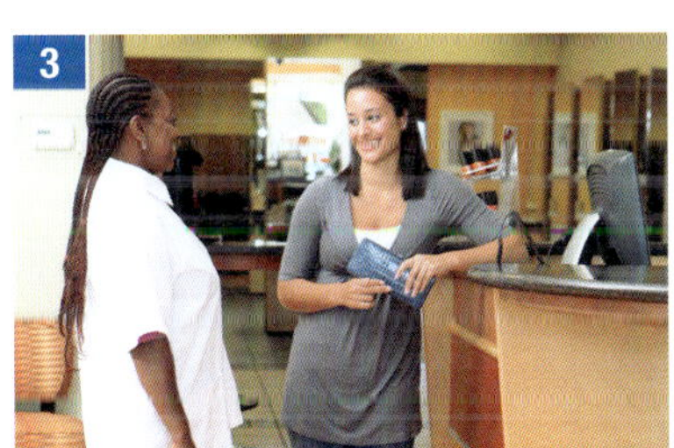

4 Antes que o cliente deixe o salão e que você retorne para sua área de trabalho, certifique-se de agradecê-lo pela visita.

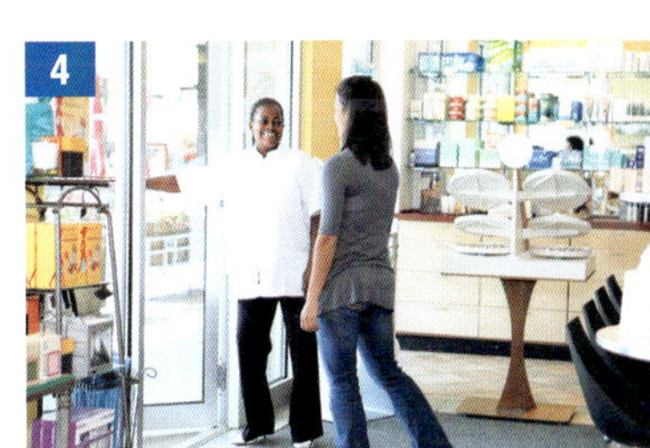

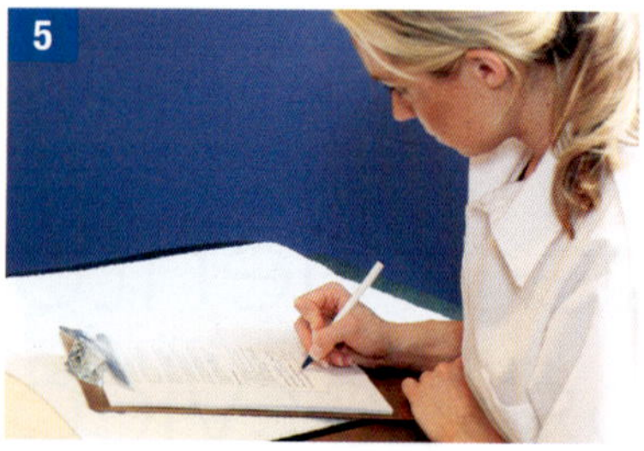

5 Registre no cartão de consulta do cliente todas as informações do serviço, os produtos usados, as observações e as recomendações de venda. Depois, preencha o formulário no lugar apropriado.

C. Prepare a área de trabalho e os instrumentos para o próximo cliente

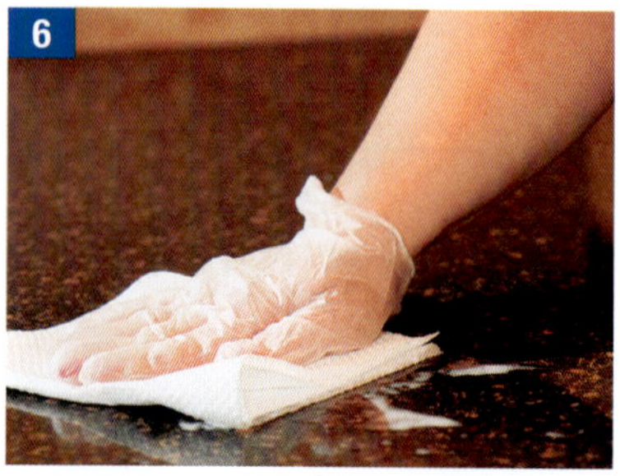

6 Retire seus produtos e ferramentas, limpe e desinfete sua área de trabalho e descarte corretamente todos os materiais usados.

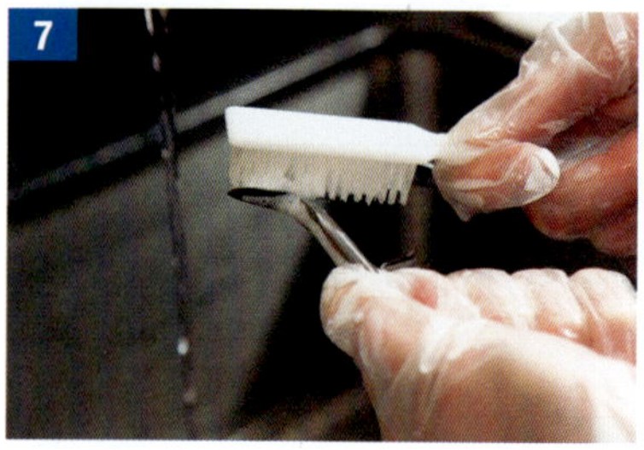

7 Siga todas as etapas para a desinfecção dos instrumentos descritos no procedimento de pré-serviço. Arrume a área de trabalho novamente com ferramentas desinfetadas. ☑ **OA13**

Procedimento

13.3 Lavagem correta das mãos

A lavagem das mãos é um dos procedimentos mais importantes nos trabalhos de controle de infecções e é exigida antes de qualquer serviço perante a lei.

1 Acompanhe o cliente até a área de lavagem. Antes de começar qualquer serviço, explique a política de lavagem de mão do salão ou do spa e por que ela é realizada.

2 Ligue a torneira de água quente, molhe as mãos e borrife sabonete na palma de uma mão. Esfregue as mãos, umas nas outras, por toda a extensão e com vigor, até que se forme uma espuma. Continue dessa maneira por cerca de vinte segundos e enxágue.

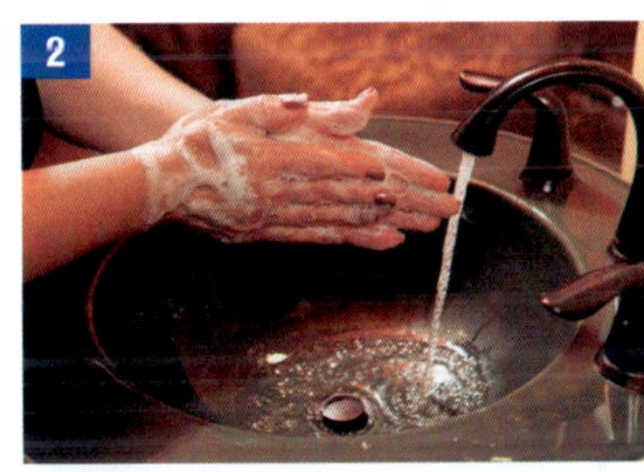

3 Escolha uma escova para unhas limpa, molhe-a, coloque sabonete nela e esfregue suas unhas horizontalmente, de um lado para outro, sob as extremidades livres. Mude a direção da escova para a vertical e movimente a escova para cima e para baixo ao longo das dobras das unhas. O processo para escovação de ambas as mãos deve levar cerca de sessenta segundos para terminar. Enxágue as mãos em água corrente.

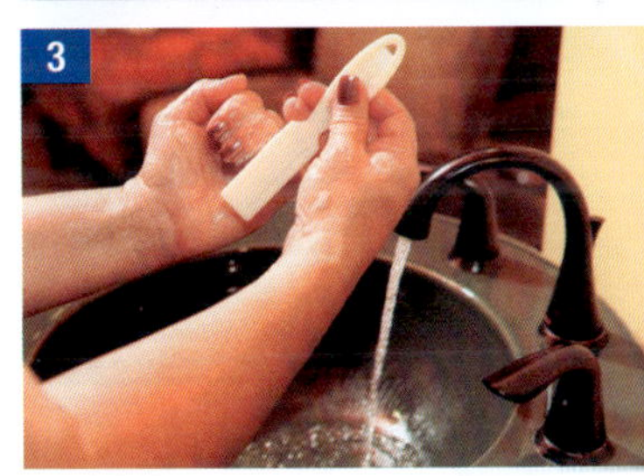

4 Após sua demonstração, dê ao cliente uma escova para unhas limpa e instrua-o a lavar as mãos também.

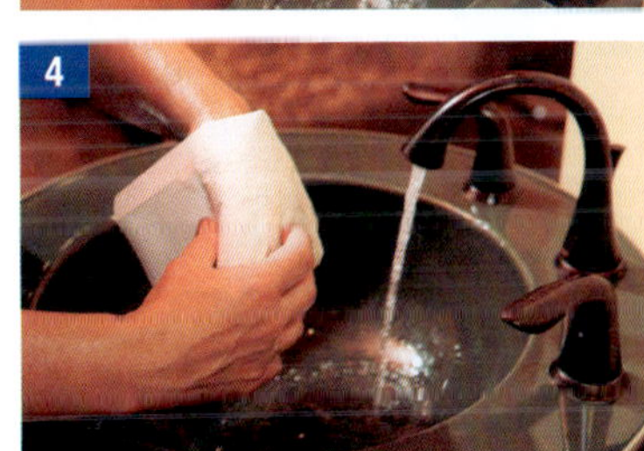

5 Entregue uma toalha limpa para que o cliente possa secar as mãos e informe-o o que fazer com a toalha, ou seque as mãos do cliente usando um tecido limpo ou papel toalha, de acordo com as políticas do salão para secagem de maos.

6 Após secar as mãos, feche a torneira com a toalha e descarte-a.

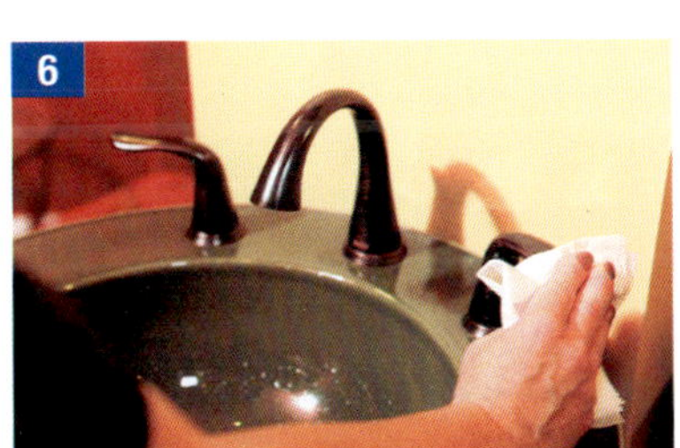

7 Acompanhe o cliente até a mesa enquanto explica que a lavagem de mãos deve ser feita antes de todos os serviços.

Procedimento 13.4

Controle de um incidente de exposição durante um serviço de manicure

Caso você corte acidentalmente um cliente, siga com calma os seguintes passos:

1
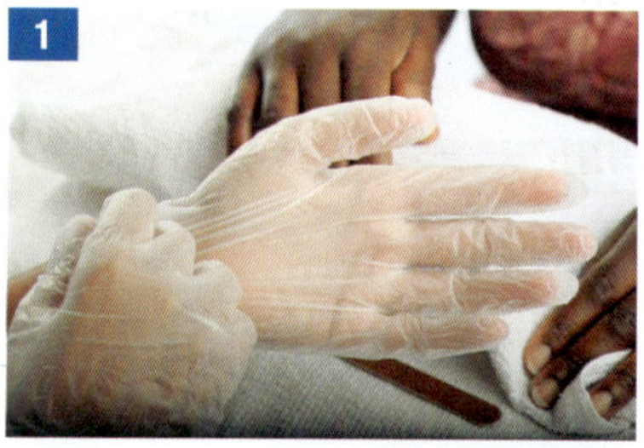

1 Coloque imediatamente as luvas, a menos que você já esteja com elas, e informe seu cliente sobre o que ocorreu. Desculpe-se e continue.

2
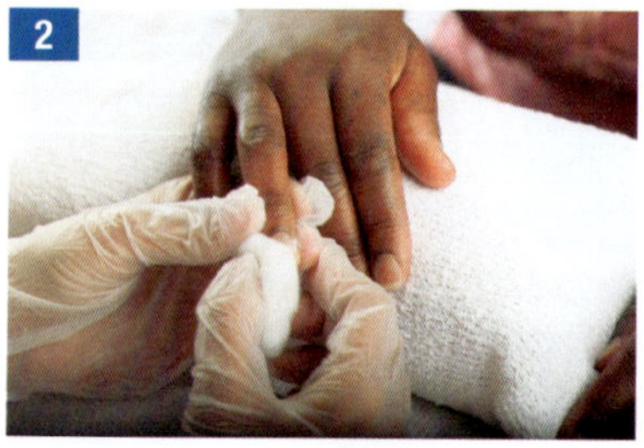

2 Aplique uma pressão leve sobre a área com algodão e interrompa o sangramento. Em seguida, limpe com um antisséptico.

3
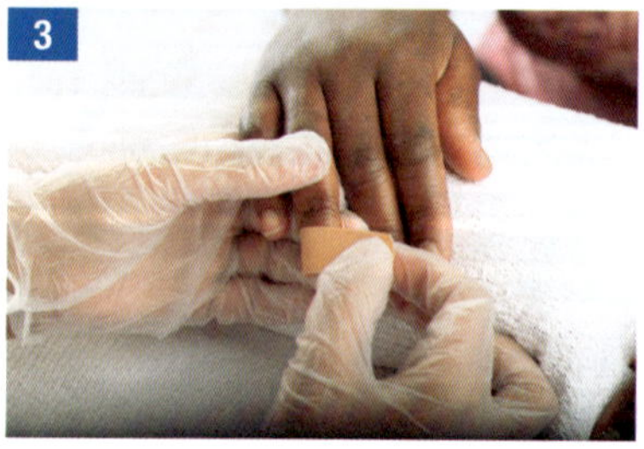

3 Aplique um curativo adesivo para cobrir completamente o ferimento.

4 Limpe e desinfete a estação de trabalho, se necessário.

4
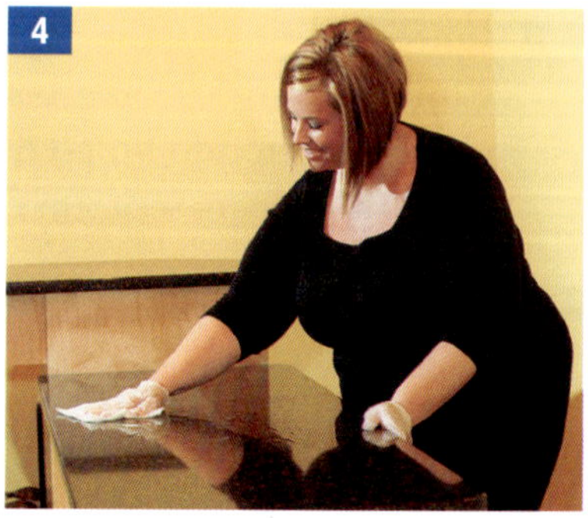

5 Descarte todos os objetos de uso único contaminado, como lenços ou bolas de algodão, colocando-os em dois sacos brancos lacrados, identificados e armazenados em recipiente rígido, como a Descartex, até a coleta. Deposite produtos cortantes descartáveis em uma caixa específica.

6 Antes de retirar as luvas, lembre-se de que todos os instrumentos e ferramentas que entraram em contato com o sangue ou os fluidos corporais devem ser completamente imersos em uma solução desinfetante hospitalar registrada na EPA por dez minutos. Pelo fato de o sangue carregar patógenos, você nunca deve tocar uma ferida aberta com suas mãos nuas.

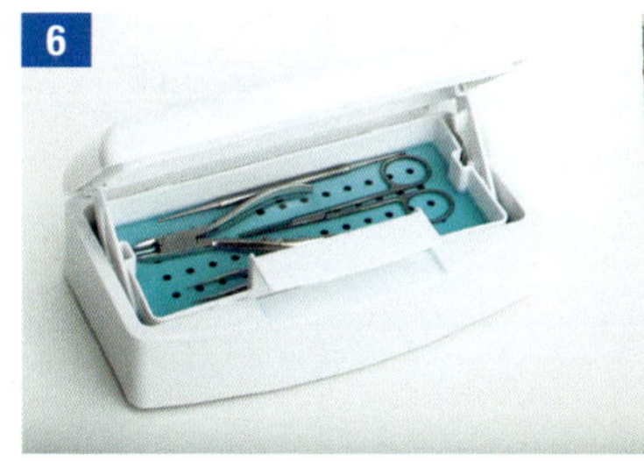

7 Retire as luvas e lave as mãos com sabonete e água quente antes de voltar ao serviço. ☑ **OA14**

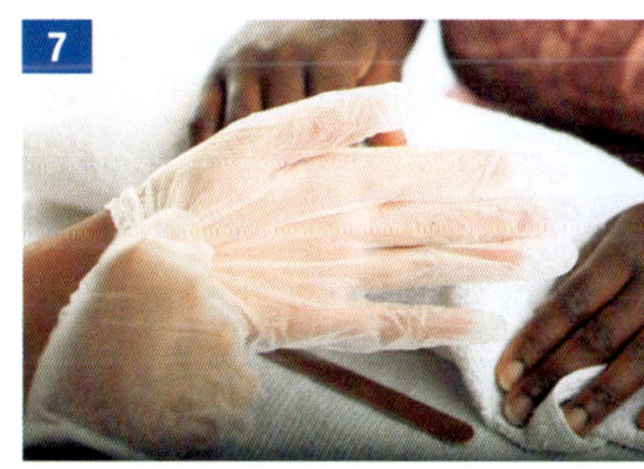

Dica de serviço

Sempre se lembre de usar as informações contidas nas diretrizes regidas pela Segurança e Medicina do Trabalho ao lidar com itens expostos ao sangue ou a fluidos corporais. Seja guiado por seu instrutor para os requisitos e procedimentos obrigatórios para produtos para desinfecção e qualquer instrumento que entrou em contato com o sangue ou com os fluidos corporais.

Procedimento

13.5 Realização do serviço básico de manicure

Instrumentos e materiais

Você precisará dos seguintes instrumentos, materiais e suprimentos sobre sua mesa de manicure:

- **Lixas de unhas e lixas de unhas polidoras**
- **Base**
- **Almofada para o braço da cadeira do cliente**
- **Esmalte**
- **Removedor de cutículas**
- **Toalhas de pano felpudas ou descartáveis**
- **Botas/luvas metalizadas (opcional)**
- **Bacia para manicure**
- **Recipiente para gazes e lenços de algodão**
- **Cremes e loções para as mãos**
- **Clareador de unhas**
- **Cremes, loções e óleos penetrantes para unhas**
- **Fortalecedor de unhas**
- **Secador de esmalte**
- **Removedor de esmalte**
- **Almofada para serviço**
- **Bandeja de suprimentos (opcional)**
- **Botas e luvas de tecido (opcional)**
- **Cobertura**
- **Cestos de lixo**
- **Secador de esmalte ultravioleta ou elétrico (opcional)**
- **Empurrador de cutícula de madeira**

Preparação

- Execute o Procedimento **13.1** **Procedimento pré-serviço** **Consulte a página 379**

Procedimento

1 Comece pelo dedo mínimo da mão esquerda do cliente. Umedeça o algodão ou a gaze com o removedor de esmalte. Segure o algodão umedecido em cada unha enquanto conta silenciosamente até 10. O esmalte sairá facilmente da lâmina ungueal com um movimento leve em direção à ponta livre. Faça movimentos firmes para remover o esmalte. Continue até que os traços do esmalte saiam por completo. A remoção completa do esmalte do serviço de manicure anterior é importante para a satisfação do cliente. Pode ser necessário enrolar o algodão na ponta de um empurrador de cutículas de madeira e usá-lo para limpar o esmalte da área da prega ungueal. Após a remoção, olhe atentamente para as unhas e verifique se há anormalidades escondidas sob o esmalte.

2 Usando a superfície abrasiva, modele as unhas com a lixa do modo como você e seu cliente determinaram. Comece com o dedo mínimo da mão esquerda, segurando-o entre seu polegar e seu indicador. Não use uma lixa abrasiva com menos de 180 grânulos (grânulos médios) para modelar a unha natural. Lixe de um lado para o centro da ponta livre, depois, do outro lado para o centro da ponta livre. Nunca lixe a unha natural usando um movimento para frente e para trás. Isso pode romper as camadas da lâmina ungueal e provocar divisão e descamação da mesma. Para reduzir a chance de desenvolver unhas encravadas, não lixe os cantos das unhas. Lixe cada mão do dedo mínimo até o polegar.

3 Após lixar as unhas da mão esquerda, e antes de começar a mão direita, coloque as pontas dos dedos da mão esquerda na bacia para manicure para umedecer e amolecer o eponíquio (a pele viva da parte posterior e das laterais da unha) e a cutícula (tecido morto aderido na lâmina ungueal) enquanto você lixa as unhas da mão direita. Quando tiver terminado de lixar a mão direita, retire a mão esquerda da água e coloque as pontas dos dedos da mão direita na bacia para manicure.

4 Escovar as unhas com a escova apropriada remove os detritos da superfície da unha. Após lixar as unhas da mão direita, retire a mão esquerda da água, segurando-a acima da bacia para manicure, escove os dedos com a escova para unhas molhada e remova todos os resíduos das pontas dos dedos. Use movimentos para baixo, começando no primeiro nó, e escove em direção à ponta livre.

5 Seque a mão com a toalha reservada para o cliente nesse serviço. À medida que você seca, empurre o eponíquio para trás com a toalha. Agora mergulhe a mão direita na bacia.

6 Use um empurrador de cutícula com algodão na ponta, um empurrador de cutícula de metal ou uma haste flexível para aplicar cuidadosamente o removedor de cutículas em cada lâmina ungueal da mão esquerda. Não aplique esse tipo de produto na pele viva porque ele pode causar ressecamento ou irritação. Espalhe-o de maneira igual na lâmina ungueal. Os removedores de cutícula amolecem a pele dissolvendo as suas células, por isso são inapropriados para o contato com a pele viva do eponíquio. Normalmente, esses produtos têm um pH alto (cáustico) e são irritantes para a pele.

7 Após deixar o produto na unha pelo tempo indicado pelo fabricante, a cutícula será removida facilmente da lâmina ungueal. Use o empurrador de cutículas de madeira ou a curva interna de um empurrador de cutículas de metal para empurrar suavemente e levantar o tecido da cutícula de cada lâmina ungueal da mão esquerda.

8 Use um alicate afiado para remover qualquer sobra de pele morta (espigões). Nunca rasgue ou arranque as sobras de cutícula ou a pele viva, já que isso pode provocar uma infecção.

9 Limpe cuidadosamente sob a ponta livre usando uma haste flexível ou um empurrador de cutículas com a ponta enrolada com algodão. Tenha cuidado, porque a higiene muito agressiva dessa região pode quebrar o selo do hiponíquio sob a ponta livre e provocar onicólise. Retire a mão direita da bacia para manicure, seque-a e deixe-a de lado.

10 Escove a mão esquerda sobre a bacia para manicure uma última vez para remover os pedacinhos de detritos e os restos do removedor de cutícula. (Nesse momento, o cliente pode ir até a pia e lavar a lâmina ungueal com uma escova para unhas.) É importante que todos os restos do removedor de cutículas sejam lavados da pele porque os

Cuidado

Sempre lixe as unhas em um serviço de manicure antes que elas sejam molhadas, pois a água é absorvida pela lâmina ungueal, tornando as unhas mais moles e mais fáceis de serem danificadas durante o lixamento.

Dica de serviço

Se as unhas precisam ser deixadas menores do que o tamanho do lixamento de rotina, elas podem ser cortadas com cortadores de unhas, das laterais para o centro, para evitar o estresse nas laterais e a possível divisão. Esse corte irá economizar tempo durante o processo de lixamento. Lixe a ponta livre após o uso do cortador de unhas para um formato perfeito.

Dica de serviço

Para estabilizar a mão que está segurando o empurrador, equilibre seu dedo mínimo sobre a mão que está segurando o dedo do cliente. Isso irá permitir que você tenha controle total enquanto trabalha com o instrumento.

remanescentes podem provocar ressecamento e/ou irritação. Peça ao cliente para descansar a mão esquerda na toalha sobre a mesa.

11 Repita as etapas de 5 a 10 na mão direita.

12 Se as unhas do cliente estiverem amareladas, você pode passar um clareador de unhas desenvolvido especialmente para esse propósito. Aplique o agente clareador sobre a unha amarelada com um empurrador de cutículas com algodão na ponta. Cuidado para não aplicá-lo na pele do cliente porque ele pode provocar irritação. Use luvas durante a aplicação do clareador.

Repita a aplicação se as unhas estiverem extremamente amarelas. Você pode precisar clarear as unhas de certos clientes diversas vezes durante diversos serviços porque toda a mancha amarela ou descoloração pode não desaparecer após um único serviço. Se esse for o caso, informe ao cliente para que ele não fique desapontado com seu trabalho. Sugira uma série de tratamentos para direcionar o problema. As manchas da superfície são removidas mais facilmente do que aquelas que ficam mais profundas na lâmina ungueal. Na verdade, a descoloração amarela que penetra mais fundo na lâmina ungueal nunca será completamente removida pelos clareadores de unha. Entretanto, o amarelamento pode melhorar. Esses produtos funcionam melhor nas manchas da superfície (por exemplo, manchas de tabaco). Informe ao cliente se suas unhas tiverem manchas profundas que não podem ser completamente removidas.

13 Use uma lixa polidora de três ou quatro faces para suavizar os arranhões da superfície e dar à unha natural um brilho forte.

14 Use um empurrador de cutículas com algodão na ponta, uma haste flexível ou um conta-gotas para aplicar o óleo para unhas em cada lâmina ungueal. Com o dedo mínimo da mão esquerda massageie o óleo na lâmina ungueal e na pele circundante usando um movimento circular.

15 Para remover qualquer extremidade áspera das pontas livres, corte em ângulo a parte inferior da ponta livre. Segure uma lixa abrasiva com grãos médios em um ângulo de 45 graus no lado inferior da unha e lixe com um movimento superior. Isso remove quaisquer pontas ásperas ou partículas de cutícula. Para unhas fracas, é preferível uma lixa com grânulos finos ou uma lixa polidora.

16 Aplique uma loção ou óleo para massagem e siga o procedimento de massagem da mão e do braço.

Procedimento 13.6 Massagem na mão e no braço **Consulte a página 392**

17 Após a massagem, você deve remover todos os restos de loção ou óleo da lâmina ungueal antes de pintá-la, senão o esmalte não irá aderir bem. Use um pedaço pequeno de algodão umedecido com álcool ou removedor de esmalte como se você estivesse removendo um forte esmalte vermelho. Não se esqueça de limpar sob a ponta livre da lâmina ungueal para remover qualquer resquício de loção de massagem. Quanto mais limpa ficar a lâmina ungueal, melhor o esmalte irá aderir.

18 A maioria dos clientes escolhe seu esmalte antes ou durante a consulta. Se ele não tiver escolhido ainda, peça para que ele o faça.

19 Sempre aplique uma base para evitar que o esmalte manche as unhas e para ajudar na aderência dos esmaltes coloridos na lâmina ungueal. O fortalecedor de unhas é uma opção que você pode recomendar para um tratamento se as lâminas ungueais do cliente forem finas e fracas. Aplique antes da base se o cliente solicitar esse tratamento.

Procedimento 13.7 Pintando as unhas Consulte a página 396

20 Você realizou um excelente serviço de manicure.

Pós-serviço

- Conclua o **Procedimento 13.2 Procedimento pós-serviço**

Consulte a página 383 ☑ **OA15**

Cuidado

Aplicar muita pressão ou polir por muito tempo a lâmina ungueal pode gerar calor e dor excessivos no leito ungueal. Isso pode provocar onicólise e uma possível infecção. Se o cliente estiver sentindo calor ou queimadura, suavize a pressão, diminua a velocidade do polimento e faça esse movimento menos vezes entre os levantamentos da lixa da superfície.

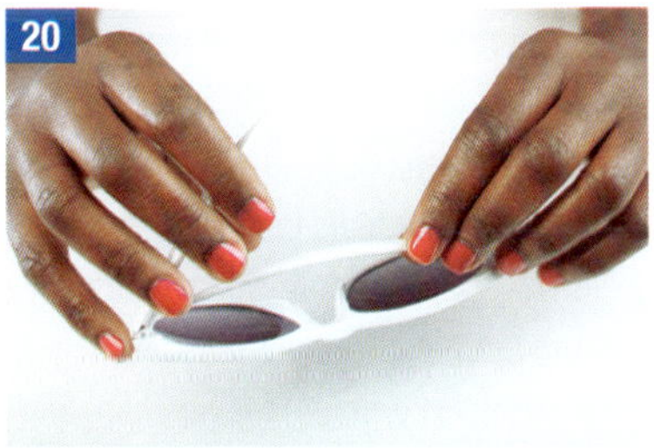

Procedimento 13.6

Massagem na mão e no braço

Instrumentos e materiais

Além dos materiais básicos sobre sua mesa de manicure, você precisará dos seguintes suprimentos para massagem na mão e no braço:

- **Loção, óleo ou creme de massagem**

Dica de serviço

Antes de realizar uma massagem na mão e no braço, certifique-se de que você está sentado em uma posição confortável, que não esteja esticado ou inclinado para frente, em direção ao cliente. Sua postura deve estar correta e relaxada e seus pés devem estar paralelos e plantados no chão. Sentar-se ou trabalhar em uma posição desconfortável ou tensa pode provocar lesões nas costas, no pescoço e nos ombros.

Preparação

- Execute o Procedimento 13.5 **Realização do serviço básico de manicure**

Consulte a página 388

Procedimento

1 Aplique a loção, óleo ou creme de massagem e espalhe pelo braço do cliente. Deve ser aplicado suficientemente para permitir o movimento através da pele sem grau de resistência (baixo grau de cisalhamento do produto cosmético durante a aplicação sob a pele). O baixo grau de cisalhamento permite que o grau de resistência durante a aplicação sob a pele seja confortável para o cliente.

2 Os seguintes movimentos normalmente são realizados no início da massagem para relaxar o cliente.

3 No começo da massagem da mão, coloque o cotovelo do cliente sobre uma almofada coberta com uma toalha limpa ou sobre uma toalha enrolada. Com uma mão, aperte o braço do cliente na área do pulso com sua mão não dominante. Com a outra mão, segure o pulso do cliente e dobre-o para trás e para frente lenta e suavemente, mas com um toque firme, de cinco a dez vezes, até que você sinta que o cliente tenha relaxado.

4 Abaixe o braço do cliente, aperte-o no pulso com a mão esquerda e, com a mão direita (ou mão dominante), comece com o dedo mínimo, segurando-o na base da unha. Rotacione seus dedos suavemente para formar círculos. Trabalhe na direção do polegar, cerca de três a cinco vezes em cada dedo.

5 Coloque o cotovelo do cliente sobre a almofada ou sobre a toalha, próximo do centro da mesa, e seus cotovelos sobre a mesa, nos lados do cotovelo do cliente. Com seus polegares na palma do cliente, gire-os em um movimento circular nas direções opostas. Os movimentos circulares devem começar de baixo para o centro da mão e serem feitos para fora, para cima e através do lado inferior dos dedos. Depois, de volta para baixo, para o centro, em um padrão mais calmo de movimentos alternados de cada polegar sobre a palma. Esse padrão fica rítmico e relaxante. Você pode sentir as mãos do cliente relaxarem à medida que você realiza esses movimentos.

6a Segure a mão do cliente suavemente pelo pulso com sua mão não dominante e posicione a palma da sua outra mão nas costas da mão do cliente, logo atrás dos dedos. Pressione suavemente e mova em direção ao pulso, levante levemente e volte à posição original e realize o movimento. Realize o movimento de três a cinco vezes suavemente com a palma calorosamente enrolada em volta das costas da mão. É importante que haja creme, loção ou óleo de massagem suficiente sobre a superfície na pele para reduzir o atrito. Os movimentos de *effleurage* devem ser suaves e gentis, até mesmo previsíveis, para induzir o relaxamento. Após realizar os movimentos de relaxamento, parta para os movimentos de *effleurage* seguintes.

Dica de serviço

Certifique-se de deixar a mão ou o braço do cliente solto, sem muita restrição, durante a massagem. Um movimento firme, mas suave, e rítmico em uma rotina previsível é a chave para uma massagem relaxante. Os movimentos rápidos enviam para o cliente a mensagem de que você está correndo para acabar com a massagem e que não se importa se está oferecendo um bom serviço ou não.

Para sua informação

Antes de executar um serviço que inclua uma massagem na mão e/ou no braço, consulte o cartão de consulta do cliente. Durante a consulta, conheça e discuta qualquer condição médica listada pelo cliente que possa ser contraindicada para uma massagem. Se ele não tiver discutido sobre massagem com seu médico, encoraje-o a fazer isso antes de realizar o serviço.

Muitos clientes com pressão alta (hipertensão), diabetes ou alterações cardíacas ou problemas circulatórios podem receber a massagem sem preocupação, especialmente se sua condição estiver sendo tratada e atentamente cuidada por um médico. A massagem na mão e/ou no braço, no entanto, é contraindicada para clientes com hipertensão grave e descontrolada. Evite o uso das técnicas de massagem vigorosas e fortes nos clientes com artrite. Não converse com o cliente durante a massagem, exceto para perguntar se seu toque pode ser mais ou menos firme. Falar perturba a terapia de relaxamento da massagem.

Ao tomar decisões a respeito de fazer ou não uma massagem em uma pessoa com uma condição médica, seja cauteloso. Quando estiver em dúvida, não inclua a massagem como parte de seu serviço.

6b Faça o movimento de transição e passe para os dedos. Agora, segurando a mão com sua mão não dominante, mova para a ponta do dedo. Segure cada dedo com sua palma para baixo e o polegar em um lado do dedo, com a parte interna do nó do dedo indicador segurando o outro lado. Mova o dedo de volta suavemente, deslizando lentamente pela mão, depois gire sua mão completamente, movendo o polegar para o outro lado do dedo, com sua palma para cima. Em seguida, puxando o dedo, volte para a ponta. Gire sua mão de volta para a posição original e empurre em direção à parte de trás do dedo novamente. Repita de três a cinco vezes, depois na ponta do dedo, mova o polegar para baixo da ponta do dedo, com o arco do dedo indicador sobre o topo da lâmina ungueal e aperte, suavemente, e puxe o dedo. Agora, passe para o próximo dedo. Faça esse movimento em todos os dedos o mesmo número de vezes, movendo dos dedos menores para os polegares. Isso finaliza a massagem da mão normalmente realizada no serviço básico de manicure, embora o último movimento da massagem do braço também seja realizado no final dessa massagem. Não é como se a massagem estivesse continuando com uma massagem no braço. Depois, ela é realizada no final da massagem do braço.

Dica de serviço

Se for necessário mais creme, óleo vegetal ou mineral ou loção durante a massagem, sempre deixe uma mão sobre a mão ou braço do cliente e pegue mais produto com a outra. Ter o seu produto em um recipiente borrifador facilita essa importante técnica de massagem.

7a Agora, segurando o pulso de maneira firme, mas suave, deslize sua mão para cima do braço, do pulso para o cotovelo, com a palma e os dedos sobre a pele. Certifique-se de que haja loção suficiente na pele para permitir um movimento macio da mão. Segure o braço com sua mão em forma de concha, movendo para cima com uma leve pressão sobre a pele, com seus dedos, polegar e palma induzindo o relaxamento, depois volte para a área do pulso com uma pressão mais leve na pele. Realize esse movimento de deslizamento diversas vezes. Sempre que finalizar o movimento na parte de cima do braço, rotacione a mão para o lado inferior do braço enquanto puxa a mão em sua direção.

7b Agora mova para o antebraço e realize o mesmo movimento. Ao realizar o movimento no antebraço, pressione para frente, depois, no final, libere a pressão, rotacione a mão suavemente para o topo do braço e puxe-o levemente de volta em direção à mão.

7c Aplique a loção na palma de uma das suas mãos, depois aplique no cotovelo enquanto segura o braço dobrado para cima enquanto massageia com a outra (segurando o cotovelo com a mão em forma de concha). Deslize a palma da mão sobre o cotovelo e em torno dele para permitir a hidratação. Tome cuidado para ser bem gentil. Realize o movimento de dez a vinte segundos, suave e lentamente. Tome cuidado para não atingir o nervo no cotovelo que, normalmente, é conhecido como "o osso engraçado", porque pode ser bastante dolorido para o cliente.

7d Por último, segurando a mão com sua mão não dominante, mova para a ponta do dedo e, com seu polegar no topo e o dedo indicador embaixo, agarre suavemente os dedos e puxe até as pontas.

7e Após os puxões dos dedos terem sido realizados, descanse as mãos do cliente sobre a mesa, cubra-as com suas próprias mãos, com as palmas sobre elas, e pressione-as suavemente. Em seguida, com suas mãos ainda sobre as mãos do cliente, com um toque bem suave, puxe seus dedos das costas das mãos do cliente pelos dedos e fora das pontas dos dedos. Faça isso de duas a três vezes. O cliente descobre rapidamente que esse último movimento, chamado de "suavização", é o final da massagem.

Dica de serviço

Realize os movimentos diversas vezes de maneira lenta e rítmica em cada mão e em cada braço. A repetição é importante porque é relaxante para o cliente. Realize a massagem completa em um braço – palma, costas da mão, braço – repetindo os movimentos deslizantes em cada braço diversas vezes com os movimentos de transição intercalados. Agora, mova para a outra mão (ou outro braço), começando novamente a rotina que você criou.

Cuidado

Tome cuidado para não pressionar ou mover com pressão sobre os ossos dos braços, pois pode ser bastante doloroso.

Procedimento

13.7 Pintando as unhas

Instrumentos e materiais

Além dos materiais básicos sobre sua mesa de manicure, você precisará dos seguintes suprimentos:

- **Base**
- **Esmalte**
- **Cobertura**

Preparação

- Execute o Procedimento 13.5 **Realização do serviço básico de manicure**

Consulte a página 388

Procedimento

1 Certifique-se de que as lâminas ungueais do cliente estejam limpas de óleos vegetais ou minerais e outros resíduos. Antes de aplicar o esmalte, peça para a pessoa tirar acessórios das mãos e para que ela já separe a chave o carro, ou qualquer outra coisa que vá precisar, para evitar borrar o esmalte fresco. Faça com que ela pague pelos serviços antes pelo mesmo motivo.

2 Começando com a mão dominante do cliente, aplique a base para cobrir toda a lâmina ungueal de todas as unhas, usando uma camada fina. Comece pelo dedo mínimo e siga até o polegar. Assim que estiver pronta, coloque a mão do cliente em um secador de unhas enquanto você pinta a outra mão. Assim, a mão mais usada começará a secar antes, reduzindo a probabilidade de borrar o esmalte.

3 Ao aplicar o esmalte, pegue o pincel do frasco e passe-o na boca do frasco para retirar o excesso do conteúdo. Você deve ter uma quantidade suficiente de esmalte do outro lado do pincel para aplicar uma camada em toda a lâmina ungueal sem ter que mergulhar o pincel novamente no frasco (a menos que a lâmina ungueal seja muito comprida ou grande). Segure o pincel em um ângulo de aproximadamente 30 a 35 graus.
Coloque a ponta do pincel na unha a 3 mm de distância da área da cutícula no centro da unha. Pressione o pincel levemente sobre a lâmina ungueal, espalhando-o levemente, e empurre-o em direção ao eponíquio para produzir uma extremidade posterior arredonda-

da do esmalte. Deixe uma pequena área arredondada de unha sem pintar na parte de trás da unha. Puxe o pincel em direção à ponta livre da unha pelo centro.

4 Mova para cada lado da unha e puxe em movimentos iguais em direção à ponta da unha.

5 Após finalizar a primeira mão de cada unha, mova o pincel para frente e para trás sobre a mesma ponta livre, mal a tocando, para aplicar cor a essa ponta. Use a mesma técnica em todas as unhas enquanto estiver aplicando a primeira mão de cor.

6 Quando voltar para aplicar a segunda mão, não espalhe o pincel e não reaplique na ponta. Apenas comece na base da curva do esmalte e mova em direção à ponta livre.

7 Aplique uma mão generosa de cobertura para evitar lascas e para dar às unhas uma aparência finalizada brilhosa. Certifique-se de usar a cobertura na ponta livre da unha também.

8 Se você usar um produto com efeito secante como cobertura, aplique-o de acordo com as instruções do fabricante. Após a aplicação, peça para que o cliente se sente em uma mesa separada com suas mãos sob um secador de unhas, de modo que esteja confortavelmente afastada da sua mesa. O tempo de secagem deve ser de cerca de dez minutos. ☑ **OA16**

Procedimento

13.8 Tratamento com parafina

Instrumentos e materiais

Além dos materiais básicos sobre sua mesa de manicure, você precisará dos seguintes suprimentos:

- **Loção hidratante ou óleo penetrante**
- **Banho de parafina e unidade de aquecimento**
- **Invólucro plástico**
- **Luvas plásticas, de tecido, ou metalizadas (elétricas)**

Preparação

- Execute o Procedimento 13.1 **Procedimento pré-serviço** Consulte a página 379
- Execute o Procedimento 13.3 **Lavagem correta das mãos** Consulte a página 385

Realizando um tratamento de parafina antes de um serviço de manicure

1. Verifique cuidadosamente se as mãos não têm feridas abertas, doenças ou distúrbios. Não é apropriado aplicar calor em clientes com condições de pele anormais. Se for seguro realizar o tratamento, certifique-se de as mãos do cliente estejam limpas para dar continuidade ao serviço.

2. Aplique uma loção hidratante ou um óleo penetrante nas mãos do cliente e massageie a pele suavemente.

3. Teste a temperatura da cera.

4. Prepare a mão do cliente para mergulhá-la na parafina, colocando-a com a palma virada para baixo, com o pulso levemente dobrado e com os dedos retos e um pouco separado.

5. Mergulhe a primeira mão na cera até o pulso por cerca de dez segundos. Retire-a. Deixe a cera solidificar um pouco antes de mergulhá-la novamente.

6 Repita o processo de três a cinco vezes em cada mão para revestir a pele.

7 Envolva as mãos em um invólucro plástico ou insira-as em luvas plásticas desenvolvidas para essa finalidade. Em seguida, coloque-as em luvas de tecido ou metalizadas (elétricas). Deixe a parafina nas mãos por aproximadamente cinco a dez minutos.

8 Repita as etapas de 5 a 7 na outra mão.

9 Para remover a parafina, gire a cobertura plástica sob o pulso e puxe-a. A cera irá sair facilmente à medida que você puxa a parafina pela mão até as pontas dos dedos. A parafina removida das mãos será coletada na cobertura plástica.

10 Descarte a parafina usada adequadamente.

11 Inicie o procedimento de manicure. Para muitos clientes que optam pelo tratamento de parafina antes do serviço de manicure, o mergulho na bacia de manicure não é necessário porque o tratamento de parafina já amacia a pele suficientemente. ☑ **OA17**

Realizando um tratamento de parafina antes de um serviço de manicure

1 Realize o serviço básico de manicure logo após a conclusão da massagem.

2 Aplique uma loção hidratante em uma mão e esfregue-a brevemente nela.

3 Aplique a parafina com o método da sua preferência.

4 Cubra a mão com um saco ou invólucro plástico, depois com uma luva de tecido ou aquecida.

5 Repita as etapas de 1 a 4 na outra mão. Deixe o cliente relaxar de cinco a dez minutos.

6 Retire a luva de parafina e passe a loção remanescente.

7 Remova qualquer resquício de óleo vegetal ou mineral ou loção da lâmina ungueal. Use álcool ou removedor de esmaltes no algodão preso na ponta de um palito de madeira ou em uma bola de algodão. Não deixe álcool ou removedor de esmaltes na pele, pois os benefícios do tratamento serão diminuídos pelos efeitos secantes desses solventes.

Dica de serviço

Se um cliente estiver desconfortável para mergulhar as mãos em um banho de cera, há outras maneiras de aplicá-la que funcionam da mesma forma. Considere os métodos abaixo:

- Coloque cerca de meio copo de parafina em um saco plástico e insira a mão do cliente. Espalhe a cera em torno da mão, cobrindo a superfície.
- Enrole as mãos com gaze ou papel toalha embebidas na parafina. Comece mergulhando o tecido no banho de parafina e deixe que o excesso escorra de volta no banho. Depois, pressione cada pedaço em torno das mãos até que estejam completamente cobertas. Cubra-as com luvas plásticas ou com um envoltório plástico.
- Borrife parafina nas mãos. Depois, coloque-as em uma luva plástica ou em um envoltório plástico.
- Adquira luvas comerciais de uso único que podem ser aquecidas e que contenham parafina. Insira as mãos e a parafina irá aquecer até se tornar uma luva de parafina.

{ALERTA!}

Assim que a parafina for usada em um cliente, ela fica contaminada, portanto não deve ser reutilizada!

8 Use esmalte ou uma cobertura suave nas unhas, de acordo com a solicitação do cliente.

Realizando um tratamento de parafina como um serviço avulso

- Para a aplicação da parafina como um serviço avulso, o cliente deve lavar suas mãos. Em seguida, você pode seguir as mesmas etapas de Realizando um tratamento de parafina antes de um serviço de manicure.

- Conclua o Procedimento 13.2 **Procedimento pós-serviço** Consulte a página 383

Questões de revisão

1. Nomeie os quatro tipos de instrumentos e/ou ferramentas para as unhas necessárias para realizar um serviço de manicure.
2. Qual é a diferença entre os instrumentos reutilizáveis e os descartáveis?
3. Por que é importante tanto para o profissional e para o cliente lavar suas mãos antes dos serviços de manicure e pedicure?
4. Uma consulta é necessária todas as vezes que o cliente tem um serviço no salão? Por quê?
5. Nomeie os cinco formatos de unhas básicos para mulheres.
6. Qual é o formato de unha mais popular entre os homens?
7. Quais são os movimentos de massagem mais apropriados para uma massagem nas mãos e nos braços? Por quê?
8. Qual é a diferença entre um serviço de manicure básico e um serviço de manicure em um spa?
9. Como a aromaterapia é usada nos serviços de manicure?
10. Explique o uso e os benefícios dos tratamentos de parafina no serviço de manicure.
11. Liste as etapas corretas para limpeza e desinfecção dos instrumentos e ferramentas de unhas.
12. O que há sobre a mesa de manicure quando esta está corretamente montada?
13. Quais são as etapas no procedimento de pós-serviço?
14. O que é um incidente de exposição? Se um incidente de exposição ocorrer, quais medidas devem ser tomadas?
15. Liste as etapas do serviço básico de manicure.
16. Como um esmalte é aplicado corretamente?
17. Qual é o procedimento para um tratamento das mãos com parafina antes de um serviço de manicure.

Glossário do capítulo

Alicate	Instrumento de aço inoxidável usado para aparar cuidadosamente a pele morta em volta das unhas.
Conjuntos para os serviços	Conjuntos de todas as ferramentas que serão usadas em um serviço.
Cortadores de unha	Instrumento reutilizável usado para encurtar a lâmina ungueal de maneira rápida e eficiente.
Cremes para unhas	Produtos-barreira porque contêm ingredientes desenvolvidos para selar a superfície da pele e manter a umidade subcutânea na pele.
Empurrador de cutícula de madeira	O empurrador de cutícula de madeira é usado para remover o tecido da cutícula da lâmina ungueal (puxando suavemente), para limpar sob a ponta livre da unha ou para aplicar produtos.
Empurrador de cutícula de metal	Instrumento reutilizável, feito de aço inoxidável. Usado para empurrar de volta o eponíquio, mas pode ser usado também para raspar suavemente a cutícula da lâmina ungueal natural.
Fortalecedores a base de dimetilureia	Fortalecedor que acrescenta ligações cruzadas à lâmina ungueal natural. Diferentemente dos fortalecedores que contém formaldeído, o DMU não provoca reações de pele adversas.
Fortalecedores de proteínas	Combinação de esmalte claro e proteína, como o colágeno.
Lixas abrasivas de grânulos finos	Com 240 ou mais grânulos, são desenvolvidas para polir, lustrar e remover arranhões bem finos.
Lixas abrasivas com a quantidade média de grânulos	Lixas abrasivas de 180 a 240 grânulos que são usadas para suavizar e refinar as superfícies, e para encurtar as unhas naturais.
Lixas com menos grânulos	Lixas em papelão e lixas polidoras com menos de 180 grânulos que reduzem rapidamente a espessura de qualquer superfície.
Instrumentos	Ferramentas usadas para realizar serviços de manicure e pedicure. Instrumentos que podem ser reutilizados ou descartados.
Instrumentos descartáveis	Também conhecidos como instrumentos de uso único. Instrumentos que não podem ser reutilizados e devem ser descartados após um único uso.
Instrumentos reutilizáveis	Também conhecidos como instrumentos multiuso. Geralmente são feitos de aço inoxidável porque devem ser limpos e desinfetados corretamente após o uso entre um cliente e outro.
Microtrauma	Ato de provocar pequenas aberturas invisíveis na pele que podem permitir a entrada de micróbios patogênicos.
Óleos essenciais	Óleos extraídos utilizando diversas formas de destilação das sementes, casca, folhas, madeira e/ou resina das plantas.

Glossário do capítulo

Óleos para unhas	Produtos desenvolvidos para serem absorvidos na lâmina ungueal, aumentando a flexibilidade em volta da pele para amolecê-la.
Parafina	Derivado do petróleo que possui excelentes propriedades seladoras (qualidades de barreiras) para manter a hidratação na pele.
Unha arredondada	Unha aparada levemente. Normalmente deve passar um pouco da ponta do dedo.
Unha ovalada	Formato de unha conservador que fica atraente nas mãos da maioria das mulheres. É semelhante a uma unha quadrada com pontas arredondadas, exceto pelos cantos, que são bem mais arredondados.
Unha pontiaguda	Formato da unha adequado para mãos finas com dedos compridos e leitos ungueais estreitos. A unha é mais aparada e mais comprida do que o normal para enfatizar e reforçar a aparência esguia das mãos.
Unha quadrada com ponta arredondada	Formato de unha com uma ponta livre arredondada nos cantos.
Unha quadrada	Formato de unha completamente reto pela extremidade livre, sem nenhum arredondamento nas extremidades externas.

Capítulo

14 Serviços de pedicure

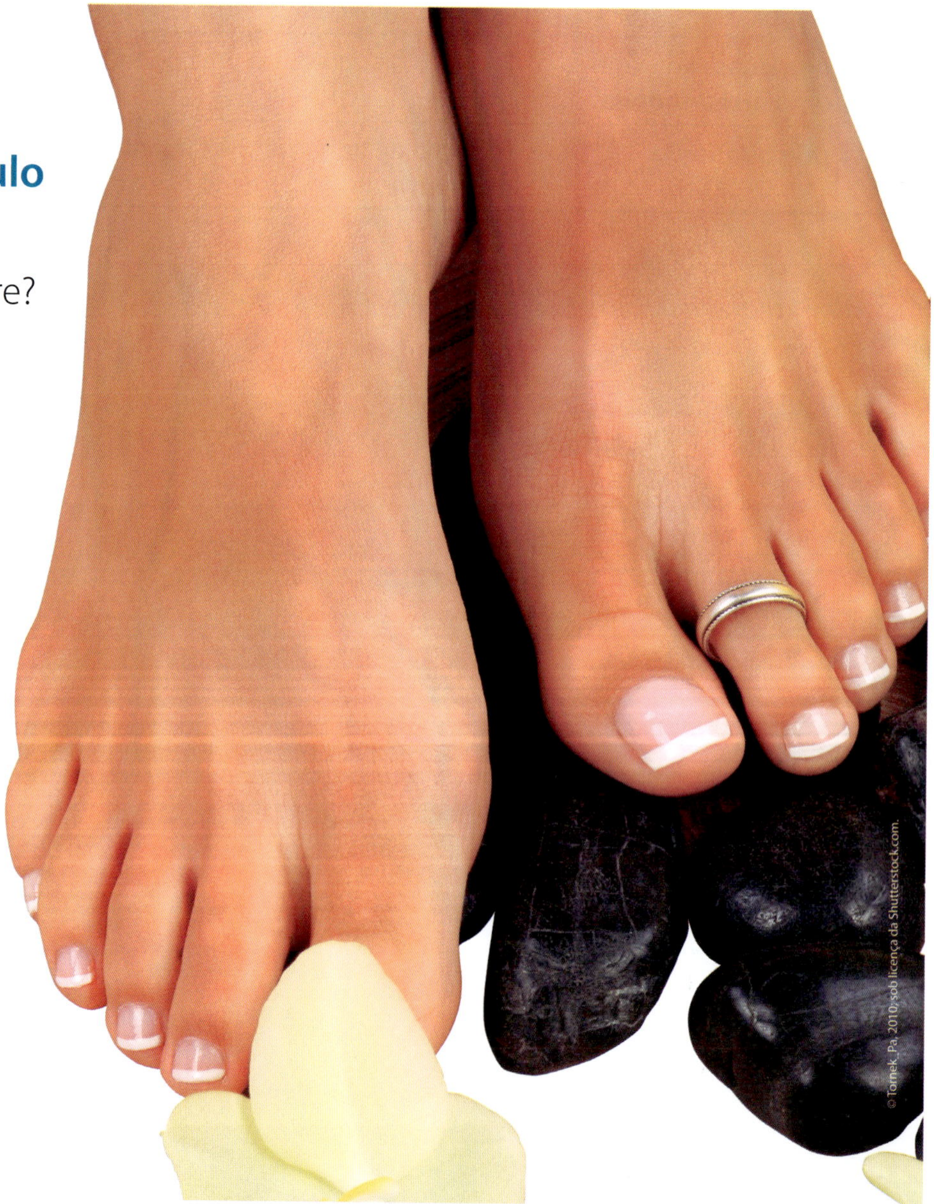

© Tomek_Pa, 2010; sob licença da Shutterstock.com.

Enfoques do capítulo

- Por que estudar os serviços de pedicure?
- Ferramentas para o serviço de pedicure
- Sobre os serviços de pedicure
- Desinfecção
- Procedimentos

Objetivos de aprendizagem

Ao concluir este capítulo, você será capaz de:

☑ **OA1** Identificar e explicar os equipamentos usados durante a realização dos serviços de pedicure.

☑ **OA2** Identificar e explicar três materiais usados durante a realização dos serviços de pedicure.

☑ **OA3** Descrever um creme hidratante para calos e como é a melhor forma de usá-lo.

☑ **OA4** Explicar a diferença entre um serviço de pedicure básico e um serviço de pedicure em um spa.

☑ **OA5** Descrever a reflexologia e seu uso no serviço de pedicure.

☑ **OA6** Saber por que a limpeza e a desinfecção consistente dos banhos do serviço de pedicure devem ser realizadas.

☑ **OA7** Saber e descrever as etapas para a adequada limpeza e desinfecção das hidromassagens para os pés e bacias com jato de ar de spas.

☑ **OA8** Demonstrar os procedimentos apropriados para o serviço básico de pedicure.

☑ **OA9** Demonstrar uma massagem no pé e na perna.

Palavras-chave

Os números de páginas indicam onde cada termo pode ser encontrado no capítulo:

cortadores de unha, 410
cremes esfoliantes, 413
cureta, 410
hidratante para calos, 414
lixa para os pés, 411
hidratante de banho para os pés, 413
raspador de unhas, 411
reflexologia, 421
separadores de dedos, 412
serviço de pedicure, 406

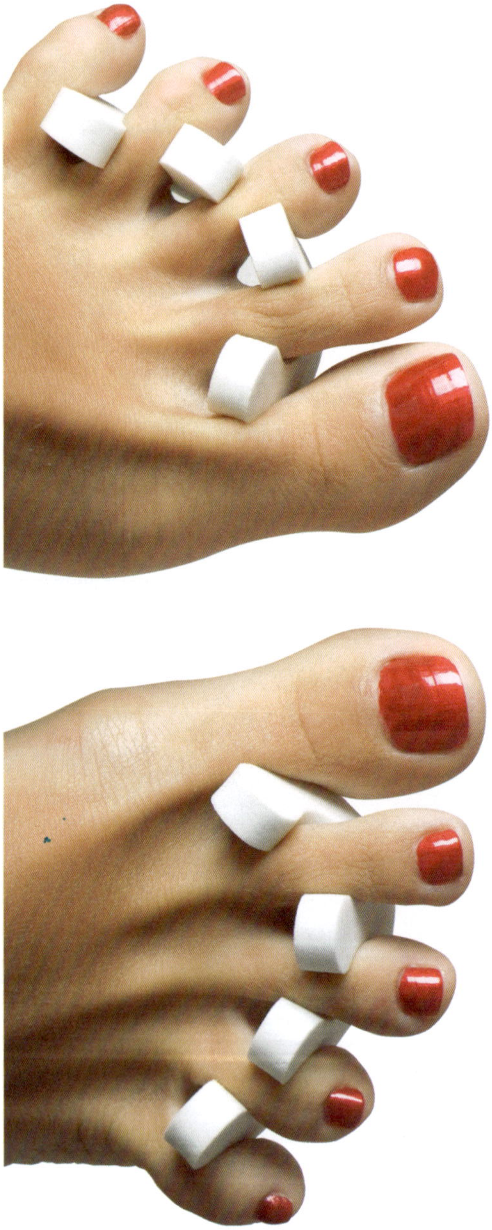

Um **serviço de pedicure** é um serviço cosmético realizado nos pés por um profissional da área da estética e beleza licenciado ou por um técnico profissional em unhas. Os serviços de pedicure podem incluir a esfoliação da pele, a redução de calos, bem como aparar, modelar e pintar as unhas dos pés. Com frequência, os serviços de manicure incluem a massagem nos pés também. Embora os serviços de manicure tenham sido realizados como cuidado para os pés desde os tempos antigos e na indústria da beleza por décadas eles eram relativamente raros até o final dos anos 1980.

Nos anos 1990, com o desenvolvimento da indústria do spa e dos novos equipamentos, técnicas estéticas e produtos cosméticos que agradam aos clientes, os serviços de manicure expandiram e tornaram-se uma área de grande crescimento na indústria cosmética. Atualmente, esses serviços são um ritual regular na rotina de cuidado pessoal de muitos clientes. Hoje, os serviços de pedicure são considerados como um serviço padrão realizado nos salões por profissionais.

As informações neste capítulo irão proporcionar as habilidades necessárias para que você realize o cuidado de embelezamento e rotina nos pés, dedos e unhas dos seus clientes. Os serviços de pedicure agora são uma parte básica do cuidado e da higiene dos pés e são particularmente importantes para clientes corredores, dançarinos e profissionais da área – ou para qualquer um que passe um bom tempo em pé.

Os serviços de pedicure não são simplesmente serviços de manicure nos pés. Embora sejam um serviço básico semelhante, eles exigem precauções adicionais, um conjunto de habilidades específicas e mais conhecimento sobre doenças, doenças crônicas e distúrbios. Os serviços de pedicure podem causar mais danos aos clientes do que os de manicure. Por todas essas razões, os peritos recomendam que você se especialize nos serviços de manicure antes de aprender como realizar os serviços de pedicure.

Os serviços de pedicure criam a fidelidade do cliente, para muitos deles podem ser importantes serviços preventivos de saúde, além de serem mais rentáveis. Resumindo, os serviços de pedicure oferecem algo para todos. Uma vez que seus clientes experimentarem o conforto, o relaxamento e o valor de um bom serviço de pedicure, eles certamente voltarão mais vezes. Por essas razões, seria importante o aperfeiçoamento de suas habilidades de pedicure durante o curso.

POR QUE ESTUDAR OS SERVIÇOS DE PEDICURE?

Os profissionais da área da estética e beleza devem estudar e ter um entendimento profundo dos serviços de pedicure porque:

→ Permitirá que você acrescente esse serviço bastante desejável às suas ofertas.

→ É importante diferenciar entre as diversas ferramentas para pedicure e saber como usá-las corretamente.

→ Permitirá que você realize um serviço de pedicure de maneira segura e correta.

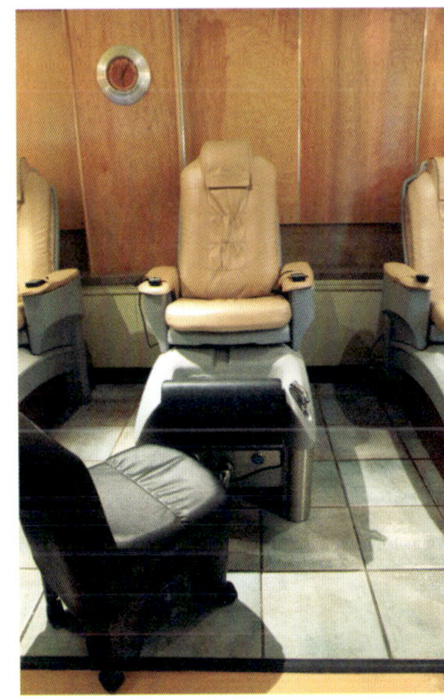

© Milady, parte da Cengage Learning. Fotografia de Dino Petrocelli

▲ Figura 14.1 Cadeira confortável e cadeira para pedicure.

Ferramentas para o serviço de pedicure

Para poder realizar os serviços de pedicure de maneira segura, você deve aprender a trabalhar com as ferramentas necessárias para esse serviço e a executar todos os procedimentos de segurança, limpeza e desinfecção. Os serviços de pedicure incluem as ferramentas padrão para os serviços de manicure e mais algumas, que são específicas para esses serviços. Como nos serviços de manicure, os quatro tipos de ferramentas tecnológicas para unhas que você irá incorporar em seus serviços incluem:

- Equipamentos
- Instrumentos
- Materiais
- Produtos profissionais para o Serviço de Pedicure

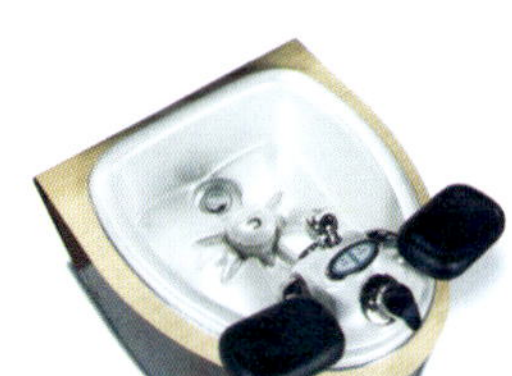

Cortesia de European Touch.

▲ Figura 14.2 Centro para pedicure resistente com banheira removível para os pés e descanso ajustável para os pés.

Equipamentos

Os equipamentos incluem todo o instrumental permanente, exceto os instrumentos usados para realizar os serviços de manicure e de pedicure. Alguns equipamentos permanentes para a realização dos serviços de pedicure são diferentes dos usados nos serviços de manicure.

Estação de trabalho de pedicure

As estações de trabalho de pedicure incluem uma cadeira confortável com descanso para os braços e para os pés para o cliente e uma cadeira ergonômica para o profissional. Os *designs* variam de acordo com diversos fatores, como a quantidade de espaço disponível, a disponibilidade de água no salão e o custo (**Figura 14.1**, **Figura 14.2**, e **Figura 14.3**).

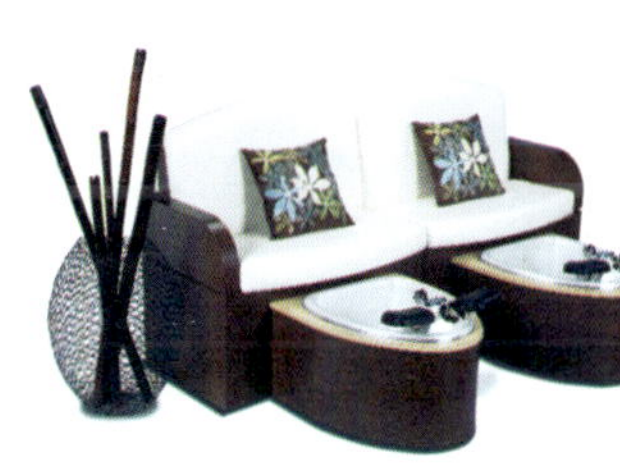

Cortesia de European Touch.

▲ Figura 14.3 Estação completamente encanada que vem com várias opções.

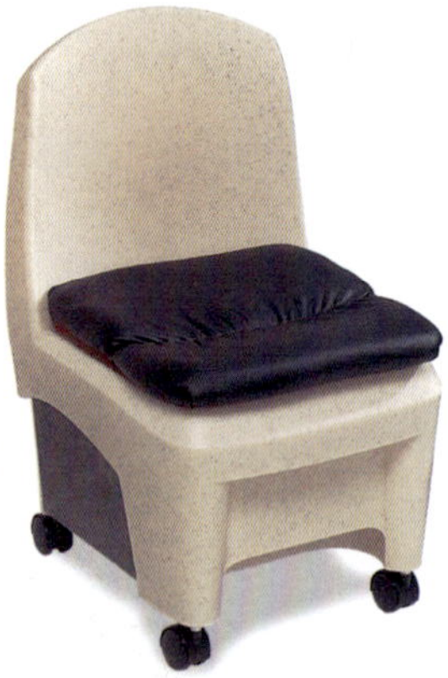

▲ **Figura 14.4 Cadeira baixa para pedicure com suporte para as costas.**

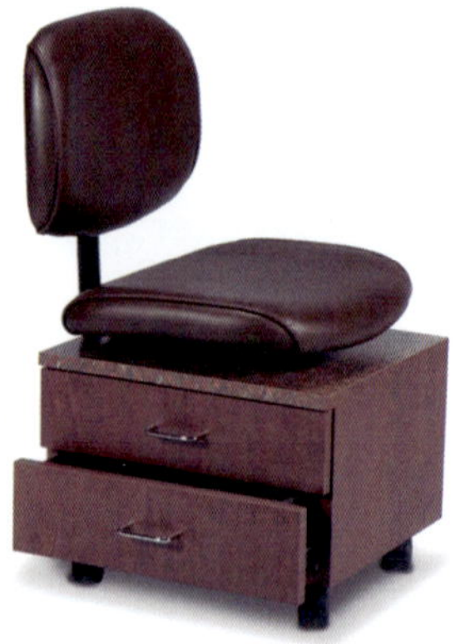

▲ **Figura 14.5 Cadeira baixa para pedicure com gavetas e suporte para as costas.**

Banquinho para pedicure e descanso para os pés

Manter uma postura saudável é mais desafiador para o técnico nos serviços de pedicure do que nos de manicure. O banquinho de pedicure do profissional normalmente é baixo para tornar o trabalho do profissional em pedicure nos pés do cliente mais confortável e ergonomicamente correto. Alguns banquinhos vêm com um descanso integrado para os pés do cliente, tornando mais fácil para o estilista alcançá-los. Um descanso para pés separado também pode ser utilizado. Sua cadeira deve ser confortável e permitir um posicionamento ergonomicamente correto (**Figura 14.4** e **Figura 14.5**).

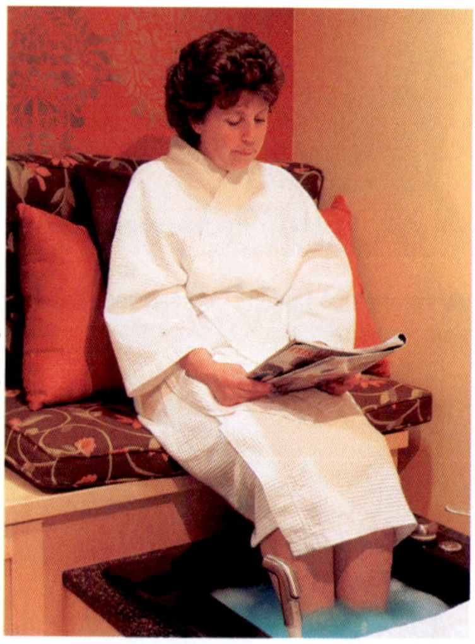

▲ **Figura 14.6 Banheira independente para pés, com mangueira.**

Banheira para os pés para pedicure

As banheiras para os pés para pedicure variam em modelo das bacias básicas de aço inoxidável a uma hidromassagem automática que aquece e massageia os pés do cliente. A banheira contém água confortavelmente quente e uma loção específica para hidratar os pés do cliente. Ela deve ser grande o suficiente para comportar ambos os pés do cliente confortavelmente.

As bacias para pedicure podem ser vasilhas grandes de aço inoxidável ou feitas de cerâmica. As pequenas bacias transportáveis podem ser adquiridas em lojas especializadas, perfumarias ou direto com o fabricante. Elas devem ser cheias e esvaziadas manualmente entre um cliente e outro (**Figura 14.6**).

Há uma unidade para pedicure mais customizada, que possui uma bacia removível e um banquinho integrado para o técnico. Ergonomicamente, essas unidades são melhores para o profissional do que se sentar no chão para realizar o serviço. Uma unidade para pedicure portátil inclui um lugar para a bacia para os pés e uma área de armazenamento para os suprimentos.

A um custo e uma comodidade maiores é a bacia para os pés portátil com ação de hidromassagem integrada (**Figura 14.7**). Essas banheiras adicionam um toque extra para o serviço, massageando suavemente os pés com a ação da hidromassagem. A banheira é cheia com água por mangueiras ligadas à pia. Após o serviço, a banheira é drenada pelo bombeamento da água pelas mangueiras ligadas à pia. Elas têm descansos para os pés integrados e o gabinete em volta tem áreas para armazenamento dos suprimentos para pedicure.

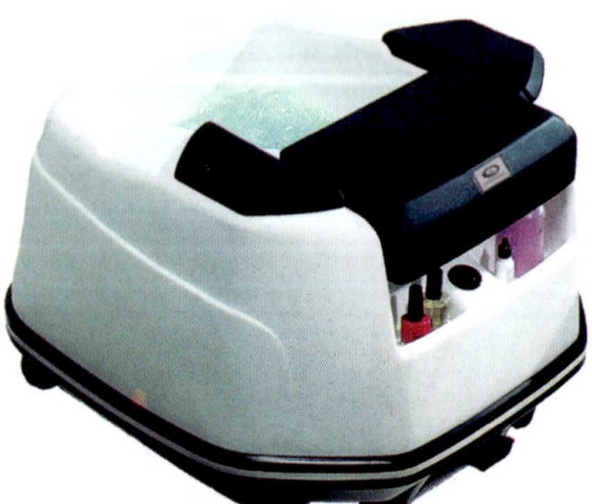

▲ **Figura 14.7 Banheira portátil típica para pés, geralmente com ventilador para hidromassagem.**

A banheira para os pés mais moderna é uma cadeira para pedicure, completamente encanada, às vezes conhecida como cadeira do tipo trono. Essas unidades não são portáteis. Elas são permanentemente encanadas, com água quente e fria, e possuem um dreno. A maioria das unidades possui um acessório de massagem integrado à cadeira e um aquecedor, que adiciona relaxamento para o cliente. Muitas cadeiras do tipo trono com um ciclo de autolimpeza e desinfecção já estão disponíveis.

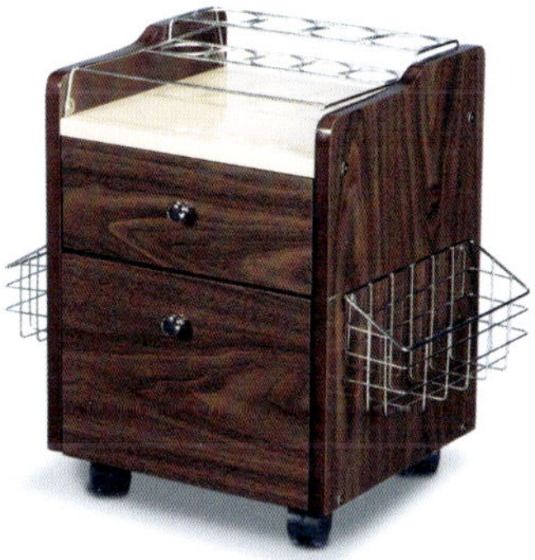

▲ **Figura 14.8 Carrinho para pedicure com gavetas.**

Carrinhos para pedicure

Os carrinhos para pedicure são desenvolvidos para manter os suprimentos organizados. Há muitos modelos diferentes disponíveis que incluem uma superfície para colocar seus instrumentos e suprimentos para serviço, bem como gavetas e prateleiras para armazenamento de instrumentos, suprimentos e produtos para pedicure. Algumas unidades incluem um espaço para armazenamento da banheira para os pés. A maioria delas ocupa pouco espaço e facilita o trabalho de manter organizada a área para pedicure (**Figura 14.8**).

Botas elétricas (opcional)

Essas botas aquecidas, semelhantes às luvas elétricas, são desenvolvidas para adicionar um toque especial a um serviço de pedicure mais sofisticado. Um serviço de pedicure que inclui botas metalizadas aquecidas normalmente custa mais, ou elas podem ser usadas como um adicional em um serviço de custo mais baixo. Após a massagem, uma loção hidratante ou uma máscara é aplicada nos pés que, depois, são colocados em um invólucro ou em uma cobertura de plástico. Finalmente, os pés são colocados dentro de botas elétricas quentes.

O calor proporcionado pelas botas ajuda os agentes hidratantes da máscara a penetrar de maneira mais eficaz, adiciona conforto ao serviço e oferece um relaxamento incrível para o cliente.

Botas de tecido (opcional)

Esses acessórios laváveis (disponíveis para as mãos e pés) são colocados nos pés dos clientes após a aplicação do produto hidratante penetrante e de uma cobertura. As botas de tecido costumam ser usadas sobre a parafina e uma cobertura porque elas retêm o calor proporcionado pela parafina aquecida, que promove ação hidratante dos pés.

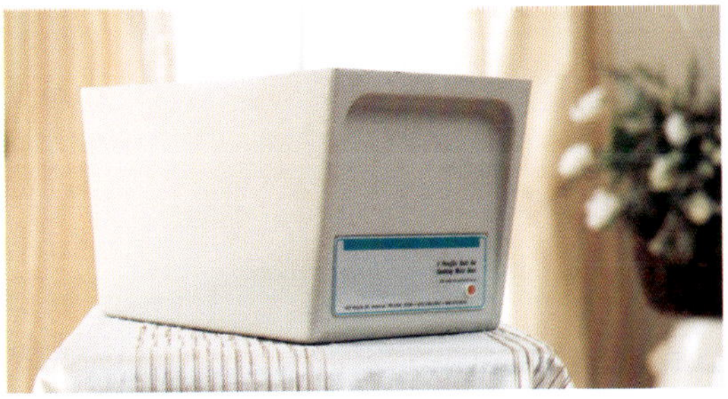

▲ **Figura 14.9 Banheira de parafina para os pés.**

Banho de parafina (opcional)

A parafina é um tratamento muito bom em um serviço de pedicure (**Figura 14.9**).

Embora muitos clientes, donos de salões e de spas, e profissionais prefiram outros métodos de aplicação da parafina, o método tradicional é mergulhar as mãos e os pés de três a quatro vezes em uma bacia larga contendo parafina. O revestimento de parafina cobre a pele, selando a sua superfície, o que promove uma penetração mais profunda das loções e das máscaras aplicadas anteriormente, criando benefícios e resultados otimizados advindos dos produtos. O banho de parafina também estimula a circulação e o calor profundo ajuda a reduzir a inflamação e a promover a circulação nas articulações afetadas. Algumas precauções de saúde devem ser consideradas para os clientes com doenças graves. Não realize o tratamento de parafina em clientes com lesões ou abrasões, má circulação no pé ou na perna, perda de sensação nos pés ou nas pernas, ou outros problemas relacionados ao diabetes. A pele dos clientes idosos pode ser mais fina e mais sensível ao calor, portanto, um teste de toque com a cera realizado antes do serviço deve garantir que o cliente esteja confortável para receber o tratamento. ☑ **OA1**

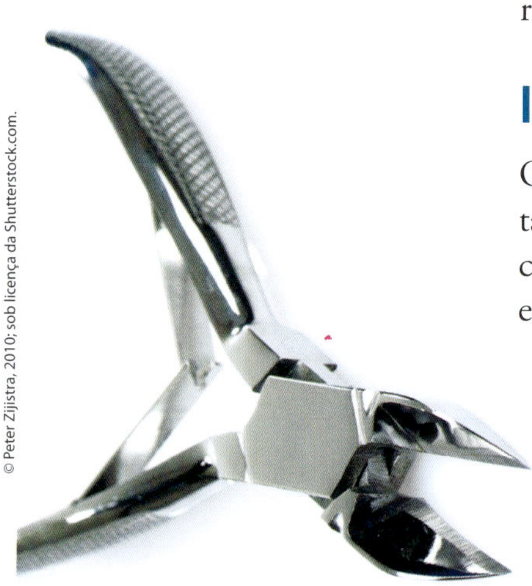

Instrumentos

Os instrumentos mencionados no Capítulo 13, Serviços de Manicure, também são usados nos serviços de pedicure. No entanto, eles são específicos para uso na pedicure. A seguir, há uma lista desses instrumentos exclusivos.

Cortadores de unha

Os **cortadores de unha** para as unhas do pé são maiores do que os cortadores para unhas da mão, com pontas curvas ou retas desenvolvidas especificamente para esse tipo de corte. Ao realizar um serviço de pedicure, use apenas cortadores de unhas profissionais. Os melhores cortadores de unha possuem pontas retas, que se unem em um ponto. Os com pontas compridas são difíceis de usar nos cantos menores das lâminas ungueais mais curvadas. Para a segurança do cliente, use apenas instrumentos de alta qualidade, feitos especificamente para realização de serviços de pedicure profissionais. Eles irão durar mais e facilitarão o corte das unhas para você e para a segurança do cliente.

Cureta

Uma **cureta** é um pequeno instrumento em forma de concha usado para uma remoção mais eficiente de resíduos nas áreas das pregas ungueais, do eponíquio e do hiponíquio. As curetas são ideais para uso em torno das extremidades da unha do dedo grande do pé (**Figura 14.10**). Recomenda-se uma cureta de ponta dupla, que tenha um diâmetro de 1,5 mm em uma ponta e um diâmetro de 2,5 mm na outra. Algumas são feitas com um pequeno buraco, tornando a limpeza da cureta mais fácil após seu uso.

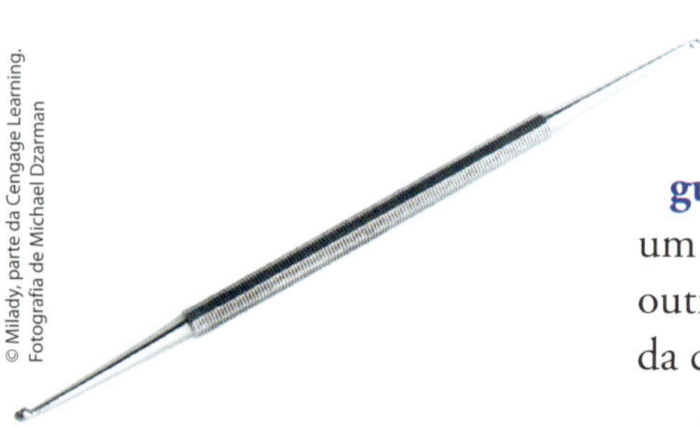

▲ **Figura 14.10 Cureta de ponta dupla.**

As curetas precisam ser manuseadas com delicadeza e cuidado para evitar dano à pele das pregas ungueais. Nunca use curetas para cortar o tecido ou os resíduos aderidos nos tecidos vivos. Os profissionais nunca devem usar curetas com pontas afiadas para evitar lesões graves. Somente as curetas com pontas arredondadas são seguras e apropriadas para uso pelos profissionais.

Raspador de unhas

Um **raspador de unhas** é um instrumento de metal com uma ponta estriada usada para lixar e suavizar as extremidades da lâmina ungueal. Peça para seu supervisor uma demonstração do seu uso, já que ele é desenvolvido para lixar em uma direção. Esse instrumento tem uma superfície lixadora de cerca de 3 mm de largura e cerca de 2 cm de comprimento ligada a um cabo de metal reto ou angulado (**Figura 14.11**). A lixa angulada é recomendada por ser mais fácil de controlar sob a ponta livre da unha.

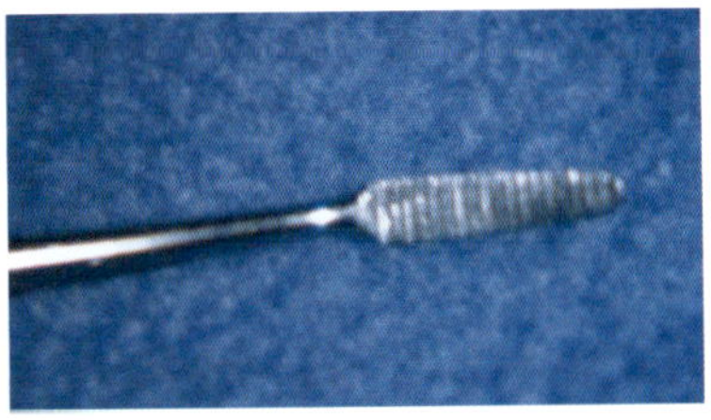

▲ **Figura 14.11** Raspador de unhas.

A lixa é posicionada sob a unha, angulando do centro para o lado de fora da ponta livre e, depois, puxada suavemente em direção ao centro para lixar as pontas livres que podem crescer nos tecidos e assim provocar unhas encravadas. O processo de lixar pode ser repetido para garantir que não haja nenhuma extremidade áspera remanescente ao longo da ponta livre. À medida que você se especializa no uso de um raspador de unha, você descobrirá que ele é um instrumento inestimável e que economiza tempo. Usado corretamente, o raspador de unha irá acrescentar um toque finalizador profissional necessário no cuidado das unhas do pé. Tome bastante cuidado com essa ferramenta e nunca a use na parte superior da unha ou além da área do hiponíquio do lado da ponta livre, porque ele pode danificar a pele e provocar infecções. Nunca a use sobre as unhas encravadas. Encaminhe os clientes com essas condições a um podólogo.

Lixa para as unhas dos pés

Para as unhas dos pés, uma lixa de grânulos médios é melhor para o modelamento, e uma lixa de grânulos finos é melhor para finalização e selamento das extremidades. Alguns profissionais nos Estados Unidos usam lixa de metal nas unhas do pé (**Figura 14.12**).

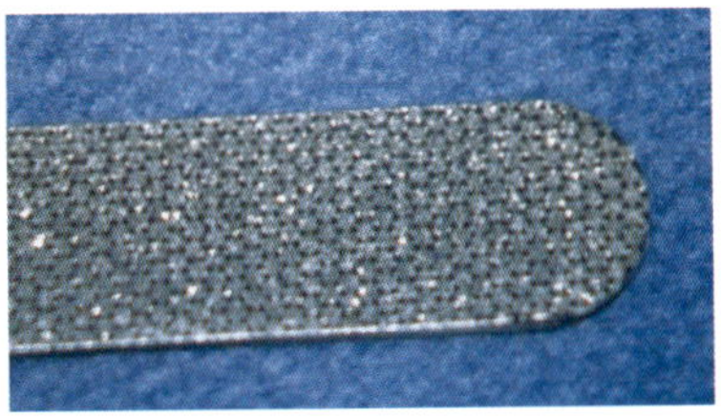

▲ **Figura 14.12** Lixa abrasiva de metal.

Lixa para os pés

A **lixa para os pés** é uma grande lixa abrasiva usada para suavizar e reduzir as áreas mais grossas dos calos (**Figura 14.13**). As lixas para os pés têm diversos grânulos e formatos.

No geral, se uma lixa abrasiva não pode resistir aos procedimentos de limpeza e de desinfecção apropriados sem ser inutilizada, ela deve ser considerada de uso único e ser descartada ou dada para o cliente para uso em domicílio.

Muitas lixas para pés para uso único estão disponíveis para compra em atacado com preços razoáveis para os serviços de pedicure. As lixas com superfícies descartáveis ou substituíveis também estão disponíveis. Os cabos dessas lixas devem ser limpos e desinfetados antes do novo uso.

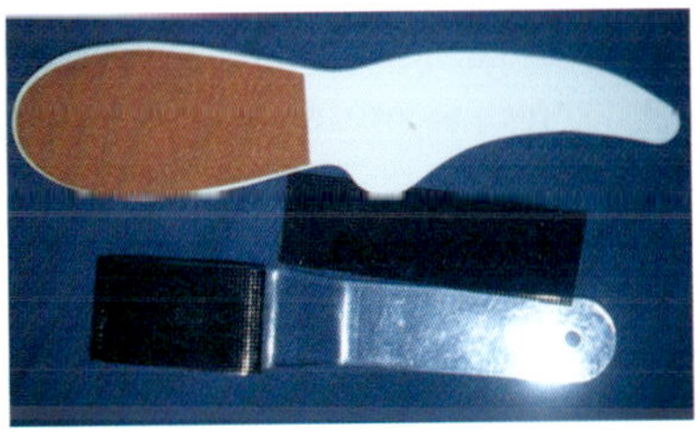

▲ **Figura 14.13** Lixas para pés para redução de calos.

Cuidado

Os profissionais não podem cortar ou reduzir os calos nos clientes, a menos que ele esteja trabalhando como assistente sob a supervisão direta de um médico ou podólogo. O corte é considerado uma categoria de tratamento médico e não um serviço cosmético. Para os profissionais, o corte é considerado fora do escopo de prática e será determinado assim em uma ação judicial. O técnico do serviço pode ter que explicar essa realidade para alguns clientes que estão acostumados a essas atividades ilegais em outros salões. Diga simplesmente: "Desculpe-me, mas o corte é um tratamento médico e, por essa razão, não temos permissão para usar lâminas. Temos excelentes produtos e procedimentos para reduzir calos sem cortar a pele de maneira perigosa".

Alicate

Um alicate é um instrumento usado nos serviços de manicure e de pedicure para aparar as sobras de pele morta. Como há muitas precauções na realização dos serviços de pedicure, os profissionais devem tomar cuidado para evitar cortar, rasgar ou arrancar o tecido vivo com esse instrumento. Não use o alicate nos pés dos clientes que têm diabetes, pois o risco de infecção, amputação e até mesmo morte resultante de um ferimento acidental é grande. Evite, também, usá-lo nos clientes com psoríase, já que o ferimento na unha do pé pode criar novas lesões onde o dano ocorre.

Materiais

Todos os materiais usados em serviços de manicure também são usados nos de pedicure, mas há alguns materiais exclusivos para uso nesse serviço.

Separador de dedos

Os **separadores de dedos** são feitos de uma borracha macia ou de algodão e são usados para manter os dedos do pé separados enquanto as unhas são pintadas. Os separadores são importantes para a realização de um serviço de pedicure de qualidade. Os separadores de dedos não podem ser limpos e desinfetados; assim, um novo conjunto deve ser usado para cada cliente e jogado fora em seguida ou dado para que o cliente faça uso em domicílio.

Cuidado

É muito perigoso cortar e danificar a pele dos pés dos clientes imunossuprimidos porque a cura de suas feridas é um processo lento e, às vezes, impossível. Não apare as cutículas, não use empurradores de metal ou instrumentos pontiagudos em clientes que possuam qualquer doença crônica. Até mesmo uma pequena rachadura invisível na pele pode provocar infecção, amputação e, até mesmo, morte.

Chinelos para pedicure

Os chinelos de uso único de papel ou de espuma são disponibilizados para os clientes que não estiverem usando calçados abertos para evitar borrar suas unhas recém-feitas. Eles são especialmente desenvolvidos para não tocar as unhas.

Luvas

Os profissionais devem usar luvas durante a realização dos serviços de pedicure porque a exposição repetida à água usada durante esses serviços pode provocar ressecamento extremo e rachaduras nas mãos. As luvas também protegem os profissionais da exposição aos patógenos que podem estar presentes nos pés ou na água. Um novo par de luvas é usado para cada serviço. Após o término, as luvas são descartadas. Se o cliente ou o profissional é alérgico ao látex, as luvas de nitrilo são a melhor opção. ☑ **OA2**

Produtos profissionais para o serviço de pedicure

Os produtos para os serviços de pedicure incluem os produtos discutidos no capítulo de serviços de manicure, mais outros que são exclusivos para esses serviços. Os novos tipos de produtos são:

- Loção de banho para os pés
- Esfoliantes
- Máscaras
- Loções e cremes hidratantes para pedicure
- Hidratante para calos

Cuidado

Nenhum aditivo acrescentado na água durante um banho para os pés mata os patógenos, nem substitui sua obrigação em desinfetar os equipamentos e instrumentos após o serviço de pedicure. Qualquer produto químico que seja forte o suficiente para matar os patógenos de maneira apropriada não pode entrar em contato com a pele. Os desinfetantes nunca devem ser colocados no banho para os pés do seu cliente. Eles podem ser prejudiciais para a pele.

Loções de banho para os pés

As **loções de banho para os pés** são produtos que contêm sabonetes suaves, hidratantes e outros aditivos que são usados no banho para pedicure para higienizar e suavizar a pele. Uma boa loção de banho para os pés é suave, porém eficaz, pois higieniza e desodoriza completamente os pés. É recomendado usar produtos profissionalmente formulados, desenvolvidos para higienizar adequadamente, sem danificar a pele. Os outros ingredientes cosméticos podem incluir óleos minerais ou vegetais hidratantes aromaterapêuticos. A loção prepara para o restante do serviço de pedicure, portanto certifique-se de usar um produto de boa qualidade para começar bem o seu serviço de pedicure.

Cremes esfoliantes

Esses produtos com sais para banho são massageados nos pés e nas pernas para remover a pele seca e escamosa e para reduzir os calos. Eles deixam a pele mais macia e hidratada. Os **cremes esfoliantes** são loções a base de água e contêm um abrasivo que funciona como um agente esfoliante. A areia do mar, os grânulos das sementes de damasco, as pedras-pomes, os cristais de quartzo, as contas de jojoba e as esferas de polipropileno são todos agentes esfoliantes que podem ser encontrados nos produtos esfoliantes para pedicure. Os cremes esfoliantes também contêm hidratantes que ajudam a hidratar a pele. Os profissionais devem usar luvas ao manusear esses produtos, já que o uso repetido irrita a pele das mãos.

Você sabia?

Evite os esfoliantes excessivamente abrasivos que podem deixar pequenos arranhões invisíveis na pele dos clientes e que podem ser portas de entrada dos micro-organismos patogênicos. As portas de entrada são fissuras na pele provocadas pelo dano durante um serviço profissional.

Máscaras

As máscaras são produtos cosméticos de tratamento concentrado compostos de argila mineral, agentes hidratantes, suavizadores de pele, óleos aromaterápicos, extratos botânicos e outros ingredientes benéficos para higienizar, esfoliar, enrijecer, tonificar, hidratar e nutrir a pele. Elas são bastante usadas pelos clientes. As máscaras são aplicadas na pele e deixadas de cinco a dez minutos para permitir a penetração dos ingredientes benéficos. Ingredientes como mentol, menta, pepino e outros são bem populares nas máscaras para cuidados dos pés.

Loções e cremes para pés

As loções e os cremes hidratantes são importantes para hidratar a pele das pernas e dos pés, para suavizar os calos e para oferecer deslize para massagem. Eles também são formulados como produtos para tratamento em domicílio, para manutenção do serviço e melhoria da pele. Os profissionais que trabalham em um consultório de podologia ou em um consultório médico serão apresentados a loções e cremes hidratantes com níveis de tratamento associados com a melhoria das condições médicas dos pés. Se você trabalha em um salão, spa ou consultório médico, conheça sua linha de produtos para recomendá-los aos clientes e auxiliá-los na manutenção dos serviços de pedicure.

Cuidado

Os removedores de cutícula e os hidratantes para calos são potencialmente perigosos para os olhos. Por essa razão, os óculos de segurança devem ser usados sempre que esses produtos estiverem sendo aplicados. Certifique-se de usar luvas durante seu uso. O uso incorreto desses produtos pode causar irritação grave aos olhos, mãos e pele do profissional. Usando-os corretamente, eles são seguros e eficazes.

Hidratante para calos

Os **hidratantes para calos** profissionais são produtos desenvolvidos para suavizar e amolecer o tecido engrossado (calos). Eles são aplicados diretamente nos calcanhares dos clientes e sobre os pontos de pressão dos calos, e deixados na pele por um período breve, de acordo com as instruções do fabricante. Após o produto agir sobre os calos, fica mais fácil reduzi-los e amolecê-los com as lixas para pés. ☑ **OA3**

Sobre os serviços de pedicure

Os serviços de pedicure tornaram-se parte do estilo de vida de muitas pessoas, de maneira que elas fazem as unhas mais frequentemente do que cortam os cabelos. Esses clientes são tão exigentes com os serviços de pedicure como o são com os outros serviços do salão. Como na maioria dos procedimentos de beleza, pedicure é um serviço que deve ser praticado e aperfeiçoado. Você deve buscar educação contínua e novas ideias para acompanhar as mudanças.

Procedimento 14.1 Serviço básico de pedicure Consulte a página 427

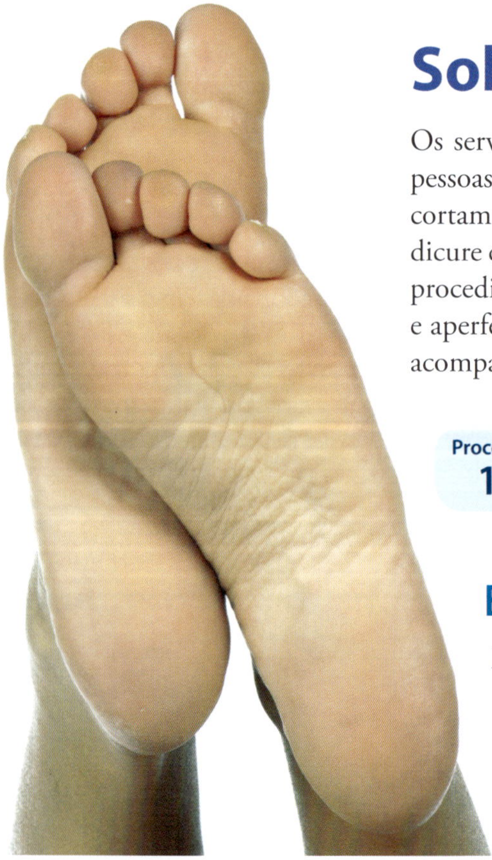

Escolhendo os produtos para pedicure

Muitos produtos para pedicure estão disponíveis, mas a maioria (aqueles desenvolvidos para trabalhar bem juntos) são sistemas ou linhas desenvolvidos.

Esses produtos oferecem a forma mais fácil e rápida para desenvolver um serviço de pedicure ideal. Eles estão disponíveis em diversos fabricantes de produtos profissionais para unhas e para os pés. Antes de escolher uma linha, verifique as diversas opções, compare-as e decida qual a melhor para seus clientes.

Sempre verifique a qualidade do apoio educacional da empresa e seu comprometimento com os profissionais da área de estética e beleza que estão usando seus produtos. Encontre outros profissionais que usam os produtos e discuta a qualidade do atendimento ao cliente da empresa, sua competência no envio de produtos e ouça atentamente suas experiências. Atente na sua pesquisa e tome a decisão com base na empresa que melhor atende as suas necessidades e as necessidades de seus clientes.

Ao usar uma linha de produto do fabricante, siga as recomendações e os procedimentos sugeridos, pois, como esses métodos foram testados, melhoram a eficácia da linha de produtos.

Lista de serviços

Ajuste sua lista de serviços para cuidado dos pés ao estilo de vida e solicitações da sua clientela. Por exemplo, os clientes mais jovens provavelmente irão adorar as unhas artísticas, enquanto os mais velhos irão gostar dos tratamentos de parafina.

Os serviços mais curtos são importantes, pois nem todos os clientes irão querer ou precisar de um serviço de pedicure completo. Alguns clientes podem querer ou precisar de um corte de unhas profissionais. Outros podem querer uma massagem entre os serviços de pedicure completo para aliviar a tensão e o estresse. Alguns podem querer apenas uma troca de esmalte. Elenque esses serviços adicionais em sua lista juntamente com seus serviços de pedicure completos para disponibilizar opções para seus clientes.

Interação durante o serviço

Durante o procedimento, discuta com seu cliente os produtos necessários para manter o serviço de pedicure entre as visitas ao salão. Entretanto, fale somente com os clientes que querem discutir esses assuntos. Os clientes que não quiserem devem ter a paz e a tranquilidade que estão procurando. Se esse for o caso, discuta as recomendações do produto durante a aplicação do esmalte ou no encerramento do serviço. Lembre-se de manter o tom profissional em suas conversas. Nunca discuta assuntos pessoais.

Os clientes do serviço de pedicure estão frequentemente no salão para relaxar e serem agradados. Ofereça bebidas para seus clientes e sugira que eles se sentem e relaxem. Em seguida, sorria e inicie o serviço. Não deve haver distrações, como telefonemas, conversas com o prestador de serviços etc., vindos de você ou de seu cliente durante o serviço. Além do cuidado para os pés oferecidos durante o serviço de pedicure, os clientes adquirem esse serviço por conta do relaxamento oferecido. As distrações impedem que isso aconteça.

Para aumentar sua clientela, você deve encorajar os clientes a agendar os serviços mensalmente. O tempo médio entre as consultas de pedicure é de, geralmente, quatro semanas, por causa do crescimento lento das

Você sabia?

Podólogos e médicos sabem que os pacientes de risco se interessam por serviços de pedicure. Sabendo que esses pacientes são extremamente suscetíveis à infecção e que eles têm poucas capacidades de cura, muitos médicos estão contratando profissionais de pedicure especialmente treinados ou estão encaminhando seus pacientes a esses profissionais.

Esses profissionais licenciados tiveram um estudo avançado e aprenderam a realizar serviços de pedicure seguros em pacientes de risco. Se você está interessado em se especializar em tecnologia das unhas, você deve considerar a possibilidade de fazer um curso profissional avançado. Um profissional com treinamento avançado sabe como trabalhar de maneira segura com pacientes de risco. Os podólogos e os médicos encaminham seus pacientes para esses profissionais, pois sabem que seus pacientes estarão livres de perigos e de infecção.

Outra especialização que exige um treinamento extensivo pode estar disponível para os profissionais da área de estética e beleza que desejam trabalhar em consultórios médicos. Essas novas especialidades expandem muito o cuidado das unhas e aumentam as possibilidades profissionais para os profissionais interessados em especializar-se em cuidados da unha.

Embora se alcance o licenciamento para a prática, os cursos de certificação normalmente são considerados como um ensino continuado, e não uma licença permanente.

Para sua informação

Quando você está realizando um serviço de pedicure, o pé deve ser segurado entre o polegar e os dedos na área mediotarsal. O polegar fica na parte debaixo do pé, enquanto os dedos estão enrolados em volta da parte dorsal do pé. Esse posicionamento compreende duas coisas:

- Ele coloca o pé no lugar, permitindo que o profissional tenha controle sobre seus movimentos.
- Um aperto firme, mas suave, tem um efeito calmante no cliente e supera a apreensão naqueles que não gostam de ser tocados nos pés.

Nunca segure o pé com muita leveza, pois pode causar uma sensação de cócegas em muitas pessoas. A maioria dos clientes irá aceitar e tolerar um aperto firme e confortável nos pés, mesmo se eles tiverem cócegas.

unhas dos pés. Mencione que seus pés estão em uso constante e precisam de uma manutenção de rotina. Lembre-os de que o cuidado apropriado dos pés, por meio dos serviços de pedicure, melhoram a aparência profissional e o conforto básico dos pés.

Agendamento

Ao agendar um cliente para um serviço de pedicure por telefone, peça para as mulheres não depilarem suas pernas em 48 horas antes do serviço. Por quê? A depilação aumenta a presença de abrasões microscópicas e fazer isso 48 horas antes de um serviço de pedicure propicia portas de entrada para os micróbios patogênicos, aumentando o risco de pinicamento, irritação ou infecção. Essa é uma importante política de controle de infecções.

Para ajudar a sustentar a política, coloque um aviso com a mesma mensagem na área de pedicure e coloque-o na lista de serviços e no site, onde os serviços de pedicure estão listados. Depois, antes de colocar os pés do cliente no banho de pedicure, pergunte quando foi a última vez que ela depilou as pernas – se tiver sido nas últimas 48 horas, remarque sua consulta. É a coisa mais responsável a se fazer. Além do mais, quando os clientes agendarem uma consulta para pedicure, sugira que elas usem um calçado aberto, como sandálias, de forma que o esmalte não seja danificado após o serviço. Muitos spas oferecem chinelos de uso único para pedicure para aquelas que se esqueceram de usar calçados abertos, mas um lembrete durante um agendamento é muito bem-vindo. Além do mais, a aparência do esmalte é uma prioridade para a maioria das pessoas.

É importante agendar as consultas conforme o tempo adequado e que os técnicos sejam pontuais. Os clientes não gostam de esperar, então você deve saber o tempo que demora para realizar as etapas individuais (cortar as unhas, remover as cutículas, realizar a massagem, fazer a redução dos calos) conforme descritas na lista de serviços. Então, pratique o encaixe desses horários. Saber onde você deve estar em um serviço na hora específica também ajuda a começar o próximo cliente na hora. Por exemplo, você deve pintar as unhas de 45 a 50 minutos após começar um serviço de pedicure de uma hora para estar dentro do horário.

Na maioria dos salões, o serviço de pedicure básico não inclui uma massagem nas pernas; um serviço no spa geralmente inclui. Os serviços de pedicure que incluem massagem nas pernas são mais longos, mais sofisticados e mais caros. Portanto, eles exigem e merecem um tempo extra. O serviço de pedicure básico pode ser de 45 minutos, mas no spa, com uma máscara adicional e uma massagem nas pernas (talvez, até mesmo um tratamento de parafina) será possivelmente meia hora mais longo, dependendo dos serviços adicionais e do quão luxuoso eles serão. Não

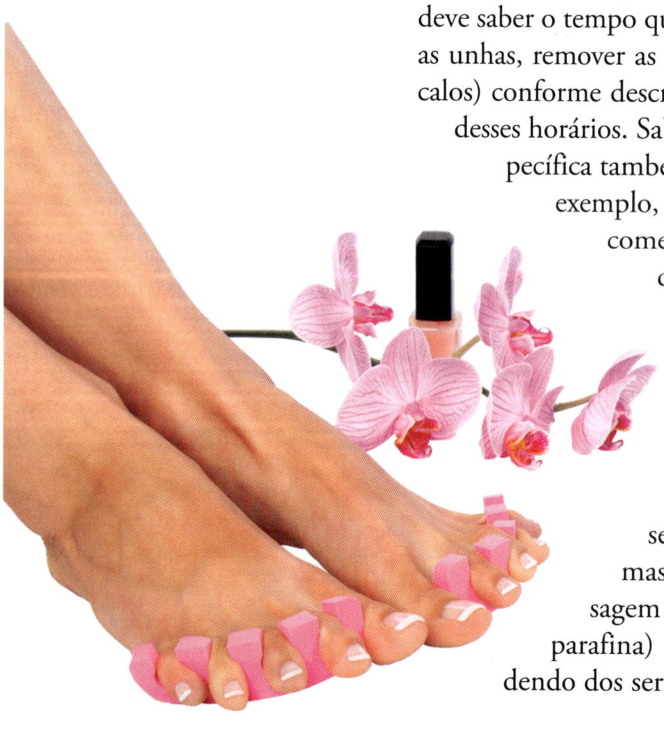

se apresse em um serviço de pedicure, pois a experiência pode não ser relaxante para seu cliente ou agradável para você como prestador de serviços. Realizar um serviço de pedicure com pressa pode lhe causar dores lombares..

Se você programar seus serviços apropriadamente, os clientes saberão que estão recebendo os melhores serviços. Como resultado, eles vão querer pagar o que você merece receber.

Às vezes, quando um cliente agenda um serviço de pedicure padrão, seus pés estarão em más condições, exigindo mais tempo do que foi agendado. Quando você terminar a consulta do cliente e a avaliação dos seus pés, você saberá rapidamente se esse é o caso. Você deve dizer a esse cliente que fará o melhor com o tempo disponível, mas que ele deve agendar outra consulta o quanto antes para deixar seus pés em uma condição que irá agradá-lo. Como os clientes normalmente sabem quando eles têm problemas nos pés, provavelmente não ficarão surpresos com a necessidade de outra consulta e de mais trabalho. Não trabalhe além do seu horário.

Ao manter a consulta no tempo agendado, você não só estará preservando sua agenda, como também estará protegendo seu cliente. Se os pés do cliente estiverem em más condições e você trabalhar o máximo possível para deixá-los em uma condição ideal em apenas um serviço, eles podem ficar irritados. A melhor opção é vender os produtos para cuidado em domicílio para melhorar a condição dos pés e agendar outro serviço dentro de uma ou duas semanas.

Serviço de pedicure em série

Algumas melhorias nos pés exigem mais do que uma consulta, e isso é chamado de *atendimento em série.* Uma situação que pode exigir uma série de consultas é a redução de calos. Quando o cliente tiver calos muito grossos, nunca use uma lâmina. O uso da lâmina também estimula o crescimento de calos, pois a pele cresce mais rapidamente para proteger a pele danificada.

Para reduzir os calos durante um serviço de pedicure e para manter sua redução, realize uma quantidade segura de esfoliação com um creme próprio. Aplique os novos e mais eficientes produtos para redução de calos sobre eles e use a lixa para pés para remover uma quantidade segura de calo. Explique para o cliente os pontos negativos da remoção apressada dos calos. Explique que as consultas semanais para redução de calos para quatro a seis semanas irão diminuir os calos, e que após

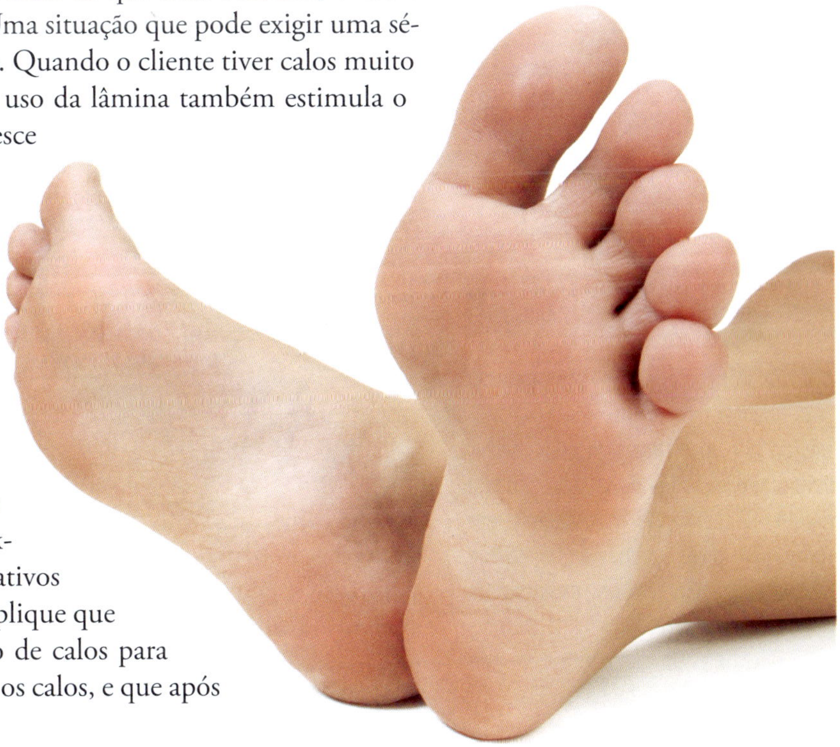

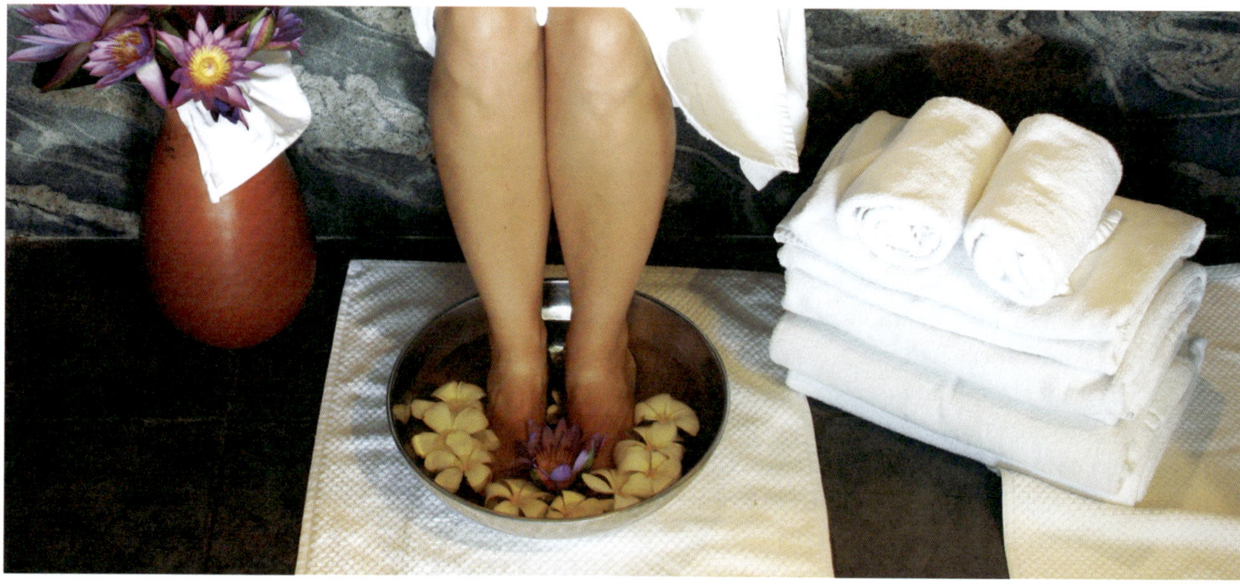

uma série, o cliente pode receber as manutenções do serviço de pedicure com menos frequência, cerca de uma vez por mês.

Durante as consultas em série, um serviço de pedicure completo não é realizado entre os serviços de pedicure mensais. A consulta para redução de calos é meramente um banho semanal, a aplicação do produto para redução por um tempo estabelecido (normalmente de cinco minutos), a redução razoável dos calos e a aplicação de uma loção. Demora cerca de meia hora e deve ser um serviço mais barato do que um serviço de pedicure completo.

Em uma consulta de quatro semanas, um serviço de manicure completo é realizado com os mesmos tratamentos novamente. Alguns clientes irão exigir mais do que seis semanas para uma redução de calos em série e isso deve ser explicado quando a série for sugerida. O cliente também pode comprar um ácido glicólico ou lático e uma loção corporal para usar nos pés em dias alternados, e uma loção de uso diário contendo DMU (fortalecedores a base de dimetilureia) deve ser recomendada para amaciar e evitar que a condição escamosa volte. Uma lixa para pés também pode ser vendida para o cliente usar após o banho entre as consultas de tratamento. As luvas devem ser usadas durante esses serviços.

Outra condição que pode exigir um tratamento semanal é o pé escamoso. Mas, antes, o cliente deve ser encaminhado a um podólogo para definir se a condição escamosa foi provocada por um fungo. Se não houver fungo, o cliente pode voltar semanalmente para um tratamento de esfoliação de três a seis semanas, que inclui um tratamento com creme esfoliante e para redução de calos, como a máscara. Lembre-se de que as máscaras devem ser aplicadas sobre todo o pé de um a três minutos, não mais. Esses tratamentos são desenvolvidos para que os pés do cliente fiquem bonitos quando a série de tratamentos terminar. Os produtos

Você sabia?

A maioria dos salões segue um protocolo para finalizar os serviços. Siga-os atentamente, por duas razões. Primeiramente, para manter a rotina no salão, e também porque os clientes se acostumam a encerrar o protocolo sabendo o que esperar. Se seu salão não tem um protocolo de pós-serviço, ou se você trabalha sozinho, estabeleça um. Os clientes ficarão mais confortáveis com uma rotina familiar.

para cuidado em domicílio devem ser recomendados para manter uma boa condição.

Serviço de pedicure no spa

O serviço de pedicure descrito no Procedimento 14.1, o Serviço básico de pedicure, é a base para todos os serviços de pedicure. Por exemplo, no serviço básico de pedicure, a massagem é realizada apenas nos pés, enquanto no serviço aprimorado de pedicure do spa a massagem é realizada nos pés e na parte inferior das pernas (até o joelho).

Outro serviço aprimorado de pedicure do spa é o uso da máscara nos pés e/ou nas pernas. A máscara é aplicada, coberta e deixada sobre a pele, enquanto o cliente relaxa e a eficácia da máscara aumenta. Um aprimoramento posterior seria incorporar os produtos especiais, como loções, óleos e parafina. ☑ **OA4**

Clientes idosos

Estes clientes precisam de um cuidado regular nos pés, durante o ano todo, bem mais do que os jovens. Muitas pessoas idosas não podem alcançar seus pés, não podem vê-los nem podem apertar um cortador de unhas para aparar suas próprias unhas. Elas precisam de ajuda contínua na manutenção dos cuidados em seus pés, especialmente se for um caso médico. O profissional que oferece os serviços de pedicure para esse segmento da população estará prestando um grande serviço a esses clientes, os quais se interessam bastante por eles.

Muitos desses clientes têm problemas de saúde que exigem um cuidado delicado. Nunca corte seus tecidos ou empurre o eponíquio, já que uma abertura microscópica, ou um microtrauma, pode ser fatal para esses clientes. Discuta os problemas de saúde com eles. Não realize um serviço de pedicure em pessoas diabéticas ou com problemas circulatórias sem a permissão do seu médico. Busque um treinamento sobre como trabalhar com esses clientes, para que você saiba como agir de maneira segura com eles.

Preço para o serviço de pedicure

A maioria dos salões e dos spas provavelmente têm uma lista de preços para os serviços antes de contratá-los, mas você pode, em algum momento, encontrar-se em uma posição de precificar seus próprios serviços. Neste caso, primeiramente determine o preço de seu serviço básico de pedicure e, em seguida, estabeleça seus preços para um serviço mais luxuoso e sofisticado, aumentando o preço-base do serviço de acordo com o valor dos tratamentos adicionados, dos produtos e do tempo extra.

Outra boa forma de aprimorar seu serviço de pedicure é por meio do preço das unhas artísticas. Muitos clientes gostam de adicionar um toque especial à aplicação normal de esmaltes, especialmente se seu trabalho os

Dica comercial

Você deve cobrar a mais por serviços adicionais, como os tratamentos de parafina e as unhas artísticas. Sempre esteja bem informado dos valores dos serviços adicionais e, se um cliente for favorecido por um, cobre por ele.

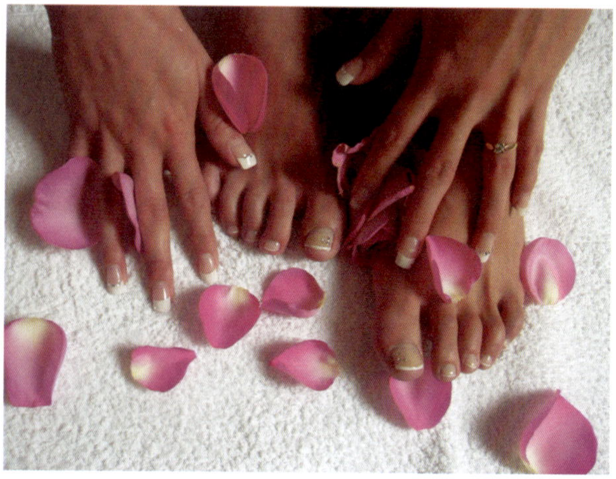

▲ **Figura 14.14 Unha artística em gel.**

impede de usar qualquer tipo de esmaltes nas mãos. Para que os clientes apreciem as unhas artísticas nos pés, você pode dar o primeiro exemplo sem cobrar. Uma vez que elas tiverem feito e tiverem recebido elogios, vão querer fazê-lo todas as vezes, e você perceberá rapidamente um aumento na renda com base na sua clientela existente (**Figura 14.14**). As unhas artísticas são especialmente populares no verão e em ocasiões formais, quando as mulheres normalmente usam calçados abertos.

Muitos salões e spas descobriram que os pacotes de manicure e pedicure são bem recebidos pela maioria dos clientes e funcionam bem para sua equipe. Juntos, os serviços de manicure e de pedicure são como sal e pimenta – embora sejam diferentes, eles funcionam bem juntos.

Uma boa forma de vender esses pacotes é desenvolver serviços temáticos para as férias e para os eventos especiais, como o Natal, o Dia dos Namorados, o Dia das Mães, bailes de formatura, casamentos e aniversário. Comercialize-os e você verá a clientela crescer.

Massagem para o serviço de pedicure

De acordo com as pesquisas pós-visita dos clientes do salão, a massagem é o aspecto mais apreciado em quaisquer serviços de manicure e pedicure. Por isso ser especialmente verdadeiro para o serviço de pedicure, você deve passar seu tempo desenvolvendo uma técnica que goste de aplicar e que seus clientes vão gostar de receber.

A definição de massagem, de acordo com o Dicionário Michaelis, é uma "fricção ou compressão do corpo ou parte dele, para modificar a circulação ou obter vantagens terapêuticas". A massagem corporal geral, às vezes, tem um propósito terapêutico e, às vezes, foca no relaxamento. Entretanto, uma massagem realizada durante os serviços de manicure e pedicure definitivamente é focada no relaxamento.

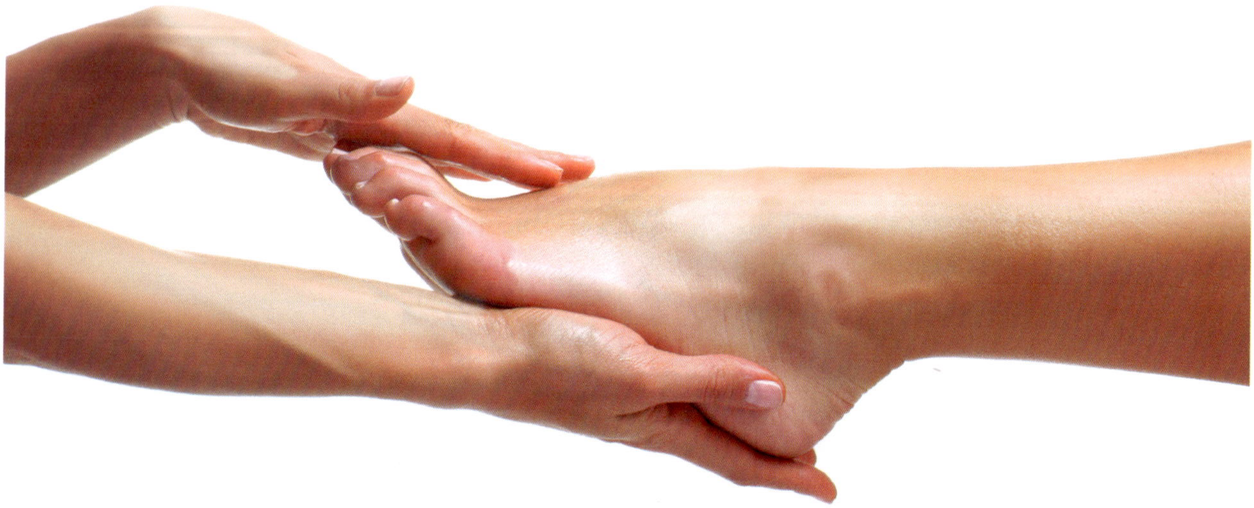

A arte da massagem possui uma rica e longa história. Há muitos tipos de massagem e as pessoas costumam desenvolver seus próprios estilos e técnicas especiais. Não importa quais técnicas você usa, aperfeiçoe-as de forma que a massagem nos pés e nas pernas se torne uma atividade natural para você. Durante essa parte do serviço de manicure, esteja bem ciente da saúde de seu cliente, conheça quaisquer requisitos preventivos e ofereça uma massagem que o relaxe, mas que não seja prejudicial a ele.

A massagem nos pés e nas pernas é semelhante à massagem das mãos e dos braços, que acompanham um serviço de manicure. A técnica de massagem mais usada é a *effleurage*. Essa técnica é mais importante para o serviço de pedicure do que para o serviço de manicure porque muitos clientes têm problemas circulatórios, impossibilitando que você use outras técnicas de massagem. Durante a consulta, você deve questionar o cliente acerca de sua saúde. Se os clientes tiverem uma doença circulatória, pressão alta ou outras doenças crônicas que afetam suas pernas ou pés, você deve obter permissão de seu médico antes de disponibilizar uma massagem para pedicure de spa completa.

A maioria de nós gostamos de ser tocados e a arte da massagem eleva o nível de um serviço de pedicure. Muitas pessoas pensam que a massagem nos pés é mais especial do que a massagem em qualquer outra parte do corpo. A massagem nos pés induz um alto grau de relaxamento e estimula o fluxo sanguíneo. Certifique-se de quais áreas dos pés e das pernas o cliente mais gosta de receber a massagem e aplique uma maior ênfase nelas.

Todo profissional tem seu próprio estilo e técnica de massagem. Não importa o que você defina como seu, aperfeiçoe de maneira que ele se torne natural para você.

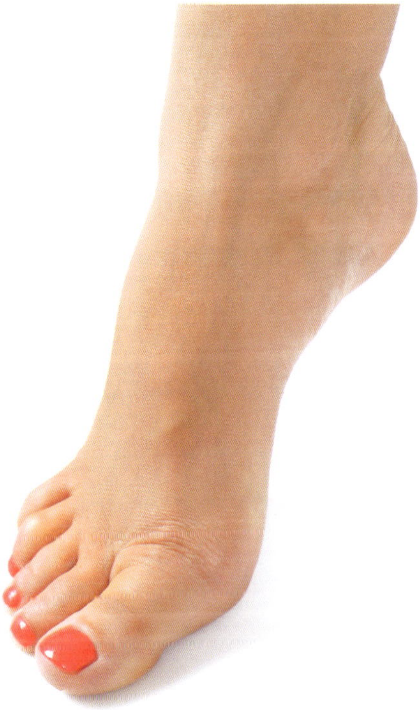

Procedimento 14.2 **Massagem nos pés e nas pernas** **Consulte a página 431**

Reflexologia

A **reflexologia** é um método exclusivo de aplicar pressão com o polegar e com os dedos indicadores nas mãos e nos pés, e tem demonstrado benefícios para a saúde. Essa especialidade de massagem muitas vezes emprega vários dos princípios da acupressão e da acupuntura e é considerada uma ciência por muitos técnicos.

A reflexologia é fundamentada no princípio de que as áreas (reflexos) dos pés e das mãos correspondem a todos os órgãos, glândulas e partes do corpo. Os praticantes de reflexologia acreditam que estimular (pressionar) esses reflexos ou pontos podem transmitir energia positiva e aumentar o fluxo sanguíneo nas áreas especificadas.

O treinamento profissional prático é essencial na reflexologia por duas razões:

- O toque específico usado na reflexologia apenas pode ser aprendido por meio de um treinamento prático. Os clientes que receberam um tratamento de reflexologia de um perito certificado reconhecem o toque apropriado e respondem negativamente às pessoas que tentam o método, mas não conseguem ter o mesmo desempenho por conta de um treinamento mínimo ou inexistente.
- Um profissional destreinado pode não estar apto a produzir resultados para o cliente, portanto este não ficará contente com o custo e tempo extra do serviço.

Se um salão quer oferecer serviços de reflexologia, a equipe que irá realizar esses serviços deve receber um treinamento autêntico e um certificado na arte da reflexologia. ☑ **OA5**

Ergonomia

Os serviços de pedicure podem representar uma ameaça à saúde e bem-estar dos profissionais que realizam esses serviços. Se os técnicos forem descuidados e não se protegerem por meio da ergonomia adequada, eles podem desenvolver sérias e dolorosas condições nas costas.

Preste atenção ao posicionamento do seu corpo e certifique-se de que você está trabalhando ergonomicamente. Sempre se sente em uma posição confortável, relaxada e sem tensão para reduzir o risco de lesão nas costas, ombros, braços, pulsos e mãos. Por exemplo, evite inclinar-se para frente ou esticar-se para alcançar os pés do cliente. Tenha um minuto para se alongar antes e depois de cada serviço para manter seu corpo flexível, alinhado e mais resistente à lesão.

Embora seja importante dar ao seu cliente o melhor serviço possível, é também importante que você mantenha-se saudável durante o processo e evite lesões provocadas por tensão ou movimentos repetitivos.

Desinfecção

A desinfecção do banho de pedicure tem sido discutida e abordada na mídia – e por uma boa razão. Há critérios e etapas específicos que devem ser seguidos à risca para garantir uma desinfecção apropriada e o controle de infecções. A limpeza incorreta, apressada ou descuidada dos banhos de pedicure pode levar a preocupações de saúde e de segurança para os clientes do salão. O salão e o técnico individual têm a responsabilidade de garantir a desinfecção apropriada e de seguir os procedimentos corretos.

Nos Estados Unidos, os seguintes procedimentos de limpeza e desinfecção são recomendados para todos os tipos de equipamentos para pedicure pelo conselho de Fabricantes de Produtos para as Unhas (NMC, sigla em inglês), um grupo de representantes das empresas de cuidados para as unhas, e a Associação Internacional dos Técnicos de Unhas (INTO, sigla em inglês), um grupo de técnicos de unhas profissionais:

- Unidades de hidromassagem
- Bacias com jatos de ar
- Bacias sem canos e sem hidromassagem
- Pias
- Recipientes
- Tubos

No Brasil, o Centro de Vigilância Sanitária do Estado de São Paulo propõe normas através do Manual de Orientação para Instalação e Funcionamento de Instituto de Beleza informando procedimentos de limpeza e esterilização de artigos.

Além disso, os salões devem usar um desinfetante hospitalar registrado na Anvisa, cujo rótulo informe que ele é um bactericida, virucida e fungicida forte. Muitos lugares exigem que salões registrem a hora a e a data de cada procedimento de desinfecção em um serviço de pedicure ou um registro de desinfecção.

As equipes do salão devem incorporar os procedimentos de desinfecção discutidos no capítulo de controle de infecções, bem como os discutidos nas páginas seguintes, em uma limpeza e desinfecção regulares. Esses procedimentos devem ser dispostos nas áreas dos funcionários. Sempre verifique os regulamentos a respeito do protocolo de desinfecção exigido. ☑ **OA6**

Recursos da Web

Para mais informações a respeito de desinfecção e outros tópicos relacionados às unhas, visite http://www.probeauty.org/research. Este site contém muitos informativos dos serviços de manicure e de pedicure. Esses informativos são publicados em diversas línguas, incluindo vietnamita e espanhol, são escrito pelos principais cientistas e técnicos especialistas da indústria e são revisados por outros líderes da área antes de serem publicados.

Desinfecção das hidromassagens para os pés e bacias com jato de ar

Após cada cliente:

1. Escoe toda a água da bacia.
2. Esfregue todos os resíduos visíveis das paredes internas da bacia com uma escova, sabão líquido e água. Use escova com cabo, limpa e desinfetada. Escovas têm de ser limpas e desinfetadas após cada uso.
3. Enxágue a bacia ou banheira com água limpa.
4. Reabasteça a bacia com água limpa e quente e circule a quantidade correta (conforme indicado nas instruções de mistura no rótulo) do desinfetante hospitalar registrado pela Anvisa por dez minutos.
5. Escoe, enxágue e seque a bacia com uma toalha de papel limpa.

No final de cada dia:

1. Retire a tela e as outras peças removíveis (uma chave de fenda pode ser necessária).
2. Limpe a tela e outras peças removíveis, e as áreas atrás delas com uma escova limpa e desinfetada, e sabão líquido e água limpa e quente para remover todos os resíduos visíveis. Recoloque a tela adequadamente limpa e outras partes removíveis.

3. Encha a bacia com água quente e detergente quelante (um detergente desenvolvido para ser usado em água dura). Circule o detergente quelante dentro do sistema de cinco a dez minutos (seguindo as instruções do fabricante). Se houver formação excessiva de espuma, interrompa a circulação e deixe que a bacia absorva pelo restante do tempo, conforme instruções.
4. Escoe a solução de sabão e enxágue a bacia.
5. Reabasteça a bacia com água limpa e quente e circule a quantidade correta (conforme indicado nas instruções de mistura no rótulo) do desinfetante registrado pela Anvisa por dez minutos ou pelo tempo recomendado pelo fabricante.
6. Escoe, enxágue e seque a bacia com uma toalha de papel limpa.
7. Deixe que a bacia seque completamente.

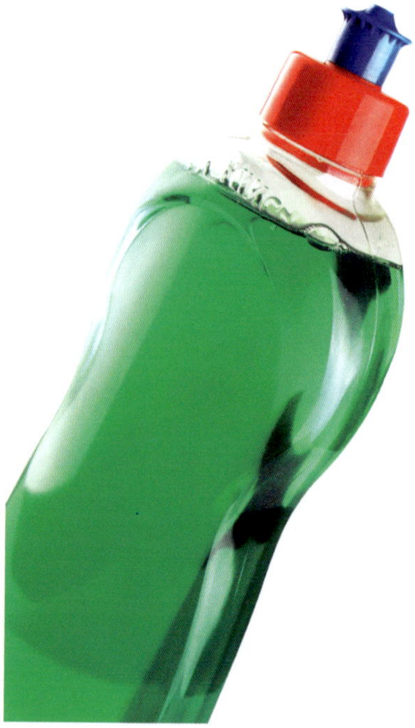

No mínimo uma vez por semana:

1. Escoe toda a água da bacia.
2. Retire a tela e outras peças removíveis (uma chave de fenda pode ser necessária).
3. Limpe a tela e outras peças removíveis, e as áreas atrás delas com uma escova limpa e desinfetada, e sabão líquido e água limpa e quente para remover todos os resíduos visíveis. Recoloque a tela adequadamente limpa e outras peças removíveis.
4. Esfregue todos os resíduos visíveis das paredes internas da bacia com uma escova, sabão líquido e água. Use escova com cabo, limpa e desinfetada. Escovas têm de ser limpas e desinfetadas após cada uso.
5. Reabasteça a bacia com água limpa e quente e circule a quantidade correta (conforme indicado nas instruções de mistura no rótulo) do desinfetante registrado pela Anvisa.
6. Não escoe a solução desinfetante. Em vez disso, desligue a unidade e deixe a solução desinfetante na unidade de um dia para o outro.
7. Pela manhã, escoe e enxágue.
8. Reabasteça a bacia com água limpa e quente e dê descarga no sistema. ☑ **OA7**

Dica

Você acha que não tem dez minutos entre os serviços para desinfetar? Tente isto: antes de pegar a loção de massagem, limpe a bacia ou a hidromassagem para pés e encha com água e uma solução desinfetante. Ou, se o cliente estiver recebendo uma máscara para os pés, use esse tempo para limpar a banheira, encha-a novamente com água e coloque o desinfetante. O desinfetante pode permanecer na bacia enquanto você completa o serviço de pedicure, tempo suficiente para uma desinfecção. Isso minimiza o tempo do procedimento, mantém você no horário e permite que o cliente veja você desinfetando a banheira, dando-lhe a confiança de que você sempre oferece serviços seguros.

Desinfecção das hidromassagens para pés, sem canos

Esse processo é para unidades com placas para os pés, impulsores, conjuntos de impulsores e propulsores.

Após cada cliente:

1. Escoe toda a água da bacia.
2. Remova o impulsor, a placa para os pés e outras peças removíveis de acordo com as instruções do fabricante.

3. Esfregue corretamente o impulsor, a placa para os pés e/ou os outros componentes e as áreas atrás de cada um com sabão líquido e uma escova limpa e desinfetada para remover todos os resíduos visíveis. Em seguida, reinsira o impulsor, a placa para os pés e/ou os outros componentes.
4. Reabasteça a bacia com água limpa e quente e circule a quantidade correta (conforme indicado nas instruções de mistura no rótulo) do desinfetante registrado pela Anvisa por dez minutos ou pelo tempo recomendado pelo fabricante.
6. Escoe, enxágue e seque a bacia com uma toalha de papel limpa.

No final de cada dia:

1. Encha a bacia com água quente e detergente com ação quelante (um detergente desenvolvido para ser usado em água dura). Circule o detergente com ação quelante dentro do sistema de cinco a dez minutos (seguindo as instruções do fabricante). Se houver formação excessiva de espuma, interrompa a circulação e deixe o detergente agir por mais dez minutos.
2. Escoe a solução de sabão e enxágue a bacia.
3. Reabasteça a bacia com água limpa e quente e circule a quantidade correta (conforme indicado nas instruções de mistura no rótulo) do desinfetante registrado pela Anvisa por dez minutos.
4. Escoe, enxágue e seque a bacia com uma toalha de papel limpa.

No mínimo uma vez por semana:

1. Escoe toda a água da bacia.
2. Remova o impulsor, a placa para os pés e outras peças removíveis de acordo com as instruções do fabricante.
3. Esfregue corretamente o impulsor, a placa para os pés e/ou os outros componentes e as áreas atrás de cada um com sabão líquido e uma escova limpa e desinfetada para remover todos os resíduos visíveis. Em seguida, reinsira o impulsor, a placa para os pés e/ou os outros componentes.
4. Reabasteça a bacia com água limpa e quente e circule a quantidade correta (conforme indicado nas instruções de mistura no rótulo) do desinfetante registrado pela Anvisa por dez minutos ou pelo tempo recomendado pelo fabricante.
5. Não escoe a solução desinfetante. Em vez disso, desligue a unidade e deixe a solução desinfetante na unidade de um dia para o outro.
6. Pela manhã, escoe e enxágue.
7. Reabasteça a bacia com água limpa e quente e dê descarga no sistema.

Desinfecção nas bacias ou banheiras para os pés sem hidromassagem

Isso inclui bacias, banheiras, bacias para os pés, pias e vasilhas – todos os equipamentos não elétricos que retêm água nos pés de um cliente durante um serviço de pedicure.

Após cada cliente:

1. Drene toda a água da bacia ou banheira para os pés.
2. Limpe todas as superfícies internas da bacia ou banheira para os pés com uma escova limpa e desinfetada, sabão líquido e água para remover todos os resíduos visíveis.
3. Enxágue a bacia ou banheira com água limpa.
4. Reabasteça a bacia com água limpa e quente e circule a quantidade correta (conforme indicado nas instruções de mistura no rótulo) do desinfetante registrado pela Anvisa. Deixe essa solução desinfetante na bacia por dez minutos.
5. Escoe, enxágue e seque a bacia com uma toalha de papel limpa.

No final de cada dia:

1. Drene toda a água da bacia ou banheira para os pés.
2. Limpe todas as superfícies internas da bacia ou banheira para os pés com uma escova, sabão líquido e água para remover todos os resíduos visíveis.
3. Encha a bacia ou a banheira com água e com a quantidade correta (conforme indicado nas instruções de mistura no rótulo) do desinfetante registrado pela Anvisa. Deixe essa solução desinfetante na bacia por dez minutos.
4. Escoe, enxágue e seque a bacia com uma toalha de papel limpa.

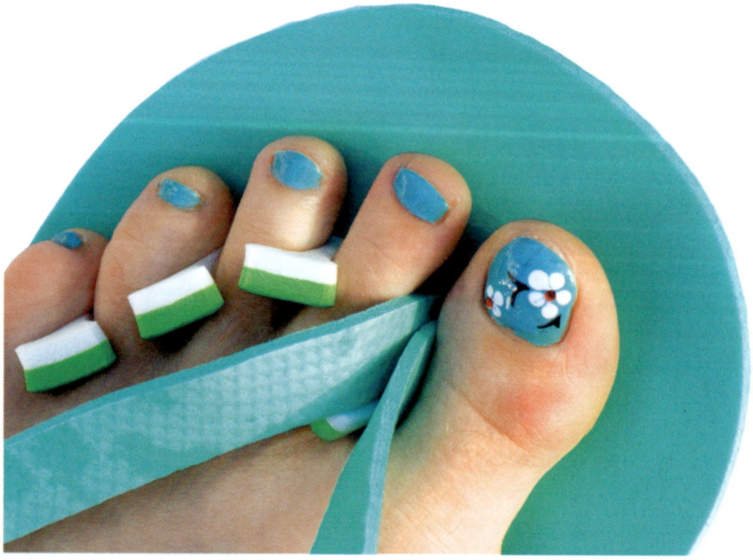

Procedimento

14.1 Serviço básico de pedicure

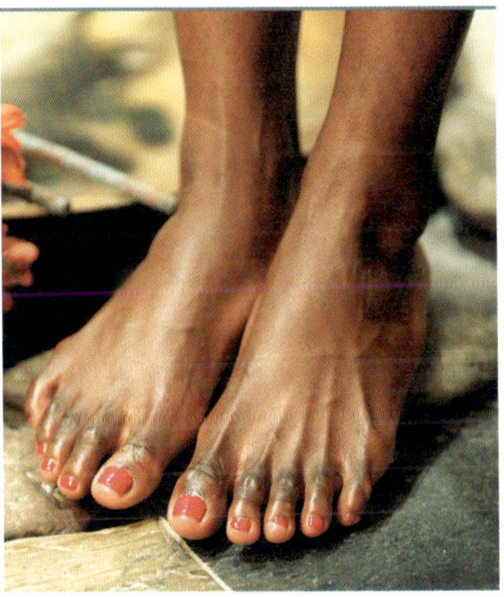

Preparação

- Execute o Procedimento 13.1 Procedimento pré-serviço Consulte a página 379

Procedimento

1 Coloque um par de luvas limpas e, por segurança, verifique a temperatura do banho para os pés. Coloque os pés do cliente no banho e certifique-se de que ele está confortável com a temperatura da água. Deixe os pés de molho por cinco minutos para suavizá-los e higienizá-los antes de começar o serviço de pedicure.

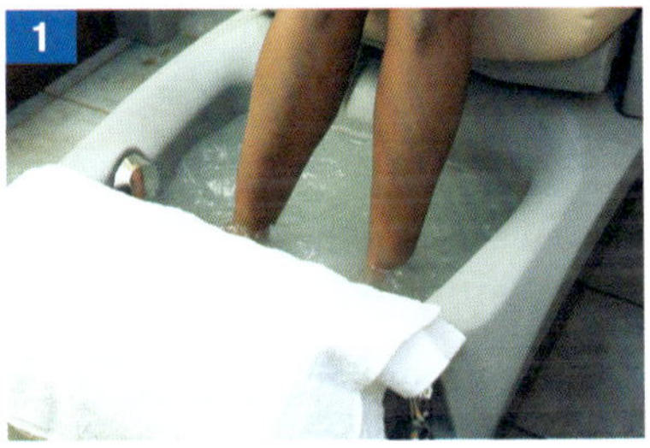

2 Tire um dos pés da bacia. Enrole-o com a primeira toalha e seque-o completamente. Certifique-se de secar entre os dedos. Coloque o pé no descansa pés ou sobre uma toalha que você colocou sobre seu colo.

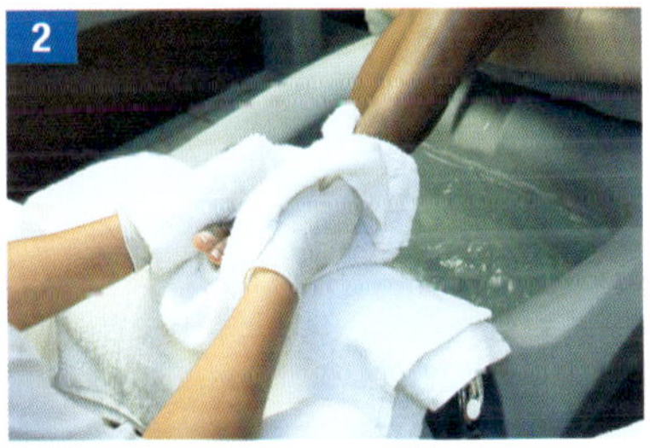

3 Primeiro, remova o esmalte do dedo mínimo e siga até o dedo grande do pé. Realizar a remoção do esmalte é importante para a qualidade de um bom acabamento do serviço de pedicure.

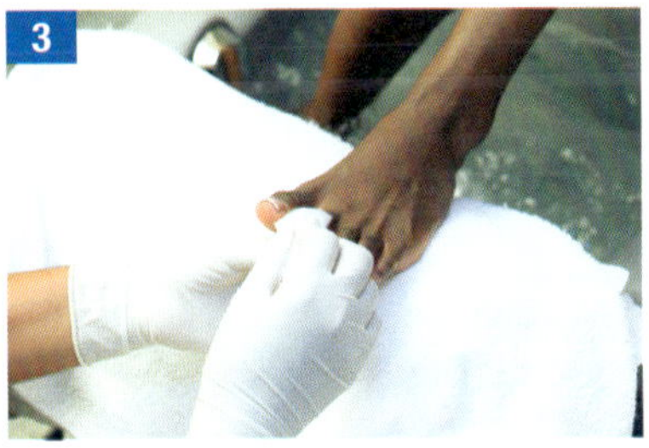

Instrumentos e materiais

Além dos materiais básicos sobre sua mesa de manicure, você precisará dos seguintes suprimentos para o serviço básico de pedicure:

- **Creme hidratante para calos**
- **Curetas**
- **Botas elétricas (opcional)**
- **Esfoliante**
- **Loções e cremes hidratantes para pés**
- **Lixa para pés**
- **Loções de banho para os pés**
- **Luvas**
- **Raspador de unhas**
- **Alicate**
- **Banho de parafina (opcional)**
- **Banheira ou bacia para os pés**
- **Lixas para unhas dos pés**
- **Chinelos para pedicure**
- **Botas e luvas de tecido (opcional)**
- **Separador de dedos**
- **Cortadores de unha**

Dica de serviço

Trabalhe no pé do cliente do lado não dominante primeiro. (O lado dominante do corpo é determinado pelo lado da mão que o cliente usa para escrever). O pé do lado dominante do cliente normalmente precisa ser deixado mais tempo de molho e precisa de mais atenção. Assim, ele pode ser deixado de molho nos minutos em que você trabalha no outro pé.

Cuidado

Tome cuidado para não cortar muito as unhas nem para quebrar o selo do hiponíquio, uma proteção importante da unidade da unha do pé contra infecção.

4 Corte cuidadosamente as unhas do primeiro pé, retas e emparelhadas com a ponta dos dedos. A unha do dedo grande do pé geralmente é a mais trabalhosa para cortar. Não deixe nenhuma aresta ou "ganchos" que possam criar uma oportunidade para infecções.

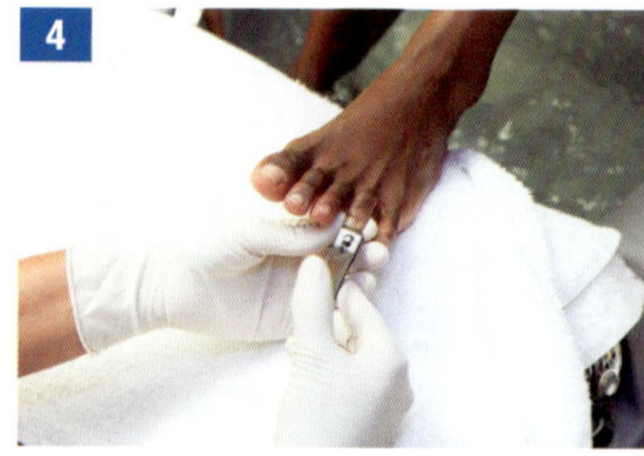

5 Use cuidadosamente o raspador de unhas, se necessário. O raspador é estreito e irá lixar a unha em apenas uma direção. Ele pode ser usado para remover, suavizar e arredondar as pontas afiadas das pontas livres que podem, eventualmente, provocar infecções. Não aprofunde o raspador ou aponte-o pra o hiponíquio. Retire-o suavemente ao longo da extremidade livre da lateral que você acabou de cortar. Os movimentos pequenos e curtos com a lixa acompanharão a tarefa.

6 Lixe cuidadosamente as unhas do primeiro pé com uma lixa abrasiva de uso única, apropriada e preparada. Lixe as unhas retas, arredondando levemente os cantos. Elimine as extremidades ásperas com o lado fino de uma lixa abrasiva.

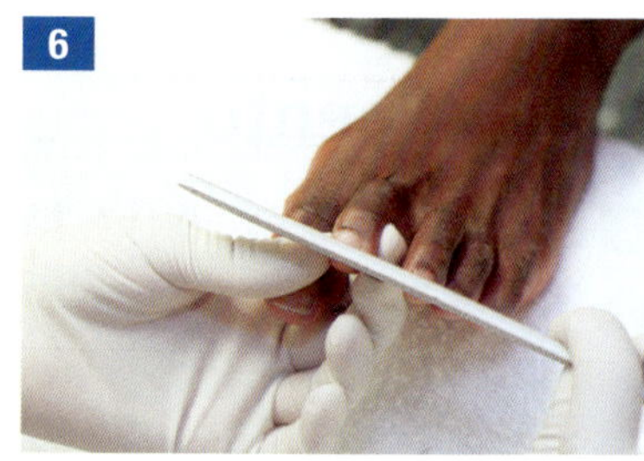

7 Aplique o removedor de calos, enrole o pé em uma toalha e deixe-o de lado. Retire o outro pé da água e siga as etapas de 2 a 7 neste pé.

8 Desenrole a toalha do primeiro pé. Use um empurrador de cutículas de madeira para remover qualquer tecido morto, solto. Depois, esfolie o pé com um creme próprio para remover a pele seca ou escamosa. Use pressão extra nos calcanhares e nas outras áreas onde há um acúmulo de calos e de pele seca. Em seguida, use uma lixa para pés e reduza as áreas mais grossas dos calos.

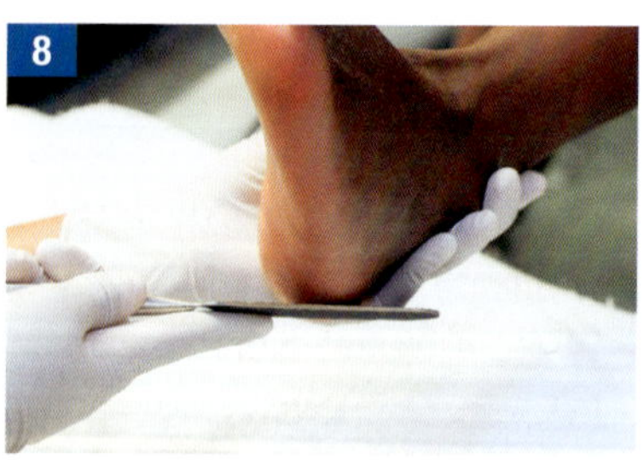

9 Coloque o primeiro pé no banho e enxágue completamente os produtos que foram aplicados. Depois, retire o pé da água e escove as unhas com a escova apropriada. Retire o pé e seque-o completamente.

10 Repita as etapas 8 e 9 no outro pé.

11 Use um empurrador de madeira com um algodão na ponta de uso único para aplicar o removedor de cutícula no segundo pé. Comece pelo dedo mínimo e siga em direção ao dedo grande do pé.

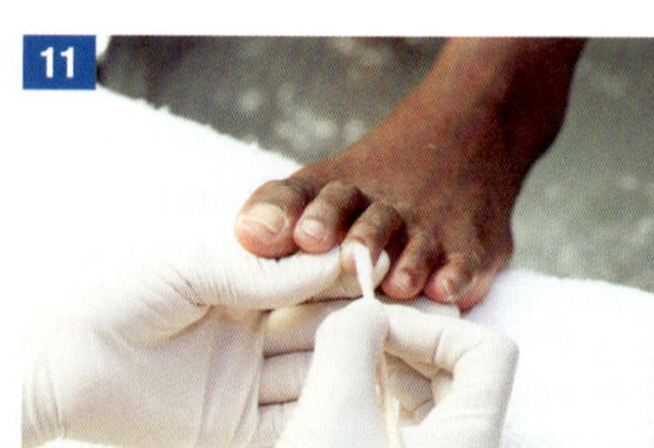

Dica de serviço

Os separadores de dedos podem ser usados para manter os dedos afastados enquanto você está lixando as unhas ou aplicando um removedor de cutículas. Sempre use novos separadores a cada novo cliente.

12 Remova cuidadosamente o tecido da cutícula da lâmina ungueal usando um empurrador de madeira ou de metal, ficando longe do eponíquio e tomando cuidado para não quebrar o selo entre a lâmina ungueal e o eponíquio. Use um alicate para remover qualquer sobra de pele morta, mas não corte, rasgue ou puxe a pele viva, já que isso pode levar a sérias infecções.

12
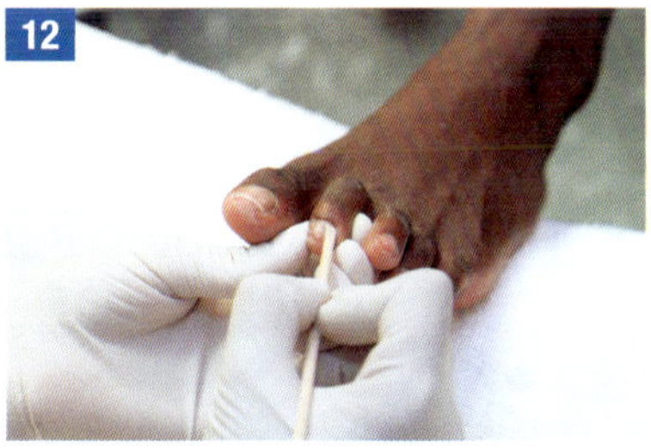

13 Depois, se necessário, a cureta é usada no primeiro pé para empurrar suavemente as dobras do tecido mole das paredes da lâmina ungueal lateral. Isso permite que você inspecione a lâmina ungueal e o tecido circundante. Se há um acúmulo extra de resíduos entre a lâmina ungueal e o tecido circundante, ele deve ser removido suavemente com a cureta. Para usar esse instrumento, coloque o lado arredondado da ponta em forma de colher e direção à parede lateral da pele viva. Um suave movimento de concha é usado pela lâmina ungueal para remover qualquer detrito solto. Tome cuidado para não remover demais. Não use esse instrumento nos tecidos moles ao longo da prega ungueal porque você pode ferir a região. Se o tecido estiver inflamado (por exemplo, unha encravada), o cliente deve ser encaminhado a um médico qualificado ou a um podólogo.

13
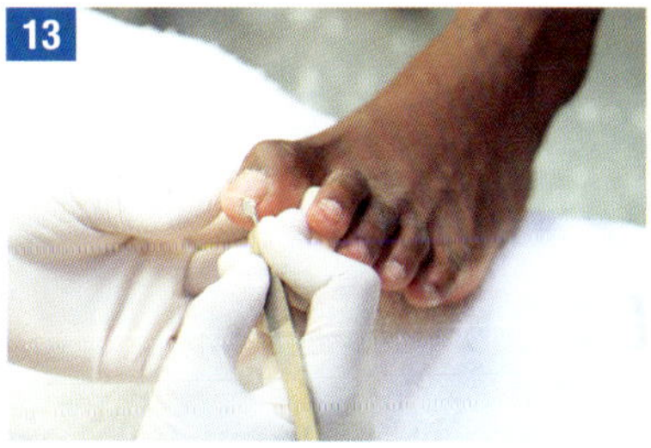

14 Mergulhe o pé do cliente na bacia para pés. Com o pé sobre a bacia, escove-o novamente com a escova para unhas para remover os pedacinhos de detritos. Seque o pé completamente. Enrole-o em uma toalha e siga as etapas de 11 a 13 no outro pé. Quando tiver finalizado, enrole o pé na toalha e deixe-o de lado enquanto segue as próximas etapas no primeiro pé.

15 Aplique uma loção, creme ou óleo no primeiro pé para hidratar e massagear a pele. Use um toque firme para evitar fazer cócegas em seu cliente.

15
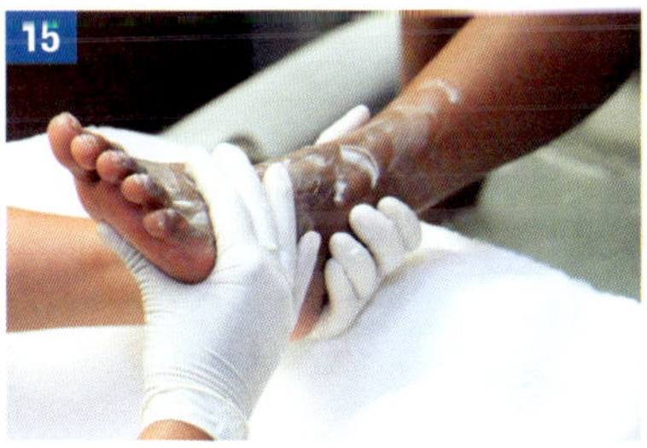

Cuidado

Lembre-se de que os calos protegem a pele subjacente de irritação e estão lá com uma finalidade. Por exemplo, corredores, garçonetes, profissionais da área de estética e beleza, enfermeiras, professores e outros ficam em pé muitas horas por dia. Os calos protegem seus pés nas áreas estressadas. Remova apenas o suficiente para deixar o cliente confortável. Os calos devem ser suavizados e amaciados, mas não afinados excessivamente ou removidos. Nunca use uma lâmina nos calos, já que é ilegal e pode causar infecções debilitantes. Ensine ao cliente a formação dos calos e sua função protetora. Também fale sobre como os produtos para uso em domicílio ajudam a suavizar e a condicionar as áreas calosas entre as consultas no salão.

Cuidado

Ao realizar um serviço de pedicure, não empurre o eponíquio para trás com um empurrador de metal. Comparados com as mãos, os pés estão mais suscetíveis a infecções, por isso empurrá-lo para trás (ou cortá-lo) pode aumentar consideravelmente o risco de sérias infecções nos pés. Essa ferramenta é desenvolvida para remover o tecido que pode aderir na superfície da lâmina ungueal, não para empurrar o eponíquio para trás. Isso é especialmente importante para os clientes com diabetes, psoríase e outras doenças crônicas.

Dica de serviço

Os serviços de pedicure mais caros, com toques luxuosos como máscaras, parafina e botas metalizadas, devem incluir esfoliação e massagem nas pernas. A parte frontal do joelho pode ser incluída, mas não a posterior. Esfolie a perna após o pé, mas antes use uma lixa para pés e, então, aplique uma loção para manter a suavidade até a massagem.

Dica comercial

É muito fácil criar um serviço de pedicure especializado adicionando máscaras, tratamentos de parafina ou outras aplicações especiais após a massagem e antes da aplicação do esmalte.

16 Realize uma massagem no primeiro pé. Em seguida, enrole-o novamente em uma toalha e coloque-o no chão.

Procedimento 14.2 Massagem nos pés e nas pernas Consulte a página 431

17 Massageie o segundo pé.

18 Remova os traços de loção, creme ou óleo vegetal ou mineral das unhas de ambos os pés com o removedor de esmaltes.

19 Peça para o cliente colocar um calçado aberto ou disponibilize o chinelo para pedicure de uso único. Insira os separadores de dedos, se possível. Aplique uma base nas unhas de ambos os pés, depois duas demãos de esmalte e, por último, uma cobertura. Aplique um produto secante de esmaltes (opcional) para evitar borrar o esmalte.

20 Visual finalizado.

21 Você pode acompanhar o cliente para uma área onde ele possa esperar pela secagem das unhas e oferecer-lhe uma bebida. ☑ **OA8**

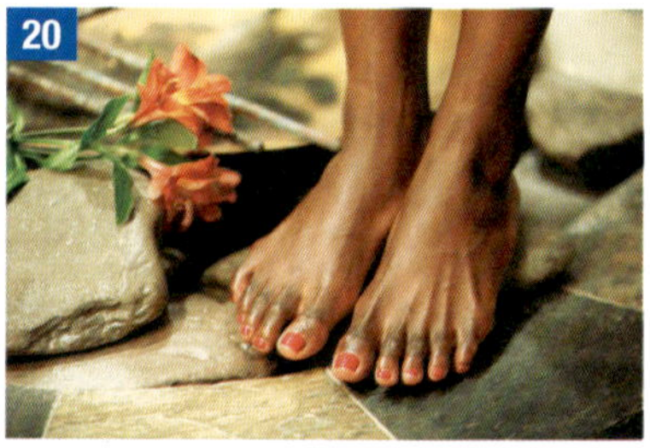

Pós-serviço

- Conclua o **Procedimento 13.2 Procedimento pós-serviço** Consulte a página 383

Procedimento

14.2 Massagem nos pés e nas pernas

Essas técnicas e ilustrações oferecem instrução para massagem nos pés e nas pernas. Uma massagem para um serviço básico de pedicure inclui apenas os pés, enquanto um serviço de pedicure no spa inclui massagem nos pés e na parte frontal dos joelhos.

Instrumentos e materiais

Além dos materiais básicos sobre sua mesa de manicure, você precisará para a massagem:

- **Óleo ou loção hidratante para massagem**

Massagem nos pés

1 Descanse o calcanhar do cliente no descanso para pés ou em um banquinho e sugira que ele relaxe. Pegue a perna gentilmente, logo acima do tornozelo e use sua outra mão para segurar o pé, logo abaixo dos dedos. Rotacione todo o pé em um movimento circular

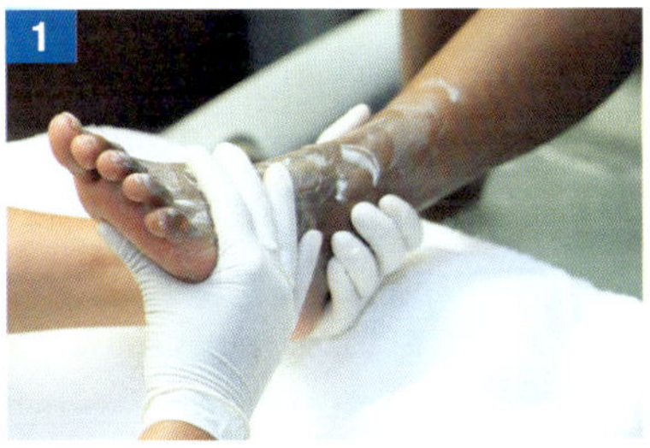

2 Segure o pé e mova a outra mão para a superfície dorsal do pé. Coloque a base da palma da sua mão que está sobre o pé atrás dos dedos (o contato é feito apenas pela palma da sua mão. Seus dedos não tocam a pele do cliente e devem ficar afastados).
Deslize para a área do tornozelo com uma pressão suave. Repita de três a cinco vezes no centro, depois nos lados da superfície dorsal do pé. Sempre levante a palma levemente a cada vez que você voltar para a posição inicial de deslizamento após ter alcançado o tornozelo.

3 Mantenha uma mão em contato com o pé. Deslize a outra mão e posicione o polegar sobre a superfície plantar do pé com os dedos segurando suavemente o lado dorsal do pé. Agora, deslize a outra mão para a mesma posição no pé, do lado oposto. Mova um polegar em um movimento circular firme, movendo de um lado do pé, pelo calcanhar, acima dele, para cima do lado medial (lado central) do pé abaixo dos dedos do pé, pela bola e de volta para o outro lado do pé (lado distal) para sua posição original. Agora, mova o polegar

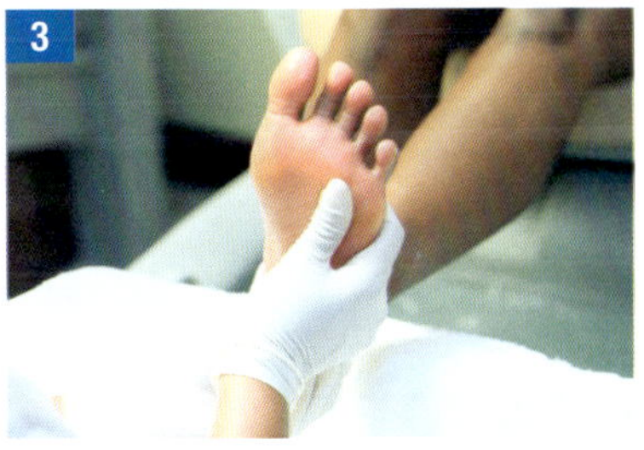

Dica comercial

O serviço de pedicure não inclui a massagem nas pernas, apenas a massagem nos pés, por duas razões: tempo e dinheiro. A maioria da agenda dos salões programa um tempo que não inclui a massagem nas pernas para o serviço básico de pedicure. Em segundo lugar, os serviços de pedicure especiais de alto custo devem ser bastante intensificados para que possam valer o preço mais alto. A massagem nas pernas é um acréscimo especial.

da outra mão pelo lado externo do pé, depois de volta para sua posição original. A base dos polegares, por meio da almofada dos dedos, deve estar em contato durante todo o movimento. Suas unhas não devem tocar a pele do cliente.

4 Alterne os movimentos dos polegares em um movimento firme e suave. Repita diversas vezes. Esse é um movimento bastante relaxante.

5 Realize o mesmo movimento do polegar sobre a superfície dos calcanhares, rotacionando seus polegares em direções opostas. Repita de três a cinco vezes.

6 Posicione sua mão na parte superior do pé, com a mão em forma de concha, e forme um punho com sua outra mão. A mão sobre o pé irá pressionar o pé em sua direção enquanto sua outra mão se torce no peito do pé. Isso ajuda a estimular o fluxo sanguíneo e proporciona relaxamento. Repita de três a cinco vezes. Esse é um movimento de fricção. A parte inferior do pé é o único lugar em que um movimento de fricção é realizado nos serviços de pedicure.

6
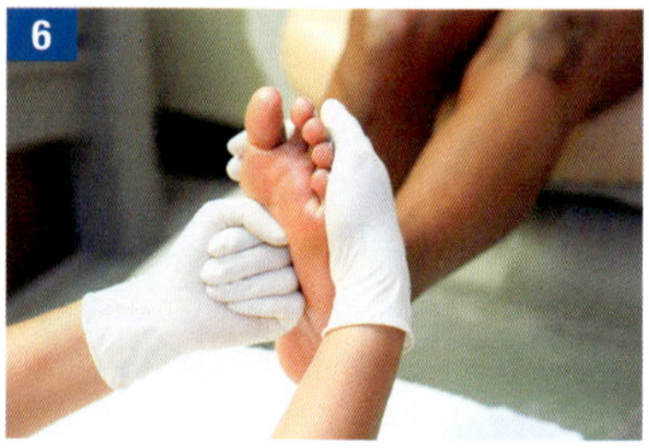

7a
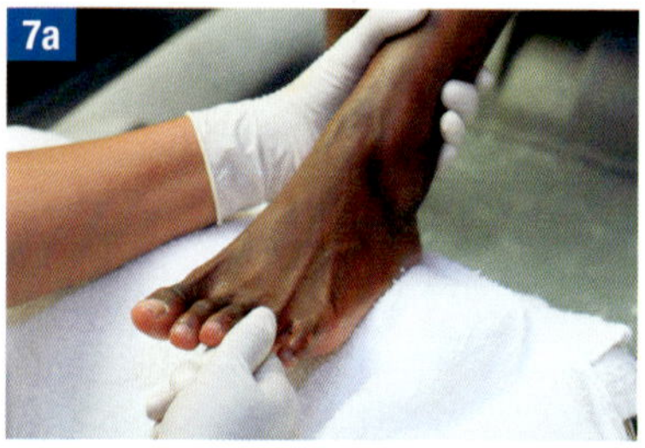

7a Comece pelo dedo mínimo, posicionando o polegar na parte superior do dedo e arqueando o dedo indicador embaixo do dedo (a palma da mão virada para cima). Empurre os dedos e o polegar naquela posição, de volta para a base do dedo do pé, então, rotacione o polegar e o dedo em um movimento circular, de *effleurage*, até que o dedo indicador esteja arqueado sobre a parte superior do dedo do pé e o polegar esteja embaixo. Puxe o dedo do pé com o dedo indicador e o polegar para fora, afastando-o do pé.

7b
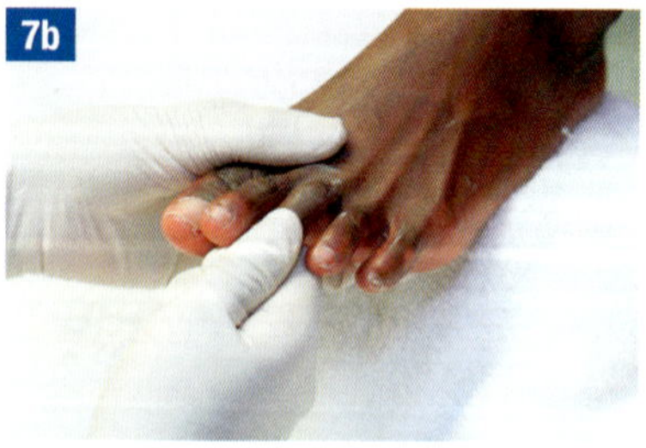

7b Segure a ponta do dedo do pé, começando com o dedo mínimo e faça o número oito com cada dedo. Repita de três a cinco vezes em cada dedo do pé. Após o último movimento em cada dedo, aperte suavemente a ponta de cada um e vá para o próximo. Você deve aplicar loção suficiente para que o movimento seja confortável e relaxante.

8 Agora, mantenha suas mãos na posição descrita na etapa 3 e repita as etapas 3 e 4.

9 Repita todos os movimentos em cada pé quantas vezes você quiser, acrescentando outros movimentos de que você gosta e, em seguida, vá para a outra perna ou para o outro pé.

10
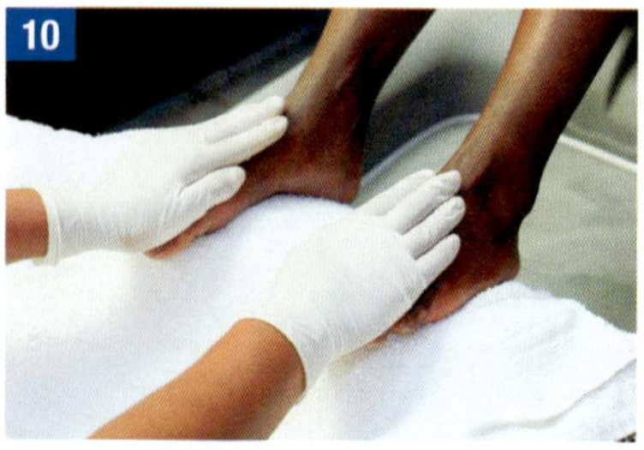

10 Toda massagem, seja no serviço de pedicure, seja uma massagem corporal, deve acabar. Suavização é uma técnica usada no final de uma massagem para dar um sinal para os clientes experientes de que a massagem está acabando e para oferecer uma liberação suave do cliente. No final do último movimento a massagem do serviço de pedicure, crie uma transição suave, posicionando suavemente ambos os pés do cliente no descanso para pés, ou sobre outra superfície estável, e mova as palmas das suas mãos no topo dos pés com seus dedos pela perna. Pressione suas mãos inteiras três vezes, lentamente, sobre os pés (não deve ser uma pressão forte, apenas um empurrão firme). Mantenha cada pressão de um a dois segundos. Após a última pressão, levante levemente suas mãos, mas mantenha o contato com os pés com as pontas dos seus dedos. Agora, puxe gentilmente sua mão em direção às pontas dos dedos do pé com um toque leve, como uma pena das pontas dos seus dedos (não permita que suas unhas toquem a pele). Puxe completamente a ponta dos dedos. Realize um movimento final de suavização apenas uma vez, e deixe o cliente relaxar um minuto ou dois antes de passar para a próxima etapa do serviço de pedicure.

11 Assim que completar a massagem dos pés, você pode continuar com o procedimento do serviço de pedicure. Se você estiver realizando um serviço de pedicure luxuoso, não realize o movimento de suavização. Deslize suas mãos para a perna e passe para a massagem nas pernas após a etapa 9.

12 Deslize para a parte de trás da perna e realize os movimentos de *effleurage* nesta parte da perna. Faça um movimento pela perna e, com menos pressão, volte para a posição original. Repita de cinco a sete vezes. ☑ **OA9**

13 Para completar a massagem dos pés, você pode continuar com o procedimento do serviço de pedicure.

11

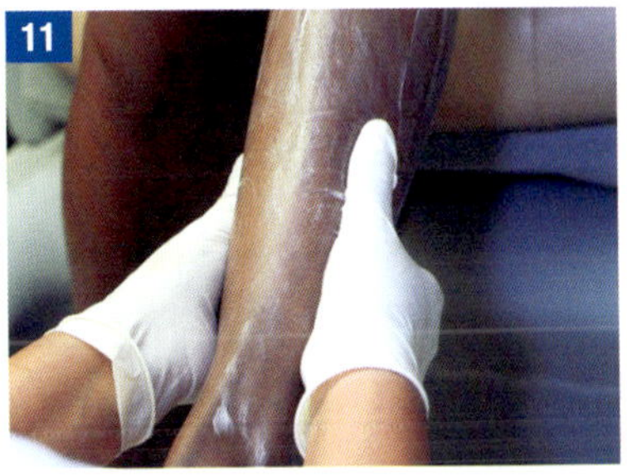

12

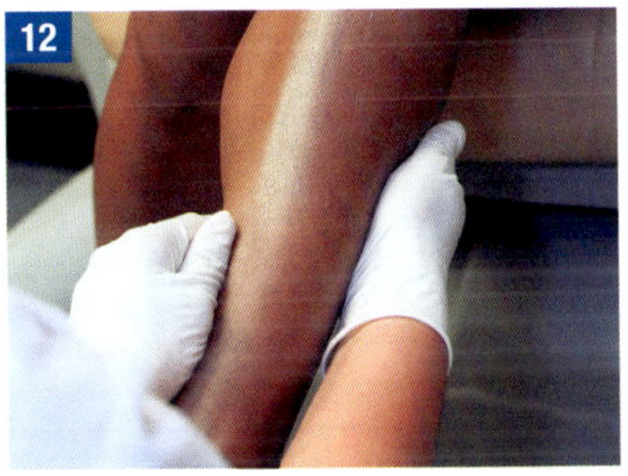

Dica de serviço

Antes de executar um serviço que inclua uma massagem no pé e/ou na perna, consulte o cartão de consulta do cliente. Durante a consulta, conheça e discuta qualquer condição médica listada pelo cliente que possa ser contraindicada para uma massagem no pé e/ou na perna. Pergunte ao cliente se ele conversou sobre a massagem com seu médico e, em caso negativo, encoraje-o a pedir um aconselhamento médico se uma massagem na perna ou no pé é aconselhável antes de realizar o serviço.

Muitos clientes com pressão arterial elevada (hipertensão), diabetes ou problemas circulatórios podem receber a massagem sem preocupação, especialmente se sua condição estiver sendo tratada e atentamente cuidada por um médico. A massagem no pé e/ou na perna, no entanto, é contraindicada para clientes com hipertensão grave e descontrolada. Para clientes com problema circulatórios, como varizes, massagear o pé e/ou a perna pode ser prejudicial, pois aumenta a circulação. Solicite uma autorização por escrito do médico do cliente antes de realizar a massagem.

Se seu cliente expressar uma preocupação com o fato de receber uma massagem no pé e/ou na perna e possuir uma condição médica, solicite que ele obtenha um atestado de seu médico antes de realizar essa parte do serviço.

Se seu cliente tiver uma pele sensível e propensa à vermelhidão, evite o uso de técnicas de massagem vigorosas ou fortes. Isso é especialmente importante para os clientes que têm artrite. Não converse com o cliente durante a massagem, exceto para perguntar se seu toque pode ser mais ou menos firme. Falar elimina a terapia de relaxamento da massagem.

Ao tomar decisões a respeito de fazer ou não uma massagem no pé e/ou na perna em uma pessoa com uma condição médica, seja cauteloso. Quando estiver em dúvida, não inclua a massagem como parte de seu serviço.

Questões de revisão

1. Nomeie cinco equipamentos exclusivos para os serviços de pedicure.
2. Nomeie três materiais especiais usados ao realizar os serviços de pedicure.
3. O que é um hidratante e como ele é usado?
4. Qual é a diferença entre um serviço de pedicure básico e um serviço de pedicure em um spa?
5. O que é reflexologia e como ela é usada no serviço de pedicure?
6. Por que a limpeza e a desinfecção consistente dos banhos de pedicure são tão importantes?
7. Quais são as etapas envolvidas na adequada limpeza e desinfecção das hidromassagens para os pés e bacias com jato de ar de spas após cada cliente?
8. Liste e descreva os procedimentos apropriados para o serviço básico de pedicure.
9. Liste e explique o procedimento para uma massagem nos pés e nas pernas.

Glossário do capítulo

Cortadores de unha	Instrumentos profissionais que são maiores do que os cortadores para unhas da mão, com pontas curvas ou retas desenvolvidas especificamente para o corte das unhas dos pés.
Hidratante para calos	Produtos desenvolvidos para suavizar e amaciar o tecido engrossado (calos).
Cremes esfoliantes	Loções a base de água que contêm um abrasivo suave, do tipo grânulos, e hidratantes para ajudar na remoção da pele seca e escamosa e na redução de calos.
Cureta	Pequeno instrumento em forma de concha usado para uma remoção de detritos, mais eficiente a partir das áreas das pregas ungueais, do eponíquio e do hiponíquio.
Lixa para os pés	Lixa grande e abrasiva usada para suavizar e reduzir as áreas mais grossas dos calos.
Hidratante de banho para os pés	Produtos que contêm sabonetes suaves, hidratantes e outros aditivos que são usados no banho para pedicure para limpar e suavizar a pele.
Raspador de unhas	Instrumento de metal com uma ponta estriada usado para lixar e suavizar as extremidades da lâmina ungueal.
Reflexologia	Método exclusivo de aplicar pressão com o polegar e com os dedos indicadores nas mãos e nos pés, que tem demonstrado benefícios à saúde.

Glossário do capítulo

Separador de dedos	Materiais descartáveis de borracha macia ou de algodões usados para manter os dedos dos pés afastados durante a aplicação de esmalte nas unhas. Um novo par deve ser usado para cada cliente.
Serviço de pedicure	Serviço cosmético realizado nos pés por um profissional da área de estética e beleza licenciado ou técnico de unhas. Pode incluir esfoliação da pele, redução de calos, bem como corte, modelagem e aplicação de esmalte nas unhas dos pés. Muitas vezes, inclui massagem nos pés.

Capítulo

15 Unhas postiças e proteções para as unhas

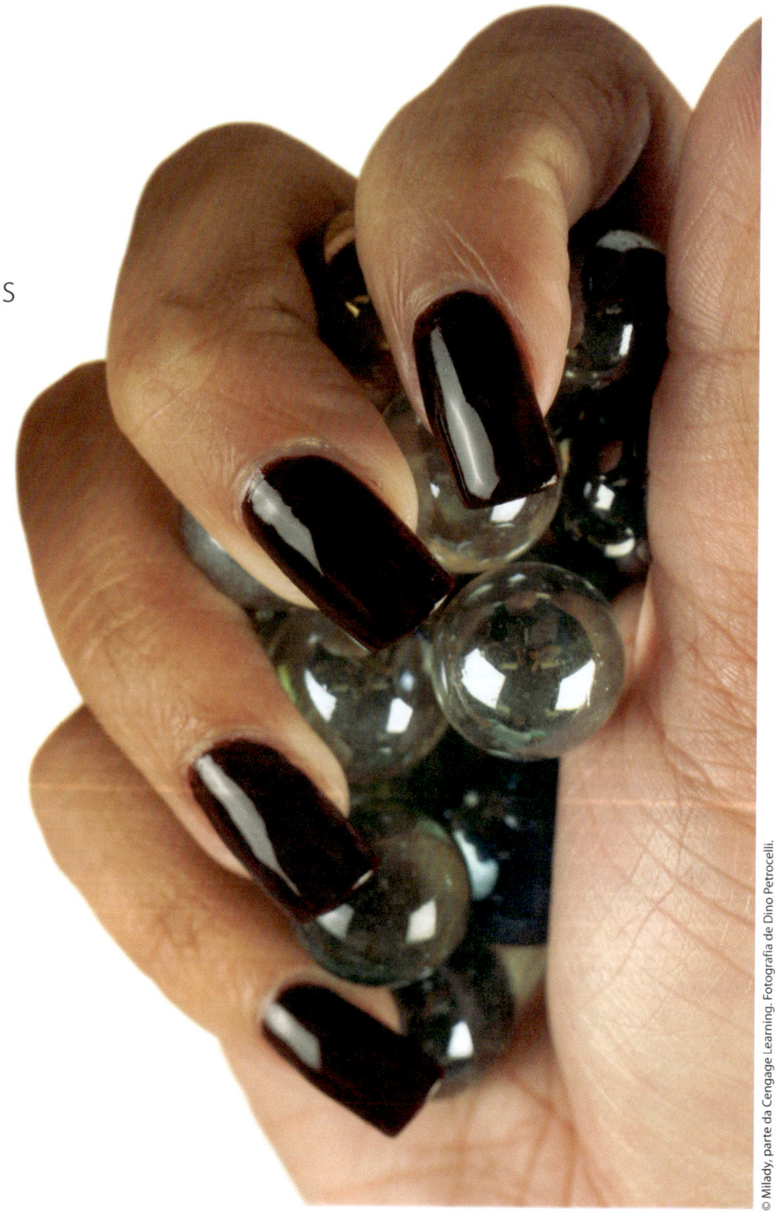

Enfoques do capítulo

- Por que estudar unhas postiças e proteções para as unhas?
- Unha postiças
- Proteções para as unhas
- Manutenção de proteções para unhas, reparo e remoção de proteção de tecido
- Procedimentos

Objetivos de aprendizagem

Ao concluir este capítulo, você será capaz de:

- ☑ **OA1** Identificar os materiais, além da sua mesa de manicure básica, que são necessários para a aplicação de unhas postiças.
- ☑ **OA2** Nomear e descrever os tipos de unhas postiças e por que fazê-las sob medida para seu cliente.
- ☑ **OA3** Listar as matérias-primas utilizadas na unha postiça e explicar os benefícios de cada uma.
- ☑ **OA4** Demonstrar o método de parar, endurecer e segurar para aplicar unhas postiças.
- ☑ **OA5** Demonstrar o procedimento de aplicação da unha postiça.
- ☑ **OA6** Demonstrar o procedimento de remoção da unha postiça.
- ☑ **OA7** Demonstrar o procedimento de aplicação de proteções para as unhas.
- ☑ **OA8** Descrever a principal diferença entre fazer a manutenção de material da proteção para as unhas de duas semanas e de quatro semanas.
- ☑ **OA9** Demonstrar como remover proteções para as unhas e o que evitar.

Palavras-chave

Os números de páginas indicam onde cada termo pode ser encontrado no capítulo:

acelerador de resina de proteção (catalisador), 441
acrilonitrilo butadieno estireno (ABS), 438
adesivo de reparo, 442
cianoacrilato, 440
cola adesiva para unhas postiças, 439
cortador para unhas postiças, 439
faixa de estresse, 442
manutenção, 442
posição "pare", 439
proteções de fibra de vidro, 441
proteções de linho, 441
proteções de tecido, 440
proteções de papel, 441
proteções de seda, 441
proteções para unhas, 440
resina de proteção para unhas, 440
secante de unhas, 439
sobreposições, 438
unhas postiças, 438

Um dos serviços mais populares que o profissional da área de estética e beleza pode oferecer aos seus clientes é a oportunidade de ter unhas lindas, disponíveis em grande variedade de comprimentos e resistência.

Independentemente do interesse do cliente em ter unhas longas, médias ou curtas, ele pode decidir por unhas postiças aplicadas às suas unhas naturais para mais força e durabilidade. Uma vez que a unha postiça é colocada, ela poderá ter a oportunidade de escolher produtos variados que podem ser aplicados sobre a unha natural ou postiça para assegurar mais força e beleza da unha.

POR QUE ESTUDAR UNHAS POSTIÇAS E PROTEÇÕES PARA AS UNHAS?

Profissionais da área de estética e beleza devem estudar e ter um entendimento perfeito das proteções para unhas e unhas postiças, pois:

- → Oferecer extensões de unha e serviços de reforço, reparo e proteção expande sua gama de serviços e permite que os clientes tenham a experiência de poder fazer todos os procedimentos em um único salão.
- → Aprender a técnica apropriada para aplicação e remoção de unhas postiças contribui para seu cliente manter as unhas naturais na melhor saúde e condição possível.
- → Entender os tipos e aplicações de proteções para as unhas permite que você determine a proteção adequada para as necessidades específicas do seu cliente.
- → Aprender como aplicar, manter e remover corretamente e de forma segura as unhas postiças e as proteções assegura a satisfação e lealdade de seu cliente.

Unha postiças

Unhas postiças são plásticas e pré-moldadas, feitas de um polímero resistente composto de **acrilonitrilo butadieno estireno**, também conhecido como plástico **ABS**. Elas são aderidas à unha natural para dar mais comprimento e servir de suporte para produtos de reparo e melhora das unhas. As unhas postiças são combinadas com uma **sobreposição**, uma camada de qualquer tipo de produto para unhas aplicada sobre a unha natural e sobre a postiça para dar mais firmeza. Unhas postiças sem o reforço da sobreposição não têm longa duração e podem quebrar facilmente.

Além dos materiais básicos em sua mesa de manicure, você precisará de uma placa abrasiva, uma lixa, adesivo ou cola para unha postiça, **cortador para unhas postiças**, um utensílio similar ao cortador de unha, projetado para o uso em unhas postiças, **secante de unhas**, uma substância utilizada para remover a hidratação da superfície, pequenas quantidades de óleo deixadas na placa da unha natural, e uma variedade de unhas postiças para a aplicação (Figura 15.1). ☑ OA1

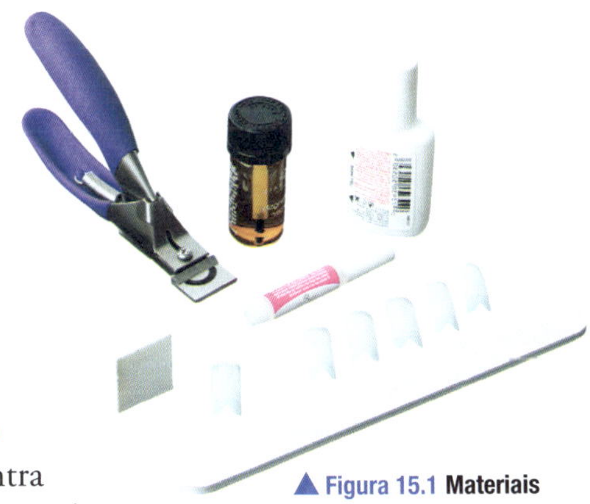

▲ Figura 15.1 **Materiais necessários para a aplicação de unhas postiças.**

Muitas unhas postiças têm uma pequena depressão que serve como o ponto de contato com a lâmina ungueal. A **posição "pare"** é a região na qual a ponta livre da unha natural se encontra com a unha postiça, e é onde a unha postiça se adere à unha natural. Existem vários tipos de unhas postiças, incluindo: parcialmente curvadas, totalmente curvadas ou sem curvas (sem depressão para contato) (Figura 15.2).

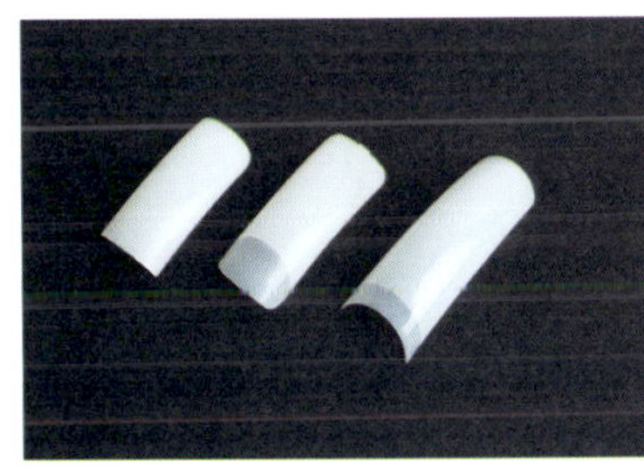

▲ Figura 15.2 **Unhas postiças são sem curvas, parcialmente curvadas ou totalmente curvadas.**

Unhas postiças estão disponíveis em muitos tamanhos, cores e formas, tornando fácil a tarefa de fornecer a cada cliente o tamanho e a forma certa. As unhas postiças podem ser compradas em remessas grandes, de 100 a 500 unidades, ou em refis individuais de números diversos. Com uma variedade tão grande, é fácil encontrar a que se encaixa adequadamente ao cliente. Ao escolher as unhas postiças, assegure-se de que cobrem as partes laterais da lâmina ungueal durante a aplicação. Não cometa o erro de usar uma unha postiça mais estreita que a lâmina ungueal natural de seu cliente. Isto pode causar a quebra da unha postiça nos lados ou ao meio.

Em vez de forçar uma unha postiça pequena demais na unha, é melhor utilizar uma unha postiça um pouco maior e moldá-la com um instrumento abrasivo antes da aplicação. Você também pode cortar e moldar bem a área antes de aplicar a unha postiça, poupando o tempo de mistura. Unhas postiças pré-moldadas requerem muito menos lixamento na unha natural depois da aplicação. Isto também reduz o dano potencial à unha natural. ☑ OA2

O agente de aderência utilizado para colar a unha postiça à unha natural é chamado **cola adesiva para**

Para sua informação

Não utilize cortadores comuns de unhas para cortar unhas postiças. Fazer isso enfraquece e quebra a unha postiça. Em vez disso, utilize um cortador especial para unhas postiças.

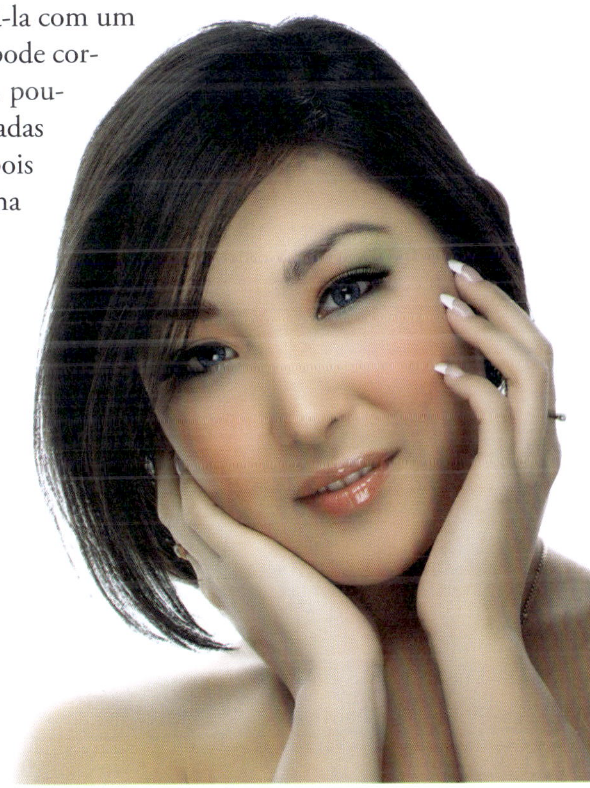

unhas postiças. Estas colas podem ser compradas em tubos ou recipientes com pincéis e estão disponíveis em diversas formas, dependendo da consistência da cola. Por exemplo, colas em gel, algumas vezes chamadas de *resina*, são as colas mais espessas e requerem mais tempo de secagem do que colas mais ralas de secagem rápida, que secam em aproximadamente cinco segundos.

Colas para unha postiça geralmente vêm em tubos com ponta de aplicação, ou com aplicadores em gotas, ou ainda com pincéis de aplicação. Abra os potes de cola com cuidado – sempre direcione a ponta para longe de você e do seu cliente. Os profissionais e seus clientes sempre devem utilizar proteção para os olhos ao manipular colas para unhas postiças. Até a menor quantidade de cola nos olhos pode ser muito perigosa e causar sérios danos e ferimentos.

Uma vez que a unha postiça é aplicada, a área de contato deverá ser afinada com um abrasivo, para que a unha postiça se misture com a unha natural. A aplicação perfeita da unha postiça não deixa linha visível onde a unha natural acaba e a unha postiça começa.

Procedimento 15.1 Aplicação de unhas postiças Consulte a página 444

Procedimento 15.2 Remoção de unhas postiças Consulte a página 447

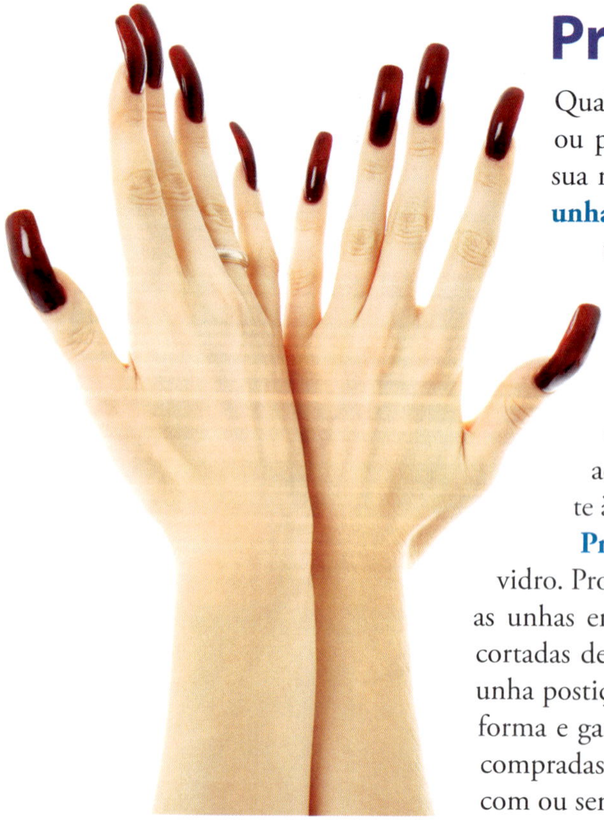

Proteções para as unhas

Qualquer método que envolva fixar uma camada de tecido ou papel sobre e em volta da unha postiça para assegurar sua resistência e durabilidade é chamada de **proteção para unhas**. As proteções para unhas são um tipo de sobreposição utilizado sobre unhas postiças. Elas também são usadas para reparar ou fortalecer unhas naturais e para criar extensões de comprimento.

Resina de proteção para as unhas é usada para cobrir e fixar proteções de tecido à unha natural e postiça. Resinas de proteção são feitas de **cianoacrilato**, um acrílico monômero especializado que tem adesão excelente à lâmina ungueal natural e polimeriza em segundos.

Proteções de tecido são feitas de seda, linho ou fibra de vidro. Proteções de tecido é o tipo mais popular de proteção para as unhas em razão de sua durabilidade. Proteções de tecido são cortadas de forma que cubram a superfície da unha natural e da unha postiça e são aplicadas sobre uma camada de resina para dar forma e garantir a força da unha. Proteções de tecido podem ser compradas em cartelas, rolos ou pacotes de pedaços pré-cortados, com ou sem adesivo.

O material da proteção é o coração do sistema de proteção de unhas e dá a este sistema propriedades únicas. Proteções para unhas podem ser usadas como uma sobreposição para fortalecer unhas naturais postiças.

Proteções de seda são feitas de um material fino e natural, com uma leve cor que se torna transparente quando a resina é aplicada. Uma proteção de seda é leve e tem aparência lisa quando aplicada à unha.

Proteções de linho são feitas de um material mais pesado. Ela é bem mais espessa que os outros tipos de tecidos de proteção. Adesivos para as unhas não penetram tão facilmente no linho quanto em seda ou fibra de vidro. Um esmalte colorido deve ser utilizado para cobri-la totalmente, pois ela é opaca, mesmo depois que a resina é aplicada. O linho é usado porque é considerado o tecido de proteção mais forte.

Proteções de fibra de vidro são feitas de um material sintético e muito fino, de malha mais solta. A malha mais solta facilita o manuseio e permite que a resina penetre, melhorando a adesão. Ainda que a fibra de vidro não seja tão forte quanto o linho ou a seda, ela pode fornecer uma melhora durável da unha.

Proteções de papel são proteções temporárias feitas de papel muito fino. Alguns clientes e profissionais preferem utilizar a proteção de papel. O papel foi um dos primeiros materiais utilizados para criar as proteções. Elas são muito fáceis de usar, mas não têm a resistência ou durabilidade das proteções de tecido. Por esta razão, proteções de papel são consideradas um serviço temporário e devem ser totalmente substituídas quando seus clientes vierem para a manutenção. ☑ **OA3**

Um **acelerador de resina de proteção**, também conhecido como **catalisador**, é agente secante que acelera o processo de endurecimento da resina ou camada adesiva. Catalisadores vêm em diversos formatos: frasco com pincel de aplicação, spray e aerossol. O catalisador se dissipará em dois minutos depois da aplicação; durante esse tempo, não aplique mais resina pois o catalisador a endurece no pincel, na borda do frasco ou no extensor. O catalisador também não precisa ser aplicado depois de cada camada de adesivo, este é um passo opcional e pode ser utilizado conforme a necessidade.

Além do material de proteção escolhido, você precisará de resina, acelerador para a resina, abafador de unha e uma tesoura pequena e afiada, plástico e pinças para a aplicação da proteção na unha. (**Figura 15.3**).

Para sua informação

Para dar mais força em uma proteção de tecido, alguns clientes são adeptos de um método que profissionais da área de estética e beleza gostam de chamar de Submersão em Pó e Aprimoramento Adesivo. Nesta técnica, um pó fino de polímero é salpicado ou aplicado na proteção de tecido pronta. Muitas camadas de pó podem ser aplicadas. Qualquer adesivo ou resina pode ser utilizado para este procedimento. Geralmente, um catalisador é utilizado para garantir a secagem. Muitos clientes que não podem usar o monômero e polímero líquido nas unhas por causa de alergias ou sensibilidade na pele são adeptos desta técnica para desfrutar da resistência e praticidade destes produtos.

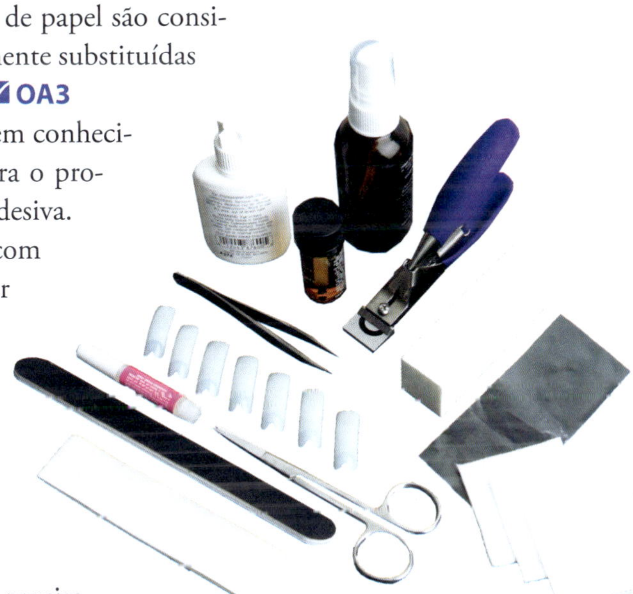

▲ Figura 15.3 **Materiais necessários para a aplicação de proteções para as unhas.**

Procedimento 15.3 **Aplicação de proteções para as unhas** Consulte a página 448

Para sua informação

Você pode ter ouvido sobre, ou até tentado usar, um método de melhora das unhas chamado *Gel Sem Luz*. Eles eram utilizados profissionalmente, mas agora são populares, como os *kits* de "faça você mesmo". Eles estão disponíveis para compra em lojas comuns ou farmácias nos Estados Unidos. Se você encontrar um cliente que já utilizou este produto, você deve ter em mente que a consistência do gel é mais espessa que a resina, e feita do mesmo cianoacrilato. O Gel Sem Luz tem um adesivo espesso que muitas empresas e profissionais de marketing chamam erroneamente de gel.

Eles, na verdade, têm a mesma composição de sistemas de proteção com resina e podem ser utilizados com um catalisador em *spray* para endurecer e secar o adesivo.

Manutenção de proteções para unhas, reparo e remoção de proteção de tecido

Proteções de tecido necessitam de manutenção regular para manter a aparência nova. Nesta seção, você aprenderá a realizar a manutenção de proteções de tecido para duas semanas e para quatro semanas. Você também aprenderá a consertar rachaduras ou remover as proteções, quando necessário.

Manutenção de proteções para unhas

As proteções para unhas precisam de manutenção constante depois da aplicação inicial.

Manutenção é o termo utilizado quando uma melhora nas unhas precisa de um serviço profissional depois de duas ou mais semanas da aplicação inicial do produto. A manutenção tem dois objetivos: permite que o profissional aplique o produto de melhora na parte nova de unha natural, comumente chamado de *retoque* ou *retoque de raiz*. A manutenção também permite que o profissional corrija a unha estruturalmente para garantir sua resistência, forma e durabilidade, chamado geralmente de *rebalanceamento*.

A manutenção da proteção pode ser feita com resina adicional, na manutenção para duas semanas, ou com tecido e resina na manutenção para quatro semanas. A manutenção é necessária para a beleza e força da unha.

Procedimento 15.4 Manutenção de proteções de tecido para duas semanas

Consulte a página 451

Reparo de proteção de tecido

Existem circunstâncias em que as proteções para as unhas terão que sofrer reparos. Nestes casos, pedaços pequenos de tecido podem ser utilizados para reforçar um ponto fraco ou para reparar uma quebra na unha.

A **faixa de estresse** é uma tira de tecido cortada a 3 mm de comprimento e aplicada ao ponto fraco da unha durante a manutenção para quatro semanas, para reparar ou fortalecer um ponto fraco na melhora das unhas.

Um **adesivo de reparo** é um pedaço de tecido cortado para cobrir completamente uma rachadura ou quebra na unha. Utilize o procedimento de manutenção para quatro semanas para a aplicação do adesivo de reparo.

Procedimento 15.5 Manutenção de proteções de tecido para quatro semanas

Consulte a página 453

Remoção de proteções de tecido

Vai chegar o momento em que seu cliente irá querer remover suas proteções de unha. Quando isto ocorrer, é importante remover as proteções com todo o cuidado possível para não danificar a lâmina ungueal. As proteções de tecido são removidas imergindo a unha toda em um pequeno recipiente cheio de acetona. Espere o tecido derreter e então gentil e cuidadosamente retire o tecido amolecido da unha com uma espátula de madeira. Sempre sugira um serviço de manicure para reidratar a unha natural e a cutícula depois da remoção.

Procedimento 15.6 Remoção de proteções de tecido

Consulte a página 455

Dica comercial

Prepare noites de moda para as unhas

Quem quer que tenha inventado a frase "ver para crer" deveria saber que as pessoas são mais propensas a comprar algo familiar. Para fornecer, em primeira mão, os últimos *looks* de unhas, tente organizar uma noite *fashion* para unhas. Por uma taxa de inscrição de 10 ou 16 reais, você pode dar um show com os últimos *looks* para as unhas oferecendo a cada participante um serviço de manicure – com as cores *fashion* mais populares e os produtos novos mais famosos, é claro. Para encerrar a noite, ofereça a cada cliente um *kit* de cuidados para as unhas que inclua amostras grátis e um cupom de desconto de 10% ou 15% no próximo serviço ou compra para as unhas. Utilizar toda uma noite focada nos produtos gera comentários sobre eles e mostra aos clientes como usá-los. A amostra prende os clientes ao produto e o cupom as incentiva a voltar ao seu salão.

Procedimento

15.1 Aplicação de unhas postiças

Instrumentos e materiais

Além dos materiais básicos sobre sua mesa de manicure, você precisará dos seguintes materiais para o procedimento de aplicação da unha postiça:

- **Placas abrasivas (lixas)**
- **Bloqueador de abafamento**
- **Secante de unhas**
- **Cola adesiva para unhas postiças**
- **Unhas postiças**
- **Cortador de unhas postiças**

Preparação

- Execute o Procedimento 13.1 **Procedimento pré-serviço** **Consulte a página 379**

Procedimento

1 Limpe as unhas e remova o esmalte existente.

2 Empurre gentilmente para trás o eponíquio, utilizando um empurrador de cutícula de madeira ou outro utensílio apropriado.

3 Cuidadosamente remova o tecido de cutícula da lâmina ungueal, utilizado um empurrador de cutícula de madeira ou outro utensílio apropriado.

4 Lixe bem suavemente a lâmina ungueal com um abrasivo fino ou médio (240 grânulos ou mais) para remover o brilho causado pelo óleo natural e outros contaminantes na superfície da lâmina ungueal. Não utilize um abrasivo forte, e tenha cuidado para não aplicar pressão excessiva. O objetivo é remover apenas o brilho e afinar a placa o menos possível. Remova o pó com um pincel de unha limpo e seco, da área da cutícula para a ponta da unha.

5 Aplique o secante para remover a hidratação da superfície e pequenas quantidades de óleo na lâmina ungueal natural. Tenha cuidado para não tocar a unha natural com seus dedos, pois qualquer depósito de óleo de seus dedos pode causar o levantamento da sobreposição depois de aplicada.

6 Assegure-se de que está escolhendo o tamanho apropriado para as unhas do seu cliente antes de começar a aderência das unhas postiças às naturais. Tenha certeza de que as unhas postiças escolhidas por você cobrem a lâmina ungueal de lado a lado. Coloque as unhas postiças pré-cortadas e moldadas em uma toalha, na ordem da disposição dos dedos.

7 Aplique adesivo suficiente na lâmina ungueal para cobrir a área onde a unha postiça será aplicada, ou na curvatura da unha postiça. Não aplique demais: menos é mais quando se trata de adesivos e colas para unha postiça! Não deixe a cola adesiva atingir a pele. Aplique a cola ou o adesivo do meio da lâmina ungueal para a ponta. Você também pode utilizar um pincel fino e cobrir a unha toda, e então pressionar a unha postiça sobre a unha natural.

8 Deslize as unhas postiças sobre as unhas naturais do cliente, pare, balance e segure quando aplicar as unhas postiças. Encontre o ponto de parada na ponta da unha a um ângulo de 45 graus. Balance a unha postiça devagar. Segure a unha postiça no lugar por cinco ou dez segundos até que o adesivo tenha secado. Você também deve aplicar o adesivo ou a cola na área de curvatura da unha, para evitar bolhas de ar presas na cola. Esta técnica também funciona com unhas postiças sem curvatura, seguida pelo posicionamento na lâmina ungueal natural e segurando a unha postiça no seu lugar por cinco a dez segundos, até que o adesivo ou a cola endureça. ☑ **OA4**

6

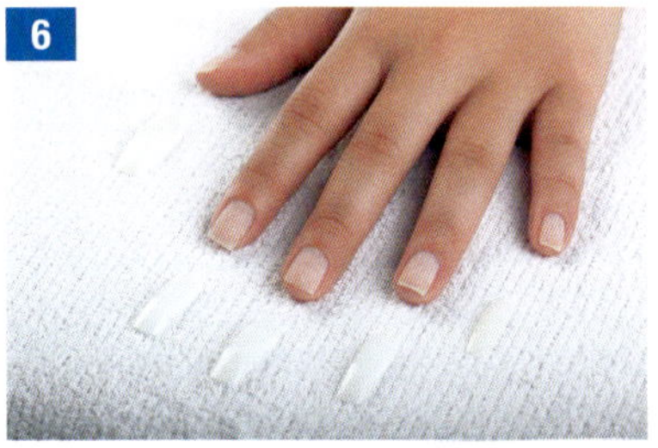

9 Corte a unha postiça no comprimento desejado utilizando um cortador específico.

10 Se você aplicou unhas com curvatura, você ainda precisará de mistura adicional para que elas se encaixem na lâmina ungueal natural. Tome bastante cuidado, pois este passo pode causar dano à lâmina ungueal natural se realizado de maneira incorreta. Utilizando uma lixa de média a fina (180 grânulos ou mais), suavize com cuidado a área de contato para que ela se misture com a unha natural. Mantenha sua mesa reta para moldar a unha postiça. Nunca segure a lixa em ângulo, pois a ponta do material abrasivo pode atingir a lâmina ungueal e danificá-la. Depois que você terminar de misturar, remova o brilho do resto da unha postiça.

11 Use um abrasivo ou lixa para dar forma à nova unha, mais longa.

12 Seu processo de aplicação de unha postiça está completo. Ainda que as unhas postiças do seu cliente se misturem às unhas naturais, as postiças devem ser usadas com uma camada adicional, como as proteções de unha, pois não são fortes o bastante para serem usadas sozinhas.

Cuidado

Se você acidentalmente tocar a unha natural preparada, você deve limpar novamente a unha e reaplicar o secante.

Dica de serviço

Quando for utilizar uma unha postiça sem curvatura, para que não haja necessidade da etapa de mistura com a unha natural, lixe a superfície da unha gentilmente para melhorar a adesão da sobreposição.

Dica de serviço

Durante a aplicação das unhas postiças, discuta produtos como esmaltes, bases e cremes para as mãos que ajudem a clientela a manter a beleza e durabilidade de suas unhas entre as visitas ao salão.

13 Visual finalizado

13

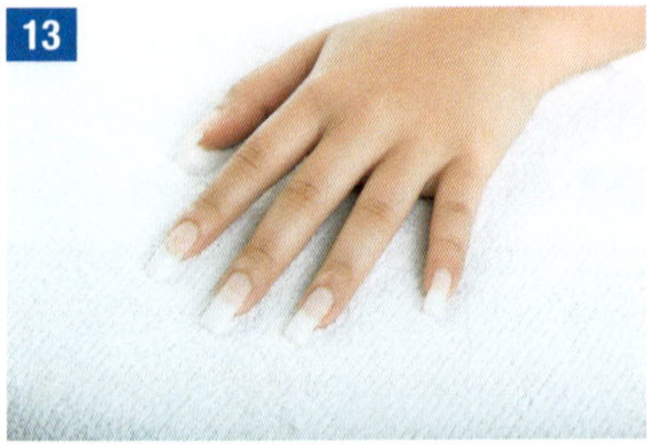

Dica de serviço

Quando aplicar uma unha com curvatura, tenha certeza de que a curva se encaixa à unha natural durante a aderência

Pós-serviço

- Conclua o Procedimento 13.2 Procedimento pós-serviço

Consulte a página 383 ☑ **OA5**

Procedimento

15.2 Remoção de unhas postiças

Preparação

- Execute o Procedimento 13.1 Procedimento pré-serviço Consulte a página 379

Procedimento

1. Coloque acetona em uma pequena vasilha de vidro, o suficiente para cobrir as unhas. Mergulhe as unhas por alguns minutos.
2. Utilize uma espátula para retirar a unha postiça amolecida. Tenha cuidado para não retirá-la bruscamente, para não danificar a unha natural. Se a unha postiça ainda estiver muito grudada à unha natural, peça ao cliente que mergulhe novamente a unha na acetona por mais alguns minutos até que a unha postiça inteira seja facilmente removida.
3. Lixe gentilmente a unha natural com uma lixa fina para remover qualquer resíduo de adesivo ou cola.
4. Reaplique a unha postiça se o cliente desejar, como recomendado no Procedimento 15.1. Se não, proceda com o serviço desejado.
5. Visual finalizado

Pós-serviço

- Conclua o Procedimento 13.2 Procedimento pós-serviço

Consulte a página 383 ✓ OA6

Instrumentos e materiais

Além dos materiais básicos sobre sua mesa de manicure, você precisará dos seguintes materiais para a remoção da unha postiça:

- **Lixa em bloco**
- **Pequena vasilha de vidro**
- **Removedor de unhas postiças**

Cuidado

Nunca puxe a unha postiça! Isto pode causar danos à lâmina ungueal porque retira camadas de unha natural e pode quebrar o selante dos produtos de melhora da unha.

Procedimento

15.3 Aplicação de proteções para as unhas

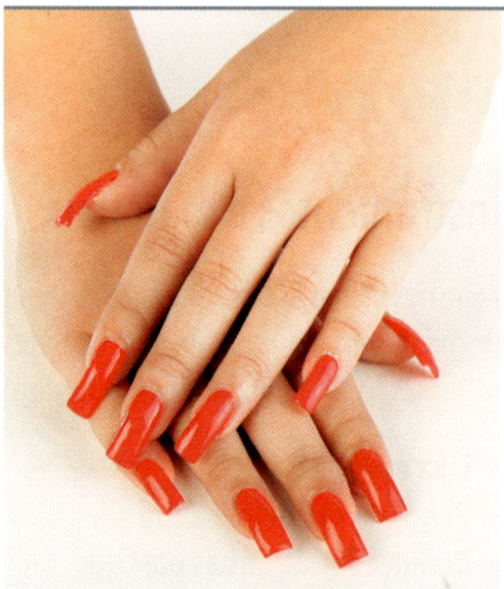

Instrumentos e materiais

Além dos materiais básicos sobre sua mesa de manicure, você precisará dos seguintes materiais para a aplicação da proteção para as unhas:

- **Tecido com verso adesivo**
- **Lixa de unha**
- **Pedaço pequeno de plástico**
- **Tesouras pequenas**
- **Pinças (opcional)**
- **Resina para proteção**
- **Acelerador para a resina de proteção**

Preparação

- Execute o Procedimento 13.1 **Procedimento pré-serviço** **Consulte a página 379**

Procedimento

1. Remova o esmalte existente
2. Empurre o eponíquio e remova a cutícula.
3. Lixe a lâmina ungueal levemente com um abrasivo de médio a fino (240 grânulos) para remover o brilho causado pelo óleo da placa natural da unha. Não utilize um abrasivo forte, e tenha cuidado para não aplicar pressão. Remova apenas o óleo brilhante e evite remover camadas da lâmina ungueal natural. As proteções podem ser aplicadas em unhas naturais ou por cima das unhas postiças. Se você está utilizando unhas postiças, deve utilizar seu abrasivo para dar forma às pontas livres da unha natural, para que esta encontre a unha postiça no ponto de "pare". Remova o pó com um pincel limpo, seco e desinfetado.
4. Aplique um secante de unha na lâmina ungueal. Ele removerá a hidratação natural da superfície e ajudará a melhorar a adesão. Aplicá-lo com um pedaço de algodão em um plástico tem o benefício adicional de remover qualquer óleo natural restante e ajuda a melhorar a adesão superior, até em clientes com pele oleosa.
5. Aplique as unhas postiças, se desejado.

6 Antes de remover o verso do tecido, corte-o na largura e forma aproximada à da lâmina ungueal natural ou unha postiça.

7 Aplique uma camada de resina sobre toda a superfície da unha natural ou postiça. Lembre-se de manter a cola adesiva longe da pele. Além de potencialmente danificar a pele do seu cliente, pode levantar ou separar a proteção da lâmina ungueal. Comece com o dedo mínimo da mão esquerda e aplique a resina em todos os 10 dedos. Quando terminar, retorne ao primeiro dedo e aplique a proteção de tecido.

8 Remova o verso do tecido, tomando cuidado para não deixar a poeira e o óleo dos seus dedos contaminarem o lado adesivo do tecido, pois isso pode evitar que o tecido se cole à unha. Gentilmente ajuste o tecido sobre a unha, cobrindo-a inteira (você também pode utilizar pinças para a aplicação, se desejar), mantendo o tecido a 1,5 mm dos lados e do eponíquio. Utilize um pequeno pedaço de plástico para pressionar o tecido sobre a unha e suavizá-lo.

9 Quando o tecido estiver seguro sobre a unha, utilize tesouras pequenas para cortar o tecido a 1,5 mm de distância dos lados e da ponta da unha. Cortar o tecido ligeiramente menor que a unha evita que ele se levante ou se separe da lâmina ungueal.

10 Aplique uma camada fina de resina no centro da unha, utilizando aplicador ou pincel. Não toque a pele. A resina vai penetrar no tecido e aderir à superfície da unha. Utilize o plástico novamente para ter certeza de que a resina está distribuída igualmente e de que não há bolhas ou áreas sem tecido. Quando estiver saturado de resina, o tecido ou papel ficará praticamente invisível (o linho continuará visível, pois é muito grosso).

11 O acelerador de resina é um produto feito especialmente para ajudar a secar mais rápido qualquer cola ou resina de cianoacrilato. Aplique com pincel, spray ou conta-gotas o acelerador específico para o produto que você está utilizando. Use o acelerador de acordo com as instruções do fabricante. Mantenha o acelerador longe da pele para prevenir uma superexposição ao produto.

12 Aplique e espalhe uma segunda camada de resina e sele a ponta livre para evitar a separação ou levantamento das pontas.

13 Aplique uma segunda camada de acelerador de resina.

14 Use um abrasivo médio (240 grânulos) para dar forma e refinar a unha de tecido.

15 Aplique óleo de unha e lixe com uma lixa fina (350 grânulos ou mais) para dar mais brilho. Utilize a lixa para suavizar áreas ásperas do tecido. Não lixe excessivamente ou por muito tempo, pois pode atingir o tecido e enfraquecê-lo.

16 Aplique creme hidratante e massageie as mãos e os braços.

19

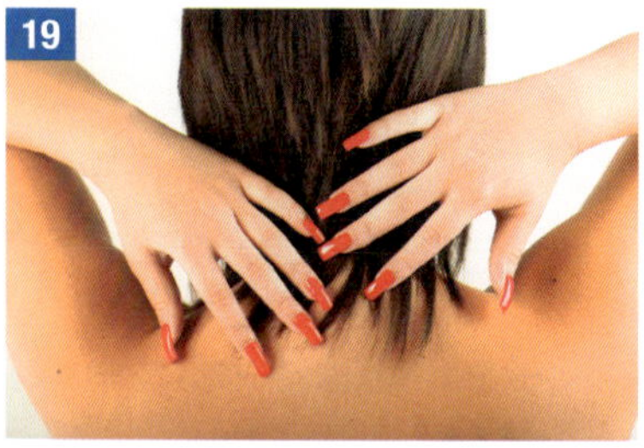

17 Remova traços de oleosidade. Use um pedaço pequeno de algodão e removedor de esmalte sem acetona para eliminar traços de óleo da unha, para que o esmalte possa aderir.

18 Esmalte as unhas.

19 Visual finalizado.

Pós-serviço

- Conclua o Procedimento 13.2 Procedimento pós-serviço

Consulte a página 383 ☑ OA7

Procedimento

15.4 Manutenção de proteções de tecido para duas semanas

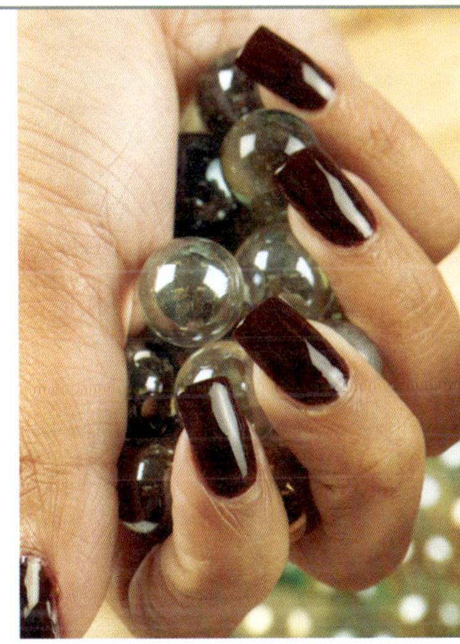

Preparação

- Execute o Procedimento 13.1 Procedimento pré-serviço Consulte a página 379

Procedimento

1 Use um removedor de esmaltes sem acetona para remover qualquer esmalte existente e evite danificar as proteções. A acetona irá amolecer a proteção rápido demais.

2 Limpe as unhas.

3 Empurre o eponíquio.

4 Lixe suavemente a superfície da unha exposta para remover o brilho oleoso.

5 Remova o pó com um pincel fino, de náilon e seco e aplique o secante nas unhas com um palito de madeira envolto em algodão, e algodão envolto em plástico, pincel ou spray. Comece com o dedo mínimo da mão esquerda e vá até o polegar. Repita o procedimento na mão direita.

6 Aplique uma pequena quantidade de resina na área da unha crescida. Espalhe-a, tomando cuidado de não tocar na pele.

7 Aplique com spray, pincel ou conta-gotas o acelerador específico para o produto que você está usando. Siga as instruções do fabricante. Mantenha o acelerador longe da pele para prevenir superexposição ao produto.

8 Aplique uma segunda camada de resina na unha toda para fortalecer e selar novamente a proteção.

Instrumentos e materiais

Além dos materiais básicos sobre sua mesa de manicure, você precisará dos seguintes materiais para o procedimento de manutenção de proteção de tecido para duas semanas:

- **Lixa abrasiva**
- **Secante de unhas**
- **Resina para proteção**
- **Acelerador para a resina de proteção**

9 Aplique uma segunda camada de acelerador de resina.

10 Use um abrasivo de médio a fino na superfície da proteção para eliminar qualquer ponto alto ou outras imperfeições.

11 Aplique óleo de unha e lixe para dar mais brilho com uma lixa fina (350 grânulos ou mais)

12 Aplique creme hidratante e massageie as mãos e os braços.

15

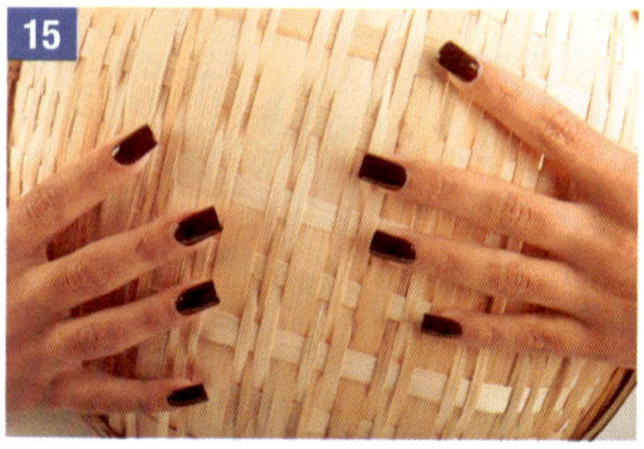

13 Remova traços de oleosidade. Use um pedaço pequeno de algodão e um removedor de esmalte sem acetona para eliminar traços de óleo da unha, para que o esmalte possa aderir.

14 Esmalte as unhas.

15 Visual finalizado.

Pós-serviço

- Conclua o Procedimento 13.2 Procedimento pós-serviço Consulte a página 383

Procedimento

15.5 Manutenção de proteções de tecido para quatro semanas

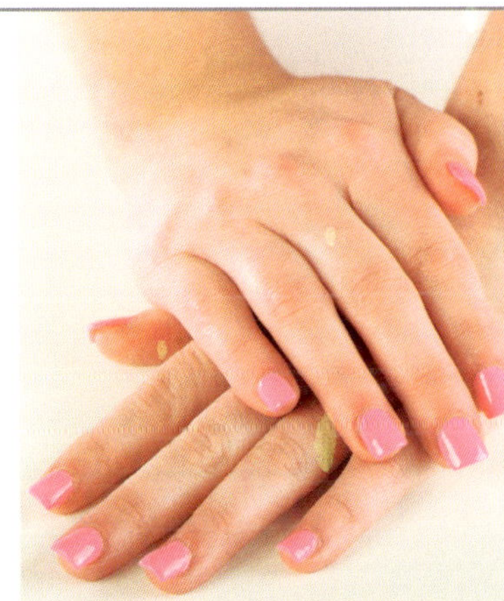

Preparação

- Execute o Procedimento 13.1 Procedimento pré-serviço Consulte a página 379

Procedimento

1 Use um removedor de esmaltes sem acetona para remover qualquer esmalte existente e evitar danos às proteções. A acetona irá amolecer a proteção rapidamente.

2 Limpe as unhas.

3 Empurre o eponíquio.

4 Lixe as placas da unha levemente com uma lixa de média a fina (240 grânulos) para remover o brilho criado pelo óleo natural e remova qualquer pedaço de tecido que possa ter levantado desde o último serviço. Lixe o fim do tecido até que fique macio, sem danificar ou arranhar a unha natural. Refine a unha com cuidado até que não haja linha visível entre a unha crescida e a proteção de tecido. Evite danificar a unha natural com abrasivos.

5 Remova os resíduos com um pincel limpo, seco e de náilon e aplique o secante de unha com um palito de madeira envolto em algodão, e algodão envolto em plástico, pincel ou spray. Comece pelo dedo mínimo da mão esquerda e siga até o polegar. Repita o procedimento na mão direita.

6 Corte um pedaço de tecido grande o bastante para cobrir a área crescida e sobrepor levemente à camada antiga de tecido.

Instrumentos e materiais

Além dos materiais básicos sobre sua mesa de manicure, você precisará dos seguintes materiais para o procedimento de manutenção de proteções de tecido para quatro semanas:

- **Lixa abrasiva**
- **Tecido com verso adesivo**
- **Secante de unhas**
- **Pedaço pequeno de plástico**
- **Tesouras pequenas**
- **Pinças (opcional)**
- **Resina para proteção**
- **Acelerador para a resina de proteção**

7 Aplique uma pequena quantidade de resina e espalhe pela área crescida. Tenha cuidado e evite que a resina toque a pele.

8 Gentilmente encaixe o tecido na área crescida e suavize as diferenças.

9 Aplique outra pequena quantidade de resina, evitando a pele.

10 Aplique o acelerador com pincel, spray ou conta-gotas para secar a resina mais rapidamente. Siga as instruções do fabricante.

11 Aplique uma segunda camada de resina na área crescida.

12 Aplique uma segunda camada de acelerador de resina.

13 Aplique uma camada fina de resina na unha toda para fortalecer e selar a proteção.

14 Aplique o acelerador de resina.

15 Use um abrasivo de médio a fino (240 grânulos) na superfície da proteção para eliminar qualquer ponto alto ou outras imperfeições. Evite contato com a pele em volta da cutícula e dos lados para que você não cause danos ou cortes.

16 Aplique óleo de unha e lixe com uma lixa fina para dar mais brilho.

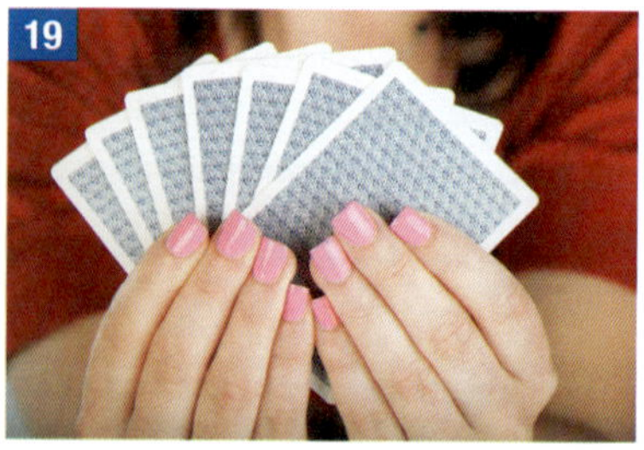

17 Aplique creme hidratante e massageie as mãos e os braços.

18 Use um pedaço pequeno de algodão e um removedor de esmalte sem acetona para eliminar traços de óleo da unha, para que o esmalte possa aderir.

19 Visual finalizado.

Pós-serviço

- Conclua o **Procedimento 13.2 Procedimento pós-serviço**

Consulte a página 383 ✔ **OA8**

Procedimento

15.6 Remoção de proteções de tecido

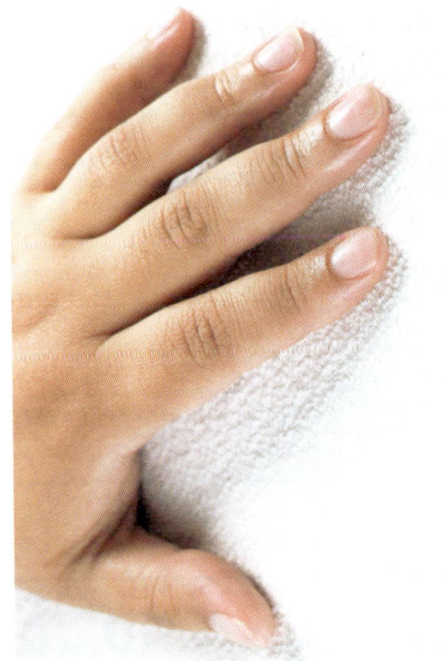

Preparação

- Execute o Procedimento 13.1 Procedimento pré-serviço Consulte a página 379

Procedimento

1 Coloque acetona em uma pequena vasilha de vidro, para cobrir a proteção. Coloque as pontas dos dedos do cliente na vasilha, tendo certeza de que as proteções estão submersas. Mergulhe as unhas por alguns minutos. A acetona deve estar a aproximadamente 1,3 cm acima das proteções para unha.

2 Use uma espátula para retirar as proteções da lâmina ungueal.

3 Lixe gentilmente a unha natural com uma lixa fina (240 grânulos) para remover a resina.

4 Hidrate a pele ao redor da lâmina ungueal com óleos ou loções para esre fim.

5 Visual finalizado

5

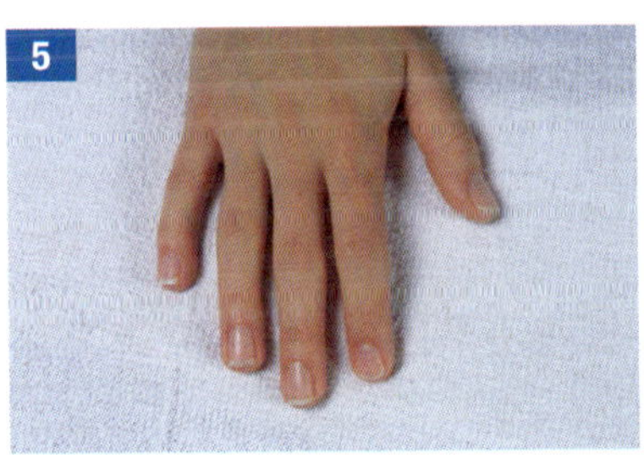

Instrumentos e materiais

Além dos materiais básicos sobre sua mesa de manicure, você precisará dos seguintes materiais para o procedimento de remoção das proteções de tecidos para as unhas:

- **Acetona**
- **Pequena vasilha de vidro**

Pós-serviço

- Conclua o Procedimento 13.2 Procedimento pós-serviço

Consulte a página 383 OA9

Questões de revisão

1. Quais são os materiais, além da sua mesa básica de manicure, que você precisará para a aplicação de unhas postiças?
2. Quais são os tipos de unhas postiças disponíveis e por que é importante moldá-las corretamente para seu cliente?
3. Quais tipos de tecidos são utilizados na proteção para unhas?
4. Quais são os benefícios de utilizar cada um destes tipos de tecido?
5. Descreva o método de parar, endurecer e segurar para aplicar unhas postiças.
6. Descreva o procedimento de aplicação da unha postiça.
7. Descreva o procedimento de remoção da unha postiça.
8. Descreva o procedimento de aplicação de proteções para as unhas.
9. Qual a principal diferença entre fazer a manutenção de material de proteção para as unhas de duas semanas e a manutenção de material de proteção para as unhas de quatro semanas?
10. Descreva como remover proteções para as unhas e o que evitar.

Glossário do capítulo

Acelerador de resina de proteção	Também conhecido como catalisador, age como o agente secante acelerando o processo de endurecimento da resina ou camada adesiva.
Acrilonitrilo butadieno estireno (ABS)	Também conhecido como ABS, é um termoplástico comum utilizado para fazer unhas postiças leves, rígidas e moldadas.
Adesivo de reparo	Pedaço de tecido cortado para cobrir completamente uma rachadura ou quebra na unha.
Cianoacrilato	Um monômero de acrílico especializado que tem excelente adesão à lâmina ungueal natural e polimeriza em segundos.
Cola adesiva para unhas postiças	Agente de aderência utilizado para colar a unha postiça à unha natural.
Cortador para unhas postiças	Utensílio semelhante a um cortador de unha, projetado especialmente para unhas postiças.
Faixas de estresse	Faixa de tecido cortada em 3 mm de comprimento e aplicada ao ponto fraco da unha durante a manutenção de proteção de tecido para quatro semanas ou para reparar/proteger um ponto fraco nas unhas.
Manutenção	Termo utilizado quando um procedimento de melhora da unha precisa de serviços depois de duas ou mais semanas da aplicação inicial do produto.

Glossário do capítulo

Posição "pare"	O ponto onde a ponta da unha se encontra com a unha postiça.
Proteções de fibra de vidro	Feita de um material sintético e muito fino, de malha mais solta.
Proteções de linho	Feita de um material mais pesado.
Proteções de papel	Proteções temporárias feitas de papel muito fino.
Proteções de seda	Feitas de um material fino e natural, com uma leve cor que se torna transparente quando a resina é aplicada.
Proteções de tecido	Proteção de tecido feito de seda, linho ou fibra de vidro.
Proteções para as unhas	Método para fixar uma camada de tecido ou papel sobre e em volta da unha postiça para assegurar sua força e durabilidade.
Resina de proteções para de unhas	Utilizada para forrar e fixar proteções de tecido à unha natural e postiça.
Secante de unhas	Substância utilizada para remover hidrataçao da superfície e pequenas quantidades de óleo deixadas na lâmina ungueal.
Sobreposições	Uma camada de qualquer produto de melhora para as unhas, aplicada sobre a unha natural ou postiça para força extra.
Unhas postiças	Unhas plásticas e pré-moldadas de um polímero resistente feito de plástico ABS.

Capítulo

16 Aprimoramento das unhas com monômero líquido e polímero em pó

Enfoques do capítulo

- Por que estudar o aprimoramento das unhas com monômero líquido e polímero em pó?
- Aprimoramento das unhas com monômero líquido e polímero em pó
- Materiais para aprimoramento das unhas com monômero líquido e polímero em pó
- Aprimoramento das unhas com monômero líquido e polímero em pó, manutenção, conserto de trincas e remoção
- Produtos de monômero líquido e polímeros em pó inodoros
- Produtos coloridos de polímeros em pó
- Procedimentos

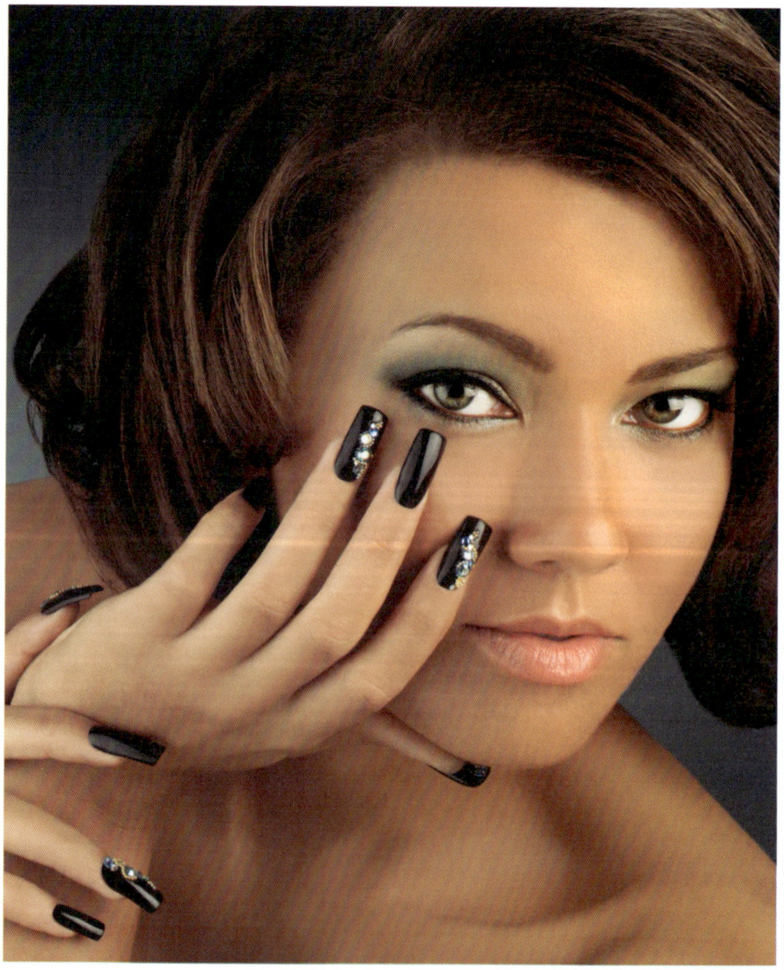

Objetivos de aprendizagem

Ao concluir este capítulo, você será capaz de:

☑ **OA1** Explicar a química dos monômeros líquidos e polímeros em pó e como eles funcionam.

☑ **OA2** Descrever o ápice, a área de estresse e as paredes laterais, e determinar onde cada um é localizado nas unhas.

☑ **OA3** Demonstrar os procedimentos adequados para aplicar monômeros líquidos de uma cor e polímero em pó nas unhas postiças ou naturais.

☑ **OA4** Demonstrar os procedimentos adequados para aplicar monômeros líquidos de duas cores e polímero em pó nas unhas postiças ou naturais.

☑ **OA5** Descrever como executar um serviço de manutenção das unhas utilizando monômeros líquidos de uma cor e polímeros em pó.

☑ **OA6** Demonstrar como executar procedimentos de reparo de trincas.

☑ **OA7** Realizar o procedimento adequado para remover monômeros líquidos e polímeros em pó nas unhas.

Palavras-chave

Os números de páginas indicam onde cada termo pode ser encontrado no capítulo:

ápice (arco), 469
área de estresse, 469
iniciadores, 463
monômero, 461
monômero líquido, 461
melhorias nas unhas com monômero líquido e polímero em pó (unhas esculpidas), 461
lado de baixo da extensão das unhas, 469
polímero, 461
polimerização, 462
polímero em pó, 461
produtos de monômero líquido e polímeros em pó inodoros, 470
reação em cadeia (reação de polimerização), 463

Nota da Editora: O aprimoramento de unha com base na mistura de líquidos e pó é comumente chamado de unhas *acrílicas*. Você poderá ficar surpreso ao descobrir o significado real de *acrílico*, já que por muitos anos esta palavra vem sendo usada de forma errada pela indústria dos cosméticos para unha. O termo *acrílico* na verdade se refere a toda uma família de milhares de substâncias diferentes, e todas elas têm características importantes e intimamente relacionadas. Acrílicos são utilizados para fabricar uma larga variedade de produtos, incluindo lentes de contato, substância para unir ossos quebrados, janelas Plexiglas, maquiagem e outros cosméticos. Surpreendentemente, todos os produtos de melhora da unha têm base em ingredientes que vêm da família acrílica. Por exemplo, os ingredientes nos monômeros líquidos e nos polímeros em pó pertencem a uma parte da família acrílica chamada de metacrílico. Em outras palavras, acrílico é um termo generalizado para um grande grupo de ingredientes. Você pode perceber algumas semelhanças na grafia dos termos, o que indica que eles são da mesma família ou grupo químico. Para ser o mais específico possível, este livro se refere ao aprimoramento das unhas por monômero líquido e polímero em pó. No entanto, tenha em mente que outras formas de literatura, marketing de produto e semelhantes continuarão a utilizar a palavra *acrílico*.

Os monômeros líquidos e os polímeros em pó de hoje vêm em cores variadas, incluindo variações de rosa, branco, cores claras e naturais. Estas cores podem ser utilizadas individualmente ou misturadas para criar tons customizados de rosa para combinar com a cor das unhas naturais de sua clientela ou construir tons pastel que podem ser usados para criar uma grande variedade de desenhos e padrões. Com estes pós, você pode criar cores únicas e desenhos que podem ser misturados permanentemente no aprimoramento da unha. Eles oferecem uma oportunidade maravilhosa para que você personalize seus serviços ou expresse sua criatividade artística.

POR QUE ESTUDAR O APRIMORAMENTO DAS UNHAS COM MONÔMERO LÍQUIDO E POLÍMERO EM PÓ?

Os profissionais da área de estética e beleza devem estudar e ter um entendimento perfeito de monômero líquido e polímero em pó para o aprimoramento das unhas porque:

- Monômeros líquidos e polímeros em pó são serviços populares que serão pedidos frequentemente, e os clientes têm a expectativa de um bom serviço.
- Aprimoramento das unhas com monômero líquido e polímero em pó é lucrativo. Os clientes que desejam esse serviço estão dispostos a fazer as manutenções, então se você conquistar a sua confiança e lealdade, você construirá uma clientela fiel.
- Saber como trabalhar adequadamente com o material de aprimoramento das unhas e entender suas propriedades químicas permitirá que você ofereça um serviço seguro para sua clientela.

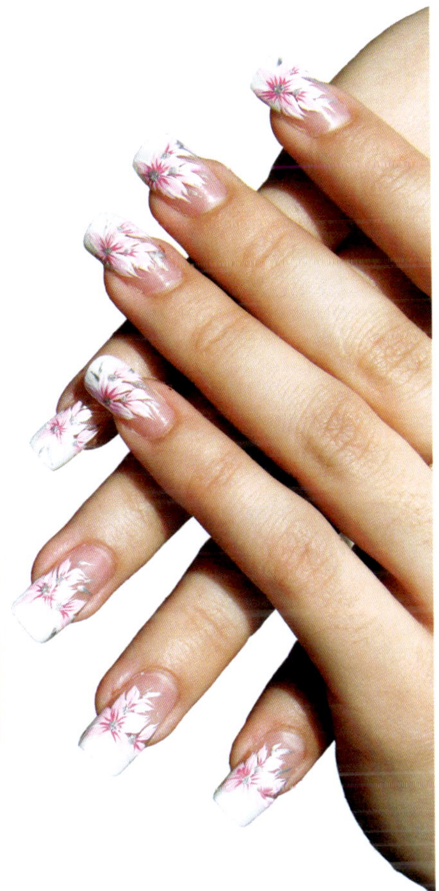

Aprimoramento das unhas com monômero líquido e polímero em pó

As melhorias nas unhas de monômero líquido e o polímero em pó, também conhecidas como **unhas esculpidas**, são criados combinando o **monômero líquido**, um líquido químico misturado com o **polímero em pó**, um pó branco, em cores claras, rosa e muitas outras cores, para obter a melhora na unha. Assim, a razão para os termos *líquido* e *pó* é óbvia.

Mono significa um e *mero* significa unidade, então o **monômero** é uma unidade chamada de molécula. *Poli* significa muitos, então **polímero** significa uma substância que combina muitas moléculas pequenas (monômeros) em estruturas longas com formato de cadeia. Isto é importante de se lembrar, já que você ouvirá estes termos muitas vezes em sua carreira.

Produtos de monômero líquido e polímero em pó podem ser aplicados de três formas:

1. Sobre a unha natural como uma camada protetora.
2. Sobre a unha postiça.
3. Para aumentar o comprimento na unha.

Procedimento 16.1 **Aprimoramento das unhas postiças ou naturais com monômero líquido e polímero em pó**

Consulte a página 472

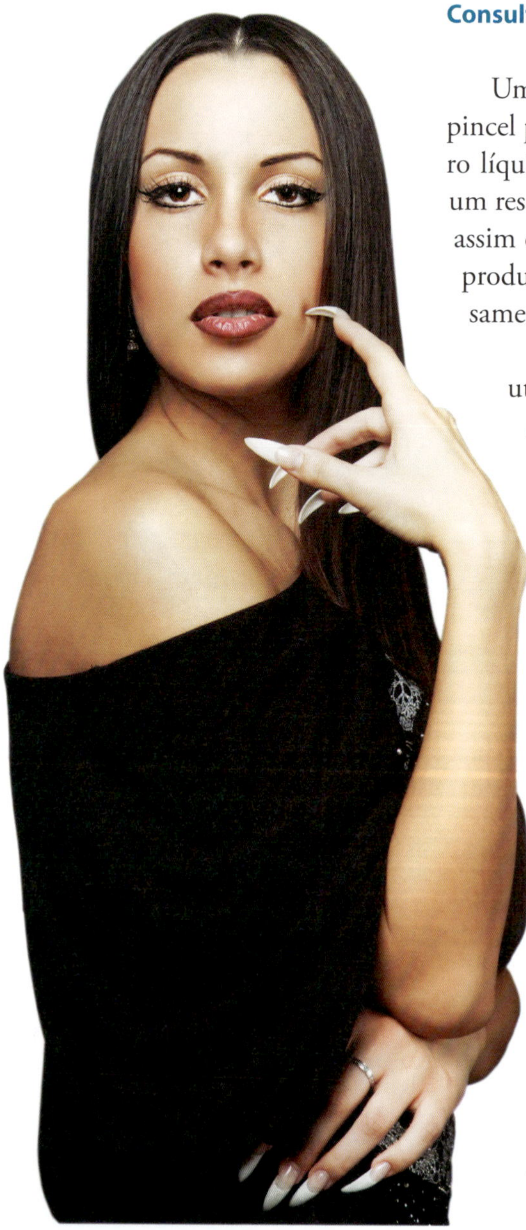

Um pincel de pelo natural, pontudo, redondo ou oval é o melhor pincel para a aplicação destes produtos. O pincel é imerso no monômero líquido. O pelo natural absorve e adere o monômero líquido como um reservatório. A ponta do pincel toca então o polímero em pó seco, e assim que o monômero líquido absorve o pó, uma pequena porção do produto final se forma. Esta pequena porção é então colocada cuidadosamente sobre a unha e moldada com o pincel.

A porção de monômero líquido é, em geral, uma das três mais utilizadas na indústria: etil metacrilato, metil metacrilato ou monômero líquido inodoro. As três contêm outros monômeros que são utilizados como aditivos de customização. Os padrões industriais são o monômero líquido etil metacrilato (EMA) e o monômero líquido inodoro. Metil metacrilato (MMA) não é recomendado para o uso nas unhas e não é legalizado, de acordo com as regras estaduais em alguns locais. Verifique juntamente com a vigilância local se é permitido ou não o uso do MMA.

Pode parecer estranho que o polímero em pó seja basicamente feito de monômero líquido etil metacrilato. O polímero em pó é feito com o processo de **polimerização**, também conhecido como processo catalisador ou endurecimento, uma reação química que produz os polímeros. Neste processo, trilhões de monômeros são unidos para criar longas cadeias. Estas longas cadeias criam porções pequenas de polímero em pó utilizadas para criar certos tipos de melhora nas unhas.

Durante a produção do polímero em pó, o pó se forma em grânulos pequenos de tamanhos variáveis. Os grânulos são então submetidos a uma série de imagens especiais para organizá-los por tamanho. Os que têm o tamanho certo são separados e então misturados com outros aditivos e corantes especiais. A mistura final é embalada e vendida como polímero em pó. É um processo surpreendentemente de alta tecnologia que requer material de fábrica específico, muito controle de qualidade e *know-how* para fazer do jeito certo.

Aditivos especiais são misturados ao líquido e ao pó. Estes aditivos garantem a secagem e o processo catalítico de forma completa, durabilidade máxima, estabilidade de cor, vida prolongada e outros atributos. São esses aditivos que fazem os produtos funcionarem e se comportarem de maneira diferente. Os polímeros em pó são geralmente misturados com pigmentos e corantes para criar uma grande variedade de tons, incluindo rosa, branco e tons translúcidos, como vermelhos, azuis, verdes roxos, amarelos, laranja, marrons e até preto.

Quando o líquido é capturado pelo pincel e se mistura com o pó, a mistura que se forma no fim do pincel começa a endurecer rapidamente. Então é colocada no lugar com outros grânulos, à medida que eles endurecem. Para que o processo comece, os monômeros e polímeros requerem catalisadores, substâncias que aceleram o processo das reações químicas entre o monômero líquido e o polímero em pó. Catalisadores são adicionados ao monômero líquido e utilizados para controlar o tempo de endurecimento da mistura. Em outras palavras, quando o monômero líquido e o polímero em pó são combinados, o catalisador no líquido ajuda a controlar o tempo de endurecimento. Como? O catalisador se energiza e ativa os iniciadores.

Os **iniciadores** começam a reação em cadeia, criando longas cadeias de polímeros. Na verdade, são os iniciadores encontrados no pó que, quando ativados, entram em ação e fazem que as moléculas de monômeros se liguem permanentemente em longas cadeias de polímeros. Este é outro exemplo do processo de polimerização que discutimos anteriormente, só que desta vez ele está acontecendo na unha. O processo de polimerização começa quando o líquido no pincel entra em contato com o pó do frasco e forma uma camada. Criar polímeros pode ser imaginado como uma **reação em cadeia** também conhecida como **reação de polimerização**, um processo que une os monômeros para criar cadeias de polímeros muito longas, assim como peças de dominó em fila – derrube o primeiro e este derruba o segundo, e assim por diante. É assim que os polímeros se formam. Quando os monômeros se unem para criar um polímero, eles não se soltam tão facilmente.

O iniciador adicionado ao polímero em pó é chamado de peróxido de benzoíla (BPO). É o mesmo ingrediente usado em altas tecnologias na medicina contra a acne, só que tem um propósito diferente em produtos de melhora para as unhas. O BPO é usado para começar a reação em cadeia que leva ao endurecimento do material de melhora da unha. Tem muito menos BPO nos pós para as unhas do que em tratamentos para acne. Diversos produtos para

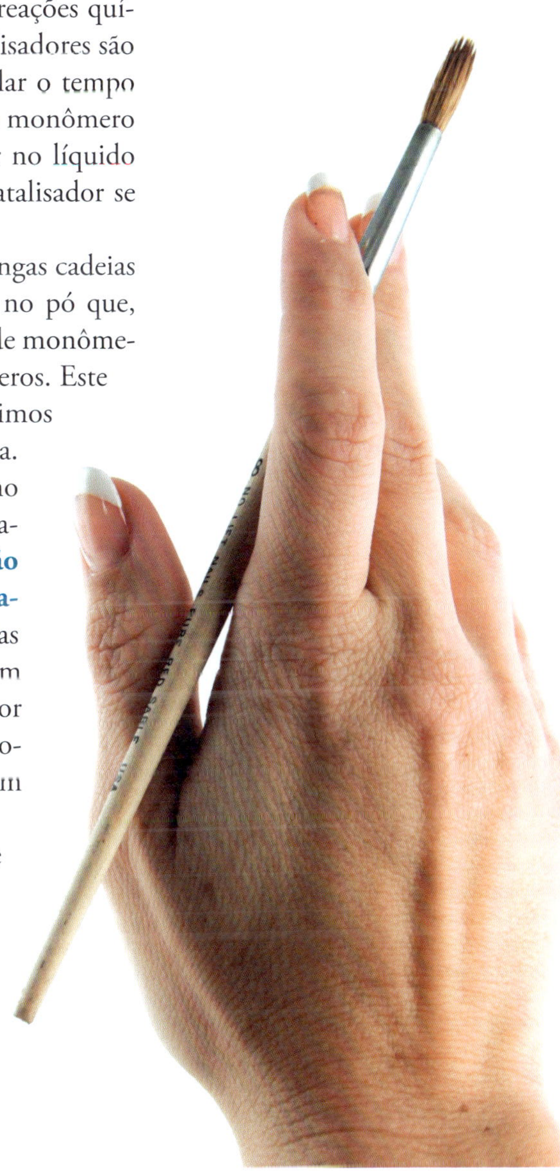

a unha usam quantidades diferentes de BPO, já que os polímeros em pó foram projetados para reagir com uma quantidade específica de monômero líquido. Alguns monômeros líquidos requerem mais BPO para secar do que outros. Por esta razão, é muito importante usar o polímero em pó que foi projetado para o monômero líquido que você está utilizando. Usar o pó errado pode não endurecer adequadamente as unhas, levando ao fracasso do serviço ou, ainda, aumentar o risco de alergia e irritação na pele.

Existem muitos sistemas de monômero líquido e polímeros em pó disponíveis, e pode ser que você tente alguns deles para achar o que é mais adequado para você e para sua clientela. ☑ **OA1**

Para aprender mais sobre como os produtos funcionam e como resolver problemas, consulte *Nail structure & product chemistry*, 2ª edição, de Douglas D. Schoon, publicado pela Milady, uma parte da Cengage Learning.

Materiais para aprimoramento das unhas com monômero líquido e polímero em pó

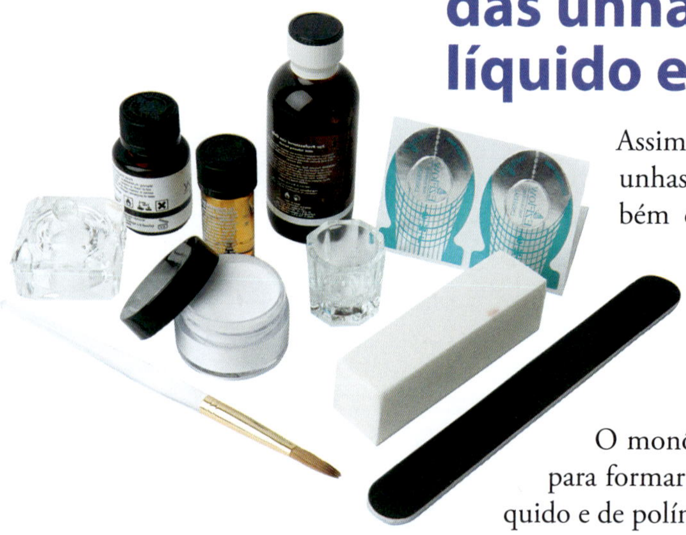

▲ **Figura 16.1 Materiais necessários para aplicação de monômero líquido e polímero em pó.**

Assim como todo tipo de serviço de aprimoramento das unhas, o monômero líquido e o polímero em pó também exigem ferramentas, instrumentos, equipamentos e suprimentos específicos. A **Figura 16.1** mostra exemplos de produtos e materiais.

Monômero líquido

O monômero líquido será combinado ao polímero em pó para formar a unha esculpida. A quantidade de monômero líquido e de polímero em pó utilizado para criar uma camada é chamada de *razão de mistura*. Uma razão de mistura pode ser mais bem descrita como seca, média ou molhada. Se quantidades iguais de líquido e pó foram usadas para criar a camada, é chamada de *camada seca*. Se o dobro de líquido for usado em relação à quantidade de pó, é chamada de *camada molhada*. Entre estes extremos está a *camada média*, que contém uma vez e meia mais líquido do que pó. Em geral, camadas médias são ideais para trabalhar com monômeros líquidos e polímeros em pó.

Esta razão de mistura garante a fixação adequada e a durabilidade máxima da unha melhorada. Esta mistura funciona de maneira semelhante a outras mais familiares. Por exemplo, se colocarmos muita farinha na massa de biscoitos, eles ficarão secos e esfarelarão; se pouca farinha for colocada, eles ficarão moles e grudentos. O mesmo acontece para monômeros líquidos e polímeros em pó. Se muito pó for capturado pela camada, a prótese vai secar incorretamente e será muito dura ou descolorida. Se pouco pó for usado, a prótese pode ficar fraca, e os clientes terão mais risco de desenvolver irritações e alergias na pele.

Polímero em pó

Polímero em pó é disponível em branco, tons claros, natural, rosa e muitas outras cores. A cor ou cores que você irá escolher depende do método que você está utilizando.

Secante de unhas

Secantes removem o hidratante da superfície e as pequenas quantidades de óleo deixadas na lâmina ungueal natural, pois ambos podem bloquear a adesão. O secante de unha deve ser aplicado apenas na lâmina ungueal da unha, deve-se evitar o contato com a pele. Este passo é uma ótima maneira de evitar o levantamento da prótese antes de aplicar o *primer*.

Primer para unhas

Muitos tipos de *primer* para unhas estão disponíveis hoje. No passado, *primer* a base de ácido (metacrílico) era amplamente usado para ajudar na aderência das próteses à unha natural. Já que o *primer* para unhas à base de ácido era corrosivo para a pele e perigoso para os olhos, *primers* sem ácido foram criados.

Primers sem ácido são os tipos mais utilizados hoje. Eles funcionam tão bem quanto, ou melhor, do que *primers* a base de ácido, e tem a vantagem de não serem corrosivos para a pele ou olhos. Todos os *primers* para a unha devem ser utilizados com cautela, e o contato com a pele deve ser evitado. Leia as instruções do fabricante e o Material de Segurança para o manuseio seguro, recomendações e instruções. *Primers* a base de ácido devem ser utilizados com cautela e de acordo com as instruções do fabricante.

Para *primers* a base de ácido: usar um pincel de aplicação pequeno, inserir a ponta do pincel no frasco do *primer*. Passe o pincel na borda do frasco para retirar o excesso de produto. Mantendo o pincel seco, aplique em pequenos pontos gentilmente, traga o pincel para o centro da unha natural já preparada. O *primer* se espalhará e cobrirá a lâmina ungueal. Não use muito produto – ele poderá atingir a pele e causar queimaduras e danos. Leia as instruções do fabricante e os procedimentos sugeridos para a aplicação, além das precauções.

Para *primers* sem ácido: usar um pincel de aplicação, inserir o pincel no frasco do *primer*. Retire o excesso de produto do pincel. Utilizando um pincel suavemente úmido, cubra a lâmina ungueal com o *primer*. Não use muito produto – ele poderá atingir a pele e causar irritação e alergias. O pincel deve conter produto o bastante para duas ou três unhas. Tenha certeza de que toda a lâmina ungueal seja coberta pelo *primer*. Antes de mergulhar novamente o pincel no frasco, limpe-o gentilmente em uma toalha para não contaminar o produto com qualquer

Dica

Guia Geral para Proporções de Mistura de Camada

1 parte de monômero líquido + 1 parte de polímero em pó = camada seca

1 parte e meia de monômero líquido + 1 parte de polímero em pó = camada média

2 partes de monômero líquido + 1 parte de polímero em pó = camada molhada

Para sua informação

As instruções do fabricante para o uso do monômero líquido e do polímero em pó podem ser diferentes das instruções gerais deste capítulo. Você sempre deve usar os produtos seguindo as instruções do fabricante. Se você tiver alguma dúvida no uso do produto, contate o fabricante.

Em foco

LAVAGEM CORRETA DAS MÃOS

Sempre faça que seus clientes lavem as mãos e escovem as unhas antes de qualquer serviço. A higienização é uma alternativa quando não é possível lavar as mãos, mas higienizar não limpa as mãos. Ela pode não remover a sujeira ou os detritos das mãos e debaixo das unhas. Ela mata as bactérias da pele, mas não todas. Ainda assim, a higienização deixa os clientes tranquilos. Clientes gostam de ver profissionais da área de estética e beleza utilizando higienizadores de mãos, e muitos preferem utilizá-los também. Mantenha um antisséptico profissional e de alta qualidade em seu salão e ofereça-o a seus clientes. Deixe que vejam você usando, assim eles terão maior confiança na higiene dos seus serviços. Não use a higienização como substituta da lavagem das mãos – não há substituto para uma boa lavagem de mãos.

Cuidado

Primers a base de ácido são muito eficientes, mas podem causar danos sérios – e, às vezes, irreversíveis à pele e aos olhos. Nunca use *primers* à base de ácido ou qualquer outro material corrosivo sem usar luvas de proteção e óculos de proteção.

detrito que o pincel possa ter capturado. Leia as instruções do fabricante e os procedimentos sugeridos para a aplicação, além das precauções.

Abrasivos

Escolha uma lixa média (180 a 240 grânulos) para a preparação da unha natural e a forma inicial. Escolha uma lixa média para suavização e uma lixa fina (350 grânulos ou mais) para a finalização. Uma lixa de três lados é usada para dar alto brilho à unha quando nenhum esmalte é passado. Se a camada de produto for seca, uma lixa de 180 grânulos é geralmente suficiente para dar formato à prótese. Evite utilizar lixas muito grossas e abrasivas ou técnicas agressivas em próteses recém-aplicadas, porque você pode danificar a melhoria recente da unha.

Formas de unha

Formas de unha são colocadas abaixo da ponta livre e utilizadas par aumentar as próteses além do dedo, para comprimento extra. Elas são geralmente feitas de papel ou Mylar e cobertas com versos adesivos, ou são feitas de plástico e alumínio pré-moldado. Qualquer destas formas é descartável, exceto a de plástico e a de alumínio, que podem ser limpas e desinfetadas adequadamente.

Procedimento 16.2 Aprimoramento das unhas usando formas com monômero líquido bicolor e polímero em pó

Consulte a página 475

Unhas postiças

Estas são extensões de unha pré-moldadas de ABS ou plástico e estão disponíveis em uma variedade de formas, estilos, cores, incluindo natural, branca e translúcida.

Procedimento 15.1 Aplicação de unhas postiças

Consulte a página 444

Vasilha limpa

O monômero líquido e o polímero em pó são misturados em um recipiente chamado *vasilha limpa*. Estas vasilhas devem ter bocas pequenas, para minimizar a evaporação do monômero líquido no ar. Não utilize frascos com a boca larga. Estes tipos de recipientes vão aumentar significativamente a evaporação do líquido e podem permitir que o produto seja contaminado com poeira e outros detritos. As vasilhas limpas devem ser tampadas apropriadamente quando não estiverem em uso.

Cada vez que o pincel é mergulhado novamente na vasilha limpa, o monômero líquido restante é contaminado com pequenas quantidades de polímero em pó. Então, nunca jogue a parte não utilizada do monômero líquido no recipiente original. Jogue fora o monômero líquido do recipiente depois do serviço e limpe a vasilha com uma toalha descartável. Para evitar irritação ou sensibilidade da pele, não toque a pele com o monômero líquido durante o processo. Limpe a vasilha com acetona, se necessário, antes de guardá-la num local livre de poeira.

Pincel para unhas

O melhor pincel para esses tipo de procedimento é feito de pelo de zibelina e é geralmente oval ou redondo. Monômeros líquidos inodoros necessitam de menos líquidos, e um pincel com formato chato comporta menos líquido.

Pincéis sintéticos ou mais baratos não capturam monômero o suficiente ou não soltam o produto adequadamente. Escolha o pincel, o formato e o tamanho que lhe pareça mais confortável. Evite pincéis muito grandes (tamanhos 12 a 16), já que eles podem carregar quantidades excessivas de líquido e alterar a razão de mistura de pó e líquido.

Muito monômero líquido em seu pincel eleva o risco de tocar a pele acidentalmente, o que pode aumentar o risco de alergia, irritação ou sensibilidade da pele.

Proteção para os olhos

Óculos de proteção devem ser utilizados para proteger os olhos de objetos voadores ou pingos acidentais. Existem muitos tipos e estilos. Você pode obter mais informações na internet ou contatando um optometrista local.

Máscaras contra poeira

Máscaras contra poeira são projetadas para serem usadas sobre o nariz e a boca, para prevenir a inalação de excesso de poeira. Elas não oferecem proteção contra vapores.

Luvas de proteção

Variedades multiuso e descartáveis de luvas de proteção podem ser encontradas. Muitos tipos de materiais são utilizados para fazer estas luvas. Para os usos gerais em salão, luvas de polímero nitrilo em pó funcionam melhor.

Estoque e descarte correto de produtos de monômero líquido e polímero em pó

Guarde monômeros líquidos e polímeros em pó em recipientes fechados. Guarde todos os *primers* e líquidos em áreas separadas, num ambiente escuro e fresco. Não armazene produtos perto de fontes de calor.

Para sua informação

O melhor jeito de descartar pequenas quantidades de monômero líquido é misturá-las com pequenas quantidades de pó para endurecê-las (15 mL a 3,7 L). Elas nunca devem ser jogadas no lixo ou pelo ralo. Pequenas quantidades deixadas no recipiente podem ser limpas com uma toalha descartável e jogadas em uma lixeira de metal com tampa própria. Tenha certeza de evitar o contato com a sua pele durante o processo e faça que o lixo seja retirado diversas vezes ao dia para que os vapores não tomem conta do ar do salão.

Dica

Evite passar seu pincel muito rapidamente ou com muita força sobre a toalha. Isso pode pressionar os pelos contra a ponta afiada do metal que o segura e cortá-los.

Depois de um serviço, você deve descartar os materiais utilizados. Nunca guarde monômero líquido que já foi retirado do frasco original. Utilize cada porção em um cliente apenas. Para descartar quantidades pequenas e sobras de monômero líquido, limpe-o com um papel bem absorvente e jogue-o dentro de um saco plástico. Evite contato direto com a pele e nunca o coloque diretamente no saco plástico. Se ocorrer contato com as mãos, lave-as com sabonete e água. Depois que todos os materiais usados forem coletados, feche-os num saco plástico e descarte o saco em um recipiente fechado para lixo. É importante remover os itens de melhoria nas unhas de sua mesa depois de cada cliente. Isso ajudará a manter a qualidade do ar em seu salão. Descarte os produtos conforme as regras e leis locais. Informe-se com a Vigilância Sanitária Local.

Aprimoramento das unhas com monômero líquido e polímero em pó, manutenção, conserto de trincas e remoção

A manutenção regular ajuda a prevenir que as próteses se soltem ou rachem. Se os produtos não forem regularmente mantidos, eles têm uma maior tendência ao levantamento e à quebra, o que aumenta o risco de o cliente desenvolver uma infecção ou ter outros problemas.

Quando um profissional da área de estética e beleza tem um cliente com um pedaço de prótese de monômero líquido e polímero em pó que quebrou, levantou ou rachou, ele o repara adicionando mais monômero líquido e polímero em pó para preencher. Isto se chama reparo de trinca.

A manutenção apropriada deve ser feita em 2 ou 3 semanas, dependendo da velocidade do crescimento das unhas.

Se você decidir oferecer aos clientes os serviços de prótese de unha, a manutenção é uma habilidade fundamental para seu aprendizado. A manutenção adequada é segura e benéfica para a unha e não resulta em ferimentos ou danos. No serviço de manutenção, a unha é afinada, o ápice da unha é removido, e a unha inteira é reduzida em espessura.

Procedimento 16.3 Manutenção do monômero líquido unicolor e polímero em pó

Consulte a página 479

Procedimento 16.4 Reparo de trincas em unhas com monômero líquido e polímero em pó

Consulte a página 482

Áreas de atenção para construir próteses estruturalmente adequadas

Próteses na unha não devem ser apenas bonitas, elas devem também permanecer fortes e saudáveis para uso. Para garantir este aspecto, várias áreas da unha devem ser consideradas quando a prótese está sendo construída. Prestar atenção especialmente às seguintes áreas da prótese vai te ajudar a criar o visual que o cliente deseja e também fornecer a melhor e mais duradoura prótese para unha.

O **ápice**, também conhecido como **arco**, é a área da unha que tem toda a sua resistência. Ter força no ápice permite que a base da unha, os lados e a ponta sejam finas, mas ainda deixa a unha forte para resistir às lascas e quebras. O ápice é geralmente oval e bem visível, localizado no centro da unha.

A **área de estresse** é onde a unha natural cresce além da extensão do dedo e se torna a ponta livre da unha. Esta área precisa de força para suportar a extensão.

A lateral é a parte do lado da lâmina ungueal que cresce para fora do dedo e onde a extensão deixa a unha natural.

O **lado de baixo da extensão das unhas** é propriamente o que se diz. A extensão do lado de baixo da unha pode sair em forma reta ou curvada, dependendo do estilo da unha. Para extensão deve ser igual em cada unha. Os lados de baixo devem ter o mesmo comprimento de unha para unha, em todos os dedos. A unha postiça deve servir na unha perfeitamente, e o lado de baixo da extensão da unha deve ser macio, sem qualquer ranhura.

A espessura da unha deve ser fina para que o cliente as use de maneira confortável durante seu dia. A prótese deve se formar perfeitamente da cutícula até a extensão da unha, de modo que não sinta a sua borda. As paredes e as pontas devem ser da espessura de um cartão de crédito.

A curva em C da prótese depende da curvatura da unha natural. Em um salão, a média é de 35% de uma curva em C. A superfície a o lado de baixo devem se encaixar perfeitamente.

Para garantir que os comprimentos da extensão da unha sejam aproximados e iguais, meça o comprimento do dedo indicador, anelar e do meio, eles devem ter o mesmo comprimento. O polegar e o dedo mínimo também devem estar proporcionalmente iguais. ☑ OA2

Remoção das unhas com monômero líquido e polímero em pó

Em algumas circunstâncias, o cliente irá querer remover as próteses de monômero líquido e polímero em pó. Não se preocupe. O procedimento é simples: Molhe as unhas com acetona ou com o removedor indicado pelo fabricante, remova a prótese e complete o serviço.

Procedimento 16.5 Remoção de unhas com monômero líquido e polímero em pó

Consulte a página 484

Produtos de monômero líquido e polímeros em pó inodoros

Produtos de monômero líquido e polímeros em pó inodoros são produtos para a melhora nas unhas que têm pouco odor. Estes produtos não têm necessariamente a mesma química que outros produtos de monômero líquido e polímero em pó. Em vez de utilizar o etil acrílico, são feitos com monômeros com pouco odor. Ainda que esses produtos sejam chamados inodoros, eles têm um leve odor. Geralmente, se um monômero líquido não produz um odor que seja notado por outras pessoas no salão, ele é considerado um produto inodoro. Aqueles que deixam um leve odor no salão são chamados "de pouco odor".

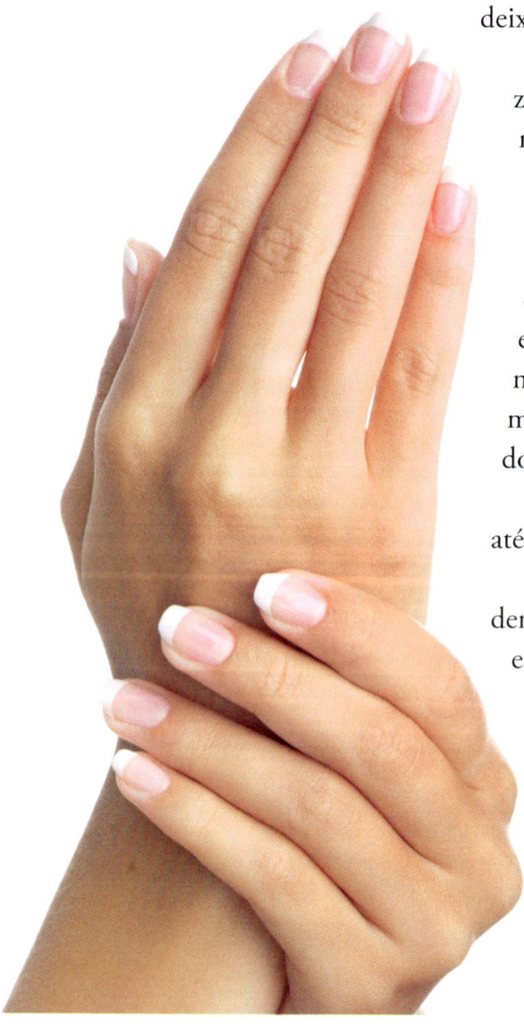

Em geral, produtos inodoros devem ser utilizados com uma razão de mistura seca (partes iguais de polímero e monômero). Se for muito úmida, existe o risco de o cliente desenvolver irritações ou sensibilidade na pele. Esta razão de mistura cria uma aparência enevoada em seu pincel. Depois de colocada na unha, ela formará uma aparência em *gloss* que manterá sua forma até que seja moldada com o pincel de unha. Limpe o pincel frequentemente para evitar que o produto fique preso aos pelos. Nunca volte o pincel no frasco com monômero líquido, pois isto pode mudar a razão de mistura, o que pode levar à descoloração do produto, ao insucesso do serviço e risco aumentado de alergias e sensibilidade na pele.

Sem voltar o pincel no frasco, utilize-o para suavizar a superfície até que fique perfeita.

Produtos inodoros secam mais devagar e criam uma camada grudenta, chamada de camada de inibição. Quando a prótese endurece, essa camada pode ser retirada com álcool, acetona ou um produto recomendado pelo fabricante. É sempre melhor utilizar um algodão envolto em um palito de plástico para evitar o contato da camada de inibição com a pele, já que o contato repetido com essa camada pode levar a irritações e sensibilidade na pele. A camada de inibição também pode ser retirada com lixa, mas evite o contato das partículas com a pele.

Produtos coloridos de polímeros em pó

Atualmente, os polímeros em pó estão disponíveis em uma ampla gama de cores que imitam todos os tons possíveis de esmalte. A arte em unhas com polímeros coloridos é limitada apenas por sua imaginação. Alguns profissionais utilizam cores que vão além do tradicional rosa ou da unha francesa branca e oferecem cores personalizadas aos seus clientes. Eles mantêm cartões de receitas para que seus clientes possam obter unhas customizadas que eles não poderiam conseguir em nenhum outro lugar. Como em todas as técnicas de customização, os clientes estão dispostos a pagar a mais por um serviço mais especializado.

Atividade

Para determinar se você forneceu o melhor serviço possível para garantir uma unha lisa, balanceada e simétrica, e de que todas são consistentes, tente analisar sob as seguintes perspectivas.

Visão do topo. Tenha certeza de que todas as formas são consistentes.

Visões do lado esquerdo e direito. Olhe para o perfil de cada unha e tenha certeza de que o ápice está consistentemente localizado no local correto e de que ele combina com o ápice da unha lateral. Olhe pelo lado direito e esquerdo da unha e tenha certeza de que o lado de baixo da extensão se encaixa.

No centro. Olhe os graus de curvatura C. Eles combinam? A espessura/finura do produto é consistente o bastante para aguentar o uso ou as unhas estão muito finas?

Da perspectiva do cliente. Vire a mão do cliente e segure os dedos em direção à palma para que você veja de cima, do ponto de vista do cliente. Às vezes, você pode visualizar alguns calombos deste ponto de vista que você não notaria durante a aplicação.

Linha de luz. Depois que a unha está lisa e polida, ou depois que um gel UV selante for aplicado, você pode seguir a linha de luz que reflete na superfície da unha para verificar se a unha está mesmo lisa. Se a superfície da unha não estiver lisa, a linha de luz não seguirá perfeitamente.

Procedimento

16.1 Aprimoramento das unhas postiças ou naturais com monômero líquido e polímero em pó

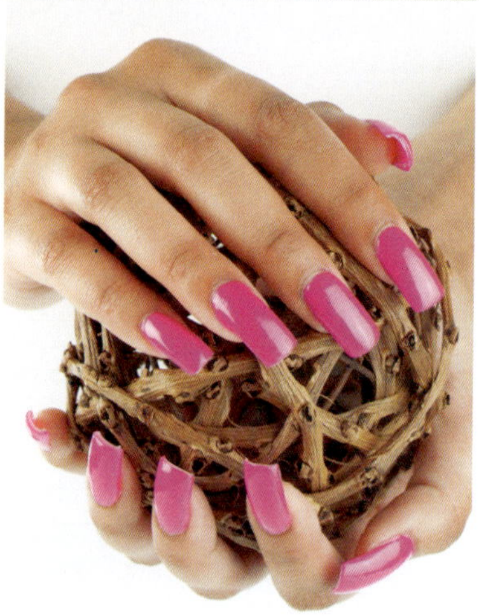

Preparação

- Execute o Procedimento 13.1 Procedimento pré-serviço Consulte a página 379

Procedimento

1 Use uma espátula para empurrar gentilmente o eponíquio. Se necessário, aplique o removedor de cutícula. Use conforme as instruções do fabricante e remova os restos de cutícula da lâmina ungueal. Peça ao cliente que lave suas mãos e seque-as para remover qualquer óleo do removedor de cutículas.

2 Lixe a lâmina ungueal levemente com um abrasivo de médio a fino (240 grânulos) para remover o brilho causado pelo óleo da placa natural da unha. Evite lixar demais a lâmina ungueal. Remova a poeira com um pincel limpo e seco, e não toque a superfície da unha com seus dedos, pois você pode depositar óleo dos seus dedos, estragando a limpeza das unhas.

3 Aplique o secante de unhas. Comece pelo dedo mínimo da mão esquerda e siga até o polegar.

4 Aplique as unhas postiças, se seu cliente as deseja, como descrito no Capítulo 15, Unhas Postiças e proteções para as unhas. (Consulte o Procedimento 15.1, Aplicação de unhas postiças.) Corte as unhas postiças no comprimento desejado.

5 Aplique o *primer* seguindo as instruções do fabricante. Deixe que o *primer* seque em toda a unha. O *primer* sem ácido formará uma superfície viscosa e brilhante. Nunca aplique os produtos para a pró-

Instrumentos e materiais

Além dos materiais básicos sobre sua mesa de manicure, você precisará dos seguintes materiais para o aprimoramento das unhas postiças ou naturais com monômero líquido unicolor e polímero em pó:

- **Abrasivos**
- **Pincel aplicador**
- **Pratos limpos**
- **Monômero líquido**
- **Secante de unhas**
- ***Primer* para unhas**
- **Polímero em pó**

tese da unha sobre o *primer* úmido. Isto pode resultar na falência do serviço ou na descoloração do produto. Evite exagerar no primer para unhas. Aplique o *primer* na unha natural, mas evite aplicá-lo nas unhas postiças, a não ser que esteja nas instruções do fabricante.

6 Coloque o monômero líquido e o polímero em pó em recipientes separados.

6

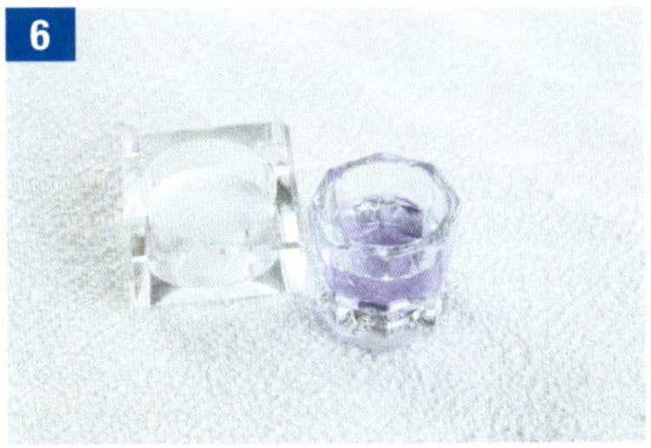

7 Mergulhe o pincel no monômero líquido e limpe-o na borda do recipiente para remover o excesso.

8 Mergulhe a ponta do mesmo pincel no polímero em pó e gire-o suavemente. Pegue uma camada de produto – com uma consistência de média a seca, não deve estar úmida ou escorrendo – que seja suficiente para moldar toda a ponta livre. Se você tiver dificuldades para usar uma camada grande para moldar a ponta adequadamente, duas camadas pequenas pode ser uma maneira mais simples.

9 Coloque a camada de produto rosa sobre a ponta livre da unha postiça ou natural. Imediatamente limpe levemente o pincel em uma toalha para remover qualquer produto deixado nas cerdas e deixe o pincel em seu estado perfeito novamente.

10 Coloque a camada de produto rosa sobre o centro da ponta livre da unha postiça ou natural. Imediatamente limpe levemente o pincel em uma toalha para remover qualquer produto deixado nas cerdas e deixe o pincel em seu estado perfeito novamente.

11 Coloque a segunda camada – em consistência média – na lâmina ungueal abaixo da primeira camada e próximo à linha da ponta livre, no centro da unha. Imediatamente limpe levemente o pincel em uma toalha para remover qualquer produto deixado nas cerdas e deixe o pincel em seu estado perfeito novamente.

12 Pressione e molde o produto nas paredes laterais, tendo certeza de que a camada é fina em todas as bordas. Deixe uma margem bem pequena entre o produto e a pele. Evite colocar o produto muito perto da pele, ou o produto poderá se levantar da lâmina ungueal, podendo também aumentar o risco de desenvolver irritação e sensibilidade na pele. Esteja certo de que está usando uma mistura de consistência média, que não seja muito úmida.

13 Capture com seu pincel camadas menores de polímero em pó e coloque-as na base da lâmina ungueal, deixando uma pequena margem entre o produto e a pele. Imediatamente limpe levemente o pincel em uma toalha para remover qualquer produto deixado nas cerdas e deixe o pincel em seu estado perfeito novamente.

14 Utilize o pincel para pressionar e moldar as camadas em toda a lâmina ungueal. Deslize o pincel sobre a unha para moldar imperfeições.

15 Aplique mais produto perto do eponíquio, nas laterais e na ponta livre, se necessário para completar a aplicação. Tenha certeza de que o produto nestas áreas permanece fino, para uma unha de aspecto natural.

16 Use abrasivos médios (180 a 240 grânulos) para moldar a ponta livre e remover imperfeições. Então, dê o acabamento com um abrasivo de 240 grânulos.

17 Lixe a prótese com uma lixa fina (350 grânulos ou mais) até que toda a superfície esteja lisa.

18 Aplique e esfregue óleo para unha em toda a pele em volta e na prótese, massageando para acelerar a penetração do produto.

19 Aplique creme hidratante e massageie as mãos e os braços.

20 Peça ao cliente para lavar as mãos ou utilizar o pincel de unha para limpar suas unhas sobre uma vasilha. Enxague bem com água limpa e remova os resíduos do sabonete que podem provocar levantamento. Seque tudo com uma toalha descartável limpa.

22

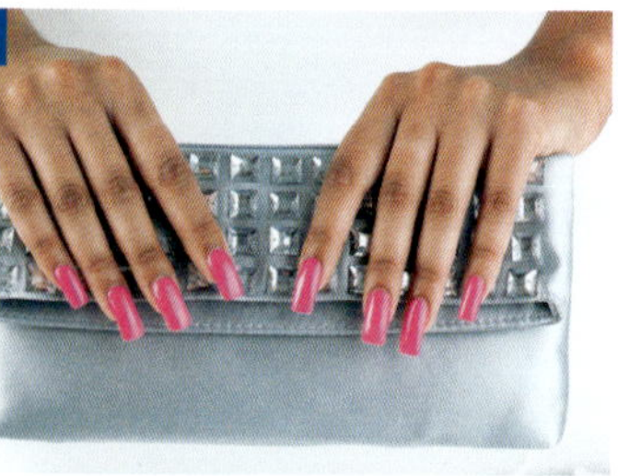

21 Esmalte as próteses ou aplique um gel selante.

22 Visual finalizado.

Pós-serviço

- Conclua o **Procedimento 13.2 Procedimento pós-serviço**

Consulte a página 383 ☑ **OA3**

Procedimento

16.2 Aprimoramento das unhas usando formas com monômero líquido bicolor e polímero em pó

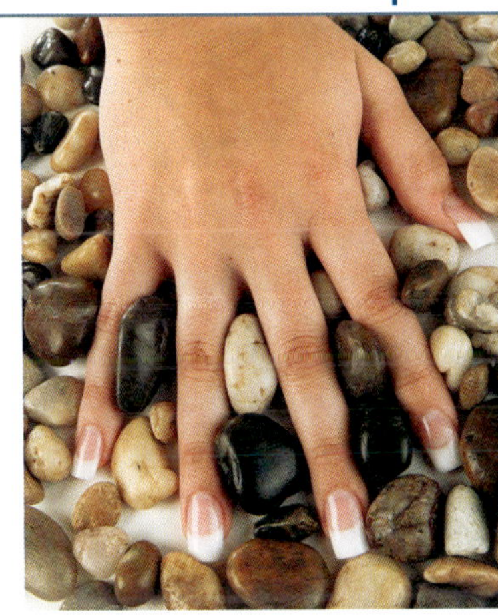

Preparação

- Execute o Procedimento 13.1 Procedimento pré-serviço Consulte a página 379

Procedimento

1 Limpe as unhas e remova o esmalte ou gel selante existente.

2 Empurre o eponíquio e remova a cutícula da lâmina ungueal.

3 Remova o brilho oleoso da unha natural com um abrasivo de médio a fino.

4 Aplique o desidratador de unhas

5 Posicione as formas. Se você está usando formas descartáveis, destaque a forma da cartela e, utilizando o polegar e o indicador, molde-a no arco que serve na forma de unha natural do cliente. Coloque a forma em seu lugar e pressione o adesivo aos lados do dedo. Tenha certeza de que a forma está firme abaixo da ponta livre e nivelada com a unha natural. Se você está utilizando forma multiuso, coloque-as no lugar, tendo certeza de que a ponta livre está sobre a forma e de que elas se encaixam perfeitamente. Cuidado para não cortar o hiponíquo abaixo da unha. Pressione a forma em volta do dedo e aperte gentilmente.

6 Aplique o *primer* passando o pincel na borda do frasco para retirar o excesso do produto. Usando um movimento suave de pontilhado, encoste o pincel sobre a unha preparada. Uma ponta da molécula do *primer* se liga quimicamente às proteínas da unha, a outra ponta

Instrumentos e materiais

Além dos materiais básicos sobre sua mesa de manicure, você precisará dos seguintes materiais para o aprimoramento das unhas utilizando formas com monômero líquido de duas cores e polímero em pó:

- **Pincel aplicador**
- **Pratos limpos**
- **Monômero líquido**
- **Secante de unhas**
- **Formas de unha**
- **Primer para unhas**
- **Polímero em pó (rosa e branco)**

Dica de serviço

Não toque a área com *primer* da unha com seu pincel de aplicação até que você aplique o produto da prótese na área. O produto pode descolorir onde o *primer* úmido tocar o produto. O levantamento é outro resultado possível.

da molécula é o metacrilato, que se liga ao monômero líquido enquanto ele endurece. Sempre siga as instruções do fabricante. Deixe que o *primer* seque em toda a unha. O *primer* sem ácido formará uma superfície viscosa e brilhante. Nunca aplique um produto de prótese para unha sobre o *primer* úmido, já que isso causa a descoloração do produto e o insucesso do serviço. Evite exagerar no *primer* para unhas.

7 Coloque o monômero líquido e o polímero em pó em recipientes separados. Com o método de duas cores você precisará de três recipientes – um para o pó branco, um para o pó rosa, claro ou natural e outro para o monômero líquido. Você pode trabalhar com os recipientes do produto também.

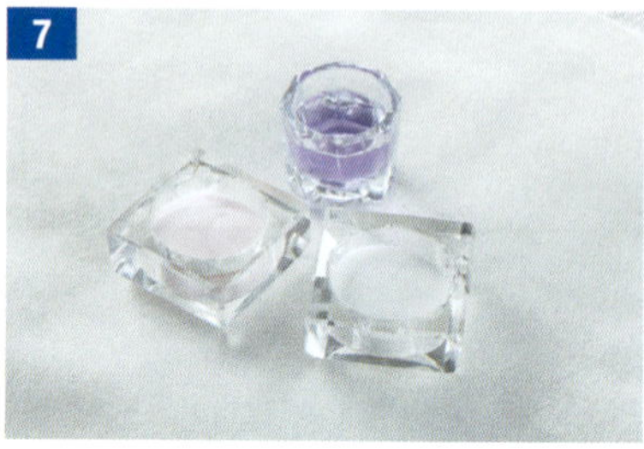

8 Encha seu pincel aplicador com monômero líquido e limpe o líquido completamente. Mergulhe o pincel no monômero líquido e passe a ponta na borda do recipiente para retirar o excesso para que você possa ter o líquido necessário para capturar o pó.

9 Mergulhe a ponta do mesmo pincel no polímero em pó branco e pegue uma camada de produto – ela deve ter uma consistência de seca a média, não deve estar úmida ou escorrendo – que seja o suficiente para cobrir toda a extensão da ponta livre até a borda da linha de início do dedo. Se a camada for muito grande para moldar a ponta adequadamente, duas camadas pequenas podem ser uma maneira mais simples.

10 Coloque a camada branca no centro da unha no ponto onde a ponta livre se junta à forma. Limpe seu pincel gentilmente em uma toalha limpa e descartável – não utilize a toalha da mesa – para remover qualquer produto restante, e deixe que sua camada comece a se nivelar e assentar. A camada fresca pode estar viscosa, deixar secar por alguns momentos permitirá que você trabalhe com uma superfície menos úmida. Depois que o produto assentar, mas ainda puder ser moldado, use a ponta do seu pincel de aplicação para deixar a linha de início do dedo mais lisa.

11 Dê forma à ponta livre.

12 Pegue uma segunda camada de pó branco, novamente com uma consistência média, e coloque-a na unha natural, acima da última camada, dentro da linha da ponta livre e no centro da unha. Limpe seu pincel gentilmente em uma toalha limpa e descartável – não utilize a toalha da mesa – para remover qualquer produto restante, e deixe que a camada comece a se nivelar e assentar.

13 Dê forma à segunda camada de pó branco.

14 Pegue uma camada pequena de polímero em pó rosa com seu pincel e coloque-a na área da cutícula, deixando uma pequena margem entre o produto e a pele. Utilize o pincel para pressionar e moldar as camadas em toda a lâmina ungueal. Deslize o pincel sobre a unha para moldar imperfeições. A aplicação da prótese perto do eponíquio, nas laterais e ponta livre deve ser em camada fina, para uma unha de aspecto natural.

15 Repita os passos 5 a 14 nas unhas restantes.

16 Quando as próteses estiverem endurecidas, solte as formas e as retire. As próteses vão endurecer o bastante para serem lixadas depois de vários minutos; elas devem fazer um som de "click" quando tocadas com o cabo do pincel.

17 Use abrasivos médios (180 a 240 grânulos) para moldar a unha e remover imperfeições. Comece moldando a ponta da unha em todos os dedos. Meça os comprimentos para ter certeza de que são consistentes.

18 Lixe o lado esquerdo e direito de cada unha.

19 Lixe o lado de baixo da prótese em ambos os lados de cada unha.

20 Deslize a lixa sobre a unha com movimentos longos e leves para dar mais forma e deixar a superfície da prótese perfeita. Afine o produto perto da base de todas as unhas, nas pontas livres e nas laterais.

21 Lixe e dê polimento às próteses.

22 Aplique óleo para as unhas.

23 Aplique creme hidratante e massageie as mãos e os braços.

24 Limpe as próteses

25 Passe esmalte na unha ou aplique um gel selante.

26 Visual finalizado.

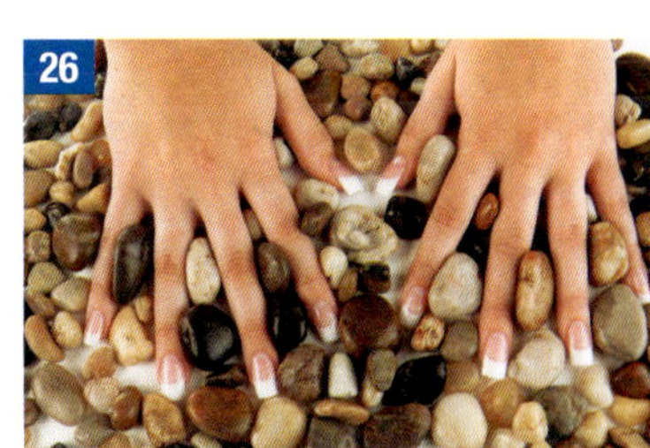

Dica de serviço

Um dos erros mais comuns é aplicar o produto em camadas muito grossas, principalmente perto da base da lâmina ungueal. Evite isso e você poupará tempo e dinheiro.

Pós-serviço

- Conclua o Procedimento 13.2 Procedimento pós-serviço

Consulte a página 383 ☑ **OA4**

Procedimento

16.3 Manutenção do monômero líquido unicolor e polímero em pó

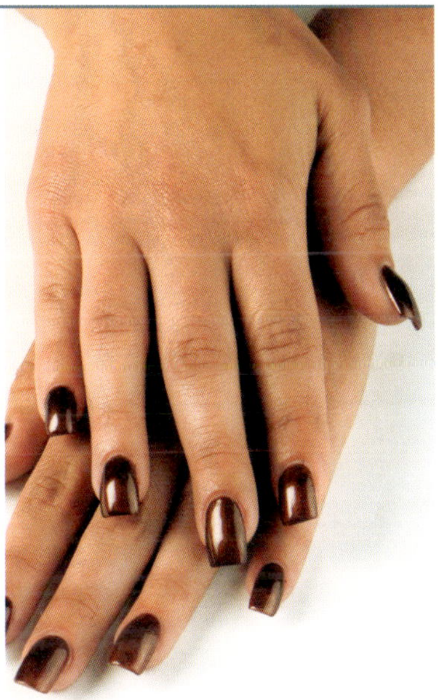

Preparação

- Execute o Procedimento 13.1 Procedimento pré-serviço Consulte a página 379

Procedimento

1. Remova o esmalte ou gel selante existente.

2. Utilize um abrasivo médio (120 a 180 grânulos), e alise cuidadosamente a borda do produto até que ela se misture à área de crescimento novo da lâmina ungueal. Não afine ou danifique a lâmina ungueal com seu abrasivo.

3. Segure o abrasivo médio (180 a 240 grânulos) em posição plana e deslize-o sobre toda a unha para remodelar, refinar e afinar a ponta livre até que a parte branca seja translúcida. Tome cuidado para não danificar a pele do cliente com seu abrasivo.

4. Use uma lixa fina (350 grânulos ou mais) para polir o produto, e alisá-lo de acordo com o novo crescimento da unha, sem danificar a lamina ungueal.

5. Use um abrasivo médio (180 a 240 grânulos) para alisar quaisquer áreas de produto que podem estar levantando ou formando bolsas. Não lixe a lâmina ungueal.

6. Limpe as próteses.

7. Remova o óleo brilhante natural da superfície da unha.

8. Aplique o secante de unhas

Instrumentos e materiais

Além dos materiais básicos sobre sua mesa de manicure, você precisará dos seguintes materiais para a manutenção de unhas com monômero líquido unicolor e polímero em pó:

- **Pincel aplicador**
- **Pratos limpos**
- **Monômero líquido**
- **Secante de unhas**
- ***Primer* para unhas**
- **Polímero em pó**

9 Aplique o *primer* e siga as instruções do fabricante. Deixe que o *primer* seque em toda a unha. Evite aplicar um produto de prótese para unha sobre o *primer* úmido, já que isso causa a descoloração do produto e o insucesso do serviço. Evite exagerar no *primer* para unhas.

10 Prepare o monômero líquido e o polímero em pó

11 Pegue uma ou mais camadas pequenas de produto e coloque na área de crescimento da unha natural.

12 Use o pincel para alisar estas camadas na área crescida. Deslize o pincel sobre a unha para moldar imperfeições. A aplicação do produto perto do eponíquio, laterais e ponta livre deve ser em camada extremamente fina, para uma unha de aspecto natural. Tenha certeza de que deixou uma pequena margem entre o produto e a pele para camadas menores de pó e coloque-as no centro da lâmina ungueal.

13 Pegue uma ou mais camadas de produto e coloque-as no centro ou no ápice da unha.

14 Utilize o pincel para pressionar e moldar as camadas em toda a prótese. Deslize o pincel sobre a unha para moldar imperfeições. A aplicação do produto perto do eponíquio, nas laterais e na ponta livre deve ser em camada extremamente fina, para uma unha de aspecto natural. Tenha certeza de que deixou uma pequena margem entre o produto e a pele para camadas menores de pó e coloque-as no centro da lâmina ungueal.

Cuidado

Não use um gancho para retirar produto de prótese solto. Isso pode prolongar o problema de levantamento e danificar a lâmina ungueal. Se o levantamento for excessivo, retire a prótese e comece do zero com uma nova aplicação.

15 Deixe que as unhas sequem e endureçam. Elas estão secas quando fazem som de "click" quando encostar o cabo do pincel. Quando endurecerem, molde as próteses com uma lixa.

16 Lixe e dê polimento às próteses.

17 Aplique óleo para as unhas.

18 Aplique creme hidratante e massageie as mãos e os braços.

19 Limpe as próteses.

20 Aplique esmalte ou gel selante.

21 Visual finalizado.

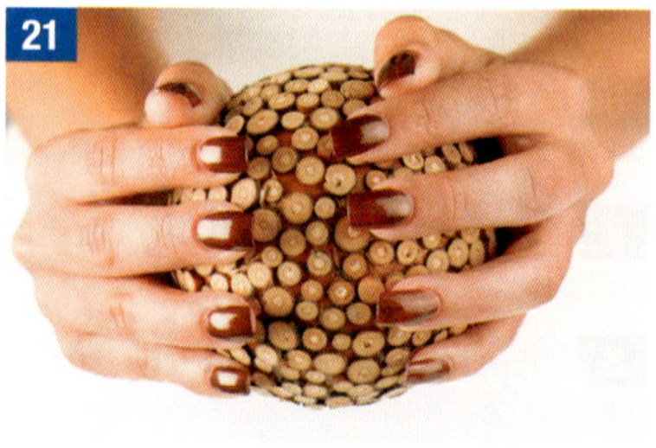

Pós-serviço

- Conclua o Procedimento 13.2 Procedimento pós-serviço

Consulte a página 383 ☑ OA5

Dica de serviço

Depois que você tiver aplicado o secante e a unha estiver seca, não toque a unha novamente com seus dedos ou deixe que o cliente descanse as mãos perto do rosto. Tocar a unha preparada – ou contaminá-la com maquiagem ou hidratantes – pode depositar óleos e causar possíveis levantamentos.

Procedimento 16.4

Reparo de trincas em unhas com monômero líquido e polímero em pó

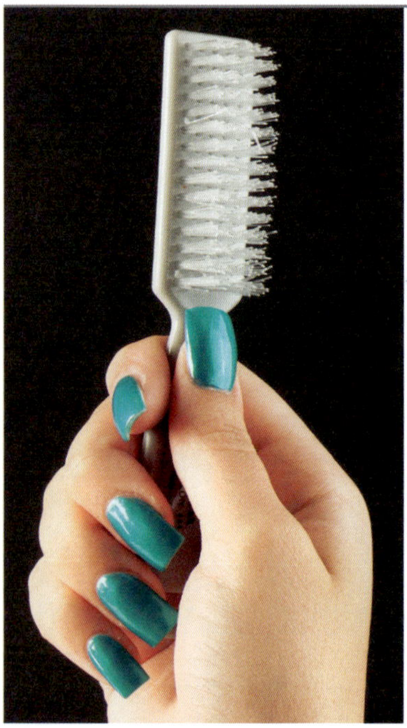

Instrumentos e materiais

Além dos materiais básicos sobre sua mesa de manicure, você precisará dos seguintes materiais para o reparo de trincas de unhas com monômero líquido e polímero em pó:

- **Pincel aplicador**
- **Pratos limpos**
- **Monômero líquido**
- **Secante de unhas**
- **Formas de unha**
- ***Primer* para unhas**
- **Polímero em pó**

Preparação

- Execute o Procedimento 13.1 **Procedimento pré-serviço** **Consulte a página 379**

Procedimento

1. Remova o esmalte ou gel selante existente.
2. Lixe um V na rachadura ou lixe até removê-la. Lixe mais do que somente a rachadura, para proteção extra.
3. Aplique o secante de unhas em qualquer unha natural exposta à rachadura.
4. Aplique *primer* em qualquer unha natural exposta à rachadura.
5. Se a rachadura precisar de suporte, aplique a forma.
6. Prepare o monômero líquido e o polímero em pó.
7. Pegue uma ou mais camadas pequenas de produto a aplique-as na rachadura. Se você está usando o sistema de duas cores, tenha certeza de que está utilizando a cor correta de polímero em pó.
8. Pressione e alise o produto para preencher a rachadura. Tenha o cuidado de não deixar o produto passar para debaixo da forma.

9 Aplique camadas adicionais, se necessário, para preencher a rachadura ou reforçar o resto da unha. Molde a prótese e deixe que ela endureça.

10 Remova a forma, se usada.

11 Remodele a prótese com um abrasivo médio (180 a 240 grânulos).

12 Use um abrasivo fino (350 grânulos ou mais) para alisar e polir a unha. Use um polidor de alto brilho, se desejado.

13 Aplique óleo para as unhas.

14 Aplique creme hidratante e massageie as mãos e os braços.

15 Limpe as próteses.

16 Aplique esmalte ou gel selante.

17 Unha reparada.

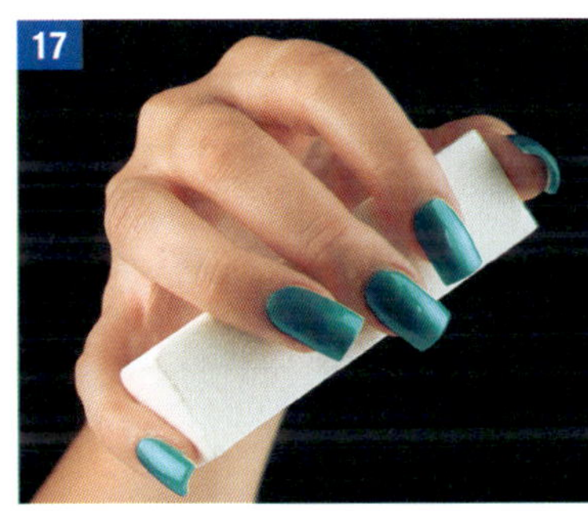
17

Pós-serviço

- Conclua o Procedimento 13.2 Procedimento pós-serviço

Consulte a página 383 OA6

Procedimento

16.5 Remoção de unhas com monômero líquido e polímero em pó

Instrumentos e materiais

Além dos materiais básicos sobre sua mesa de manicure, você precisará dos seguintes materiais para a remoção de unhas com monômero líquido e polímero em pó:

- **Acetona de removedor**
- **Vasilha de vidro ou metal**

Preparação

- Execute o Procedimento 13.1 Procedimento pré-serviço Consulte a página 379

Procedimento

1 Encha o recipiente de vidro com acetona ou removedor o suficiente para cobrir 13 mm além das próteses do cliente. Coloque a vasilha dentro de outra com água quente para aquecer a acetona de modo seguro e acelerar o processo de remoção.

1

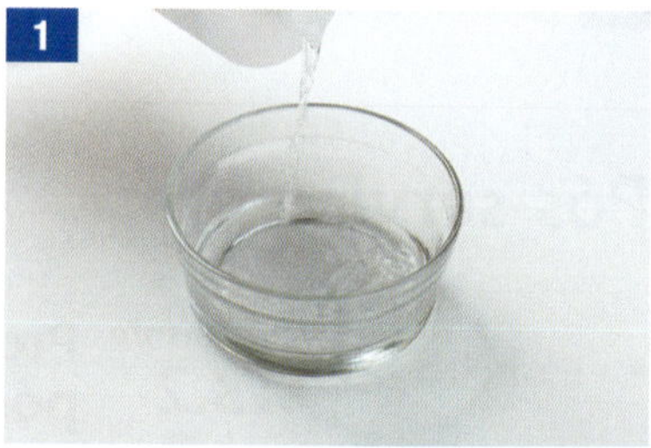

2 Mergulhe a prótese do cliente por vinte minutos a meia hora, ou o quanto for necessário para remover a prótese. Tenha como referência as instruções do fabricante para os cuidados na remoção de próteses.

3 Uma ou duas vezes durante o procedimento, utilize uma espátula de madeira ou metal para empurrar gentilmente a prótese amolecida. Repita o procedimento até que toda a prótese tenha sido removida. Não puxe-as com ganchos, já que eles danificam a lâmina ungueal. Evite remover as próteses da acetona ou removedor, pois elas voltam a endurecer, dificultando a remoção. O segredo é manter as unhas na acetona até que elas caiam e deixem a unha natural livre de produto. Use uma espátula de plástico para remover o restante do produto.

4 Hidrate a pele e as unhas.

5 Lixe as unhas suavemente para remover qualquer resíduo restante.

6 Recomende que o cliente faça um cuidado básico de manicure.

7 Visual finalizado

7

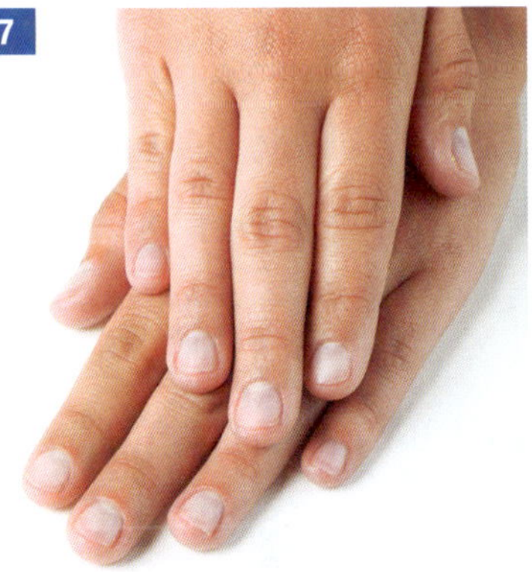

Pós-serviço

- Conclua o Procedimento 13.2 Procedimento pós-serviço

Consulte a página 383 OA7

Para sua informação

A lâmina ungueal pode parecer mais fina depois que a prótese for removida, pois, em geral, há mais hidratação na lâmina ungueal natural, o que as torna mais flexíveis. Isto não é um indício de que as lâminas ungueais tenham sido enfraquecidas pelas próteses. O excesso de flexibilidade desaparecerá em 24 horas, e as lâminas voltarão a ser mais espessas e rígidas.

Questões de revisão

1. O que é a química dos monômeros líquidos e polímeros em pó e como ela funciona?
2. Quais são as definições de ápice, área de estresse e laterais, e onde são localizadas na prótese para unhas?
3. Qual é o procedimento adequado para aplicar monômeros líquidos de uma cor e polímero em pó nas unhas postiças ou unhas naturais?
4. Qual é o procedimento adequado para o aprimoramento das unhas usando formas com monômero líquido bicolor e polímero em pó?
5. Qual é o procedimento adequado para um serviço de manutenção para melhorias da unha de uma cor utilizando monômeros líquidos e polímeros em pó?
6. Como se faz um reparo de rachadura?
7. Como o monômero líquido e o polímero em pó são removidos da unha?

Glossário do capítulo

Ápice (arco)	Também conhecida como arco; é a área da unha que tem toda a sua força.
Área de estresse	Onde a unha natural cresce além da extensão do dedo e se torna a ponta livre da unha.
Lado de baixo da extensão das unhas	O lado de baixo da extensão da unha.
Iniciadores	Substância que inicia a reação criando cadeias de polímeros muito longas.
Melhorias nas unhas com monômero líquido e polímero em pó	Melhorias criadas por meio da combinação de monômeros líquidos e polímeros em pó.
Monômero	Unidade chamada de molécula.
Monômero líquido	Líquido químico misturado ao polímero em pó para formar escultura da unha.
Produtos de monômero líquido e polímeros em pó inodoros	Produtos de melhora para as unhas com pouco odor.
Polimerização	Também conhecida como agente catalisador ou endurecimento; reação química que cria os polímeros.

Glossário do capítulo

Polímero	Substância formada pela combinação de moléculas pequenas (monômeros) em estruturas moleculares longas, em forma de cadeia.
Polímero em pó	Pó branco, rosa, translúcido e em muitas outras cores que é combinado aos monômeros para formar a prótese.
Reação em cadeia	Também conhecida como reação de polimerização; é o processo que junta os monômeros para criar longas cadeias de polímeros.

Capítulo 17

Géis UV

Enfoques do capítulo

- Por que estudar os géis UV?
- Géis UV
- Suprimentos de gel UV
- Quando usar os géis UV
- Escolhendo o gel UV apropriado
- Unidades de luz e lâmpadas UV
- Esmalte em gel UV
- Manutenção e remoção do gel UV
- Procedimentos

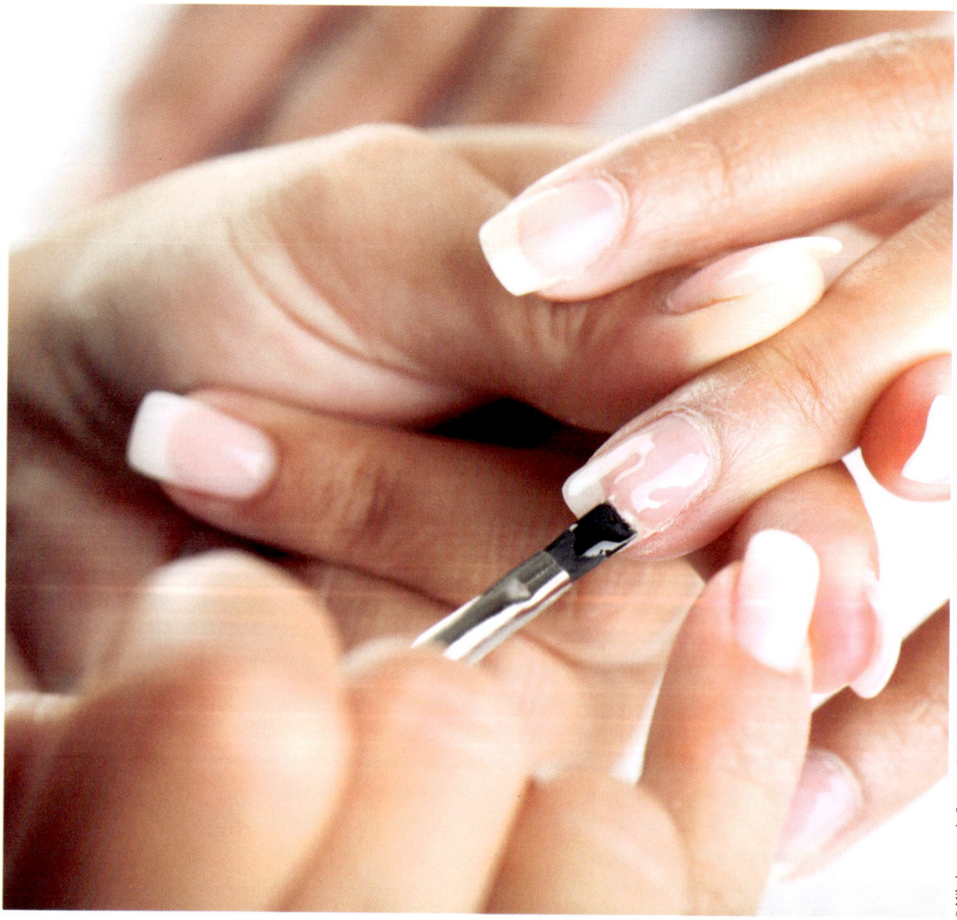

Objetivos de aprendizagem

Ao concluir este capítulo, você será capaz de:

- ☑ **OA1** Descrever a química e os principais ingredientes cosméticos dos géis UV.
- ☑ **OA2** Prescrever quando usar os métodos de aplicação unicolor e bicolor dos géis UV.
- ☑ **OA3** Nomear e descrever os tipos de géis UV usados nos sistemas atuais.
- ☑ **OA4** Identificar os suprimentos necessários para aplicação do gel UV.
- ☑ **OA5** Determinar quando usar os géis UV.
- ☑ **OA6** Discutir as diferenças entre as unidades de luz UV e das lâmpadas UV.
- ☑ **OA7** Descrever como aplicar gel UV de uma cor nas unhas postiças e nas unhas naturais.
- ☑ **OA8** Descrever como aplicar os géis UV sobre as formas.
- ☑ **OA9** Descrever como manter o gel UV nos aprimoramentos das unhas.
- ☑ **OA10** Explicar como remover corretamente os géis UV duros.
- ☑ **OA11** Explicar como remover corretamente os géis UV moles.

Palavras-chave

Os números de páginas indicam onde cada termo pode ser encontrado no capítulo:

acrilato de uretano, 491
camada de inibição, 494
catalisação, 491
esmalte em gel UV, 493
fotoiniciador, 491
géis de autonivelantes, 493
géis de construção UV, 492
géis de ligação UV, 492
gel UV, 490
géis UV duros, 502
géis UV moles, 500
géis pigmentados UV, 493
gel gloss UV (gel selador, gel finalizador, gel de brilho), 493
lâmpada UV, 497
método bicolor, 492
método unicolor, 491
metacrilato de uretano, 491
oligômero, 490
opacidade, 494
potência da unidade, 497
unidade de luz UV, 497

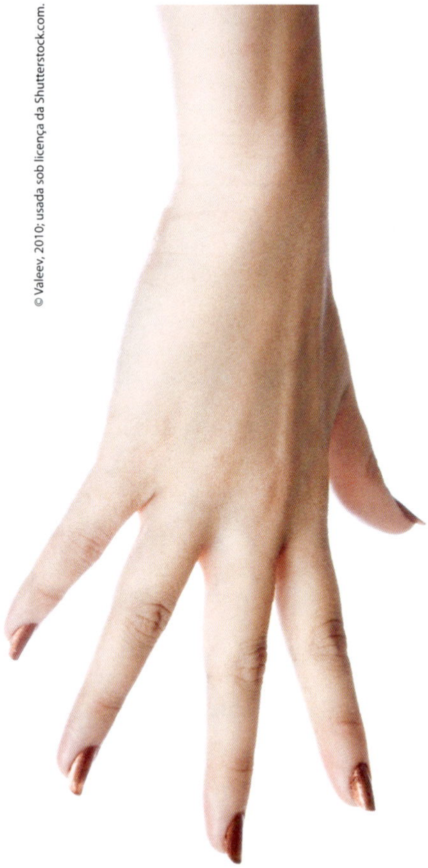

Este capítulo apresenta o **gel UV**, um tipo de produto para unhas postiças que as fortalece quando estão expostas a uma fonte de luz UV. O gel UV é um método bastante popular para os serviços de aprimoramento das unhas.

POR QUE ESTUDAR OS GÉIS UV?

Os profissionais da área de estética e beleza devem estudar e ter um entendimento perfeito dos géis UV, pois:

- → Os clientes podem estar interessados na oferta dos serviços do gel UV.
- → Um entendimento da química dos produtos gel UV permitirá que você escolha o melhor sistema e os melhores produtos para serem usados no salão.
- → Um entendimento de como o gel UV para unhas é feito, preparado e catalisado permitirá que você crie um serviço seguro e eficiente para o salão.
- → Os clientes costumam se tornar fiéis e estáveis quando recebem bons serviços de gel UV para as unhas, bem como sua manutenção e remoção.

Géis UV

Tradicionalmente, os aprimoramentos das unhas com base no UV catalisado não são considerados como metacrilatos. Entretanto, eles são bastante parecidos. Como a resina de proteção, o monômero líquido e o polímero em pó, os aprimoramentos em gel UV dependem de ingredientes da família química do monômero líquido e do polímero em pó. Seus ingredientes são parte de uma subcategoria dessa família chamada acrilatos. As proteções de resina são chamadas cianoacrilatos. Já o monômero líquido e o polímero em pó são da mesma categoria, chamada metacrilatos.

Embora a maioria dos géis UV seja feita de acrilatos, as novas tecnologias de gel UV têm sido desenvolvidas com o uso de metacrilatos. Como as proteções, o monômero líquido e polímero em pó, os géis UV também podem conter monômeros líquidos, embora eles dependam de mais uma fórmula relacionada chamada de oligômero. O termo *mono* significa um, e *poli* significa muitos. *Oligo* significa poucos. Um **oligômero** é uma cadeia curta de monômeros líquidos que é, muitas vezes, espessa, viscosa, como um gel, e que não é extenso o suficiente para ser considerado um polímero. Essas cadeias são, frequentemente, referidas como prepolímeros. Os monômeros são líquidos, enquanto os polímeros são sólidos. Os oligômeros estão no meio-termo.

Tradicionalmente, os géis UV dependem de um tipo especial de acrilato, chamado de acrilato de uretano, enquanto os sistemas de gel UV mais novos são de metacrilato de uretano, isolado ou em combinação com os acrilatos de uretano. O **acrilato de uretano** e o **metacrilato de uretano** são os principais ingredientes usados para criar o gel UV. O termo *uretano* refere-se ao tipo de material inicial que é usado para criar as resinas de gel UV mais comuns. A família química dos uretanos é conhecida pela alta resistência à abrasão e possui alta durabilidade.

As resinas de gel UV reagem quando expostas à luz UV recomendada para o gel. Um químico chamado de **fotoiniciador** inicia a reação de polimerização. O fator importante a lembrar aqui é que a combinação de resina, fotoiniciador e lâmpada de catalisação precisa ser apropriada para fazer que o gel catalise. Os sistemas de gel UV empregam um único componente de resina composta, que é catalisado para um material sólido quando exposto à fonte de luz UV. Os géis UV normalmente não usam um pó que é incorporado à resina do gel. Alguns géis UV no mercado incorporam um pó que é borrifado no gel, todavia o restante do capitulo usará o termo *géis* para se referir ao tipo de componente único mais comum.

Os géis UV podem ser fáceis de aplicar, lixar e manter. Eles também têm a vantagem de ter pouco ou nenhum odor. Embora não sejam tão fortes como o monômero líquido e o polímero em pó, os géis UV podem criar lindos e duradouros aprimoramentos para unhas.

O processo de aplicação do gel UV difere dos outros tipos de aprimoramento para unhas. Após a lâmina ungueal estar corretamente preparada, cada camada de produto aplicada à unha natural, à ponta da unha ou à forma exige exposição à luz UV para **catalisar**, o que significa endurecer. A luz UV necessária para catalisação vem de uma lâmpada especial desenvolvida para emitir o tipo e a intensidade adequada de luz UV. ☑ **OA1**

Existem muitos tipos de géis UV. A escolha de um gel UV preferido e confiável é tão importante quanto a escolha do sistema de monômero líquido e de polímero em pó. Alguns profissionais gostam de um gel UV que seja espesso e não nivele sozinho. Outros, de géis UV que se autonivelem rapidamente. Cabe a você encontrar o gel UV que preferir e aprender como usá-lo bem.

Os diferentes géis UV podem ser descritos como géis de viscosidade fina, géis de viscosidade média, géis de viscosidade espessa e géis de construção ou escultura. Lembre-se de que a viscosidade é a medida da espessura ou da fineza de um líquido que afeta como esse líquido flui. Os fabricantes têm nomes comerciais para os géis UV, mas a maioria deles está nas seguintes categorias gerais:

- O **método unicolor** é o método pelo qual uma cor do gel UV é aplicada sobre toda a superfície da unha. O método é usado para clientes que desejam esmalte colorido ou esmalte em gel UV sobre o aprimoramento.

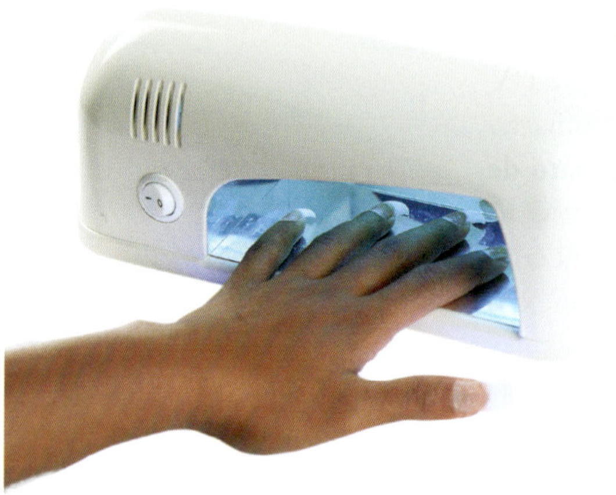

- O **método bicolor** é um método pelo qual duas cores de resina são usadas para revestir a unha. Normalmente o rosa e o branco são usados, permitindo uma finalização do tipo francesinha, em que o laquê não é necessário. Há muitos processos para realizar um método bicolor sobre as unhas postiças ou sobre as unhas naturais. O processo varia de um fabricante de gel UV para outro e pode até mesmo variar em uma das linhas de produtos do fabricante. Consulte o fabricante de gel UV sobre o produto que você pretende usar antes de realizar um método bicolor. ☑ **OA2**

Procedimento 17.1 **Método unicolor de unhas postiças ou unhas naturais com o esmalte em gel UV**

Consulte a página 501

Procedimento 17.2 **Método bicolor de gel UV em unhas postiças ou unhas naturais**

Consulte a página 505

Tipos de géis UV

Os **géis de ligação UV** são usados para aumentar a adesão à lâmina ungueal natural, semelhante ao monômero líquido e ao polímero em pó *primer*. Os géis de ligação UV variam na consistência e nos componentes químicos. A adesão aumentada diminui a tendência de os aprimoramentos se separarem da unha natural. Alguns géis de ligação UV contêm certos químicos que cheiram como um monômero líquido e polímero em pó, enquanto outros géis de ligação UV não têm um cheiro forte. Os fabricantes do gel UV estão constantemente desenvolvendo novas tecnologias na formulação dos géis de ligação UV. Essas tecnologias podem tornar o uso dos químicos odoríferos obsoleto. Alguns fabricantes de gel UV usam os sistemas de ligação de ar seco. O fato de o produto de ligação ser catalisado em uma unidade de luz não o torna menos eficaz que um sistema de ligação que é catalisado em unidade de luz UV.

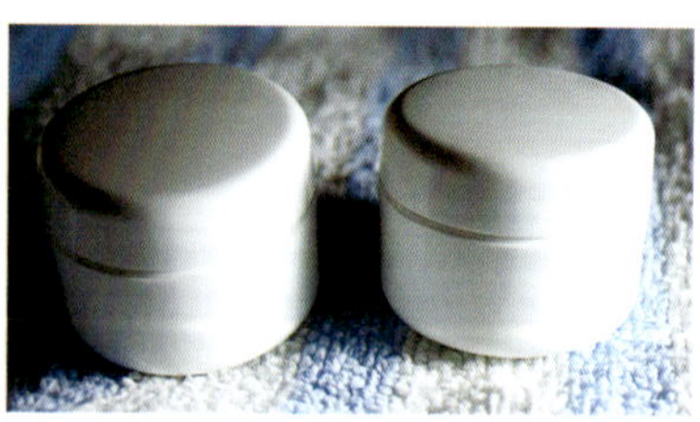

Os **géis de construção UV** incluem qualquer resina de viscosidade espessa que permita que o profissional construa um arco e uma curva na unha. Os géis de construção UV podem ser usados com géis UV autonivelantes. Se feita corretamente, essa combinação pode reduzir a quantidade de lixamento e de modelamento necessária para contornar o aprimoramento mais tarde, no serviço. Alguns géis de construção UV levam fios de fibra de vidro durante o processo de fabricação. Esses géis UV normalmente têm as propriedades de dureza e durabilidade que se assemelham bastante às do sistema de monômero líquido e do polímero em pó. Eles são muito úteis no reparo de uma quebra ou rachadura de unha.

Os **géis autonivelantes** têm uma consistência mais fina do que os géis de construção, permitindo que eles se ajustem e se nivelem durante a aplicação. Esses géis são usados para melhorar a espessura do revestimento enquanto oferece uma superfície mais macia. Os profissionais que experimentaram uma aplicação em gel UV normalmente escolhem o gel de construção UV primeiro e, depois, aplicam um gel UV autonivelante para reduzir o tempo de lixamento e fazer o contorno.

Os **géis pigmentados UV** são géis de construção e autonivelantes que incluem um pigmento de cor. Os géis pigmentados de construção são usados no início do serviço para criar arte ou na francesinha tradicional com o uso de um gel pigmentado em branco UV. Para completar esse *look*, você deve usar um método bicolor, que é semelhante a um processo bicolor do monômero líquido e polímero em pó. Os géis pigmentados autonivelantes UV são usados perto do procedimento do contorno final – antes ou depois do lixamento – porque são aplicados em uma camada muito mais fina do que os géis de construção pigmentado. Consulte as instruções do fabricante para seu uso.

O **esmalte em gel UV** é um gel UV de pouca viscosidade, normalmente pigmentado e embalado em um pote ou em um frasco de esmalte. É usado como alternativa para os laquês tradicionais para unhas. Os esmaltes em gel não secam da mesma forma que os esmaltes normais. Eles catalisam na unidade de luz UV. Quando o esmalte em gel UV termina de catalisar, o gel gloss pode ser aplicado sobre ele para criar um brilho bem lustroso. O resultado final parece o do esmalte normal, mas não possui nenhum solvente de odor e não borra da mesma forma que o esmalte. Outra vantagem dos esmaltes em gel é que eles não precisam de tempo para secagem depois do término do serviço. O esmalte em gel pode ser usado nas unhas naturais ou nas unhas postiças.

O **gel gloss**, também conhecido como **gel selador**, **gel finalizador** ou **gel de brilho**, é usado sobre a aplicação finalizada do gel UV para dar um brilho forte, mais ou menos da mesma forma que uma cobertura seria aplicada sobre um esmalte. Os géis gloss UV não precisam de polimento e também podem ser usados sobre o monômero líquido e sobre

Atividade

Adquira amostras dos géis que são comercializados entrando em contato com algumas empresas populares. Quando você receber os géis, coloque uma pequena quantidade sobre uma unha postiça presa a um palito de madeira. Estude o gel conforme você move a unha. Tente aplicar o gel de uma forma diferente (como se estivesse escovando uma camada fina, aplicando-o em uma área estressada). Observe o gel novamente. Repita esse procedimento com todas as amostras. Quanto mais você aprender sobre como os géis funcionam e se comportam, mais fácil será para aplicá-los nos clientes.

o polímero em pó. Há dois tipos de géis gloss UV: os géis gloss tradicionais, que catalisam com uma camada inibidora viscosa e que precisam de limpeza, e os géis gloss livre de películas, que catalisam em alto brilho sem uma camada de inibição. Uma **camada de inibição** é uma superfície viscosa deixada na unha após um gel UV ter sido catalisado. Escolha o gel gloss que seja melhor para você. Os géis gloss UV tradicionais não descolorem após a exposição prolongada à luz UV, enquanto os géis gloss sem película geralmente descolorem. Muitos fabricantes estão desenvolvendo géis gloss sem películas que não descolorem com a exposição à luz UV. Esses avanços podem deixar os géis gloss UV tradicionais obsoletos, mas, por ora, os géis gloss UV tradicionais lideram o mercado no desempenho contra o amarelamento.

Os géis UV estão disponíveis em uma grande gama de cores. Eles estão disponíveis em cores cremosas e foscas, e alguns ainda têm *glitter*! Esses géis podem ser misturados para criar centenas de outras cores. Os géis UV oferecem ao profissional da área de estética e beleza e ao cliente uma grande gama de cores e opções para expressar sua personalidade e criatividade. ☑ **OA3**

Após você ter determinado como cada tipo de gel se comporta nas unhas, aprenda como usar os géis rosa e branco da mesma forma. Semelhante aos géis claros, os géis rosa e branco podem ser formulados em uma variedade de viscosidades, cores e graus de opacidade. **Opacidade** é a quantidade de concentração de pigmento colorida em um gel, tornando mais ou menos difícil de ser ver. Se um gel UV tiver um alto grau de opacidade, ele ficará melhor na camuflagem da unha. Se um gel UV tiver um grau baixo de opacidade, a unha aparecerá mais claramente. Há muitos géis diferentes no mercado, e cada um deles pode ser combinado para dar qualquer aparência que você e seu cliente desejarem.

Suprimentos de gel UV

Assim como todo tipo de serviço de aprimoramento das unhas exige ferramentas, instrumentos, equipamentos e suprimentos específicos, os géis UV também o fazem. Aqui há uma lista dessas exigências. Além desses suprimentos no ajuste do seu serviço básico de manicure, você precisará:

- **Unidade de luz do gel UV.** Escolha uma unidade de luz do gel UV desenvolvida para produzir a quantidade certa de luz UV, necessária para catalisar corretamente os produtos com gel UV que você usa.

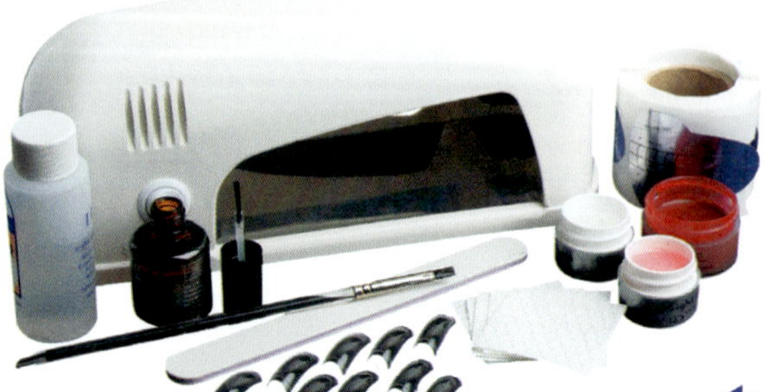

◀ **Figura 17.1 Suprimentos necessários para um serviço de gel UV.**

Atividade

Discutimos como os géis precisam de uma fonte de luz UV para catalisar adequadamente. Os géis não vão catalisar se a luz não penetrar através dele. Se o gel estiver pigmentado, o pigmento pode impedir a transmissão de luz UV no gel e diminuir seu potencial de catalisação.

Coloque um pouco de gel em uma forma descartável e espalhe-o usando um pincel. Aplique o gel de maneira que você consiga ver através dele na superfície da forma. Catalise o gel em sua lâmpada UV pelo período recomendado. Limpe a superfície do gel para remover o resíduo viscoso – a camada de inibição. Descasque o gel da forma e examine o lado que ficou grudado na forma. Se houver uma camada de gel não catalisado, então sua aplicação foi muito espessa. Aplique novamente o afinador do gel e repita o processo de catalisação e de exame.

- **Pincel.** Escolha pincéis sintéticos com cerdas pequenas, achatadas (ou ovais) para segurar e espalhar o gel UV.
- **Gel UV *primer* ou gel de ligação.** Os géis *primers* e de ligação são desenvolvidos especificamente para melhorar a adesão dos géis UV à lâmina ungueal natural. Use os géis UV *primers* conforme instruções do fabricante do produto que você estiver usando.
- **Gel UV.** Deve incluir o(s) gel(éis) pigmentado(s) para um serviço de uma cor ou de duas cores. Também inclui um gel que cria um brilho, dependendo do sistema de gel que você escolher.
- **Unhas postiças.** Use unhas postiças conforme recomendado para os sistemas de aprimoramentos das unhas em gel UV.
- **Adesivo de unhas.** Há muitos tipos de adesivos de unhas para fixar as unhas postiças nas unhas naturais. Selecione um tipo e tamanho mais adequado ao seu trabalho.
- **Limpador de unhas e *primer*.** Esses produtos removem o hidratante da superfície e as pequenas quantidades de óleo deixadas na lâmina ungueal natural, os quais podem impedir a adesão. Também ajudam a evitar o levantamento dos aprimoramentos das unhas.
- **Lixas de unhas abrasivas e lixas polidoras.** Selecione uma abrasiva média (180 grânulos) para a preparação da unha natural. Escolha uma abrasiva fina (240 grânulos) para suavização, e uma lixa polidora fina (350 grânulos ou mais) para finalização. Os fabricantes do gel UV podem ter outras recomendações para as lixas abrasivas. Por favor, consulte as diretrizes do fabricante para mais informações sobre o sistema específico que você está usando.

- **Solução de limpeza.** As soluções de limpeza normalmente contêm isopropanol e podem conter solventes adicionais. A solução de limpeza que você escolher deve ser uma das recomendadas pelo fabricante.
- **Lenços de limpeza sem fibras de algodão.** Selecione um lenço sem fibras de algodão apropriado. ☑ **OA4**

Quando usar os géis UV

Isso pode ser visto como uma questão de preferência pessoal, mas, na verdade, é uma questão de lógica. A resposta geral poderia ser: "Sempre!". A tecnologia tem criado géis UV bem resistentes, duráveis e firmes. A nova tecnologia de resina UV permite que os fabricantes criem produtos com as mesmas características, duráveis e fortes cujo desempenho pode ser comparado ao dos sistemas do monômero líquido e do polímero em pó do mercado. A resposta também poderia ser: "Nunca", porque há clientes que preferem usar o monômero líquido e o polímero em pó. É o que eles conhecem. Eles têm usado esses produtos por anos e se recusam a mudar. Entretanto, a maioria dos seus clientes aceitará suas recomendações. Se você usar e recomendar o monômero líquido e o polímero em pó, isso é o que a maioria usará. Se você usar e recomendar os géis UV, essa será a preferência deles. Você é o profissional. Como tal, você deve recomendar um sistema que tenha usado e que sente que é o melhor. Pode ocorrer uma situação em que o sistema que você usa em seus clientes não esteja funcionando como gostariam. Pode ser melhor, então, tentar outra coisa. Talvez, usando uma resina de gel diferente ou uma mudança no monômero líquido e no polímero em pó seria a melhor opção. A resposta a essa questão permanece em suas mãos capazes. Também é possível usar o sistema completo do monômero líquido e do polímero em pó e combiná-lo com o gel gloss UV para criar um brilho sobre o aprimoramento. Os géis pigmentados, como os esmaltes em gel UV, também podem ser usados sobre o monômero líquido e o polímero em pó, se você desejar. ☑ **OA5**

Procedimento 17.3 Gel UV sobre formas **Consulte a página 508**

Procedimento 17.5 Gel UV sobre o monômero líquido e o polímero em pó com o esmalte em gel

Consulte a página 512

Escolhendo o gel UV apropriado

Há muitos géis para escolher e desempenhar seus serviços. Aqui há algumas diretrizes que lhe ajudarão a fazer a melhor escolha:

- Se o cliente tem unhas achatadas, será necessária mais construção para criar um arco e uma curva. A construção ficará mais fácil quando feita com um gel de construção UV mais espesso.
- Se o cliente tiver unhas com um arco ou uma curva, então um gel autonivelante pode ser a melhor opção. Escolha o gel autonivelante que você preferir – seja um de viscosidade média, seja um de viscosidade espessa.
- Se o cliente voltar repetidamente ao salão com aprimoramentos quebrados, então o gel que usa fibra de vidro pode ser o melhor produto para ele.

Unidades de luz e lâmpadas UV

Qual é a diferença entre a lâmpada UV e a unidade de luz UV?

Uma **lâmpada UV** é uma espécie de lâmpada que emite luz UV para a catalisação das unhas em gel UV. Há inúmeras lâmpadas diferentes que são usadas para esse fim. Há lâmpadas de 4 watts, 6 watts, 7 watts, 8 watts e 9 watts.

Uma **unidade de luz UV**, também conhecida como **luz UV**, é um aparelho eletrônico especializado que dá energia e controla as lâmpadas UV para catalisar os aprimoramentos de unhas com gel UV. As unidades de luz podem parecer semelhantes no começo, mas elas são diferentes. As diferenças estão no número de lâmpadas na unidade, na distância das lâmpadas que está na parte de baixo da unidade e no tamanho da unidade. Esses fatores afetam o poder de catalisação da unidade.

Os nomes das unidades de luz normalmente indicam o número de lâmpadas dentro da unidade da luz multiplicado pela potência das lâmpadas que estão sendo usadas. Lembre-se de que a **potência da unidade** é a medida de quanta eletricidade a lâmpada consome, como quantos quilômetros por tanque seu carro a gasolina gasta para percorrer certa distância. Esse resultado não indica a velocidade que seu carro pode alcançar, assim como a potência não indica quanta luz UV uma lâmpada irá produzir. Por exemplo, se uma unidade tiver quatro lâmpadas e cada uma delas tiver 9 watts, então a unidade de

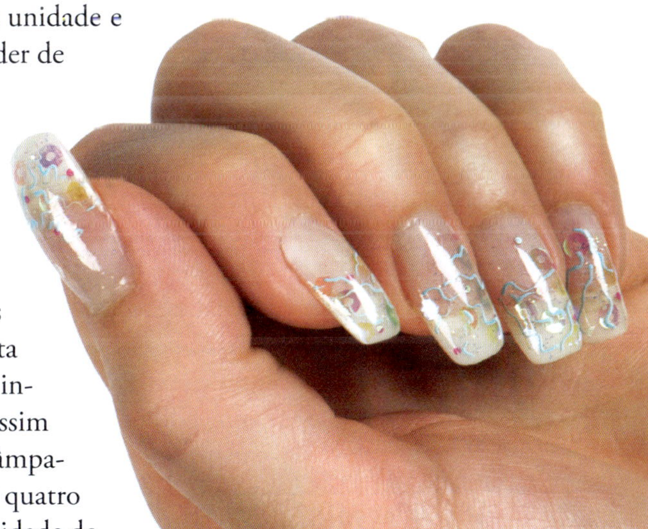

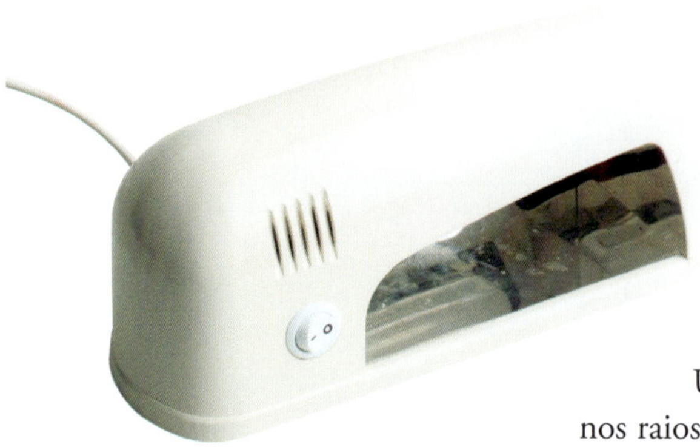

▲ **Figura 17.2 Unidade de luz e lâmpada UV.**

luz é chamada de uma unidade de luz de 36 watts. A potência não indicará quanta luz UV uma unidade de luz UV emite (**Figura 17.2**).

As unidades de luz para gel UV são desenvolvidas para produzir a quantidade certa de luz UV, necessária para catalisar corretamente os produtos com gel UV que você usa. Os géis UV normalmente são embalados em pequenos potes opacos ou em tubos para protegê-la da luz UV. Apesar de a luz UV ser invisível a olho nu, ela é encontrada nos raios solares e nas lâmpadas de bronzeamento. Ambas são de amplo espectro e emitem uma quantidade significativa de luz UV. Se o produto com gel UV for exposto a esses tipos de lâmpadas para teto ou para mesas, a vida útil do produto diminuirá, fazendo que o produto endureça dentro de seu recipiente.

Dependendo do circuito, lâmpadas diferentes produzem quantidades bem distintas de luz UV. Isso é chamado de intensidade ou concentração da intensidade da lâmpada UV. A intensidade varia de uma unidade de luz para outra e é mais importante do que a classificação de uma unidade de luz UV com base na potência da lâmpada ou do número de lâmpadas na unidade. Por essas razões, é importante usar a lâmpada UV desenvolvida para o produto com gel UV selecionado. Usando a lâmpada que foi desenvolvida especificamente para o produto com gel UV irá dar-lhe uma chance muito maior de sucesso e poucos problemas.

As lâmpadas ficam azuis por anos, mas após alguns meses de uso, elas podem produzir muito menos luz UV do que é adequado para a catalisação do aprimoramento. Normalmente, as lâmpadas UV devem ser trocadas de duas a três vezes por ano, dependendo da frequência do uso. Se as lâmpadas não forem trocadas regularmente, os géis podem ser catalisados de maneira incorreta, o que significa que os oligômeros e os químicos adicionais não serão endurecidos. Isso pode provocar o insucesso do serviço, irritação da pele e sensibilidade ao produto.

A lâmpada UV mais comum no mercado é a de 9 watts. As outras são as lâmpadas de 4 watts, 6 watts, 7 watts e as lâmpadas LED (Diodo Emissor de Luz). Muitos sistemas usam a lâmpada de 9 watts, pois a maioria dos géis pode ser catalisada em qualquer unidade de luz de 9 watts. Um gel que foi especificamente desenvolvido para ser catalisado em uma unidade de luz de 9 watts pode não ser catalisado corretamente em uma unidade de luz de 4 watts. Embora o gel UV endureça se for catalisado na unidade de luz de 4 watts, ele pode não ficar tão duro como se deseja, como pode não catalisar completamente. Se o gel não catalisar completamente, ele irá se quebrar, elevar e separar da unha. Pode também acontecer da superfície ficar opaca, gerando insatisfação no cliente. O resultado será igual a um sistema de monômero líquido e um polímero em pó que foi aplicado com uma proporção de mistura incorreta entre o líquido e o pó.

A unidade de luz é tão importante para a catalisação correta do gel UV quanto a lâmpada. Nem todas as unidades de luz são iguais. As di-

Dica

O calor da reação química provocado durante a catalisação dos géis UV pode deixar alguns clientes desconfortáveis. O calor pode ser controlado pela inserção lenta da mão na lâmpada UV. Isso irá ajudar a desacelerar a reação do gel e a gerar menos calor. O calor é resultado da reação exotérmica do gel à medida que cada ligação de polímero é criada. Quanto mais ligações são formadas durante a catalisação do gel, mais calor é gerado. Além disso, quanto mais ligações forem criadas durante a polimerização do gel, mais forte o gel será.

ferenças entre as estruturas das unidades de luz alteram o potencial de catalisação da unidade. Por exemplo, se duas unidades de luz são iguais em todos os outros aspectos, mas a unidade de luz A tiver sido construída com as lâmpadas UV mais próximas das unhas do que a unidade B, a unidade de luz A tem um potencial de catalisação maior do que a B. Assim, as lâmpadas não irão oferecer os mesmos resultados. Ambas as unidades de luz são de 9 watts e têm o mesmo número de lâmpadas, contudo a unidade de luz A é mais intensa do que a unidade de luz B.

Consulte o fabricante do gel para receber informações mais detalhadas sobre qual unidade de luz e lâmpada irá catalisar corretamente os géis UV. ☑ **OA6**

Esmalte em gel UV

O esmalte em gel UV tornou-se um serviço popular para complementar os géis e todos os serviços de aprimoramento, incluindo as unhas naturais. O esmalte em gel é um sistema relativamente novo que evoluiu no ano 2000 com a emergência de novas químicas que foram disponibilizadas para a indústria da beleza. O esmalte em gel UV mais popular é altamente pigmentado, fator que dá a esses sistemas a aparência de um esmalte tradicional a base de solvente. Os esmaltes em gel também estão disponíveis em centenas de tons, os mesmos que os esmaltes tradicionais, para atender a todos os clientes.

Usar os esmaltes em gel UV em vez dos esmaltes tradicionais oferece grandes vantagens. No entanto, eles são removidos de maneira diferente. Uma vantagem dos esmaltes em gel UV é que eles não secam – eles catalisam. O sistema de catalisação do esmalte em gel UV não deixa que borrem nem descasquem se a pessoa mexer nas mãos, enquanto o esmalte tradicional ainda estaria secando. Uma segunda vantagem é que o esmalte em gel UV não engrossa com o tempo porque o solvente não evapora. A evaporação do solvente faz que os esmaltes tradicionais engrossem e sequem mais lentamente após o frasco ter sido aberto e fechado por alguns meses. Já que o solvente não evapora, no esmalte em gel UV, o seu recipiente dura mais.

Para remover o esmalte em gel UV, os profissionais da área de estética e beleza normalmente usam uma lixa para raspá-los, seja ela manual, abrasiva ou elétrica. Entretanto, eles também podem ser removidos sendo deixados de molho na acetona de cinco a dez minutos para suavizá-los, permitindo que o profissional raspe-o facilmente com um palito de madeira.

Manutenção e remoção do gel UV

Os aprimoramentos do gel UV devem ser mantidos regularmente, dependendo da velocidade do crescimento das unhas do cliente.

Dica

Quando você oferecer serviços de aprimoramento, pergunte se os clientes querem que esses sejam facilmente removíveis. Se o cliente quiser aprimoramentos que sejam removidos com facilidade, use um gel UV umedecedor como base (seguindo as recomendações do fabricante sobre a aplicação do gel UV), em seguida continue com o serviço. Antes de o cliente sair do salão, agende uma data para que ele volte para remoção do esmalte.

Manutenção do gel UV

Comece a manutenção usando uma lixa abrasiva de grânulos médios (180 grânulos) para afinar e modelar o aprimoramento. Tome cuidado para não danificar a lâmina ungueal com o abrasivo quando estiver realizando esta etapa.

Antes de pintar a unha, certifique-se de limpá-la com limpador ou isopropanol recomendado pelo fabricante do gel UV. Eles removem os óleos das unhas e asseguram uma melhor adesão do gel na lâmina ungueal. É importante lembrar-se de que você deve lixar a unha com um toque leve, porque é geralmente mais fácil lixar o gel UV do que o monômero líquido e o polímero em pó.

Procedimento 17.4 Manutenção do gel UV Consulte a página 510

Remoção do gel UV

Há dois tipos de gel e cada um emprega um método de remoção diferente.

Os **géis UV duros**, também conhecidos como **géis UV tradicionais**, não podem ser removidos com solvente, e sim lixados da unha natural.

Os **géis UV moles**, também conhecidos como **géis umedecedores**, são removidos quando deixados de molho na acetona. É importante que você leia e siga as instruções do fabricante antes de remover o gel UV das unhas.

Procedimento 17.6 Remoção do gel UV duro Consulte a página 514

Procedimento 17.7 Remoção do gel UV mole Consulte a página 515

Para informações mais interessantes e úteis sobre os produto de aprimoramento em gel UV, consulte *Nail structure & product chemistry*, 2ª edição, de Douglas D. Schoon, publicado pela Milady, uma parte da Cengage Learning.

Procedimento

17.1 Método unicolor de unhas postiças ou unhas naturais com o esmalte em gel UV

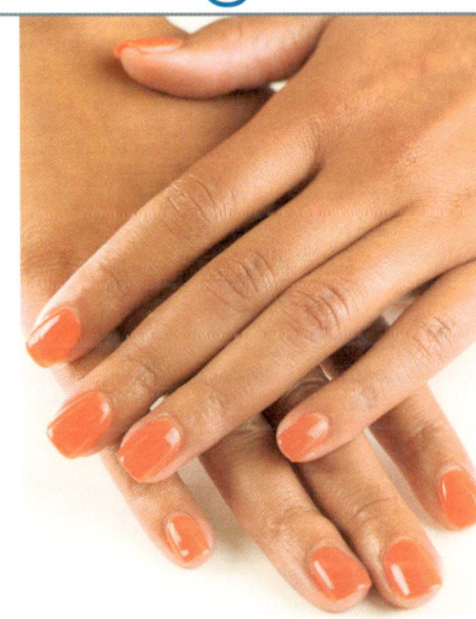

Preparação

- Execute o Procedimento 13.1 Procedimento pré-serviço Consulte a página 379

Procedimento

1 Limpe as unhas e remova o esmalte existente. Comece pelo dedo mínimo da mão direita e siga até o polegar. Repita o procedimento na mão esquerda. Peça para o cliente colocar suas unhas em uma bacia para manicure com sabonete líquido. Use uma escova para unhas para limpá-las sobre a bacia. Enxague bem com água limpa e remova os resíduos do sabonete, pois podem provocar levantamento.

2 Use um empurrador de metal ou madeira com algodão na ponta para empurrar suavemente o eponíquio para trás, depois aplique o removedor de cutícula na lâmina ungueal. Use conforme as instruções do fabricante e remova o tecido da cutícula da lâmina ungueal.

3 Use um limpador a base de solvente de acordo com a recomendação do fabricante. Remova os óleos da unha antes de abrasá-la com uma lixa. Isso aumenta as propriedades adesivas do gel. Comece pelo dedo mínimo e trabalhe até o polegar.

4 Use a lixa polidora levemente na lâmina ungueal com um abrasivo médio (180 grânulos) ou com o abrasivo recomendado pelo fabricante do gel para remover o brilho da superfície da lâmina ungueal.

5 Remova a poeira da superfície da unha de acordo com as recomendações do fabricante.

6 Se o cliente deseja unhas postiças, aplique-as de acordo com o Procedimento 15.1, Aplicação de unhas postiças, no Capítulo 15,

Instrumentos e materiais

Além dos materiais básicos sobre sua mesa de manicure, você precisará dos seguintes suprimentos:

- **Pincel**
- **Solução de limpeza**
- **Lenços de limpeza sem fibras de algodão**
- **Unha postiças**
- **Gel UV para aplicação**
- **Unidade de luz do gel UV**
- **Esmalte em gel UV**
- **Gel UV *primer* ou gel de ligação**

unhas postiças e proteções. Certifique-se de cortar e de modelar a unha antes da aplicação do gel UV. Durante o procedimento, o gel UV sobrepõe-se à extremidade da unha postiça para evitar o levantamento. Esse selo pode ser quebrado durante o processo de lixamento, permitindo que o gel UV descasque ou levante. Tenha cuidado para não quebrar esse selo.

7 Siga as instruções do fabricante para aplicação do material de ligação ou *primer*. Seu sucesso depende da sua habilidade em preparar adequadamente a lâmina ungueal para os serviços e aplicar esse material de ligação. Usando o pincel aplicador, insira-o no *primer* ou no gel de ligação. Retire o excesso do pincel, usando-o levemente umedecido. Certifique-se de que a lâmina ungueal esteja completamente coberta, de acordo com as recomendações do fabricante. Evite usar muito produto para que ele não escorra pela pele, aumentando os riscos de desenvolvimento de irritação da pele ou de sensibilidade ao sistema de aprimoramento.

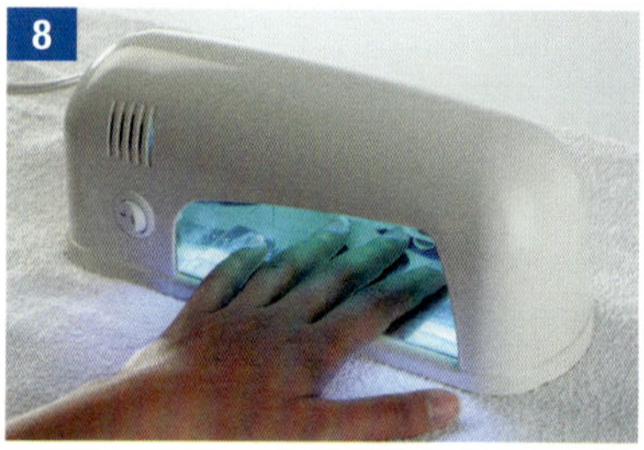

8 Catalise o gel de ligação de acordo com as instruções do fabricante.

9 Passe o pincel com gel UV suavemente na superfície da unha, inclusive na ponta livre. Deixe um espaço de 5 mm em torno das áreas da cutícula e da parede lateral da unha. Evite que o gel UV toque a cutícula, o eponíquio e as paredes laterais. Ao aplicar o gel, não use força como você o faria com o monômero líquido e com o polímero em pó. Em vez disso, passe o pincel suavemente, ou flutue o material em gel sobre a unha. Evite introduzir ar no gel, já que isso pode reduzir a força do gel catalisado e pode acarretar bolhas e rachaduras. Aplique na mão direita do cliente, do dedo mínimo ao dedo indicador.

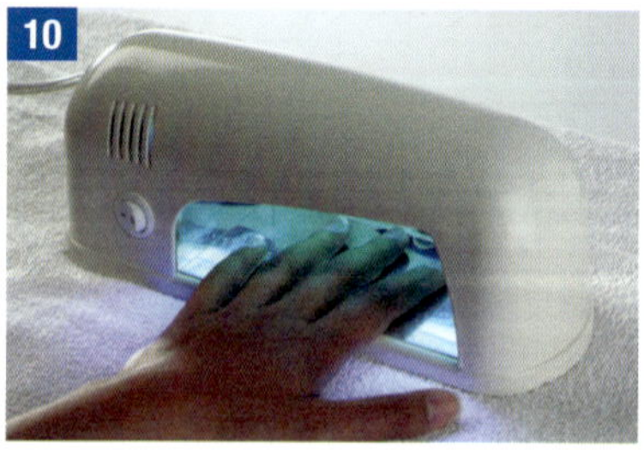

10 Posicione a mão corretamente na lâmpada UV pelo tempo necessário para catalisação conforme indicado pelo fabricante. Sempre catalise cada camada do gel UV pelo tempo necessário pelas instruções da fabricante. A catalisação pelo tempo insuficiente pode resultar no insucesso do serviço, irritação da pele e/ou sensibilidade da pele. O posicionamento incorreto das mãos na lâmpada também pode provocar a catalisação imprópria.

11 Repita as etapas 9 e 10 na mão esquerda e, em seguida, repita as mesmas etapas em ambos os polegares.

12 Aplique uma pequena quantidade de gel UV no dedo mínimo do cliente (um gel autonivelante funciona melhor nessa fase da aplicação), sobre a primeira mão apropriadamente catalisada, na mão direita do cliente. Coloque cuidadosamente o gel UV sobre a primeira camada e suavize-o no lugar. Evite bater o pincel ou pressioná-lo muito para não deixar que o ar entre no gel e diminua sua força. Passe o pincel com gel UV sobre e em torno da ponta livre para criar um selo. Evite tocar a pele sob a ponta livre para evitar irritação e sensibilidade. Repita esse processo de aplicação nas três unhas restantes.

13 Catalise a segunda demão de gel UV (gel de construção ou autonivelante) posicionando a mão corretamente na lâmpada UV pelo tempo de catalisação recomendado pelo fabricante.

14 Repita as etapas 12 e 13 na mão esquerda e, em seguida, repita as mesmas etapas em ambos os polegares.

15 Aplique outra demão do segundo gel UV, se necessário. Outra demão do segundo gel UV (gel de construção ou autonivelante) deixará o aprimoramento mais espesso. Catalise pelo tempo recomendado pelo fabricante.

16 Remova a mão de inibição utilizando o limpador do fabricante em uma bola de algodão em um plástico para evitar o contato com a pele. Se o limpador não estiver disponível, então use álcool, acetona, ou qualquer outro removedor adequado. Confirme com o fabricante do gel. O contato prolongado ou repetido da pele com a mão de inibição pode provocar irritação ou sensibilidade.

17 Usando uma lixa abrasiva média ou fina (180 ou 240 grânulos), refine o contorno da superfície. Lixe cuidadosamente próximo das paredes laterais e do eponíquio para evitar lesionar a pele do cliente. Incline a lixa em um ângulo de 45 graus do centro superior para a ponta livre. Verifique a espessura da ponta livre e iguale as imperfeições com movimentos suaves. Tenha certeza de evitar o lixamento excessivo do gel nas paredes laterais dos aprimoramentos. O lixamento excessivo deixa o aprimoramento muito fino, o que pode resultar na rachadura, que começa pelas paredes laterais.

18 Remova o pó resultante dos lixamentos com um pincel de náilon limpo e desinfetado.

19 Remova os óleos que podem estar depositados na unha durante o lixamento, diminuindo problemas potenciais que podem causar defeitos na última demão de gel.

20 Aplique a primeira demão fina de esmalte em gel UV sobre toda a superfície do aprimoramento com pincel. Use bastante pressão para garantir um *look* com aparência lisa. Aplique uma pequena quantidade de esmalte em gel UV na ponta livre da unha para aprimorar a ponta e criar uma aparência uniforme e consistente.

Dica de serviço

O procedimento recomendado para aplicação e catalisação do gel UV varia de um fabricante para outro. Alguns sistemas recomendam a aplicação do gel UV em quatro unhas de uma mão para depois repetir esse procedimento na outra mão antes de aplicar e catalisar o gel UV nas unhas dos polegares. Certifique-se de seguir as instruções recomendadas pelo fabricante do sistema que você está usando.

21 Posicione a mão dentro de uma unidade de luz UV no local correto e catalise a primeira demão de esmalte em gel pelo tempo recomendado.

22 Aplique uma segunda demão fina de esmalte em gel UV sobre toda a superfície do aprimoramento com pincel e aplique uma pequena quantidade de esmalte em gel UV na ponta livre da unha para aprimorar a ponta e criar uma aparência uniforme e consistente.

23 Catalise a segunda demão do esmalte em gel UV.

24 Aplique o gel gloss UV (gel selador, de brilho ou finalizador).

25 Catalise o gel gloss.

26 Remova a demão de inibição, se necessário.

27 Aplique o óleo para unhas.

28 Aplique uma loção para mãos e massageie a mão e o braço.

29 Limpe os aprimoramentos das unhas. Avalie o trabalho que você acabou de concluir e faça qualquer ajuste necessário.

30 *Look* finalizado.

30

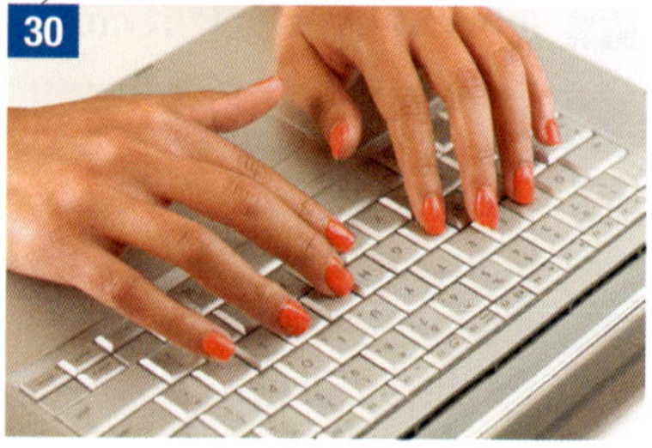

Pós-serviço

- Conclua o Procedimento 13.2 Procedimento pós-serviço

Consulte a página 383 ☑ **OA7**

Procedimento

17.2 Método bicolor de gel UV em unhas postiças ou unhas naturais

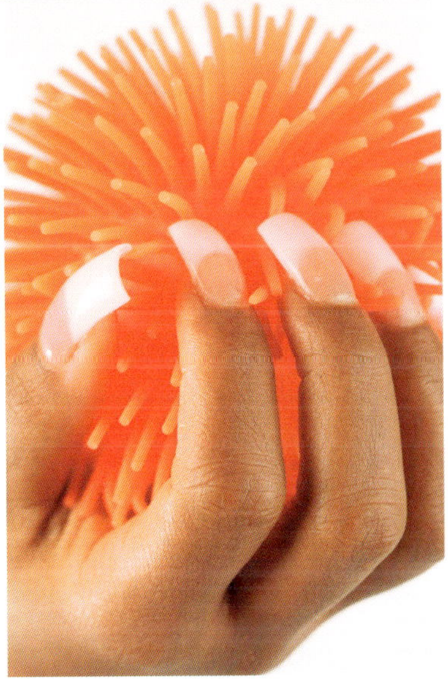

Preparação

- Execute o Procedimento 13.1 **Procedimento pré-serviço** Consulte a página 379

Procedimento

1. Limpe as unhas e remova o esmalte existente.
2. Empurre o eponíquio para trás e remova a cutícula da lâmina ungueal.
3. Limpe e desidrate a unha.
4. Prepare as unhas.
5. Remova o pó da superfície da unha.
6. Aplique as unhas postiças, se desejado.
7. Aplique o gel UV *primer* ou o gel de ligação
8. Catalise a resina de ligação, se necessário.
9. Selecione o gel branco desejado para criar o processo de duas cores. Trabalhando da direita para a esquerda da mão, aplique uma camada de gel branco sobre a ponta e ao longo das paredes laterais da unha para criar a linha do sorriso. Certifique-se de aplicar essa mão de gel fina o suficiente para fazer que o gel catalise completamente pela superfície da unha postiça. Se o gel não catalisar completamente, irá levantar da superfície da unha postiça e da unha natural. Se houver gel branco UV onde você não queira, limpe-o.
10. Usando um lenço sem fibras de algodão, aperte as cerdas do pincel de forma que elas formem uma superfície do tipo de um rodo. Não use solventes para limpar as cerdas.

Instrumentos e materiais

Além dos materiais básicos sobre sua mesa de manicure, você precisará dos seguintes suprimentos:

- **Pincel**
- **Solução de limpeza**
- **Lenços de limpeza sem fibras de algodão**
- **Unhas postiças**
- **Gel UV rosa e gel UV branco**
- **Unidade de luz do gel UV**
- **Gel UV *primer* ou gel de ligação**

Dica de serviço

Ao usar unhas postiças com géis UV, é importante que a curva da unha postiça combine com a curva da unha natural. Se a curva não combinar e a unha postiça ficar muito espalhada, ela pode rachar pelo centro. Então, se isso acontecer, você já sabe que a curva da unha postiça não combinava com a curva da unha natural.

11 Usando a ponta do pincel de aplicação limpo, limpe os géis indesejados da unha postiça para criar uma linha do sorriso firme. Repita esse processo até que você tenha a linha do sorriso desejada. Certifique-se de que todas as linhas do sorriso tenham uma aparência uniforme antes de catalisar o gel.

12 Catalise o gel branco na lâmpada UV pelo tempo recomendado.

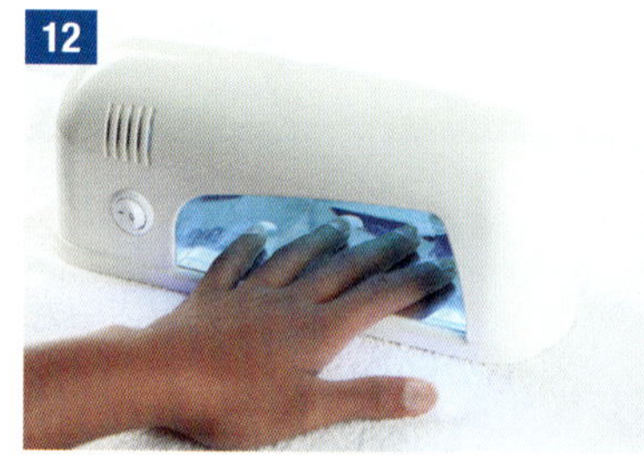

13 Se o gel branco não tiver o mesmo brilho em todos os dedos, repita as etapas 9, 10 e 11.

14 Passe suavemente o pincel com gel rosa UV na superfície da unha, inclusive na ponta livre. Deixe um espaço de 5 mm em torno das áreas da cutícula e da parede lateral da unha. Evite que o gel UV toque a cutícula, o eponíquio e as paredes laterais. Ao aplicar o gel, não use força como você o faria com o monômero líquido e com o polímero em pó. Passe o pincel suavemente, ou flutue o material em gel sobre a unha. Evite a entrada de ar no gel, já que isso reduz sua força e pode acarretar rachaduras. Aplique na mão direita do cliente, do dedo mínimo ao dedo indicador.

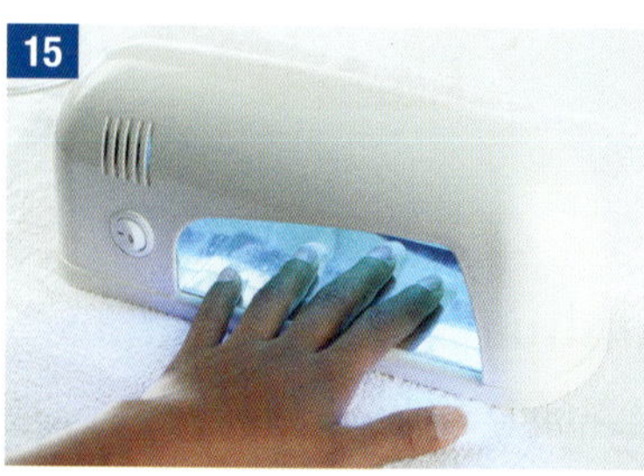

15 Catalise a primeira demão de gel UV (gel de construção).

16 Repita as etapas 14 e 15 na mão esquerda e, em seguida, repita as mesmas etapas em ambos os polegares.

17 Aplique uma pequena quantidade de gel rosa UV (um gel autonivelante funciona melhor nessa fase da aplicação) sobre a primeira mão, apropriadamente catalisada. Coloque cuidadosamente o gel UV pela primeira mão e suavize-o no lugar. Evite bater o pincel ou pressioná-lo muito para não deixar que o ar entre no gel e diminua sua força. Passe o pincel com gel UV sobre e em torno da ponta livre para criar um selo. Evite tocar a pele sob a ponta livre para evitar irritação e sensibilidade. Repita esse processo de aplicação para as outras quatro unhas na mão direita do cliente, do dedo mínimo ao dedo indicador.

18 Catalise o segundo gel UV (gel de construção ou autonivelante).

19 Repita as etapas 17 e 18 na mão esquerda e, em seguida, repita as mesmas etapas em ambos os polegares.

20 Outra demão do segundo gel UV irá deixar o aprimoramento mais espesso, se isto for desejado. Catalise as unhas.

21 Remova a mão de inibição.

22 Verifique os contornos das unhas.

23 Remova o pó.

24 Limpe a unha.

25 Aplique o gel gloss UV (gel selador, de brilho ou finalizador). Catalise as unhas.

26 Remova a demão de inibição, se necessário.

27 Aplique o óleo para unhas.

28 Aplique uma loção para mãos e massageie a mão e o braço.

29 Limpe os aprimoramentos das unhas. Avalie o trabalho que você acabou de concluir e faça qualquer ajuste necessário.

30 *Look* finalizado.

Dica de serviço

É comum para os fabricantes ter muitos géis coloridos para o método bicolor. Esses géis pigmentados podem variar na opacidade e na viscosidade. Você deve seguir as recomendações do fabricante para aplicação do gel pigmentado em um método bicolor. Normalmente, os géis mais opacos possuem viscosidades mais finas e são aplicados após a segunda demão do gel de construção. Os géis pigmentados menos opacos costumam ter uma viscosidade mais espessa e são aplicados antes da primeira demão do gel de construção.

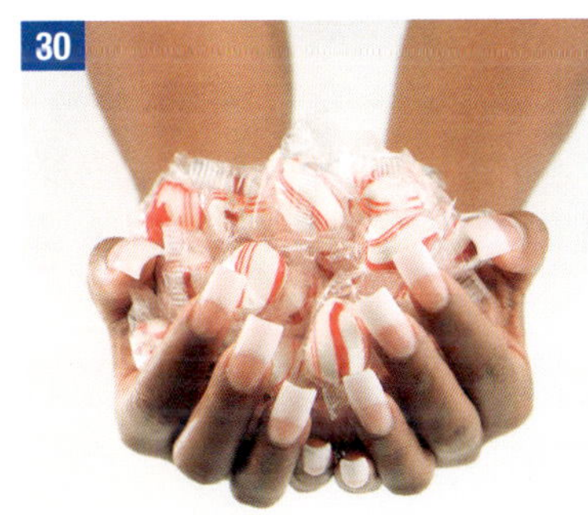

Pós-serviço

- Conclua o Procedimento 13.2 **Procedimento pós-serviço** **Consulte a página 383**

Procedimento 17.3 Gel UV sobre formas

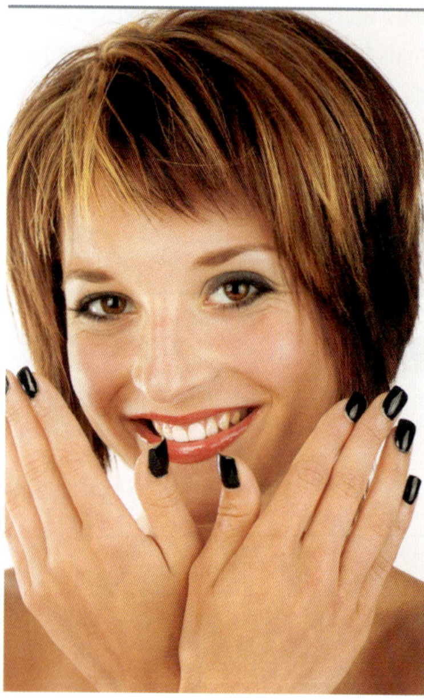

Instrumentos e materiais

Além dos materiais básicos sobre sua mesa de manicure, você precisará dos seguintes suprimentos:

- **Pincel**
- **Solução de limpeza**
- **Lenços de limpeza sem fibras de algodão**
- **Gel UV**
- **Unidade de luz do gel UV**
- **Gel UV *primer* ou gel de ligação**

Preparação

- Execute o Procedimento 13.1 **Procedimento pré-serviço** Consulte a página 379

Procedimento

1 Limpe as unhas e remova o esmalte existente.

2 Empurre o eponíquio para trás e remova a cutícula da lâmina ungueal.

3 Limpe e desidrate a unha.

4 Remova o brilho da superfície da unha natural.

5 Remova o pó da superfície da unha.

6 Ajuste as formas em todos os dedos (como descrito no Capítulo 15, Unhas postiças e proteções para as unhas). Lembre-se de limpar e desinfetar as formas multiuso se as formas descartáveis não foram usadas. As formas de plástico são, às vezes, usadas para permitir que a luz UV penetre do lado inferior para uma catalisação mais completa da ponta livre.

7 Aplique o *primer* ou o gel de ligação.

8 Catalise o gel de ligação, se necessário.

9 Repita as etapas 7 e 8 na mão esquerda e, em seguida, repita as mesmas etapas em ambos os polegares.

8

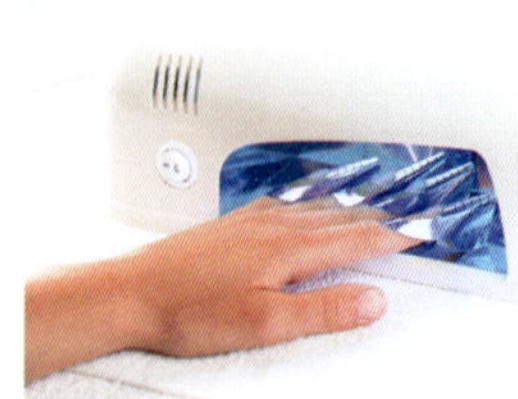

10 Aplique a primeira demão do gel UV (gel de construção ou autonivelante).

11 Posicione apropriadamente a mão e catalise o gel UV pelo tempo necessário.

12 Aplique a segunda demão do gel UV (gel de construção ou autonivelante).

13 Posicione apropriadamente a mão e catalise o gel UV pelo tempo necessário.

14 Remova as formas das unhas puxando-as um pouco antes do hiponíquio do dedo e, então, puxe-as suavemente da unha.

15 Use uma lixa abrasiva média ou fina (180 ou 240 grânulos) para modelar a ponta livre do aprimoramento.

16 Aplique outra demão do gel UV (gel de construção ou autonivelante), se necessário, sobre todo o aprimoramento.

17 Catalise o gel UV (gel de construção ou autonivelante).

18 Remova a demão de inibição.

19 Usando uma lixa abrasiva média ou fina (180 ou 240 grânulos), refine o contorno da superfície. Certifique-se de lixar o aprimoramento para criar um arco e uma curva, para otimizar a força da sobrecamada e para criar um toque elegante ao aprimoramento.

20 Remova o pó.

21 Aplique o gel gloss UV (gel selador, de brilho ou finalizador).

22 Catalise a unha UV.

23 Remova a demão de inibição, se necessário.

24 Aplique o óleo para unhas.

25 Aplique uma loção para mãos e massageie a mão e o braço.

26 Limpe os aprimoramentos das unhas. Avalie o trabalho que você acabou de concluir e faça qualquer ajuste necessário.

27 Aplique o esmalte, se desejado.

28 *Look* finalizado.

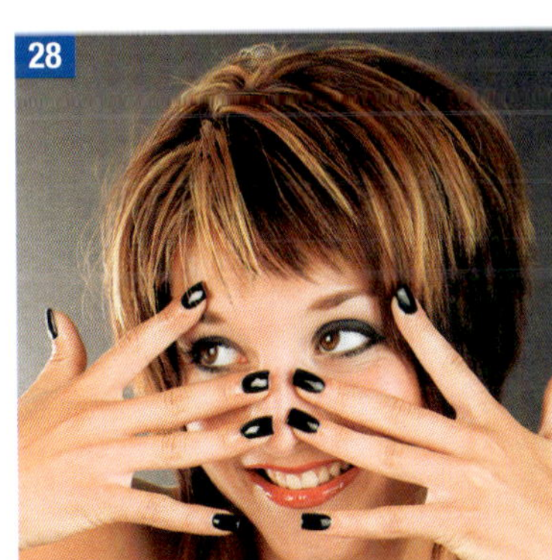
28

Pós-serviço

- Conclua o **Procedimento 13.2 Procedimento pós-serviço**

Consulte a página 383 OA8

Procedimento

17.4 Manutenção do gel UV

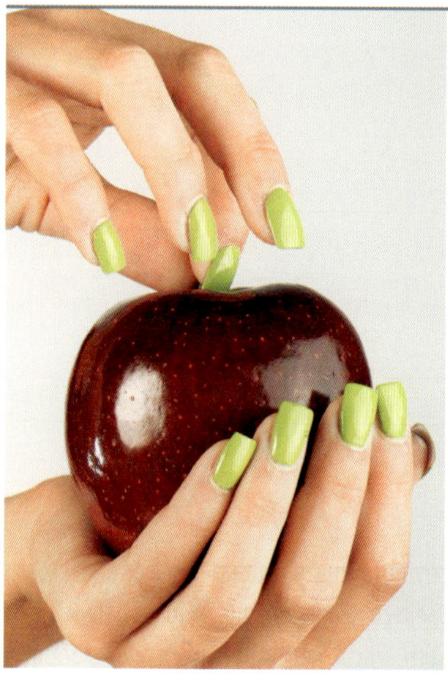

Preparação

- Execute o Procedimento 13.1 Procedimento pré-serviço Consulte a página 379

Procedimento

1. Limpe as unhas e remova o esmalte existente.
2. Empurre o eponíquio para trás e remova a cutícula da lâmina ungueal.
3. Limpe e desidrate a unha.
4. Levemente, lixe a lâmina ungueal com um abrasivo médio (180 grânulos) ou com o abrasivo recomendado pelo fabricante do gel para remover o brilho da superfície da lâmina ungueal.
5. Remova o pó da superfície da unha.
6. Aplique o *primer* ou o gel de ligação na unha natural.
7. Catalise a resina de ligação.
8. Passe o pincel com gel UV levemente sobre a unha, a partir do ponto de crescimento da unha até a ponta livre. Evite que o gel UV toque a cutícula, o eponíquio e as paredes laterais. Ao aplicar esse gel, não use força como você o faria com o monômero líquido e com o polímero em pó. Passe o pincel suavemente, ou flutue o material em gel sobre a unha. Evite a entrada de ar no gel, já que isso reduz sua força e pode acarretar rachaduras. Aplique o gel na mão direita do cliente, do dedo mínimo ao dedo indicador.
9. Catalise o primeiro gel UV.

Instrumentos e materiais

Além dos materiais básicos sobre sua mesa de manicure, você precisará dos seguintes suprimentos:

- **Pincel**
- **Solução de limpeza**
- **Lenços de limpeza sem fibras de algodão**
- **Gel UV**
- **Unidade de luz do gel UV**
- **Gel UV *primer* ou gel de ligação**

10 Repita as etapas 8 e 9 na outra mão. Em seguida, repita as mesmas etapas em ambos os polegares.

11 Catalise o gel UV.

12 Remova a demão de inibição.

13 As unhas em gel UV ficam mais flexíveis do que com monômero líquido e com polímero em pó, logo, elas podem ser lixadas mais facilmente. Usando uma lixa abrasiva média ou fina (180 ou 240 grânulos), refine o contorno da superfície. Lixe cuidadosamente próximo das paredes laterais e do eponíquio para evitar lesionar a pele do cliente. Incline a lixa em um ângulo de 45 graus do centro superior para a ponta livre. Verifique a espessura da ponta livre e iguale as imperfeições com movimentos suaves. Tenha certeza de evitar o lixamento excessivo do gel nas paredes laterais dos aprimoramentos. O lixamento excessivo deixa o aprimoramento muito fino, resultando em rachaduras, que começam pelas paredes laterais.

14 Remova o pó.

15 Limpe a unha.

16 Aplique o gel gloss UV (gel selador, de brilho ou finalizador).

17 Catalise o gel gloss.

18 Remova a demão de inibição, se necessário.

19 Aplique óleo para as unhas.

20 Aplique uma loção para mãos e massageie a mão e o braço.

21 Limpe os aprimoramentos das unhas. Avalie o trabalho que você acabou de concluir e faça qualquer ajuste necessário.

22 Aplique o esmalte, se desejado.

23 *Look* finalizado.

Dica de serviço

Ao remover a demão de inibição do gel UV, evite limpar a unha de maneira que o gel seja colocado na superfície da pele. Usando um lenço para unhas, comece no topo da unha mais próxima da cutícula e limpe a partir da cutícula para a ponta livre da unha.

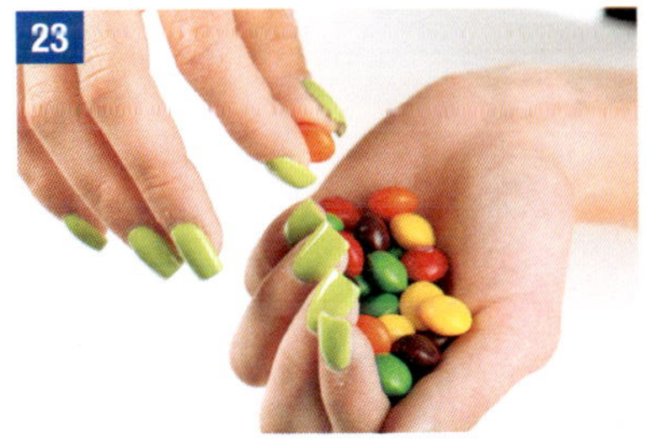

Pós-serviço

- Conclua o Procedimento 13.2 Procedimento pós-serviço

Consulte a página 383 ☑ OA9

Procedimento

17.5 Gel UV sobre o monômero líquido e o polímero em pó com o esmalte em gel

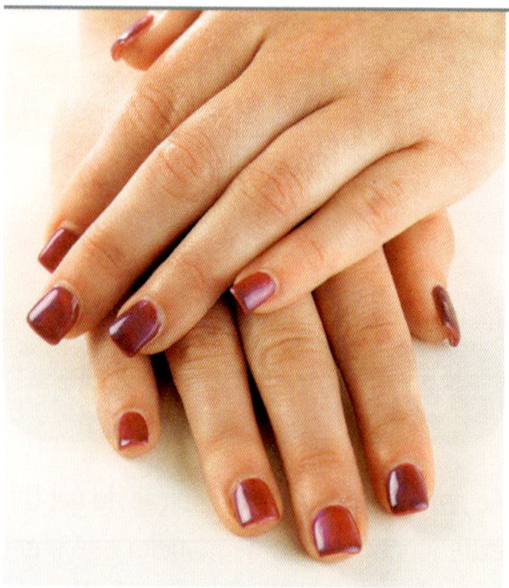

Instrumentos e materiais

Além dos materiais básicos sobre sua mesa de manicure, você precisará dos seguintes suprimentos:

- **Pincel**
- **Lenços de limpeza sem fibras de algodão**
- **Limpador de unhas**
- **Gel selador UV ou cobertura**
- **Unidade de luz do gel UV**
- **Esmalte em gel UV**

Preparação

- Execute o Procedimento 13.1 **Procedimento pré-serviço** **Consulte a página 379**

Procedimento

1. Aplique o monômero líquido e o polímero em pó.

2. Após o monômero líquido e o polímero em pó terem endurecido de maneira suficiente, eles permitem o lixamento, o contorno, a suavização e o modelamento dos aprimoramentos. Não use nenhum tipo de óleo nesse processo. O uso de uma lixa polidora ou de um óleo para cutículas fará que o gel UV deforme na superfície e fique com uma aparência indesejável.

3. Remova o pó resultante dos lixamentos com um pincel de náilon limpo e desinfetado.

4. Remova os óleos que podem estar depositados na unha durante o lixamento.

5. Aplique a primeira demão fina de esmalte em gel UV sobre toda a superfície do aprimoramento com pincel. Use bastante pressão para garantir um *look* com aparência lisa. Aplique uma pequena quantidade de esmalte em gel UV na ponta livre da unha para aprimorar a ponta e criar uma aparência uniforme e consistente.

6. Posicione a mão dentro de uma unidade de luz UV no local correto e catalise a primeira demão de esmalte em gel pelo tempo recomendado.

7 Aplique a segunda demão fina de esmalte em gel UV sobre toda a superfície do aprimoramento com pincel. Use bastante pressão para garantir um *look* com aparência lisa. Aplique uma pequena quantidade de esmalte em gel UV na ponta livre da unha para aprimorar a ponta e criar uma aparência uniforme e consistente.

8 Posicione a mão dentro de uma unidade de luz UV no local correto e catalise a primeira demão de esmalte em gel pelo tempo recomendado.

9 Aplique uma pequena quantidade do terceiro gel UV (gel UV selador ou finalizador). Começando pela base da lâmina ungueal, movimente em direção à ponta livre, usando os movimentos de aplicação de esmaltes e cobrindo toda a superfície da unha. Certifique-se de que o gel não entre em contato com a pele, e de envolver essa última demão da ponta livre da unha natural para selar o revestimento e para proporcionar uma proteção adicional. Para evitar o levantamento, evite tocar a pele do cliente.

10 Catalise o gel gloss.

11 Remova a demão de inibição, se necessário.

12 Aplique óleo para as unhas.

13 Aplique uma loção para mãos e massageie a mão e o braço.

14 Limpe os aprimoramentos das unhas. Avalie o trabalho que você acabou de concluir e faça qualquer ajuste necessário.

15 *Look* finalizado.

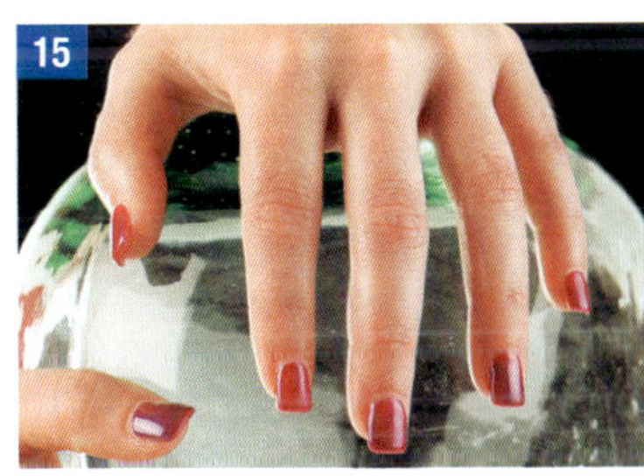

Pós-serviço

- Conclua o Procedimento 13.2 **Procedimento pós-serviço** **Consulte a página 383**

Procedimento

17.6 Remoção do gel UV duro

Instrumentos e materiais

Além dos materiais básicos sobre sua mesa de manicure, você precisará dos seguintes suprimentos:

- **Abrasivos**
- **Lixa de unha**
- **Removedor de esmalte**

Preparação

- Execute o Procedimento 13.1 **Procedimento pré-serviço** Consulte a página 379

Procedimento

1 Remova o esmalte.

2 Use uma lixa abrasiva média (180 grânulos) para reduzir a espessura do aprimoramento na unha. Tome cuidado para não lixar a unha natural.

3 Use uma lixa polidora (280 grânulos) para suavizar o aprimoramento para um brilho mais natural. Converse com o cliente sobre como deixar que o resto dos aprimoramentos cresçam nas unhas.

4 Sugira que seu cliente utilize os serviços de manicure nas unhas naturais para garantir que os aprimoramentos cresçam corretamente. Avalie o trabalho que você acabou de concluir e faça qualquer ajuste necessário.

5

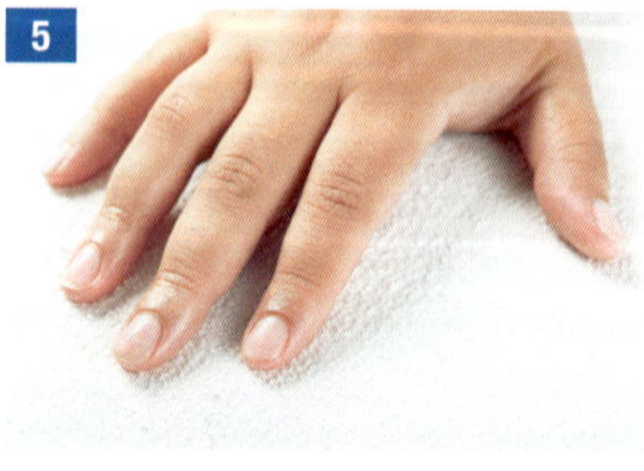

5 *Look* finalizado.

Pós-serviço

- Conclua o Procedimento 13.2 **Procedimento pós-serviço**

Consulte a página 383 ✓ OA10

Procedimento

17.7 Remoção do gel UV mole

Preparação

- Execute o Procedimento 13.1 Procedimento pré-serviço Consulte a página 379

Instrumentos e materiais

Além dos materiais básicos sobre sua mesa de manicure, você precisará dos seguintes suprimentos:

- **Lixas abrasivas**
- **Lixa polidora**
- **Removedor de gel UV (conforme recomendado pelo fabricante)**

Procedimento

1. Remova o esmalte.
2. Lixe as unhas.
3. Deposite a solução umedecedora em uma bacia para manicure, ou em outro recipiente, de forma que o nível do removedor seja suficiente para cobrir completamente os aprimoramentos das unhas imersos na solução.
4. Umedeça as unhas do cliente na solução pelo período recomendado pelo fabricante.
5. Use um palito de madeira ou um empurrador de aço inoxidável para desprender o gel da unha.
6. Use levemente uma lixa polidora com grãos finos (240 a 350 grânulos) para remover qualquer gel restante na área da unha. Avalie o trabalho que você acabou de concluir e faça qualquer ajuste necessário.
7. Sugira que seu cliente utilize os serviços de manicure nas unhas naturais para garantir que os aprimoramentos cresçam corretamente.
8. *Look* finalizado.

8

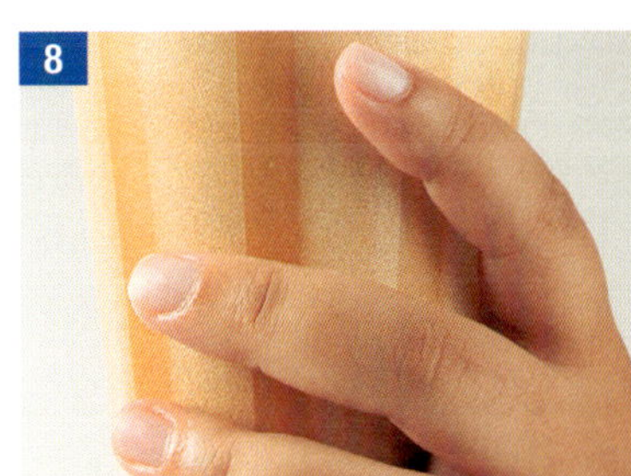

Pós-serviço

- Conclua o Procedimento 13.2 Procedimento pós-serviço

Consulte a página 383 ✓ OA11

Questões de revisão

1. Descreva a química e os principais ingredientes dos géis UV.
2. Quando você deve usar um método unicolor de aplicação para os géis UV? Quando você deve usar um método bicolor de aplicação para os géis UV?
3. Quais são os tipos de géis UV usados nos sistemas atuais?
4. Quais são os suprimentos necessários para a aplicação do gel UV?
5. Quando os géis UV devem ser usados?
6. Quando você deve usar um gel de construção, um gel de autonivelamento ou um gel UV que usa fibra de vidro?
7. Quais as diferenças entre as unidades de luz UV e das lâmpadas UV?
8. Liste as etapas para a aplicação do método unicolor do gel UV nas unhas postiças ou nas unhas naturais.
9. Descreva como aplicar os géis UV sobre as formas.
10. Descreva como manter o gel UV nos aprimoramentos das unhas.
11. Explique como remover corretamente os géis UV duros.
12. Explique como remover corretamente os géis UV moles.

Glossário do capítulo

Acrilato de uretano	Ingrediente principal usado para criar os aprimoramentos das unhas com gel UV.
Camada de inibição	Camada viscosa deixada na unha após um gel UV ter sido catalisado.
Catalisar	Endurecimento.
Esmalte em gel UV	Gel UV de viscosidade bem fina que é, geralmente, pigmentado e embalado em um pote ou em um frasco de esmaltes e usado como uma alternativa para os esmaltes tradicionais.
Fotoiniciador	Produto químico que inicia a reação de polimerização a partir da incidência de luz.
Géis autonivelantes UV	Géis mais finos do que os géis de construção, permitindo que eles se ajustem e nivelem durante a aplicação.
Géis de construção UV	Qualquer resina adesiva de viscosidade espessa usada para construir um arco e uma curva na unha.
Géis de ligação UV	Géis usados para aumentar a adesão à lâmina ungueal natural.

Glossário do capítulo

Géis duros UV	Também conhecidos como géis tradicionais UV. Os géis que não podem ser removidos com um solvente e deve ser lixado da unha natural.
Géis UV moles	Também conhecidos como géis umedecedores. São removidos ao serem deixados de molho na acetona.
Géis UV pigmentados	Qualquer gel de construção ou autonivelante que inclui o pigmento de cor.
Gel gloss UV	Também conhecido como gel selador, gel finalizador ou gel de brilho. Esses géis são usados sobre a aplicação finalizada do gel UV para criar um alto brilho.
Gel UV	Tipo de produto para unhas postiças que as fortalece quando estão expostas à uma fonte de luz UV.
Lâmpada UV	Também conhecida como lâmpada elétrica UV. Lâmpada especial que emite luz UV para catalisar os aprimoramentos das unhas com gel UV.
Metacrilato de uretano	Ingrediente principal usado para criar os aprimoramentos das unhas com gel UV.
Método bicolor	Método pelo qual duas cores de resina são usadas para sobrepor a unha.
Método unicolor	Quando uma cor de gel, geralmente clara, é aplicada sobre toda a superfície da unha.
Oligômero	Corrente curta do monômero líquido que é, muitas vezes, espessa, viscosa e em forma de gel, e que não é tão longa para ser considerada um polímero.
Opacidade	Quantidade de concentração de pigmento colorida em um gel, tornando mais ou menos difícil de ser ver através.
Potência da unidade	Medida da quantidade de eletricidade que a lâmpada consome.
Unidade de luz UV	Também conhecida como luz UV. Aparelho eletrônico especializado que potencializa e controla as lâmpadas UV.

PARTE 4

FRAGRÂNCIAS, COSMÉTICOS ORGÂNICOS E QUÍMICA COSMÉTICA

CAPÍTULO 18
COSMÉTICOS NATURAIS E ORGÂNICOS

CAPÍTULO 19
QUÍMICA COSMÉTICA E SUAS APLICAÇÕES

CAPÍTULO 20
USO DA FRAGRÂNCIA PARA DIFERENTES FINS

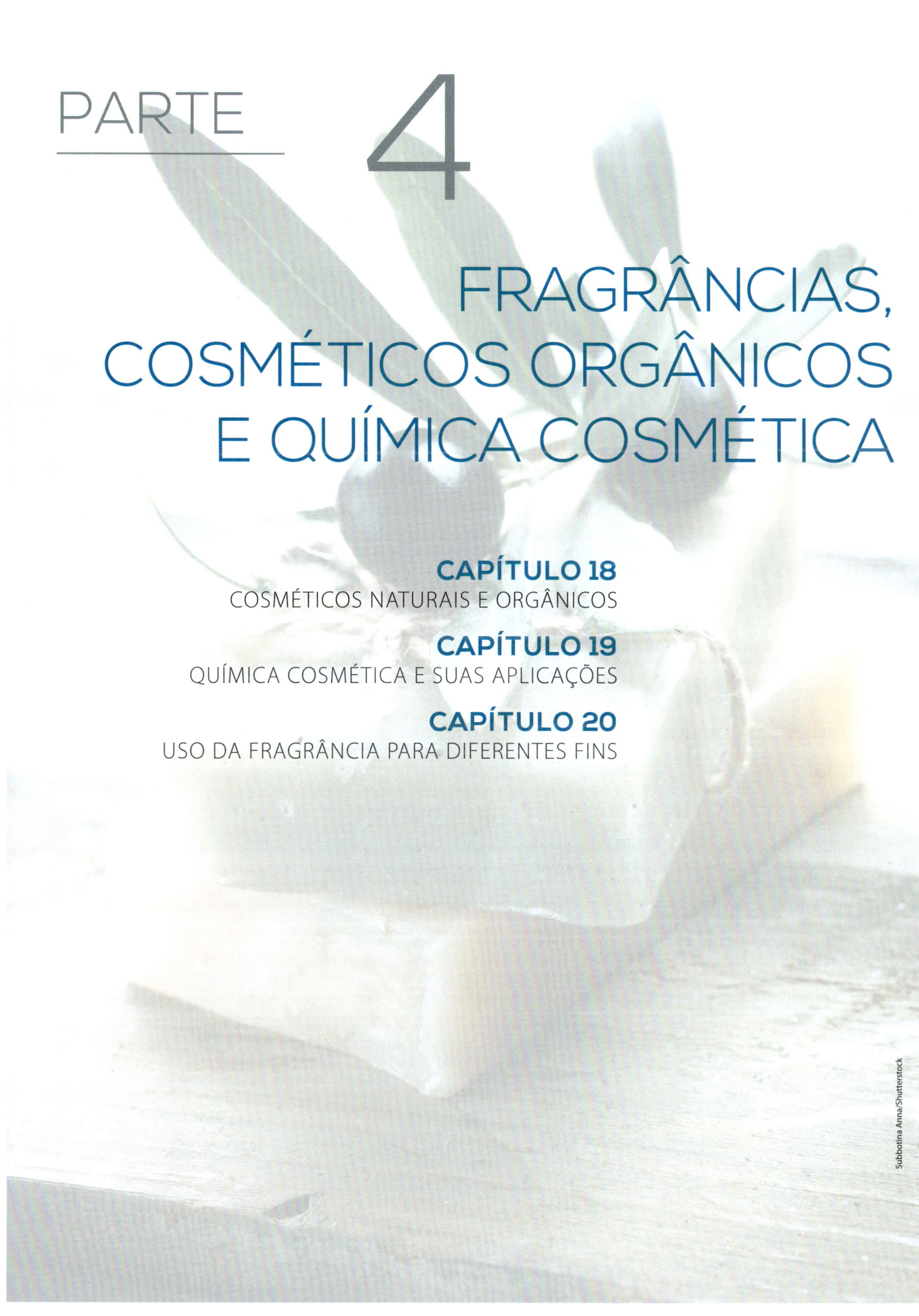

Subbotina Anna/Shutterstock

Capítulo

18 Cosméticos naturais e orgânicos

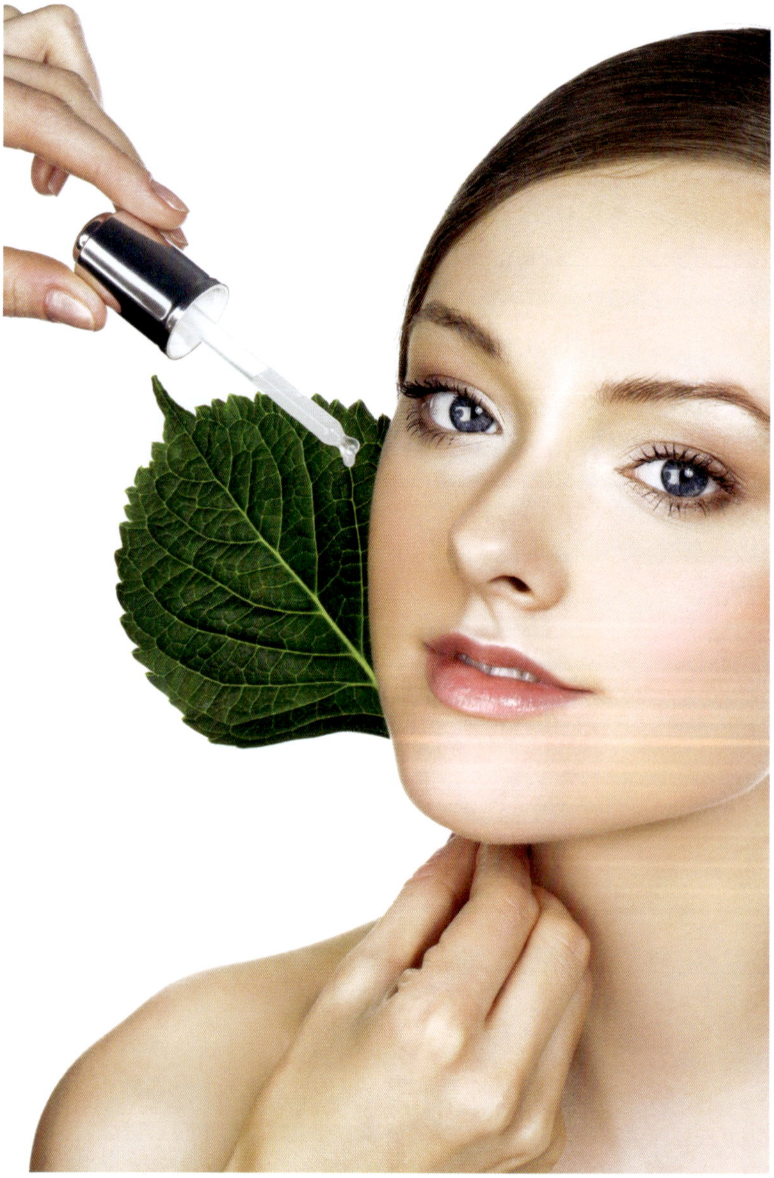

© Inga Ivanova/Shutterstock

Enfoques do capítulo

- Por que estudar cosméticos naturais e orgânicos?
- Regulamentação
- Ingredientes de origem natural
- Ingredientes orgânicos
- Outros tipos de cosméticos de origem natural
- Vantagens e desvantagens
- Uso e descarte consciente de cosméticos
- Considerações finais

Objetivos de aprendizagem

Ao concluir este capítulo, você será capaz de:

- ☑ **OA1** Compreender a regulamentação.
- ☑ **OA2** Conhecer os principais ingredientes naturais e orgânicos.
- ☑ **OA3** Conhecer outros tipos de cosméticos de origem natural.
- ☑ **OA4** Explicar as vantagens e desvantagens dos produtos naturais e orgânicos.
- ☑ **OA5** Explicar o uso e descarte consciente de um produto cosmético.

Palavras-chave

Os números de páginas indicam onde cada termo pode ser encontrado no capítulo:

cosméticos artesanais, 526
cosméticos caseiros, 526
cosméticos sustentáveis, 526
cosméticos veganos, 526
Ecocert, 524
gestão de energia, 529
gestão dos dejetos, 529
gestão dos resíduos, 529
Instituto Biodinâmico (IBD), 523
ingredientes naturais, 523
ingredientes orgânicos, 525
origem animal, 523
origem marinho, 523
origem mineral, 523
origem vegetal, 523

Você como profissional da área da estética e cosmética sabe a diferença entre cosméticos naturais e orgânicos e quais são suas particularidades? Você sabe realizar o descarte consciente dos produtos cosméticos? Neste capítulo, você terá a oportunidade de compreender de forma clara e objetiva estes questionamentos e mudarão seu comportamento profissional ao se preocuparem mais com o meio ambiente e seu dia a dia em seu salão de beleza.

POR QUE ESTUDAR COSMÉTICOS NATURAIS E ORGÂNICOS?

Profissionais da área da estética e cosmética devem estudar e ter um entendimento sobre cosméticos naturais e orgânicos, pois:

→ Cada vez mais aumenta do uso de produtos cosméticos naturais e orgânicos, pois a população tem se preocupado com o meio ambiente.

→ Há inúmeras vantagens em se utilizar produtos cosméticos naturais e orgânicos tanto com relação às suas propriedades intrínsecas como com a maior biocompatibilidade com a pele.

→ Maior responsabilidade das empresas cosméticas ao produzir os produtos cosméticos orgânicos e naturais.

Regulamentação

No Brasil, de acordo com as legislações regidas, implantou-se a lei nº 7.802 de 11 de julho de 1989 que regulamentou a produção orgânica no país, e o decreto nº 4.074 de 4 de janeiro de 2002 que propôs a complementar em alguns critérios de qualidade. Posteriormente, a lei nº 10.831 de 23 de dezembro de 2003 veio regulamentar cada fase da produção orgânica.

Em 27 de dezembro de 2007, regulamentou-se o decreto nº 6.323, criando o Sistema Brasileiro de Avaliação da Conformidade Orgânica, composto pelo Ministério da Agricultura, órgãos de fiscalização dos Estados e organismos de avaliação da conformidade orgânica. A regulamentação permitiu produzir paralelamente, na mesma propriedade, produtos orgânicos e não orgânicos, desde que houvesse uma separação do processo produtivo. Estabeleceu-se também que não poderia haver contato com materiais e substâncias cujo uso não fosse autorizado para a agricultura orgânica. De acordo com as regras, os agricultores familiares passariam a receber autorização para a venda direta ao consumidor, desde que estivessem cadastrados junto ao órgão fiscalizador.

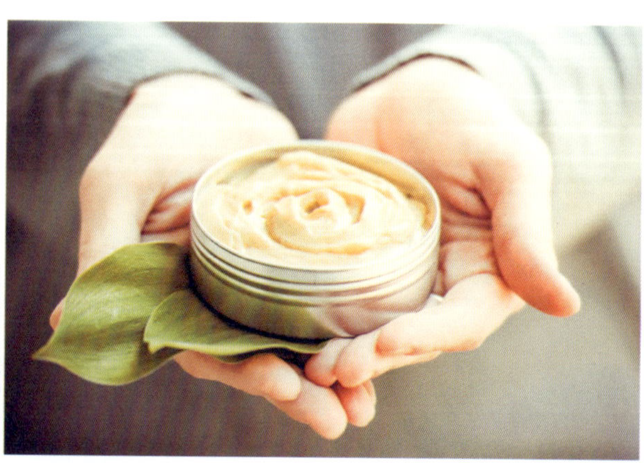

O regulamento foi alterado, em parte, pelo decreto nº 7.048 de 23 de dezembro de 2009.

O papel do Ministério da Agricultura é servir como elo na ampliação do diálogo entre os diversos parceiros da produção orgânica de alimentos com o setor público e acompanhar as ações que identifiquem os gargalos impeditivos ao desenvolvimento, articulando agentes públicos e privados definindo, se necessárias, ações prioritárias de interesse comum visando à atuação sistêmica e integrada dos diferentes segmentos produtivos.

Para garantir a sustentabilidade na extração dos insumos vegetais, a Natura estabeleceu parceria com o **Instituto Biodinâmico (IBD)** e a Imaflora, ONG que representa no Brasil o FSC (Forest Stewardship Council), implementou o "Programa de Certificação de Ativos Naturais ou Vegetais". Trata-se de um instrumento que promove o manejo sustentável de áreas florestais e de cultivo, envolvendo critérios do FSC e do SAN (Sustainable Agriculture Network) (PASTOR, 2000).

No Brasil, de acordo com a empresa certificadora Ecocert, tramita em discussão a regulamentação de cosméticos orgânicos e, diferentemente do que ocorre na Europa, os órgãos regulamentadores já elaboraram um referencial para cosméticos orgânicos chamado COSMOS que está em vigor desde 2014.

Muitas empresas vendem seus produtos baseadas no argumento de que eles são cosméticos naturais. Em vários casos isso não é verdade, pois seus produtos possuem, além dos ingredientes com ativos naturais, formulação química tradicional, conservantes e aditivos químicos em sua composição (YAMADA, 2013). **OA1**

Ingredientes de origem natural

Ingredientes naturais são matérias-primas que contêm, em sua formulação, pelo menos, 5% de matérias-primas orgânicas certificadas. Os 95% restantes podem incluir matérias-primas naturais não certificadas ou substâncias permitidas para formulações naturais.

Os **ingredientes naturais** podem ser derivados de **origem vegetal**, **mineral**, **marinha** e **animal**.

Para se obter os ingredientes vegetais sua produção ou coleta extrativa não deve causar degradação do meio ambiente, resultar no desequilíbrio dos ecossistemas e que os ingredientes vegetais não pertençam a espécies amea-

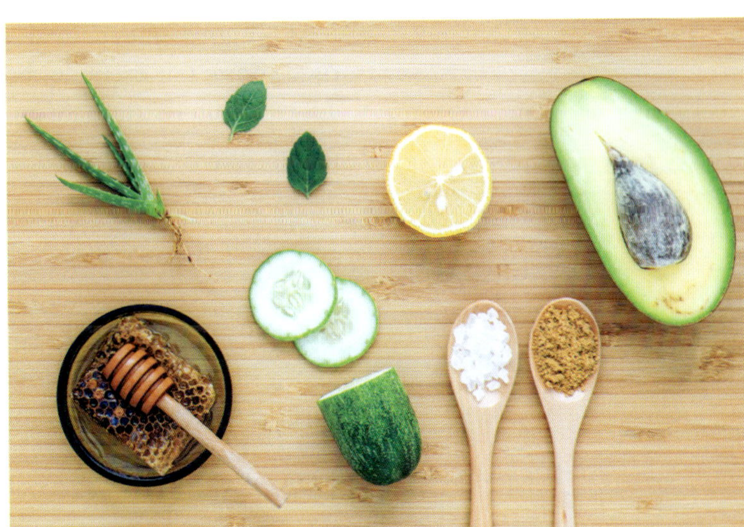

© Kerdkanno/Shutterstock

çadas. Cabe ressaltar que um ingrediente vegetal se torne proibido pelo solvente extrator escolhido. Solventes clorados e derivados do petróleo tornam o extrato de uso proibido em cosméticos orgânicos.

Os ingredientes minerais estão autorizados em seu uso desde que intrínsecas, ou seja, inerentes com funções natas e que sua extração não cause poluição e/ou degradação do meio ambiente.

Processos físicos permitidos

Os processos físicos permitidos compõem uma lista de tratamentos físicos que não afeta quimicamente as estruturas moleculares das substâncias e não resultam na geração de subprodutos possivelmente tóxicos. Exemplos de processos são centrifugação, decantação, pressão, destilação por arraste de vapor de água e extração com solventes de origem natural (água, glicerina e etanol).

Processos químicos permitidos

Os processos químicos permitidos compõem uma lista de tratamentos químicos que possibilita a alteração das estruturas moleculares das substâncias por meio de reações químicas, porém não resultam na geração de subprodutos possivelmente tóxicos. Exemplos de processos são esterificação, hidrogenação e de hidrólise.

Processos químicos proibidos

Os processos químicos proibidos compõem uma lista de tratamentos químicos que possibilita a alteração das estruturas moleculares das substâncias por meio de reações químicas e resultam na geração de subprodutos tóxicos.

Para critério de aceitação dos ingredientes marinhos é importante ressaltar que se aplicam na mesma categoria vegetal. São considerados como marinhos os que se desenvolvem na água do mar ou em águas não salgadas.

Os ingredientes animais permitidos são espécies que não estejam em risco como, por exemplo, bovinos, suínos ou ovelhas. Espécies protegidas estão sob restrição de uso.

Os ingredientes de síntese provenientes de derivado do petróleo estão proibidos para uso.

O papel da **Ecocert** é analisar todos os ingredientes que compõem o produto, independentemente da natureza da matéria-prima, e faz-se um controle rígido com as informações técnicas repassadas e, em caso de orgânico, exige a apresentação de certificado de conformidade orgânica junto com a ficha de segurança. Caso seja um ingrediente de origem natural e não certificado como orgânico exige-se um questionário do fabricante, que deve repassar uma série de informações, como o solvente que ele usa na extração dos processos químicos e físicos utilizados, que devem ser encaminhadas juntamente com a ficha técnica dos ingredientes e, em al-

Você sabia?

O extrato vegetal (processo no qual utiliza-se um solvente extrator) somente será considerado 100% matéria-prima orgânica se a extração aquosa estabelecer a relação planta seca orgânica (ou vegetal)/extrato final superior a 5%.

guns casos, quando se tratar de extrato aquoso, solicita-se a quantidade de água e glicerina (ECOCERT, 2003). Diferentemente dos produtos orgânicos, não é possível um controle tão rígido para os naturais. Quanto ao informe (rótulo/comercial), qualquer produto rotulado com ingredientes orgânicos deve seguir rigorosamente a legislação e a normativa correspondentes, porém não há normativa no Brasil. Assim as próprias certificadoras criam normas e requisitos mínimos para estes produtos. Contudo, estes requisitos variam de uma certificadora para outra (YAMADA, 2013).

Por definição seguem-se os considerados ingredientes naturais e orgânicos.

Ingredientes orgânicos

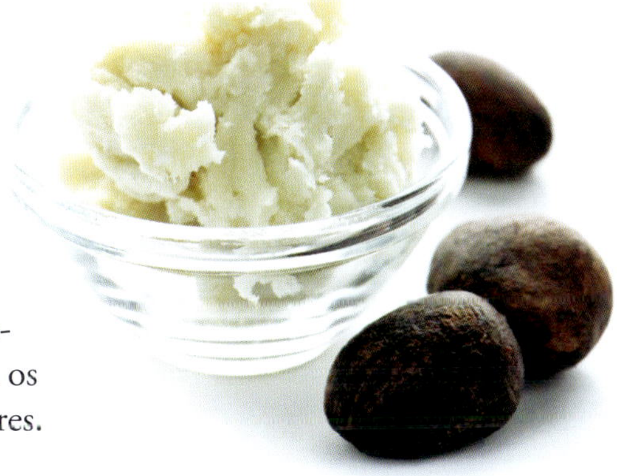

Ingredientes orgânicos são produtos cujas especificidades demandam regras especiais para certificação, isto é, além dos regulamentos orgânicos utilizados para a certificação dos ingredientes certificáveis, incorporam outras exigências que atendem os critérios de respeito ao meio ambiente e à saúde dos consumidores.

Os produtos orgânicos são caracterizados por:

- Matérias-primas de origem orgânica (certificada organicamente pelas empresas IBD ou Ecocert);
- Embalagem sustentável;
- Cadeia produtiva sustentável (baixa geração de resíduos contaminantes, baixo consumo de água e energia);
- Sem uso de animais em experimentos laboratoriais (pesquisa pré-clínica); os testes em animais são reduzidos e substituídos por novos ensaios *in vitro* e simulações.
- Matérias-primas com maior compatibilidade com a pele (ativos biocompatíveis).

Você sabia?

Os ativos e bases biocompatíveis devem ser estruturalmente semelhantes ao manto hidrolipídico da pele.

Na **Tabela 18.1** encontra-se a comparação de um cosmético natural e orgânico de acordo com a porcentagem de matérias-primas certificadas organicamente e os restantes de matérias-primas naturais não certificadas:

Tabela 18.1 – Comparação de um cosmético natural e orgânico de acordo com a IBD

NATURAL	ORGÂNICO
Pelo menos 5% de matérias-primas certificadas orgânicas.	Pelo menos 95% de matérias-primas certificadas orgânicas, descontando-se água e sal.
95% restantes podem ser compostos por matérias-primas naturais não certificadas ou permitidas para formulações naturais.	5% restantes podem ser compostos por matérias-primas naturais não certificadas ou permitidas para formulações orgânicas.
Uma matéria-prima só será classificada como natural se for realmente 100% natural.	Os aditivos na lista positiva também serão permitidos.

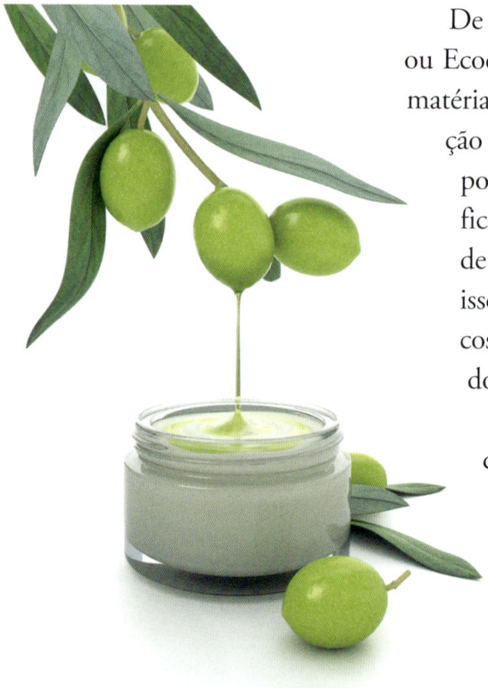

© Modella/Shutterstock

De acordo com a tabela nota-se que para obter a certificação da IBD ou Ecocert como cosmético orgânico é requerida maior porcentagem de matérias-primas orgânicas. Além disso, o critério e o rigor de certificação recaem de forma maior em uma certificadora IBD que exclui na porcentagem a água e o sal. Imagine uma empresa que queira certificar um cosmético organicamente que percentualmente seja acima de 80% de água. A água é considerada um ingrediente mineral, por isso ela não pode ser orgânica. A utilização da água é permitida em cosméticos e pode ser água de nascente, obtida por osmose, destilada, do mar e da rede de abastecimento.

Para completar os 100% dos ingredientes cosméticos do produto as matérias-primas naturais não certificadas devem estar presentes na lista positiva da IBD e da Ecocert.

De maneira geral, o IBD e a Ecocert têm diferentes tipos de certificação, mas com vários pontos em comum. O IBD e a Ecocert não veem a água como ingrediente orgânico, nem natural. Em relação à rotulagem, o IBD considera selo natural e orgânico diferentes, porém a Ecocert não diferencia um do outro em seu selo. Em relação a matérias-primas vegetais, ambos concordam quanto à definição deste tipo de matéria-prima, aos métodos de obtenção/purificação e aos critérios de cultivo e exportação. Um mesmo tipo de raciocínio se aplica em relação às matérias-primas minerais, o que é possível desde que o processo de obtenção delas não provoque danos ambientais. ☑ **OA2**

Outros tipos de cosméticos de origem natural

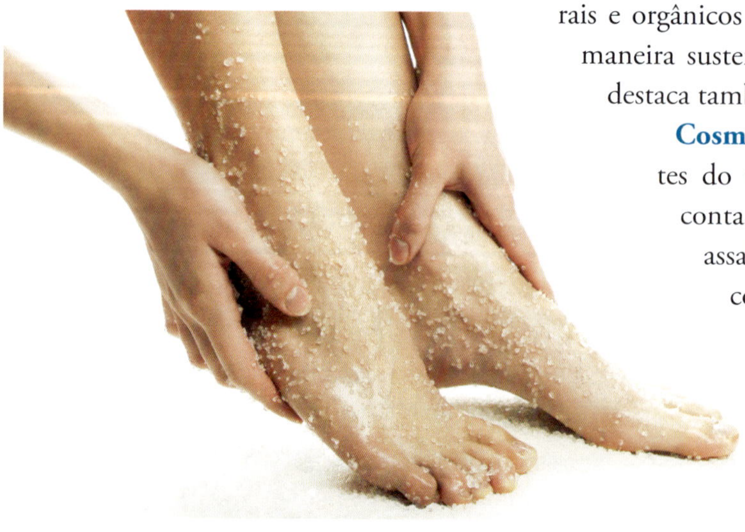

© Aleksandra Kovak/Shutterstock

Cosméticos sustentáveis definem-se como produtos naturais e orgânicos desenvolvidos em uma produção feita de maneira sustentável envolvendo comunidades, e que se destaca também por não fazer testes em animais.

Cosméticos artesanais são produtos provenientes do trabalho manual quando o trabalho não conta com o auxílio ou participação de terceiros assalariados e quando o produto for vendido ao consumidor, diretamente ou por intermédio de entidade da qual o artesão faça parte ou seja assistido (Decreto do artigo 7º, inciso I do Imposto sobre o Produto Industrializado – IPI).

Cosméticos veganos são produtos que não contêm ingredientes de origem animal –, como mel, leite, cera de abelha, lanolina ou colágeno – frequentemente encontrados em cosméticos naturais. E, certamente, também não podem ter sido testados em animais.

Cosméticos caseiros são produtos que se encontram em casa e geralmente são indicados: frutas, verduras e legumes que apresentam propriedades intrínsecas em benefício do corpo, da face ou do cabelo. Como exemplo, indica-se o uso de abacate ou mel para hidratar e nutrir os cabelos; óleo de jojoba, amêndoa e avelã como produtos antienvelhecimento; uso de ovo, com excelentes propriedades nutritivas para os fios capilares e, por fim, mamão, para auxiliar na esfoliação da pele.☑ **OA3**

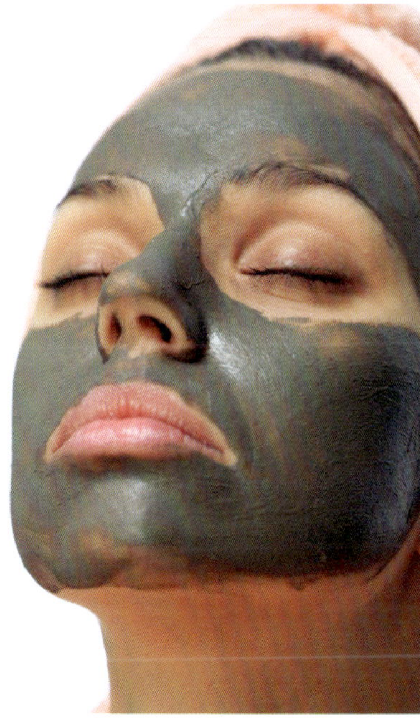
© Valentyn Volko/Shutterstock

Vantagens e desvantagens

É possível indicar vantagens e desvantagens com relação aos cosméticos orgânicos e naturais:

VANTAGENS	DESVANTAGENS
Geralmente são matérias-primas com maior compatibilidade com a pele e, por consequência, causam menores efeitos irritativos ou alérgicos.	Em alguns produtos o resultado esperado é menor para cosméticos orgânicos como, por exemplo, baixa formação de espuma para produtos com fins de higiene, fazendo que o público consumidor não compre por achar que não tenha qualidade.
Em sua grande maioria as matérias-primas são consideradas biodegradáveis e, portanto, pouco poluentes.	Preços bem superiores que os cosméticos de origem sintética e muitas vezes apresentam as mesmas funções de tratamento.

As matérias-primas vegetais de origem orgânica são mais íntegras em função do baixo processo de síntese química, e assim contribuem com maior possibilidade de atividades benéficas em função das propriedades intrínsecas com relação às substâncias sintéticas, as quais muitas vezes apresentam menores quantidades de atividades esperadas.

Os óleos de origem vegetal geralmente permeiam com maior facilidade na pele de forma mais efetiva com relação aos óleos de origem mineral. Além disso, óleos de origem vegetal apresentam inerentemente propriedades intrínsecas, pois são ricos em nutrientes que beneficiam a pele, como vitaminas A, B, C e E, assim como os sais minerais como, selênio, zinco, magnésio, alumínio, entre outros. Os óleos de origem mineral não penetram com facilidade na pele íntegra e apresentam sensorialmente uma

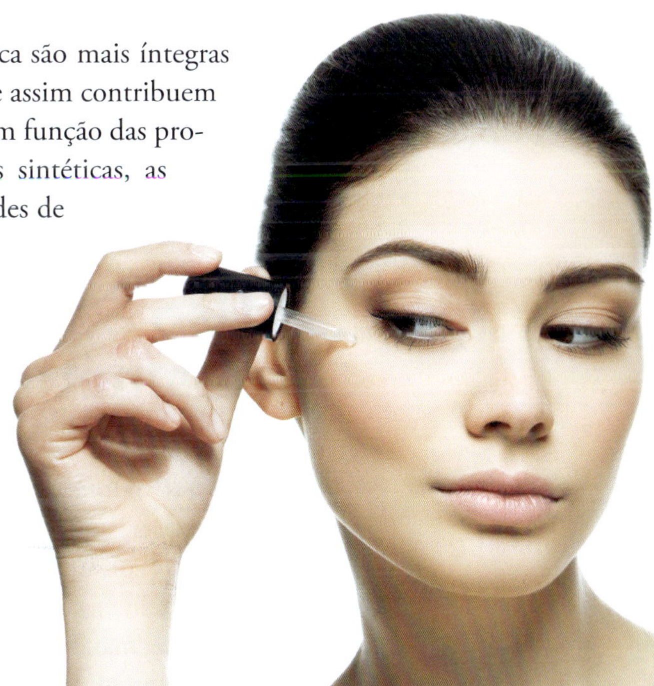
© Svetography/Shutterstock

sensação táctil de matéria-prima densa, além de serem mais difíceis para espalhar.

Os produtos cosméticos faciais orgânicos com ativos de ação antienvelhecimento apresentam eficácias comprovadas em função dos benefícios que agregam as matérias-primas ricas em ácidos graxos essenciais orgânicos, vitaminas A, C e E orgânicas. Por apresentarem maior compatibilidade com a pele, os resultados são mais efetivos e apresentam menores efeitos colaterais.

Até mesmo os protetores solares orgânicos apresentam eficiência semelhante aos tradicionais, além de serem livres de filtros químicos, Paba e benzofenonas, os quais já foram relatados potencialmente alergênicos. Os protetores solares orgânicos são formulados com óxido de zinco e dióxido de titânio micronizado e antioxidantes naturais como óleo de semente de uva e chá verde.

Você sabia?

Os óleos de origem vegetal apresentam estruturalmente porções químicas de naturezas oleosa e aquosa (solúveis em óleo e água). Desta maneira, há maior afinidade com a pele, pois ela apresenta também naturezas oleosa e aquosa (camada bilipídica), facilitando, assim, a permeação da pele. Por esse motivo, matérias-primas vegetais que apresentam em sua composição ácidos graxos, alcoóis graxos e ésteres graxo por exemplo, são beneficiadas por sua permeação na pele.

Os produtos cosméticos orgânicos para fins capilares apresentam matérias-primas menos irritantes e alérgicas, como a substituição do lauril éter sulfato de sódio (LESS – matéria-prima extremamente agressiva e irritativa na pele) por derivados de origem natural, como milho ou cana-de-açúcar, que realiza a função de higiene e formação de espuma de maneira mais suave, além de serem livres de sal e silicone, deixando os cabelos menos ressecados e densos. Outro exemplo de ativo cosmético orgânico é a henna da espécie vegetal *Lawsonia inermis* com a função de tingir os cabelos com tons acastanhados a avermelhados. Entretanto, com a adição de ingredientes sintéticos como sais de ferro, alumínio e cromo ocorreu o surgimento de reações colaterais no couro cabeludo tornando-se um produto não orgânico.

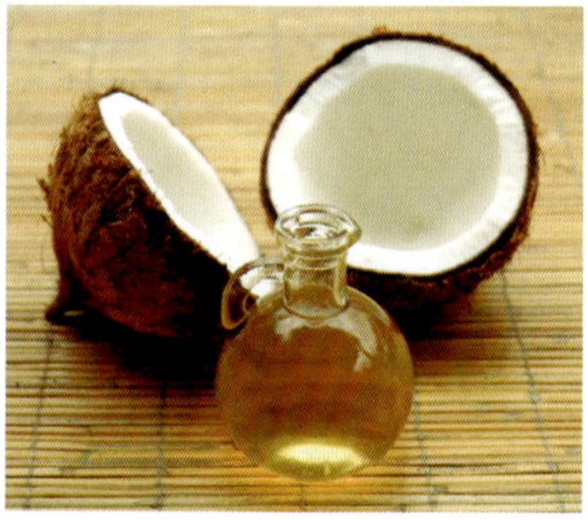

Os produtos cosméticos orgânicos são indicados para quem tem suscetibilidade alérgica, pois com relação ao uso de matérias-primas, como conservantes naturais, e o não uso de matérias-primas derivadas de petróleo e livres de agrotóxicos. Entretanto, não devem ser consideradas como hipoalergênicas, pois para isso é necessária a realização de testes para comprovação. ☑ **OA4**

Uso e descarte consciente de cosméticos

A cada ano, o setor de cosméticos tem crescido aceleradamente com a oferta de inúmeros cosméticos com diferentes apelos de atividades contra inúmeras disfunções estéticas. Além disso, este mercado tem incentivado o consumo compulsivo e, por esse motivo, cada brasileiro, em média, tem em torno de três produtos com mesma atividade cosmética.

Desta maneira, é possível que algum produto não terminado vença e seja descartado no lixo comum, representando futuramente um grande poluente e risco potencial ao meio ambiente. Alguns produtos cosméticos como batom, esmalte, tintura e surfactante são extremamente tóxicos ao meio e por esse motivo necessitam de maiores cuidados. Todos representam produtos que poluem extensivamente e também podem trazer risco à saúde. O batom e a tintura apresentam, em sua composição, metais pesados, como cádmio, cromo ou chumbo. Estes metais estão ligados aos cânceres, mal de Alzheimer e possivelmente também afetam o sistema nervoso central. Quanto aos esmaltes, se utilizam solventes, podem causar prurido e vermelhidão no rosto e, se inalados, podem comprometer e/ou causar problemas no sistema respiratório.

A Terracycle é um exemplo de empresa que recebe embalagens usadas e produtos cosméticos vencidos com ou sem conteúdo para destiná-los de forma correta. (HIGUCHI, 2013).

Responsabilidade ambiental das empresas cosméticas

Gestão dos resíduos: de acordo com a Ecocert a empresa deve se engajar em um processo de melhoria da gestão de resíduos (resultantes da atividade industrial, em forma gasosa, líquida ou sólida fluidizada), cujo objetivo seja a purificação de todos os resíduos de maneira eficaz e racional.

Gestão dos dejetos: de acordo com a Ecocert o acondicionamento do conteúdo do cosmético será realizado com estrito respeito ao meio ambiente e, portanto, sob as formas e volumes recicláveis e com baixo consumo de energia. Na medida do possível, o acondicionamento será realizado com materiais que possuam programas de reciclagem estabelecidos (exemplo: vidro, alumínio, papel/papelão, PP, PET, PE). Embalagens provenientes de fontes renováveis são aceitáveis, e aquelas provenientes de animais mortos ou que impliquem morte de animal (couro, seda) são proibidas.

Gestão de energia: de acordo com a Ecocert a empresa deve se engajar em um processo de melhoria da gestão da energia, cujo objetivo seja o de prever uma utilização cada vez maior das energias renováveis e um apelo crescente às medidas de economia de energia. ☑ **OA5**

Considerações finais

Pode-se considerar que o público, em geral, ainda não saiba e tenha dificuldade de distinguir quais são as principais diferenças entre um cosmético natural ou orgânico. É possível que falte repasse de informação do profissional para o cliente de forma fidedigna, credibilidade ou fidelização para que o usuário tome interesse pelo uso. Acima de tudo, o que a população espera inicialmente de um produto é a qualidade, e que atenda às necessidades básicas e funcionais no local que será aplicado e, por conseguinte, a relação custo-benefício, independentemente ser orgânico ou não. Além disso, a Agência Nacional de Vigilância Sanitária (Anvisa) não reconhece cosmético orgânico como forma de registro, pois trata-se de conceito mercadológico.

Referências

AMBROSANO, E. *Agricultura ecológica*. Guaíba: Agropecuária, 1999.

BOU-CHACRA, A.; OHARA, M. T. Validação de método para avaliação da qualidade sanitária de preparação cosmética de base lipofílica. *Rev. Bras. Cienc. Farm.*, São Paulo, v. 39 n. 2, abr./jun. 2003.

COSMETICS & TOILETRIES, set/out, v. 22, n. 5, 2010.

COSTA, A. *Tratado Internacional de Cosmecêuticos*. Rio de Janeiro: Guanabara Koogan, 2012.

ECOCERT *Referencial para cosméticos naturais e orgânicos*. Santa Rosa de Lima: Ecocert Green Life, 2003. Disponível em: <http://ecocert.com.br/manager/eco/referencial_cosm_ticos. pdf>. Acesso em: 30 abril 2012.

GARCIA, R. Internacionalização comercial e produtiva na indústria de cosméticos: desafios competitivos para empresas brasileiras. *Produção,* São Paulo, v. 15, n. 2 maio/ago. 2005.

GONÇALVES, G. M. S.; CAMPOS, P. M. B. G. M. Aplicação de métodos de biofísica no estudo da eficácia de produtos dermocosméticos. *Brazilian Journal of Pharmaceutical Sciences*, São Paulo, v. 45, n. 1, jan./mar. 2009.

GUERRA, M. P.; NODARI, R. O. Biodiversidade: aspectos biológicos, geográficos, legais e éticos. In: SIMÕES, C. M. O. et al. (Orgs.) *Farmacognosia*: da planta ao medicamento. 5. ed. Porto Alegre: Editora da UFRGS; Florianópolis: Editora da UFSC. 2004.

HIGUCHI, C. T. O uso racional de cosméticos e o seu descarte consciente e apelo do uso por produtos de origens orgânica e natural. *InterfacEHS*, v. 8, n. 3, 2013.

HIGUCHI, C. T.; DIAS, L. C. V. D. Regulamentação de cosméticos orgânicos no Brasil: apelo sustentável a pele. *InterfacEHS*, v. 7, n.1, 2012.

PASTOR, L. Natura lança linha ecologicamente correta. *O Estado de S. Paulo*, 10 ago. 2000.

POLI NETO, P.; CAPONI, S. N. C. A medicalização da beleza. *Interface* Botucatu, v. 11, n. 23, set./dez. 2007.

RATHS, S.; CANAES, L. S. Contaminação de produtos de higiene e cosméticos por n-nitrosaminas. *Quím. Nova*, São Paulo, v. 32, n. 8, 2009.

SEBRAE. *Os tipos de cosméticos orgânicos*. Disponível em: <http://www.sebrae.com.br/setor/cosmeticos/o-setor/producao/cosmeticos-naturais/bia-1514/BIA_1514>.

YAMADA, D. A. S.; LIMA, L. R.; SANTOS, S. N.; ITANI A. F.; DIAS, L. C. V; HIGUCHI, C.T. Discussão crítica da legislação orgânica aplicada aos produtos cosméticos sustentáveis e investigação cientifica na prática do consumo. *InterfacEHS*, v. 8, n. 3, 2013.

Questões de revisão

1. Qual é o papel do Ministério da Agricultura?
2. Os ingredientes naturais podem ser derivados de quais origens?
3. Qual é a diferença entre produtos cosméticos orgânico e natural?
4. Cite exemplos de processos físicos autorizados.
5. Cite exemplos de processos químicos autorizados.
6. Cite exemplos de processos químicos proibidos.
7. Os produtos orgânicos são caracterizados por quais processos?
8. Quais são as principais diferenças entre cosméticos natural e orgânico?
9. Cite as principais vantagens e desvantagens num cosmético natural ou orgânico.
10. Quais são as principais responsabilidades ambientais de uma empresa cosmética?

Glossário do capítulo

Cosméticos artesanais	São produtos provenientes do trabalho manual quando o trabalho não conta com o auxílio ou participação de terceiros assalariados e quando o produto for vendido ao consumidor, diretamente ou por intermédio de entidade da qual o artesão faça parte ou seja assistido (Decreto do artigo 7º, inciso I do Imposto sobre o Produto Industrializado – IPI).
Cosméticos caseiros	São produtos que se encontram em casa e geralmente são indicados: frutas, verduras e legumes que apresentam propriedades intrínsecas em benefício do corpo, da face ou do cabelo. Com exemplo, indica-se o uso de abacate ou mel para hidratar e nutrir os cabelos; óleo de jojoba, amêndoa e avelã como produtos antienvelhecimento; uso de ovo, com excelentes propriedades nutritivas para os fios capilares e, por fim, mamão, para auxiliar na esfoliação da pele.
Cosméticos sustentáveis	Definem-se como produtos naturais e orgânicos desenvolvidos em uma produção feita de maneira sustentável envolvendo comunidades, e que se destacam também por não fazer testes em animais.
Cosméticos veganos	São produtos que não contêm ingredientes de origem animal – como mel, leite, cera de abelha, lanolina ou colágeno –, muitas vezes encontrados em cosméticos naturais. E, certamente, também não podem ter sido testados em animais.
Ecocert	É um organismo de inspeção e certificação fundado na França. A empresa é especializada na certificação de produtos orgânicos.
Gestão de energia	De acordo com a Ecocert a empresa deve se engajar em um processo de melhoria da gestão da energia, cujo objetivo seja o de prever uma utilização cada vez maior das energias renováveis e um apelo crescente às medidas de economia de energia.
Gestão dos dejetos	De acordo com a Ecocert o acondicionamento do conteúdo do cosmético será realizado com estrito respeito ao meio ambiente e, portanto, sob as formas e volumes recicláveis e com baixo consumo de energia. Na medida do possível, o acondicionamento será realizado com materiais que possuam programas de reciclagem estabelecidos (exemplo: vidro, alumínio, papel/papelão, PP, PET, PE). Embalagens provenientes de fontes renováveis são aceitáveis. Aquelas provenientes de animais mortos ou que impliquem morte do animal (couro, seda) são proibidas.
Gestão dos resíduos	De acordo com a Ecocert a empresa deve se engajar em um processo de melhoria da gestão de resíduos (resultantes da atividade industrial, em forma gasosa, líquida ou sólida fluidizada), cujo objetivo seja a purificação de todos os resíduos de maneira eficaz e racional.
IBD	Certificadora brasileira de produtos orgânicos aceita mundialmente que realiza inspeções e certificações agropecuárias e alimentícias.

Glossário do capítulo

Ingredientes naturais	São matérias-primas que contêm, em sua formulação, pelo menos, 5% de matérias-primas orgânicas certificadas. Os 95% restantes podem incluir matérias-primas naturais não certificadas ou substâncias permitidas para formulações naturais.
Ingredientes orgânicos	São produtos cujas especificidades demandam regras especiais para certificação, isto é, além dos regulamentos orgânicos utilizados para a certificação dos ingredientes certificáveis, incorporam outras exigências que atendem os critérios de respeito ao meio ambiente e à saúde dos consumidores.
Origem animal	Matéria-prima de origem animal.
Origem marinha	Matéria-prima de origem marinha.
Origem mineral	Matéria-prima de origem mineral.
Origem vegetal	Matéria-prima de origem vegetal.

Capítulo

19

Química cosmética e suas aplicações

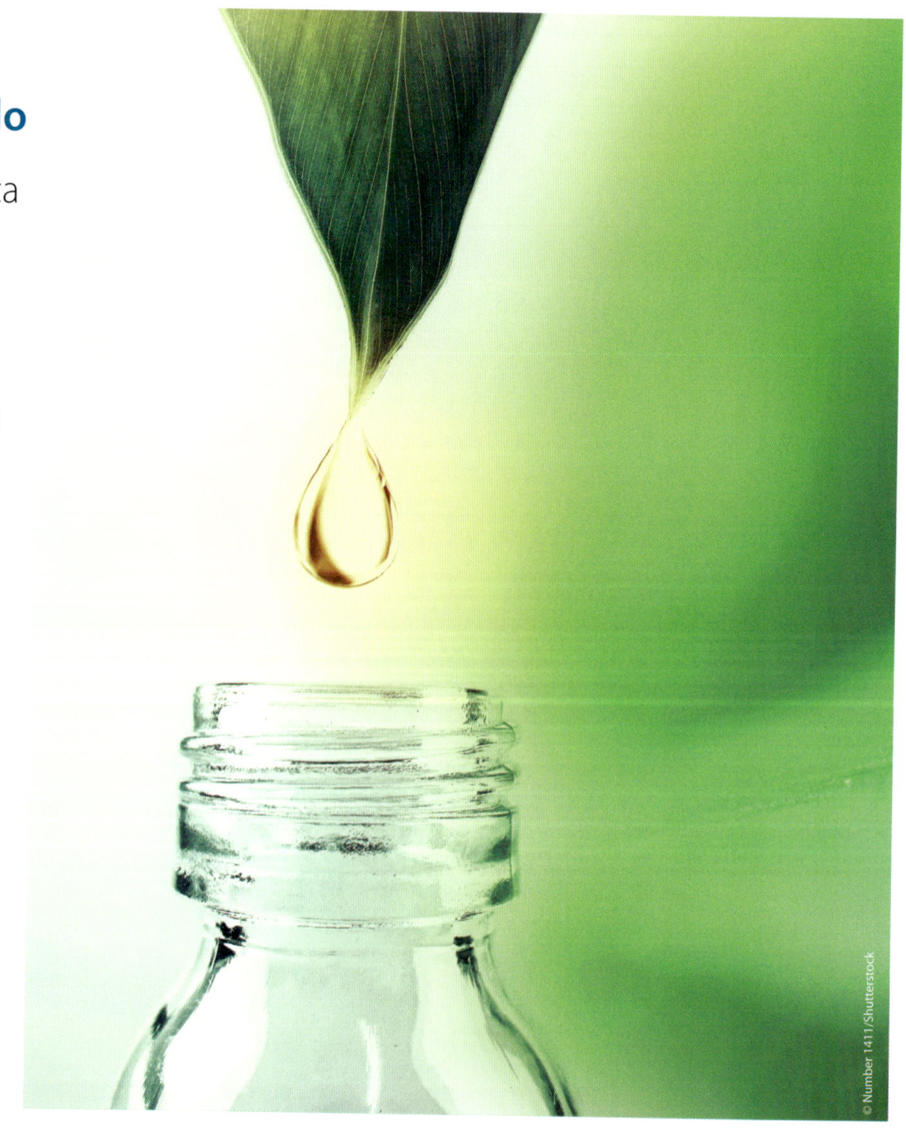

© Number 1411/Shutterstock

Enfoques do capítulo

- Por que estudar química e suas aplicações?
- Interpretando rótulo cosmético
- Composição cosmética
- Cuidados e reações adversas de produtos cosméticos
- Considerações finais

Objetivos de aprendizagem

Ao concluir este capítulo, você será capaz de:

- ☑ **OA1** Explicar a importância da leitura de um rótulo cosmético.
- ☑ **OA2** Compreender como didaticamente é dividida a composição cosmética e suas principais funções.
- ☑ **OA3** Explicar as principais classes cosméticas existentes num produto cosmético.
- ☑ **OA4** Explicar quais são os principais cuidados e contraindicações nos produtos cosméticos.

Palavras-chave

Os números de páginas indicam onde cada termo pode ser encontrado no capítulo:

adjuvante com ação corretiva, 543
ativos cosméticos, 537
classes cosméticas, 542
conservantes clássicos, 542
corantes, 542
espessantes, 539
fragrâncias, 543

Você como profissional da área da estética e cosmética sabe quais são as principais informações que devem constar num rótulo cosmético? Você sabe compreender e distinguir informações importantes presentes num rótulo cosmético? Você sabe quais são os principais cuidados e contraindicações de um produto cosmético?

POR QUE ESTUDAR QUÍMICA E SUAS APLICAÇÕES?

Profissionais da área da estética e cosmética devem estudar e ter um entendimento sobre química cosmética e suas aplicações, pois:

- → Cada vez mais há um grande crescimento de produtos cosméticos no mercado cosmético e por esse motivo é muito importante conhecer e compreender as principais matérias-primas.
- → É muito importante repassar informações claras e objetivas aos seus clientes sobre os cuidados e contraindicações do uso de produtos cosméticos.
- → É muito importante compreender as informações que são repassadas num rótulo cosmético.

Interpretando rótulo cosmético

Interpretar um rótulo cosmético é de suma importância. Todas as informações contidas nele devem ser fiéis e nenhum produto cosmético pode remeter a menções terapêuticas. O rótulo é essencial para garantir segurança de uso do produto ao usuário.

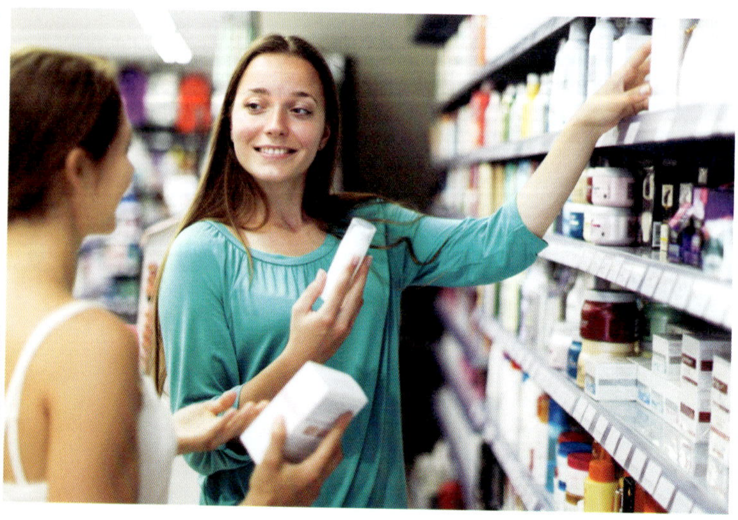

© Iakov Filimonov/Shutterstock

Ingredientes cosméticos

Os ingredientes cosméticos ou composição cosmética são indicados no rótulo cosmético por ordem de importância ou pela quantidade de matéria-prima existente no produto.

Entender e conhecer as matérias-primas numa composição cosmética pode auxiliar o usuário assim como o profissional da área da estética e beleza a decifrar o que se espera como ação e apresentação cosmética.

Os profissionais criam uma independência de marca cosmética com a busca de informação a partir da leitura do rótulo cosmético.

Para auxiliar na busca de informações técnicas das matérias-primas existentes nos produtos cosméticos consulte o *Milady dicionário de ingredientes para cosmética e cuidados com a pele,* publicado pela Cengage Learning. **OA1**

Composição cosmética

Didaticamente a composição cosmética é dividida em:

COMPOSIÇÃO COSMÉTICA	FUNÇÕES
Ativos cosméticos	Atribuem atividade específica
Adjuvantes	Podem modificar a propriedade física e química ou corrigir
Excipientes ou veículos	Solubilizam e aumentam o volume do conteúdo

Ativos cosméticos

Os **ativos cosméticos** são matérias-primas que conferem ao produto cosmético uma atividade específica, como produto com ação antiacne, clareadora, antienvelhecimento, entre outros. É importante salientar que os ativos cosméticos devem apresentar concentração mínima para apresentar o efeito desejado.

Adjuvantes

Os adjuvantes podem ser divididos em:

- Ação modificadora de propriedade definem-se como matérias-primas com a capacidade de modificar propriedade física e/ou química do ingredientes cosméticos. Seguem-se os exemplos: tensoativos, espessantes, matérias graxas e substâncias com ação hidroscópica, isto é, capazes de evitar a perda de água da pele e, possivelmente, também atrair água do ambiente.
- Ação corretiva definem-se como matérias-primas com a capacidade de corrigir a cor ou o odor ou conservar o produto semielaborado. Não pode alterar nenhuma propriedade física e química do produto acabado. Seguem-se os exemplos: corantes, fragrâncias e conservantes.

Você sabia?

Nenhum produto cosmético pode mencionar, por exemplo, ação despigmentante ou anti-inflamatória. Para a primeira deve-se citar ação clareadora, pois os cosméticos podem exercer função quelante de sais metálicos, ação esfoliativa ou antioxidante e não retirada de pigmentos (des = retirada, ausência). A única maneira de retirá-los é destruindo a célula, porém trata-se de um efeito citotóxico. Para a segunda, deve-se citar ação calmante, pois os cosméticos podem exercer função hidratante, reguladora de pH, fotoprotetora, entre outras, e não necessariamente mobilizar células responsáveis pelo processo inflamatório.

Você sabia?

Os ativos cosméticos são matérias-primas que se destacam num produto cosmético. Isto significa que uma matéria-prima num produto pode apresentar papel adjuvante e num outro ser considerada ativo cosmético. No Brasil, na década de 1990, as farmácias de manipulação desenvolviam cosméticos sem considerar a incorporação em destaque de um ativo, mas na alegação de que a base (adjuvante mais excipiente e veículo) cumpriria suas funções (muitos profissionais da área relatam eficácia de ação de 85%). Entretanto, em função da concorrência de mercado as farmácias de manipulação apelaram para a incorporação de ativos cosméticos para convencerem os consumidores a comprar seus produtos.

Adjuvantes com ação modificadora de propriedade

Tensoativos

Tensoativos são matérias-primas que possuem em sua estrutura molecular porção cabeça com afinidade em água (natureza hidrofílica) e porção cauda com afinidade em óleo (natureza lipofílica) com a capacidade de diminuir a tensão superficial, sistema de fase gasosa e líquida e/ou tensão interfacial, sistema de fase líquida e líquida.

A porção cauda é definida pelo números de carbonos presentes. Podem ser linear ou ramificada, simples ou com dupla ligação e aberta ou fechada. Segue-se uma tabela que relaciona o nome comercial, representação simplificada e estrutura radicalar:

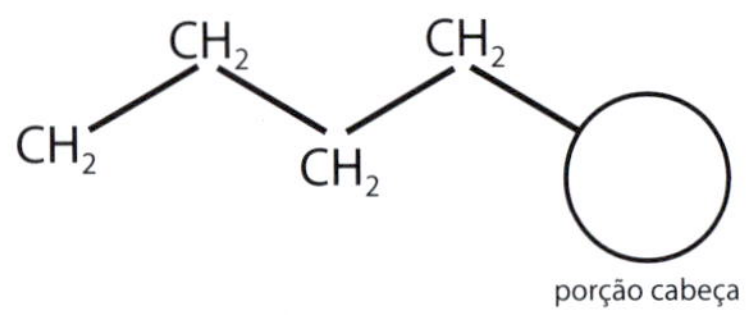

ÁCIDOS GRAXOS	*REPRESENTAÇÃO SIMPLIFICADA*	*ESTRUTURA RADICALAR*
ácido láurico	C12:0	lauril
ácido mirístico	C14:0	miristil
ácido palmítico	C16:0	palmitil
ácido esteárico	C18:0	estearil
ácido araquídico	C20:0	araquidil
ácido behênico	C22:0	behenil

A quantidade de carbonos presente torna a matéria-prima menos (menos carbono) ou mais densa (mais carbono) e menos condicionante ou hidratante (menos carbono) ou mais condicionante ou hidratante (mais carbono). O termo condicionante é utilizado para produtos cosméticos capilares. A função do condicionante é formar uma película protetora e nutritiva no fio capilar. O termo hidratante refere-se à manutenção do conteúdo hídrico na pele por meio de uso de tensoativos.

A porção cabeça é definida pelo grupamento funcional presente. Nos tensoativos os grupamentos encontrados são classificados pela carga presente ou não. Segue-se uma tabela que relaciona os tipos de tensoativos, carga presente, grupamento funcional e principais funções:

TENSOATIVOS	CARGA	GRUPAMENTO FUNCIONAL	PRINCIPAIS FUNÇÕES
aniônicos	negativa	sulfonados, sulfatados, carboximetilados e fosfatados	solubilizante, tensoativa, emulsionante e antimicrobiana
catiônicos	positiva	quaternários de amônio, etoxiaminas e aminas graxas etoxiladas	condicionante, hidratante e antimicrobiana
não iônicos	neutra	etoxilação, ésteres de ácidos graxos e alquilpoliglicosídeos	solubilizante, tensoativa suave e emulsionante
anfóteros	pH dependente	amônio	solubilizante e emulsionante
origem natural	variável	glicosídica	tensoativa natural

Cada tipo de tensoativos por causa da porção cabeça (carga presente) apresenta funções principais. A função solubilizante auxilia na solubilização de matérias-primas com baixa solubilidade no solvente num produto cosmético; por exemplo, a incorporação de extratos vegetais num produto cosmético. Outra possibilidade é durante a presença de duas fases distintas (óleo e água). O solubilizante auxilia na homogeneização temporária das matérias-primas com baixa solubilidade, como óleo bifásico que requer agitação anterior ao uso do produto. Ao agitá-lo aparenta tornar-se um creme leitoso e branco.

A capacidade de diminuir a tensão superficial, sistema de fase gasosa e líquida é atribuída aos tensoativos e/ou tensão interfacial, sistema de fase líquida e líquida atribuída aos emulsionantes.

Os tensoativos naturais são matérias-primas que apresentam em seu grupamento funcional uma estrutura glicosídica com média capacidade de produção de espuma e ação tensoativa. Os tensoativos naturais podem ser obtidos a partir de espécies vegetais com presença de saponinas. Como exemplo aponta-se o juá.

Espessantes

Espessantes são matérias-primas que possuem em sua estrutura molecular a capacidade de atrair água para possibilitar o intumescimento e, por fim, aumentar a viscosidade da apresentação cosmética. Visual e tatilmente altera a estabilidade, e sensorialmente, o produto cosmético de forma favorável.

Didaticamente, os espessantes são orgânicos ou inorgânicos. Segue-se uma tabela que relaciona tipos de espessantes, sua natureza, estrutura orgânica presente e suas principais funções:

ESPESSANTES	NATUREZA	ESTRUTURA ORGÂNICA	PRINCIPAIS FUNÇÕES
inorgânicos	fase aquosa	sais solúveis em geral	agente de viscosidade
orgânicos	fase oleosa	alcoóis graxos, ésteres graxos e ceras naturais	agente de consistência
	fase aquosa	espessantes poliméricos naturais e sintéticos	agente de viscosidade

Os espessantes apresentam a particularidade de se tornarem líquidos ou viscosos, ou vice-versa, dependendo das seguintes condições:

- Temperatura
- Concentração
- pH da solução
- Meio (solvente)

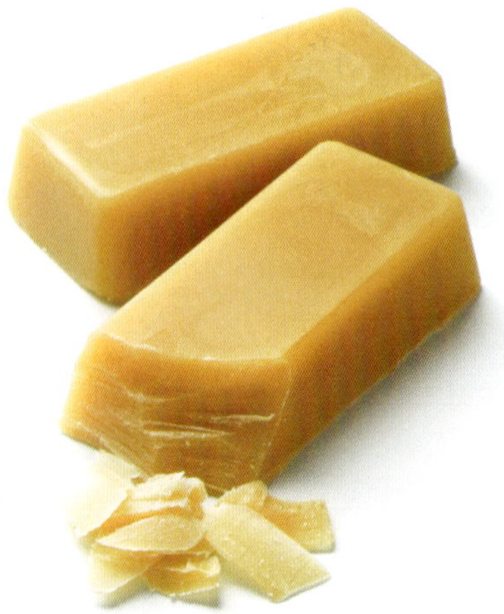

© Martin/Shutterstock

As principais funções dos espessantes são agentes de viscosidade ou de consistência. Os espessantes orgânicos de fase oleosa favorecem a alteração da consistência do produto cosmético. Por esse motivo, o produto deve ser referido como de baixa ou alta consistência. Como exemplo aponta-se creme com baixa (leve) ou alta consistência (pesado).

Os agentes de viscosidade são atribuídos para espessantes inorgânicos e orgânicos de fase aquosa. Por esse motivo, o produto deve ser referido como de baixa ou alta viscosidade. Como exemplo, aponta-se o gel capilar ou xampu com baixa (leve) ou alta viscosidade (pesado).

As ceras naturais são triglicerídeos obtidos pela reação com ácidos graxos e glicerol, como as ceras animais e vegetais.

Matérias graxas

As matérias graxas são classificadas em função da estrutura orgânica presente. A porção oleosa da estrutura molecular é a porção graxa. A porção aquosa da estrutura molecular é a porção com a função da estrutura orgânica representada por álcool e éster. Segue-se uma tabela que relaciona tipos de matérias graxas, estrutura orgânica e principais funções:

MATÉRIAS GRAXAS	ESTRUTURA ORGÂNICA	PRINCIPAIS FUNÇÕES
alcoóis graxos	cetílico (C16:0) cetoestearílico (C16H340) e (C18H380) estearílico (C18:0) berrênico (C22:0)	Promovem e melhoram a estabilidade e a ação emulsionante superior aos ésteres graxos, porém com menor apelo para percepções sensoriais.
ésteres graxos	miristato de miristila palmitato de cetoestearila estearato de cetoestearila; palmitato de cetila e estearato de cetila.	Promovem e melhoram a estabilidade e a ação emulsionante e maior apelo para percepções sensoriais com relação aos alcoóis.

Os alcoóis graxos dão ao produto cosmético melhora de estabilidade e percepção sensorial. Recomenda-se o uso de vários alcoóis graxos em um mesmo produto para que um e outro auxiliem na ação emulsionante e como ação coemulsionante.

Os ésteres graxos também dão ao produto cosmético melhora de estabilidade e percepção sensorial. Deve-se tomar cuidado ao incorporá-los em pH abaixo de 4, pois podem ser hidrolisados.

Espessantes orgânicos de fase aquosa

Os espessantes orgânicos de fase aquosa são estruturas poliméricas (reunião de vários monômeros) que auxiliam a estabilização das emulsões óleo em água, isto é, creme com fase interna óleo e fase externa água. Segue-se uma tabela que relaciona os grupos químicos, natureza das substâncias químicas, estrutura orgânica e principais funções:

GRUPOS QUÍMICOS	NATUREZA	ESTRUTURA ORGÂNICA E PRINCIPAIS FUNÇÕES
polímero carboxivinílico	aniônica	carbômeros (transparentes) – ação espessante (géis capilares e para ultrassom)
mucilagem (origem natural)	aniônica	goma guar e goma xantana – ação espessante (translúcidas) (creme, loção, xampu e condicionador)
polissacarídeos (derivados da celulose)	aniônica	carboximetilcelulose sódica – ação espessante (translúcidas) (creme, loção, xampu e condicionador)
polissacarídeos (derivados da celulose)	não aniônica	hidroetilcelulose, hidropropilcelulose e hidroxipropilmetilcelulose (transparentes) – ação espessante (creme, loção, xampu e condicionador)

Os polímeros carboxivinílicos (funções ácidas presentes) apresentam-se em forma de pó e precisam ser neutralizados com bases orgânicas (trietanolamina) ou inorgânicas (hidróxido de sódio) para conferir espessamento. Apresentam alta capacidade espessante. O uso de bases orgânicas confere ao produto maior proteção ao ressecamento do fio capilar (presença de cadeia carbônica) se proposto para gel capilar.

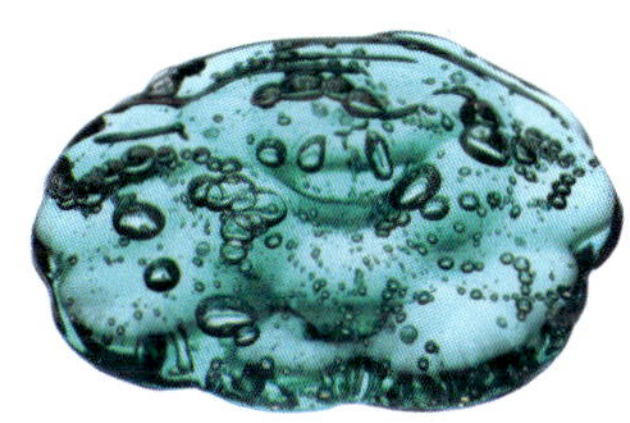

© Michael Kraus/Shutterstock

As mucilagens apresentam alta capacidade espessante, porém requerem cuidado de armazenamento, pois há grande facilidade de contaminação microbiana. Toleram uma ampla faixa de pH da solução do produto cosmético.

Os polissacarídeos de natureza aniônica são incompatíveis com tensoativos catiônicos. Não precisam ser neutralizados para dar espessamento, pois já estão apresentados na forma salina.

Os polissacarídeos de natureza não aniônica são compatíveis com tensoativos catiônicos.

Você sabia?

Sabe-se que no mercado há produtos cosméticos livres de sal apenas com apelo de marketing considerando livres de sal, pois alegam-se causar dano capilar. É importante saber que a quantidade de sal utilizada no produto é baixa para danificar os cabelos. Além disso, livre de sal significa ausência de cloreto de sódio, porém podem-se utilizar outros tipos de sais.

Espessantes inorgânicos de fase aquosa

Os espessantes inorgânicos de fase aquosa são considerados espessantes eletrolíticos, ou seja, apresentam cargas positivas e negativas em solução e proporcionam aumento de viscosidade juntamente com tensoativos aniônicos. Como exemplos encontram-se cloreto de sódio, cloreto de amônio e fosfato de amônio. O aumento de viscosidade é conferido juntamente com os tensoativos aniônicos e não com neutros, pois é preciso que apresentem cargas iônicas para conferir viscosidade. **OA2**

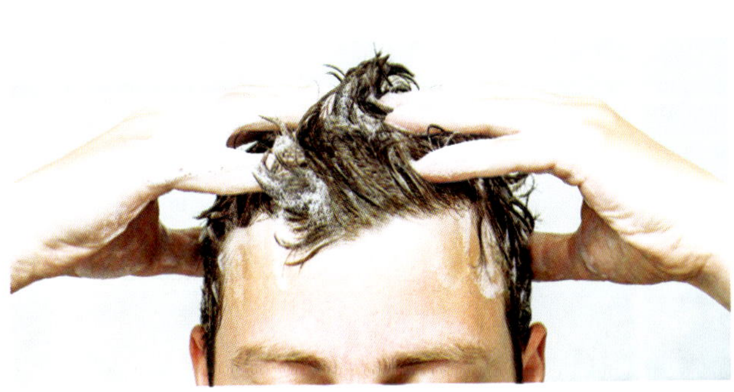

© Lena Pl/Shutterstock

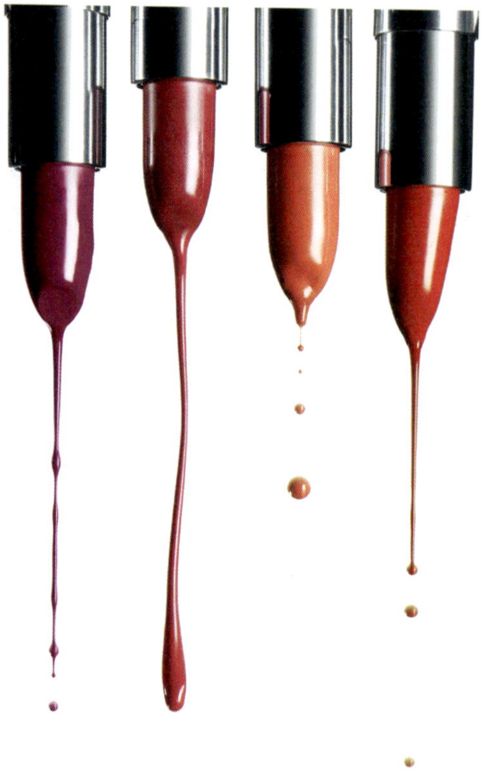

© Anburo UshasuShutterstock

Adjuvantes com ação corretiva

Corantes

Os **corantes** são matérias-primas incorporadas num produto cosmético com a capacidade de intensificar ou adicionar uma cor desejada. Podem ser solúveis em água ou em óleo.

De acordo com a Resolução RDC nº 79/2000 os corantes são permitidos para uso em função do local que será aplicado, assim como o tempo de contato.

Conservantes

Os **conservantes clássicos** são matérias-primas incorporadas num produto cosmético, assim como nos produtos de higiene pessoal e perfumes com a finalidade primária de preservá-los de danos e/ou deteriorações causados por micro-organismos durante sua fabricação e estocagem, bem como proteger o consumidor de contaminação inadvertida durante o uso do produto. Como exemplo apontam-se os parabenos, fenoxietanol e imidazolidinilureia, entre outros (Anvisa, 2012).

É possível propor outras **classes cosméticas** com a finalidade próxima aos conservantes clássicos. Segue-se uma tabela que relaciona os grupos químicos, natureza das substâncias químicas, estrutura orgânica e principais funções. ☑ **OA3**

Você sabia?

Tanto os corantes como os pigmentos encontrados nos produtos de maquiagem servem para dar cor ao produto. Entretanto, os pigmentos também conferem cor ao local que será aplicado. Além disso, os corantes apresentam maior possibilidade de efeitos alérgicos que os pigmentos.

CLASSE COSMÉTICA	ESTRUTURA ORGÂNICA	PRINCIPAIS FUNÇÕES
sequestrante	EDTA, BHT e BHA	Quelar sais metálicos com a finalidade de anular a ação de sua atividade
regulador de pH	ácido cítrico	Corrigir ou alterar o pH do produto pode evitar crescimento de micro-organismos.
agente antioxidante	vitaminas	Evitar ou neutralizar ação oxidante de matérias-primas.
fotoprotetor	fotoprotetores clássicos	Evitar a incidência da radiação solar diretamente sobre o conteúdo.

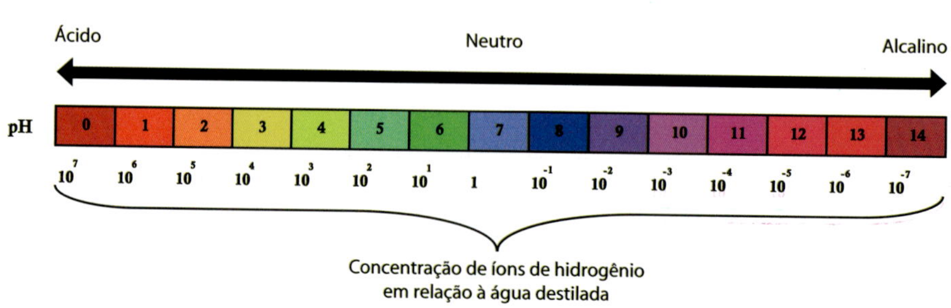

© By Emo/Shutterstock

Fragrâncias

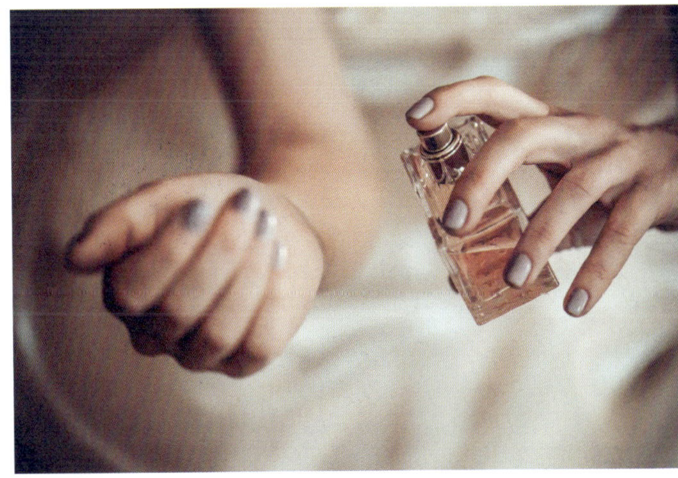

© Titov Dimitriy/Shutterstock

As **fragrâncias** são misturas de matérias-primas com óleos essenciais, essências, óleo vegetal e animal. Os óleos essenciais ou voláteis são misturas de substâncias naturais encontradas nas partes superiores das plantas muito utilizado na aromaterapia. As essências são substâncias sintéticas desenvolvidas em laboratório. Os óleos vegetais são misturas de substâncias encontradas geralmente nas partes inferiores das plantas como fonte de reserva. Podem ser encontrados também nas sementes dos frutos. Por fim, os óleos animais são substâncias naturais ou sintéticas originadas a partir da secreção de um animal.

Como **adjuvante com ação corretiva** as fragrâncias têm como finalidade mascarar ou neutralizar um produto semielaborado.

Os produtos perfumados são apresentações cosméticas (sólidas, semisólidas ou líquidas) que contêm ingredientes de composição aromática em pequenas concentrações destinadas a odorizar o corpo humano.

Você sabia?

A fragrância pode apresentar atividade como adjuvante de ação corretiva num determinado produto e no outro apresentar atividade como ativo. Por exemplo, num perfume, a fragrância é considerada ativo cosmético e, num produto perfumado, como corretivo do produto e odorização no local de aplicação, isso serve apenas como apelo de marketing.

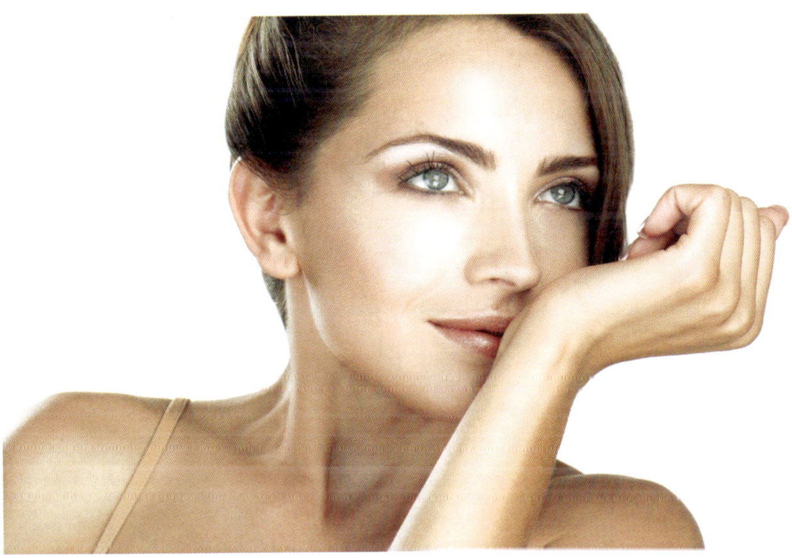

© ipag collection/Shutterstock

Excipientes e veículos

Excipientes

Os excipientes são matérias-primas que conferem forma e volume final ao produto cosmético. São utilizados para homogeneizar todo o conteúdo. São matérias-primas sólidas inertes. Como exemplo podem-se citar o talco e o amido.

Veículos

Os veículos são matérias-primas que conferem forma e volume final ao produto cosmético. São utilizados para homogeneizar todo o conteúdo. São matérias-primas líquidas inertes. Como exemplo podem-se citar a água, a glicerina e a solução hidroalcoólica.

Cuidados e reações adversas de produtos cosméticos

Cuidados

Evite utilizar vários produtos cosméticos diferentes, pois mesmo que o ingrediente já seja conhecido e rotulado como seguro numa determinada formulação, nada garante que repetirá o mesmo comportamento quando numa nova combinação. Há que avaliar o efeito sinérgico de cada nova formulação.

Além disso, evite transferir conteúdo de uma embalagem para outra, pois pode ocorrer a difusão do conteúdo com a embalagem de cosméticos, em especial aquelas confeccionadas em plástico.

O prazo de validade é o tempo durante o qual o produto poderá ser usado, caracterizado como período de vida útil e fundamentado nos estudos de estabilidade específicos (RDC 157/02). Além disso, é imprescindível que os produtos cosméticos estejam em local fresco, hermeticamente fechado, ao abrigo da luz e fora do alcance das crianças.

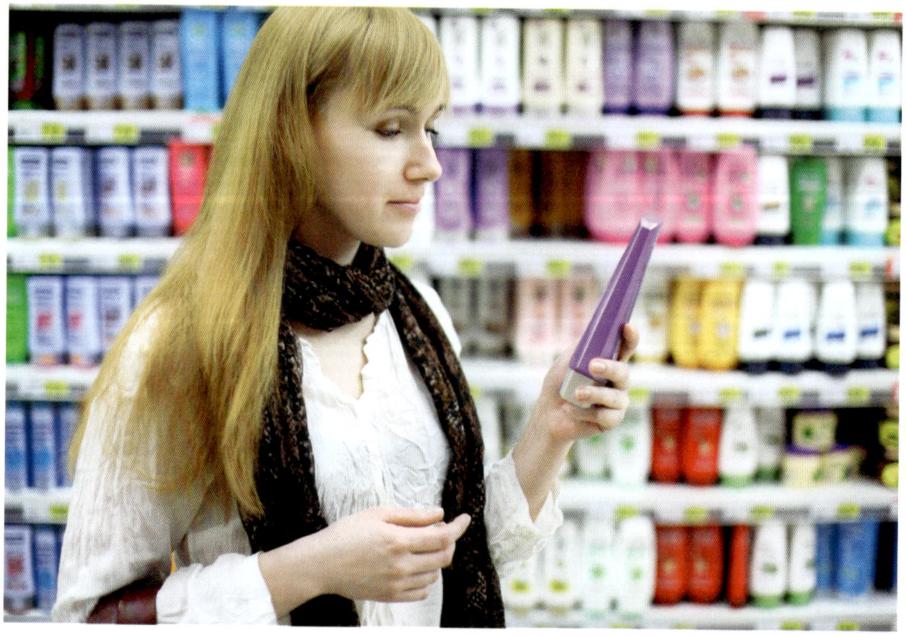

Reações adversas

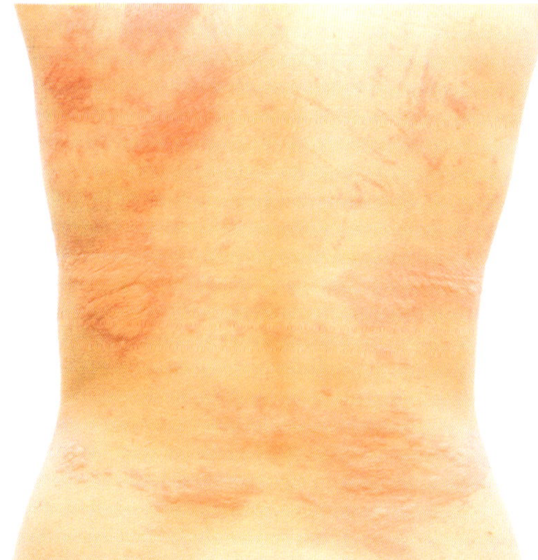
© Namtip Studio/Shutterstock

Com a variedade de produtos cosméticos disponíveis no mercado, esta diversidade faz que o consumidor procure por novidades e marcas diferenciadas sem ter conhecimento sobre formulações. O consumidor ao utilizar um produto pode estar sujeito a possíveis reações, essas muitas vezes causadas por substâncias contidas nos cosméticos (DRAELOS, 1999).

Alterações mais frequentes no organismo são as alergias, classificadas como reações imunológicas de sensibilização perante uma determinada substância. Toda substância em maior ou menor grau tem a capacidade de provocar reações alérgicas (SANTOS, 2008).

Segundo Harris (2005), esteticistas, profissionais da beleza, médicos, profissionais de enfermagem, dentistas, podólogos e cabeleireiros estão mais propensos a reações adversas pelo seu contato diário com produtos potencialmente alergênicos, tornando--os extremamente sensíveis.

Cosmetovigilância

A Resolução RDC nº 332/2005 estabeleceu a obrigatoriedade de as empresas fabricantes e importadoras de produtos de higiene pessoal, cosméticos e perfumes implementarem o Sistema de Cosmetovigilância com o objetivo de facilitar a comunicação por parte do consumidor sobre problemas decorrentes do uso, defeito de qualidade ou efeitos indesejáveis e o acesso do consumidor.

Essa RDC estabelece, ainda, que as empresas deverão manter registro dos relatos de ocorrências com seus produtos e avaliá-los; e, ainda mais, caso identifiquem situações que impliquem risco à saúde do usuário, as empresas deverão notificar a autoridade sanitária. OA4

Considerações finais

Este capítulo oportunizou discutir a tamanha importância de compreender e conhecer as informações essenciais num rótulo cosmético e principalmente decifrar a composição cosmética. Além disso, discutiram-se os principais cuidados do uso indiscriminado de produtos cosméticos e as formas de armazenamento. Além disso, as possíveis reações adversas que podem ocorrer com o usuário, principalmente aos profissionais da área de estética e beleza. Por fim, no Brasil, desde 2005, a Anvisa estabelece a obrigatoriedade de as empresas fabricantes e importadoras de produtos de higiene pessoal, cosméticos e perfumes implementarem o Sistema de Cosmetovigilância através da RDC 332/05.

Referências

ANVISA. Notivisa – Sistema de Notificação em Vigilância Sanitária. Ministério da Saúde. Disponível em: <www.anvisa.gov.br/hotsite/notivisa/index.htm>. Acesso em 23 ago. de 2016.

ANVISA. RDC nº 29/2012. Disponível em: <http://portal.anvisa.gov.br/registros-e-autorizacoes/cosmeticos/produtos/lista-de-substancias>. Acesso em 14 out. 2016.

CANDIOTTO, A.; WAYHS, A. F. F.; FRANÇA, A. J. V. B. V. *Reações adversas a cosméticos e o profissional da estética*. Universidade do Vale do Itajaí – Univali. Santa Catarina.

COSMETICOS: A QUÍMICA DA BELEZA <http://web.ccead.puc-rio.br/condigital/mvsl/Sala%20de%20Leitura/conteudos/SL_cosmeticos.pdf>. Acesso em: 23 ago. 2016.

DRAELOS, Z. D. *Cosméticos em dermatologia*. 2. ed. Rio de Janeiro: Revinter, 1999.

HARRIS, M. I. N. C. *Pele:* estrutura, propriedades e envelhecimento. 2. ed. rev. e ampl. São Paulo: Senac, 2005.

SANTOS, H. Toxicologia: a garantia de cosméticos seguros. *Cosmetics & Toiletries*, São Paulo, v. 20, n. 2, p. 20-23, mar./abr. 2008.

Questões de revisão

1. Como é dividida didaticamente a composição cosmética? Quais são as principais funções?
2. Como podem ser divididos os adjuvantes?
3. Cite os tipos de tensoativos e as principais funções de cada um.
4. Os espessantes são dependentes de quais condições?
5. Explique sucintamente as matérias graxas encontradas nos produtos cosméticos.
6. Defina prazo de validade.
7. Qual é a importância da RDC 332/05?
8. Qual é a principal função da fragrância em um produto perfumado?

Glossário do capítulo

Adjuvante com ação corretiva	Definem-se como matérias-primas com a capacidade de corrigir a cor ou o odor ou conservar o produto semielaborado.
Ativos cosméticos	São matérias-primas que conferem ao produto cosmético uma atividade específica.
Classes cosméticas	Lista de matérias-primas que apresentam funções semelhantes com relação a atividade proposta num produto cosmético.
Conservantes clássicos	São matérias-primas incorporadas num produto cosmético, assim como nos produtos de higiene pessoal e perfumes com a finalidade primária de preservá-los de danos e/ou deteriorações causados por micro-organismos.
Corantes	São matérias-primas incorporadas num produto cosmético com a capacidade de intensificar ou adicionar uma cor desejada.
Espessantes	São matérias-primas que possuem em sua estrutura molecular a capacidade de atrair água para possibilitar o intumescimento e, por fim, aumentar a viscosidade a apresentação cosmética.
Fragrâncias	São misturas de matérias-primas com óleos essenciais, essências, óleo vegetal e animal.

Capítulo 20

Uso da fragrância para diferentes fins

Enfoques do capítulo

- Por que estudar fragrância para diferentes fins?
- Percepção dos odores
- Óleos essenciais e essências
- Produtos perfumados
- Princípios gerais sobre perfumes
- *Performance* de perfumes
- Considerações finais

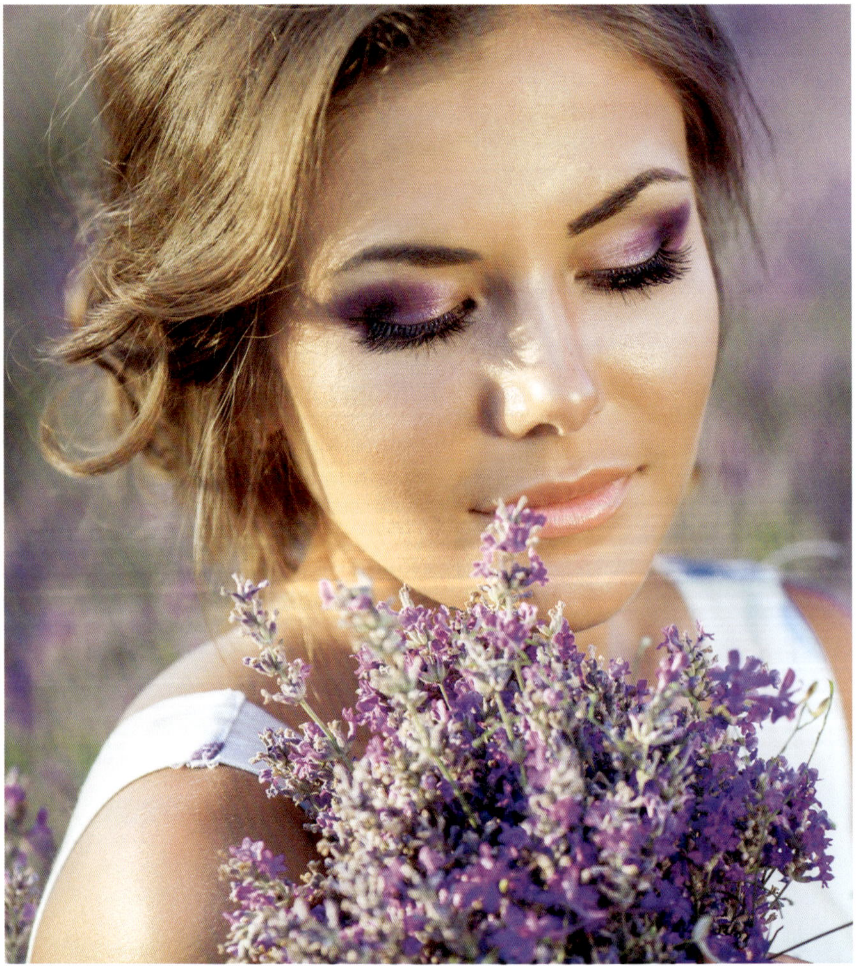

© HTeam/Shutterstock

Objetivos de aprendizagem

Ao concluir este capítulo, você será capaz de:

- ☑ **OA1** Compreender a percepção dos odores.
- ☑ **OA2** Diferenciar óleos essenciais e essências no produto e em sua aplicabilidade.
- ☑ **OA3** Compreender o principal objetivo dos produtos perfumados.
- ☑ **OA4** Conhecer os princípios gerais sobre perfumes.
- ☑ **OA5** Citar as condições que alteram a *performance* dos perfumes.

Palavras-chave

Os números de páginas indicam onde cada termo pode ser encontrado no capítulo:

aromaterapia, 553
essências, 554
óleos essenciais, 553
produtos perfumados, 555

Você como profissional da área da estética e beleza sabe qual é a importância em utilizar a fragrância em seu favor dentro do seu ambiente de trabalho? Você sabe diferenciar essências e óleos essenciais? Você sabe qual é a importância da essência ou fragrância num produto perfumado? Você tem conhecimentos gerais sobre perfume?

POR QUE ESTUDAR FRAGRÂNCIA PARA DIFERENTES FINS?

Profissionais da área da estética e beleza devem estudar fragrância para diferentes fins, pois:

→ Pode aumentar a atratividade do cliente em seu ambiente de trabalho.

→ Pode oportunizar em trabalhar no setor de pesquisa clínica nas empresas cosméticas.

→ Você pode eleger produtos perfumados que estejam relacionados com a proposta do negócio.

Percepção dos odores

Mecanismo fisiológico da percepção do odor

De acordo com Tromelin (2016) a percepção de odores é o resultado do processamento complexo de um sinal, o qual se inicia nos receptores periféricos e se encerra no cérebro. Cada substância que desempenha ação de odorizar um produto ao ser inalado pelo indivíduo interage com os receptores olfatórios semelhante a chave (substância) e fechadura (receptor) e desencadeia um estímulo elétrico atingindo o Sistema Nervoso Central (SNC), especificamente o sistema límbico. Este sistema que contribui com as mudanças comportamentais como sensações de euforia, relaxamento, anestesia, entre outros.

Mitsui et al. (1997) citam que os seres humanos apresentam diversas particularidades de acordo com a percepção sensorial olfativa, que incluem:

Adaptação olfativa: se o indivíduo inala o mesmo odor continuamente, diminui-se a capacidade de identificar o cheiro. Da mesma forma, se utiliza o mesmo perfume, isso aparenta diminuir o

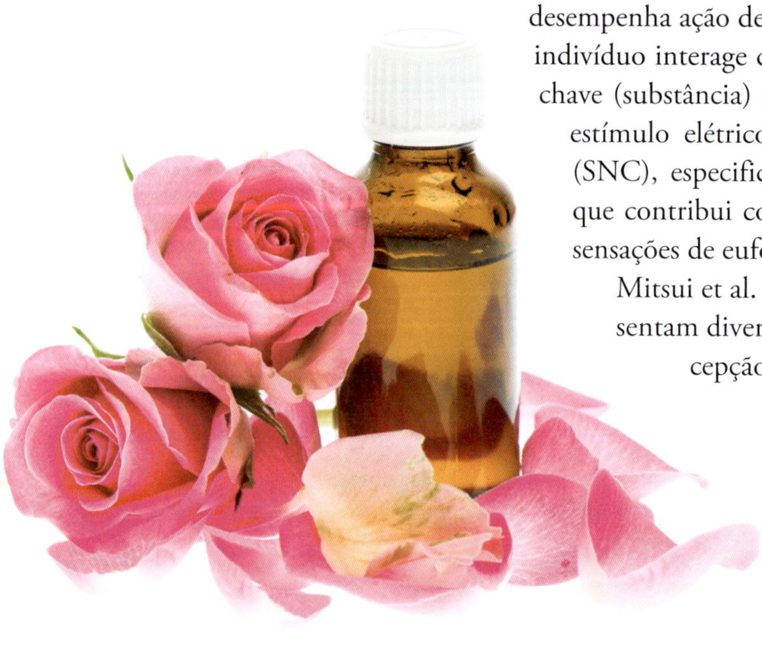

cheiro. Entretanto, as pessoas que estiveram ao redor sentirão um cheiro intenso.

Memória olfativa: quando temos o hábito de inalar os odores de diversos produtos cosméticos nosso cérebro capacita remeter aquele odor a alguma lembrança do passado ou alguma determinada situação.

Variação olfativa: há variabilidade enorme por parte de cada indivíduo em identificar odores. Em geral, mulheres tem um sentido mais refinado especificamente próximo aos seus 20 e 30 anos.

Sensibilidade olfativa: no decorrer da vida o ser humano obtém inúmeras informações do seu meio, particularmente com a percepção visual. Diferentemente, observamos que os cães utilizam cem vezes mais a percepção olfativa que os seres humanos.

Intensidade e qualidade: dependendo da intensidade e qualidade da mesma matéria-prima vegetal escolhida, esta pode apresentar odores diferentes; como o jasmim, por exemplo. Na forma absoluta apresenta alta concentração de indol (composto orgânico aromático heterocíclico) e pode ser produzido por bactérias como um produto da degradação do aminoácido triptofano.

A percepção

Seguramente as empresas cosméticas utilizam como estratégia de marketing as percepções sensoriais incluindo-se percepções tácteis, visuais e olfativas.

Nota-se que o consumidor é convencido pelas três percepções citadas. Inicialmente pelo apelo da embalagem do produto (percepção visual), logo em seguida ao abrir a tampa para identificar o cheiro do produto (percepção olfativa) e, por fim, a aplicação do produto na pele (percepção táctil).

O grande desafio das empresas cosméticas é reunir as três percepções sensoriais e convencer a maior parcela do público-alvo a comprar o produto. Por exemplo, como relacionar o conteúdo (composição cosmética) do produto com o apelo da percepção olfativa?

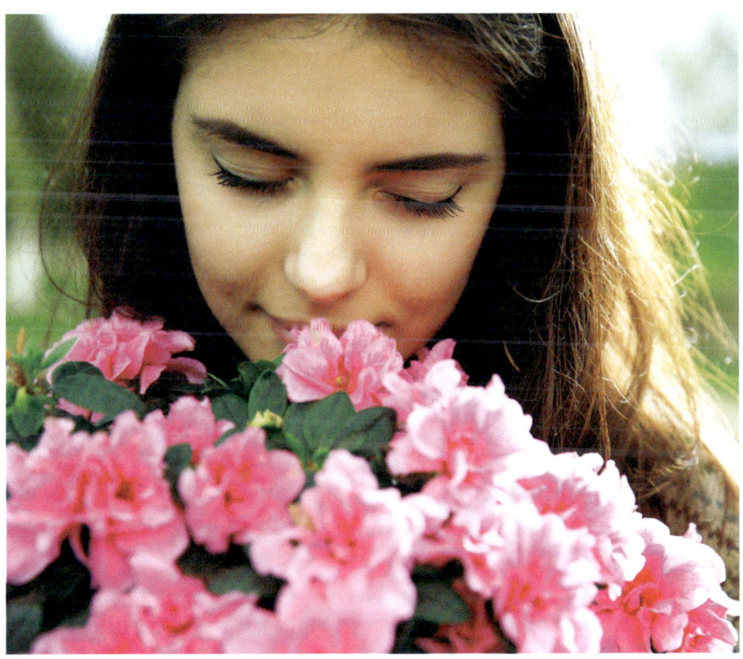

© Dean Drobot/Shutterstock

Percebe-se que há inúmeras propostas para relacionar a apresentação do conteúdo e o odor a ser introduzido no produto. Seguem-se alguns itens a observar:

- Qual é o público-alvo para quem será comercializado o produto?
- Em qual local do corpo ou ambiente será aplicado o produto?

- Qual é o apelo e a finalidade de uso esperado do produto?
- O odor do produto precisa ser suave ou intenso?

Ao relacionar o público-alvo com faixa etária observa-se que a intensidade do odor do produto aumenta com a idade. É possível afirmar que o público infantil seja mais sensível ao odor do produto. O público *teen* opta por odores mais frutais, especialmente o sexo feminino; já o masculino prefere o odor de origem cítrica. Durante a fase adulta o público elege produtos de notas cítricas e florais para os sexos masculino e feminino, respectivamente. Já o público mais velho opta pelas mesmas notas citadas, porém bem mais intensas, incluíndo amadeirados e orientais.

Dependendo do local do corpo em que o produto será aplicado é importante ressaltar que próximo à região da face é aconselhável não utilizar produtos com odores intensos. O cliente ou consumidor pode sentir-se desconfortável, e dependendo da situação apresentar efeitos alérgicos e sentir-se muito incomodado.

Dica

É fundamental perguntar aos seus clientes antes de iniciar seu tratamento ou serviço se eles sofrem de irritação ou alergia ao inalar odores específicos de produtos.

O setor de Pesquisa e Desenvolvimento (P&D) das empresas cosméticas realiza estudo e pesquisa aprofundada do nicho de mercado no qual queira inserir seus produtos, para isso ouve opiniões dos consumidores sobre quais tipos de produtos anseiam adquirir. Em uma das etapas da pesquisa, realiza o estudo da percepção sensorial (táctil, olfativa e visual). Dependendo da empresa cosmética, o setor que realiza estes estudos é a pesquisa clínica. Na terceira fase da pesquisa (antes de entrar no mercado) os voluntários contribuem com suas respostas preenchendo um questionário específico. Muitas empresas terceirizam este serviço para posteriormente registrar seu produto.

A pesquisa clínica é uma área em ampla ascensão. Nela os profissionais do campo da estética e beleza podem ter oportunidades de seguir carreira como pesquisadores. Sabe-se que muitos produtos cosméticos, mesmo que apresentem todos os critérios de segurança e eficácia, não executam de forma séria o estudo e a pesquisa da percepção sensorial – incluindo-se a pesquisa clínica – por isso pode não ter sucesso na comercialização de seu produto. Quantos clientes já não gostaram da textura, espalhabilidade, odor, entre outros, num produto de determinadas marcas cosméticas? Por esse motivo, é fundamental o cumprimento de todas as etapas.

Você sabia?

O odor pode ser agradável ou desagradável dependendo da fonte. Portanto, identificar odores desagradáveis dentro do seu ambiente de trabalho também é muito importante. Verifique a fonte e tome atitude em tornar o ambiente mais agradável para você, seus colaboradores e clientes.

Existem inúmeros sites que podem auxiliá-lo caso se interesse pelo campo da pesquisa clínica na área cosmética:

- Anvisa (Pesquisa Clínica) – www.anvisa.gov.br/medicamentos/pesquisa
- Invitare Pesquisa Clínica – www.invitare.com.br
- Sociedade Brasileira de Profissionais em Pesquisa Clínica – www.sbppc.org.br

Em um salão de beleza ou clínica de estética é possível identificar diferentes tipos de odores encontrados nos produtos cosméticos que agradam muito os clientes no momento em que são aplicados no cabelo ou no corpo. No ato da massagem realizado pela esteticista o odor é exalado intensamente. ☑ OA1

Óleos essenciais e essências

Os **óleos essenciais** são misturas de substâncias de natureza oleosa que apresentam baixo peso molecular com características intrínsecas específicas. São também chamados de óleos voláteis, pois volatilizam em temperaturas médias compreendidas entre 12 e 15 °C.

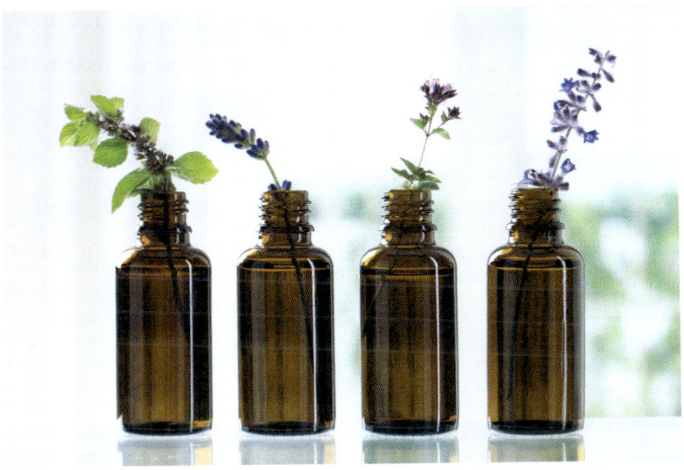

© J PC-Prod/Shutterstock

São considerados metabólitos secundários das espécies vegetais. A planta sintetiza os óleos essenciais com o intuito de atrair insetos e aves para proliferação de sua espécie e também óleos para repelir insetos e predadores. O ser humano beneficia-se dos óleos essenciais para diversos fins, estando eles presentes no princípio da aromaterapia.

A **aromaterapia** é um técnica proposta com o objetivo de utilizar os óleos essenciais respeitando concentração, tempo de contato e modo de aplicação para obter efeitos terapêuticos desejados e para a obtenção de diversos benefícios de acordo com as substâncias presentes nos óleos.

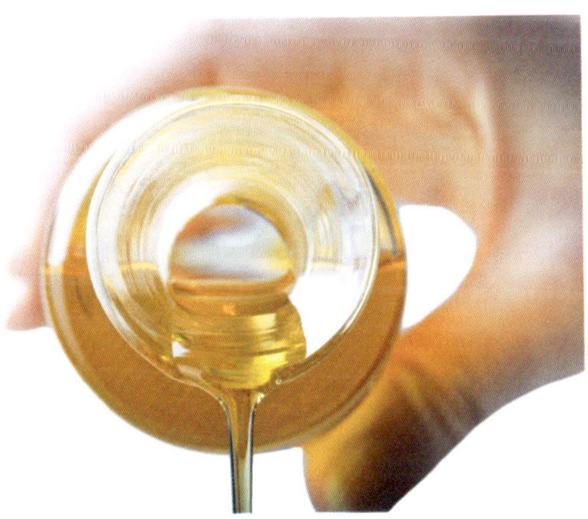

© pressxto/Shutterstock

As **essências** são substâncias sintetizadas em laboratório que se assemelham ao odor natural dos óleos essenciais. Entretanto, elas não apresentam nenhuma semelhança em sua estrutura molecular com os óleos essências.

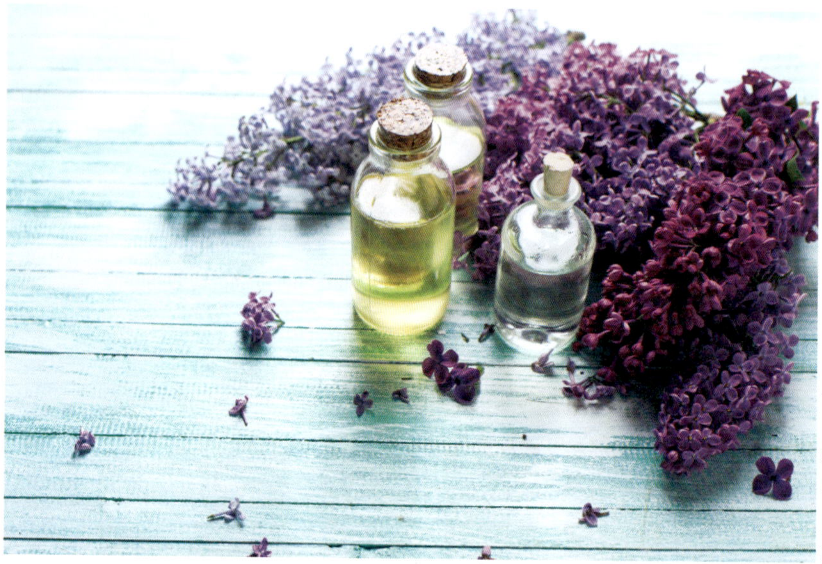

© Antonova Anna/Shutterstock

A tabela a seguir aponta de forma comparativa as características intrínsecas dos óleos essenciais e essências:

CARACTERÍSTICAS INTRÍNSECAS	ÓLEOS ESSENCIAIS	ESSÊNCIAS
origem	natural	sintética
quantidade de substâncias	inúmeras	poucas ou somente uma
custo	alto	baixo
apelo de uso	aromaterapia, perfumes e produtos perfumados	aromatizador de ambientes, perfumes e produtos perfumados

Você sabia?

Muitos pesquisadores e desenvolvedores de essências defendem o uso delas, pois respeitam e diminuem a degradação de espécies vegetais do meio ambiente. Mesmo se tratando de substâncias sintéticas contribuem com o objetivo de perfumar produtos.

Para extrair e obter os óleos essenciais são necessários técnicas e cuidados específicos. Uma das técnicas é a destilação por arraste a vapor (também chamada de destilação a vapor). Dependendo da espécie vegetal o rendimento é muito baixo. Ao sintetizar essências a quantidade obtida é muito superior comparada com os óleos essenciais. Além disso, os óleos podem apresentar oscilação de quantidade em função de clima, umidade, estação do ano, entre outros. Já para as essências não há dificuldades. Por esse motivo, as essências são bem mais baratas que os óleos essenciais.

Por fim, as essências não apresentam nenhuma atividade terapêutica e são utilizadas simplesmente para odorizar perfumes, produtos perfumados e aromatizadores de ambientes. ☑ **OA2**

Produtos perfumados

Produtos perfumados incluem produtos para higiene pessoal e cosméticos que apresentam em sua composição matérias primas com finalidade específica, e presentes também matérias-primas para conservar, corar e, por fim, perfumar o produto. O uso respectivo de conservantes, corantes e essências ou fragrâncias tem como objetivo corrigir o produto.

Particularmente, as essências ou fragrâncias presentes nos produtos perfumados atendem os seguintes critérios: atrair o público-alvo para convencimento de compra do produto através da percepção sensorial e olfativa, mascarar determinadas matérias-primas presentes no produto que apresentem odor indesejável e agregar valor ao produto para fins de marketing.

Geralmente, os desenvolvedores de produtos cosméticos sugerem o uso de essências, pois não encarece o valor final do produto. Além disso, o principal apelo de um produto perfumado não é o odor, mas sim o efeito hidratante, nutritivo, calmante, clareador, entre outros. Tais efeitos são responsáveis pelos ativos cosméticos.

Caso os desenvolvedores utilizem fragrâncias num produto perfumado, certamente a concentração utilizada é bem menor com relação aos perfumes, pois as fragrâncias encarecem em muito o seu valor final. Num produto perfumado não se pretende utilizar das fragrâncias para obter atividades específicas, mas somente odorizar ou mascarar o produto. ☑ **OA3**

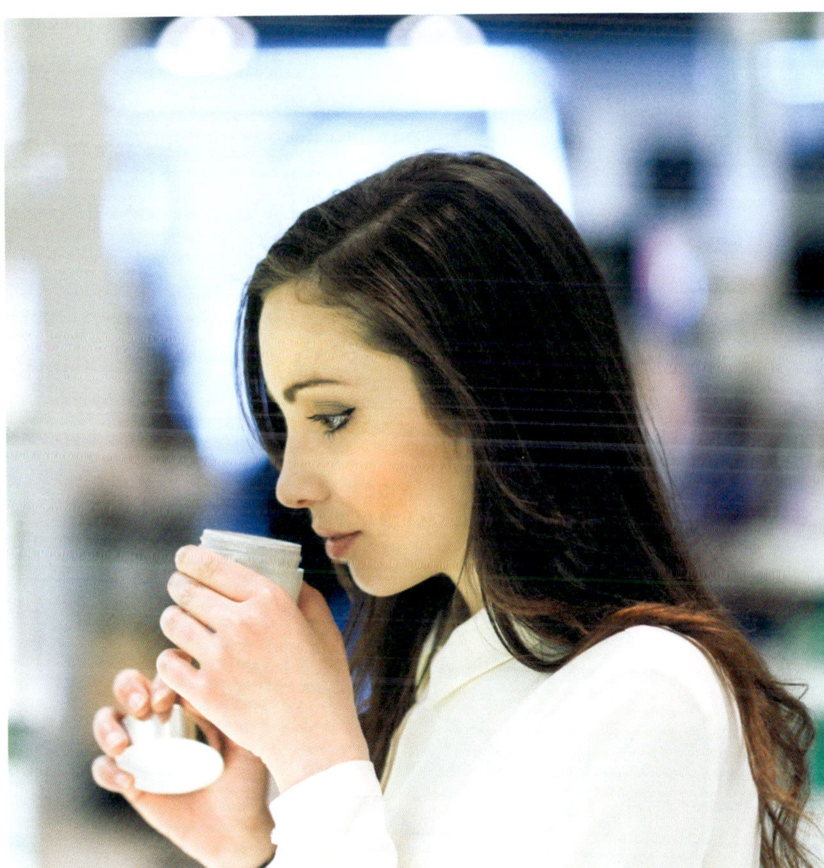

© Minerva Studio/Shutterstock

Você sabia?

Já se encontram no segmento cosmético e estético produtos cosméticos definidos mercadologicamente como neurocosméticos. Estes produtos apresentam em seu conteúdo substâncias que estimulam a produção de endorfinas e, por consequência, trazem bem-estar ao consumidor. No mercado, existem cremes hidratantes que apresentam óleos essenciais em sua composição e, logo após a aplicação do produto, estes óleos são volatizados e suas substâncias presentes, inaladas. Como resultado, o consumidor sente prazer de utilizá-lo de forma regular.

Princípios gerais sobre perfumes

Perfumes são produtos que apresentam em sua composição cosmética basicamente a seguinte formulação:

Formulação	Função
álcool de cereais + água destilada	solvente (veículo)
fixador	agente solubilizante e/ou uso de óleos vegetais fixos
fragrância	principal componente do perfume

Para ser considerado perfume a fração em volume da fragrância (mL da fragrância/L da mistura) deve ser superior a 15%. Além disso, a composição do solvente (etanol/água) deve ser 950 mL : 50 mL.

O álcool de cereais mais água destilada são responsáveis por solubilizar as matérias-primas de natureza oleosa e aquosa presentes no produto. Entretanto, é fundamental o uso de matérias-primas com função cossolubilizante do álcool e da água. Os agentes solubilizantes auxiliam a solubilização dos óleos essenciais e vegetais. Desta forma, o perfume torna-se um produto homogêneo e transparente.

O termo fixador é utilizado no momento em que se aplica o perfume na pele. Dependendo da condição da pele os agentes solubilizantes presentes no produto propõem que os óleos essenciais permaneçam mais tempo na pele, volatizando de forma lenta e constante. Os óleos vegetais também contribuem como fixador, pois óleo e óleo se misturam e, desta forma, dificulta-se a volatilização do óleo essencial.

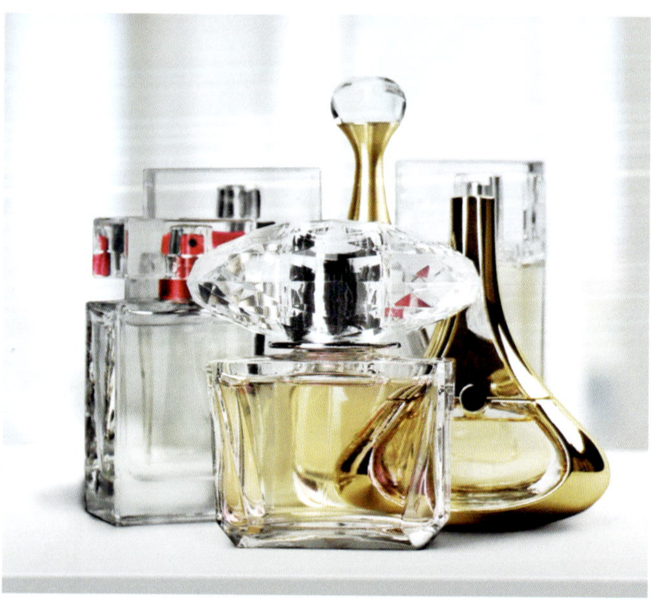

Fragrância

A fragrância é composta de:

- óleos essenciais ou voláteis
- óleos vegetais ou fixos
- óleos de origem animal e
- essências ou ativos vegetais isolados

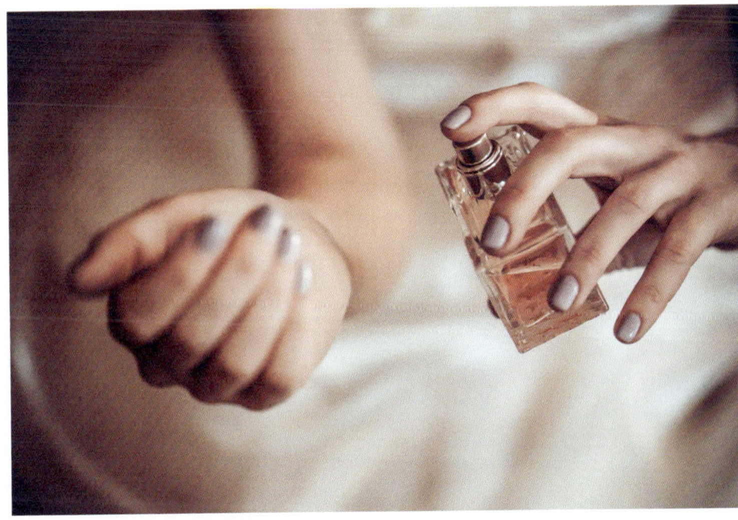

© Titov Dimitriy/Shutterstock

Os óleos essenciais encontram-se principalmente na flor, folha ou casca de frutos. Os óleos vegetais, na semente ou casca de caule. Pelo fato de a fragrância apresentar esta composição atribui-se a ela a capacidade de alterar a *performance* do perfume.

Para ser considerado perfume é preciso que o produto apresente as três principais notas. Seguem-se:

- de saída, cabeça ou pico
- intermediária, de coração ou buquê e
- de fundo, de base ou de corpo

É importante saber que é atribuída a classificação da nota para uma determinada substância a partir do tempo de volatilização. O peso molecular e as funções orgânicas presentes na estrutura molecular fazem que diminua ou aumente este tempo. Quanto menor o peso molecular, maior a possibilidade de volatilizar e vice-versa. Quanto à presença da função orgânica, hidrocarbonetos saturados, insaturados, éteres e cetonas apresentam baixa polaridade, baixa solubilidade em água e, portanto, alta volatilidade. Por outro lado, função ácida, fenólica, álcool e aldeído apresentam alta polaridade, alta solubilidade em água e, portanto, baixa volatilidade.

Citam-se apresentações por meio de descrição olfativa encontradas em cada uma das notas:

NOTAS	DESCRIÇÃO OLFATIVA
de saída	fresca, verde, cítrica e limpa
intermediária	floral, frutal, apimentada e couro
de fundo	resina, amadeirada e animal

Para cada nota indicada é atribuído um fim e apelo de uso. O desenvolvedor do perfume elege óleos essenciais, vegetais, de origem animal e essências para que contemplem as três notas. O segredo ao desenvolver um perfume é a quantidade e a seleção de cada uma deles. **OA4**

Você sabia?

Você acha que perfume tem ou não conservante? Muitos podem responder que não. Justificam-se dizendo que a quantidade de álcool de cereais seja suficiente para cumprir também esta função. No entanto, é preciso compreender que ao fazer uso de conservantes precisam apresentar outras atividades, como ação antioxidante (tocoferol), estabilizantes (parabenos, fenoxietanol, EDTA, BHT e BHA) e filtros UV (benzofenona e salicilato de octila).

Performance de perfumes

De acordo com Carneiro (2012) a *performance* dos perfumes pode ser alterada pelas seguintes situações:

Difusão é a medida da distância a partir da fonte de aplicação na qual se percebem as diferentes fragrâncias químicas do perfume após um curto período de tempo.

Impacto refere-se à eficácia (ou intensidade) de um perfume durante os primeiros momentos após a aplicação, por exemplo, quando cheiramos um frasco ou aplicamos o produto sobre a pele a tempos curtos.

Volume trata-se da eficácia do perfume em relação a distância, algum tempo após a aplicação.

Substantividade refere-se à capacidade de um perfume ou fragrância de aderir a uma superfície sólida, quando diluído em dispersão aquosa.

Tenacidade representa a eficácia a longo prazo do perfume aplicado em uma determinada superfície, porém perto da fonte de aplicação.

☑ OA5

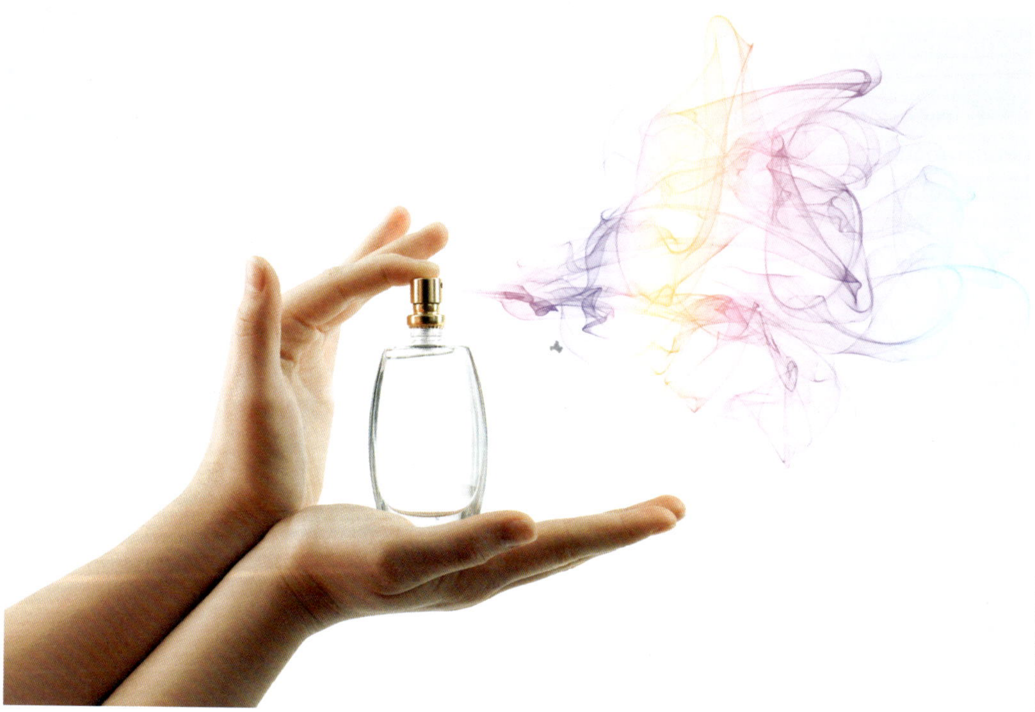

Considerações finais

Este capítulo permitiu discutir a importância da percepção dos odores, diferenciar óleos essenciais e essências nos produtos, compreender o principal objetivo das essências ou fragrâncias num produto perfumado e possibilitou conhecer os princípios gerais sobre perfumes e condições que podem alteram a *performance* dos perfumes.

Referências

CARNEIRO, A. C. S. *Performance do perfume*: modelagem e simulação da evaporação/difusão. Dissertação de mestrado. 2012.

MITSUI, T. et al. *New Cosmetic Science*. Elsevier. 1997. p. 499.

TROMELIN, A. *Flavour Fragr. J.*, v. 31, p. 107-119, 2016.

Questões de revisão

1. O que significa adaptação olfativa?
2. Explique o que significa percepção sensorial.
3. Explique a diferença entre óleos essências e essências.
4. Quais são os principais objetivos da essência e fragrância num produto perfumado?
5. Quais são as principais funções das matérias-primas presentes num perfume?
6. Em que momento utiliza-se o termo fixador?
7. Quais classes cosméticas compõem a fragrância?
8. Atribuem-se as notas para cada substância em função de qual critério?
9. Explique sucintamente as cinco situações que podem alterar a *performance* do perfume.

Glossário do capítulo

Aromaterapia	É uma técnica proposta com o objetivo de se utilizar os óleos essenciais respeitando concentração, tempo de contato e modo de aplicação para obter efeitos terapêuticos desejados e para a obtenção de diversos benefícios de acordo com as substâncias presentes nos óleos.
Essências	São substâncias sintetizadas em laboratório que se assemelham ao odor natural dos óleos essenciais. Entretanto, elas não apresentam nenhuma semelhança em sua estrutura molecular com os óleos essências.
Óleos essenciais	São misturas de substâncias de natureza oleosa que apresentam baixo peso molecular com características intrínsecas específicas. Também chamados de óleos voláteis, pois volatilizam em temperaturas médias compreendidas entre 12 e 15 °C.
Produtos perfumados	Incluem-se produtos para higiene pessoal e cosméticos que apresentam em sua composição cosmética matérias-primas com finalidade específica, e presentes também matérias-primas para conservar, corar e, por fim, perfumar o produto. O uso respectivo de conservantes, corantes e essências ou fragrâncias tem como objetivo corrigir o produto.

Apêndice A

Associações

Internacionais

Accrediting Commission of Career Schools and Colleges (ACCSC)
Site: http://www.accsc.org
Allied Beauty Association (ABA)
Site: http://www.abaCanada.com
American Association of Cosmetology Schools (AACS)
Site: http://www.beautyschools.org
American Health of Certified Haircolorists (ABHC)
Site: http://www.haircolorist.com
American Health & Beauty Aids Institute (AHBAI)
Site: http://www.ahbai.org
Barbers International (BI)
Site: http://www.barbersinternational.com
Personal Care Products Council (antigo CTFA)
Site: http://www.personalcarecouncil.com
Cosmetology Educators Association (CEA)
Site: http://www.beautyschools.org
Cosmetology Industry Association of British Columbia (CIABC)
Site: http://www.ciabc.net
Day Spa Association
Site: http://www.dayspaassociation.com
Independent Cosmetic Manufacturers and Distributors (ICMAD)
Site: http://www.icmad.org
Intercoiffure (Estados Unidos e Canadá)
Site: http://www.intercoiffure.us
International Nail Technicians Associations
Site: http://www.americasbeautynetwork.com/OURNETWORK/InternationalNailTechnicians/Association/tabid/139/Default.aspx
International SPA Association (ISPA)
Site: http://www.experienceispa.com
National Association of Barber Boards of United States (NABBA)
Site: http://www.nationalbarberboards.com
National Accrediting Commission of Cosmetology Arts & Sciences (NACCAS)
Site: http://www.naccas.org
Liga Nacional dos Culturistas da Beleza
Site: http://www.nbcl.org
National Coalition of Estheticians, Manufacturers/Distributors and Associations (NCEA)
Site: http://www.ncea.tv

National Cosmetology Association (NCA)
Site: http://www.ncacares.org
National-Interstate Council of State Boards of Cosmetology (NIC)
Site: http://www.nictesting.org
Professional Beauty Associations
Site: http://www.probeauty.org
Society of Permanent Cosmetic Professionals
Site: http://www.spcp.org
Vocational Industrial Clubs of America (SkillsUSA, Inc.)
Site: http://www.skillsusa.org
Euromonitor International
Site: www.euromonitor.com

Nacionais

Sindibeleza – Sindicato dos Institutos de Beleza e Cabeleireiros de Senhoras do Estado de São Paulo (Patronal)
Site: http://www.sindibeleza.org.br/
Agência Nacional de Vigilância Sanitária (Anvisa)
Site: http://portal.anvisa.gov.br/
Fecomércio (RJ)
Site: http://www.fecomercio-rj.org.br/
Sempribel RJ – Sindicato dos Empregados em Institutos de Beleza e Cabeleireiros de Senhoras no Município do Rio de Janeiro
Site: http://sempribel-rj.org.br/
Sincars – Sindicato da Área da Beleza e Estética
Site: http://www.sincars.com.br/
Associação Brasileira de Cosmetologia (ABC)
Site: http://www.abc-cosmetologia.org.br/
Associação Brasileira da Indústria de Higiene Pessoal, Perfumaria e Cosméticos (ABIHPEC)
Site: www.abiphec.org.br
Pesquisa Global de Mercado e Insights de Mercado (Mintel)
Site: brasil.mintel.com
Serviço Brasileiro de Apoio às Micro e Pequenas Empresas (Sebrae)
Site: www.sebrae.com.br
FCE Cosmetique
Site: www.fcecosmetique.com.br
Sociedade Brasileira de Dermatologia (SBD)
Site: www.sbd.org.br
A. C. Camargo – Câncer de Pele
Site: www.accamargo.org.br
Anais Brasileiros de Dermatologia
Site: www.anaisdedermatologia.org.br
Cosmetics On-line
Site: www.cosmeticsonline.com.br

Apêndice B

Tabelas de conversão métrica

Tabelas de conversão e medida métricas

As tabelas a seguir mostram as conversões-padrão para as medidas mais usadas na edição de 2012 do Milady Standard Cosmetology:

Fórmula de conversão de polegadas para centímetros: (número de) polegadas × 2,54 = centímetros

COMPRIMENTO	
Polegadas	Centímetro
1/8 polegada (0,125 polegada)	0,317 centímetro
1/4 polegada (0,25 polegada)	0,635 centímetro
1/2 polegada (0,50 polegada)	1,27 centímetro
3/4 polegada (0,75 polegada)	1,9 centímetro
1 polegada	2,54 centímetros
2 polegadas	5,1 centímetros
3 polegadas	7,6 centímetros
6 polegadas	15,2 centímetros
12 polegadas	30,5 centímetros

Fórmula de conversão de onças (EUA) para mililitros: (quantidade de) onças (EUA) (fl. oz.) × 29,573 mililitros (ml)

Fórmula de conversão de onças (EUA) para litros: (quantidade de) onças (EUA) (fl. oz.) × 0,029573 litros (l)

VOLUME (LÍQUIDO)	
Onças	Mililitros/Litros
1 onça (1/8 copo)	29,57 mililitros/0,02957 litro
2 onças (1/4 copo)	59,14 mililitros/0,05914 litro
4 onças (1/2 copo)	118,29 mililitros/0,11829 litro
6 onças (3/4 copo)	177,43 mililitros/0,17743 litro
8 onças (1 copo)	236,58 mililitros/0,23658 litro
16 onças (1 pint = equivalente a 0,437 litro)	473,16 mililitros/0,47316 litro
32 onças (1 quarto)	946,33 mililitros/0,94633 litro
33.81 onças (1 litro)	1.000 mililitros/1 litro
64 onças (1/2 galão)	1.892,67 mililitros/1,8926 litros
128 onças (1 galão)	3.785,34 mililitros/3,78534 litros

Fórmula de conversão de graus Fahrenheit (°F) para graus Celsius (°C): °C = (°F-32) × (5/9)*

TEMPERATURA	
Graus Fahrenheit (°F)	Graus Celsius (°C)
32°	0°
40°	4,444°
50°	10°
60°	15,556°
70°	21,111°
80°	26,667°
98,6°	37°
200°	93,333°
300°	148,889°
400°	204,444°

* Conversão de 40 graus Fahrenheit para escala Celsius: usando a fórmula de conversão, primeiro subtraia 32 da temperatura Fahrenheit de 40 graus para obter 8 como resultado. Em seguida, multiplique 8 por 5 e divida por 9 (8 × 5)/9 para obter o valor convertido de 4,444 graus Celsius.

Glossário

Abdome Parte intermediária do músculo.

Abdutor do dedo mínimo Músculo que separa os dedos das mãos e dos pés.

Abdutor do hálux Músculo que move os dedos e ajuda a manter o equilíbrio enquanto caminhamos ou ficamos de pé.

Abdutores Músculos que puxam uma parte do corpo, por exemplo, um dedo, braço ou dedo do pé, para fora da linha média do corpo ou de uma extremidade.

Acelerador para a resina de proteção Também conhecido como catalisador, age como o agente secativo acelerando o processo de endurecimento da resina ou camada adesiva.

Ácido tioglicólico Um líquido incolor ou cristais brancos com um odor muito desagradável que é usado em produtos para permanentes.

Acne Também conhecida como *Acne vulgaris*; doença da pele caracterizada por inflamação crônica das glândulas sebáceas pela retenção das secreções e bactérias *Propionibacterium acnes* (*P. acnes*).

Acrilato de uretano Ingrediente principal usado para criar os aprimoramentos das unhas com gel UV.

Acrilonitrilo butadieno estireno (ABS) Também conhecido como ABS, é um termoplástico comum utilizado para fazer unhas postiças leves, rígidas e moldadas.

Acrocórdon Um pequeno broto na pele de cor marrom ou cor de carne.

Adesivo de reparo Pedaço de tecido cortado para cobrir completamente uma rachadura ou quebra na unha.

Ação corretiva Definem-se como matérias-primas com a capacidade de corrigir a cor ou o odor ou conservar o produto semielaborado.

Ação modificadora de propriedade Definem-se como matérias-primas com a capacidade de modificar propriedade física e/ou química dos ingredientes cosméticos.

Adutores Músculos que puxam uma parte do corpo, por exemplo, um dedo, braço ou dedo do pé, para dentro na direção do eixo mediano do corpo ou de uma extremidade.

Agente oxidante Substância que libera oxigênio.

Agente redutor Uma substância que adiciona hidrogênio a um composto químico ou remove oxigênio do mesmo.

Ajustes do serviço Conjuntos de todas as ferramentas que serão usadas em um serviço.

Albinismo Hipopigmentação congênita ou ausência do pigmento melanina no corpo, incluindo a pele, o cabelo e os olhos.

Álcalis (bases) Também conhecidas como *bases;* compostos que reagem com ácidos para formar sais.

Alcanolaminas Substâncias alcalinas usadas para neutralizar ácidos ou elevar o pH de vários produtos capilares.

Alcoóis voláteis Alcoóis que evaporam facilmente.

Alergia Reação em decorrência de sensibilidade extrema a certos alimentos, produtos químicos ou outras substâncias normalmente inofensivas.

Alfa-hidroxiácidos Abreviatura: AHAs; ácidos derivados de plantas (principalmente frutas) que costumam ser usados para esfoliar a pele.

Alicate Instrumento de aço inoxidável usado para aparar cuidadosamente a pele morta em volta das unhas.

Alípica Literalmente, significa "ausência de lipídios". Descreve a pele que não produz sebo suficiente, o que é indicado pela ausência de poros visíveis.

Alopecia Queda anormal de cabelo.

Alopecia androgenética Também conhecida como *alopecia androgênica*; queda de cabelo caracterizada pela miniaturização dos pelos terminais, que são convertidos em pelos *velus*; nos homens, é conhecida como calvície de padrão masculino.

Alopecia areata Doença autoimune que faz que os folículos pilosos afetados sejam erroneamente atacados pelo próprio sistema imunológico de uma pessoa. Geralmente começa com uma ou mais manchas calvas pequenas, redondas e lisas no couro cabeludo.

Alopecia pós-parto Queda de cabelo temporária que aparece na conclusão de uma gravidez.

Alopecia *totalis* Perda total de cabelo.

Alopecia *universalis* Completa perda de pelos no corpo

Amassamento Forma de *pétrissage* em que o tecido é agarrado, elevado gentilmente e espalhado. Essa técnica é usada principalmente para massagear os braços.

Aminoácidos Unidades que estão ligadas de ponta a ponta por meio de fortes ligações peptídicas químicas para formar as cadeias polipeptídicas que compõem as proteínas.

Amônia Gás incolor de odor penetrante, composto de hidrogênio e nitrogênio.

Ampere Abreviado como A e também conhecido como *amp*; é a unidade que mede a força de uma corrente elétrica

Ampolas Doses individuais de sérum, armazenadas em pequenos frascos.

Anabolismo Metabolismo construtivo, o processo de construção de moléculas maiores a partir de outras menores.

Anaeróbicas Não pode sobreviver na presença de oxigênio.

Anaforese Processo de permeação de um produto alcalino (negativo) nos tecidos, do polo negativo em direção ao polo positivo.

Anatomia Estudo das estruturas do corpo humano que podem ser vistas a olho nu e de como as partes do corpo são organizadas; a ciência da estrutura dos organismos ou de suas partes.

Anidrose Deficiência de transpiração, muitas vezes resultado de febre ou certas doenças da pele.

Ânion Um íon com carga elétrica negativa.

Ânodo Eletrodo positivo de um dispositivo eletroterápico; o ânodo é normalmente vermelho e marcado com um *P* ou com um sinal de mais (+).

Antissépticos Germicidas químicos formulados para uso na pele; são registrados e regulamentados pela Agência Nacional de Vigilância Sanitária (Anvisa)

Aorta A maior artéria do corpo.

Ápice Também conhecida como arco; é a área da unha que tem toda a sua força.

Aplicação de cílios postiços individuais Procedimento na qual cílios sintéticos individuais são colocados diretamente sobre a base dos cílios do cliente.

Aponeurose epicraniana Tendão que conecta os músculos occipital e frontal.

Área de estresse Onde a unha natural cresce além da extensão do dedo e se torna a ponta livre da unha.

Aromaterapia É uma técnica proposta com o objetivo de se utilizar os óleos essenciais respeitando concentração, tempo de contato e modo de aplicação para obter efeitos terapêuticos desejados e para a obtenção de diversos benefícios de acordo com as substâncias presentes nos óleos.

Aromaterapia Uso terapêutico do aroma das plantas para tratamento de beleza e de saúde.

Artéria angular Ramo da artéria facial que fornece sangue à lateral do nariz.

Artéria auricular anterior Ramo da artéria temporal superficial que fornece sangue rico em oxigênio à parte frontal da orelha.

Artéria auricular posterior Ramo da artéria carótida externa que fornece sangue rico em oxigênio ao couro cabeludo, à área atrás e acima da orelha e à pele atrás da orelha.

Artéria carótida externa Artéria que fornece sangue rico em oxigênio às partes anteriores (frente) do couro cabeludo, do ouvido, da face, do pescoço e das laterais da cabeça.

Artéria carótida interna Artéria que fornece sangue rico em oxigênio ao cérebro, aos olhos, às pálpebras, à testa, ao nariz e ao ouvido interno.

Artéria dorsal do pé Artéria que fornece sangue rico em oxigênio ao pé.

Artéria facial Também conhecida como *artéria maxilar externa*; ramo da artéria carótida externa que fornece sangue rico em oxigênio para a região inferior da face, boca e nariz.

Artéria facial transversa Ramo da artéria temporal superficial que fornece sangue rico em oxigênio à pele e ao músculo masseter.

Artéria frontal Ramo da artéria temporal superficial que fornece sangue rico em oxigênio à testa e às pálpebras superiores.

Artéria infraorbital Ramo da artéria carótida interna que fornece sangue rico em oxigênio aos músculos do olho.

Artéria labial inferior Ramo da artéria facial que fornece sangue rico em oxigênio ao lábio inferior.

Artéria labial superior Ramo da artéria facial que fornece sangue rico em oxigênio ao lábio superior e à região do nariz.

Artéria occipital Ramo da artéria carótida externa que fornece sangue rico em oxigênio à pele e aos músculos do couro cabeludo e parte de trás da cabeça até a coroa.

Artéria parietal Ramo da artéria temporal superficial que fornece sangue rico em oxigênio às laterais e à coroa da cabeça.

Artéria poplítea Artéria que fornece sangue rico em oxigênio ao pé, divide-se em duas artérias separadas conhecidas como artéria tibial anterior e artéria tibial posterior.

Artéria radial Artéria, junto com numerosos ramos, que fornece sangue rico em oxigênio ao braço do lado do polegar e às costas da mão; fornece sangue aos músculos da pele, das mãos, dos dedos, do punho, cotovelo e antebraço.

Artéria submentoniana Ramo da artéria facial que fornece sangue rico em oxigênio ao queixo e ao lábio inferior.

Artéria supraorbital Ramo da artéria carótida interna que fornece sangue rico em oxigênio à pálpebra superior e à testa.

Artéria temporal média Ramo da artéria temporal superficial que fornece sangue rico em oxigênio às têmporas.

Artéria temporal superficial Uma continuação da artéria carótida; fornece sangue rico em oxigênio aos músculos da parte frontal, lateral e superior da cabeça.

Artéria tibial anterior Uma das artérias poplíteas (a outra é a artéria tibial posterior) que fornece sangue rico em oxigênio aos músculos da perna e aos músculos e à pele na parte de cima do pé e lados adjacentes do primeiro e segundo dedos. Essa artéria continua até o pé, onde se torna a artéria dorsal do pé.

Artéria tibial posterior Uma das artérias poplíteas (a outra é a artéria tibial anterior) que fornece sangue rico em oxigênio ao tornozelo e parte de trás da perna.

Artéria ulnar Artéria que, junto com numerosos ramos, fornece sangue rico em oxigênio ao braço do lado do dedo mínimo e à palma da mão.

Artérias carótidas comuns Artérias principais que fornecem sangue rico em oxigênio à cabeça, face e ao pescoço.

Artérias Vasos flexíveis, musculares, de parede espessa, que levam o sangue rico em oxigênio do coração às arteríolas.

Arteríolas Pequenas artérias que fornecem sangue rico em oxigênio aos capilares.

Articulações Conexão entre um ou mais ossos do esqueleto.

Assintomático Que não mostra sintomas ou sinais de infecção.

Aterramento Completa um circuito elétrico e leva a corrente de forma segura.

Ativos cosméticos São matérias-primas que conferem ao produto cosmético uma atividade específica.

Átomos Os menores componentes químicos de um elemento (muitas vezes chamados partículas); estruturas que compõem o elemento e têm as mesmas propriedades que ele.

Átrio Câmara superior do coração, de parede fina, através da qual o sangue é bombeado para os ventrículos. Há o átrio direito e o esquerdo.

Auricular anterior Músculo na frente da orelha que a puxa para frente.

Auricular posterior Músculo atrás da orelha que a puxa para trás.

Auricular superior Músculo acima da orelha que a puxa para cima.

Axônio A extensão de um neurônio através do qual os impulsos são enviados para fora do corpo a outros neurônios, glândulas ou músculos.

Bacilos Bactérias em forma de bastonete. São as bactérias mais comuns e produzem doenças como tétano (trismo), febre tifoide, tuberculose e difteria.

Bactérias Micro-organismos unicelulares que possuem características tanto de plantas como de animais. Algumas bactérias são nocivas; algumas são inofensivas.

Bactericida Capaz de destruir bactérias.

Base Cosmético com pigmento, utilizado para cobrir ou padronizar a cor da pele.

Batom Também conhecido como *gloss*, um cosmético pastoso utilizado para mudar ou realçar a cor dos lábios.

Bíceps Músculo que produz o contorno da frente e parte interna do braço; levanta o antebraço e flexiona o cotovelo.

Biocarga A quantidade de organismos viáveis dentro ou no objeto ou superfície, ou o material orgânico na superfície de um objeto antes da descontaminação ou esterilização.

Blush Também conhecido como ruge; utilizado primeiramente para adicionar uma cor extra e natural às bochechas.

Bolor Um tipo de fungo que afeta plantas ou se desenvolve em objetos inanimados, mas não causa infecções humanas no salão de beleza.

Borda livre Parte da lâmina ungueal que se estende sobre a ponta dos dedos da mão ou do pé.

Bromidrose Transpiração com mau cheiro, em geral notada nas axilas ou nos pés, que é causada por bactérias.

Bulbo capilar Parte mais inferior de um fio de cabelo; a estrutura espessa em forma de taco que forma a parte inferior da raiz do cabelo.

Cabelo anelado Uma variedade de canities, caracterizada pela alternância de bandas de cabelos grisalhos e pigmentados ao longo do comprimento do fio de cabelo.

Cadeia polipeptídica Uma longa cadeia de aminoácidos ligados por ligações peptídicas.

Caixa craniana Uma caixa óssea, oval, que protege o cérebro.

Calo Espessamento da pele causado por pressão contínua e repetitiva em qualquer parte da pele, especialmente nas mãos e nos pés.

Camada de inibição Camada viscosa deixada na unha após um gel UV ter sido catalisado.

Camada dérmica Também conhecida como *derme, cório, cútis,* ou *pele verdadeira*; camada subjacente ou interna da pele.

Camada epidérmica Camada mais externa e mais fina da pele; é composta por cinco camadas: estrato córneo, estrato lúcida, estrato granuloso, estrato espinhoso e estrato germinativo.

Camada papilar Camada exterior da derme, diretamente abaixo da epiderme.

Camada reticular Camada mais profunda da derme que supre a pele com oxigênio e nutrientes; contém células de gordura, vasos sanguíneos, glândulas sudoríparas (suor), folículos pilosos, vasos linfáticos, músculo eretor do pelo, glândulas sebáceas (óleo) e terminações nervosas.

Canities Termo técnico para cabelos grisalhos; resultado da perda do pigmento melanina do cabelo natural.

Capilares linfáticos Vasos de extremidades cegas que são a origem dos vasos linfáticos.

Capilares Pequenos vasos sanguíneos, de parede fina, que conectam as artérias menores às vênulas. Os capilares levam nutrientes às células e retiram os materiais residuais.

Carbúnculo Inflamação do tecido subcutâneo causada por estafilococos, semelhante a um furúnculo, porém maior.

Carcinoma basocelular Tipo mais comum e menos grave de câncer de pele, muitas vezes caracterizado por nódulos claros ou perolados.

Carcinoma espinocelular Tipo de câncer de pele mais grave do que o carcinoma basocelular, muitas vezes caracterizado por pápulas vermelhas escamosa ou nódulos.

Carpo (punho) Também conhecido como *punho*; articulação flexível composta por um grupo de oito ossos pequenos, irregulares (carpais) mantidos juntos por ligamentos.

Catabolismo A fase do metabolismo que envolve a decomposição de compostos complexos em outros menores dentro das células. Esse processo libera a energia que foi armazenada.

Cataforese Processo de permeação de um produto ácido (positivo) nos tecidos mais profundos usando a corrente galvânica do polo positivo em direção ao polo negativo.

Catalisação Para endurecer.

Catalisadores Substâncias que aceleram reações químicas.

Cátion Um íon com carga elétrica positiva.

Cátodo Eletrodo negativo de um dispositivo eletroterápico; o cátodo é normalmente preto e marcado com um *N* ou com um sinal de menos (–).

Células Unidades de todos os seres vivos, de bactérias a plantas e animais, incluindo os seres humanos.

Centríolos Estruturas em uma célula próximas ao núcleo que se movem para cada lado durante o processo de mitose para ajudar na divisão da célula.

Cérebro Parte do sistema nervoso central contido na caixa craniana; maior e mais complexo tecido nervoso, controla sensação, músculos, atividade das glândulas e o poder de pensar, perceber e sentir.

Cianoacrilato Um monômero de acrílico especializado que tem excelente adesão à lâmina ungueal natural e polimeriza em segundos

Cicatriz Uma marca ligeiramente elevada na pele formada depois que um ferimento ou lesão da pele curou.

Cílios postiços em tufos Cílios artificiais separados aplicados à pálpebra um de cada vez.

Cílios postiços Também conhecidos como cílios em tiras; cílios em uma tira que é aplicada com cola à linha natural dos cílios.

Circuito elétrico fechado Caminho pelo qual as correntes elétricas negativa e positiva movem-se de uma fonte geradora através dos condutores e voltam à fonte geradora.

Circulação pulmonar O sistema que envia o sangue do coração aos pulmões para ser purificado e depois de volta ao coração.

Circulação sistêmica Também conhecida como *circulação geral*; sistema que transporta o sangue do coração a todo o corpo e de volta ao coração.

Cisteína Um aminoácido ligado a outro aminoácido cisteína para criar o aminoácido cistina.

Cistina Um aminoácido que une duas cadeias de peptídeo.

Cisto Cisto (SIST) é uma bolsa fechada desenvolvida anormalmente que contém fluido, pus, semifluido ou matéria mórbida, acima ou abaixo da pele.

Cisto sebáceo Uma grande lesão saliente como uma bolsa cheia de sebo. Os cistos sebáceos são frequentemente encontrados no couro cabeludo e nas costas. Eles devem ser removidos cirurgicamente por um dermatologista.

Citoplasma O protoplasma de uma célula, exceto pelo protoplasma no núcleo, que envolve o núcleo; o líquido aquoso de que as células necessitam para crescimento, reprodução e autorreparação.

Classes cosméticas Lista de matérias-primas que apresentam funções semelhantes com relação a atividade proposta num produto cosmético.

Clavícula Osso que liga o esterno à escápula.

Cloasma Também conhecidas como *manchas solares*; condição caracterizada por hiperpigmentação na pele em pontos que não são elevados.

Cocos Bactérias arredondadas que aparecem isoladamente (sozinhas) ou em grupos. Os três tipos de cocos são estafilococos, estreptococos e diplococos.

Cola adesiva para unhas postiças Agente de aderência utilizado para colar a unha postiça à unha natural.

Cola para cílios Produto utilizado para aderir os cílios artificiais na linha natural dos cílios.

Colágeno Proteína fibrosa que dá forma e resistência à pele.

Combustão Oxidação rápida de uma substância, acompanhada pela produção de calor e luz.

Comedão Também conhecido como *cravo*; folículo piloso cheio de queratina e sebo.

Comedão fechado Também conhecido como *cravo branco*; o folículo piloso é fechado e não exposto ao ambiente; o sebo permanece de cor branca ou creme e comedão aparece como um pequeno caroço logo abaixo da superfície da pele.

Comedões abertos Também conhecidos como cravos, são folículos impactados com sebo solidificado e acúmulo de células mortas.

Compostos orgânicos voláteis Abreviatura: COV; compostos que contêm carbono (orgânico) e evaporam com grande facilidade (volátil).

Compostos quaternários de amônio Também conhecidos como quats; desinfetantes que são muito eficazes quando usados de forma adequada no salão de beleza.

Comprimento de onda Distância entre picos sucessivos de ondas eletromagnéticas.

Condutor Qualquer material que conduz eletricidade.

Conjuntivite Infecção bacteriana comum dos olhos; extremamente contagiosa.

Conservantes clássicos São matérias-primas incorporadas num produto cosmético, assim como nos produtos de higiene pessoal e perfumes com a finalidade primária de preservá-los de danos e/ou deteriorações causados por micro-organismos.

Contaminação A presença, ou a presença razoavelmente antecipada, de sangue ou outros materiais potencialmente infecciosos na superfície de um item, ou detritos ou resíduos visíveis como poeira, cabelos e pele.

Contraindicação Condição que precisa evitar certos tratamentos, procedimento ou produtos para prevenir efeitos colaterais indesejáveis.

Controle de infecções São os métodos usados para eliminar ou reduzir a transmissão de organismos infecciosos.

Conversor Aparelho que muda a corrente contínua para corrente alternada.

Coração Órgão muscular em forma de cone, que mantém o sangue em movimento dentro do sistema circulatório.

Corantes São matérias-primas incorporadas num produto cosmético com a capacidade de intensificar ou adicionar uma cor desejada.

Cores frias Cores que sugerem calma, são dominadas pelos tons de azul, verde, violeta e vermelhos azulados.

Cores quentes A gama de cores do amarelo e dourado, passando pelo laranja, laranja-avermelhado, grande parte dos tons de vermelho e até mesmo alguns tons de verde-amarelado.

Corpúsculos táteis Pequenas estruturas epidérmicas com terminações nervosas que são sensíveis ao tato e à pressão.

Corrente alternada Abreviada como CA; corrente rápida e interrompida, que flui primeiro em uma direção e, então, na direção oposta; produzida por meios mecânicos, muda de direção 60 vezes por segundo.

Corrente contínua Abreviada como CC; corrente constante e de fluxo uniforme que viaja em apenas uma direção e é produzida por meios químicos.

Corrente de alta frequência de Tesla Também conhecida como *raio violeta*; corrente térmica ou produtora de calor com alta taxa de oscilação ou vibração que é comumente usada para tratamentos do couro cabeludo e faciais.

Corrente elétrica Fluxo de eletricidade ao longo de um condutor.

Corrente galvânica Corrente constante e contínua, contendo um polo positivo e um negativo, que produz alterações químicas quando passa através dos tecidos e fluidos do corpo.

Corretivos Tipo de base grossa e pesada utilizada para esconder olheiras, manchas escuras e outras imperfeições.

Cortador de unhas postiças Utensílio semelhante a um cortador de unha, projetado especialmente para unhas postiças.

Cortadores de unha Instrumento reutilizável usado para encurtar a lâmina ungueal de maneira rápida e eficiente.

Cortadores de unha Instrumentos profissionais que são maiores do que os cortadores para unhas da mão, com pontas curvas ou retas desenvolvidas especificamente para o corte das unhas dos pés.

Córtex Camada do meio do cabelo; um núcleo de proteína fibrosa formado por células alongadas contendo o pigmento melanina.

Cosméticos artesanais São produtos provenientes do trabalho manual quando o trabalho não conta com o auxílio ou participação de terceiros assalariados e quando o produto for vendido ao consumidor, diretamente ou por intermédio de entidade da qual o artesão faça parte ou seja assistido (Decreto do artigo 7º, inciso I do Imposto sobre o Produto Industrializado – IPI).

Cosméticos caseiros São produtos que se encontram em casa e geralmente são indicados: frutas, verduras e legumes que apresentam propriedades intrínsecas em benefício do corpo, da face ou do cabelo. Com exemplo, indica-se o uso de abacate ou mel para hidratar e nutrir os cabelos; óleo de jojoba, amêndoa e avelã como produtos antienvelhecimento; uso de ovo, com excelentes propriedades nutritivas para os fios capilares e, por fim, mamão, para auxiliar na esfoliação da pele.

Cosméticos sustentáveis Definem-se como produtos naturais e orgânicos desenvolvidos em uma produção feita de maneira sustentável envolvendo comunidades, e que se destacam também por não fazer testes em animais.

Cosméticos veganos São produtos que não contêm ingredientes de origem animal – como mel, leite, cera de abelha, lanolina ou colágeno, muitas vezes encontrados em cosméticos naturais. E, certamente, também não podem ter sido testados em animais.

Costelas Doze pares de ossos que formam a parede do tórax.

Couperose Capilares distendidos provocados pelo enfraquecimento das paredes capilares.

Crânio Esqueleto da cabeça; dividido em duas partes; crânio e esqueleto facial.

Creme de tratamento Produto especial desenvolvido para facilitar a mudança da aparência da pele.

Creme hidratante para calos Produtos desenvolvidos para suavizar e amaciar o tecido engrossado (calos).

Cremes esfoliantes Loções à base de água que contém um abrasivo suave, do tipo grânulos, e hidratantes para ajudar na remoção da pele seca e escamosa e na redução de calos.

Cremes hidratantes para unhas Produtos-barreira porque contêm ingredientes desenvolvidos para selar a superfície da pele e manter a umidade subcutânea na pele.

Cremes hidratantes Produtos que ajudam a umedecer o conteúdo da superfície da pele.

Cremes para massagem Hidratantes usados para deixar a pele escorregadia durante a massagem.

Cromóforo Componente de cor dentro da pele, como sangue ou melanina.

Crosta Células mortas que se formam sobre uma ferida ou mancha enquanto está cicatrizando; um acúmulo de sebo ou pus às vezes misturado com material epidérmico.

Cureta Pequeno instrumento em forma de concha usado para uma remoção de detritos, mais eficiente a partir das áreas das pregas ungueais, do eponíquio e do hiponíquio.

Cutícula do cabelo Camada mais externa do cabelo; constituída por uma camada única e superposta de células transparente semelhantes a escamas, que se parecem com as telhas em um telhado.

Cutícula ungueal Tecido morto, incolor, ligado à lâmina ungueal. Dobras da pele normal que circundam a lâmina ungueal.

Décimo primeiro nervo craniano Também conhecido como *nervo acessório*; um nervo motor que controla o movimento do pescoço e dos músculos do ombro.

Deltoide Músculo grande, triangular, que cobre a articulação do ombro e permite estender o braço para fora e para o lado do corpo.

Demaquilantes em forma de espuma Demaquilantes que contêm tensoativos que formam a espuma do produto e o deixam fácil de enxaguar.

Dendritos Ramos como das árvores de fibras nervosas que se estendem da célula nervosa; levam impulsos para a célula e recebem impulsos de outros neurônios.

Densidade do cabelo O número de fios de cabelo individuais em 2,5 cm^2 de couro cabeludo.

Depilação brasileira Técnica de depilação que exige a remoção de todos os pelos das partes anterior e posterior da área do biquíni.

Depilação com açúcar Método de remoção temporária de pelos que envolve o uso de uma pasta espessa a base de açúcar.

Depilação com linha Método de remoção temporária de pelos que envolve uma linha de algodão torcida e enrolada ao longo da superfície da pele, entrelaçando o pelo na linha e elevando-o do folículo.

Depilação com pinça Utiliza pinça para remoção de pelos.

Depilador Substância usada para remover os pelos puxando-os do folículo.

Depilatório Substância que é dissolvida na superfície da pele, geralmente uma preparação alcalina cáustica, usada para a remoção temporária de pelos supérfluos.

Dermatite Condição inflamatória da pele.

Dermatite de contato alérgica Abreviada DCA; uma alergia a um ingrediente ou químico geralmente causado por contato repetitivo da pele com químicos.

Dermatite de contato por irritante Abreviado DCI; ocorre quando substâncias irritantes danificam temporariamente a epiderme.

Dermatite de contato Uma inflamação da pele causada pelo contato com determinados produtos químicos ou substâncias, muitas dessas substâncias são usadas em cosmetologia.

Dermatite seborreica Condição da pele causada por uma inflamação das glândulas sebáceas. Caracteriza-se muitas vezes por vermelhidão, descamação, crosta e/ou prurido (coceira).

Dermatologia O ramo da ciência médica que lida com o estudo da pele e sua natureza, estrutura, suas funções, doenças e seu tratamento.

Dermatologista Médico especialista em doenças e distúrbios da pele, do cabelo e das unhas.

Descontaminação A remoção de sangue ou outros materiais potencialmente infecciosos na superfície de um item e a remoção de detritos ou resíduos visíveis como poeira, cabelos e pele.

Desincrustação Forma de anaforese; processo usado para amolecer e emulsificar depósitos de gordura (óleo) e cravos nos folículos pilosos.

Desinfecção O processo químico que usa produtos específicos para destruir organismos nocivos (exceto esporos bacterianos) nas superfícies do ambiente.

Desinfetantes Produtos químicos que destroem todas as bactérias, fungos e vírus (mas não esporos) nas superfícies.

Desinfetantes fenólicos Desinfetantes tuberculicidas poderosos. São um tipo de formaldeído, têm um pH muito alto e podem ferir a pele e os olhos.

Desinfetantes hospitalares Desinfetantes que são eficazes para limpeza de sangue e fluidos corporais.

Desinfetantes tuberculicidas Desinfetantes que matam as bactérias que causam tuberculose.

Desordens das unhas Condição causada por lesão ou doença da unidade ungueal.

Diafragma Parede muscular que separa o tórax da região abdominal e ajuda a controlar a respiração.

Diagnóstico Determinação da natureza de uma doença a partir de seus sintomas e/ou testes diagnósticos. As regulamentações federais proíbem que profissionais de salões de beleza façam um diagnóstico.

Diodo emissor de luz Abreviado como LED, é um dispositivo médico usado na redução da acne, no aumento da circulação da pele e para melhorar o teor de colágeno da pele.

Diplococos Bactérias esféricas que crescem em pares e causam doenças como pneumonia.

Discromias Colorações anormais da pele que acompanham muitas doenças de pele e doenças sistêmicas.

Disjuntor Interruptor que interrompe ou desliga automaticamente um circuito elétrico no primeiro indício de sobrecarga.

Doença contagiosa Também conhecida como doença transmissível; doença que é transmitida de pessoa para pessoa. Algumas das doenças contagiosas mais comuns que fazem que um profissional de salão de beleza não atenda um cliente são resfriados comuns, micoses, conjuntivite (olhos vermelhos), infecções virais e infecções naturais das unhas, dedos dos pés e pés.

Doença infecciosa Doença causada por micro-organismos patogênicos (nocivos) que penetram no corpo. Uma doença infecciosa pode ou não pode ser transmitida de uma pessoa para outra.

Doença ocupacional Enfermidade resultante de condições associadas com emprego, tais como superexposição prolongada e repetida a certos produtos e ingredientes.

Doença parasitária Doença causada por parasitas, tais como piolhos e ácaros.

Doença patogênica Doença produzida por organismos, incluindo bactérias, vírus, fungos e parasitas.

Doença sistêmica Doença que afeta o corpo como um todo, frequentemente em decorrência de funcionamento abaixo do esperado ou muito acima do esperado das glândulas ou órgãos internos. Essa doença é transportada pela corrente sanguínea ou sistema linfático.

Doença Uma condição anormal de todas ou parte do corpo, ou seus sistemas e órgãos, que incapacita o corpo de executar função normal.

Ecocert É um organismo de inspeção e certificação fundado na França. A empresa é especializada na certificação de produtos orgânicos.

Eczema Doença da pela inflamatória, desconfortável e frequentemente crônica, caracterizada por inflamação moderada a severa, escamação e às vezes prurido severo.

Effleurage Movimento leve, contínuo, aplicado em um ritmo leve e moderado com os dedos (*effleurage* digital) ou pelas palmas (*effleurage* palmar).

Eficácia A capacidade de produzir um efeito.

Eixo do cabelo A porção de cabelo que se projeta acima da epiderme.

Elasticidade do cabelo A capacidade do cabelo de esticar e retornar ao seu comprimento original sem quebrar.

Elastina Base proteica similar ao colágeno que forma tecido elástico.

Elemento A forma mais simples de uma matéria química; um elemento não pode ser dividido em substâncias mais simples sem perder a identidade.

Elementos COHNS Os cinco elementos – carbono, oxigênio, hidrogênio, nitrogênio e enxofre – que compõem o cabelo humano, pele, tecidos e unhas.

Eletricidade O movimento de partículas em torno de um átomo que cria energia pura.

Eletrodo ativo Eletrodo de um dispositivo de eletroterapia que é usado na área a ser tratada.

Eletrodo inativo Polo oposto do eletrodo ativo.

Eletrodo Também conhecido como *sonda*, é um aplicador para direcionar a corrente elétrica de um dispositivo de eletroterapia à pele do cliente.

Eletrólise Remoção de pelos por meio de uma corrente elétrica que destrói a raiz do pelo.

Eletroterapia Uso de equipamentos com aplicação de correntes elétricas para tratar a pele.

Emolientes Ingredientes oleosos que evitam a saída do creme hidratante da pele.

Empurrador de cutícula de madeira O empurrador de cutícula de madeira é usado para remover o tecido da cutícula da lâmina ungueal (puxando suavemente), para limpar sob a ponta livre da unha ou para aplicar produtos.

Empurrador de cutícula de metal Instrumento reutilizável, feito de aço inoxidável. Usado para empurrar de volta o eponíquio, mas pode ser usado também para raspar suavemente a cutícula da lâmina ungueal natural.

Emulsão água no óleo Abreviatura A/O; gotículas de água são emulsionadas no óleo.

Emulsão É uma mistura física instável de duas ou mais substâncias imiscíveis (substâncias que normalmente não se misturam), acrescida de um ingrediente especial chamado emulsionante.

Emulsão óleo na água Abreviatura: emulsão O/A; gotículas de óleo emulsionadas na água.

Emulsionante É um ingrediente que une dois materiais normalmente incompatíveis, transformando-os numa mistura uniforme e razoavelmente estável.

Enzimas digestórias Proteínas com ação específica que convertem certos tipos de alimentos em uma forma solúvel (capaz de ser dissolvida) que pode ser utilizada no corpo.

Epicrânio Também conhecido como *occipitofrontal*; músculo amplo que cobre a parte superior do crânio e consiste no occipital e frontal.

Epitélio do leito ungueal Camada fina de tecido que prende a lâmina ungueal no leito ungueal.

Eponíquio A pele viva na base da lâmina ungueal que cobre a área da matriz.

Equipamento de lixamento de pele Equipamento eletroterápico rotatório com lixas intercambiáveis que podem ser conectadas a uma cabeça rotatória.

Escala do pH Uma medida da acidez e alcalinidade de uma substância; a escala de pH vai de 0 a 14 (7 indica o neutro). Um pH abaixo de 7 indica uma solução ácida; um pH acima de 7 indica solução alcalina.

Escama Qualquer placa fina seca ou oleosa de descamação epidérmica. Um exemplo é a caspa anormal ou excessiva.

Escápula Osso grande, chato, triangular do ombro. Há duas escápulas.

Escopo da prática Lista de serviço que você pode realizar legalmente em sua especialidade em seu estado.

Escoriação Ferida ou abrasão da pele produzida por coceira ou arranhões.

Escutula Crostas secas, amarelo-enxofre em formato de copo, que surgem no couro cabeludo na *tinea* favosa ou *tinea* capilar.

Esfoliação Remoção do excesso de células mortas da superfície da pele.

Esfoliantes de microdermoabrasão Esfoliantes que contêm cristais de óxido de alumínio.

Esfoliantes mecânicos Métodos usados para remover fisicamente o acúmulo de células mortas.

Esfoliantes Produtos que ajudam a realizar a esfoliação.

Esfoliantes químicos Produtos que contêm substâncias químicas que podem enfraquecer ou dissolver o acúmulo de células mortas.

Esmalte em gel UV Gel UV de viscosidade bem fina que é, geralmente, pigmentado e embalado em um pote ou em um frasco de esmaltes e usado como uma alternativa para os esmaltes tradicionais.

Espectro de luz visível A parte do espectro eletromagnético que pode ser vista. A luz visível compõe apenas 35% da luz solar natural.

Espectro eletromagnético Também conhecido como *espectro eletromagnético de radiação*; nome dado a todas as formas de energia (ou radiação) existentes.

Espessantes São matérias-primas que possuem em sua estrutura molecular a capacidade de atrair água para o intumescimento e, por fim, aumentar a viscosidade da apresentação cosmética.

Espigão Uma condição na qual o tecido vivo em torno da lâmina ungueal divide-se ou rasga.

Espiras Bactérias espirais ou em forma de saca-rolhas que causam doenças como sífilis e doença de Lyme.

Essências São substâncias sintetizadas em laboratório que se assemelham ao odor natural dos óleos essenciais. Entretanto, elas não apresentam nenhuma semelhança em sua estrutura molecular com os óleos essências.

Estados da matéria Os três estados físicos da matéria: sólido, líquido e gasoso.

Estafilococos Bactérias formadoras de pus que crescem em ramos como cachos de uvas. Causam abscessos, pústulas e furúnculos.

Esterilização O processo que destrói completamente toda vida microbiana, incluindo esporos.

Esterno Osso chato que forma o suporte ventral (frente) das costelas.

Esternocleidomastoideo Músculo do pescoço que faz abaixar e girar a cabeça.

Esteticista É o profissional de estética e responsável por cuidar da saúde do corpo e da pele, voltando-se para o bem-estar físico, estético e mental das pessoas.

Estômago Órgão do corpo que digere os alimentos junto com o intestino.

Estrato córneo Também conhecido como *camada córnea*; camada externa da epiderme.

Estrato espinhoso A camada espinhosa logo acima do estrato germinativo.

Estrato germinativo Também conhecido como *camada celular basal*; camada mais profunda, viva da epiderme, que produz novas células epidérmicas e é responsável pelo crescimento.

Estrato granuloso Também conhecido como *camada granular*; camada da epiderme composta por células que se parecem com grânulos e são preenchidas com queratina; substitui células desprendidas do estrato córneo.

Estrato lúcido Camada clara e transparente da epiderme sob o estrato córneo.

Estreptococos Bactérias formadoras de pus organizadas em linhas curvas lembrando um colar de contas. Causam infecções como a estreptocócica e envenenamento do sangue.

Eumelanina Um tipo de melanina de cor marrom-escuro a preta. Pessoas com cor escura da pele produzem principalmente eumelanina. Existem dois tipos de melanina; o outro tipo é a feomelanina.

Expiração Expiração; expelir dióxido de carbono (coletado do sangue) dos pulmões.

Extensor longo do hálux Músculo que estende o dedão e flexiona o pé.

Extensor longo dos dedos Músculo que dobra o pé para cima e estende os dedos.

Extensores Músculos que endireitam o punho, a mão e os dedos para formar uma linha reta.

Faixas de estresse Faixa de tecido cortada em 3 mm de comprimento e aplicada ao ponto fraco da unha durante a manutenção de proteção de tecido para quatro semanas ou para reparar/proteger um ponto fraco nas unhas.

Falanges Também conhecida como *dígitos*; ossos dos dedos das mãos ou pés; uma das três subdivisões do pé. As outras duas subdivisões são o tarso e o metatarso.

Fase anágena Também conhecida como *fase de crescimento* (log); fase em que o cabelo novo é produzido.

Fase catágena O breve período de transição entre as fases de crescimento e de descanso de um folículo piloso. Sinaliza o fim da fase de crescimento.

Fase telógena Também conhecida como *fase de repouso*, é a fase final do ciclo do cabelo e dura até que o cabelo totalmente crescido caia.

Fatores extrínsecos Principalmente fatores ambientais que contribuem com o envelhecimento ou com a aparência de envelhecimento.

Fatores intrínsecos Fatores de envelhecimento da pele sobre os quais temos pouco controle.

Fêmur Osso longo e pesado que forma a perna acima do joelho.

Feomelanina Um tipo de melanina de cor vermelha a amarela.

Fibras nervosas motoras Fibras dos nervos motores que são distribuídas aos músculos eretores dos pelos ligados aos folículos pilosos. Nervos motores levam impulsos do cérebro para os músculos.

Fibras nervosas secretoras Fibras do nervo secretor que são distribuídas para as glândulas sudoríparas e glândulas sebáceas. Os nervos secretores, que são parte do sistema nervoso autônomo (SNA), regulam a excreção de transpiração das glândulas sudoríparas e controlam o fluxo de sebo à superfície da pele.

Fibras nervosas sensoriais Fibras nervosas sensoriais que reagem ao calor, frio, tato, pressão e à dor. Receptores sensoriais que enviam mensagens ao cérebro.

Fíbula Menor dos dois ossos que formam a perna abaixo do joelho. A fíbula pode ser visualizada como uma protuberância no tornozelo, do lado do dedo mínimo.

Fibular curto Músculo que se origina na superfície inferior da fíbula; flexiona o pé para baixo e para fora.

Fibular longo Músculo que cobre o lado exterior da panturrilha; inverte o pé e gira-o para fora.

Ficha clínica Questionário que relaciona todos os medicamentos, tanto os tópicos, aplicados na pele, quanto orais, ingeridos, bem como qualquer distúrbio ou alergia na pele que possa influenciar no tratamento.

Ficha de Informações de Segurança de Produtos Químicos Abreviada como FISPQ Informações compiladas pelo fabricante sobre a segurança do produto, incluindo os nomes de ingredientes perigosos, procedimentos seguros de manuseio e uso, precauções para reduzir o risco de ferimento ou exposição excessiva acidental e alertas de inflamabilidade.

Fígado Órgão do corpo que remove os resíduos criados pela digestão.

Fisiologia Estudo das funções e atividades desempenhadas pelas estruturas do corpo.

Fissão binária A divisão de células de bactérias em duas novas células chamadas de células-filhas.

Fissura Fissura é uma rachadura na pele que penetra na derme. Entre os exemplos estão as mãos ou lábios rachados e/ou cortados.

Flagelos Extensões finas e parecidas com cabelos usadas pelos bacilos e espiras para locomoção (para movimentação). Também podem ser chamados de cílios.

Flexor curto dos dedos Músculo que move os dedos e ajuda a manter o equilíbrio enquanto caminhamos ou ficamos de pé.

Flexor do dedo mínimo Músculo que move o dedo mínimo.

Flexor Músculo extensor do punho envolvido na flexão do punho.

Flictena Bolha grande contendo um líquido aquoso; similar a uma vesícula.

Fluido intersticial Plasma sanguíneo encontrado nos espaços entre as células de um tecido.

Fluxo de cabelo Cabelo que flui na mesma direção, resultando de folículos inclinados na mesma direção.

Folículo piloso A depressão ou bolsa em formato de tubo na pele ou couro cabeludo, que contém a raiz do cabelo.

Forma de onda Medição da distância entre dois comprimentos de onda.

Fortalecedores a base de dimetilureia Fortalecedor que acrescenta ligações cruzadas à lâmina ungueal natural. Diferentemente dos fortalecedores que contêm formaldeído, o DMU não provoca reações de pele adversas.

Fosco Sem brilho.

Fotodepilação Também conhecida como Luz Intensa Pulsada (LIP), tratamento de remoção permanente de pelos que usa uma luz intensa para destruir as células de crescimento dos folículos capilares.

Fotoiniciador Produto químico que inicia a reação de polimerização a partir da incidência de luz.

Fototermólise Processo que transforma a luz de um dispositivo médico a *laser* em calor.

Fragilitas crinium Termo técnico para cabelos quebradiços.

Fragrâncias São misturas de matérias-primas com óleos essenciais, essências, óleo vegetal e animal.

Fricção Movimento de esfregar o profundo em que você aplica pressão na pele com os dedos ou com a palma enquanto se move sobre a estrutura subjacente.

Fungicida Capaz de destruir fungos.

Fungos Parasitas microscópicos de plantas, que incluem mofos, bolores e leveduras; podem gerar doenças contagiosas como micose.

Furúnculo Infecção bacteriana aguda localizada no folículo piloso, que produz dor constante.

Fusível Impede a passagem de uma corrente excessiva através de um circuito.

Gastrocnêmio Músculo que está ligado à superfície inferior posterior do calcanhar e puxa o pé para baixo.

Géis autonivelantes UV Géis mais finos do que os géis de construção, permitindo que eles se ajustem e nivelem durante a aplicação.

Géis de construção UV Qualquer resina adesiva de viscosidade espessa usada para construir um arco e uma curva na unha.

Géis de ligação UV Géis usados para aumentar a adesão à lâmina ungueal natural.

Géis UV duros Também conhecidos como géis UV tradicionais. Os géis que não podem ser removidos com um solvente e deve ser lixado da unha natural.

Géis UV moles Também conhecidos como géis umedecedores. São removidos ao serem deixados de molho na acetona.

Géis UV pigmentados Qualquer gel de construção ou de autonivelamento que inclui o pigmento de cor.

Gel *gloss* UV Também conhecido como gel selador, gel finalizador ou gel de brilho. Esses géis são usados sobre a aplicação finalizada do gel UV para criar um alto brilho.

Gel UV Tipo de produto para unhas postiças que as fortalece quando estão expostas à uma fonte de luz UV.

Gestão de energia De acordo com a Ecocert a empresa deve se engajar em um processo de melhoria da gestão da energia, cujo objetivo seja o de prever uma utilização cada vez maior das energias renováveis e um apelo crescente às medidas de economia de energia.

Gestão dos dejetos De acordo com a Ecocert o acondicionamento do conteúdo do cosmético será realizado com estrito respeito ao meio ambiente e, portanto, sob as formas e volumes recicláveis e com baixo consumo de energia. Na medida do possível, o acondicionamento será realizado com materiais que possuam programas de reciclagem estabelecidos (exemplo: vidro, alumínio, papel/papelão, PP, PET, PE). Embalagens provenientes de fontes renováveis são aceitáveis. Aquelas provenientes de animais mortos ou que impliquem morte do animal (couro, seda) são proibidas.

Gestão dos resíduos De acordo com a Ecocert a empresa deve se engajar em um processo de melhoria da gestão de resíduos (resultantes da atividade industrial, em forma gasosa, líquida ou sólida fluidizada), cujo objetivo seja a purificação de todos os resíduos de maneira eficaz e racional.

Glândula pineal Glândula do sistema endócrino que desempenha um papel importante no desenvolvimento sexual, no sono e no metabolismo.

Glândula pituitária O órgão mais complexo do sistema endócrino. Ela afeta quase todos os processos fisiológicos do corpo: o crescimento, a pressão arterial, as contrações durante o trabalho de parto, a produção de leite materno, as funções dos órgãos sexuais em homens e mulheres, a função da glândula tireoide e a conversão de alimentos em energia (metabolismo).

Glândula tireoide Glândula do sistema endócrino que controla a rapidez com que o corpo queima energia (metabolismo), faz proteínas, e quão sensível o corpo deve ser a outros hormônios.

Glândulas adrenais (suprarrenais) Glândulas do sistema endócrino que secretam cerca de 30 hormônios esteroides e controlam os processos metabólicos do corpo, incluindo a resposta de luta ou fuga.

Glândulas endócrinas Também conhecidas como *glândulas sem ductos*; glândulas tais como a tireoide e a pituitária, que liberam secreções hormonais na corrente sanguínea.

Glândulas exócrinas Também conhecidas como *glândulas com ductos*; produzem uma substância que circula através de pequenos ductos semelhantes a tubos; as glândulas sudoríparas e as glândulas sebáceas da pele pertencem a esse grupo.

Glândulas Órgãos que removem e liberam certos elementos do sangue para convertê-los em novos compostos.

Glândulas paratireoides Glândulas do sistema endócrino que regulam os níveis de cálcio e de fósforo no sangue para que os sistemas nervoso e muscular possam funcionar corretamente.

Glândulas sebáceas Glândulas conectadas aos folículos pilosos. Sebo é a secreção gordurosa ou oleosa das glândulas sebáceas.

Glândulas sudoríparas Base enrolada da glândula sudorípara (suor).

Glicerina Substância oleosa, doce e incolor usada como solvente e hidratante em cremes para a pele e o corpo.

Glóbulos brancos do sangue Também conhecidos como *leucócitos;* células sanguíneas que exercem a função de destruir bactérias que causam doenças.

Glóbulos vermelhos Células sanguíneas que transportam oxigênio dos pulmões para as células do corpo e dióxido de carbono das células de volta para os pulmões.

Gomagens Também conhecidas como máscaras de esfoliação, são cremes para peeling para serem esfregados na pele.

Granuloma piogênico Inflamação severa da unha na qual uma massa de tecido vermelho cresce do leito à lâmina ungueal.

Grânulos abrasivos finos Com 240 ou mais grânulos, são desenvolvidas para polir, lustrar e remover arranhões bem finos.

Grânulos abrasivos inferiores Lixas em papelão e lixas polidoras com menos de 180 grânulos que reduzem rapidamente a espessura de qualquer superfície.

Grânulos abrasivos médios Lixas abrasivas de 180 a 240 grânulos que são usadas para suavizar e refinar as superfícies, e para encurtar as unhas naturais.

Hacking Movimento contido realizado com as extremidades das mãos.

Hélice Forma espiral de uma proteína em mola criada por cadeias polipeptídicas que se entrelaçam umas com as outras.

Hemoglobina Proteína complexa contendo ferro nos glóbulos vermelhos que se liga ao oxigênio; dá cor ao sangue.

Hemorragias subungueais (*splinter*) Hemorragias causadas por trauma ou lesão do leito ungueal que danificam os vasos capilares e permitem pequenas quantidades de fluxo sanguíneo.

Hepatite Um vírus transmissível pelo sangue que causa doença e pode prejudicar o fígado.

Herpes simples Herpes simples é uma infecção viral recorrente que frequentemente se apresenta como uma bolha por febre ou ferida de resfriado.

Hidrofílico Absorve facilmente a umidade; em termos de química, capaz de combinar com ou de atrair água (amante de água).

Hidrofóbico Naturalmente resistente a ser penetrado pela umidade.

Higienização Também conhecida como saneamento: um processo químico para redução da quantidade de germes causadores de doenças nas superfícies limpas até um nível seguro.

Hiperidrose Transpiração excessiva causada pelo calor ou fraqueza geral do corpo.

Hiperpigmentação Pigmentação mais escura do que o normal, aparecendo como manchas escuras.

Hiperqueratose de retenção A tendência hereditária para pele propensa a acne de reter células mortas no folículo, formando uma obstrução que entope os folículos e exacerba as lesões de acne inflamatórias, tais como pápulas e pústulas.

Hipertricose Também conhecida como *hisurtismo*; condição de crescimento anormal dos cabelos, caracterizada pelo crescimento de pelos terminais em áreas do corpo onde normalmente cresceriam apenas os pelos *velus*.

Hipertrofia Crescimento anormal da pele.

Hipoclorito de sódio Alvejante doméstico comum; um desinfetante eficaz para o salão de beleza.

Hiponíquio Camada de pele levemente espessa que fica entre a ponta do dedo e a borda livre da lâmina ungueal.

Hipopigmentação Ausência de pigmento resultando em manchas claras ou brancas.

Hirsutismo Condição pertencente a um crescimento excessivo de pelos, especialmente em mulheres.

Hirsuto Também conhecido como hipertricose. Trata-se do crescimento anormal de pelos em parte do corpo normalmente cobertas por uma penugem, como a face das mulheres e costas dos homens.

Histologia Também conhecida como *anatomia microscópica*; o estudo das estruturas minúsculas encontradas em tecidos vivos.

Hormônios Secreções, tais como insulina, adrenalina e estrogênio, que estimulam a atividade funcional ou outras secreções corporais. Os hormônios influenciam o bem-estar de todo o corpo.

IBD Certificadora brasileira de produtos orgânicos aceita mundialmente que realiza inspeções e certificações agropecuárias e alimentícias.

Impetigo Infecção bacteriana da pele caracterizada por lesões que vazam.

Imunidade A capacidade do corpo para destruir e resistir à infecção. Imunidade contra doença pode ser natural ou adquirida, e é sinal de boa saúde.

Imunidade adquirida Imunidade que o corpo desenvolve após superar uma doença, por meio de inoculação (como vacinações contra gripe), ou por meio de exposição aos alérgenos naturais, tais como pólen, pelos de gatos e ervas daninhas do campo.

Imunidade natural Imunidade que é parcialmente herdada e parcialmente desenvolvida por meio de vida saudável.

Incidente de exposição Contato com pele não intacta (doente), sangue, fluido corporal ou outros materiais potencialmente infecciosos que é resultante do desempenho dos deveres de um funcionário.

Infecção A invasão dos tecidos do corpo por patógenos causadores de doenças.

Infecção local Uma infecção, como uma espinha ou abcesso, que é confinada a uma parte específica do corpo e aparece como uma lesão contendo pus.

Infeccioso Causado ou capaz de ser transmitido por infecção.

Inflamação Uma condição em que o corpo reage a ferimento, irritação ou infecção; caracterizada por vermelhidão, calor, dor e inchaço.

Ingredientes de síntese Quaisquer ingredientes provenientes total ou parcialmente do setor petroquímico.

Ingredientes naturais São matérias-primas que contêm, em sua formulação, pelo menos, 5% de matérias-primas orgânicas certificadas. Os 95% restantes podem incluir matérias-primas naturais não certificadas ou substâncias permitidas para formulações naturais.

Ingredientes orgânicos São produtos cujas especificidades demandam regras especiais para certificação, isto é, além dos regulamentos orgânicos utilizados para a certificação dos ingredientes certificáveis, incorporam outras exigências que atendem os critérios de respeito ao meio ambiente e à saúde dos consumidores.

Iniciadores Substância que inicia a reação criando cadeias de polímeros muito longas.

Imiscíveis Líquidos que não conseguem se misturar e formar soluções estáveis.

Inserção A parte do músculo que se move e está distante do esqueleto.

Inspiração Entrada de ar pelo nariz ou pela boca.

Instrumentos descartáveis Também conhecidos como instrumentos de uso único. Instrumentos que não podem ser reutilizados e devem ser descartados após um único uso.

Instrumentos Ferramentas usadas para realizar serviços de manicure e pedicure. Instrumentos que podem ser reutilizados ou descartados.

Instrumentos reutilizáveis Também conhecidos como instrumentos multiuso. Geralmente são feitos de aço inoxidável e devem ser limpos e desinfetados corretamente após o uso entre um cliente e outro.

Intestinos Órgãos do corpo que digerem os alimentos junto com o estômago.

Íon Um átomo ou molécula que carrega carga elétrica.

Ionização A separação de um átomo ou molécula em íons positivos e negativos.

Iontoforese Processo de infusão de produtos solúveis em água na pele com o uso de corrente elétrica, assim como o uso dos polos positivo e negativo de uma máquina galvânica.

Junção dermoepidérmica A parte superior da camada papilar, onde se junta com a camada epidérmica.

Lado de baixo da extensão das unhas O lado de baixo da extensão da unha.

Lâmina ungueal É a parte mais visível e funcional da unha natural.

Lâmpada UV Também conhecida como lâmpada elétrica UV. Lâmpada especial que emite luz UV para catalisar os aprimoramentos das unhas com gel UV.

Lápis de olho Cosmético utilizado para contornar e realçar os olhos.

Lápis de sobrancelha Também conhecido como sombra de sobrancelha; lápis utilizado para dar cor e forma à sobrancelha.

Lápis para boca Lápis colorido utilizado para contornar os lábios e evitar que o batom borre em pequenas linhas ao redor da boca.

Laser Acrônimo para *amplificação de luz por emissão estimulada de radiação*; dispositivo médico que usa a radiação eletromagnética para a remoção de pelos e tratamentos de pele.

Latíssimo do dorso Músculo grande, chato, triangular, que cobre a parte inferior das costas.

Leites de higiene Loções que não formam espuma, desenvolvidas para limpar pele alípica, sensível e para remover a maquiagem.

Leito ungueal Porção de pele viva que sustenta a lâmina ungueal conforme ela cresce em direção à borda livre.

Lentigo Lentigo ou lentigem é o termo técnico para sardas; pequenas manchas de cor amarela a marrom na pele exposta a luz solar e ar.

Lesão Uma lesão é uma marca na pele que pode indicar um ferimento ou dano que muda a estrutura de tecidos ou órgãos.

Lesões cutâneas secundárias Caracterizadas por pilhas de material na superfície da pele, como uma crosta ou casca, ou por depressões na superfície cutânea, como uma úlcera.

Lesões primárias Lesões primárias são lesões que têm uma cor diferente da cor da pele e/ou aquelas que se elevam acima da superfície cutânea.

Leucodermia Distúrbio da pele caracterizado por placas claras anormais (hipopigmentação); elas são causadas por queimadura ou doença congênita que destrói as células produtoras de pigmento.

Leuconíquia Também conhecida como *pontos brancos*; descolorações esbranquiçadas da unha, geralmente causadas por lesão menor da área da matriz; não relacionada à saúde corporal ou a uma deficiência vitamínica.

Ligação de hidrogênio Um laço lateral fraco, físico, que pode ser facilmente quebrado por água ou calor.

Ligação dissulfeto Laço lateral químico forte que une os átomos de enxofre de dois aminoácidos cisteína vizinhos para criar uma cistina, que une duas cadeias de polipeptídeo como degraus de uma escada.

Ligação iônica Uma ligação cruzada fraca e física entre cadeias polipeptídicas adjacentes.

Ligação lateral Ligações que interligam cadeias polipeptídicas e são responsáveis pela extrema resistência e elasticidade do cabelo humano.

Ligação peptídica Também conhecida como *ligação final*; ligação química que une aminoácidos uns aos outros, de ponta a ponta, para formar uma cadeia polipeptídica.

Ligações de lantionina Os laços criados quando pontes dissulfeto são quebradas por relaxadores químicos hidróxido de cabelo após o relaxante ser lavado do cabelo.

Ligamento Faixa resistente de tecido fibroso que conecta ossos ou mantém um órgão no lugar.

Limpar (limpeza) Um processo mecânico (esfregando) usando sabão e água, ou detergente e água, para remover toda a sujeira visível, detritos e germes causadores de muitas doenças. A limpeza também remove detritos invisíveis que interferem na desinfecção. Limpeza é o que cosmetologistas devem fazer antes da desinfecção.

Linfa Líquido claro que circula nos espaços linfáticos do corpo. A linfa ajuda a transportar resíduos e impurezas das células antes de ser encaminhada de volta ao sistema circulatório.

Linfonodos Estruturas semelhantes a glândulas encontradas dentro dos vasos linfáticos; filtram os vasos linfáticos e ajudam a combater as infecções.

Linha de demarcação Uma linha óbvia que demarca onde começa e termina a base aplicada.

Linhas de Beau Depressões visíveis correndo em toda a largura da lâmina ungueal; geralmente em virtude de doença grave ou lesão que tenha traumatizado o corpo.

Lipofílico Tem afinidade ou atração por gordura e óleos.

Lixa para os pés Lixa grande e abrasiva usada para suavizar e reduzir as áreas mais grossas dos calos.

Loção hidratante de banho para os pés Produtos que contêm sabonetes suaves, hidratantes e outros aditivos que são usados no banho para pedicure para limpar e suavizar a pele.

Logaritmo Qualquer substância que ocupe espaço e tenha massa (peso).

Lúnula Parte visível da matriz que se estende debaixo da pele viva; é a parte esbranquiçada em forma de meia-lua na base da unha.

Luz infravermelha A luz infravermelha possui comprimentos de onda mais longos, penetra mais profundamente, possui menos energia e mais calor do que a luz visível; compõe 60% da luz solar natural.

Luz invisível Luz em qualquer extremidade do espectro visível de luz que é invisível a olho nu.

Luz pulsada intensa Dispositivo médico que utiliza múltiplas cores e comprimentos de onda (amplo espectro) de luz focada para tratar vasinhos, hiperpigmentação, rosácea e vermelhidão, rugas, folículos pilosos e poros aumentados e pelos excessivos.

Luz ultravioleta Abreviada como luz UV e também conhecida como *luz fria* ou *luz actínica*; luz invisível que possui um comprimento de onda curto (o que lhe confere maior energia), é menos penetrante que a luz visível, faz com que reações químicas ocorram mais rapidamente do que a luz visível, produz menos calor do que a luz visível e mata germes.

Maciço frontal Estrutura da face composta por 14 ossos.

Mácula Mancha ou descoloração plana na pele, tal como um sarda ou mancha vermelha, deixada depois que uma espinha sarou.

Malassezia Um fungo que ocorre naturalmente e está presente em toda a pele humana, mas é responsável pela caspa quando cresce fora de controle.

Mancha Descoloração anormal da pele marrom ou vinho com formato circular ou irregular.

Mandíbula Maxilar inferior; osso maior e mais forte da face.

Manutenção Termo utilizado quando um procedimento de melhora da unha precisa de serviços depois de duas ou mais semanas da aplicação inicial do produto.

Máscara para cílios Cosmético utilizado para endurecer, definir e engrossar os cílios.

Máscaras a base de argila Máscaras de higiene absorvedoras de óleo com efeito esfoliante e adstringente na pele oleosa e mista, fazendo que os poros dilatados temporariamente pareçam menores.

Máscaras de modelagem Máscaras faciais que contêm cristais de gipsita, um ingrediente semelhante ao gesso.

Máscaras de parafina Máscaras faciais preparadas especialmente contendo parafina e outros ingredientes benéficos. Usadas normalmente com creme de tratamento.

Máscaras em creme Máscaras que contêm óleos, emolientes e umectantes e um forte efeito hidratante.

Máscaras Produtos de tratamento concentrado compostos de argila mineral, agentes hidratantes, suavizadores de pele, óleos essenciais, extratos botânicos e outros ingredientes benéficos para higienizar, esfoliar, enrijecer, tonificar, hidratar e nutrir a pele.

Massagem Massagem manual ou mecânica do corpo que utiliza os movimentos de esfregar, beliscar suavemente, amassar, bater levemente, e outros, para aumentar o metabolismo e a circulação, para promover a absorção e para aliviar a dor.

Masseter Músculo que coordena, com os músculos temporal e pterigoideo, os movimentos para abrir e fechar a boca e trazer a mandíbula para frente; às vezes referido como músculo da mastigação.

Matéria Qualquer substância que ocupe espaço e tenha massa (peso).

Matriz Área onde as células da lâmina ungueal são formadas; essa área é composta por células da matriz que produzem a lâmina ungueal.

Maxilas Ossos do maxilar superior.

Medula Camada mais interna do cabelo que é composta de células redondas; muitas vezes ausente em cabelos finos e naturalmente loiros.

Medula espinal Ela é protegida pela coluna vertebral.

Melanconíquia Escurecimento das unhas das mãos e dos pés; pode ser vista como uma faixa preta na lâmina ungueal, estendendo-se da base à borda livre.

Melanina Microgránulos de pigmento (corante) que são produzidos pelos melanócitos e depositados nas células, no estrato germinativo da epiderme e nas camadas papilares da derme. Há dois tipos de melanina: a feomelanina, que tem cor vermelha a amarela, e a eumelanina, que é marrom-escuro a preta.

Melanócitos Células que sintetizam o pigmento escuro da pele chamado melanina.

Melanoma maligno Forma mais séria de câncer; frequentemente caracterizada por placas pretas ou marrons na pele que podem aparecer com textura irregular, pontuda ou elevada.

Melhorias das unhas com monômero líquido e polímero em pó Melhorias criadas por meio da combinação de monômeros líquidos e polímeros em pó.

Membrana celular Parte da célula que envolve o protoplasma e permite que substâncias solúveis entrem e saiam da célula.

Metabolismo Processo químico que ocorre em organismos vivos através do qual as células se nutrem e executam suas atividades; o metabolismo tem duas fases: anabolismo e catabolismo.

Metacarpos Ossos da palma da mão; partes da mão que contêm cinco ossos entre o carpo e as falanges.

Metacrilato de uretano Ingrediente principal usado para criar os aprimoramentos das unhas com gel UV.

Metatarso Uma das três subdivisões do pé; ossos longos e delgados semelhantes aos metacarpais da mão. As outras duas subdivisões são os tarsais e as falanges.

Método bicolor Método pelo qual duas cores de resina são usadas para sobrepor à unha.

Método unicolor Quando uma cor de gel, geralmente clara, é aplicada sobre toda a superfície da unha.

Microcorrente Nível extremamente baixo de eletricidade que se espelha nos impulsos elétricos naturais do corpo.

Microdermoabrasão Esfoliação mecânica que envolve o disparo de óxido de alumínio ou outros cristais na pele com um dispositivo manual que esfolia as células mortas.

Micro-organismo Qualquer organismo de dimensão microscópica ou submicroscópica.

Microtrauma Ato de provocar pequenas aberturas invisíveis na pele que podem permitir a entrada de micróbios patogênicos.

Miliampere Abreviado como mA; 1/1.000 de um ampere.

Miliaria rubra Também conhecida como *brotoeja*; um distúrbio agudo, inflamatório das glândulas sudoríparas, caracterizada pela erupção de pequenas vesículas e acompanhadas por ardor e coceira da pele.

Milium Cistos benignos, cheios de queratina, que aparecem logo abaixo da epiderme e não têm abertura visível.

Miologia Estudo da natureza, estrutura, função e doenças dos músculos.

Miscíveis Uma combinação química de dois ou mais átomos em proporções definidas (fixas).

Mistura física Uma combinação física de matéria em qualquer proporção.

Mitose Processo usual de reprodução celular dos tecidos humanos que ocorre quando a célula se divide em duas células idênticas chamadas células-filhas.

Modalidades Correntes usadas nos tratamentos elétricos faciais e do couro cabeludo.

Molécula fundamental Molécula contendo dois ou mais átomos de elementos diferentes em proporções definidas (fixas).

Molécula Representação estrutural de uma substância composta de um ou mais átomos.

Moléculas compostas Também conhecidas como *compostos*; uma mistura química de dois ou mais átomos de elementos diferentes em proporções definidas (fixas).

Moniletrix Termo técnico para cabelos em contas de rosário.

Monômero líquido Líquido químico misturado ao polímero em pó para formar escultura da unha.

Monômero líquido polímeros em pó inodoros Produtos de melhora para as unhas com pouco odor.

Monômero Unidade chamada de molécula.

Motilidade Movimento autônomo.

Mudança física Uma mudança na forma ou propriedades físicas de uma substância, sem reação química ou criação de uma nova substância.

Mudança química Uma mudança na composição química ou constituição de uma substância.

Multiuso Também conhecido como reutilizável; itens que podem ser limpos, desinfetados e usados em mais de uma pessoa, mesmo se o item for acidentalmente exposto a sangue ou outro fluido corporal.

Músculo abaixador do lábio inferior Também conhecido como *músculo quadrado do lábio inferior;* músculo ao redor do lábio inferior; abaixa o lábio inferior e puxa-o para um lado, como quando expressamos sarcasmo.

Músculo bucinador Músculo chato, fino, entre o maxilar superior e inferior que comprime as bochechas e expele ar entre os lábios.

Músculo cardíaco Músculo involuntário, o coração. Esse tipo de músculo não é encontrado em nenhuma outra parte do corpo.

Músculo corrugador Músculo localizado abaixo dos músculos frontal e orbicular do olho que puxa a sobrancelha para baixo e enruga a testa verticalmente.

Músculo eretor do pelo (piloereção) Pequeno músculo involuntário na base do folículo piloso que causa os arrepios, às vezes chamados de *pele de galinha*, e papilas.

Músculo frontal Porção frontal (anterior) do epicrânio; o músculo do couro cabeludo que levanta a sobrancelha, puxa o couro cabeludo para frente e causa rugas na testa.

Músculo levantador do ângulo da boca Também conhecido como *músculo canino;* músculo que levanta o ângulo da boca e puxa-o para dentro.

Músculo levantador do lábio superior Também conhecido como *músculo quadrado do lábio superior*; músculo ao redor do lábio superior; levanta o lábio superior e dilata as narinas, como quando se expressa desagrado.

Músculo mentual Músculo que eleva o lábio inferior e levanta e enruga a pele do queixo.

Músculo occipital Porção posterior do epicrânio; o músculo que puxa o couro cabeludo posteriormente.

Músculo orbicular da boca Faixa plana de músculos ao redor dos lábios superior e inferior que comprime, contrai, dobra e enruga os lábios.

Músculo orbicular do olho Músculo em anel da órbita ocular; permite o fechamento dos olhos.

Músculo platisma Músculo amplo que se estende dos músculos do peito e ombro à lateral do queixo; responsável pelo abaixamento da mandíbula e do lábio.

Músculo prócero Músculo que reveste a ponte do nariz, abaixa a sobrancelha e provoca rugas na ponte do nariz.

Músculo risório Músculo da boca que puxa o canto da boca externa e posteriormente, como no sorriso.

Músculo temporal Músculo que coordena, com os músculos masseter e pterigoideo, os movimentos de abrir e fechar a boca e trazer a mandíbula para frente; às vezes referido como músculo da mastigação.

Músculo tibial anterior Músculo que reveste a parte frontal da tíbia; flexiona o pé superior e para dentro.

Músculo triangular Músculo que se estende ao longo do queixo e puxa o canto da boca.

Músculo zigomático maior Músculo em ambos os lados da face que se estende do osso zigomático ao ângulo da boca. Esses músculos puxam a boca superior, posterior e para fora como quando rimos ou sorrimos.

Músculo zigomático menor Músculo em ambos os lados da face que se estende do osso zigomático ao lábio superior. Esses músculos puxam o lábio superior para trás, para cima e para fora, como quando sorrimos.

Músculos estriados Também conhecidos como *músculos esqueléticos*; músculos que são ligados aos ossos e são voluntários ou conscientemente controlados.

Músculos não estriados Também conhecidos como *músculos lisos*; esses músculos são involuntários e funcionam automaticamente, sem vontade consciente.

Mycobacterium fortuitum Um germe microscópico que normalmente existe na água de torneira em pequenas quantidades.

Não comedogênico Produto que tenha sido projetado e testado para não entupir os folículos.

Não condutor Também conhecido como *isolante*; material que não conduz eletricidade.

Não patogênicos Micro-organismos inofensivos que podem desenvolver funções úteis e são seguros para se entrar em contato, pois não causam doença ou ferida.

Não poroso Um item que é feito ou construído de um material que não tem poros ou aberturas, e não pode absorver líquidos.

Nervo auricular magno Nervo cervical localizado na lateral do pescoço; atinge face, orelhas, pescoço e glândula parótida.

Nervo auricular posterior Ramo do sétimo nervo craniano que atinge os músculos posteriores da orelha, na base do crânio.

Nervo auriculotemporal Ramo do quinto nervo craniano que atinge a orelha e a pele acima da têmpora até a parte superior do crânio.

Nervo bucal Ramo do sétimo nervo craniano que atinge os músculos da boca.

Nervo ciático Maior e mais longo nervo do corpo.

Nervo cutâneo cervical Nervo cervical localizado na lateral do pescoço; atinge a frente e as laterais do pescoço até o esterno.

Nervo digital Nervo sensoriomotor que, com seus ramos, fornece impulsos aos dedos.

Nervo dorsal Também conhecido como *nervo cutâneo dorsal*; um nervo que se estende para cima a partir dos dedos e do pé, logo abaixo da pele, fornecendo impulsos aos dedos e ao pé, além dos músculos e da pele da perna, onde ele se torna o nervo fibular superficial.

Nervo fibular comum Divisão do nervo ciático que se estende de trás do joelho, contorna a cabeça da fíbula e vai até a frente da perna, onde se divide em dois ramos.

Nervo fibular profundo Também conhecido como *nervo tibial anterior*; estende-se para baixo a partir da frente da perna, atrás dos músculos. Fornece impulsos a esses músculos e também aos músculos e à pele na parte de cima do pé e lados adjacentes do primeiro e do segundo dedos.

Nervo fibular superficial Também conhecido como *nervo musculocutâneo*; estende-se para baixo pela perna, logo abaixo da pele, fornecendo impulsos aos músculos e à pele da perna, como também à pele e aos dedos na parte superior do pé, onde se torna o nervo dorsal.

Nervo infraorbital Ramo do quinto nervo craniano que atinge a pele da pálpebra inferior, lateral do nariz, do lábio superior e da boca.

Nervo infratroclear Ramo do quinto nervo craniano que atinge a membrana e a pele do nariz.

Nervo mandibular marginal Ramo do sétimo nervo craniano que atinge os músculos do queixo e do lábio inferior.

Nervo mandibular Ramo do quinto nervo craniano que atinge os músculos do queixo, lábio inferior e da orelha.

Nervo maxilar Ramo do quinto nervo craniano que fornece impulsos à parte superior da face.

Nervo mediano Nervo sensoriomotor que é menor do que os nervos radial e ulnar e que, com seus ramos, supre o braço e a mão.

Nervo mentoniano Ramo do quinto nervo craniano que atinge a pele, o lábio inferior e o queixo.

Nervo nasal Ramo do quinto nervo craniano que atinge a ponta e a parte inferior do nariz.

Nervo occipital maior Nervo cervical localizado na parte de trás da cabeça; atinge o couro cabeludo até a parte de cima da cabeça.

Nervo occipital menor Nervo cervical localizado na base do crânio, atinge o couro cabeludo e os músculos atrás da orelha.

Nervo oftálmico Ramo do quinto nervo craniano que fornece impulsos à pele da testa, às pálpebras superiores e à porção interior do couro cabeludo, da órbita dos olhos, do globo ocular e da fossa nasal.

Nervo radial Nervo sensoriomotor que, com seus ramos, supre o braço do lado do polegar e as costas da mão.

Nervo safeno Nervo da perna que fornece impulsos à pele do lado interno da perna e do pé.

Nervo supraorbital Ramo do quinto nervo craniano que atinge a pele da testa, couro cabeludo, sobrancelha e pálpebra superior.

Nervo supratroclear Ramo do quinto nervo craniano que atinge a pele entre os olhos e a parte superior do nariz.

Nervo sural Nervo da perna que fornece impulsos à pele do lado interno e posterior do pé e da perna.

Nervo temporal Ramo do sétimo nervo craniano que atinge os músculos das têmporas, da lateral da testa, das sobrancelhas e da parte superior da bochecha.

Nervo tibial Divisão do nervo ciático que passa atrás do joelho. Ele subdivide-se e supre impulsos ao joelho, aos músculos da panturrilha, à pele da perna, sola e à parte inferior dos dedos.

Nervo ulnar Nervo sensoriomotor que, com seus ramos, atinge o braço do lado do dedo mínimo e a palma da mão.

Nervo zigomático Ramo do quinto e do sétimo nervos cranianos que atinge os músculos da parte superior da bochecha.

Nervos cervicais Ramos do sétimo nervo craniano; originam-se na medula espinal e atingem a lateral do pescoço e o músculo platisma.

Nervos Cordões esbranquiçados compostos por feixes de fibras nervosas mantidas juntas por tecido conjuntivo, através dos quais os impulsos são transmitidos.

Nervos motores Também conhecidos como *nervos eferentes;* transportam impulsos do cérebro aos músculos ou glândulas.

Nervos sensoriais Também conhecidos como *nervos aferentes;* transportam impulsos ou mensagens dos órgãos dos sentidos ao cérebro, onde as sensações tais como tato, frio, calor, visão, audição, paladar, olfato, dor e pressão são experimentadas.

Neurologia Ciência que estuda a estrutura, função e doenças do sistema nervoso.

Neurônio Também conhecido como *célula nervosa;* unidade estrutural principal do sistema nervoso, que consiste em corpo celular, núcleo, dendritos e axônio.

Nevos Também conhecido como *marca de nascença;* pequena ou grande malformação da pele devida a pigmentação anormal ou capilares dilatados.

Nódulo Um caroço sólido maior do que 1 cm que pode ser facilmente encontrado.

Núcleo Protoplasma ativo, denso, encontrado no centro da célula; ele desempenha um papel importante na reprodução e no metabolismo celular.

Ohm Abreviado como Ω (ômega); unidade que mede a resistência a uma corrente elétrica.

Óleos essenciais Óleos extraídos utilizando diversas formas de destilação das sementes, da casca, das folhas, da madeira e/ou da resina das plantas.

Óleos essenciais São misturas de substâncias de natureza oleosa que apresentam baixo peso molecular com características intrínsecas específicas. Também chamados de óleos voláteis, pois volatilizam em temperaturas médias compreendidas entre 12 e 15 °C.

Óleos minerais ou vegetais para unhas Produtos desenvolvidos para serem absorvidos na lâmina ungueal, aumentando a flexibilidade em volta da pele para amolecê-la.

Olhos Órgãos do corpo que controlam a visão.

Oligômero Corrente curta do monômero líquido que é, muitas vezes, espessa, viscosa e em forma de gel, e que não é tão longa para ser considerada um polímero.

-ologia Terminação de palavra que significa *estudo de.*

Onicocriptose Também conhecida como *unha encravada*; a unha cresce para os lados do tecido ao redor da unha.

Onicofagia Também conhecida como *unha roída*; resultado do hábito de mastigação das unhas ou da pele endurecida em torno da lâmina ungueal.

Onicólise Levantamento da lâmina ungueal do leito sem queda, geralmente começando na borda livre e continuando em direção à área da lúnula.

Onicomadese Separação e queda de uma lâmina ungueal do leito; afeta as unhas das mãos e dos pés.

Onicomicose Infecção fúngica da lâmina ungueal.

Onicorrexe Lascar ou quebrar unhas que têm uma série de sulcos longitudinais, o que dá uma aparência grosseira à superfície da lâmina ungueal.

Onicose Qualquer deformidade ou doença das unhas naturais.

Oníquia Inflamação da matriz ungueal, seguida por perda da unha natural.

Opacidade Quantidade de concentração de pigmento colorido em um gel, tornando mais ou menos difícil de ser ver através.

Órgãos Estruturas compostas por tecidos especializados projetados para desempenhar funções específicas em plantas e animais.

Origem Parte do músculo que não se move e está mais perto do esqueleto.

Origem animal Matéria-prima de origem animal.

Origem marinha Matéria-prima de origem marinha.

Origem mineral Matéria-prima de origem mineral.

Origem vegetal Matéria-prima de origem vegetal.

Osso esfenoide Porção do sistema nervoso que se origina no cérebro e se estende até a extremidade inferior do tronco.

Osso etmoide Osso esponjoso leve entre as órbitas; faz parte das cavidades nasais.

Osso frontal Osso que forma a testa.

Osso hioide Osso em forma de U na base da língua que sustenta a língua e seus músculos.

Osso occipital Osso posterior do crânio, inferiores dos ossos parietais; forma a parte traseira do crânio acima da nuca.

Ossos lacrimais Ossos finos e pequenos localizados na parede frontal interna das órbitas dos olhos.

Ossos nasais Ossos que formam a ponte do nariz.

Ossos parietais Ossos que formam as laterais e a parte superior do crânio.

Ossos temporais Ossos que formam as laterais da cabeça na região da orelha.

Ossos zigomáticos Também conhecidos como *ossos malares* ou *maçãs do rosto*; ossos que formam a proeminência das bochechas.

Osteologia Ciência que estuda a anatomia, estrutura e função dos ossos.

Óstio Abertura do folículo.

Ovários Glândulas sexuais femininas do sistema endócrino que atuam na reprodução, além de determinar as características sexuais femininas.

Oxidação Uma reação química que combina uma substância com oxigênio para produzir um óxido.

Oxirredução Também chamada *redox*; é uma reação química na qual o agente oxidante é reduzido (ao perder oxigênio) e o agente redutor é oxidado (ganhando oxigênio).

Padrão de onda A forma dos fios de cabelo; descritos como reto, ondulado, crespo e extremamente crespo. Cabelos que se formam em um padrão circular na coroa da cabeça.

Pancake Também conhecido como *pancake mak-up*, uma cobertura pesada, compactada e aplicada no rosto com uma esponja cosmética umedecida.

Pâncreas Glândula do sistema endócrino que secreta enzimas responsáveis pela digestão de carboidratos, proteínas e gorduras.

Papilas dérmicas Pequenas elevações em forma de cone na base dos folículos pilosos que se encaixam no bulbo capilar.

Pápula Também conhecida como *espinha*; pequena elevação na pele que não contém líquidos, mas pode desenvolver pus.

Parafina Derivado do petróleo que possui excelentes propriedades seladoras (qualidades de barreiras) para manter a hidratação na pele.

Parasitas Organismos que crescem, alimentam-se e abrigam-se no corpo ou dentro do corpo de um outro organismo (chamado de hospedeiro), apesar de não contribuírem para a sobrevivência desse organismo. Parasitas têm de ter um hospedeiro para sobreviver.

Parede lateral Também conhecida como prega ungueal lateral; a dobra de pele que sobrepõe a lateral da unha.

Paroníquia Inflamação bacteriana dos tecidos ao redor da lâmina ungueal causando pus, inchaço e vermelhidão, geralmente na dobra da pele adjacente à lâmina ungueal.

Patela Também conhecida como *osso acessório*, *rótula*; forma a articulação do joelho.

Patogênico Micro-organismos nocivos que podem causar doenças ou infecções em seres humanos quando invadem o corpo.

Patógenos transmitidos pelo sangue Micro-organismos causadores de doenças transportados no corpo pelo sangue ou fluidos sanguíneos, como hepatite e HIV.

Pé de atleta Um fungo de micose do pé.

Pediculosis capitis Infestação do cabelo e couro cabeludo com piolhos.

Peelings enzimáticos Também conhecidos como enzimas queratolíticas ou agentes solventes de proteínas, são um tipo de esfoliante químico que funciona como um solvente da proteína queratina das células superficiais da pele.

Peitoral maior Músculos do peito que auxiliam os movimentos de balanço do braço.

Peitoral menor Músculos do peito que auxiliam os movimentos de balanço do braço.

Pele Órgão que reveste externamente o corpo de forma protetora.

Pelo terminal Um pelo longo, grosso e pigmentado encontrado no couro cabeludo, pernas, braços e corpos de machos e fêmeas.

Pelos *velus* Também conhecida como *cabelo lanugo*; cabelos curtos, finos e não pigmentados que aparecem sobre o corpo, com exceção das palmas das mãos e solas dos pés.

Pericárdio Saco membranoso de duas camadas que envolve o coração; feito de tecido epitelial.

Pétrissage Movimento de amassar realizado por elevação, aperto e pressão do tecido com uma pressão leve e firme.

pH A abreviação usada para hidrogênio potencial. pH representa a quantidade de íons de hidrogênio.

Pitiryase capitis simplex Termo técnico para a caspa clássica; caracterizada por irritação no couro cabeludo, flocos grandes, e coceira no couro cabeludo.

Pitiríase Termo técnico para a caspa; caracterizada pela produção excessiva e acúmulo de células da pele.

Pityriasis steatoides Caso severo de caspa caracterizado pelo acúmulo de escamas gordurosas ou cerosas, misturadas com sebo, que aderem ao couro cabeludo em crostas.

Plaquetas Contribui com o processo de coagulação sanguínea, que para as hemorragias; as plaquetas são menores do que os glóbulos vermelhos.

Plasma Parte líquida do sangue na qual os glóbulos vermelhos e brancos e as plaquetas fluem.

Pó facial Cosmético em pó, às vezes colorido e perfumado, utilizado para dar acabamento fosco e sem brilho ao rosto.

Polaridade Polo negativo ou polo positivo de uma corrente elétrica.

Polimerização Também conhecida como agente catalisador ou endurecimento; reação química que cria os polímeros.

Polímero em pó Pó branco, rosa, translúcido e em muitas outras cores que é combinado aos monômeros para formar a prótese.

Polímero Substância formada pela combinação de moléculas pequenas (monômeros) em estruturas moleculares longas, em forma de cadeia.

Ponto motor Ponto na pele que cobre a parte do músculo em que ele contrai por causa da pressão ou do estímulo.

Porosidade capilar A capacidade do cabelo de absorver umidade.

Poroso Feito ou construído de um material que tem poros ou aberturas. Itens porosos são absorventes.

Posição "pare" O ponto onde a ponta da unha se encontra com a unha postiça.

Potência de unidade Medida da quantidade de eletricidade que a lâmpada consome.

Precauções universais Um conjunto de diretrizes publicadas pelo DSST que exigem que o empregador e o funcionário assumam que todo sangue humano e fluidos corporais são infecciosos para patógenos transmitidos pelo sangue.

Pregas ungueais Fendas ou sulcos nos lados da prega ungueal lateral.

Primer Aplicado na pele antes da base para regularizar e ajuda a disfarçar imperfeições.

Produtos perfumados Incluem-se produtos para higiene pessoal e cosméticos que apresentam em sua composição cosmética matérias-primas com finalidade específica, e presentes também matérias-primas para conservar, corar e, por fim, perfumar o produto. O uso respectivo de conservantes, corantes e essências ou fragrâncias tem como objetivo corrigir o produto.

Pronador Músculo que gira a mão para dentro para que a palma fique voltada para baixo.

***Propionibacterium acnes* (*P. acnes*)** Termo técnico para as bactérias da acne.

Propriedades físicas Características que podem ser determinadas sem uma reação química e não envolvem uma mudança química na substância.

Propriedades químicas Características que só podem ser determinadas por meio de reação química e mudança química na substância.

Proteção de fibra de vidro Feita de um material sintético e muito fino, de malha mais solta.

Proteção de linho Feita de um material mais pesado.

Proteção de tecido Proteção de tecido feito de seda, linho ou fibra de vidro.

Proteções de papel Proteções temporárias feitas de papel muito fino.

Proteções de seda Feitas de um material fino e natural, com uma leve cor que se torna transparente quando a resina é aplicada.

Proteções para as unhas Método para fixar uma camada de tecido ou papel sobre e em volta da unha postiça para assegurar sua força e durabilidade.

Proteínas Complexo longo e enrolado de polipeptídeos feitos de aminoácidos.

Proteínas fortalecedoras Combinação de esmalte claro e proteína, como o colágeno.

Protoplasma Substância incolor gelatinosa encontrada no interior das células, onde elementos nutritivos, tais como proteínas, gorduras, carboidratos, sais minerais e água estão presentes.

Pseudomonas aeruginosa Uma das várias bactérias comuns que podem causar infecção das unhas.

Psoríase Doença da pele caracterizada por placas vermelhas cobertas por escamas prata-brancas e se encontra geralmente no couro cabeludo, nos cotovelos, joelhos, no peito e na parte inferior das costas.

Psoríase ungueal Uma condição não infecciosa que afeta a superfície da lâmina ungueal, causando minúsculos buracos ou aspereza severa na superfície dela.

Pterígio ungueal Condição anormal que ocorre quando a pele é esticada pela lâmina ungueal; geralmente causada por danos sérios, tais como queimaduras ou uma reação adversa da pele a produtos químicos das unhas postiças.

Pulmões Tecidos esponjosos compostos por células microscópicas nas quais o ar inalado é trocado por dióxido de carbono durante um ciclo respiratório; órgãos da respiração.

Pus Um fluido criado por infecção.

Pústula Pápula elevada e inflamada com um centro branco ou amarelo contendo pus na parte de cima da lesão, conhecida como cabeça da espinha.

Queloide Cicatriz espessa resultante de crescimento excessivo de tecido fibroso.

Queratina Proteína fibrosa de células que também é o componente principal do cabelo e das unhas.

Queratinização Processo pelo qual as células recém-formadas no bulbo capilar maduro são preenchidas com queratina, se movem para cima, perdem seu núcleo e morrem.

Queratona Placa da epiderme adquirida, superficial, espessa. Um calo é um queratoma causado por pressão contínua e repetitiva ou fricção em qualquer parte da pele, especialmente as mãos e os pés.

Quilowatt Abreviado como kW; 1.000 watts.

Química Ciência que estuda a composição, estrutura e propriedades da matéria e como esta muda sob condições diferentes.

Química inorgânica O estudo de substâncias que não contêm o elemento carbono, mas podem conter hidrogênio.

Química orgânica O estudo das substâncias que contêm carbono.

Quinto nervo craniano Também conhecido como *nervo trifacial* ou *nervo trigêmeo*; nervo sensorial principal da face, serve como nervo motor dos músculos que controlam a mastigação.

Radicais livres Moléculas instáveis que causam o envelhecimento bioquímico, especialmente rugas e flacidez da pele.

Rádio Osso menor do antebraço do mesmo lado que o polegar.

Raiz do cabelo A parte do cabelo localizada abaixo da superfície da epiderme.

Raspador de unhas Instrumento de metal com uma ponta estriada usado para lixar e suavizar as extremidades da lâmina ungueal.

Reação em cadeia Também conhecida como reação de polimerização; é o processo que junta os monômeros para criar longas cadeias de polímeros.

Reações exotérmicas Reações químicas que liberam uma quantidade significativa de calor.

Redemoinho Um tufo de cabelo que fica para cima.

Redução O processo pelo qual oxigênio é subtraído ou hidrogênio é acrescentado a uma substância por meio de uma reação química.

Reflexo Reação automática a um estímulo que envolve o movimento de um impulso de um receptor sensorial ao longo do nervo sensorial à medula espinal.

Reflexologia Método exclusivo de aplicar pressão com o polegar e com os dedos indicadores nas mãos e nos pés, que tem demonstrado benefícios à saúde.

Remoção de pelo a laser Tratamento de remoção permanente de pelos em que um feixe de laser é pulsado na pele, impedindo o crescimento de pelos.

Removedor de maquiagem dos olhos Solução especialmente preparada para remoção de maquiagem dos olhos.

Resina para proteções para as unhas Utilizada para forrar e fixar proteções de tecido à unha natural e postiça.

Respiração Ato de respirar; troca de gás carbônico e oxigênio nos pulmões e dentro de cada célula.

Retificador Aparelho que muda a corrente alternada (CA) para corrente contínua (CC).

Rins Órgãos do corpo que excretam água e resíduos.

Rolamento Movimento de massagem em que os tecidos são pressionados e torcidos com o uso do movimento para frente e para trás.

Rosácea Condição crônica que aparece principalmente na bochecha e no nariz e caracteriza-se por rubor (vermelhidão), telangiectasia (superfície os vasos sanguíneos distendida ou dilatada) e, em alguns casos, a formação de pápulas e pústulas.

Sabões com ação quelante Também conhecidos como detergentes quelantes; detergentes que quebram membranas resistentes e removem o resíduo de produtos de pedicure, como abrasivos, sais e crostas.

Saliência epitelial com pelos É uma pequena mancha marrom na pele, variando em cor do castanho-claro ao marrom ou preto-azulado.

Sangue Fluido nutritivo que circula através do sistema circulatório (coração e vasos sanguíneos) para fornecimento de oxigênio e nutrientes às células e tecidos e para remoção de gás carbônico e resíduos.

Sarna Uma doença contagiosa de pele que é causada pelo ácaro da coceira, que se entoca embaixo da pele.

Sebo Uma secreção oleosa que hidrata a pele e preserva a maciez do cabelo.

Secante de unhas Substância utilizada para remover hidratação da superfície e pequenas quantidades de óleo deixadas na lâmina ungueal.

Sensibilização Reação alérgica criada por exposição repetida a uma substância ou produto químico.

Separador de dedos Materiais descartáveis de borracha macia ou de algodões usados para manter os dedos dos pés afastados durante a aplicação de esmalte nas unhas. Um novo par deve ser usado para cada cliente.

Serrátil anterior Músculo do peito que auxilia na respiração e na elevação do braço.

Séruns Produtos concentrados que, normalmente, contêm concentrações mais altas de ingredientes desenvolvidos para penetrar na pele e tratar diversas condições.

Serviço de pedicure Serviço cosmético realizado nos pés por um profissional da área de estética e beleza licenciado ou técnico de unhas. Pode incluir esfoliação da pele, redução de calos, bem como corte, modelagem e aplicação de esmalte nas unhas dos pés. Muitas vezes, inclui massagem nos pés.

Sétimo nervo craniano Também conhecido como *nervo facial*; nervo motor principal da face. Suas divisões e ramos controlam todos os músculos das expressões faciais.

Silicones Um tipo especial de óleo usado em condicionadores de cabelo, hidratantes para pele resistentes à água e secadores de esmalte.

Síndrome da imunodeficiência adquirida (Aids) Uma doença que destrói o sistema imunológico do corpo. A Aids é causada pelo vírus da imunodeficiência adquirida (HIV).

Sistema circulatório Também conhecido como *sistema cardiovascular* ou *sistema vascular*; sistema do corpo que controla a circulação constante do sangue através do corpo por meio do coração e dos vasos sanguíneos.

Sistema digestório Também conhecido como *sistema gastrointestinal*; sistema do corpo responsável pela decomposição dos alimentos em nutrientes e resíduos; consiste em boca, estômago, intestinos, glândulas salivares e gástricas e outros órgãos.

Sistema endócrino Sistema do corpo que consiste em um grupo de glândulas especializadas que afetam o crescimento, desenvolvimento, as funções sexuais e a saúde do corpo inteiro.

Sistema esquelético Constitui a base física do corpo; composto por 206 ossos que variam de tamanho e forma e são conectados por articulações móveis e imóveis.

Sistema excretor Sistema do corpo que consiste em um grupo de órgãos, incluindo rins, fígado, pele, intestino grosso e pulmões, que é responsável pela purificação do sangue, eliminando resíduos.

Sistema linfático/imunológico Sistema do corpo que consiste em gânglios linfáticos, linfa, timo, baço e vasos linfáticos. Ele transporta resíduos e impurezas para fora das células e protege o organismo contra doenças, desenvolvendo imunidade e destruindo micro-organismos que causam doenças.

Sistema muscular Cobre, dá forma e mantém o sistema esquelético no lugar; o sistema muscular contrai e move várias partes do corpo.

Sistema nervoso Sistema que consiste em cérebro, medula espinal e nervos; controla e coordena todos os outros sistemas do corpo e faz que eles trabalhem de forma harmoniosa e eficiente.

Sistema nervoso autônomo Abreviação, SNA; a parte do sistema nervoso que controla os músculos involuntários; ele regula a ação dos músculos lisos, das glândulas, dos vasos sanguíneos, do coração e da respiração.

Sistema nervoso central Abreviação, SNC; consiste no cérebro, na medula espinal, nos nervos espinais e nos nervos cranianos.

Sistema nervoso periférico Abreviação, SNP; sistema de nervos que conecta as partes periféricas (externas) do corpo ao sistema nervoso central; ele tem tanto nervos sensoriais como motores.

Sistema reprodutor Sistema do corpo que inclui os ovários, as trompas, o útero e a vagina, nas mulheres, e os testículos, a próstata, o pênis e a uretra nos homens. Esse sistema tem a função de produzir descendência e passar o código genético de uma geração para outra.

Sistema respiratório Sistema do corpo que consiste em pulmões e vias aéreas; permite a respiração, fornecendo oxigênio ao corpo e eliminando dióxido de carbono.

Sistema tegumentar Sistema do corpo que consiste em pele e seus órgãos acessórios, tais como glândulas sebáceas e sudoríparas, receptores sensoriais, pelos e unhas; serve como uma cobertura protetora e ajuda a regular a temperatura corporal.

Sistemas do corpo Também conhecidos como *sistemas*; grupos de órgãos do corpo que agem em conjunto para executar uma ou mais funções. O corpo humano é composto por 11 sistemas principais.

Sobreposições Uma camada de qualquer produto de melhora para as unhas, aplicada sobre a unha natural ou postiça para força extra.

Sóleo Músculo que se origina na porção superior da fíbula e dobra o pé para baixo. Osso que une todos os ossos do crânio.

Solução ácida Uma solução que tem pH abaixo de 7,0 (neutra).

Solução alcalina Uma solução que tem pH acima de 7,0 (neutra).

Solução Uma mistura física estável de duas ou mais substâncias.

Soluto A substância que é dissolvida na solução.

Solvente A substância que dissolve o soluto e produz a solução.

Sombra Cosmético aplicado nas pálpebras para acentuar ou contorná-las.

***Staphylococcus aureus* resistentes à meticilina** Abreviado como MRSA; um tipo de bactéria infecciosa que é altamente resistente a tratamentos convencionais, como antibióticos.

Substância pura Uma combinação química de matéria em proporções definidas (fixas).

Sulcos Linhas verticais ao longo do comprimento da lâmina ungueal que são causadas por crescimento desigual das unhas, geralmente resultado do envelhecimento normal.

Sulcos ungueais Placa de queratina endurecida que fica assentada e cobre o leito ungueal.

Supinador Músculo do antebraço que gira o rádio para fora e a palma para cima.

Suspensões Misturas físicas instáveis de partículas não dissolvidas num líquido.

Tálus Um dos três ossos que compreendem a articulação do tornozelo. Os outros dois ossos são a tíbia e a fíbula.

Tapotagem Também conhecida como percussão, consiste em pequenos movimentos rápidos de batidas, tapas e *hacking*.

Tarso Uma das três subdivisões do pé. Há sete ossos – tálus, calcâneo, navicular, três ossos cuneiformes e o cuboide. As outras três subdivisões são os metatarsais e as falanges.

Tecido adiposo Termo técnico para a gordura; dá suavidade e contorno ao corpo.

Tecido conjuntivo Tecido fibroso que une, protege e sustenta as várias partes do corpo. Exemplos de tecidos conjuntivos são ossos, cartilagens, ligamentos, tendões, sangue, linfa e gordura (consulte tecido adiposo).

Tecido Conjunto de células semelhantes que desempenham uma determinada função.

Tecido epitelial Cobertura protetora das superfícies do corpo, como a pele, as mucosas, o tecido interior da boca, o revestimento do coração, dos órgãos digestórios e respiratórios e as glândulas.

Tecido muscular Tecido que contrai e move várias partes do corpo.

Tecido nervoso Tecido que transporta as mensagens do e para o cérebro e controla e coordena as funções corporais.

Tecido subcutâneo Também conhecido como *adiposo* ou *tecido hipodérmico;* tecido oleoso encontrado abaixo da derme, que dá suavidade e contorno ao corpo, contém gorduras para uso como energia e também atua como uma almofada de proteção para a pele externa.

Telangiectasias Vasos sanguíneos superficiais distendidos ou dilatados.

Tensoativos Uma contração de *agente de superfície ativo;* substâncias que permitem a mistura (ou emulsão) de óleo e água.

Terapia com luz Também conhecida como *fototerapia;* aplicação de raios solares à pele para o tratamento de rugas, capilares, pigmentação ou remoção de pelos.

Terminal do axônio A extensão de um neurônio através do qual os impulsos são enviados para fora do corpo a outros neurônios, glândulas ou músculos.

Testículos Glândulas sexuais masculinas do sistema endócrino que atuam na reprodução, além de determinar as características sexuais masculinas.

Textura do cabelo A espessura ou diâmetro do fio de cabelo individual.

Tíbia Maior dos dois ossos que formam a perna abaixo do joelho. A tíbia pode ser visualizada como uma protuberância no tornozelo do lado do dedão.

Tínea da barba Também conhecida como prurido do barbeiro; uma infecção fúngica superficial que comumente afeta a pele. É essencialmente limitada às áreas barbeadas da face e pescoço ou em torno do couro cabeludo.

Tínea do couro cabeludo Uma infecção fúngica do couro cabeludo caracterizada por pápulas vermelhas, ou manchas, na abertura dos folículos pilosos.

***Tinea* favosa** Também conhecida como *tinea favo;* infecção fúngica caracterizada por crostas secas, amarelo-enxofre, em formato de copo no couro cabeludo, chamadas de escutula.

***Tinea pedis* (pé de atleta)** Termo médico para infecções fúngicas dos pés; erupção vermelha pruriginosa da pele na parte inferior dos pés e/ou entre os dedos, geralmente encontrada entre o quarto e o quinto dedos do pé.

Tinea Termo técnico para micose, uma doença contagiosa causada por infecção fúngica e não por um parasita; caracterizada por coceira, escamas e, às vezes, lesões dolorosas.

Tinta oleosa para máscara de borracha (maquiagem teatral) Maquiagem pesada utilizada para fins teatrais.

Tônicos Também conhecidos como refrescantes ou adstringentes, são loções que ajudam a reequilibrar o pH e a remover os resíduos de demaquilante da pele.

Tórax Também conhecido como *peito* ou *tronco pulmonar;* consiste em esterno, costelas e vértebras torácicas; caixa óssea, elástica, que serve como estrutura de proteção para coração, pulmões e outros órgãos internos.

Torção Movimento forte em que as mãos, separadas por uma pequena distância em ambos os lados do braço ou da perna do cliente trabalhando para baixo, aplicam um movimento de retorcida na direção oposta dos ossos.

Torneamento Movimento de massagem realizado pelo agarramento firme da pele por uma mão e pelo movimento dessa mão para cima e para baixo ao longo do osso, enquanto a outra mão mantém o braço ou a perna em uma posição fixa.

Toxinas Várias substâncias venenosas produzidas por alguns micro-organismos (bactérias e vírus).

Transmissão direta Transmissão de sangue e fluidos corporais por meio do toque (incluindo aperto de mãos), beijo, tosse, espirro e conversa.

Transmissão indireta Transmissão de fluidos sanguíneos e corporais por meio do contato com um objeto contaminado intermediário, como uma navalha, extrator, alicate ou uma superfície ambiental.

Trapézio Músculo que reveste a parte posterior do pescoço e a região superior e intermediária das costas; gira e controla os movimentos do braço.

Tríceps Músculo grande que reveste toda a parte posterior do braço e estende o antebraço.

Tricologia Estudo científico dos cabelos e suas doenças e cuidados.

Tricoptilose Termo técnico para pontas duplas.

Tricorrexe nodosa Termo técnico para o cabelo com nós; é caracterizada por fragilidade e formação de inchaços nodulares ao longo do eixo do cabelo.

Tubérculo Caroço anormal, sólido, arredondado acima, dentro ou sob a pele; maior do que uma pápula.

Tuberculose Uma doença causada por bactérias que são transmitidas por meio da tosse ou espirro.

Tumor Massa anormal de tamanho, forma e cor variáveis.

Úlcera Lesão aberta na pele ou membrana mucosa do corpo, acompanhada por perda da profundidade da pele e possível vazamento de fluidos ou pus.

Ulna Osso mais interno e maior do antebraço (parte inferior do braço) ligado ao punho e localizado no lado do dedo mínimo.

Umectantes Também conhecidos como hidratantes ou agentes hidrofílicos, são ingredientes que atraem água para si.

Úmero Osso mais alto e maior do braço, que se estende do cotovelo ao ombro.

Unha arredondada Unha aparada levemente. Normalmente deve passar um pouco da ponta do dedo.

Unha dobrada Um tipo de unha altamente curvada, geralmente causada por lesão na matriz, mas pode ser herdada.

Unha em pinça Aumento da curvatura transversal por toda a lâmina ungueal causado por um aumento da curvatura da matriz. As bordas da lâmina ungueal podem enrolar para tomar a forma de um trompete ou um cone pontudo na borda livre.

Unha natural A camada protetora dura composta principalmente por queratina, a mesma proteína fibrosa encontrada na pele e no cabelo. A queratina nas unhas naturais é mais dura do que a queratina na pele ou no cabelo.

Unha ovalada Formato de unha conservador que fica atraente nas mãos da maioria das mulheres. É semelhante a uma unha quadrada com pontas arredondadas, exceto pelos cantos, que são bem mais arredondados.

Unha pontiaguda Formato da unha adequado para mãos finas com dedos compridos e leitos ungueais estreitos. A unha é mais aparada e mais comprida do que o normal para enfatizar e reforçar a aparência esguia das mãos.

Unha quadrada com ponta arredondada Formato de unha com uma ponta livre arredondada nos cantos.

Unha quadrada Formato de unha completamente reto pela extremidade livre, sem nenhum arredondamento nas extremidades externas.

Unhas com aspecto de casca de ovo Lâminas ungueais brancas, visivelmente finas, mais flexíveis que o normal e podem se curvar sobre a borda livre.

Unhas descoloridas Unhas que ficam de uma variedade de cores; podem indicar manchas na superfície, doença sistêmica ou má circulação sanguínea.

Unhas lesionadas Condição na qual um coágulo de sangue forma-se sob a lâmina ungueal, causando uma mancha arroxeada escura. Essas descolorações geralmente se devem a pequenas lesões no leito ungueal.

Unhas postiças Unhas plásticas e pré-moldadas de um polímero resistente feito de plástico ABS.

Único uso Também conhecido como descartável; itens que não podem ser usados mais de uma vez. Esses itens não podem ser limpos adequadamente de forma que todos os resíduos visíveis sejam removidos – tais como pedras-pomes usadas para serviços de pedicure –, ou são danificados ou contaminados pela limpeza e desinfecção.

Unidade de luz UV Também conhecida como luz UV. Aparelho eletrônico especializado que potencializa e controla as lâmpadas UV.

Unidade de unha natural Composta por várias partes principais da unha da mão, incluindo lâmina ungueal, leito ungueal, matriz, cutícula, eponíquio, hiponíquio, ligamentos especializados e prega ungueal. Juntas, todas essas partes formam a unidade da unha.

Válvula mitral Também conhecida como *válvula bicúspide*; válvula entre o átrio esquerdo e o ventrículo esquerdo do coração.

Válvula tricúspide Válvula entre o átrio direito e o ventrículo direito do coração.

Válvulas Estruturas do coração que fecham temporariamente uma passagem ou permitem que o sangue flua em apenas uma direção.

Vaporizador Equipamento estético de uso facial que aquece e produz uma corrente de vapor quente que pode ser focada no rosto do cliente ou em outras áreas da pele.

Vasos sanguíneos Estruturas semelhantes a tubos, que incluem artérias, arteríolas, capilares, vênulas e veias.

Veia jugular externa Veia localizada na lateral do pescoço que transporta o sangue que retorna ao coração da cabeça, face e do pescoço.

Veia jugular interna Veia localizada na lateral do pescoço para coletar sangue do cérebro e das partes da face e do pescoço.

Veias Vasos sanguíneos, de paredes finas, que são menos elásticos do que as artérias; as veias contêm válvulas semelhantes a cálices que mantêm o fluxo sanguíneo unicamente em direção ao coração e evitam o contrafluxo.

Ventrículo Câmara inferior do coração, de parede espessa, que recebe o sangue bombeado do átrio. Há o ventrículo direito e o esquerdo.

Vênulas Pequenos vasos que conectam os capilares às veias. Elas coletam o sangue dos capilares e drenam-no para as veias.

Vergão Lesão inchada, com prurido que dura apenas algumas horas; causada por um golpe ou arranhão, picada de inseto, urticária (alergia) ou urtiga. Entre os exemplos estão a urticária e picadas de pernilongo.

Verruga Hipertrofia das papilas e da epiderme.

Vértebras cervicais Os sete ossos da parte superior da coluna vertebral localizados na região do pescoço.

Vesícula Pequena bolha ou bolsa contendo líquido claro encontrada na epiderme ou logo abaixo dela.

Vibração Na massagem, uma sacudida rápida da parte do corpo enquanto as pontas dos dedos são pressionadas firmemente no ponto de aplicação.

Virucida Capaz de destruir vírus.

Vírus da imunodeficiência adquirida Abreviado como HIV; vírus que causam a síndrome da imunodeficiência adquirida (Aids).

Vírus do papiloma humano Abreviado como HPV e também conhecido como verrugas plantares; um vírus que pode infectar a parte de baixo do pé e se parece com pequenos pontos pretos, normalmente em grupos aglomerados.

Vírus Uma partícula submicroscópica parasitaria que infecta e reside em células de organismos biológicos.

Vitamina A Sustenta a saúde geral da pele; ajuda na saúde, funcionamento e reparação de células da pele; foi demonstrado que melhora a elasticidade e a espessura da pele.

Vitamina C Uma substância importante necessária para a reparação adequada da pele e tecidos; promove a produção de colágeno nos tecidos dérmicos da pele; ajuda e promove o processo de cicatrização da pele.

Vitamina D Ajuda o corpo a absorver e utilizar adequadamente o cálcio, o elemento necessário para desenvolvimento e manutenção adequados dos ossos. A vitamina D também promove a rápida cicatrização da pele.

Vitamina E Ajuda a proteger a pele dos efeitos nocivos dos raios UV do sol.

Vitiligo Condição hereditária que causa manchas hipopigmentadas na pele; podem estar relacionadas a condições da tireoide.

Volt Abreviado como V e também conhecido como *voltagem*; unidade que mede a pressão ou força que empurra a corrente elétrica adiante através de um condutor.

Watt Abreviado como W; unidade que mede a quantidade de energia elétrica sendo usada em um segundo.

Índice remissivo

A

Abdutor do dedo mínimo, 68
Abdutor do hálux, 68
Abdutores, 67
Abuso de drogas, 19, 135
Acetona, 364, 500
Ácidos alfa-hidróxi (AHAs), 212
Ácido tioglicólico, 212
  sinais e condições associados com, 270
Acrilato de uretano, 490
Acrilonitrilo butadieno estireno (ABS), também conhecido como *ABS*, 438
Acrocórdon, 131
Adesivo de cílios, 340
Adesivo de reparo, 444
Adesivo de unhas, 495
Adesivo para unha postiça, 439
Aditivos, limpeza, 31
Administração de Segurança e Saúde Ocupacional (OSHA), 7-9
  luvas *versus* patógenos, 355
  nos suprimentos de uso único, 31
Adutores, 67
Afinadores sanguíneos, 267
Agência de Proteção Ambiental (EPA, Environmental Protection Agency), 8-11
Agente oxidante, 204
Agente redutor, 204
Agentes dissolvedores de proteína, 274
Agentes hidrofílicos, 275
Albinismo, 130
Alcanolaminas, 209
Alcoóis voláteis, 209
Álcool etílico, 204
Algas, 277
Alicate, 359
Alipídico, 270
Alopecia, 183
  tratamento cirúrgico para, 184
Alopecia areata, 183
Alopecia pós-parto, 183
Alopecia totalis, 183
Alopecia universalis, 183
Alvejante, 24-26
Amassamento, 282
Aminoácidos, 185
  no cabelo, 174-176
Amônia, 209
Ampolas, 276
Anabolismo, 56
Anaeróbico, 133
Anaforese, 224
Análise e consulta da pele, 264-269
Anidrose, 128
Ânion, 210
Ânodo, 223
Anorexia, 173
Antibiótico, 10
Antissépticos, 32
Aorta, 77
Aplicação de cílios postiços, 340
Aplique
  peruca parcial, 185
Área de consulta, 329
Área de estresse, 468
Aromaterapia, 294
  serviço de manicure com, 376
Artéria submentoniana, 77
Artéria supraorbital, 76-77
Artéria temporal média, 77
Artéria temporal superficial, 77
Artéria tibial anterior, 78
Artéria tibial posterior, 78
Artéria ulnar, 78
Arteríolas, 77
Articulação, 58
  braços, mãos, 60-61
  osteoartrite, 58-59
  peito, ombro, costas, 60
  perna, tornozelo, pé, 61-62
  pescoço e ombro, 60
  rótula, 61
  tipos de, 59
Assintomático, 33
Aterramento, 221
Átomos, 201
Átrio, 73
Auricular inferior, 63
Auricular posterior, 63
Auricular superior, 63
Autoclave, 23, 29
Axônio, 69
Axônio terminal, 69

B

Bacias para manicure, 363
Bacilos, 14
  infecções nas unhas, 162
  movimento das, 14
  patogênicas, 15-17, 20
Bactericida, 12
Banheira para os pés para pedicure, 407
Banho de parafina, 358, 409
Barbear, 245
Base, 314
Base de cobertura, 366
Bases, 211
Batom, também conhecido como *gloss*, 317
Bíceps, 66
Biocarga, 24
Blush, 317, 321
Blush, também conhecido como *rouge*, 317
Bobina secretora, 109
Bromidrose, 128
Bronzeado, 130, 230
  envelhecimento da pele e, 108, 134 135
Brotoejas, 129
Bulbo capilar, 172-173

C

Cabelo anelado, 185
Cabelo cacheado, enrolamento dos cabelos para mantê-los com cachos suaves e modelados.
Cabelo de textura espessa, 189-190
Cabelo de textura média, 189
Cabelo fino, 189-190
Cabelo liso
  mudanças no córtex durante a preparação molhada, 176
Cabelo miniaturizado, 183
Cabelo oleoso, 193
Cabelo seco, 193
Cabelo tipo velo, 183
Cadeia polipeptídica, 175
Cadeira para pedicure, 407
Caixa de fusíveis, 221
Caixa para produtos cortantes, 33
Calo, 103
  corte do, 412
  remoção, 20
Camada córnea, 103
Camada de inibição, 494
Camada média, 464
Camada molhada, 464
Camada papilar, 104-108, 118
Camada reticular, 104-105, 118
Camada seca, 464
Câncer, 125
Canities, 185
Capilares linfáticos, 82
Carboidratos, 111-117
Carbúnculo, 189
Carcinoma, 125, 131
Carcinoma basocelular, 131
Carcinoma espinocelular, 131
Carvalho venenoso, 126
Casca, 126
Catabolismo, 56
Catalisadores, 230, 463
Catalização, para endurecer, 491
Cataparaese, 225
Catapora, 18, 125
Cátion, 210
Cátodo, 223
Caxumba, 18
Células, 55
Células sensoriais, 86, 110
Centros para Controle e Prevenção de Doenças (CDC), 23
  sabonete, 364
  sanitizantees para as mãos, 369
Cérebro, 69
Cestos de lixo, 357
Chinelos para pedicure, 413
Cianoacrilato, 440
Cicatriz, 126
Cicatriz, 10, 126
Cílios, 14
Cílios, 320, 338, 340
Cílios em tiras, 340
Cílios postiços, 340
Circuito elétrico completo, 219
Circulação pulmonar, 73, 77
Cistina, 178
Cisto, 125
Cisto sebáceo, 128
Citeínea, 176
Citoplasma, 55
Clareador de unhas, 366
Classificação Hospitalar, 9
Cloramina T, 31
Cloreto de benzalcónio, 32
Cobertura, 367
Cocos, 13
Colágeno, 108
Coloração de cabelos
  máquinas de processamento, 226
Combinação de pele, 270
combinando xampus aos tipos de cabelos
  estrutura do, 172-174
  ligações laterais do córtex, 175
  padrão de ondas, 178-180
  porosidade, 192
  textura, 189-190, 192
Combustão, 205
Compartilhamento de agulhas, 19, 21
Compostos orgânicos voláteis (COVs), 212

Comprimento de onda, 227, 231
Comunicação
  sobre a remoção de pelos, 241
Condicionadores para unhas, 364
Condutor, 218
Conjuntivite, 129
Conjuntos de serviços, 356
Container para esterilização, para os ajustes do serviço de manicure, 355
Contaminação, 17
Contato da pele, quats, alvejante, fenóis, contraindicados para, 26-28
Contraindicação, 265
  para remoção de pelos, 241
Controle de infecção, 9
  da prevenção, 21-32
  diferença entre leis e regras, 11
  doença patogênica, 15-20
  princípios da infecção, 9-21
  regulamentos, 7-11
Conversor, 219
Coração, 58, 73-76
  marcapassos, 268
Cores complementares
  cor do cabelo e maquiagem, 327
  para maquiagem dos olhos, 324-327
Cores frias, 325
Cores quentes, 325
Cório, 105
Corpúsculos táteis, 105
Corrente alternada (CA), 219
Corrente contínua (CC), 219
Corrente de alta frequência, 290-291
Corrente elétrica, 218
Corrente galvânica, 224-225, 291
Corretivo, 316
Cortador de unhas, 359
Cortador de unhas postiças, 439
Cortadores de unha, 410
Córtex, 174
Costelas, 60, 85
Crânio, 59
Cravo, 109
Creme de tratamento, 276
Cremes e loções para as mãos, 367-368
Cremes esfoliantes, 413
Cremes hidratantes, 275
Cremes para massagem, 276
Cremes para unhas, 364
Cristas, 160-161
Cristas ungueais, 160-161
Cromóforo, 231
Crosta, 126
Cuboide, 62
Cuneiparame, 62
Cureta, 410
Curvex, 321
Cutícula, 148, 153
Cutícula, 148
Cutícula do cabelo, 173-174

D

Delineador, 320
Deltoide, 66
Demaquilantes em espuma, 272
Demaquilantes para os olhos, 321
Dendritos, 69
Densidade do cabelo, 190
Departamento de Agricultura, U. S. (USDA), 111-117
Departamento do Trabalho, U. S, 7
Depilação brasileira, 240
Depilação com linha, 248
Depilação com pinça, 246
Depilação facial com cera, 244
Depilador, 246
Depilatório, 246
Dermatite, 129
  de contato, 137-139
Dermatite de contato, 137
dermatite de contato, 137-139
Dermatite de contato alérgica (ACD), 137
Dermatite de contato por irritante (ICD), 138
Dermatite seborreica, 128, 187
Dermatologia, 102, 118
Dermatologista, 102, 125
Descontaminação, 17, 21
Desidratador de unhas, 438
Desincrustação, 224, 288-290
Desinfetantes fenólicos, 26-28
Desinfetantes hospitalares, 8
Desinfetantes tuberculocidas, 8-10, 26
Diabetes, 267
Diafragma, 85
Diagnóstico, 17
Diodo emissor de luz (LED), 226-227, 231, 291
Diplococos, 13
Diretrizes dietéticas, 113
Discromias, 130
Disjuntor, 221
Distúrbio de unhas, 156
Distúrbios e doenças dapele, 124
  acne, 133-135
  câncer, 131-132
  dermatite de contato, 137-139
  distúrbios das glândulas sebáceas, 128
  distúrbios das glândulas sudoríparas, 128
  distúrbios do pigmento, 129-130
  envelhecimento da pele, 135-136
  hipertrofias, 131
  impacto solar nas, 136-137
  inflamações e infecções comuns, 129
  lesões primárias, 125-126
  lesões secundárias, 126-128
Doença, 8, 17
Doença infecciosa, 12
Doença ocupacional, 17
Doença parasítica, 14, 17
Doença patogênica, 15-20
  entrada para o corpo, 20
  princípios de prevenção, 21-33
Doença sistêmica, 17
Dor de cabeça, 286
Dose diária recomendada (RDA), 113
Draping
  limpeza dascapas, 30
Drogas esfoliantes, 268
Duodeno, 84

E

Eczema, 129
Effleurage, 281
Eficácia, 24
  dos desinfetantes, 24-25
Eixo do cabelo, 172
  estruturas do, 173-174
Elasticidade do cabelo, 192
Elastina, 108-109
Elemento, 201
Elementos COHNS, 175
  crescimento, 149-150
  curvatura aumentada, 160-161
  distúrbios, 156-160
  doenças, 161-164
  infecção, 19-20, 162
  má formação, 150
Eletricidade, 218
  medição elétrica, 220
  tipos decorrente, 219
Eletricidade estática, 218
Eletrodo ativo, 225
Eletrodo inativo, 225
Eletrólise, 244
Eletroterapia, 288
Emolientes, 275
Empurrador de cutícula, 359
Empurrador de cutícula de metal, 359
Emulsão, 207
Emulsão água no óleo, 208
Emulsão óleo na água (O/A), 208
Emulsificante, 207
Entrevista de emprego
  confirmação do compromisso, 38
Enzimas digestivas, 84
Epicrânio, também conhecido como *occipito-frontal*, 63
Eponíquio, 148, 153
Equipamento elétrico, 210, 225, 291
  desinfecção de ferramentas e instrumentos, 28-31
  ferramentas comuns, 226
  plugues de dois e de três pinos, 222
  segurança, 220-222
Equipamentos de Uso Individual (EPI), 355
Ergonomia
  serviços de pedicure, 421
Eritema, 125
  óleos essenciais, 376
Escopo da Prática (SOP, Scope of Practice)
  serviço de manicure, 353
Escoriação, 126
Escova para unhas, 359-360, 466
  limpeza e desinfecção, 43
Escovas de cabelo, 29, 37
Escutulas, 188
Esfoliação, 274
Esfoliações de microdermoabrasão, 274
Esfoliantes, 274
  folículo, 134
Esfoliantes mecânicos, 274
Esfoliantes químicos, 274
Esmalte, 209, 211, 366
Esmalte em gel UV, 493
Espátulas, serviço de manicure, 363
Espectro de luz visível, 228
Espigão, 158, 161, 369
Espiral, 193
Espiras, 14
Esqueleto facial, 59
Estados da matéria, 202
Estafilococos, 13
  infecção no couro cabeludo, 189
Estafilococos aureus resistentes a meticilina (MRSA), 16
Esterno, 60
Esternocleidomastoideo, 63
Esteroides, 267
Esteticista, 103, 119
Estimulante facial, 223
Estômago, 58, 84
Estrato espinhoso, 104
Estrato lúcido, 103-104
Estreptococos, 13
Estresse, envelhecimento prematuro e, 135
Eumelanina, 108, 120
Exalação, 85
Excreção, como função cutânea, 110
Exposição incidente, 17, 25, 33
Extensores, 66
Extensor longo do hálux, 67
Extensor longo dos dedos, 67

F

Faixa de estresse, 442
Falanges dos dedos do pé, 61
Fase catágena, 180
Fatores extrínsecos, 134-135
Fatores intrínsecos, 134
Febre amarela, 18
Fêmur, 61
Feomelanina, 108, 120
Fermentação, 204
Fibras nervosas motoras, 106
  pontos nervosos motores do rosto e do pescoço, 284
Fibras nervosas secretórias, 106
Fibras nervosas sensoriais, 106, 120
Fíbula, 61
Fichas de Dados de Segurança de Materiais (MSDS, Material Safety Data Sheet), 7-8
  para desinfetantes, 28
  provisão do fabricante ou do distribuidor do produto de, 807 para produtos de hidróxido de sódio, 211
Fígado, 58, 76, 84
Fisiologia, 54
Fissão binária, 15
Fissura, 126
Flagelos (cílios), 14
Flexor, 67
Flexor curto dos dedos, 68
Flexor do dedo mínimo, 68
Flictena, 125-126
Fluxo de cabelo, 193
Folículo piloso, 172-173
  miniaturização, 183
Formas das unhas, 466
Formulário de Entrada do Cliente
Formulário de Triagem de Saúde, 241, 265-267
Fortalecedor de unhas, 366
Fortalecedores à base de dimetil-ureia, 367
Fortalecedores de proteína, 366
Fosco, 315
Fotoiniciador, 491
Fototermólise, 230
Fragilitas crinium, termo, 186
Fricção, 282
Frontal, 63
Fumar, envelhecimento prematuro e, 135
Fumigantes, 26
Fungicida, 12
Fungos, 19-20, 186, 196
  malassezia, 186
  onicomicose, 166, 168
  unha, 162
Furúnculo, 189
Fusível, 221

G

Galvani, Luigi, 224
Gás, 202
Gás formaldeído, 26
Gastrocnêmio, 67
Gattefossé, René, 376
Gaze
  para aplicação de máscaras, 277
  quadradas para manicure, 363
Géis de autonivelamento UV, 493
Géis de construção UV, 493
  quando usar, 498
Géis de ligação UV, 493
Géis pigmentados UV, 493
Gel UV, 490
  manutenção do, 500
  remoção do, 500
Glândula pineal, 83-84
Glândula pituitária, 83-84
Glândulas adrenais, 84
Glândulas endócrinas, também conhecidas como glândulas sem dutos, 82
Glândulas oleosas, 86, 109
Glândulas paratireoide, 83-84
Glândulas sudoríparas, 83, 86, 109
Glândulas sudoríparas, 109, 119
Glândula tireoide, 83-84
Glicerina, 209
Glóbulos vermelhos, 76
Gorduras, 111-117
Gráfico RDA, 115-117
Grampos de cabelo, 29, 37
Granuloma piogênico, 163, 165
Gravidez, 150, 268
Gripe, 18

H

Hacking, 282
Hélice, 175
Hemoglobina, 76
Hemorragias subungueais (splinter), 160-161
Hemorragia subungueal (splinter), 160-161
Hepatite, 10, 18-19, 25
Herpes simples, 125, 129, 268
Herpes zóster, 125
Hidrofílico, 190
Hidrofóbico, 190
Hidrogênio potencial (pH), 210-211
Hidromassagem para os pés, 10
  desinfecção da, 25, 28, 31, 38-42
  desinfetantes fenólicos contraindicados para, 26-28
  proporção de água para o desinfetante, 31
  sem cano, desinfecção, 40-42
Hidróxido de sódio, 211
Hiperidrose, 128
Hiperpigmentação, 130
Hipertrofia, 131
Hipoclorito de sódio, 26
  no desinfetante doméstico, 25
Hiponíquio, 147-148, 153
Hipopigmentação, 130
Hipotálamo, 84
Hirsutismo, 240
Homens
  alopecia androgênica, 183
  apenas em spas especializados, 9
  hirsuto nas costas, 240
  marketing para, 373
  serviço de manicure, 369
Hormônios, 83
  crescimento das unhas influenciado pelos, 150

I

Iluminação, 228, 328, 354
Imagem profissional
  vestuário, 34-36
Imagem profissional de, 5-12, 34-36
Imersão em Pó e Aprimoramentos Adesivos, 442
Imersão, no desinfetante, 25, 37
Imiscíveis, 206
Impetigo, 125, 129
Imunidade, 21
Imunidade adquirida, 21
Imunidade natural, 21
Inalação, 85
Infecção, 10, 14
  entrada para o sangue, 21
Infecção local, 16
Infeccioso, 10
Infecções de piolhos, 20-21, 188-189
Inflamação, 15, 17
  pulso, 59
Inflamação nos punhos, 60
Iniciador, 463
Inserção, 63
Intestinos, 58
Íon, 210
Ionização, 210
Iontoforese, 225

J

Junção dermo-epidérmica, 105, 120

K

Kit de primeiros socorros, 33

L

Lado inferior da extensão da unha, 468
Lady Godiva, 172
Lâmina ungueal, 146
Lanugo, 179
Lápis labial, 318
Laser, 231
Latíssimo do dorso, 66
Lavagem das mãos, 32, 364, 385, 466
  etapas da, 44
Leites de limpeza, 272
Leito do epitélio, 148
Leito ungueal, 146, 153
  ligamentos especializados, 149
Lentigo, 130
Lesão, 125-128, 133
Lesão inchada (vergão), 126
Lesões cutâneas secundárias, 126-128
Lesões primárias, 125
Leucoderma, 130, 167
Ligação de hidrogênio, 175-176, 210
Ligação de sal, 176
Ligação dissulfeto, 176
Ligações de lantanina, 176
Ligações laterais, 175
Ligações, químicas, do cabelo, 176-178
Ligamento, 149
  leito ungueal e matriz, 149
Limpar (limpeza), 5, 12
  evitando a dermatite de contato, 137-139
Linfa, 56, 82
Linfonodos, 56, 58, 82
Linha de demarcação, 315
Linhas de Beau, 157, 161
Linhas paralelas, 25
Lipofílico, 208
Líquido intersticial, 82
Lista de verificação do câncer, 132
  remoção de pelos na, 131
Lixa para pés, 411
Lixa polidora de duas faces, 362
Lixa polidora de três faces, 362
Lixas abrasivas de grãos finos, 362
Lixas abrasivas de grãos inferiores, 362
Lixas abrasivas de grãos médios, 362
Lixas comuns e lixas polidoras, 362
Lixívia, 211
Loções de banho para os pés, 413
Loções ou cremes para os pés, 420
Logaritmo, 211
Look Good... Feel Better Foundation, 183
Look Good... Feel Better Foundation (LGFB), 183
Lunula, 148, 153
Lupus, 267-268
Luvas de látex, 360-362
Luvas de nitrilo, 355

Luvas, segurança, 37, 355, 413, 467
para evitar dermatite de contato, 137-139
Luz actínica, 229
Luz fria, 229
Luz infravermelha, 229-231
Luz invisível, 228
Luz pulsada intensa, 232

M

Mácula, mancha ou descoloração plana na pele, 126
Maionese, 209
Malassezia, 186
Mancha, 130
Mancha vinho do porto, descoloração da pele, 130
Mandíbula, 59-60
Manutenção, 442
Máquina de escovação, 288
Marca de nascença, 130
Marcapassos, coração, 267
Máscara contra poeira, 467
Máscaras, 276
Máscaras à base de argila, 277
Máscaras de alginato, 280
Máscaras de modelagem, 277
Máscaras de parafina, 277
Máscaras em creme, 276
Máscaras em gel, 277
Massagem, 280
das costas, 287
facial, 280
serviço de manicure com, 371
Massagem nas costas, 287
Masseter, 63, 77
Matéria, 201
átomos, 201
elementos, 201
estados das, 202
moléculas, 202
propriedades físico-químicas, 204
substâncias puras e misturas físicas, 205-210
Matriz, 147-149, 153
Maxilas, 59
nervo maxilar, 70
Medical Nail Technician (MNT), 415
Medicamento isento de prescrição (MIT), 184
Medula, 173-174
Medula espinhal, 58, 68-71
Melanina, 104-105, 120, 174
Melanócitos, 104
Melanoma, 133
Melanoma maligno, 131-132
Melanoníquia, 158, 161
Membrana celular, 55
Metabolismo, 56, 84
Metacarpo, 61
Metacrilato de uretano, 490
Metatarsal, 61
Método 1, 21-23
Método 2, 23
Método B
caixa para produtos cortantes, 33
Método bicolor, 492
Método unicolor, 491
Micobactéria paratuitum, 10
Microcorrente, 225, 292
Microdermoabrasão, 291
Microrganismo, 13
Microtrauma, 359
Milia, 128
Milliampere (mA), 220
Minerais, 111-117
Minoxidil, 184
Miologia, 62
Miscíveis, 206
Mistura física, 205
Mitose, 55
Modalidades, 223
Modelador de babyliss, 272
Mofo, 19
Molécula, 202
Molécula elementar, 202
Monilethrix, 185
Monômero, 461
Monômero líquido, 461
Motilidade, 14
Mudança física, 204
Mudança química, 204
Músculo bucinador, 65
Músculo cardíaco, 62
Músculo corrugador, 65
Músculo mental, 65
Músculo orbicular da boca, 65
Músculo orbicular do olho, 63, 65
Músculo platisma, 63, 65, 71
Músculo prócero, 65
Músculo risório, 65
músculos, 63
Músculos eretores de pelos, 105
Músculos zigomáticos maiores, 65
Músculos zigomáticos menores, 65
Músculo triangular, 65

N

Não comedogênico, 134
Não patogênico, 13
National Alopecia Areata Foundation (NAAF), 183
Nervo auricular magno, 71
Nervo auricular posterior, 70-71
Nervo auriculotemporal, 70
Nervo bucal, 71
Nervo cervical cutâneo, 71
Nervo ciático, 72
Nervo digital, 71
Nervo fibular comum, 72
Nervo infraorbital, 70
Nervo infratroclear, 70
Nervo mandibular, 70-71
Nervo mandibular marginal, 71
Nervo mediano, 72
Nervo mental, 70
Nervo nasal, 70
Nervo occipital maior, 70-71
Nervo occipital menor, 71
varíola, 18
Nervo oftálmico, 70
Nervo radial, 72
braço e mão, 72, 86
cabeça, rosto e pescoço, 70-71
motor, 70
perna e pé inferior, 72
sensorial, 69
sistema circulatório, 72-73
tipos de nervos, 69
Nervo safeno, 72
Nervos cervicais, 71
Nervo supraorbital, 70
Nervo supratroclear, 71
Nervo sural, 72
Nervo temporal, 70-71
Nervo tibial, 72
Nervo ulnar, 72
Nervo zigomático, 71
Neurologia, 68
Nodoso, 125
Nódulo, 125
Noite Fashion para as Unhas, 443
precificação do serviço de pedicure, 419
produtos para as unhas, 367
Norma de Comunicação de Riscos (NCS), 7
Núcleo denso, 55, 62, 69
Número de registro EPA, 23
dicas de segurança para, 28
mistura imprópria of, 23
para trabalho em superfícies, 30
rótulos para, 23, 25, 28
sabonetes e detergentes, 30
tipos de, 26
uso apropriado, 25
Nutrição, 111-117, 135, 173

O

Occipital, 63
Ohm (O), 220
Óleos para unhas, 364
Olhos, 58
pele ao redor dos, 103
Oligômero, 490
-ologia, 55
Onicólise, 163, 396
Onicomadese, 164
Onicomicose, 166, 168
Onicorrexe, 158
Onicose, 164
Oníquia, 163
Ônix, 145
Opacidade, 494
Operação do salão de beleza
área de consulta, 329
iluminação, 228, 328, 354
imagem profissional da, 5-12, 34-36
Órgãos, 56, 58-62, 69, 84
principais, 58
Origem, 62
Os, osso, 58
Osso calcâneo, 61-62
Osso esfenoide, 59
Osso etmoide, 59
Osso frontal, 59
Osso hioide, 60
Osso occipital, 59
Ossos lacrimais, 59-60
Ossos nasais, 59
Ossos parietais, 59
Ossos temporais, 59
Osteologia, 58
Óstio, 271
Ovários, 83, 86
Oxidação, 204

P

Padrão de crescimento, 193
mitos *versus* fatos, 181
Padrão de ondas, 227
Padrão de ondas, 178-180
Pancake, 321
Pâncreas, 83-84
Papaia, 275
Papilas dérmicas, 105, 173
Parafina, 358
Parasitas, 14, 20
infecções na cabeça e no couro cabeludo, 188-189
Paroníquia, 163, 165
Patogênico, 10-13, 15-20
classificações de, 13
descrição de, 13
entrada para o corpo, 20
princípios de prevenção, 21-33
Patógenos transmitidos pelo sangue, 18, 32

Peitoral maior, 66
Pele, 58
  anatomia da, 102
  cor, 105-108
  cor determinante: tons quentes e frios, 325
  dermatologia, 102
  derme, 104
  elementos COHNS, 175
  em volta dos olhos, 103
  epiderme, 103-104
  queixo, 65
  sistemas do corpo envolvendo, 58
  vasos sanguíneos da, 76-78, 128
Pele de galinha, 173
Pele normal, 146, 149, 153, 270
Pele oleosa, 133, 272
  com comedões abertos, 304
Pele seca, 340
  procedimento facial, 302
  sinais e condições associados com, 270
Pele verdadeira, 104
Pelo longo, grosso e pigmentado encontrado no couro cabeludo, pernas, braços e corpos de homens e mulheres, 179, 182
Pentes, 28, 37
Pericárdio, 73
Perônio curto, 67
Perônio longo, 67
Peróxido benzol (BPO), 463
Peróxido de hidrogênio acelerado (AHP), 24
Pétrissage, 282
Picada de inseto, 125
Pinça, 38, 246, 321, 359
Pincel aplicador, 360
Pinta, 131
Pirâmide alimentar, 111
Piritionato de zinco, 187
Pitiríase, 186
Pityriasis capitis simplex, 187
Pityriasis steatoides, 187
Plaquetas, 76
Plasma, 76, 82
Pó facial, 316
Polaridade, 223
Polímero em pós, 461
Polímetro, 461
Pólio, 18
Poluição, envelhecimento prematuro e, 135-136
Ponta livre, 147, 150
Ponto motor, 284
Pontos branco nas unhas, 158
Poro de suor, 109
Porosidade capilar, 192
Poroso, 28
Posição "pare", 439
Postura e posição do corpo
  para o serviço de manicure, 392
Prancha (chapinha), 226
Precauções Universais, 33, 355
Prednisona, 268
Pregas ungueais, 147-148, 153
Prega ungueal lateral, 149
Primer, 314
Primer para unhas, 465
Procedimento de depilação do corpo com cera, 259
procedimento de lavagem e condicionamento básico
  emulsão, 208
  emulsão óleo em água, 209
  pH do, 211
Produtos coloridos de polímeros em pó, 472
Produtos de cuidado para a pele comedogênica, 134
Produtos de monômeros líquidos e polímeros em pó sem cheiro, 470
Produtos sem químicos, 374
Programa LGFB, 232 pele, 131-133
Pronadores, 66-67
Propionibacterium acnes (P. acnes), 109
Propriedades físicas, 204
Propriedades químicas, 204
Proteção, como função da pele, 109
Proteção para unha, 440
Proteções de fibra de vidro, 440
Proteções de linho, 440
Proteções de papel, 440
Proteções de seda, 440
Proteções de tecido, 440
  reparo, 442
Proteínas, 111-117, 175
  do cabelo, 174-176
Protetor solar, 136-137, 275, 368
Protoplasma, 55
Prurido de barbeiro, 19-20
Pseudomonas aeruginosa, 162
Psoríase, 129
  tratamento com luz para, 275 as unhas, 161, 163-164
Psoríase ungueal, 161, 163-164
Pterígio ungueal, 160-161
Pterígio, unha, 160-161
Pterigoide lateral, 65
Pterigoide medial, 65
Puberdade, 179
Pulmões, 58, 60, 73-76, 76, 85 litros (pints) de ar por minuto, 85
Pus, 16, 125
Pústula, 109, 125-126

Q

Queda de Cabelo
  impacto emocional da, 182
  tipos de anormal, 183
  tratamentos para conter, 183-185
Queloide, 126
Queratina, 103
  nas unhas, 146
Queratinização, 174
Queratoma, 131
Quilowatt-hora, 220
Quilowatt (K), mil (1.000) watts, 220
Química, 200
Química inorgânica, 200-201
Química orgânica, 200
Quimioterapia, efeitos colaterais, 184

R

Radicais livre, 135
Rádio, 61, 67
Raiva, 18
Raiz do cabelo, 172
Raspador de unhas, 410
RDA Gráfico para Vitaminas e Minerais: Fontes Naturais, Funções e Sintomas de Deficiência, 115-117
Reação de neutralização de ácido e base, 211
Reação de polimerização, 463
Reação de redução, 204
Reações exotérmicas, 204
Receptor de dor, 110
Receptor de frio, 110
Receptor de pressão, 110
Redemoinho, 193
Redução, 204
Reflexo, 70
Reflexologia, 421
Remoção de pelos
  áreas do corpo e procedimentos apropriados, 246
  barbear, 245
  consulta do cliente, 241
  contraindicações para, 241
  depilação com linha, 248
  depilação com pinça, 246, 254
  depilador, 694 sobrancelhas
  depilatório, 246
  eletrólise, 244
  formulário de Triagem de Saúde, 241
  fotodepilação, 244
  lasers para, 231, 244
  procedimento de depilação com cera, 257
  procedimento de depilação com pinça, 254
  procedimento de depilação corporal com cera, 259
  procedimento de pós-serviço, 252
  procedimento de pré-serviço, 249
  sugaring, 248
Remoção dos pelos por laser, 244
Removedor de esmaltes, 364
Removedor de esmaltes sem acetona, 364
Removedores de cutícula, 364, 414
Resina de proteção de unha, 440
Respiração, 85
Retenção hiperqueratose, 133
Retificador, 219
Rins, 58, 76, 84
Rolamento, 282
Rosácea, 128, 244
Rótula, 61
Rótulos
  desinfetante, 23, 25, 28
  químico, 201
  risco biológico, 32, 34
  valor nutricional alimentar, 113

S

Sangue, 77
  abastece a parte inferior das pernas e dos pés, 78-82
  abastece os braços e as mãos, 78
  artérias da cabeça, rosto e pescoço, 76-78
  como tecido conjuntivo, 56-59
  propriedades e funções, 76
  sangramento inesperado da pele, 131
  vasos sanguíneos, 76-78
  veias da cabeça, do rosto e do pescoço, 78
Sanitizantes para as mãos, 32, 369, 466
Sarampo, 18
Sardas, 125, 130
Sarna, 20
Sebo, 109
  subprodução de, 193
  superprodução de, 133
Secadores de cabelo iônicos, 226
Secreção, como função cutânea, 110
Secreção, como função cutânea, 109-110
Sensibilização, 138
Separadores de dedos, 412
Serrátil anterior, 66
Séruns, 275
Serviço de manicure
  ajustes do serviço, 359
  aromaterapia com, 376
  básico, 368
  desinfecção da, 30
  equipamentos e instrumentos, 353-363
  escolha da cor para as unhas, 368
  esmalte iridescente ou fosco, 371
  formatos de unhas básicos, 368
  homens, 371
  incidentes de exposição no manuseio, 386

lavagem demãos correta, 385
massagem das mãos e braços, 371, 392
materiais, 801 unhas artísticas, 378
mesa de manicure, 353
mulheres, 369
pós-serviço, 381
pré-serviço, 377
procedimento de pintura das unhas, 396
produtos cosméticos profissionais, 364
produtos sem químicos, 374
serviço de manicure para o homem, 369
serviços de manicure no spa, 374
tema, 375
tratamento com parafina, 377, 398
Serviço de pedicure, 406
agendamento, 416
aperto adequado no pé, 416
clientes idosos, 419
ergonomia, 422
ferramentas, 407
interação durante o serviço, 415
massagem, 420
pedicure no spa, 418
precificação, 419
procedimentos de desinfecção para, 10, 30, 422
produtos profissionais para pedicure, 413
reflexologia, 421
serviços de pedicure em série, 854 serviço de
Serviços de manicure temáticos, 375
Serviços profissionais de pedicure, 415
Silicones, 209
Síndrome da imunodeficiência adquirida (AIDS), 19
Sistema endócrino, 82
Sistema esquelético, 58-62
Sistema excretor, 84
Sistema linfático/imunológico, 58, 82
Sistema muscular, 58, 62-68, 83
Sistema nervoso, 58, 63, 68, 71, 73, 82
cérebro e medula espinhal, 69
divisões do, 68-69
nervos da cabeça, do rosto e do pescoço, 70-71
nervos da parte inferior da perna e do pé, 72
nervos do braço e da mão, 72
Sistema nervoso central (SNC), 68
Sistema nervoso periférico, 68
Sistema reprodutor, 58
Sistema respiratório, 58, 62, 84
Sistema tegumentar, 58, 84-86
Sistema vascular sanguíneo, 73
Sobrancelha, 65, 71, 337
consulta do cliente para desenho da sobrancelha, 247
maquiagem corretiva para, 337
procedimento de depilação com cera, 257
procedimento de depilação com pinça, 254
Sobreposição, 438
Sociedade Americana de Câncer, ABCDE Lista de verificação de câncer, 132
Sóleo, 67
Sólido, 202, 204
Solução, 206-207
Solução acídica, 211
Solução alcalina, 211
reação de neutralização de ácido e base, 211
Soluto, 206
Solvente, 206
Sombra, 318
Suavizadores de calos, 413
Substância pura, 205
Sugaring, 248
Sulcos ungueais, 146, 149, 153
Supinador, 67
Suplementos dietéticos, 113
Surfactantes, 208
Suspensões, 207

T

Tarsal, 61
Tato, sentido de, 105, 110
Tecido, 55-56
tipos de, 56
Tecido adiposo, 56, 105
Tecido epitelial, 56
Tecido muscular, 56, 62
Tecido nervoso, 56
Telangiectasia, 128, 244
tempo para substituição natural, 150
diversos formatos de, 149
estrutura, 146-149
pseudomonas aeruginosa, 162
Temporais, 63
Teoria da cor
maquiagem, 324
Terapia de rugas, 232
Tesla, Nikola, 226
Testículos, 83, 86
fino, 189-190
grosso, 189-190
médio, 189
Tíbia, 61
Tibial anterior, 67
Tínea, 188
Tinea capitis, 20, 188
Tinea pedis, 20, 163, 165
Toalhas
desinfecção das, 30
felpudas, 363
Tonalizantes, 271
Torção, 282
Torneamento, 282
Toxinas, 14
Transmissão direta, 14
Transmissão indireta, 14
Trapézio, 66
Tratamento com parafina, 382, 398
Tríceps, 66
Tricologia, 172
Tricoptilose, 185
Tricorrexe nodosa, 186
Tubérculo, 125-126
Tuberculose, 9
Tumor, 125-126

U

Úlcera, 126
UL certificação para aparelhos elétricos, 221-222
Ulna, 61
Úmero, 61
Underwriter's Laboratory (UL), 221-222
Unha arredondada, 368
Unha dobrada, 160
Unha dobrada, 160-161
Unha em pinça, 160
Unha encravada, 16-17, 20, 162, 188
Unha natural, também conhecido como *ônix*, 146
Unha ovalada, 368
Unha pontiaguda, 368
Unha quadrada, 368
Unha quadrada com pontas arredondadas, 368
Unhas amarelas, 390
armazenamento, 467
descarte de, 467
remoção, 469
Unhas artísticas, 378
Unhas com aspecto de casca de ovo, 157, 161
Unhas descoloridas, 158, 161
Unhas esculpidas, 461
Unhas machucadas, 157, 161
Unhas postiças, 438
Unhas roídas, 158
Unidade de potência, 498
Unidade de unha natural, 147
Urticária, 125

X

Xampu
anticaspa, 187
Xampu anticaspa, 187
Xampu com pH balanceado, 211

V

Válvulas, 73
Válvula tricúspide, 73
Vapor, 204, 226
Vaporizador, 287
Vasos sanguíneos, 76
Vasos sanguíneos capilares, 76
Veia jugular externa, 78
Veia jugular interna, 78
Veias, 77
Venda de produtos de varejo
batons, 318
cosméticos, 319
custo extra para serviços adicionais, 419
marketing para homens, 371
recomendações de produtos capilares, 190
Ventre, 62
Ventrículo, 73-77
Vênulas, 77
Verruga, 131
Verruga, 125, 131
Vértebras cervicais, 60
Vesícula, 125-126
Vibração, 283
Virucida, 12
Vírus, 18
Vírus da imunodeficiência humana (HIV), 18-19, 25, 355
Vitamina A, 113
Vitamina C, 113
Vitamina D, 113, 229
Vitamina E, 113
Vitaminas, 111-114
Vitiligo, 130
"você é o que você come", 173

W

Watt(W), 220